Jaehde / Radziwill / Kloft

Klinische Pharmazie

Jaehde / Radziwill / Kloft

Klinische Pharmazie

Grundlagen und Anwendung

Herausgegeben von
Ulrich Jaehde, Bonn
Roland Radziwill, Fulda
Charlotte Kloft, Berlin

4., vollständig überarbeitete und erweiterte Auflage

Mit 172 Abbildungen, 179 Tabellen und 105 mathematischen Formeln

Mit Beiträgen von

Claudia Becker • Thilo Bertsche • Jörg Brüggmann • Eva Susanne Dietrich • Frank Dörje • Roberto Frontini • Nina Griese-Mammen • Silvia Grote • Judith Günther • Georg Hempel • Kurt Hersberger • Michael Hildebrand • Carina Hohmann • Ulrich Jaehde • Walter Jäger • Anne Kleinau • Charlotte Kloft • Stephan Krähenbühl • Irene Krämer • Linda Krolop • Hartmut Krüpe-Silbersiepe • Melanie Kulick • Thomas Kunze • Stephanie Läer • Silke Lauterbach • Thorsten Lehr • Kirsten Lennecke • Rebekka Lenssen • Annette March-Topp • Wolfgang Mehnert • Christoph Meier • Markus Messerli • Iris K. Minichmayr • Stefan Mühlebach • Gudrun Müller • Uta Müller • Thomas Müller-Bohn • Ines Maria Otto-Karg • Alenka Pecar • Roland Radziwill • Constanze Rémi • Christoph Ritter • Christof Schaefer • André Schäftlein • Stephan Scherneck • Helmut Schlager • Karin Schmiedel • Katharina Schmitz • Martin Schulz • Hanna Seidling • Julia Spoendlin • Julia Stingl • Valerie Straßmann • Dorothea Strobach • Cornelia Vetter-Kerkhoff • Rita Wagner • Isabel Waltering

WVG Wissenschaftliche Verlagsgesellschaft Stuttgart

Zuschriften an
lektorat@dav-medien.de

Anschrift der Herausgeber

Prof. Dr. Ulrich Jaehde
Rheinische Friedrich-Wilhelms-Universität Bonn
Pharmazeutisches Institut
Klinische Pharmazie
An der Immenburg 4
53121 Bonn

Prof. Dr. Charlotte Kloft
Freie Universität Berlin
Institut für Pharmazie
Abt. Klinische Pharmazie & Biochemie
Kelchstraße 31
12169 Berlin

Prof. Dr. Roland Radziwill
Klinikum Fulda gAG
Apotheke, Ernährungszentrum und
Patienten-Beratungs-Zentrum
Pacelliallee 4
36043 Fulda

Bibliografische Information der Deutschen Nationalbibliothek.
Die Deutsche Nationalbibliothek verzeichnet diese Publikation in der Deutschen Nationalbibliografie; detaillierte bibliografische Daten sind im Internet unter https://portal.dnb.de abrufbar.

4., vollständig überarbeitete und erweiterte Auflage 2017
ISBN 978-3-8047-3223-0 (Print)
ISBN 978-3-8047-3710-5 (E-Book, PDF)
ISBN 978-3-8047-3711-2 (E-Book, EPUB)

Birkenwaldstraße 44, 70191 Stuttgart
www.wissenschaftliche-verlagsgesellschaft.de
Printed in Poland

Satz: primustype Hurler GmbH, Notzingen
Indexer: Dr. Angelika Fallert-Müller, Walter Greulich (veranwortlich)
Druck und Bindung: Druckerei Dimograf Sp. 20.0, Polen
Umschlagabbildung: AKS/fotolia
Umschlaggestaltung: deblik, Berlin

Vorwort

Seit dem Erscheinen der 3. Auflage hat sich die Klinische Pharmazie sowohl an den Universitäten als auch in der Praxis deutlich weiterentwickelt. Inzwischen ist etwa die Hälfte der pharmazeutischen Institute mit einer Professur für das Fach ausgestattet. Erfreulich ist, dass an immer mehr Standorten innovative wissenschaftliche Projekte zu klinisch-pharmazeutischen Themen durchgeführt werden, sodass inzwischen eine vielfältige Forschungslandschaft in diesem noch immer jüngsten pharmazeutischen Kernfach entstanden ist. Das Thema Arzneimitteltherapiesicherheit ist mit inzwischen vier Aktionsplänen des Bundesministeriums für Gesundheit in der Öffentlichkeit angekommen und fordert die Klinische Pharmazie in Wissenschaft und Praxis in besonderem Maße heraus. Jeder gesetzlich Krankenversicherte, der mindestens drei Arzneimittel dauerhaft einnehmen muss, hat seit Oktober 2016 einen Anspruch auf einen Medikationsplan. Dies hat dazu geführt, dass auch die Patientinnen und Patienten die Risiken einer Polymedikation und arzneimittelbezogene Probleme insgesamt bewusster wahrnehmen. Mit der Medikationsanalyse und dem Medikationsmanagement haben Apothekerinnen und Apotheker Dienstleistungen entwickelt, mit denen die Arzneimitteltherapie effektiver und sicherer gestaltet werden kann. Diese Themen sind daher in Aus-, Fort- und Weiterbildung nicht mehr wegzudenken.

In die Konzeption der jetzt vorliegenden 4. Auflage wurden diese aktuellen Entwicklungen und die neuesten Definitionen berücksichtigt. Die bewährte Gliederung des Lehrbuchs in die vier Themenbereiche Grundlagen, Therapiebewertung, Therapieindividualisierung und Pharmazeutische Betreuung wurde beibehalten. Mit neuen Kapiteln zu den Themen Arzneimitteltherapiesicherheit, pharmakogenetische und pharmakogenomische Therapieindividualisierung, Palliativpharmazie, Ernährungszustand und Prävention wurden Themen in das Lehrbuch aufgenommen, die in den letzten Jahren stark an Bedeutung gewonnen haben. Insbesondere wurden jedoch die zukunftsweisenden Themen Medikationsanalyse und Medikationsmanagement in mehreren neuen Kapiteln systematisch aufgearbeitet. Besonderen Wert haben wir hierbei wieder auf Fallbeispiele im Frage-Antwort-Stil gelegt, mit denen verdeutlicht werden soll, wie die erworbenen Kenntnisse auf die Situation des individuellen Patienten angewendet werden können. Um den Gesamtumfang des Buches nicht zu erweitern, haben wir auf die Kapitel zur Pharmazeutischen Betreuung von Patienten mit bestimmten Erkrankungen verzichtet. Hierzu verweisen wir auf das Buch „Angewandte Pharmakotherapie“ von Olaf Rose und Kristina Friedland, in dem nicht nur die aktuellen Leitlinien, sondern auch die wichtigsten Betreuungsaspekte bei den verschiedensten Patientengruppen übersichtlich und kompakt dargestellt sind. Beide Bücher ergänzen sich und können daher gut nebeneinander eingesetzt werden.

An der 4. Auflage haben 57 Autorinnen und Autoren aus Hochschule, Krankenhaus, Offizin und anderen Bereichen der Pharmazie mitgewirkt und dem Buch ihre Kompetenz zur Verfügung gestellt. Viele Autoren sind maßgeblich an der Ausbildung im Fach Klinische Pharmazie an den verschiedenen Hochschulstandorten in Deutschland, Österreich und der Schweiz beteiligt. Allen Autoren sei an dieser Stelle für ihr Engagement ganz herzlich gedankt.
Unser besonderer Dank gilt Patricia Kleiner, Iris Minichmayr, Sophie Möltgen und Dorothee Müssemeier für das Korrekturlesen der einzelnen Kapitel. Nicht zuletzt danken wir Luise Keller und Dr. Eberhard Scholz für die konstruktive und vertrauensvolle Zusammenarbeit in allen Phasen der Entstehung dieses Buches.

Wir hoffen, dass auch die 4. Auflage unseres Lehrbuchs den Pharmaziestudierenden einen raschen Einstieg in das Fach Klinische Pharmazie ermöglicht sowie praktisch tätigen Apothekern und Ärzten Wissen, Fähigkeiten und Kompetenzen vermittelt, eine optimale Arzneimitteltherapie für jeden Patienten zu gewährleisten. Über Rückmeldungen und konstruktive Kritik würden wir uns sehr freuen.

Bonn, Fulda, Berlin
im Februar 2017

Ulrich Jaehde
Roland Radziwill
Charlotte Kloft

Erklärung der Autoren

Die vorgestellten Fallbeispiele stellen keine real existierenden Patienten dar, könnten sich jedoch jederzeit tatsächlich so oder ähnlich ereignen. Übereinstimmungen mit tatsächlichen Patienten wären unbeabsichtigt und rein zufällig.

Die Autoren erklären, keine Interessenkonflikte insbesondere im Rahmen finanzieller Abhängigkeiten in Zusammenhang mit Inhalten dieses Buches zu haben.

Alle Formen schließen gleichermaßen Männer und Frauen ein.

Inhaltsverzeichnis

TEIL C THERAPIEBEWERTUNG

TEIL D THERAPIEINDIVIDUALISIERUNG

TEIL E PHARMAZEUTISCHE BETREUUNG

TEIL F ANHANG

Autorenverzeichnis

Dr. Claudia Becker
Abteilung für Klinische Pharmazie und Epidemiologie
Departement Pharmazeutische Wissenschaften
Universität Basel
St. Johanns-Vorstadt 27 (Formonterhof)
CH-4031 Basel

Prof. Dr. Thilo Bertsche
Universität Leipzig
Institut für Pharmazie
Klinische Pharmazie
Eilenburger Straße 15a
04317 Leipzig

Dr. Jörg Brüggmann
Unfallkrankenhaus Berlin
Zentralapotheke
Regionale Arzneimittelinformationsstelle
Warenerstraße 7
12683 Berlin

Prof. Dr. Eva Susanne Dietrich
HealthEcon AG
Steinentorstraße 19
Postfach 1510
CH-4001 Basel

Prof. Dr. Frank Dörje
Apotheke des Universitätsklinikums Erlangen
Palmsanlage 3
91054 Erlangen

Dr. Roberto Frontini
Apotheke des Universitätsklinikums Leipzig
Liebigstraße 20
04103 Leipzig

Dr. Nina Griese-Mammen
ABDA – Bundesvereinigung Deutscher Apothekerverbände e. V., Bundesapothekerkammer und Deutscher Apothekerverband e. V.
Geschäftsbereich Arzneimittel
Abteilung Wissenschaftliche Evaluation
Unter den Linden 19–23
10117 Berlin

Dr. Silvia Grote
WIPIG – Wissenschaftliches Institut für Prävention im Gesundheitswesen
Bayerische Landesapothekerkammer
Maria-Theresia-Straße 28
81675 München

Dr. Judith Günther
PharmaFacts
Wilhelmstraße 1e
79098 Freiburg

Prof. Dr. Georg Hempel
Westfälische Wilhelms-Universität Münster
Institut für Pharmazeutische und Medizinische Chemie
Klinische Pharmazie
Correnssstraße 48
48149 Münster

Prof. Dr. Kurt Hersberger
Pharmaceutical Care Research Group
Klingelbergstraße 50
CH-4056 Basel

Prof. Dr. Michael Hildebrand
Hildebrand Pharma Consulting
Am Querschlag 10
13465 Berlin

Priv.-Doz. Dr. Carina Hohmann
Klinikum Fulda gAG
Apotheke und Patienten-Beratungs-Zentrum
Pacelliallee 4
36043 Fulda

Prof. Dr. Ulrich Jaehde
Rheinische Friedrich-Wilhelms-Universität Bonn
Pharmazeutisches Institut
Klinische Pharmazie
An der Immenburg 4
53121 Bonn

Prof. Dr. Walter Jäger
Universität Wien
Pharmaziezentrum
Department für Klinische Pharmazie und Diagnostik
Althanstraße 14, 2E 450
A-1090 Wien

Dr. Anne Kleinau
Berlepschweg 6
53340 Meckenheim

Prof. Dr. Charlotte Kloft
Freie Universität Berlin
Institut für Pharmazie
Abt. Klinische Pharmazie & Biochemie
Kelchstraße 31
12169 Berlin

Prof. Dr. Stephan Krähenbühl
Universität Basel
Spitalstraße 26
CH-4031 Basel

Prof. Dr. Irene Krämer
Johannes Gutenberg-Universität Mainz
Universitätsmedizin
Apotheke
Langenbeckstraße 1
55131 Mainz

Dr. Linda Krolop
Ahorn-Apotheke
Ahornstraße 48
52074 Aachen

Dr. Hartmut Krüpe-Silbersiepe
Schulstraße 22a
58332 Schwelm

Dr. Melanie Kulick
Am Weidenbach 12
53229 Bonn

Prof. Dr. Thomas Kunze
Universität Kiel
Pharmazeutisches Institut der CAU
Abteilung für Klinische Pharmazie
Gutenbergstraße 76
24118 Kiel

Prof. Dr. Stephanie Läer
Heinrich-Heine-Universität Düsseldorf
Institut für Klinische Pharmazie und Pharmakotherapie
Universitätsstraße 1
40225 Düsseldorf

Dr. Silke Lauterbach
Rotes Kreuz Krankenhaus Kassel Gemeinützige gGmbH
Apotheke
Hansteinstraße 29
34121 Kassel

Prof. Dr. Thorsten Lehr
Universität des Saarlandes
Klinische Pharmazie
Campus C2 2, Raum 0.08
66123 Saarbrücken

Dr. Kirsten Lennecke
Im Osterhöfgen 8
45549 Sprockhövel

Dr. Rebekka Lenssen
Universitätsklinikum Köln
Kerpener Str. 62
50937 Köln

Annette March-Topp
Berliner Apotheke
Friedrich-Ebert-Straße 71
34119 Kassel

Dr. Wolfgang Mehnert
Oggenhauser Str. 2
13467 Berlin

Prof. Dr. Christoph Meier
Abteilung für Klinische Pharmazie und Epidemiologie
Departement Pharmazeutische Wissenschaften
Universität Basel
St. Johanns-Vorstadt 27 (Formonterhof)
CH-4031 Basel

Dr. Markus Messerli
Pharmaceutical Care Research Group
Universität Basel
Klingelbergstraße 50
CH-4056 Basel

Iris K. Minichmayr
Freie Universität Berlin
Institut für Pharmazie
Abt. Klinische Pharmazie und Biochemie
Kelchstraße 31
12169 Berlin

Prof. Dr. Stefan Mühlebach
Universität Basel
Department of Pharmaceutical Sciences
Division of Clinical Pharmacy & Epidemiology, Hospital Pharmacy
Spitalstrasse 26
CH-4031 Basel

Dr. Gudrun Müller
Ickerner Markt-Apotheke
Ickerner Str. 54
44581 Castrop-Rauxel

Dr. Uta Müller
ABDA – Bundesvereinigung Deutscher Apothekerverbände e. V., Bundesapothekerkammer und Deutscher Apothekerverband e. V.
Geschäftsbereich Arzneimittel
Abteilung Wissenschaftliche Entwicklung
Unter den Linden 19–23
10117 Berlin

Dr. Thomas Müller-Bohn
Seeweg 5A
23701 Süsel

Dr. Dr. Ines Maria Otto-Karg
Klinikum Fulda gAG
Leiterin Stabstelle Hygiene
Pacelliallee 4
36043 Fulda

Dr. Alenka Pecar
LMU Klinikum der Universität München
Arzneimittelinformation und Pharmakoökonomie
Apotheke Campus Großhadern
Marchioninistraße 15
81377 München

Prof. Dr. Roland Radziwill
Klinikum Fulda gAG
Apotheke, Ernährungszentrum und Patienten-Beratungs-Zentrum
Pacelliallee 4
36043 Fulda

Constanze Rémi MSc
LMU Klinikum der Universität München
Arzneimittelinformation und Pharmakoökonomie
Apotheke & Klinik und Poliklinik für Palliativmedizin
Marchioninistraße 15
81377 München

Prof. Dr. Christoph Ritter
Ernst-Moritz-Arndt-Universität Greifswald
Institut für Pharmazie
Klinische Pharmazie
Friedrich-Ludwig-Jahn-Straße 17
17487 Greifswald

Prof. Dr. Christof Schaefer
Pharmakovigilanzzentrum Embryonaltoxikologie
Charité – Universitätsmedizin Berlin
Augustenburger Platz 1
13353 Berlin

Dr. André Schäftlein
Tonndorfer Straße 6
99437 Bad Berka

Prof. Dr. Stephan Scherneck
Technische Universität Braunschweig
Institut für Pharmakologie, Toxikologie und Klinische Pharmazie
Mendelssohnstraße 1
38106 Braunschweig

Dr. Helmut Schlager
WIPIG – Wissenschaftliches Institut für Prävention im Gesundheitswesen
Bayerische Landesapothekerkammer
Maria-Theresia-Straße 28
81675 München

Dr. Karin Schmiedel
Kur-Apotheke
Kegetstr. 4
91438 Bad Windsheim

Katharina Schmitz
Universitätsklinikum Aachen
Apotheke
Steinbergweg 20
52074 Aachen

Prof. Dr. Martin Schulz
ABDA – Bundesvereinigung Deutscher Apothekerverbände e. V., Bundesapothekerkammer und Deutscher Apothekerverband e. V.
Geschäftsführer Geschäftsbereich Arzneimittel
Unter den Linden 19–23
10117 Berlin

Dr. Hanna Seidling
Universitätsklinikum Heidelberg
Abt. Klinische Pharmakologie & Pharmakoepidemiologie
Kooperationseinheit Klinische Pharmazie
Im Neuenheimer Feld 410
69120 Heidelberg

Dr. Julia Spoendlin
Abteilung für Klinische Pharmazie und Epidemiologie
Departement Pharmazeutische Wissenschaften
Universität Basel
St. Johanns-Vorstadt 27 (Formonterhof)
CH-4031 Basel

Prof. Dr. Julia Stingl
Bundesinstitut für Arzneimittel und Medizinprodukte
Kurt-Georg-Kiesinger-Allee 3
53175 Bonn

Dr. Valerie Straßmann
Ubierstraße 15
53173 Bonn

Dr. Dorothea Strobach
LMU Klinikum der Universität München
Arzneimittelinformation und Pharmakoökonomie
Apotheke Campus Großhadern
Marchioninistraße 15
81377 München

Dr. Cornelia Vetter-Kerkhoff
LMU Klinikum der Universität München
Arzneimittelinformation und Pharmakoökonomie
Apotheke Campus Großhadern
Marchioninistraße 15
81377 München

Rita Wagner
Klinikum Augsburg
Apotheke
Stenglinstraße 2
86156 Augsburg

Isabel Waltering PharmD
Westfälische Wilhelms-Universität Münster
Institut für Pharmazeutische und Medizinische Chemie
Klinische Pharmazie
Correnssstraße 48
48149 Münster

Abkürzungsverzeichnis

A

A	im Körper vorhandene Menge, amount
AAPV	allgemeine ambulante Palliativversorgung
ABC-Transporter	ATP-Binding-Cassette-Transporter
ABDA	Bundesvereinigung Deutscher Apothekenverbände
ABP	arzneimittelbezogene Probleme
AC	Kombinationstherapie aus Anthracyclin und Cyclophosphamid
ACE	Angiotensin converting enzyme
ACHE	Acetylcholinesterase
ADH	antidiuretisches Hormon
ADKA	Bundesverband Deutscher Krankenhausapotheker
ADR	adverse drug reaction
AFP	α_1-Fetoprotein
AG	Antigen
AG*	markiertes Antigen
AGAST	Arbeitsgruppe Geriatrisches Assessment
AIC	Akaike-Informationskriterium
AIDS	acquired immune deficiency syndrome, erworbenes Immundefektsyndrom
AiO	All-in-One-Mischungen, parenterale Komplettnährlösungen
AK	Antikorper
AK*	markierter Antikörper
AkdÄ	Arzneimittelkommission der deutschen Ärzteschaft
AKE	Österreichische Arbeitsgemeinschaft für Klinische Ernährung
ALT	Alanin-Aminotransferase
AMG	Arzneimittelgesetz
AMI	akuter Myokardinfarkt
AMK	Arzneimittelkommission Deutscher Apotheker
AMNOG	Arzneimittelmarktneuordnungsgesetz
AM-NutzenV	Arzneimittel-Nutzenbewertungsverordnung
AMS	antimicrobial Stewardship; Arzneimittelsicherheit; accelerated mass spectrometry, Beschleuniger-Massenspektrometrie
AMSP	Arzneimittelsicherheit in der Psychiatrie
AMTS	Arzneimitteltherapiesicherheit
AMÜP	Arzneimittelüberwachung in der Psychiatrie
ANP	atrial natriuretic peptide
AP	alkalische Phosphatase
APAT	ambulante parenterale antibiotische Therapie
ApBetrO	Apothekenbetriebsordnung
APC	aktiviertes Protein C
ApoG	Apothekengesetz
APS	Aktionsbündnis Patientensicherheit
aPTT	aktivierte partielle Thromboplastinzeit
APV	allgemeine Palliativversorgung
AR	attributabler Anteil
ARMIN	Arzneimittelinitiative Sachsen-Thüringen
ARR	absolute Risikoreduktion
ART	antiretrovirale Therapie
ASPEN	American Society for Parenteral and Enteral Nutrition
AST	Aspartat-Aminotransferase
ATHINA	Arzneimitteltherapiesicherheit in Apotheken
ATP	Adenosintriphosphat
AUC	area under the curve, Fläche unter der Konzentrations-Zeit-Kurve
AWMF	Arbeitsgemeinschaft der Wissenschaftlichen Medizinischen Fachgesellschaften
ÄZQ	Ärztliches Zentrum für Qualität in der Medizin

B

BÄK	Bundesärztekammer
BAL	bronchoalveoläre Lavage
BAK	Bundesapothekerkammer
BCDSP	Boston Collaborative Drug Surveillance Program
BCG-Impfung	Bacillus Calmette-Guérin-Impfung
BCPNN	Bayesian Confidence Propagation Neural Network
BDWG	Biomarkers Definitions Working Group
BE	Broteinheit
BEE	basal energy expenditure Grundumsatz
BfArM	Bundesinstitut für Arzneimittel und Medizinprodukte
BfR	Bundesinstitut für Risikobewertung
BI	Barthel-Index
BIA	Bioimpedanzanalyse
BIPS	Leibniz-Institut für Präventionsforschung und Epidemiologie
BLI	Betalactamase-Inhibitor
BMAA	bestmögliche Arzneimittelanamnese
BMG	Bundesministerium für Gesundheit
BMI	Body-Mass-Index
BNP	B-Type natriuretic peptide
BPI	Bundesverband der Pharmazeutischen Industrie
BSG	Blutsenkungsgeschwindigkeit
BtM	Betäubungsmittel
BZgA	Bundeszentrale für gesundheitliche Aufklärung
β-hCG	β-Untereinheit des humanen Choriongonadotropin

C

C	Plasmakonzentration
CAP	community acquired pneumonia
CAVH	kontinuierliche arteriovenöse Hämofiltration
CC	Clock Completion Test
CCS	Canadian Cardiovascular Society
CCTR	cochrane controlled trials register
CDC	Centers for Disease Control and Prevention
CDSS	clinical decision support system
C_e	Konzentration am Wirkort
CEBM	Center for Evidence Based Medicine
CEDIT	Committee for Evaluation and Diffusion of Innovative Technologies
CER	Kontrollereignisrate
CHE	Cholinesterase
CI	confidence interval
CIOMS	Council for International Organizations of Medical Sciences
CIRS	Critical Incident Reporting Systems
CISH	Chromogen-in-situ-Hybridisierung
CK	Kreatinphosphokinase
CL	Gesamtclearance
CL_{Cr}	Kreatinin-Clearance
CL_H	hepatische Clearance
CL_{int}	intrinsische Clearance
CL_R	renale Clearance
C_{max}	Maximalkonzentration nach einmaliger Applikation
C_{min}	Minimalkonzentration nach einmaliger Applikation
CMR	kanzerogen, mutagen, reproduktionstoxisch
CNP	C-type natriuretic peptide
CNV	gene copy number variations, Kopiezahl-Variationen von Genen
CONSORT	Consolidated Standards of Reporting Trials
COPD	chronisch-obstruktive Lungenerkrankung
CPIC	Clinical Pharmacogenetics Implementation Consortium
CPMP	Committee for Proprietary Medicinal Products
CPOE	computerized physician order entry system
CPRD	Clinical Practice Research Datalink
CR	komplette Remission
CRO	contract research organisation, Auftragsforschungsinstitut
CRP	C-reaktives Protein
C_{ss}	Konzentration im Steady-State
CT	konventionelle (Insulin-)Therapie; Computertomographie
CTCAE	Common Terminology Criteria for Adverse Events
cTnI	kardiales Troponin I
cTnT	kardiales Troponin T
CV	Variationskoeffizient
CVVH	kontinuierliche venovenöse Hämofiltration
CYP	Cytochrom P450

D

DAC	Deutscher Arzneimittel Codex
DAG	directed acyclic graphs
DAHTA@ DIMDI	Deutsche Agentur für Health Technology Assessment des DIMDI
DAIG	Deutsche AIDS-Gesellschaft
DBS	dried blood spots
DDD	defined daily dose, definierte Tagesdosen
DDSi	Discrete Dose Slider with Intelligence
DEGAM	Deutsche Gesellschaft für Allgemeinmedizin und Familienmedizin
DEHP	Diethylhexylphthalat
DemTect	Demenz-Detektion
DGE	Deutsche Gesellschaft für Ernährung
DGEM	Deutsche Gesellschaft für Ernährungsmedizin
DGHO	Deutsche Gesellschaft für Hämatologie und Onkologie
DGI	Deutsche Gesellschaft für Infektiologie
DGKL	Deutsche Vereinte Gesellschaft für Klinische Chemie und Laboratoriumsmedizin
DGMRE	Dilaurylglutarsäure-methylresorufin
DGN	Deutsche Gesellschaft für Neurologie
DGPT	Deutsche Gesellschaft für experimentelle und klinische Pharmakologie und Toxikologie
DHA	Docosahexaensäure
DHPC	Direct Healthcare Professional Communication
DIfE	Deutsches Institut für Ernährungsforschung
DIMDI	Deutsches Institut für Medizinische Dokumentation und Information
DKG	Deutsche Krebsgesellschaft
DLQI	Dermatology Life Quality Index, dermatologischer Lebensqualitäts-Fragebogen
DMKG	Deutsche Migräne- und Kopfschmerzgesellschaft
DMP	Disease-Management-Programm
DNA	Desoxyribonukleinsäure
DNEbM	Deutsches Netzwerk Evidenzbasierte Medizin e. V.
DOAK	direkte orale Antikoagulanzien
DokuPIK	Dokumentation Pharmazeutischer Interventionen im Krankenhaus
DPhG	Deutsche Pharmazeutische Gesellschaft
DPK	Dermatopharmakokinetik
DPP-4	Dipeptidylpeptidase-4-Inhibitoren
DRP	drug-related problems
DPWG	Dutch Pharmacogenetics Working Group
DTC	direct to consumer
dZh	Dokumentationszentrum schwerer Hautreaktionen

E

E	Wirkungsintensität, Effekt
EAHP	European Association of Hospital Pharmacists
EbM	evidenzbasierte Medizin
EC_{50}	Arzneistoffkonzentration, bei der 50 % der maximalen Wirkungsintensität beobachtet werden
ECHO	economic, clinical und humanistic outcomes
ECM	Electronic Compliance Monitor
ED	Einzeldosis
EE	enterale Ernährung
EEG	Elektroenzephalogramm
EEMM	Erythema exsudativum multiforme majus
EER	experimentelle Ereignisrate
EGF	epidermal growth factor
EGFR	epidermal growth factor receptor
eGFR	estimated glomerular filtration rate
EKG	Elektrokardiogramm
EM	extensive metabolizer, schneller Metabolisierer
EMA	European Medicines Agency, Europäische Arzneimittelagentur
E_{max}	maximal erreichbare Wirkungsintensität
ENCePP	European Network of Centres of Pharmacoepidemiology and Pharmakovigilance
ENTIS	European Network of Teratology Information Services
EORTC	European Organization for Research and Treatment of Cancer
EORTC QLQ-C30	European Organization for Research and Treatment of Cancer Quality of Life Questionnaire
EPA	Eicosapentaensäure
ESBL	extended spectrum beta-lactamases
ESPEN	European Society for Clinical Nutrition and Metabolism
EU	Europäische Union
EUnetHTA	European Network for Health Technology Assessment
EURAP	European and International Registry of Antiepileptic Drugs in Pregnancy
EURD-Liste	List of European Union reference dates
EWL	excessive weight loss
EZR	Extrazellulärraum

F

F	systemisch verfügbare Fraktion; Frau
FDA	Food and Drug Administration
FDDF	fast dissolving drug formulation
FEC	Kombinationstherapie aus Fluorouracil, Epirubicin und Cyclophosphamid
FEV_1	forciertes exspiratorisches Volumen der ersten Sekunde
FIP	Fédération Internationale Pharmaceutique, Internationale Pharmazeutische Föderation
FISH	Fluoreszenz-in-situ-Hybridisierung
FKJ	Feinnadelkatheter-Jejunostomie
FLQA-d	Freiburger Fragebogen zur Lebensqualität bei Dermatosen
FORTA-Liste	„Fit for The Aged"-Liste
FRID	fall risk increasing drugs
f_u	ungebundene Fraktion
FVC	forcierte Vitalkapazität

G

G6PD	Glucose-6-Phosphat-Dehydrogenase
G-BA	Gemeinsamer Bundesausschuss
GCLP	Good Clinical Laboratory Practice
GCP	Good Clinical Practice
G-CSF	Granulozyten-Kolonie-stimulierender Faktor
GESKES	Gesellschaft für Klinische Ernährung der Schweiz
GFR	glomeruläre Filtrationsrate
GGT, γ-GT	γ-Glutamyltransferase
GINA	Global Initiative for Asthma
GKV	Gesetzliche Krankenversicherung
GLDH	Glutamatdehydrogenase
GLP	Good Laboratory Practice
GLP-1	Glucagon-like Peptide-1
GMP	Good Manufacturing Practice
GOT	Glutamat-Oxalacetat-Transaminase
GPT	Glutamat-Pyruvat-Transaminase
GVP	Guidelines on good pharmacovigilance practices

H

Hb	Hämoglobin
HbA_{1c}	Anteil an glykosyliertem Hämoglobin
HBV	Hepatitis-B-Virus
HCV	Hepatitis-C-Virus
HDL	High-Density-Lipoprotein
HIT	heparininduzierte Thrombozytopenie
HIV	human immunodeficiency virus
Hkt	Hämatokrit
HLA	humanes Leukozytenantigen
HMG-CoA	Hydroxy-Methylglutaryl-Coenzym A
HPLC	Hochleistungsflüssigkeitschromatographie
HTA	Health Technology Assessment
HUGO	Human Genome Organization
HVD	highly variable drugs; half value duration, Halbwertsdauer

I

i. th.	intrathekal
i. a.	intraarteriell

i. m.	intramuskulär
i. v.	intravenös
ICD	International Classification of Diseases
ICH	immunhistochemische Untersuchung; Internationale Harmonisierungskonferenz der technischen Zulassungsanforderungen für Humanarzneimittel, International Conference on Harmonisation
ICS	inhalative Corticosteroide; International Continence Society
ICT	intensivierte konventionelle Insulin-Therapie
ICTRP	international clinical trial registry platform
IFCC	International Federation of Clinical Chemistry
IfSG	Infektionsschutzgesetz
IGF	Insulin-like growth factor
IKG	Idealkörpergewicht
IL	Interleukin
IM	intermediate metabolizer
Indels	Insertionen und Deletionen
INR	International Normalized Ratio
IQR	interquartile range, Interquartilbereich
IQWiG	Institut für Qualität und Wirtschaftlichkeit im Gesundheitswesen
ISPOR	International Society for Pharmacoeconomics and Outcomes Research
ITT	Intention-to-treat(-Analyse)
IZR	Intrazellulärraum

J

Jet-PEG	Jejunal sonde through PEG

K

KBV	Kassenärztliche Bundesvereinigung
k_e	Eliminationsgeschwindigkeitskonstante
KG	Körpergewicht
KHK	koronare Herzkrankheit
KI	Konfidenzintervall
KID	Krebsinformationsdienst des Deutschen Krebsforschungszentrums
k_m	Michaelis-Menten-Konstante
KOF	Körperoberfläche

L

l	Liter
L	Körpergröße; Verlustfaktor
LABA	lang wirkendes β_2-Sympathomimetikum
LAF	Laminar-Airflow(-Werkbank)
LAK	Landesapothekerkammer
lat.	lateinisch
LC-MS/MS	Flüssigkeitschromatographie in Kombination mit Tandem-Massenspektrometrie
LCT	long chain triglycerides
LD	loading dose, Initialdosis
LDH	Lactatdehydrogenase
LDL	Low-Density-Lipoprotein
LLN	unterer Grenzwert des Referenzbereichs
LS	Least squares, Abweichungsquadrate
λ_z	terminale Eliminationsgeschwindigkeitskonstante

M

M	Mann
MA	Medikationsanalyse
MAI	Medication Appropriateness Index
MASCC	Multinational Association of Supportive Care in Cancer
MCH	mittleres korpuskuläres Hämoglobin
MCHC	mittlere korpuskuläre Hämoglobinkonzentration
MCT	middle chain triglycerides
MCV	mittleres korpuskuläres Volumen
MD	maintenance Dose, Erhaltungsdosis
MDR	multi drug resistance
MDRD	modification of diet in renal disease
MEMS®	Medication Event Monitoring System
MGMM	Measurement-Guided Medication Management
MHK	minimale Hemmkonzentration
MHRA	Medicines and Healthcare Products Regulatory Agency
MM	Medikationsmanagement
MMSE	mini mental state examination
MMST	Mini-Mental-Status-Test
MNA	mini mutritional assessment
MP	Medikationsplan
MR	metabolic ratio, metabolisches Verhältnis
MRGN	multiresistente gramnegative Erreger
MRSA	methicillin-/multiresistenter *Staphylococcus aureus*
MRSE	methicillin-/multiresistenter *Staphylococcus epidermis*
MRT	Magnetresonanztomographie
MS	Massenspektrometrie
MTX	Methotrexat
MUR	Medicines Use Review
MUST	malnutrition universal screening tool

N

NAT	N-Acetyltransferase
NASH	Nichtalkoholische Steatohepatitis
NCBI	National Center for Biotechnology Information
NCCMERP	National Coordinating Council for Medication Error Reporting and Prevention

NCI	National Cancer Institute der USA
NCPIE	National Council on Patient Information and Education
NEC	nekrotisierende Enterokolitis
NHS	Nurses' Health Study
NICE	National Institute for Health and Care Excellence
NK-Zellen	natürliche Killerzellen
NMR	nuclear magnetic resonance, Kernspinresonanzspektroskopie
NNH	number needed to harm
NNT	number needed to treat
NONMEM	Nonlinear Mixed Effect Modeling
NRF	Neues Rezeptur-Formularium
NRS	numerische Ratingskala; nutritional risk score
NSAR	nichtsteroidales Antirheumatikum
NSCLC	nichtkleinzelliges Lungenkarzinom
NTID	narrow therapeutic index drugs
NVL	Nationale Versorgungsleitlinie
NYHA	New York Heart Association

O

OAT	organischer Anionentransporter
OATP	organische Anionen transportierende Polypeptide, organic anion transporting polypeptides
OCT	organischer Kationentransporter
OR	Odds-Ratio
OTC	over the counter

P

P&R	Pricing & Reimbursement
p. c.	post conceptionem
p. m.	post menstruationem
p. o.	per os, peroral
PASS	Post-authorisation safety study
pAVK	periphere arterielle Verschlusskrankheit
PBP	Penicillin bindendes Protein
PBPK	physiologiebasierte Pharmakokinetik
PBRER	Periodic Benefit-Risk Evaluation Report
PBSCT	peripheral blood stem cell transplantation
PBW	persönlicher Bestwert
PCA	patientengesteuerte Analgesie
PCNE	Pharmaceutical Care Network Europe
pCO_2	Kohlendioxid-Partialdruck
PCR	Polymerasekettenreaktion
PD	Pharmakodynamik, pharmakodynamisch
PE	parenterale Ernährung
PEG	perkutane endoskopische Gastrostomie; Paul-Ehrlich-Gesellschaft
PEI	Paul-Ehrlich-Institut
PEM	Prescription Event Monitoring; Protein-Energie-Malnutrition
PET	Positronen-Emissions-Tomographie
P-gp	P-Glykoprotein
PI-DOC®	Problem-Interventions-Dokumentations-System
PIF	Proteolyse-induzierender Faktor
PIM	potenziell inadäquate Medikation
PK	Pharmakokinetik, pharmakokinetisch
PKV	Private Krankenversicherung
PM	poor metabolizer, langsamer Metabolisierer
pO_2	Sauerstoff-Partialdruck
POCT	Point-of-Care Testing
PR	partielle Remission
PRAC	Pharmacovigilance Risk Assessment Committee
PRO	patient-reported outcomes
PRR	proportional reporting ratio
PSA	Prostata-spezifisches Antigen
PSMF	Pharmacovigilance System Master File
PSUR	Periodic Safety Update Report
PTF	Peak-Trough-Fluktuation
PTT	partielle Thromboplastinzeit
PUFA	mehrfach ungesättigte Fettsäure, polyunsaturated fatty acid
PVC	Polyvinylchlorid
PVZ	Pharmakovigilanzzentrum
PZN	Pharmazentralnummer

Q

Q	Blutfluss
QALY	qualitätsbereinigtes Lebensjahr, quality-adjusted life year
QMS	Qualitätsmanagementsystem
QoL	Quality of Life
QPPV	Qualified Person for Pharmacovigilance

R

R_0	Infusionsgeschwindigkeit
RAAS	Renin-Angiotensin-Aldosteron System
RABA	rasch wirkendes β_2-Sympathomimetikum
RAS	rapid alert system
RCT	randomized controlled trial
REE	Ruheenergiebedarf, resting energy expenditure
RegiSCAR	European Registry of Severe Cutaneous Adverse Reactions (SCAR) to Drugs and Collection of Biological Samples
RiliBäk	Richtlinien der Bundesärztekammer zur Qualitätssicherung quantitativer laboratoriumsmedizinischer Untersuchungen
RKI	Robert Koch-Institut
RMP	Risikomanagementplan
RNA	Ribonukleinsäure
RQ	respiratorischer Quotient
RR	relatives Risiko
RRR	relative Risikoreduktion
rs	reference SNP
Rx	verschreibungspflichtig

S

s	Standardabweichung
s.c.	subkutan
SAE	schwerwiegendes unerwünschtes Ereignis
s.l.	sublingual
SABA	kurz wirkendes β_2-Sympathomimetikum
SAGE	serielle Analyse der Genexpression
SAPV	spezialisierte ambulante Palliativversorgung
SB-Methode	Skin-Blister-Methode
SC	Filtrationskoeffizient, sieving coefficient
S_{Cr}	Serum-Kreatinin
SCR	Geriatrisches Screening nach Lachs
SGA	subjective global assessment
SGB	Sozialgesetzbuch
SI	System International, Internationales Einheitensystem
SIRS	Systemisches Inflammatorisches Response-Syndrom
SJS	Stevens-Johnson-Syndrom
SLC	solute carrier
SNP	single nucleotide polymorphism
SOAP	Subjective-Objective-Assessment-Plan
SOP	Standard Operating Procedure, Standard-Arbeitsanweisung
SSNRI	selektive Serotonin-Noradrenalin-Wiederaufnahme-Hemmer
SSRI	Serotonin-Reuptake-Hemmer
SSW	Schwangerschaftswoche
START(-Kriterien)	Screening Tool to Alert Doctors to Right Treatment
STIKO	Ständige Impfkommission des Robert Koch-Instituts
STOPP(-Kriterien)	Screening Tool of Older Persons' potentially inappropiate Prescriptions

T

$t_{½}$	Halbwertszeit
T_3	Triiodthyronin
T_4	Tetraiodthyronin, Thyroxin
TA	Tandem repeat
TDM	Therapeutisches Drug Monitoring
TEN	toxisch epidermale Nekrolyse
TfS	Transferrin-Sättigung
TGF-α	transforming growth factor alpha
TIA	transitorische ischämische Attacke
TIPS	transjugulärer intrahepatischer portosystemischer Shunt
TKI	Tyrosinkinase-Inhibitoren
TNF-α	Tumornekrosefaktor-α
TNM-Klassifikation	Klassifikation der Tumorausdehnung (Tumorgröße, Lymphknoten, Metastasen)
TPE	totale parenterale Ernährung
TPMT	Thiopurinmethyltransferase
TPZ	Thromboplastinzeit
TRH	Thyreoliberin, Thyreotropin Releasing Hormon
TSH	Thyreoidea-stimulierendes Hormon
TTS	transdermales therapeutisches System
τ	Dosierungsintervall

U

U(A)E	unerwünschtes (Arzneimittel-)Ereignis
UAW	unerwünschte Arzneimittelwirkung
UDP	Uridindiphosphat
UGT	UDP-Glucuronosyltransferase
UM	ultrarapid metabolizer, ultraschneller Metabolisierer
UMC	Uppsala Monitoring Centre
UNESCO	United Nations Educational, Scientific and Cultural Organization
UV	ultravioletter Bereich

V

V	Verteilungsvolumen
VEGF	vaskulärer endothelialer Wachstumsfaktor
VKA	Vitamin-K-Antagonisten
VKORC1	Vitamin-K-Epoxidreduktase
VLDL	Very-Low-Density-Lipoprotein
V_{max}	maximale Eliminationsgeschwindigkeit
VRE	vancomycinresistente Enterokokken
VRS	verbale Ratingskala

W

WBC	Leukozytenzahl, white blood cell count
WHO	World Health Organization, Weltgesundheitsorganisation
W_i	Gewichtungsfaktor
WIPIG	Wissenschaftliches Institut für Prävention im Gesundheitswesen
WLS	Weighted Least Squares, gewichtete Abweichungsquadrate

Z

ZAPP	Zentrum für Arzneimittelinformation und Pharmazeutische Praxis
ZNS	Zentralnervensystem

Verzeichnis pharmakokinetischer und pharmakodynamischer Symbole

Die pharmakokinetischen Größen werden in den Lehrbüchern und Fachzeitschriften uneinheitlich abgekürzt. In diesem Lehrbuch finden die Abkürzungen der Fachzeitschrift *Clinical Pharmacokinetics* Anwendung.

A

A	Arzneistoffmenge im Körper zur Zeit t
A_D	Arzneistoffmenge, die durch Dialyse aus dem Körper entfernt wird
Ae_∞	in den Urin unverändert ausgeschiedene Gesamtmenge des Arzneistoffs
Af_∞	in den Faeces unverändert ausgeschiedene Gesamtmenge des Arzneistoffs
AUC_t	Fläche unter der Plasmakonzentrations-Zeit-Kurve von Null bis zur Zeit t
AUC_τ	Fläche unter der Plasmakonzentrations-Zeit-Kurve im Steady-State innerhalb eines Dosierungsintervalls
AUC_∞	Fläche unter der Plasmakonzentrations-Zeit-Kurve von Null bis unendlich

C

C	Arzneistoffkonzentration im Plasma zur Zeit t
$C_{(0)}$	Fiktive (rückextrapolierte) Ausgangskonzentration nach intravenöser Bolus-Applikation
C_{ab}	Konzentration im abführenden Gefäß
C_i	Koeffizient des i-ten Exponentialterms einer Polyexponentialgleichung
CL	Gesamtclearance
CL_{+D}	während einer Dialyse erreichte Clearance (CL + CL_D)
CL_{Cr}	Kreatinin-Clearance
CL_D	durch Dialyse erreichte Clearance
CL_H	hepatische Clearance
CL_{HF}	durch Hämofiltration erreichte Clearance
CL_{int}	intrinsische Clearance der Leber
CL_{NR}	nichtrenale Clearance
CL_{Org}	Organclearance
CL_R	renale Clearance
C_{max}	maximale Plasmakonzentration nach einmaliger Verabreichung
C^{ss}	Steady-State-Plasmakonzentration während einer Dauerinfusion
C^{ss}_{av}	mittlere Plasmakonzentration im Steady-State nach Mehrfachverabreichung
C^{ss}_{max}	maximale Plasmakonzentration im Steady-State nach Mehrfachverabreichung
C^{ss}_{min}	minimale Plasmakonzentration im Steady-State nach Mehrfachverabreichung
C_{UF}	Konzentration im Ultrafiltrat
C_z	Schnittpunkt der terminalen Steigung mit der Ordinate im Konzentrations-Zeit-Profil
C_{zu}	Konzentration im zuführenden Gefäß

D

D	Dosis

E

E	Extraktionskoeffizient eines bestimmten Organs (z. B. E_H Extraktionskoeffizient der Leber)
E_0	Effekt bei der Arzneistoffkonzentration C = 0
EC_{50}	Arzneistoffkonzentration, bei der 50 % des maximalen Effekts zu beobachten sind
E_{max}	maximal erreichbarer Effekt

F

F	systemisch verfügbare Fraktion der verabreichten Dosis
F_{abs}	absolute Bioverfügbarkeit
f_e	unverändert in den Urin ausgeschiedene Fraktion des Arzneistoffs
f_{HD}	durch Hämodialyse entfernte Fraktion des Arzneistoffs (Dialyseeffizienz)
f_{HF}	durch Hämofiltration entfernte Fraktion des Arzneistoffs
F_{rel}	relative Bioverfügbarkeit
f_u	ungebundene Fraktion des Arzneistoffs im Plasma

H

HVD	Halbwertsdauer

K

k_a	Resorptionsgeschwindigkeitskonstante (1. Ordnung)
k_e	Eliminationsgeschwindigkeitskonstante (1. Ordnung)
k_e'	Eliminationsgeschwindigkeitskonstante bei eingeschränkter Organfunktion
k_{ij}	Geschwindigkeitskonstante (1. Ordnung) für den Übergang von Kompartiment i zu Kompartiment j
k_m	Michaelis-Menten-Konstante
k_{nr}	nichtrenale Eliminationsgeschwindigkeitskonstante
k_r	renale Eliminationsgeschwindigkeitskonstante

L

L	Verlustfaktor
LD	Initialdosis
ln	natürlicher Logarithmus

λ_i	Geschwindigkeitskonstante des i-ten Exponentialterms einer Polyexponentialgleichung
λ_z	terminale Eliminationsgeschwindigkeitskonstante

M

MD	Erhaltungsdosis
MRT	mittlere Verweildauer

P

PTF	Peak-through-Fluktuation

Q

Q	Blutfluss
Q′	individueller Korrekturfaktor bei eingeschränkter Organfunktion
Q_0	extrarenal eliminierte Fraktion der Dosis
Q_D	Dialysefluss
Q_H	Leberplasmafluss
Q_{UF}	Ultrafiltrationsrate bei Hämofiltration

R

R	Kumulationsfaktor
R_0	Infusionsgeschwindigkeit (0. Ordnung)

S

SC	Filtrationskoeffizient (C_{UF}/C_{zu})
SD	Substitutionsdosis nach Dialyse

T

T	Dauer einer Kurzinfusion
t	Zeit nach Verabreichung eines Arzneistoffs
τ	Dosierungsintervall
$t_{1/2}$	Halbwertszeit
$t_{1/2z}$	terminale Halbwertszeit
t_{max}	Zeit bis zur maximalen Plasmakonzentration

V

V	Verteilungsvolumen (im Ein-Kompartiment-Modell)
V_{max}	maximale Eliminationsgeschwindigkeit
V_{ss}	Verteilungsvolumen im Steady-State
V_z	Verteilungsvolumen in der terminalen Phase

Teil A
Einführung

Klinische Pharmazie – Entwicklung, Ziele, Perspektiven

Ulrich Jaehde, Roland Radziwill, Charlotte Kloft

Im Zeitraum zwischen 1965 und 1970 wurden vor allem in den USA Risiken und Fehler im Zusammenhang mit der Arzneimitteltherapie systematisch untersucht. Die Verordnung, Abgabe und Anwendung von Arzneimitteln wurde häufig ohne Koordination zwischen den verschiedenen Berufsgruppen des Gesundheitssystems ausgeführt, da es an Kommunikation etwa zwischen Ärzten und Apothekern mangelte. Dies war ein wesentlicher Grund für Verwechslungen, Nichtbeachtung von Kontraindikationen, falsche Dosierung und fehlerhafte Anwendung. Folge davon waren nicht selten arzneimittelbezogene Probleme, wie unerwünschte Arzneimittelwirkungen und Wechselwirkungen zwischen komedizierten Arzneimitteln.

Pharmazeuten in Wissenschaft und Praxis erkannten, dass es notwendig war, sich verstärkt für eine bessere Arzneimitteltherapie einzusetzen. Es galt, die besonderen Kenntnisse und Erfahrungen von Apothekern zu nutzen, um einen sicheren und rationalen Einsatz von Arzneimitteln für Patienten und Gesellschaft zu gewährleisten. Dazu wurden im Laufe der Zeit entsprechende Konzepte und Strategien entwickelt und umgesetzt.

Durch diese neuen Tätigkeiten erweiterte sich das Aufgabengebiet des Apothekers von der ausschließlichen Orientierung auf das Arzneimittel, wie etwa der Herstellung und der reinen Logistik, hin zu Information und Beratung von Patienten und Ärzten sowie zu patientenorientierten Dienstleistungen. In diesem Zusammenhang wurde der Begriff **Klinische Pharmazie** oder auch **patientenorientierte Pharmazie** geprägt.

Definitionen und Leitbild

Die erste **Definition** des „Committee of Curriculum" der „American Association of Colleges of Pharmacy" von 1968 lautet:

> „**Clinical Pharmacy** is that area within the pharmacy curriculum which deals with patient care with emphasis on drug therapy. Clinical pharmacy seeks to develop a patient-oriented attitude. Acquisition of new knowledge is secondary to attainment of skills in interprofessional and patient communication."

Die Europäische Gesellschaft für Klinische Pharmazie (European Society of Clinical Pharmacy, ESCP) beschreibt 1983 den klinisch-pharmazeutisch tätigen Apotheker folgendermaßen:

> „A **Clinical Pharmacist** is a health care provider promoting the effective, safe, and rational use of drugs by the individual and by the society."

Vor dem Hintergrund wiederholter Forderungen nach einem tragfähigen Konzept zur Weiterentwicklung des Apothekerberufes mit einer stärkeren Hinwendung zum Patienten definierten ABDA und Deutsche Pharmazeutische Gesellschaft 1997:

> „**Klinische Pharmazie** ist die Disziplin der Pharmazie, die aufbauend auf pharmazeutisch-naturwissenschaftlichen Kenntnissen die Optimierung der Arzneimittelanwendung am und durch den Patienten zum Inhalt hat."

Die Klinische Pharmazie richtet sich an alle Patienten, die Arzneimittel anwenden – innerhalb und außerhalb des Krankenhauses; sie ist also nicht mit Krankenhauspharmazie gleichzusetzen (Jaehde und Ammon 1999). Ziel der Klinischen Pharmazie ist es, patientenorientierte pharmazeutische Dienstleistungen zu erbringen, die für eine **sichere und wirksame Therapie mit Arz-**

neimitteln notwendig sind. In der Praxis muss neben dem notwendigen Fachwissen eine gute Kommunikation aufgebaut werden, die Grundlage für eine enge Zusammenarbeit zwischen Apotheker, Patient, Arzt und anderen an der Therapie des Patienten beteiligten Berufsgruppen ist.

Entwicklung

In vielen Ländern Europas hat die Pharmazie in den letzten 20 bis 30 Jahren den Aufbau von klinisch-pharmazeutischen Dienstleistungen sowohl in Krankenhausapotheken als auch in öffentlichen Apotheken erlebt. Ähnlich wie in den USA haben sich diese patientenorientierten Dienstleistungen als Antwort auf das Bedürfnis entwickelt, die Arzneimitteltherapie sicherer und wirksamer zu machen. Zwischen dem Gesundheitssystem in den USA und in den verschiedenen europäischen Ländern bestehen allerdings große Unterschiede. Das hat dazu geführt, dass die amerikanische Entwicklung als grundlegende Anregung gedient hat, jedoch in vielen Bereichen nicht übertragen werden konnte. Unterschiede ergeben sich allein aus der Verfügbarkeit der technischen Ressourcen und der Anzahl der Apotheker bzw. des pharmazeutischen Personals in den jeweiligen Apotheken.

Im internationalen Vergleich fällt auf, dass die Entwicklung der Klinischen Pharmazie in Deutschland und Österreich ungefähr 15 bis 20 Jahre nach dem Beginn der Bewegung in den USA einsetzte. Es waren vor allem Krankenhausapotheker, die Auslandsaufenthalte z. B. in den USA, Großbritannien, den Niederlanden und Spanien nutzten und die Idee der Klinischen Pharmazie trotz limitierter personeller und materieller Ressourcen in die Praxis umsetzten.

Klinische Pharmazie als Lehr- und Prüfungsfach

An den deutschen **Universitäten** wurden in den 80er Jahren erste Vorlesungen zur Klinischen Pharmazie, zumeist von Krankenhausapothekern, angeboten. Im Laufe der 1990er Jahre wurden nach und nach an den verschiedenen Pharmazeutischen Instituten in Deutschland freiwillige Lehrveranstaltungen im Fach Klinische Pharmazie eingerichtet und fortan angeboten. Da das Lehrpersonal an den Universitäten vielerorts noch nicht vorhanden war, wurden Krankenhaus- und Offizinapotheker in die Lehre eingebunden. 1999 wurde an der Universität Bonn die erste Professur für Klinische Pharmazie in Deutschland eingerichtet. Mit der **Novellierung der Approbationsordnung** in Deutschland, die im Oktober 2001 in Kraft trat, wurde die Klinische Pharmazie als Lehr- und Prüfungsfach in die Ausbildung aufgenommen und gehört seitdem zum Wissensspektrum des Apothekers. Der Stoffkatalog für das Prüfungsfach beinhaltet neben der Klinischen Pharmazie im engeren Sinne auch spezielle Aspekte der Krankheitslehre, der speziellen Pharmakotherapie sowie der Pharmakoepidemiologie und Pharmakoökonomie (siehe Kasten).

Im Jahre 2004 erarbeitete die Fachgruppe Klinische Pharmazie der DPhG zehn Standards zur Gestaltung der Pflichtveranstaltungen und Prüfungen. Darin wurde als Zielsetzung für die Lehre im Fach Klinische Pharmazie formuliert, „die Studierenden zu befähigen, die Gesamtsituation des Patienten hinsichtlich seiner Erkrankung und Arzneimitteltherapie zu verstehen und diese Kenntnisse einzusetzen, um Patienten und Ärzte sowie Angehörige anderer Gesundheitsberufe in der optimalen Arzneimittelanwendung evidenzbasiert und verantwortlich zu unterstützen“ (Jaehde 2004).

Stoffkatalog Klinische Pharmazie

Stoffkatalog für das Prüfungsfach Klinische Pharmazie im 2. Abschnitt der Pharmazeutischen Prüfung (Gaudich 2002):

- Spezielle Pharmakotherapie; Besonderheiten der Arzneimitteltherapie in Schwangerschaft und Stillzeit, Pädiatrie, Geriatrie, bei Patienten mit eingeschränkter Organfunktion, Multimorbidität; Bedeutung von Darreichungsform und -weg für die Therapie; Dialyseverfahren; Besonderheiten bestimmter Therapieregime, insbesondere für die antiinfektive Therapie, onkologische Therapie und Supportivtherapie; die antikoagulative Therapie, Immun- und Gentherapie; Therapie von Intensivpatienten; Kriterien zur Arzneimittelbewertung,
- Arzneimittelanamnese; Nutzen-Risiko-Bewertung einer Arzneimitteltherapie; Beurteilung der klinischen Relevanz unerwünschter Wirkungen, Wechselwirkungen und Inkompatibilitäten, Beurteilung von Kombinationstherapien; Ursache der Variabilität im Erfolg einer Arzneitherapie; Therapieempfehlungen anhand konkreter Patientenfälle; Therapeutisches Drug Monitoring, Umgang mit Patientenakten; Medizinprodukte zur Applikation von Arzneimitteln und zur enteralen und parenteralen Ernährung,
- Compliance/Non-Compliance, Grundlagen und Methoden der Pharmazeutischen Betreuung,
- Bezug zwischen Pharmakodynamik und Pharmakokinetik; Populationspharmakokinetik, klinische Pharmakogenetik.

Wissenschaftliche Basis

Die Klinische Pharmazie ist nicht nur ein Lehrfach, sondern bietet auch ein hohes Potenzial für patientenbezogene und praxisrelevante pharmazeutische Forschung (Walker et al. 1996, AG Klinische Pharmazie der DPhG 2001). Anfang der 90er Jahre entstanden an einigen Instituten und in einigen Krankenhausapotheken Arbeitsgruppen, die gemeinsam mit Medizinern aus verschiedenen Bereichen erste klinisch-pharmazeutische Forschungsprojekte durchführten. Pharmazeuten haben seitdem die Möglichkeit, sich im Fach Klinische Pharmazie wissenschaftlich zu qualifizieren (u. a. Diplom, Master, Promotion, Habilitation).

Seit Anfang der 2000er Jahre hat sich die wissenschaftliche Basis durch die Einrichtung von Professuren für das Fach an den Pharmazeutischen Instituten stetig verbreitert, und es wurden auch größere interdisziplinäre Forschungsverbünde durch Klinische Pharmazeuten initiiert. Zudem wurden Doktorandenstellen in Krankenhaus- und Offizinapotheken geschaffen, was an einigen Pharmazeutischen Instituten zu einer engen Zusammenarbeit mit der pharmazeutischen Praxis beigetragen hat. Wissenschaftliche Schwerpunkte sind Untersuchungen zur Optimierung der individuellen Arzneimitteltherapie sowie die Entwicklung von Betreuungskonzepten für besondere Patientengruppen zur Verbesserung der Arzneimitteltherapiesicherheit. 2015 waren etwa die Hälfte der Pharmazeutischen Institute in Deutschland mit Voll- oder Juniorprofessuren für das Fach Klinische Pharmazie ausgestattet.

Konsequenzen für die pharmazeutische Praxis

Bereits in den 1980er Jahren wurden Inhalte der Klinischen Pharmazie in die Weiterbildungsordnungen der Apothekerkammern integriert. Trotzdem blieb die Klinische Pharmazie in Deutschland und Österreich bis Mitte der 1990er Jahre noch sehr auf krankenhausspezifische und damit nur indirekt patientenorientierte Dienstleistungen beschränkt und unterschied sich somit von der internationalen Definition von Clinical Pharmacy. In der Schweiz hat sich die patientenorientierte Pharmazie weniger aufbauend auf rechtlichen oder durch Berufsorganisationen festgelegte Ausbildungsvorgaben, sondern weitgehend pragmatisch und angepasst an lokale Gegebenheiten entwickelt. Seit 2008 werden im Rahmen des „Fähigkeitsprogramms Foederatio Pharmaceutica Helvetiae (FPH) für Klinische Pharmazie“ dem Apotheker „klinische Kenntnisse und Kompetenzen vermittelt, die es ihm ermöglichen, unabhängige klinische Aktivitäten zu entwickeln und sich in ein interdisziplinäres Team, das den Patienten umgibt, zu integrieren“. Insgesamt wird die Klinische Pharmazie inzwischen sowohl in der Krankenhaus- als auch in der Offizinpharmazie klar als Bestandteil pharmazeutischer Tätigkeit betrachtet.

1990 stellten Hepler und Strand in den USA **Pharmaceutical Care** als Weiterentwicklung für den Apothekerberuf vor. Die Erfahrungen und Kenntnisse in Klinischer Pharmazie hatten sich in den USA bis zu dem Punkt entwickelt, dass der Apotheker eine Mitverantwortung für das Ergebnis der Arzneimitteltherapie des Patienten übernehmen musste.

> „**Pharmazeutische Betreuung** ist die konsequente Wahrnehmung der Mitverantwortung des Apothekers bei der Arzneimitteltherapie mit dem Ziel, bestimmte therapeutische Ergebnisse zu erreichen, die geeignet sind, die gesundheitsbezogene Lebensqualität der Patienten zu verbessern.“

Die enge Verbindung zur Klinischen Pharmazie zeigt sich darin, dass nicht, wie früher üblich, nur das Arzneimittel im Zentrum des Interesses des Apothekers steht. Die Bedürfnisse des Patienten zur Verbesserung seiner Lebensqualität treten in den Vordergrund. Der Apotheker bringt sich stärker als bisher in die vom Arzt angestrebten therapeutischen Ziele ein. Pharmazeutische Betreuung kann somit als praktizierte Klinische Pharmazie im Sinne von „Clinical Pharmacy“ verstanden werden. Für die Apotheke bieten die **Medikationsanalyse** (▸ Kap. 28) und das **Medikationsmanagement** einen Einstieg in die Pharmazeutische Betreuung (▸ Kap. 33–35). Mit der Änderung der Apothekenbetriebsordnung im Juni 2012 wurde das Medikationsmanagement in den Katalog der pharmazeutischen Tätigkeiten (§ 1a Abs. 3) aufgenommen. 2009 ist die klinisch-pharmazeutische Kompetenz des Apothekers in Deutschland erstmals in eine **Nationale Versorgungsleitlinie (NVL)** aufgenommen worden, in der die Überprüfung der korrekten Arzneimittelanwendung sowie Inhalationstechnik des Asthmapatienten durch einen entsprechend qualifizierten Apotheker empfohlen wird.

2014 verabschiedete der Deutsche Apothekertag mit großer Mehrheit das **Perspektivpapier Apotheke 2030**, mit dem das Leistungsspektrum der öffentlichen Apotheke weiterentwickelt werden soll. Die Apotheken wollen ihr heilberufliches Profil schärfen, in einem Netzwerk mit Ärzten und anderen Fachberufen zusammenarbeiten und ein systematisches Medikationsmanagement für die Patienten etablieren (ABDA 2014).

Inzwischen wurden auch Honorierungsmodelle für patientenorientierte Dienstleistungen geschaffen. Die Schweizer Apotheken bieten mit dem **Polymedikations-Check** eine klinisch-pharmazeutische Dienstleistung an, die von den Krankenkassen bezahlt wird, wenn

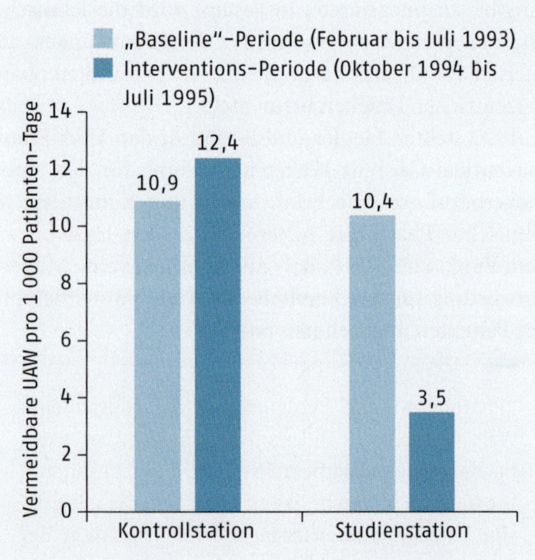

o Abb.1 Reduktion vermeidbarer unerwünschter Wirkungen durch Teilnahme eines klinischen Pharmazeuten an der ärztlichen Visite auf einer Intensivstation. Die Untersuchung war so angelegt, dass sowohl ein Vergleich mit einer anderen Intensivstation (Kontrollstation) als auch einem anderen Zeitraum (Baseline-Periode) möglich war. Leape et al. 1999

der Patient vier oder mehr ärztlich verordnete Arzneimittel einnimmt. Der Apotheker analysiert die Medikation u. a. auf Interaktionen und klärt in einem Gespräch, ob der Patient die Arzneimittel richtig einnimmt und anwendet. Ein besonderes Gewicht liegt auf der Therapietreue (▸Kap. 32). Die Arzneimitteltherapie wird bei Bedarf optimiert.

In Deutschland haben die Kassenärztliche Bundesvereinigung (KBV) und die ABDA 2011 mit dem sogenannten **ABDA-KBV-Modell** ein interdisziplinäres Konzept zur Verbesserung der Arzneimittelversorgung entwickelt. Mit dem 2012 in Kraft getretenen GKV-Versorgungsstrukturgesetz hat der Gesetzgeber über den neu geschaffenen § 64a SGB V die Möglichkeit eröffnet, das Konzept in einem Modellversuch für gesetzlich versicherte Patienten zu testen. Der Sächsische und Thüringer Landesapothekerverband sowie die beiden Kassenärztlichen Vereinigungen und die AOK PLUS haben sich zu einer Umsetzung dieses Konzepts entschlossen und 2014 die **Arzneimittelinitiative Sachsen-Thüringen (ARMIN)** ins Leben gerufen, in der Hausarzt und Hausapotheker eng bei der Betreuung multimorbider Patienten zusammenarbeiten. ARMIN soll eine sichere und korrekte Einnahme von Arzneimitteln ermöglichen und die Therapietreue verbessern. Das Modell besteht aus den drei Modulen Wirkstoffverordnung, Medikationskatalog und Medikationsmanagement (www.arzneimittelinitiative.de; ▸Kap. 33.3).

In Österreich wird im Zuge der Einführung der elektronischen Gesundheitsakte (ELGA) die Anwendung **e-Medikation** entwickelt. Damit kann nicht nur ein Polymedikations-Check durchgeführt, sondern auch eine Arzneimittelverordnung mit den aktuellen Labordaten des Patienten, wie z. B. dem Kreatininwert, verknüpft werden.

Diese Entwicklungen zeigen nicht nur, dass ein Bedarf an klinisch-pharmazeutischen Dienstleistungen besteht, sondern dass diese auch zunehmend eingefordert und in Anspruch genommen werden.

Nutzen für den Patienten

In zahlreichen Studien wurde inzwischen der **Nutzen klinisch-pharmazeutischer Interventionen** im stationären und ambulanten Bereich wissenschaftlich untersucht. So konnte z. B. belegt werden, dass durch klinisch-pharmazeutische Interventionen die Häufigkeit unerwünschter Wirkungen bei stationären Patienten auf der Intensivstation (o Abb.1; Leape et al. 1999) und ambulanten Patienten mit kardiovaskulären Erkrankungen (Murray et al. 2009) signifikant abnimmt. Sogar Effekte auf die arzneimittelbezogene Mortalität wurden bereits berichtet (Bond et al. 1999). Eine zusammenfassende Evaluierung von 32 Studien ergab, dass klinisch-pharmazeutische Dienstleistungen in Krankenhaus und Offizin das Ergebnis einer Arzneimitteltherapie verbessern. Das gilt insbesondere, wenn sowohl Ärzte als auch Patienten von einem Klinischen Pharmazeuten unterstützt werden (Morrison und Wertheimer 2001). Auch der Nutzen von Pharmazeutischer Betreuung wurde zunehmend Gegenstand wissenschaftlicher Projekte auf nationaler und internationaler Ebene (z. B. Bernsten et al. 2001, Schulz et al. 2001).

Weitere Studien weisen darauf hin, dass insbesondere Endpunkte wie die Verbesserung des Selbstmanagements und die Adhärenz der Patienten durch Pharmazeutische Betreuung beeinflussbar sind (Müller et al. 2006, George et al. 2008). Drei Metaanalysen kommen zu dem Schluss, dass „apothekergeführte Interventionen" HbA_{1c}-Werte bei Diabetes-Patienten (Machado et al. 2007a), systolische Blutdruck-Werte bei Hypertoniepatienten (Machado et al. 2007b) und Cholesterol-Werte bei Patienten mit Hyperlipidämie (Machado et al. 2008) signifikant verbessern können. Ein Cochrane-Review von 2014 bezeichnet Medikationsanalyse und Pharmazeutische Betreuung als vielversprechende Interventionen, die weiterhin wissenschaftlich untersucht werden sollten, um die positiven Effekte evidenzbasiert zu belegen (Ryan et al. 2014).

Mit der Veröffentlichung zahlreicher Studienergebnisse über die Häufigkeit und Konsequenzen von unerwünschten Arzneimittelwirkungen und Medikationsfehlern (z. B. Lazarou et al. 1998 und Kohn et al. 2000) hat die Sicherheit der Arzneimitteltherapie unter den Heilberufen und auch in der Öffentlichkeit in den letzten Jahren eine erhöhte Aufmerksamkeit erhalten. Im Jahre 2003 wurde in der Schweiz eine **Stiftung für Patientensicherheit** und 2005 in Deutschland das **Aktionsbündnis Patientensicherheit e. V. (APS)** unter Einbeziehung von allen relevanten Berufsgruppen und Patientenvertretern gegründet. Beide Initiativen setzen sich seitdem für eine sichere Gesundheitsversorgung ein und entwickeln bzw. unterstützen Strategien zur Vermeidung unerwünschter Ereignisse. In bisher vier **Aktionsplänen Arzneimitteltherapiesicherheit (AMTS)** hat das deutsche Bundesministerium für Gesundheit fünf Schwerpunkte mit konkreten Maßnahmen formuliert, mit denen die Arzneimitteltherapiesicherheit in Deutschland verbessert werden soll (www.ap-amts.de; ▸ Kap. 10). Die Entwicklung des **bundeseinheitlichen elektronischen Medikationsplans** ist eines der wichtigsten Ergebnisse der bisherigen Aktionspläne (▸ Kap. 10.6.1).

Perspektiven

Ohne Zweifel bietet die Klinische Pharmazie ein hohes Potenzial sowohl für die Weiterentwicklung des Apothekerberufes als auch die Erweiterung des Spektrums der pharmazeutischen Wissenschaften. In Deutschland, Österreich und der Schweiz gibt es immer mehr Standorte, an denen klinisch-pharmazeutische Forschung, Lehre und Praxis stattfindet und einen wichtigen Platz einnimmt. Durch die aktuelle Approbationsordnung für Apotheker in Deutschland und die Einführung als Prüfungsfach gehört die Klinische Pharmazie zu den Kernkompetenzen der Hochschulabsolventen. Nach dem Examen ist der pharmazeutische Nachwuchs nun besser darauf vorbereitet, z. B. als Krankenhausapotheker auf der Station zu arbeiten oder zur Weiterentwicklung patientenorientierter Dienstleistungen in der öffentlichen Apotheke beizutragen. Damit werden sich Apotheker in Zukunft nicht nur besser in heilberufliche Netzwerke einbringen, sondern diese auch maßgeblich mitgestalten können.

Literatur

ABDA – Bundesvereinigung Deutscher Apothekerverbände. Apotheke 2030: Perspektiven zur pharmazeutischen Versorgung in Deutschland. www. abda.de, 2014

AG Klinische Pharmazie der DPhG. Ausbildung im Fach Klinische Pharmazie. 1. Teil: Rahmenbedingungen und Organisation. Pharm Ztg, 145: 4138–4141, 2000

AG Klinische Pharmazie der DPhG. Ausbildung im Fach Klinische Pharmazie. 2. Teil: Inhalt und Lernziele. Pharm Ztg, 146: 686–691, 2001

Bernsten C, Bjorkman I, Caramona M et al. Improving the well-being of elderly patients via community pharmacy-based provision of pharmaceutical care: a multicentre study in seven European countries. Drugs Aging, 18: 63–77, 2001

Bond CA, Raehl CL, Franke T. Clinical Pharmacy services and hospital mortality rates. Pharmacotherapy, 19: 556–564, 1999

Bundesministerium für Gesundheit. Aktionsplan Arzneimitteltherapiesicherheit 2016–2019. www.ap-amts.de

Gaudich C. Approbationsordnung für Apotheker. Verordnungstext mit Begründung und Materialien. Deutscher Apotheker Verlag, Stuttgart 2002

George J, Elliott RA, Stewart DC. A systematic review of interventions to improve medication taking in elderly patients prescribed multiple medications. Drugs Aging, 25: 307–324, 2008

Helmstädter A. Klinische Pharmazie auf dem Weg zur pharmazeutischen Disziplin. Pharm Ztg, 144: 925–932, 1999

Hepler CD, Strand LM. Opportunities and responsibilities in pharmaceutical care. Am J Hosp Pharm, 47: 533–543, 1990

Jaehde U. Lehre im Fach Klinische Pharmazie. Standards zur Gestaltung der Pflichtveranstaltungen und Prüfungen. Dtsch Apoth Ztg, 144: 1743–6, 2004

Jaehde U, Ammon HPT. Klinische Pharmazie – eine neue Fachdisziplin an Pharmazeutischen Instituten. DGPT-Forum, 25: 27–28, 1999

Lazarou J, Pomeranz BH, Corey PN. Incidence of adverse drug reactions in hospitalized patients: a meta-analysis of prospective studies. JAMA, 279: 1200–1205, 1998

Leape LL, Cullen DJ, Clapp MD et al. Pharmacist participation on physician rounds and adverse drug events in the intensive care unit. JAMA, 282: 267–270, 1999

Levy G. Patient-oriented pharmaceutical research: focus on the individual. Pharm Res, 12: 943–944, 1995

Kohn LT, Corrigan JM, Donaldson MS (Hrsg). To err is human: Building a safer health system. The National Academy Press, Washington D. C. 2000

Machado M, Bajcar J, Guzzo GC, Einarson TR. Sensitivity of patient outcomes to pharmacist interventions. Part I: systematic review and meta-analysis in diabetes management. Ann Pharmacother, 41: 1569–1582, 2007a

Machado M, Bajcar J, Guzzo GC et al. Sensitivity of patient outcomes to pharmacist interventions. Part II: systematic review and meta-analysis in hypertension management. Ann Pharmacother, 41: 1770–1781, 2007b

Machado M, Nassor N, Bajcar JM et al. Sensitivity of patient outcomes to pharmacist interventions. Part III: systematic review and meta-analysis in hyperlipidemia management. Ann Pharmacother, 42:1195–1207, 2008

Morrison A, Wertheimer AI. Evaluation of studies investigating the effectiveness of pharmacists' clinical services. Am J Health-Syst Pharm, 58: 569–577, 2001

Müller U, Hämmerlein A, Casper A et al. Community pharmacy-based intervention to improve self-monitoring of blood glucose in type 2 diabetic patients. Pharm Pract, 4: 195–203, 2006

Murray MD, Ritchey ME, Wu J et al. Effect of a pharmacist on adverse drug events and medication errors in outpatients with cardiovascular disease. Arch Intern Med, 169: 757–763, 2009

Ryan R, Santesso N, Lowe D et al. Interventions to improve safe and effective medicines use by consumers: an overview of systematic reviews. Cochrane Database Syst Rev., 4: CD007768, 2014

Schulz M, Verheyen F, Muhlig S et al. Pharmaceutical care services for asthma patients: a controlled intervention study. J Clin Pharmacol, 41: 668–676, 2001

Walker R. Clinical Pharmacy: Is it a credible academic discipline? Pharm Acta Helv, 71: 367–371, 1996

Der letzte Zugriff auf die im Text genannten Websites erfolgte am 03.04.2016.

Teil B
Grundlagen

1 Klinische Labordaten

Thomas Kunze

1.1 Definitionen und Bedeutung für die Arzneimitteltherapie

Klinische Labordaten reflektieren die physiologischen und pathophysiologischen Vorgänge des gesunden und erkrankten Menschen. Sie dienen als Hinweis auf bestimmte Erkrankungen, sind wichtig für die Diagnosestellung und somit auch für angemessene therapeutische Interventionen. Darüber hinaus werden diese Parameter zum Therapiemonitoring und der Therapiebeurteilung herangezogen. Körperflüssigkeiten (Blut, Liquor) Ausscheidungen (Urin, Stuhl oder Sputum) oder Gewebeproben von einem Patienten werden als Untersuchungsmaterial (Proben) für die Bestimmung der unterschiedlichen Parameter verwendet. Die darin enthaltenen Analyten sind anorganische Salze, organische Stoffe, Makromoleküle sowie Zellen und Zellverbände, die jeweils qualitativ und/oder quantitativ bestimmt werden. Die Methoden reichen von der klassischen chemischen und enzymatischen Analyse über immunchemische Techniken, bis hin zu elektrophoretischen und chromatographischen Verfahren, teilweise mit massenspektrometrischer Detektion (z. B. LC-MS/MS). Hinzu kommen molekularbiologische Verfahren sowie die Durchflusszytometrie. Mittlerweile haben über 1000 verschiedene Laboruntersuchungen Eingang in die Klinische Chemie gefunden. Diese enorme Anzahl und die Verfeinerung der Verfahren verbessert die Diagnostik und erlaubt immer genauere Aussagen über Verlauf und Prognose von Erkrankungen. Zusätzlich gewinnt das Monitoring der Therapie, insbesondere auch der medikamentösen Therapie, an Bedeutung. Viele klinische Labordaten geben demgemäß Auskunft über das Ansprechen einer Arzneimitteltherapie. Sie können Hinweise auf unerwünschte Arzneimittelwirkungen oder Interaktionen geben und können dadurch die Auswahl und Dosierung von Arzneimitteln beeinflussen (▸ Kap. 30). Hier ist auch die direkte Bestimmung der Arzneistoffkonzentrationen zu erwähnen, die die Grundlage für das Therapeutische Drug Monitoring (▸ Kap. 15.3.5) darstellt. Aus diesen Gründen sind für den klinisch-pharmazeutisch tätigen Apotheker Kenntnisse in der Klinischen Chemie von hoher Bedeutung. Dieses Kapitel diskutiert übersichtsartig die für die Arzneimitteltherapie entscheidenden klinisch-chemischen Parameter, mit dem Ziel, eine patientenbezogene Beurteilung durchführen zu können. Auf die Beschreibung der Bestimmungsmethoden, ökonomische Aspekte, Qualitätssicherung sowie spezieller Untersuchungen wie beispielsweise der Liquordiagnostik, Tumormarker oder Autoantikörper wurde in diesem Kapitel verzichtet.

1.1.1 Referenzbereiche

Für die klinische und klinisch-pharmazeutische Einordnung und Beurteilung von Laborparametern dienen Referenzwerte bzw. Referenzbereiche. Sie beruhen auf statistisch gewonnenen Daten einer als gesund bewerteten Referenzgruppe. Diese Gruppe muss klar beschriebene Merkmale (z. B. Herkunft, Geschlecht, Alter) aufweisen. Für die Bestimmung des Laborparameters sollten nur exakt beschriebene Messmethoden mit hoher Präzision und Richtigkeit eingesetzt werden. Tatsächlich werden für etliche Laborparameter unterschiedliche Messmethoden eingesetzt. Daher sind die in Anhang A aufgeführten Referenzwerte bzw. Referenzbereiche nur für die angegebenen Methoden gültig. Üblicherweise sind den Laborergebnissen für einen Patienten die jeweiligen Referenzbereiche des bestimmenden Labors hinzugefügt. Häufig veröffentlichen die klinisch-chemischen Labore die Verfahren und die dazugehörigen Referenzwerte auf ihren Internetseiten.

Sich dort zu informieren ist sinnvoll, da dort die verwendeten Bestimmungsmethoden aktualisiert sind und sofort eine Beurteilung möglicher Störfaktoren (▸ Kap. 1.1.2) erfolgen kann. Weitere mögliche Abweichungen der Referenzwerte ergeben sich durch unterschiedliche Probenmaterialen. So werden die Blutparameter im Rahmen der patientennahen Sofortdiagnostik „Point of Care Testing" (POCT), der Selbstkontrolle von Patienten und der Untersuchungen in der Apotheke aus Kapillarblut bestimmt, während die konventionelle Laboranalytik häufig venöses Blut verwendet. Die wichtigsten Unterschiede werden für einzelne Parameter in den folgenden Kapiteln beschrieben.

In den meisten Fällen wird als Referenzbereich das Intervall angegeben, das 95 % der Messwerte aus der Referenzgruppe umfasst. Für die selten vorliegende Normalverteilung der Messwerte entspricht dies ungefähr dem Bereich Mittelwert ± 2 s (s = Standardabweichung). Bei den meist nicht normal verteilten Messwerten wird häufig der Bereich von der 2,5ten Perzentile bis zur 97,5ten Perzentile angegeben. Im Umkehrschluss werden damit statistisch 5 % aller gesunden Menschen von der Referenzgruppe ausgeschlossen, da deren Messwerte außerhalb des Referenzbereichs liegen. Ein gemessener Laborparameter, der außerhalb des Referenzbereichs liegt, zeigt also nicht automatisch eine Erkrankung an.

Selbstverständlich gibt es dagegen auch Grenzwerte, bei deren Über- oder Unterschreiten sofortige Maßnahmen eingeleitet werden müssen. Insbesondere Entgleisungen der Elektrolyte, Blutgase, Blutgerinnungswerte oder hämatologischer Parameter sind davon betroffen. Sie legen schnelles Handeln nahe. Die entsprechenden Tabellen sind in der Literatur zu finden.

1.1.2 Einflussgrößen und Störfaktoren

Die Bestimmung von Laborparametern und Interpretation der Messergebnisse unterliegen vielfältigen Einflussgrößen, Störfaktoren und Fehlerquellen. Dabei lassen sich präanalytische, intraanalytische und postanalytische Fehler bzw. Probleme unterscheiden. Die präanalytische Phase umfasst die Probengewinnung, Transport, Probenvorbereitung, aber auch die Indikationsstellung. Die intraanalytische Phase entspricht der eigentlichen analytischen Messung. Die postanalytische Phase umfasst insbesondere die Bewertung der Messergebnisse.

Präanalytische Fehler bzw. Probleme

- Fehlerhaftes Gewinnen der Probe,
- falsche Probengefäße,
- unzureichende Kühlung bzw. Lichtschutz der Probe,
- Dauer des Probentransports,
- Datenübertragungsfehler.

Intraanalytische Fehler bzw. Probleme

- Pipettierfehler, Verdünnungsfehler, Kalibrationsfehler,
- hämolytische, ikterische oder trübe Proben.

Postanalytische Fehler bzw. Probleme

- Falsche Referenzwerte,
- Fehlinterpretationen,
- Verwechslungen.

Die Häufigkeit von intraanalytischen und postanalytischen Fehlern ist durch ein gutes Qualitätsmanagement der Labore als niedrig einzuschätzen. Hierzu hat die konsequente Anwendung der „Richtlinien der Bundesärztekammer zur Qualitätssicherung quantitativer laboratoriumsmedizinischer Untersuchungen" (Rili-Bäk) oder im Apothekenbereich die Anwendung der Leitlinie der Bundesapothekerkammer zur Qualitätssicherung „Physiologisch-chemische Untersuchungen – Durchführung der Blutuntersuchungen" beigetragen. In der präanalytischen Phase liegen dagegen oft Störfaktoren oder Einflussgrößen (patientenindividuelle Faktoren), die die Messergebnisse und damit deren Interpretation beeinflussen oder bedingen. In ◘ Tab. 1.1 sind einige individuelle präanalytische Einflussgrößen aufgeführt.

Auch zahlreiche Arzneistoffe können Laborparametermessungen beeinflussen. Dabei sind grundsätzlich zwei unterschiedliche Mechanismen zu unterscheiden: Die medikamentöse Therapie kann gewünscht oder unerwünscht die körpereigenen Konzentrationen von anorganischen oder organischen Substanzen sowie enzymatische Aktivitäten verändern (**In-vivo-Störfaktor**). Als Beispiel sei hier die Erhöhung der Glucosekonzentration im Serum durch die Gabe von Glucocorticoiden genannt.

Einen völlig anderen Mechanismus stellt die direkte Beeinflussung des Messergebnisses dar. Dabei reagieren die in der Probe gelösten Arzneistoffe und/oder deren Metaboliten mit den verwendeten Reagenzien und verändern die chemischen Prozesse und somit die Messergebnisse (**In-vitro-Störfaktor**). In der ◘ Tab. 1.2 sind einige Störmöglichkeiten aufgeführt.

1.2 Niere und Harnwege

- Die Urinbildung erfolgt durch das paarig angelegte Organ Niere. Im gesunden erwachsenen Menschen fließen täglich ca. 1500 l Blut durch die Nieren. Daraus werden ca. 170 l Primärurin durch Filtration in den Glomerula der Nephrone produziert, was einer glomerulären Filtrationsrate (GFR) von 120 ml/min entspricht. Das Tubulussystem der Nephrone konzentriert dieses Volumen auf eine Menge von ca. 1,5 l

Tab. 1.1 Individuelle präanalytische Einflussgrößen

Einflussgröße	Zeitlicher Aspekt	Beispiele
Genetische Faktoren	Permanent	Familiäre Hypercholesterolämie, Hämophilie A
Geschlecht	Permanent	Hämatokritwert bei Frauen niedriger
Alter	Langfristig	Glomeruläre Filtrationsrate im Alter vermindert
Gewicht; Muskel/Fettanteil	Langfristig	Niedrigere FSH- und LH-Konzentrationen bei Anorexie
Schwangerschaft	Langfristig	Thrombozytopenie
Ausdauersportler	Langfristig	Plasmavolumen erhöht
Immobilisierung	Langfristig/ kurzfristig	Hypercalciämie
Nach Ausdauertraining	Kurzfristig	Plasmavolumen vermindert
Fasten (mind. 48 h)	Kurzfristig	Ketonämie, Ketonurie
Fettreiche Ernährung	Kurzfristig	Lactatdehydrogenasekonzentration erhöht
Intramuskuläre Injektion	Kurzfristig	Kreatinkinasekonzentration erhöht
Zirkadiane Rhythmik	Wiederkehrend	Serumcortisolkonzentration spät abends vermindert

Tab. 1.2 Einfluss von Arzneimitteln auf Laborparameter als Störfaktor (Beispiele)

Parameter	Arzneistoff	Typ	Mechanismus
Harnsäurekonzentration erhöht	Acetylsalicylsäure niedrig dosiert	A	Hemmung des tubulären Harnsäuretransports
Direkte Bilirubinkonzentration erhöht	Viele Arzneistoffe	A	Verdrängung aus Plasmaproteinbindung
Glucosekonzentration erhöht	Glucocorticoide	A	Diabetogene Wirkung der Glucocorticoide
Gamma-Glutamyltransferasekonzentration erhöht	Phenytoin	A	Enzyminduktion, bei Überdosierung Zellschädigung
Kreatininkonzentration falsch erhöht	Cephalosporine Ascorbinsäure Indometacin	B	Nur Jaffé-Methode, Reaktion mit Reagenz Pikrat
Viele Parameter falsch erhöht	Dextran	B	Trübung der Probe

A In-vivo-Störfaktor, B In-vitro-Störfaktor

Endurin pro Tag. Dieses Volumen kann stark variieren und wird abhängig von der Zufuhr von Wasser und den Verlusten durch Schweiß und Ausatemluft renal reguliert. Täglich werden ca. 15–20 g Harnstoff, 2 g Aminosäuren, 1,2 g Kreatinin, 0,5 g Harnsäure sowie ca. 10 g anorganische Salze ausgeschieden. Darüber hinaus sind die Nieren an zahlreichen weiteren essenziellen Vorgängen beteiligt. Die Funktionen der Niere sind:

- Ausscheidung urinpflichtiger Stoffwechselendprodukte (Harnstoffe, Harnsäure, Kreatinin),
- Ausscheidung von Xenobiotika (u. a. viele Arzneistoffe) und deren Metaboliten,
- Metabolisierung von Peptiden (z. B. Insulin),
- Metabolisierung von Xenobiotika (u. a. viele Arzneistoffe),
- Regulation des Säure-Basen-Haushalts,
- Regulation des Wasserhaushalts,
- Regulation des Elektrolythaushalts (Natrium, Kalium, Calcium, Magnesium, Phosphat, Hydrogencarbonat),
- Regulation des arteriellen Blutdrucks,
- Hormonsynthese (Erythropoetin, Renin),
- 1α-Hydroxylierung von 25-Hydroxycholecalciferol.

Diese vielfältigen Funktionen können durch Erkrankungen der Niere und/oder der Harnwege gestört sein. Da die renale Elimination für zahlreiche Arzneimittel und deren Metaboliten essenziell ist, ist das Monitoring der Nierenfunktion im Rahmen eines Medikationsmanagements von großer Bedeutung. Wichtige Erkrankungen sind akutes Nierenversagen, chronische Niereninsuffizienz, Glomerulonephritiden, tubulointerstitielle Erkrankungen. Zu den häufigen Ursachen von Nierenerkrankungen zählen chronische Herzinsuffizienz, Leberzirrhose, Diabetes mellitus Typ 1 und 2, Infektionen, Harnsteinleiden und chronischer Gebrauch von nichtsteroidalen Antirheumatika.

Für die Diagnostik wird neben den Urinuntersuchungen eine Vielzahl differenzialdiagnostischer Serumparameter herangezogen. Die spezifische Bedeutung für die Arzneimitteltherapie ist jeweils in den nachfolgenden Kästen (**Bedeutung für die Arz-**

Tab. 1.3 Einflussgrößen und Störfaktoren auf die Kreatininkonzentration und Kreatinin-Clearance (CL_{Cr})

Interferenz	Kreatinin-konz.	CL_{Cr}
Niedrige relative Muskelmasse	↓	↑
Langfristig bettlägerige Patienten	↓	↑
Hoher Fleischkonsum	↑	↓
Mangelernährung	↓	↑
Leberzirrhose	↓	↑
Messung in den frühen Morgenstunden	↓	↑
Erhöhte Glucosekonzentration (nur Jaffé-Methode)	↑	↓
Erhöhte Harnsäurekonzentration (nur Jaffé-Methode)	↑	↓
Cephalosporine (nur Jaffé-Methode)	↑	↓

neimitteltherapie bzw. Indikationen) zusammengefasst.

Tests auf Nierenerkrankungen

- Urinteststreifen auf Protein, Erythrozyten, Leukozyten, Nitrit (Screening),
- Kreatinin-Clearance, Cystatin-C-Clearance,
- Protein, Albumin, α_1-Mikroglobulin im Urin,
- Urinsediment (Erythrozyten, Leukozyten, Zylinder),
- Urinkultur.

Hinweise auf den Schweregrad der Erkrankung gibt insbesondere die Bestimmung der **glomerulären Filtrationsrate (GFR)**. Dabei ist die Verminderung der GFR nicht nur ein Zeichen für eine reduzierte Filtrationsleistung, sondern geht häufig mit der Reduktion praktisch sämtlicher oben genannter Funktionen einher. Die Referenzbereiche für gesunde Menschen sind stark altersabhängig und liegen bei Frauen in einem etwas niedrigeren Bereich. Junge gesunde Männer weisen eine GFR von 90–130 ml/min pro 1,73 m^2 Körperoberfläche und junge Frauen von 85–120 ml/min pro 1,73 m^2 auf. Die Richtlinien definieren eine chronische Nierenerkrankung durch eine GFR unter 60 ml/min pro 1,73 m^2 über einen Zeitraum von drei oder mehr Monaten. Akute Nierenerkrankungen können bis zum kompletten Verlust der Nierenfunktion führen ($\leq$ 30 ml/min pro 1,73 m^2). Von hoher Bedeutung für die Arzneimitteltherapie ist die große Gefahr von Überdosierungen bei renaler Dysfunktion. Die Zusammenhänge werden im ▸ Kap. 15 eingehend dargelegt.

Die Bestimmung der glomerulären Filtrationsrate kann durch die Messung der **Inulin-Clearance** erfolgen, was dem Goldstandard entspricht. Inulin kommt als nicht geladenes Polysaccharid einem nahezu idealen exogenen Filtrationsmarker nahe. Dem Patienten wird Inulin intravenös infundiert und anschließend werden Plasma- und Urinkonzentrationen gemessen (measured GFR, mGFR). Diese Methodik ist sehr aufwendig und wird nur in Spezialfällen angewendet. Üblicherweise erfolgt eine Schätzung der GFR (estimated GFR, eGFR) über die Clearance endogener Substanzen. Dazu gehören insbesondere **Kreatinin** und **Cystatin C**.

1.2.1 Kreatinin

Die Bestimmung der **Kreatininkonzentration** (Kreatinin) im Serum oder Plasma ist die am häufigsten verwendete Untersuchung zur Beurteilung der Nierenfunktion.

Kreatinin

Bedeutung für die Arzneimitteltherapie

- Monitoring potenziell nephrotoxischer Arzneimitteltherapien,
- Dosisanpassung von überwiegend renal eliminierten Arzneistoffen.

Indikationen

- Verlaufs- und Therapiekontrolle von Patienten mit Nierenerkrankungen,
- Verdacht auf Niereninsuffizienz oder Nierenerkrankungen,
- Sepsis, Schock, Polytrauma,
- Hämodialysebehandlung,
- Schwangerschaft.

Kreatinin wird im Muskel aus Kreatinphosphat gebildet und gelangt als Stoffwechselendprodukt ins Blut. Dabei korreliert die gebildete Menge an Kreatinin in erster Linie mit der Muskelmasse. Kreatinin wird praktisch ausschließlich renal ausgeschieden, sodass bei Störungen der Niere Kreatinin im Blut anflutet und in höheren Konzentrationen zu finden ist. Kreatinin wird in den Nieren frei filtriert, die Elimination ist jedoch zusätzlich durch geringe tubuläre Rückresorption und signifikante aktive Sezernierung gekennzeichnet. Dadurch ist die Bestimmung der GFR mittels Kreatinin-Clearance nur eingeschränkt möglich. Zu beachten ist auch, dass geringgradige Schäden der Nieren nicht zu höheren Kreatinin-Werten führen (Kreatinin-blinder Bereich). Die Erkennung von Nierenerkrankung im Frühstadium ist somit nicht möglich.

Für die Dosisanpassung von überwiegend renal eliminierten Arzneimitteln wird häufig die **Kreatinin-Clearance** (CL_{Cr}) bestimmt (▸Kap. 15). Die dafür verwendeten Gleichungen werden in ▸Kap. 21.2.3 vorgestellt.

Einflussgrößen und Störfaktoren der Kreatinin-Bestimmung sind in ◘Tab. 1.3 aufgeführt.

1.2.2 Cystatin C

Cystatin C wird ubiquitär von allen kernhaltigen Zellen in geringen Mengen produziert und inhibiert physiologisch Cysteinproteasen. Charakteristisch ist eine konstante Syntheserate, auch im Alter, und eine Elimination, die fast ausschließlich über die glomeruläre Filtration erfolgt. Die wesentlichen Vor- und Nachteile gegenüber der Bestimmung der Kreatinin-Clearance sind nachfolgend zusammengestellt:

- **Konzentration** fast ausschließlich von der **GFR abhängig,**
- unabhängig von Geschlecht, Alter (> 1 Jahr),
- unabhängig von Muskelmasse und Ernährung, Proteinzufuhr,
- geringere Beeinträchtigungen der GFR werden früher erkannt,
- höhere Sensitivität im Bereich zwischen 80–40 ml/min,
- höhere Kosten.

Cystatin C als Marker der Nierenfunktion kann allerdings durch Leber- bzw. Schilddrüsenerkrankungen, hochdosierte Glucocorticoidtherapie oder starkes Rauchen beeinflusst werden.

1.2.3 Harnstoff und Harnstoff-N

Harnstoff (Harnstoff-N = Harnstoff-Stickstoff) wird im Rahmen des Protein-/Aminosäurestoffwechsels in großen Mengen (ca. 15–20 g/d) in der Leber produziert. Dabei ist die Menge stark von der Nahrung und dem Proteinabbau abhängig. Die Ausscheidung erfolgt überwiegend renal, geringe Mengen können über den Schweiß eliminiert und im Darm durch Bakterien zu Ammoniak und Kohlendioxid hydrolysiert werden (enterohepatischer Kreislauf). In der Niere wird Harnstoff frei filtriert, kaum tubulär sezerniert, jedoch zu 40–70 % distal wieder in den Blutkreislauf aufgenommen. Diese Rückresorption ist bei Antidiurese (ADH ↑, Exsikkose) verstärkt. Die Ausscheidung ist von vielen Parametern abhängig, sodass die Referenzwerte einen weiten Bereich abdecken. Erst bei gravierenden Nierenschäden kommt es zur signifikanten Erhöhung der Serumwerte.

Einflussgrößen

Erhöht bei:

- kataboler Stoffwechsellage (Hungerkur, postoperativ, Fieber, fortgeschrittenen Tumoren),
- bei Antidiurese (Durst, Exsikkose, oligurische Niereninsuffizienz),
- hochdosierter Glucocorticoid-Therapie,
- schwerer Herzinsuffizienz.

Vermindert bei:

- Leberinsuffizienz, Leberzirrhose,
- Unterernährung, Kachexie.

Trotz der zahlreichen Einflussgrößen ist die Bestimmung von Harnstoff zusammen mit Serum-Kreatinin für die Beurteilung der allgemeinen Nierenfunktion und für die Differenzialdiagnose von Azotämien (prärenal, renal, postrenal bedingte erhöhte Harnstoffkonzentration im Blut) von großer Wichtigkeit.

Harnstoff

Bedeutung für die Arzneimitteltherapie

- Erkennung und Monitoring von potenziell nephrotoxischen Arzneistoffen (z. B. Aminoglykoside, Zytostatika).

Indikationen

- Erkennung und Monitoring von akutem Nierenversagen, terminaler Niereninsuffizienz,
- Monitoring des metabolischen Status bei Intensiv- und Dialysepatienten.

1.2.4 Urinuntersuchungen

Urinuntersuchungen dienen primär der Erkennung und Kontrolle von Erkrankungen der Niere und der urinableitenden Wege. Hinzu kommen Hinweise auf systemische Erkrankungen (z. B. Diabetes mellitus, metabolisches Syndrom, Gestosen, Arzneimittelmissbrauch) sowie deren Verlaufsbeurteilung.

Die Zusammensetzung des menschlichen Urins unterliegt physiologisch großen Schwankungen. Dies ist insbesondere durch die unterschiedliche Aufnahme von Wasser (Nahrung, Trinkvolumina) und unterschiedliches Schwitzen bedingt. Als Unsicherheitsfaktor ist ebenfalls das korrekte Mitwirken des Patienten bei der Probengewinnung einzubeziehen: Für unterschiedliche Laborparameter werden verschiedene Urinprobearten benötigt (Erster, zweiter Morgenurin, Sammelurin, Random-Urin); ebenfalls kann die Uringewinnung sich unterscheiden (z. B. Mittelstrahlurin, Katheterurin). Näheres findet sich in der Literatur und in den European Urinanalysis Guidelines. Des Weiteren muss die Möglichkeit von präanalytischen Fehlern bei

Tab. 1.4 Urinteststreifenanalytik

Parameter	Bedeutung, Hinweise
Erythrozyten	Renal und/oder postrenal bedingte Erythrozyturie, Hämoglobinurie wird empfindlich detektiert.
Leukozyten	Nachgewiesen werden bei Leukozyturie aus Granulozyten und Histozyten freigesetzte Esterasen; zusätzlich zum Urininfekt, können körperliche Belastung und Fieber ein positives Testergebnis ergeben.
Protein	Frühschäden bei Diabetes mellitus mit geringer Exkretion von Albumin (30–300 mg/l) werden nicht detektiert.
pH-Wert	Unspezifischer Suchtest auf Harnwegsinfektionen, Azidosen und Alkalosen; eine starke Urinalkalose zusammen mit positivem Nitrit-Nachweis weist auf eine zu lange Probenlagerung vor der Analytik (Keimwachstum) hin.
Nitrit	Nachweis von Harnwegsinfekten durch nitritbildende Keime (Nitratreduktase). Ein negatives Ergebnis schließt einen Harnwegsinfekt nicht aus. Bei Infektionen mit Enterokokken, Staphylokokken oder Pseudomonas-Arten wird kein oder nur wenig Nitrit gebildet. Eine zu geringe Nitrat-Konzentration im Urin (häufig bei Kindern) ergibt ebenfalls ein falsch negatives Ergebnis.
Spezifisches Gewicht	Beurteilung der renalen Konzentrierungsleistung der Niere, Überprüfung einer starken Verdünnung des Urins
Glucose	Hinweis auf Diabetes mellitus, Ketoazidosen
Ketonkörper	
Bilirubin	Erkennung von Hepatopathien, Suchtest für Störungen im Bilirubinabbau
Urobilinogen	

der Interpretation von Urin-Laborparametern in Betracht gezogen werden. Dabei sind insbesondere das Alter der Probe (Zelluntersuchungen), Lagertemperatur und Lichtschutz (Bilirubin) zu beachten.

Folgende spezielle Untersuchungen und Untersuchungsmethoden werden in der Urinanalytik eingesetzt:

- multiple Urinteststreifen,
- organoleptische Prüfung auf Farbe, Trübung und Geruch,
- Ausscheidung von Gesamtprotein, Albumin, IgG, α_1-Mikroglobulin,
- Osmolalität, relative Dichte, spezifisches Gewicht,
- mikroskopische Untersuchung des Urinsediments (Erythrozyten, Leukozyten, Zylinder, epitheliale Zellen, Fetttropfen, Bakterien),
- Durchflusszytometrie,
- mikrobiologische Verfahren zum qualitativen und quantitativen Erregernachweis.

Die Untersuchung mit Urinteststreifen ist ein Verfahren mit minimalem apparativem Aufwand und kann auch ohne Labor auf den Stationen eines Krankenhauses, in öffentlichen Apotheken oder auch vom Patienten selbst durchgeführt werden. Die Teststreifen enthalten meist 9–10 verschiedene Testfelder (Tab. 1.4). Die durch die Benetzung mit Urin gleichzeitig gestarteten Reaktionen ergeben charakteristische Färbungen, die visuell oder reflektometrisch qualitative und/oder semiquantitative Aussagen erlauben. Die Nachweisgrenzen sind so eingestellt, dass der Ausschluss einer Erkrankung bei negativem Testfeld sehr zuverlässig erfolgt. Bei nicht symptomatischen Patienten wird nur bei positiven Erythrozyten-, Leukozyten- oder Proteintestfeld eine Sedimentanalyse und Analyse der Urinproteine nachgeschaltet. In Tab. 1.4 ist die Bedeutung der einzelnen Parameter (Testfelder) aufgeführt.

Urinanalytik

Bedeutung für die Arzneimitteltherapie

- Erkennung und Monitoring von akuten und chronischen Nierenerkrankungen auch sekundär bei:
  - Diabetes mellitus,
  - Bluthochdruck,
  - metabolischem Syndrom,
  - Schwangerschaftsgestose,
  - Arzneimittelmissbrauch,
- Erkennung und Monitoring von Harnwegserkrankungen (Nierensteine, Obstruktion der Harnwege, Harnwegsinfekte),
- Nachweis einer Glucosurie bei Kindern, Schwangeren, Notfallpatienten,
- Monitoring von Patienten mit Erbrechen, Azidose bzw. Alkalose oder Ketose.

1.3 Leber, Galle und Pankreas

Die Leber ist bedeutend für den Stoffwechsel des gesamten Organismus und eine wichtige exkretorische Drüse. Die verschiedenen Funktionen der Leber sind:

- exkretorische Drüse: Bildung der Galle → **biliäre Ausscheidung zahlreicher Arzneistoffe,**
- Aminosäure- bzw. Proteinstoffwechsel: Biosynthese zahlreicher Serumproteine (z. B. Albumin, Gerinnungsfaktoren),
- Kohlenhydratstoffwechsel,
- Gluconeogenese (z. B. aus Glycerol),
- Glykogenstoffwechsel,
- Regulation der Blutglucosekonzentration im Zusammenspiel mit dem Pankreas,
- Fettstoffwechsel; Synthese von Cholesterol, Lipoproteinen, Phospholipide,
- Speicherung von Glykogen, Fett, Vitaminen, Blut (Kreislaufwirkung),
- Metabolismus von Endo- und Xenobiotika,
- Konjugation von Bilirubin,
- Harnstoffsynthese,
- Abbau von Steroidhormonen,
- **Phase-I- und Phase-II-Biotransformation zahlreicher Arzneistoffe.**

Die metabolische und exkretorische Funktion der Leber ist für die Pharmakokinetik fast aller Arzneistoffe von Bedeutung. Für die Arzneimitteltherapie ergeben sich folgende Aspekte, die bei der Beurteilung der Leberfunktion zum Tragen kommen:

- Beeinflussung der metabolischen Aktivitäten durch Leber/Galleerkrankungen,
- Beeinflussung der biliären Exkretion (Transporter) durch Leber/Galleerkrankungen,
- Monitoring von Therapien bei Lebererkrankungen (z. B. antivirale Therapien),
- Monitoring hepatotoxischer Therapien.

Untersuchungen auf Leber-, Galle- und Pankreaserkrankungen

- Enzymaktivitäten im Serum:
  - Aminotransferasen,
  - γ-Glutamyltransferase,
  - Cholinesterase,
  - Glutamatdehydrogenase,
  - alkalische Phosphatase,
  - α-Amylase,
  - Lipase,
- Albumin,
- Bilirubin,
- Ammoniak,
- Gerinnungsfaktoren.

Während für die gestörte Nierenfunktion quantitative Aussagen zur Beeinflussung der Arzneistoffausscheidung abgeleitet werden können, ist die Abschätzung der hepatischen/biliären Elimination bei Lebererkrankungen schwierig. Häufig wird eine Klassifizierung durch Kombination verschiedener Parameter herangezogen (z. B. Child-Pugh-Score). Dieser Score hat einen direkten Einfluss auf Auswahl und Dosierung der eingesetzten Arzneimittel (▸ Kap. 15). Die Bedeutung einzelner Parameter für die Arzneimitteltherapie ist in den jeweiligen Kästen zusammengefasst.

Ein weiterer Aspekt, der normalerweise nicht im Rahmen der Bestimmung von Laborparametern überprüft wird, ist das Auftreten von genetischen Polymorphismen. Diese können die sekretorische (ABC-Transporter) und metabolische Kapazität (z. B. Cytochrom P450, UDP-Glucuronosyltransferase) **ohne** Leber- oder Galleerkrankung stark verändern. Die Überprüfung erfolgt häufig durch die Genotypisierung oder durch Phänotypisierung der Patienten (▸ Kap. 4).

1.3.1 Aminotransferasen (AST/GOT, ALT/GPT)

Die Aminotransferasen, auch Transaminasen genannt, **Aspartat-Aminotransferase** (AST, Synonym: Glutamat-Oxalacetat-Transaminase, GOT) und **Alanin-Aminotransferase** (ALT, Synonym: Glutamat-Pyruvat-Transaminase, GPT) sind wichtige Enzyme, die den Kohlenhydratstoffwechsel mit dem Aminosäurestoffwechsel verknüpfen. AST wird in vielen Geweben (Leber, Niere, Herz- und Skelettmuskulatur) exprimiert und ist intrazellulär im Zytosol (30 %) und den Mitochondrien (70 %) lokalisiert. ALT befindet sich hauptsächlich im Zytosol von Hepatozyten und Nierenepithel-Zellen. Bedingt durch eine geringe basale kontinuierliche Freisetzung aus den Geweben, lassen sich im Serum Gesunder nur schwache Aktivitäten beider Enzyme nachweisen. Durch Zellschädigungen gelangen deutlich höhere Mengen dieser Enzyme ins Blut. Solche Zellschäden können mit einer Erhöhung der Zellmembranpermeabilität, einer vermehrten Apoptose oder dem Auftreten nekrotischer Zellen einhergehen. Dabei müssen die zellulären Schäden für eine Freisetzung mitochondrialer AST, im Vergleich zu zytosolischer ALT, gravierender sein. Somit lässt sich durch den Quotienten AST/ALT (**De-Ritis-Quotient**) der Schweregrad einer Erkrankung abschätzen. Ist dieser größer 1 und ist zusätzlich die Glutamatdehydrogenase (GLDH, ▸ Kap. 1.3.4) erhöht, spricht dies für eine schwere Leberschädigung (Nekrose). Wird ein De-Ritis-Quotient größer 1 ohne Erhöhung der GLDH festgestellt, ist eine Erkrankung der Muskulatur wahrscheinlich.

Aminotransferasen

Bedeutung für die Arzneimitteltherapie
- Erkennung und Monitoring von potenziell hepatotoxischen Arzneimitteltherapien,
- Kontrolle einer antiviralen Therapie.

Indikationen
- Erkennung und Monitoring von Leberschäden durch Alkoholabusus, Rauschmittel, Lösungsmittel, Überernährung, Hepatitiden,
- Abklärung eines Ikterus, chronischer Lebererkrankungen, hepatotroper Infektionen (viral, bakteriell, parasitär).

1.3.2 Gamma-Glutamyltransferase (GGT, γGT)

Die γ-Glutamyltransferase (GGT) überträgt einen γ-Glutamylrest von Glutathion auf verschiedene Akzeptormoleküle, wie z.B. Aminosäuren, Peptide oder Wasser. Das Enzym wird zwar in vielen Geweben exprimiert, die im Blut messbare Aktivität entstammt jedoch hauptsächlich aus der Leber und den Gallengängen. Eine GGT-Aktivitätssteigerung im Serum oder Plasma ist ein empfindlicher, aber unspezifischer Indikator für hepatobiliäre Störungen. Zu unterscheiden ist die vermehrte Bildung des Enzyms durch Induktion (Alkohol, Arzneimittel) von der durch Zellmembranveränderungen (Cholestase) hervorgerufenen vermehrten Freisetzung von GGT in das Blut.

γ-Glutamyltransferase

Bedeutung für die Arzneimitteltherapie
- Monitoring potenziell hepatotoxischer/cholestatischer Arzneimitteltherapien (Antikonvulsiva, Psychopharmaka, Steroidhormone, Antikoagulanzien, Streptomycin).

Indikationen
- Kontrolle des chronischen Alkoholabusus,
- Differenzialdiagnose von Leber- und Gallenwegserkrankungen und deren Verlauf im Muster mit ALT, CHE, AP und GLDH.

1.3.3 Cholinesterase (CHE)

Die Cholinesterase (Synonyme: CHE, Pseudocholinesterase, Cholinesterase II, Acylcholin-acylhydrolase, EC 3.1.1.8) lässt sich in Plasma, Serum, Darmmukosa, Leber, Pankreas, Herz und weißer Hirnsubstanz nachweisen. CHE ist nicht identisch mit der Acetylcholinesterase (ACHE) aus Erythrozyten (EC 3.1.1.7), der grauen Hirnsubstanz und der motorischen Endplatte der Muskelzellen, auch als Cholinesterase I bezeichnet. Eine Aktivität der ACHE wird normalerweise nicht im Plasma gefunden.

Die physiologische Funktion der CHE ist bisher unbekannt. Die Serumcholinesterase wird hauptsächlich in der Leber gebildet und kann daher als Indikator von Lebererkrankungen dienen. Dabei ist der Vergleich mit der Alanin-Aminotransferase(ALT)-Aktivität und der Serumalbumin-Konzentration von Bedeutung. Bei einer Leberzirrhose sind CHE und Serumalbumin vermindert und die Aktivität von ALT erhöht. Wird die CHE-Aktivität durch Organophosphate oder Carbamate (indirekte Parasympathomimetika, Insektizide) gehemmt, bleiben Serumalbumin und ALT im Referenzbereich.

Die Bestimmung der Serumcholinesterase als präoperatives Screening dient der Erkennung von Patienten mit atypischen Formen des Enzyms. Dies ist insbesondere beim Einsatz von Muskelrelaxanzien vom Succinylcholin-Typ (z.B. Mivacurium, Suxamethonium) notwendig. Niedrige Cholinesterasewerte sind mit einer verlängerten Apnoe verbunden, weil die enzymatische Aktivität der CHE entscheidend zur Inaktivierung der Muskelrelaxanzien beiträgt.

Cholinesterase

Bedeutung für die Arzneimitteltherapie
- Vor Gabe von Muskelrelaxanzien.

Indikationen
- Vergiftung mit Pestiziden,
- Monitoring der Leberfunktion – zusammen mit Albumin, Quick/INR und weiteren Parametern,
- Intensivpatienten.

1.3.4 Glutamatdehydrogenase (GLDH)

Die Glutamatdehydrogenase (GLDH) befindet sich in den Mitochondrien aller Zellen. Sie spielt im Aminosäurenstoffwechsel eine entscheidende Rolle. Die Aktivität ist in der Leber mindestens 10-fach höher als in anderen Organe (Hirn, Niere Herz, Darm), dadurch ist sie ein Leitenzym für Zellschäden der Leber. Durch die mitochondriale Lokalisation der GLDH steigt die GLDH-Aktivität im Serum/Plasma erst, wenn nekrotische Zellschädigungen auftreten. Diese können durch eine Minderdurchblutung oder durch toxische Substanzen verursacht werden. Hohe Aktivitäten sind daher bei Rechtsherzinsuffizienz, besonders bei Lungenembolie, septischem Schock oder bei Alkoholabusus zu erwarten.

Glutamatdehydrogenase

Indikationen

- Marker des Alkoholmissbrauchs bzw. Alkoholentzugs,
- Abschätzung von Schwere und Ausmaß von Leberzellschäden (Nekrose),
- Abschätzung toxischer (Knollenblätterpilz, Lösungsmittel) Schädigung,
- Differenzialdiagnose von Lebererkrankungen.

1.3.5 Alkalische Phosphatase (AP)

Alkalische Phosphatasen hydrolysieren zahlreiche strukturell unterschiedliche Phosphorsäureester. Sie weisen ein pH-Optimum im schwach Alkalischen auf und sind posttranslational glycosyliert. Im Menschen sind über 14 verschiedene Isoformen bekannt, deren Expression teilweise gewebsspezifisch ist. Von klinischer Bedeutung sind insbesondere die Leber-AP, Knochen-AP und Nieren-AP. Die beiden erstgenannten machen beim Gesunden über 90 % der Gesamt-AP im Serum aus. Erhöhte Werte der Gesamt-AP können demnach auf mannigfaltige Ursachen hinweisen. Es ist daher notwendig, zusätzlich zur Gesamt-AP, isoformspezifische Bestimmungen, speziell der Leber-AP und Knochen-AP, durchzuführen.

Die Leber-AP im Serum ist erhöht bei einer Cholestase, bei hepatobiliären Erkrankungen, akuten und chronischen viralen Hepatitiden, arzneimittelbedingter oder alkoholischer Hepatitis und bei primären Lebertumoren sowie Lebermetastasen.

Eine erhöhte Knochen-AP ist bei Skeletterkrankungen (z. B. Rachitis, Osteomalazie, Vitamin-D-Mangel, renal bedingten Osteopathien, primären Knochentumoren, Knochenmetastasen, multiplem Myelom) zu erwarten.

Alkalische Phosphatase

Bedeutung für die Arzneimitteltherapie

- Diagnose und Monitoring der Therapie von Skeletterkrankungen.

Indikationen

- Diagnose und Monitoring der Therapie von hepatobiliären Erkrankungen,

1.3.6 Albumin

Albumin ist ein globuläres, sehr gut wasserlösliches, monomeres Protein. Es wird in den Hepatozyten gebildet und gelangt von dort in das Blut, wo es mengenmäßig als wichtigstes Plasmaprotein auftritt. Große Mengen befinden sich auch interstitiell in den Geweben und in der Lymphflüssigkeit. Albumin hat zahlreiche Aufgaben:

Aufrechterhaltung des:

- kolloidosmotischen (onkotischen) Drucks,
- pH-Werts im Plasma.

Bindung von:

- anorganischen Kationen (Ca^{2+}, Na^{+} und K^{+}),
- Hormonen (Thyroxin),
- Fettsäuren,
- Bilirubin,
- Arzneistoffen.

Albumin wird mit einer Halbwertszeit von ca. 20 Tagen eliminiert. Nur geringe Mengen werden über den Darm und die Nieren ausgeschieden. Der Hauptanteil der Elimination erfolgt über den regulierten katabolen Stoffwechsel des Gefäßendothels, der z. B. bei Hypoalbuminämie vermindert wird. Akute Erkrankungen der Leber, die mit einer verminderten Albuminsynthese einhergehen, führen deswegen erst spät zu einer relevanten Senkung von Serumalbumin. Hypoalbuminämien werden insbesondere bei Leberzirrhose (verminderte Synthese), nephrotischem Syndrom (hoher renaler Proteinverlust), Schwangerschaft (Zunahme des Plasmavolumens), HIV-Infektion und akuten Traumen beobachtet.

Albumin

Bedeutung für die Arzneimitteltherapie

- Hypoalbuminämie kann zu Überdosierungen von Arzneistoffen durch verminderte Plasmaproteinbindung führen (ungebundene Fraktion der Arzneistoffe↑).

Indikationen

- Monitoring der Syntheseleistung der Leber bei Leberzirrhose und anderen Lebererkrankungen,
- Verlaufsbeurteilung des Albuminverlusts bei nephrotischem Syndrom,
- Beurteilung des Ernährungsstatus,
- Abklärung einer Dysproteinämie.

1.3.7 Bilirubin

Bilirubin ist das quantitativ wichtigste Abbauprodukt von Häm und entsteht kontinuierlich hauptsächlich aus gealterten Erythrozyten (80 %), aber auch aus anderen gealterten Zellen. Bilirubin ist schwer wasserlöslich und hat die Tendenz an Makromoleküle, insbesondere an Albumin, nichtkovalent und kovalent zu binden. Bei der komplexen Elimination von Bilirubin sind metabolische Prozesse (Konjugation mit Glucuronsäure, Redox-Reaktionen), photochemische Reaktionen (Isomerisierungen) und Transportvorgänge in der Leber (biliäre

1

Elimination) und Niere bedeutsam. Im Plasma oder Serum kann das Total-Bilirubin (**Bilirubin, gesamt**), das unkonjugierte, an Albumin gebundene Bilirubin (**indirektes Bilirubin**) oder das Mono- bzw. Diglucuronid von Bilirubin (**direktes Bilirubin**) bestimmt werden. Dabei wird das indirekte Bilirubin als Differenz aus Total-Bilirubin und direktem Bilirubin berechnet.

Viele Erkrankungen, erworben oder genetisch bedingt, können die Bildung und Elimination von Bilirubin beeinflussen und zu pathologisch hohen Konzentrationen (Hyperbilirubinämie) führen. Eine auffällige Gelbfärbung der Haut, Schleimhäute und Skleren (Lederhaut des Auges) ist die Folge. Neugeborene weisen nach der Geburt eine physiologische kurzzeitige (≤ 14 Tage) Hyperbilirubinämie auf, welche hauptsächlich durch eine geringe Konjugationsfähigkeit der Leber bedingt ist. In jedem Lebensalter können pathologisch erhöhte Werte auftreten und sind symptomatisch für einen Ikterus. Die als Ikterus bezeichnete Erkrankung hat zahlreiche Ursachen und kann grob in drei Formen einteilt werden:

- **prähepatisch** (insbesondere bei erhöhtem Abbau von Hämoglobin durch In-vivo-Hämolyse, Neugeborenen-Ikterus) → indirektes Bilirubin erhöht.
- **(intra)hepatisch** (Erkrankungen der Leber, die mit der Einschränkung des Bilirubintransports aus Hepatozyten in Gallenkapillaren einhergeht, z. B. Leberzirrhose) → direktes Bilirubin erhöht.
- **posthepatisch** (insbesondere durch eine Cholestase) → direktes Bilirubin erhöht.

Zur genaueren Differenzierung der Ikterus-Formen sind weitere hämatologische Parameter (Hb, LDH, Retikulozyten, Haptoglobin), Leberwerte (AST, ALT, GLDH, GGT, AP, Quick, CHE; Albumin) und Gentests notwendig.

Bilirubin

Bedeutung für die Arzneimitteltherapie

Erkennung und Verlaufsbeurteilung bei:

- hepatotoxischer Arzneimitteltherapie.

Indikationen

Erkennung und Verlaufsbeurteilung bei:

- Alkoholmissbrauch,
- Leberzirrhose,
- Hepatitis (Virushepatitis, Autoimmunhepatitis),
- Lebertumoren,
- hämolytischer Anämie, Vitamin-B_{12}-Mangel, Folsäuremangel,
- Gilbert-Meulengracht-Syndrom,
- Verschlussikterus (Gallensteine, Gallengangstumor, Pankreastumor).

1.3.8 Ammoniak

Ammoniak entsteht aus dem Aminosäure-, Purin- und Pyrimidin-Stoffwechsel. Außerdem können größere Mengen durch den bakteriellen Abbau von Nahrungsproteinen im Darm gebildet werden. Die physikochemischen Eigenschaften von Ammoniak ermöglichen eine sehr gute Gewebegängigkeit einschließlich des leichten Überwindens der Bluthirnschranke. Ammoniak ist ein starkes Zellgift und wirkt neurotoxisch (hepatische Enzephalopathie), sodass die Konzentration physiologisch sehr niedrig gehalten wird. Wichtige Reaktionen, die zur **Ammoniakentgiftung** beitragen, sind die:

- Synthese von Carbamoylphosphat als Start der Harnstoffsynthese,
- Synthese von Glutaminsäure aus α-Ketoglutarat,
- Synthese von Glutamin durch die Glutaminsynthetase.

Das in den Geweben gebildete Ammoniak wird in Form von Glutamin über das Blut zur Leber transportiert. Ammoniak aus der Nahrung gelangt über die Pfortader in die Leber. Die Elimination erfolgt hauptsächlich über die hepatische Bildung von Harnstoff und anschließender renaler Ausscheidung.

Lebererkrankungen, insbesondere Leberzirrhose oder auch seltene genetische Defekte, führen zu erhöhten Serumammoniak-Konzentrationen. Auch bei hohem Anfall an Purinen, z. B. im Rahmen hochdosierter Chemotherapien, kann es zu einer Erhöhung kommen. Weitere Möglichkeiten, die zu Hyperammonämien führen, sind niedriges Geburtsgewicht, Frühgeburten, Harnwegsinfekte, multiples Myelom und das Reye-Syndrom.

Ammoniak

Bedeutung für die Arzneimitteltherapie

- Risikoabschätzung für das Auftretens einer Enzephalopathie bei:
  - aggressiver Chemotherapie,
  - Valproat-Therapie.

Indikationen

- Risikoabschätzung für das Auftretens einer Enzephalopathie bei Lebererkrankungen und Leberzirrhose,
- Verdacht auf angeborene Stoffwechselerkrankungen,
- Neu- und Frühgeborene.

1.3.9 α-Amylase

Die α-Amylase wird im sekretorischen Epithel der Mundspeicheldrüsen (S-Amylase) und des Pankreas (P-Amylase) gebildet. Die physiologische Funktion ist die Hydrolyse von Polysacchariden aus der Nahrung (Spaltung von α-1,4-glykosidischen Bindungen). Drei Isoenzyme sind bekannt: Zusätzlich zur Speichel- und der pankreatischen Amylase wird ubiquitär und in geringen Mengen die X-Amylase gebildet. Bei Schädigungen der Speicheldrüsen/des Pankreas tritt die Amylase vermehrt in das Blut über. Amylasen werden glomerulär filtriert und teilweise im Tubulus rückresorbiert. Demnach ist auch bei Niereninsuffizienz mit höheren Amylaseaktivitäten zu rechnen.

Die diagnostische Bedeutung der Amylase bei akuter Pankreatitis spielt nur noch eine untergeordnete Rolle, da die Bestimmung der Lipase eine höhere Spezifität und Sensitivität aufweist.

α-Amylase

Indikationen

- Verdacht auf akute Pankreatitis,
- Verdacht auf Pankreasbeteiligung bei abdominellen Erkrankungen,
- Parotitis (auch bei Alkoholabusus oder bei häufigem Erbrechen, Bulimie).

1.3.10 Lipase

Die Pankreaslipase wird in den Azinuszellen des Pankreas synthetisiert und praktisch vollständig in das Pankreassekret sezerniert. Die Hauptfunktion der Lipase ist die Spaltung von Nahrungsfetten im Dünndarm. Nur sehr geringe Mengen gelangen in die Lymph- oder Blutkapillaren. Bei schwereren Zellschäden jedoch, ist eine Hyperlipasämie wahrscheinlich. Auch die Verminderung des Pankreassekret-Abflusses durch chronische Entzündungen, Steine (Sialolithiasis) oder tumorbedingte Obstruktionen kann zu erhöhten Lipase-Aktivitäten im Blut führen.

Lipase

Indikationen

- Verdacht und Verlaufskontrolle einer Pankreasschädigung (Pankreatitis),
- Verdacht auf Pankreasbeteiligung bei abdominellen Erkrankungen.

1.4 Herz

Das Herz ist ein muskuläres Hohlorgan, das durch rhythmische Kontraktionen Blut durch ein Gefäßsystem pumpt und damit den gesamten Organismus mit essenziellen Blutbestandteilen versorgt. Naturgemäß sind Störungen des Herzkreislaufsystems schwerwiegende Erkrankungen. Es sind weit über 100 verschiedene Krankheitsentitäten (z. B. Myokardinfarkt, Arrhythmien, Klappenstenosen, Herzinsuffizienz) beschrieben worden, deren Diagnose auf einer Vielzahl von Untersuchungsmethoden beruht. Die in der Klinischen Chemie eingesetzten Tests geben insbesondere bei akuten Erkrankungen Hinweise und werden zur Risikoeinschätzung eingesetzt. Die Bedeutung für die Arzneimitteltherapie liegt insbesondere im Monitoring der jeweiligen Therapien.

1.4.1 Kardiale Troponine (cTnT, cTnI)

Troponine gehören gemeinsam mit Myosin und Actin zum kontraktilen Proteinkomplex der quergestreiften Muskulatur und des Herzmuskels. Dabei sind drei verschiedene Troponine (Troponin I, Troponin T und Troponin C) beteiligt. Die im Herzmuskel exprimierten Isoformen Troponin I (cTnI) und Troponin T (cTnT) unterscheiden sich in ihrer Primärstruktur von den Skelettmuskelisoformen. Daher wird die immunologische Bestimmung kardialer Troponine nicht von Skelettmuskelschäden gestört. Troponine werden erst bei größeren Zellschäden, insbesondere bei ischämisch bedingten Nekrosen, aus den Myozyten freigesetzt. Daher weisen erhöhte Serumkonzentrationen eine hohe diagnostische Sensitivität und Spezifität auf. Auch der Schweregrad eines Myokardinfarkts und der Erfolg therapeutischer Maßnahmen (Thrombolyse) lassen sich durch wiederholte Messungen bestimmen.

Kardiale Troponine

Bedeutung für die Arzneimitteltherapie

- Monitoring einer Thrombolysetherapie,
- Erkennung kardiotoxischer Arzneimitteltherapien (Anthracycline, Fluorouracil, Cisplatin, Trastuzumab),

Indikationen

- Diagnostik und Differenzialdiagnostik des akuten Koronarsyndroms,
- Erkennung weiterer Ursachen einer ischämischen Myokardschädigung (tachykarde Herzrhythmusstörungen, Schock),
- Kohlenmonoxidvergiftung,
- entzündliche oder traumatische Myokardschädigung,
- Primär- und Sekundärprävention der koronaren Herzkrankheit.

1

1.4.2 Kreatinkinase (CK, CK-MB)

Die Kreatinkinasen (CK) sind dimere Proteine und werden in Geweben mit hohem Energieumsatz exprimiert. Sie katalysieren die reversible Phosphorylierung von Kreatin mithilfe von ATP. Es sind vier Isoformen bekannt: MM (Skelettmuskel), MB (Herzmuskel, auch Skelettmuskel), BB (Gehirn, Blase, Kolon, Prostata, Uterus) und MiMi (mitochondrial). Bei Myokardschädigungen, Entzündungen, starker sportlicher Betätigung oder durch intramuskuläre Injektionen können die entsprechenden Isoformen vermehrt freigesetzt werden und ins Blut gelangen. Die erhöhte Aktivität im Serum ist von der Anzahl geschädigter Zellen abhängig. Zur Diagnostik von Herzerkrankungen wird heute nur noch die immunologische Konzentrationsbestimmung der **Kreatinkinase-MB** (CK-MB in µg/l) angewendet. Nach einem Myokardinfarkt ist CK-MB früher (nach ca. 3–4 Stunden) als die kardialen Troponine nachweisbar. Dadurch ist dieser Parameter in der Frühdiagnostik eines Myokardinfarkts indiziert.

Kreatininkinase

Bedeutung für die Arzneimitteltherapie

- Monitoring einer Thrombolysetherapie,

Indikationen

- Frühdiagnostik eines Myokardinfarkts,
- Erkennung eines Reinfarkts,
- Erkennung geringgradiger Myokardschädigungen,
- bei instabiler Angina pectoris als Verlaufsparameter.

1.4.3 Myoglobin

Myoglobin befindet sich im Zytosol von Muskelzellen und dient dem intrazellulären Sauerstofftransport. Mit einer relativen molaren Masse von 17,8 kD kann Myoglobin leicht geschädigte Zellen verlassen und wird schnell renal eliminiert (biologische Halbwertszeit ca. 10–20 Minuten, Anstieg 1–2 Stunden nach Schädigung, nach 24 h wieder im Referenzbereich). Myoglobin wird folglich insbesondere zur Frühdiagnostik ischämischer Erkrankungen des Myokards eingesetzt. Da Myoglobin glomerulär filtriert wird, können bei fortgeschrittener Niereninsuffizienz erhöhte Myoglobin-Werte gemessen werden.

Myoglobin

Bedeutung für die Arzneimitteltherapie

- Monitoring einer Thrombolysetherapie.

Indikationen

- Frühdiagnostik eines Myokardinfarkts,
- Erkennung eines Reinfarkts,
- Skelettmuskelerkrankungen, traumatische oder toxische Schädigung der Skelettmuskulatur (Rhabdomyolyse, z. B. unter einer Behandlung mit Statinen, maligne Hyperthermie).

1.4.4 B-Typ-natriuretisches Peptid (BNP/NT-proBNP)

Natriuretische Peptide antagonisieren Angiotensin II und sind damit Gegenspieler des Renin-Angiotensin-Aldesteron-Systems. Von den verschiedenen Isoformen (brain natriuretic peptide (BNP), atrial natriuretic peptide (ANP) und C-type natriuretic peptide (CNP)) hat nur das BNP diagnostische Bedeutung. BNP wird als Präpropeptid in Myozyten biosynthetisiert und zu proBNP prozessiert. Anschließend wird dieses in ein N-terminales Peptid (**NT-proBNP**) und in **BNP** (eigentliches Hormon) gespalten. Beide Peptide werden bei stärkerer Dehnung der Herzkammern freigesetzt. Bei Patienten mit Herzinsuffizienz oder fortgeschrittener Niereninsuffizienz werden daher erhöhte BNP- und NT-proBNP-Konzentrationen gemessen. Die BNP- oder NT-proBNP-Konzentrationen im Blut korrelieren mit dem Schweregrad der Herzinsuffizienz.

Natriuretisches Peptid (B-Typ)

Bedeutung für die Arzneimitteltherapie

- Therapiekontrolle und Therapiesteuerung bei Patienten mit Herzinsuffizienz.

Indikationen

- Diagnose oder Ausschluss einer Herzinsuffizienz,
- Beurteilung des Schweregrades einer Herzinsuffizienz,

1.5 Stoffwechsel

Stoffwechselerkrankungen, Stoffwechselstörungen oder auch Stoffwechselanomalien sind Erkrankungen, die durch pathologische Veränderungen einer oder mehrerer Stoffwechselwege gekennzeichnet sind. Die Manifestation kann genetisch bedingt (primär) oder erworben (sekundär) sein. Bei Patienten können Abweichungen des Kohlenhydratstoffwechsels, des Lipid- oder Lipoproteinstoffwechsels, des Protein- und Aminosäurestoffwechsels, des Purinstoffwechsels sowie des Elektrolytstoffwechsels gefunden werden. z. B.:

- Diabetes mellitus,
- Hyper-/Dyslipoproteinämien,
- metabolisches Syndrom,
- Gicht,
- M. Addison, M. Conn, M. Cushing, M. Fabry, M. Gaucher,
- Mukoviszidose,
- Osteoporose.

Die Erkennung der Erkrankungen erfolgt häufig bei symptomlosen Patienten durch auffällig veränderte klinisch chemische Parameter (z. B. Glucose, Cholesterol) innerhalb von Screeninguntersuchungen. Die Laborwerte dienen nach Diagnosestellung häufig zur pharmakodynamischen Dosisindividualisierung der entsprechenden Therapien.

1.5.1 Glucose

Glucose wird von allen Körperzellen für den Energiehaushalt und den Kohlenhydratstoffwechsel benötigt. Glucose befindet sich im Blut, im Interstitium, im Liquor und in geringen Mengen im Urin. Der Übertritt in die Zellen erfolgt über Glucosetransporter. Intrazellulär wird Glucose rasch zahlreichen chemischen Veränderungen unterworfen. Die Blutkonzentration ist durch ein hormonelles Netzwerk (Insulin, Glucagon, Katecholamine, Cortisol und weitere Hormone) in relativ engen Grenzen eingestellt. Die Blutglucosekonzentration steigt durch die mit der Nahrung aufgenommenen Kohlenhydrate, Biosynthese in der Leber und Niere und den Abbau des körpereigenen Glucosespeichers Glykogen (Leber und Skelettmuskel). Sowohl Hyperglykämien als auch Hypoglykämien sind schwerwiegende akute Krankheitsbilder, die zu rascher Intervention zwingen.

Ursachen für **erhöhte** Blutglucosekonzentrationen:

- Diabetes mellitus Typ 1 (Insulinmangel durch Zerstörung der β-Zellen des Pankreas, absoluter Insulinmangel),
- Diabetes mellitus Typ 2 (Insulinresistenz),
- Endokrinopathien,
- Gestationsdiabetes,
- genetische Defekte,
- Infektionen,
- Pankreaserkrankungen,
- **Arzneimittel-induzierte Erhöhung bzw. Diabetes mellitus** (Glucocorticoide, Schilddrüsenhormone, ACTH, trizyklische Antidepressiva, Levodopa, Pentamidin, Thiazide, Furosemid).

Ursachen für **verminderte** Blutglucosekonzentrationen:

- **Diabetespatienten** (Überdosierung von Insulin bzw. oralen Antidiabetika (Sulfonylharnstoffe, Glinide) oder inadäquater Nahrungsaufnahme nach Insulin-Applikation),
- Tumore (Insulin produzierend, u. a., selten),
- nach Gastrektomie,
- terminale Niereninsuffizienz,
- Endokrinopathien,
- Hypophyseninsuffizienz,
- Nebenniereninsuffizienz,
- Hypothyreose,
- Anorexie.

1

Glucose

Bedeutung für die Arzneimitteltherapie

- Therapiekontrolle von Diabetes mellitus.

Indikationen

- Verdacht auf Hypo- oder Hyperglykämie,
- Erkennung einer Neugeborenenhypoglykämie,
- Diagnose bzw. Ausschluss eines Diabetes mellitus,
- Verdacht auf angeborene Stoffwechselstörungen im Kindesalter,
- Verdacht auf Gestationsdiabetes.

1.5.2 Glykohämoglobin (HbA_{1c})

Glucose reagiert ohne Beteiligung von Enzymen konzentrationsabhängig mit primären Aminogruppen, auch von Proteinen. Dabei bildet sich zunächst in einer schnellen und reversiblen Reaktion ein Aldimin, das sich langsam in ein stabiles Ketoamin umlagert. Proteine mit langsamen Eliminationsgeschwindigkeiten werden so zu einem erheblichen Anteil modifiziert. Diagnostisch relevant ist die Glykierung von Hämoglobin zum Glykohämoglobin. Die Reaktion von Glucose mit Hämoglobin erfolgt überwiegend an der N-terminalen Aminosäure der β-Kette von HbA_1. Diese spezielle Form wird HbA_{1c} genannt. Es existieren weitere glykierte Hämoglobinvarianten (z. B. HbA_{1a}, HbA_{1b}), die jedoch diagnostisch nicht verwendet werden. Die Lebensdauer der Erythrozyten von ca. 16 Wochen und die durchschnittliche Blutglucosekonzentration in diesem Zeitraum determinieren den Anteil von HbA_{1c} am Gesamthämoglobin. HbA_{1c}-Werte erlauben dadurch eine retrospektive Abschätzung der durchschnittlichen Blutglucosekonzentration über den Zeitraum der Erythrozytenlebensdauer. Die Einstellung eines Diabetes-mellitus-Patienten soll so erfolgen, dass Werte unterhalb von 53 mmol/mol (7 %) HbA_{1c} erreicht werden. Ein HbA_{1c}-Anteil unterhalb von 39 mmol/mol (5,7 %) ohne antidiabetische Therapie schließt einen manifesten Diabetes mellitus weitgehend aus. Bei verkürzter Lebenszeit der Erythrozyten (Malaria, hämolytische Anämien) werden falsch niedrige HbA_{1c}-Anteile gemessen (▸Kap. 30.4.1).

Die Bestimmungsverfahren sind weltweit nicht einheitlich. Heute wird ein Bezugssystem nach dem National Glycohemoglobin Standardization Program (NGSP) und der International Federation of Clinical Chemistry (IFCC) empfohlen. Umrechnungsformeln finden sich in der Literatur.

HbA_{1c}

Bedeutung für die Arzneimitteltherapie

- Therapiekontrolle von Diabetes mellitus.

Indikationen

- Diagnose bzw. Ausschluss eines Diabetes mellitus.

1.5.3 Ketonkörper

Im Rahmen der hepatischen Ketogenese entstehen Acetoacetat, β-Hydroxybutyrat und Aceton, die als „Ketonkörper" bezeichnet werden. Ausgangsstoff für die Synthese der Ketonkörper ist Acetyl-CoA, welches in erster Linie aus der β-Oxidation von Fettsäuren entsteht. Dieser Prozess findet im Hungerzustand vermehrt statt. Bei mangelnder Insulinfreisetzung (Diabetes mellitus, insb. Typ 1) wird die hormonsensitive Lipase nur wenig inaktiviert, sodass es zur Akkumulation von freien Fettsäuren kommt. Auch dieses Phänomen führt zur gesteigerten Bildung von Acetyl-CoA und damit zu hohen Ketonkörper-Konzentrationen im Blut und Urin. Im gesunden Menschen und bei ausreichender Ernährung sind die Konzentrationen im Blut und Urin sehr gering. Diabetes mellitus, Mangelernährung und Alkoholmissbrauch sind Hauptursachen für eine Ketonämie und Ketonurie, die häufig mit einer Ketoazidose (Blut pH-Wert $<7{,}30$) einhergehen (▸Kap. 1.8).

Ketonkörper

Bedeutung für die Arzneimitteltherapie

- Therapiekontrolle von Diabetes mellitus, insbesondere Typ 1.

Indikationen

- Diabetische Ketoazidose,
- alkoholische Ketoazidose,
- Verdacht auf angeborene Stoffwechselstörungen bei Neugeborenen und im Kindesalter.

1.5.4 Cholesterol und LDL-C/HDL-C

Cholesterol ist ein essenzieller Bestandteil von praktisch allen Biomembranen des Organismus. Außerdem ist es Edukt von Steroidhormonen (Sexualhormone, Gluco- und Mineralocorticoide), Vitamin D und Gallensäuren. Cholesterol wird aus der Nahrung resorbiert, zusätzlich in nahezu allen Geweben synthetisiert und über die Galle direkt oder nach Umwandlung zu Gallensäuren ausgeschieden. Da Cholesterol (wie auch Triglyceride) kaum wasserlöslich sind, ist der Transport im Blut nur durch die Einlagerung in mizellähnliche Partikel möglich. Diese als Lipoproteine vereinfachend bezeichneten Vesikel bestehen aus einer Hülle aus Phospholipiden, Cholesterol und unterschiedlichen Apolipoproteinen (Apo A bis Apo E). Im Inneren befinden sich in unterschiedlicher Zusammensetzung Cholesterolester und Triglyceride. Lipoproteine werden in Unterformen eingeteilt, die an unterschiedlichen (patho)physiologischen Vorgängen beteiligt sind (vereinfacht).

Chylomikronen transportieren Cholesterol und Triglyceride aus der Nahrung zur Leber, zum Muskel und Fettgewebe.

Very-Low-Density-Lipoproteine (VLDL) werden in den Leber gebildet und dienen dem Transport von Cholesterol und Triglyceriden aus den Hepatozyten zu den restlichen Geweben.

Low-Density-Lipoproteine (LDL) entstehen aus VLDL durch Abbau und Verwertung von Triglyceriden im Gewebe. Sie weisen einen hohen Anteil an Cholesterol auf und werden über LDL-Rezeptoren in die Leber aufgenommen. Dort können aus Cholesterol Gallensäuren biosynthetisiert werden. Insbesondere bei hohen LDL-Konzentrationen im Blut können LDL-Partikel in Gefäßwände aufgenommen und oxidativ, proteolytisch und lipolytisch verändert werden. Dieser Prozess führt zu atheromatösen Plaques und ist mit einem erhöhten Arterioskleroserisiko verbunden.

High-Density-Lipoproteine (HDL) werden in Leberzellen gebildet und transportieren Cholesterol aus peripheren Geweben zurück in die Leber. HDL wirkt demnach LDL funktionell entgegen und kann bei Werten oberhalb des Referenzwerts protektiv gegen eine Atherogenese wirken.

Hyperlipoproteinämien, insbesondere in Verbindung mit erhöhtem LDL-Cholesterol, korrelieren mit einem gesteigerten atherogenen Risiko. Unterschieden wird die primäre (genetisch bedingt) von der sekundären Hyperlipoproteinämie. Folgend sind beispielhaft wichtige Formen bzw. Ursachen aufgeführt:

- primäre Hyperlipoproteinämie,
- polygene Hyperlipoproteinämie,
- familiäre (monogene) Hyperlipoproteinämie,
- LDL-Rezeptor-Defizienz,

- familiärer Apolipoprotein-B-100-Defekt,
- familiäre kombinierte Hyperlipoproteinämie,
- HDL-Dyslipoproteinämie,
- sekundäre Hyperlipoproteinämie,
- Übergewicht,
- metabolisches Syndrom,
- Diabetes mellitus,
- Leber- und Nierenerkrankungen,
- Infektionen,
- Erkrankungen der Schilddrüse,
- Schwangerschaft,
- Glucocorticoide, orale Kontrazeptiva.

Cholesterol (LDL, HDL)

Bedeutung für die Arzneimitteltherapie

- Therapiekontrolle einer lipidsenkenden Medikation.

Indikationen

- Screening bzw. Früherkennung eines Atherosklerosерisikos,
- Risikoabschätzung beim Bestehen anderer Risikofaktoren für koronare Herzkrankheit (Prädiabetes, Diabetes mellitus, metabolisches Syndrom, Verdacht auf atherosklerotische Gefäßerkrankungen,
- Verdacht auf angeborene Stoffwechselstörungen (Familienanamnese) im Kindesalter.

1.5.5 Triglyceride

Triglyceride

Bedeutung für die Arzneimitteltherapie

- Therapiekontrolle einer lipidsenkenden Medikation und diätetischer Maßnahmen.

Indikationen

- Screening/Früherkennung eines Atheroskleroserisikos,
- Risikomarker des metabolischen Syndroms,
- Prävention der koronaren Herzkrankheit,
- Verdacht auf angeborene Stoffwechselstörungen.

Triglyceride werden wie Cholesterol und Cholesterolester mithilfe von Lipoproteinen im Plasma transportiert (▸ Kap. 1.5.4). Postprandial steigen die Triglycerid-Konzentrationen im Plasma rasch an, die damit einhergehende Erhöhung der Chylomikronen und VLDL-Partikel stehen mit einem erhöhten Atheroskleroserisiko in Verbindung. Trotzdem ist eine Nüchternbestimmung für die Erkennung einer Hypertriglyceridämie sinnvoll, da hierdurch ein diagnostischer Basiswert ermittelt wird. Unterschieden werden primäre Formen von sekundären Hypertriglyceridämien. Letztgenannte können bei vielen Erkrankungen der Leber, Niere, des Pankreas und der Schilddrüse auftreten.

1.5.6 Apolipoprotein B

Apolipoproteine sind die Bestandteile der Lipoproteinpartikel (▸ Kap. 1.5.4). Apolipoproteine sind für die Lipoproteinpartikel strukturgebend, stellen Liganden für den rezeptorvermittelten Membrantransport dar und modulieren den enzymatischen Lipidstoffwechsel. Apolipoprotein B ist der Hauptproteinbestandteil des LDL-Partikels. Erhöhte Apolipoprotein-B-Konzentrationen sind während der Schwangerschaft, bei Hypercholesterolämie, LDL-Rezeptorstörungen, Gallenwegsobstruktion, Hyperlipidämie Typ II und nephrotischem Syndrom zu beobachten. Verminderte Apolipoprotein-B-Konzentrationen treten bei Lebererkrankungen, α-β-Lipoproteinämie, Sepsis und Estrogeneinnahme auf.

Apolipoprotein B

Bedeutung für die Arzneimitteltherapie

- Therapiekontrolle einer lipidsenkenden Medikation.

Indikationen

- Screening bzw. Früherkennung eines Atheroskleroserisikos,
- Verdacht auf angeborene Stoffwechselstörungen.

1.5.7 Harnsäure

Als Endprodukt des Purin-Stoffwechsels wird Harnsäure von fast allen Zellen des Menschen gebildet. Die Elimination erfolgt überwiegend renal, hinzu kommt zu ca. 30 % die extrarenale Ausscheidung über den Darm und die Schweißdrüsen. Die Harnsäure unterliegt als schwache organische Säure einem Protolysegleichgewicht. Bei physiologischem pH-Wert im Blut liegen überwiegend die besser wasserlöslichen Salze (Urate) vor. Bei saureren pH-Werten (≤ 7,0), die im entzündlichen Gewebe oder auch in der Niere auftreten können, neigt die freie Säure zur Kristallbildung. Das ist insbesondere dann der Fall, wenn durch eine gestörte Bilanz aus Bildung und Elimination erhöhte Konzentrationen auftreten. Die Hyperurikämie ist primär ein Symptom der Gicht und kann zu Nierensteinen und Arthritis führen. Zusätzlich wird die Hyperurikämie als Risikofaktor bei koronarer Herzkrankheit und metabolischem Syndrom angesehen. Wichtige Ursachen für erhöhte Harnsäurekonzentrationen sind vermehrte Bildung und verminderte Ausscheidung.

Vermehrte Bildung

- Genetisch: Mutationen der Xanthinoxidase, Hypoxanthin-Guanin-Phosphoribosyltransferase(HGPRT)-Mangel,
- vermehrte Aufnahme von Purinen aus zellreicher Nahrung (z. B. Fleisch, Innereien),
- vermehrte Aufnahme von Fructose aus der Nahrung,
- verstärkter Zellumsatz (hämolytische Anämien, myelo-lymphoproliferative Erkrankungen, Chemo- oder Radiotherapie maligner Tumoren),
- Polytrauma.

Verminderte Ausscheidung

- Genetisch: Polymorphismen der für Transporter kodierenden Gene (SLC22A12),
- chronische Nephropathie,
- tubuläre Funktionsstörung durch z. B. Fasten, Ketoazidose, Lactazidose, Hypothyreose, Down-Syndrom,
- **Arzneimittel** (Beispiele): Diuretika, Levodopa, Ethambutol, Ethanol, Ciclosporin.

Zur Ursachenabklärung erfolgt die Bestimmung der Harnsäure im Plasma und im Urin.

Harnsäure

Bedeutung für die Arzneimitteltherapie

- Verlaufs- und Therapiekontrolle von Patienten mit Gicht (Allopurinol, Febuxostat),
- Therapiekontrolle zytostatischer Behandlung (supportive Therapie mit z. B. Rasburicase).

Indikationen

- Familiäre Prädisposition,
- bei Patienten mit Hypertonie, Hyperlipidämie, Übergewicht, Diabetes mellitus, chronischen Nierenerkrankungen,
- bei kardiovaskulären Erkrankungen,
- Schwangerschaftsgestose.

1.6 Schilddrüse

Die Schilddrüse ist die endokrine Düse, die die iodhaltigen Hormone T_4 (Levothyroxin, Tetraiodthyronin) und T_3 (Triiodthyronin) produziert und sezerniert. Während T_4 komplett in der Schilddrüse gebildet wird, entsteht T_3 durch enzymatische Deiodierung zu 80 % in der Peripherie. Die Synthese und Freisetzung der Schilddrüsenhormone unterliegt einem hypothalamisch-hypophysärem Rückkopplungsmechanismus, der zusätzlich von weiteren Hormonen (Dopamin, Katecholamine, Glucocorticoide, Estrogene und Wachstumsfaktoren) sowie von Neurotransmittern des ZNS beeinflusst wird.

Die Schilddrüsenhormone spielen eine wichtige Rolle für den Energiestoffwechsel, das Wachstum, die Differenzierung vieler Gewebe, wie dem Nervensystem, dem kardiovaskulären und gastrointestinalen System. Sie stimulieren die Gluconeogenese, die Glykogenolyse, den Sauerstoffverbrauch, wirken positiv chronotrop und positiv inotrop, steigern die Katecholamin-Wirkung, die Erythropoese und den Corticoid-Stoffwechsel. Es ist demnach offensichtlich, dass Schilddrüsenerkrankungen eine komplexe Symptomatik zeigen und die Therapie anspruchsvoll ist.

Störungen der Schilddrüsenfunktion gehören zu den zweithäufigsten endokrinologischen Erkrankungen nach dem Diabetes mellitus. Sie können primär (M. Basedow, multinoduläres toxisches Struma, subklinische Hyperthyreose, Hashimoto-Thyreoiditis etc.), sekundär (Hypophysen-Dysfunktion, systemische Erkrankungen) oder tertiär (Hypothalamus-Dysfunktion) verursacht sein.

1.6.1 Thyroxin (T_4, FT_4) und Triiodthyronin (T_3, FT_3)

Die Schilddrüsenhormone weisen eine hohe Plasmaproteinbindung auf. T_4 und T_3 sind insgesamt zu über 99 % an Thyroxin bindendes Globulin (TBG), Transthyretin und Albumin nichtkovalent gebunden. Nur die freien Formen (FT_4 und FT_3) sind in der Lage, die Zellmembranen zu überwinden, zu den nukleären Rezeptoren zu gelangen und damit biologisch aktiv zu werden. Die Quotienten T_4/FT_4 oder T_3/FT_3 können durch Veränderung der Proteinbindungskapazität beeinflusst werden. Häufiger ist die kompetitive Verdrängung aus der Proteinbindung ($FT_4\uparrow$ und $FT_3\uparrow$) durch freie Fettsäuren oder Ketonkörper bei Ketoazidose oder durch Arzneimittel wie **Heparin, Acetylsalicylsäure, Phenytoin, Phenobarbital** und **Carbamazepin**.

Thyroxin, Triiodthyronin

Bedeutung für die Arzneimitteltherapie

- Therapiekontrolle einer Hypo- und Hyperthyreosetherapie,
- Therapieeinstellung von Levothyroxin.

Indikationen

- Beurteilung der Schilddrüsenfunktion, Verdacht auf Hypo- oder Hyperthyreose.

1.6.2 Thyreoidea-stimulierendes Hormon (TSH)

Thyreoidea-stimulierendes Hormon (TSH, thyreotropes Hormon, Thyreotropin) ist ein Glykoprotein, das im Hypophysenvorderlappen gebildet wird. Seine Freisetzung unterliegt tageszeitlichen Schwankungen. Die TSH-Sekretion wird durch das Hypothalamus-Hormon Thyreoliberin (TRH) stimuliert und durch Somatostatin inhibiert und unterliegt zusätzlich der Feedback-Regulation durch die ungebundene Fraktion der Schilddrüsenhormone (FT_4/FT_3). TSH stimuliert rezeptorvermittelt die Iodidaufnahme in die Schilddrüse, die Schilddrüsenhormonsynthese, die Schilddrüsenhormonfreisetzung sowie das Schilddrüsenwachstum.

Bei physiologischer Funktion des Hypothalamus und der Hypophyse ist die TSH-Konzentration stark von der effektiven Schilddrüsenhormon-Wirkung abhängig und damit ein empfindlicher Indikator für eine Hypo- oder Hyperthyreose und gibt darüber eine Aussage, ob die Hypothyreose primär, sekundär oder tertiär ist.

Statine können die TSH-Konzentration senken (Pseudohypothyreose).

TSH

Bedeutung für die Arzneimitteltherapie

- Therapiekontrolle einer Hypo- und Hyperthyreosetherapie.

Indikationen

- Beurteilung der Schilddrüsenfunktion, Verdacht auf Hypo- oder Hyperthyreose,
- Nachweis oder Ausschluss primärer oder sekundärer Schilddrüsenfunktionsstörungen,
- Screening auf neonatale Hypothyreose.

1.7 Elektrolyte und Wasserhaushalt

Die Wasser- und Elektrolythomöostase des menschlichen Organismus ist sehr fein über zelluläre Sensoren, neurohumoral und hormonell gesteuert. Dabei kommt der Niere die Hauptregulationsaufgabe zu. Die wichtigsten regulativen Mechanismen bzw. Hormone sind:

- Retention von Na^+ und Wasser (Antidiurese),
- sympathisches Nervensystem,
- Renin-Angiotensin-Aldosteron System,
- antidiuretisches Hormon,
- Ausscheidung von Na^+ und Wasser (Diurese),
- natriuretische Peptide,
- Stickstoffmonoxid,
- Kallikrein.

Ziel dabei ist es, die Balance zwischen Wasser-/Elektrolytaufnahme und -ausscheidung zu erreichen. Hinzu kommt, dass der Extrazellularraum (EZR) und der Intrazellulärraum (IZR) im Organismus die gleiche effektive Osmolalität (Tonizität) aufweisen muss. Die Tonizität wird dabei durch die Konzentration aller Teilchen aufgebaut, die nicht frei über die Zellmembranen diffundieren können. Dazu gehören beispielsweise anorganische Ionen (Na^+, K^+, Cl^-), Glucose, Peptide und Proteine, nicht aber Harnstoff oder Ethanol oder Gase wie Sauerstoff. Im EZR und IZR werden physiologischerweise stark unterschiedliche Konzentrationen einzelner Ionen – bei gleicher Osmolalität – beobachtet. So dominieren im EZR Natrium- und im IZR Kaliumionen. Große Unterschiede werden ebenfalls für die Calciumionenkonzentrationen in den unterschiedlichen Kompartimenten gemessen. Auch die Einstellung der Säure-Basen-Homöostase ist für den Organismus von vitaler Bedeutung, da die pH-Werte der einzelnen Kompartimente physiologisch nur gering abweichen dürfen. Hier ist das Zusammenspiel von Leber, Niere und Lunge entscheidend.

1.7.1 Natrium

Das quantitativ vorherrschende Kation im Plasma und im Interstitium ist das Natriumion, vereinfacht als Natrium bezeichnet. Zusammen mit Chloridionen trägt es maßgeblich (70–90 %) zum osmotischen Druck des Extrazellulärraums bei. Im Organismus wird die Natriumkonzentration in einem engen Bereich konstant gehalten. Pathologische Veränderungen der Natriumkonzentration führen üblicherweise ebenfalls zu Änderungen des Wasserhaushalts (◻ Tab. 1.5).

Natrium

Bedeutung für die Arzneimitteltherapie

- Therapiekontrolle einer Hypertonie mit Diuretika oder ACE-Inhibitoren,
- Therapie mit ADH-Analoga (Desmopressin).

Indikationen

- Kritisch Kranke, intra- und postoperativ,
- anhaltende Diarrhö oder Erbrechen,
- Störungen des Säure-Basen-Haushalts,
- Nierenerkrankungen, Hypertonie, Ödeme,
- endokrine Erkrankungen (Diabetes insipidus).

1.7.2 Chlorid

In Plasma, Magensaft und interstitieller Flüssigkeit ist Chlorid das quantitativ dominierende Anion und kann damit als Gegenion von Natrium angesehen werden. Es trägt somit zur Einstellung des extrazellulären Flüssigkeitsvolumens entscheidend bei. Im IZR werden nur

◻ **Tab. 1.5** Änderungen des Wasserhaushalts führen zu Veränderungen der Natriumkonzentration

Renal bedingt	Extrarenal bedingt
Mögliche Ursachen für erhöhte Natriumkonzentrationen	
▪ Osmotische Diurese bei Glucosurie (Diabetes mellitus), ▪ renaler Diabetes insipidus	▪ Exzessives Schwitzen, ▪ Durchfall bei Kindern, ▪ primärer Hyperaldosteronismus, ▪ zentraler Diabetes insipidus
Mögliche Ursachen für verminderte Natriumkonzentrationen	
▪ Ungenügende Natriumrückresorption bei schwerer Niereninsuffizienz, ▪ nephrotisches Syndrom	▪ Erhöhte ADH-Sekretion, ▪ erhöhter renaler Natriumverlust (Diuretikaabusus, Mineralo- bzw. Glucocorticoidmangel), ▪ extrarenale Verluste (Erbrechen, Durchfall, Verbrennung, Pankreatitis, akute schwere Muskelschädigung), schwere Herzinsuffizienz, dekompensierte Leberzirrhose

geringe Konzentrationen gemessen. Der Chloridtransport über die Plasmamembranen ist physiologischerweise an den von Natrium gekoppelt. Die Regulation erfolgt jedoch auch über die Hydrogencarbonat-Konzentration und damit durch das Säure-Basen-Gleichgewicht. So führt eine metabolische Azidose zu einer Hyperchloridämie. Die Chlorid-Konzentration dient auch zur Berechnung der **Anionenlücke**. Die Anionenlücke wird berechnet aus der Differenz der Kationen-Konzentration, insbesondere (Na^+), und der Summe aus (Cl^-) und (HCO_3^-). Die Lücke stellt die Summe der Konzentrationen von Phosphat- und Sulfationen sowie von anderen Salzen organischer Säuren wie Lactat und Proteinen dar. Beispielsweise wird bei diabetischer Ketoazidose durch den verstärkten Anfall an Acetessigsäure und β-Hydroxybuttersäure die HCO_3^--Konzentration gesenkt und damit die Anionenlücke vergrößert.

Die Chloridkonzentration wird außerdem im menschlichen Schweiß bestimmt. Dies dient insbesondere zur Diagnose der zystischen Fibrose (Mukoviszidose).

Chlorid

Indikationen

- Kritisch Kranke, Intensivpatienten,
- Störung des Säure-Basen-Gleichgewichts,
- Störung der Na^+- und Wasserbilanz,
- Verdacht auf Chlorid-Verlust (starkes Erbrechen).

1.7.3 Kalium

Kalium (K^+) ist das dominierende Kation im Zellinneren. Das Konzentrationsgefälle zwischen intrazellulärem und extrazellulärem Raum wird durch die Aktivität der membranständigen Na^+/K^+-ATPase ermöglicht und reguliert. Adrenalin, Insulin, Aldosteron und Alkalosen können zur Verschiebung der Konzentrationsunterschiede führen. Für die Physiologie von Nerven- und Muskelzellen ist der durch die Na^+/K^+-ATPase aufgebaute Gradient entscheidend für den Erhalt des elektrischen Ruhemembranpotenzials. Damit sind diese Gewebe besonders empfindlich auf Kaliumverschiebungen. Eine Hypokaliämie kann durch die Störung des Erregungsleitungssystems des Herzens zu einer erhöhten Arrhythmieneigung sowie Kammer- und Vorhofflimmern bis hin zum Herzstillstand führen. Bei einer Hyperkaliämie sind Extrasystolen, Kammerflimmern, Bradykardie beschrieben.

Mögliche Ursachen für **verminderte** Kaliumkonzentrationen:

- renale Verluste, z.B. Diuretika (außer kaliumsparende), Hyperaldosteronismus, Hypercortisolismus,
- enterale Verlusten (Diarrhö, Erbrechen, Laxanzien),
- Verteilungsstörungen (Alkalose).

Mögliche Ursachen für **erhöhte** Kaliumkonzentrationen:

- verminderte renale Ausscheidung (z.B. Niereninsuffizienz, Nebennierenrindeninsuffizienz, kaliumsparende Diuretika),
- Verteilungsstörungen (z.B. Azidose, Hämolyse).

Kalium

Bedeutung für die Arzneimitteltherapie

- Therapiekontrolle der medikamentösen Diurese,
- chronische Gabe von Glucocorticoiden (Hypokaliämie),
- chronische Gabe von Laxanzien (Hypokaliämie),
- ACE-Hemmer (Hyperkaliämie, besonders bei Niereninsuffizienz).

Indikationen

- Hypertonie, Arrhythmien,
- pathologischer Säure-Basen-Status,
- Niereninsuffizienz,
- Durchfall,
- Dysfunktion der Nebenniere (Aldosteron-Mangel).

1.7.4 Magnesium

Magnesium (Mg^{2+}) ist das vierthäufigste Kation im Organismus. Im Plasma befinden sich jedoch nur geringe Mengen (0,3 %), die teilweise (ca. 30 %) an Albumin gebunden sind. Intrazellulär spielt es bei einer Vielzahl von Prozessen eine elementare Rolle: Insbesondere für ATP-abhängige Reaktionen (Transporter, viele Stoffwechselwege, Energiebereitstellung bei der Muskelkontraktion) wird Magnesium als Cofaktor benötigt. Die Aufnahme aus der Nahrung erfolgt im Dünndarm, die Rückresorption im aufsteigenden Ast der Henle-Schleife der Niere. Die Regulation des Magnesiumumsatzes ist mit dem von Calcium gekoppelt und wird von Aldosteron und Parathormon gesteuert.

Mögliche Ursachen für **verminderte** Magnesiumkonzentrationen:

- renale Verluste (z. B. Diuretika-Therapie),
- mangelhafte Aufnahme (z. B. Mangelernährung, Zöliakie),
- endokrinologischen Störungen (Hyperthyreose, Hyperparathyreoidismus, diabetische Ketoazidose, Hyperaldosteronismus).

Mögliche Ursachen für **erhöhte** Magnesiumkonzentrationen:

- akutes und chronisches Nierenversagen,
- chronische Einnahme von magnesiumhaltigen Antazida.

Magnesium

Bedeutung für die Arzneimitteltherapie

- Chronische Gabe von Diuretika oder nephrotoxischen Arzneimitteln,
- Monitoring bei schlecht eingestelltem Diabetes mellitus,
- langfristige parenterale Ernährung.

Indikationen

- Bei neuromuskulärer Übererregbarkeit, gastrointestinalen oder kardialen Beschwerden, Hyporeflexie, Eklampsie.

1.7.5 Calcium

Calcium ist der häufigste Mineralstoff im Organismus. Es liegt überwiegend gebunden als Hydroxyapatit in der Extrazellulärmatrix der Knochen vor und stellt dort ein großes Depot dar. Das restliche Calcium befindet sich im EZR und IZR, wo es an zahlreichen essenziellen Prozessen (Blutgerinnung, neuromuskuläre Erregungsleitung, Erregung der Skelett- und Herzmuskulatur, Cofaktor für Enzyme, Erhaltung der Integrität und Permeabilität der Zellmembranen) beteiligt ist. Die Homöostase des Calciumstoffwechsels wird zusammen mit dem Phosphatstoffwechsel hormonell in engen Grenzen eingestellt. Beteiligt sind dabei Dünndarm, Skelett, Nieren und die Nebenschilddrüsen. Die Plasmakonzentrationen werden durch Parathormon (PTH), Calcitonin und Calcitriol geregelt.

Mögliche Ursachen für **verminderte** Calciumkonzentrationen:

- Vitamin-D-Mangel,
- Hypoparathyreoidismus,
- Steatorrhö (Fettstuhl → Malabsorption von Vitamin D),
- chronische Nierenerkrankungen, nephrotisches Syndrom,
- Leberzirrhose,
- Pankreatitis.

Mögliche Ursachen für **erhöhte** Calciumkonzentrationen:

- viele neoplastische Erkrankungen,
- Hyperparathyreoidismus,
- Vitamin-D-Überdosierung,
- Hyperthyreose.

Calcium

Bedeutung für die Arzneimitteltherapie

- Monitoring einer Thiazidtherapie (→ Hypercalciämie),
- Monitoring einer Furosemid-, Etacrynsäuretherapie (→ Hypocalciämie),
- Monitoring einer Glucocorticoidtherapie (→ Hypocalciämie),
- Monitoring einer Antiepileptikatherapie (→ Hypocalciämie).

Indikationen

- Screening zur Einschätzung der Osteoporosegefahr (ab dem 50. Lebensjahr),
- tetanisches Syndrom,
- Erkrankungen der Niere, Schilddrüse, des Gastrointestinaltrakts, der Haut und Lunge,
- Tumore.

1.7.6 Phosphat (P_i)

Die Salze der Orthophosphorsäure (Phosphatanionen, anorganisches Phosphat, P_i) sind im gesamten Organismus zu finden. In erster Linie stellen sie intrazellulär ein wichtiges pH-Wert-pufferndes System dar. Die weitaus größte Menge an Phosphor befindet sich jedoch als Hydroxyapatit zusammen mit Calcium in den Knochen (▸ Kap. 1.7.5). Außerdem sind Phosphorsäureester Bestandteil von Nukleinsäuren, Lipiden sowie Protei-

Tab. 1.6 Veränderungen der Säure-Basen-Homöostase

Störung und mögliche Ursachen	HCO_3^-	pH	pCO_2
Metabolische Azidose			
■ Ketoazidose bei Diabetes mellitus, Hunger, hohes Fieber, ■ Lactatazidose bei Hypoxie, extreme muskuläre Aktivität, angeborene Stoffwechselerkrankungen, ■ Intoxikationen (Salicylate), ■ Diarrhö (HCO_3^--Verlust), ■ akutes Nierenversagen	↓↓	↓	↓
Metabolische Alkalose			
■ Erbrechen (Magensaftverlust), ■ **Antazida, Diuretika,** ■ **Corticoide (hochdosiert)**	↑↑	↑	↑
Respiratorische Azidose (Retention von CO_2)			
■ Atemzentrum↓ **(Opioide, Narkotika),** ■ neuromuskuläre Störung (Myasthenia gravis, **Aminoglykoside**), ■ Atemwege (Verschleimung, Asthma), ■ Lungenparenchym (Pneumonie)	↑	↓	↑↑
Respiratorische Alkalose			
■ Atemzentrum↑ (Hyperventilation, **Theophyllin**, Katecholamine), ■ reflektorische Stimulation (Pneumonie)	↓	↑	↓↓

nen und an praktisch sämtlichen Stoffwechselwegen beteiligt. Die im Plasma gemessene Phosphatkonzentration (P_i) umfasst nur 1 % des gesamten Phosphorvorkommens, korreliert jedoch in den meisten Fällen mit dem gesamten Phosphatstoffwechsel. Die renale Ausscheidung determiniert hauptsächlich die Phosphatkonzentration des Blutes. So wird z. B. bei einem Anstieg der Phosphatkonzentration Parathormon vermehrt ausgeschüttet. Dadurch wird die renale Phosphatclearance (durch Hemmung der tubulären Rückresorption) erhöht.

Mögliche Ursachen für **verminderte** Phosphatkonzentrationen:

- verminderte Zufuhr oder Absorption von Phosphat,
- Vitamin-D-Mangel (Malabsorption),
- Hyperparathyreoidismus,
- Fanconi-Syndrom.

Mögliche Ursachen für **erhöhte** Phosphatkonzentrationen:

- chronische Niereninsuffizienz,
- akute metabolische Azidose (Verlust von Phosphat (P_i) aus dem IZR),
- Tumorlyse-Syndrom (Verlust von Phosphat (P_i) aus dem IZR),
- Hypoparathyreoidismus,
- vermehrte Phosphatzufuhr (peroral, parenteral).

Phosphat

Bedeutung für die Arzneimitteltherapie
- Monitoring einer Tumor-, Sucralfat-, Calcitonin-, Glucagontherapie.

Indikationen
- Erkrankungen der Niere, der Knochen und der Nebenschilddrüsen,
- Monitoring von Dialysepatienten, Intensivpatienten (parenterale Ernährung),
- nach Schilddrüsenoperationen.

1.8 Säure-Basen-Gleichgewicht und Blutgase

Der pH-Wert des Blutes ist durch drei wesentliche Mechanismen in engen Grenzen reguliert:

- Puffersysteme (HCO_3^-/H_2CO_3, $HPO_4^{2-}/H_2PO_4^-$, Plasmaproteine, Hämoglobin),
- pulmonale Elimination von CO_2,
- renale Elimination von Hydrogencarbonat (oft im klinischen Alltag Bicarbonat genannt) und Ammoniak.

Störungen der Säure-Basen-Homöostase sind vitale kritische Situationen und gehen oft mit pulmonalen Veränderungen, die die Versorgung mit Sauerstoff und die Elimination von Kohlendioxid verschlechtern können, einher (Tab. 1.6).

Wichtige klinisch-chemische Parameter zur Untersuchung der Säure-Basen-Homöostase und der Blutgase sind demnach der pH-Wert des Bluts, der Kohlendioxid-Partialdruck (pCO_2), HCO_3^-, die Anionenlücke (▸ Kap. 1.7.2) und der Sauerstoff-Partialdruck (pO_2). Sie dienen zur Diagnose und Differenzierung unterschiedlicher pathologischer Zustände (Tab. 1.6).

Eine arterielle Hypoxämie (pO_2 ↓) kann durch folgende, überwiegend pulmonale Ursachen bedingt sein:

- restriktive Ventilationsstörung (nach Lungenresektion, Pleuraerguss, Pneumothorax),

- Diffusions- und Distributionsstörung (Asthma bronchiale, COPD, Emphysem, Pneumonie),
- Perfusionsstörung (Lungenödem).

1.9 Hämatologie

In der Hämatologie stehen Diagnose und Therapiemonitoring von Erkrankungen des Bluts sowie der blutbildenden Organe im Vordergrund. Dazu gehören maligne Erkrankungen, Störungen der Hämatopoese im Knochenmark, immunologische Prozesse und Störungen der Hämostase (▸ Kap. 1.10).

1.9.1 Kleines und großes Blutbild

Das **kleine Blutbild** umfasst die Zählung der zellulären Hauptbestandteile des Bluts (Erythrozyten, Leukozyten und Thrombozyten). Hinzu kommen wichtige Erythrozyten-charakterisierende Parameter (z. B. Hämoglobin) sowie der Hämatokritwert.

Für das **große Blutbild** wird zusätzlich zum kleinen Blutbild eine Differenzierung der Leukozyten in ihre wichtigsten Untergruppen durchgeführt (basophile, eosinophile, neutrophile Granulozyten, Lymphozyten und Monozyten). Dazu erfolgt optional eine Retikulozytenzählung oder auch die Bestimmung der unreifen Thrombozyten.

Das Blutbild erlaubt häufig direkt einen Rückschluss auf den Allgemeinzustand eines Patienten. Es stellt daher eine Routineuntersuchung zu Beginn der Diagnostik dar und führt vielfach zur Früherkennung von Erkrankungen bei symptomlosen Patienten. Hinzu kommt das Monitoring von Therapien vieler hämatologischer Erkrankungen sowie Therapien, die in die Hämatopoese eingreifen können (z. B. onkologische Therapien).

1.9.2 Hämatokrit (Hkt)

Der **Hämatokrit** stellt das „Zellpackungsvolumen" einer Blutprobe dar. Es ist das Maß für den Quotienten aus Volumen der roten Blutzellen zum Gesamtvolumen einer Blutprobe venösen oder kapillären Blutes. Somit können grobe Veränderungen der Erythrozyten(anzahl) erkannt werden.

> **Hämatokrit**
>
> **Bedeutung für die Arzneimitteltherapie**
> - Monitoring einer Erythropoetin-Therapie.
>
> **Indikationen**
> - Erkennung einer Anämie, Erythrozytose und Polycythämie,
> - Berechnung von MCV und MCHV.

1.9.3 Erythrozyten

Erythrozyten transportieren im Blutgefäßsystem Sauerstoff und Kohlendioxid. Bei den verschiedenen Anämieformen sind diese physiologischen Funktionen gestört. Zur Differenzialdiagnose werden verschiedene Parameter benötigt. Die Bestimmung der **Erythrozytenzahl** mithilfe der Durchflusszytometrie (ERY-Histogramm) ist die Basis zur Erkennung von Störungen der Erythropoese. Die erhaltenen Messwerte umfassen zusätzlich das **mittlere Zellvolumen** (MCV) und den **Hämoglobinwert** (Hb). Im Weiteren werden die Parameter **Hämatokrit** (Hkt), **mittleres zelluläres Hämoglobin** (MCH) und **mittlere zelluläre Hämoglobinkonzentration** (MCHC) berechnet. Die Anämien lassen sich in drei Hauptgruppen einteilen, die in zahlreiche Untergruppen weiter unterteilt werden können:

- mikrozytäre Anämien (z. B. durch Eisenmangel),
- normozytäre Anämien (z. B. durch chronische Erkrankungen der Niere, Infektionen, maligne Erkrankungen),
- makrozytäre Anämien (z. B. durch Vitamin-B_{12}-, Folsäuremangel, Alkoholabusus).

Dabei ist die häufigste Anämieform die mikrozytäre Eisenmangelanämie. Sie kann beispielsweise durch einen erhöhten Verlust an Eisen durch intestinale Blutungen, durch erhöhte intravaskuläre Hämolyse oder durch eine nicht ausreichende Aufnahme von Eisen mit der Nahrung verursacht sein.

> **Erythrozyten**
>
> **Bedeutung für die Arzneimitteltherapie**
> - Therapiebeurteilung von Anämien, Polyglobulien und Polyzythämien.
>
> **Indikationen**
> - Früherkennung und Differenzierung von Anämien, Polyglobulien und Polyzythämien.

1.9.4 Eisen (Fe), Transferrin-Sättigung (TfS) und Ferritin

Der menschliche Körper enthält durchschnittlich 4–5 g **Eisen**, das praktisch vollständig als Fe^{2+} oder Fe^{3+} in gebundener Form vorliegt. Zwei Drittel davon befinden sich in Hämoglobinmolekülen der Erythrozyten. Die Bindung an Makromoleküle erfolgt entweder über die prosthetische Gruppe Häm oder über weitere Aminosäurereste der Proteine. Eisen ist an zahlreichen enzymatischen Redoxreaktionen beteiligt (z. B. Cytochrom-P450-Enzyme) und dient dem Transport (Hämoglobin) und Speicherung (Myoglobin) von Sauerstoff. Die Eisenhomöostase wird ausschließlich über die Resorption reguliert. Beim Mann werden physiologischerweise täglich nur ca. 0,6 mg intestinal und 0,3 mg renal ausgeschieden. Der menstruelle Blutverlust der Frau kann die durchschnittliche Ausscheidung auf ca. 2,1 mg/d steigern. Die Kontrolle der Eisenkonzentration im Plasma erfolgt über die Regulation der enteralen Absorption und der Aufnahme und Abgabe von Eisen aus Makrophagen und Hepatozyten. Im Plasma sind insgesamt ca. 4 mg Eisen an Transferrin gebunden, im Vergleich dazu befinden sich ca. 2500 mg im Hämoglobin. Die alleinige Bestimmung von transferringebundenen Eisen ist daher für die Beurteilung einer Eisenüberladung oder eines Eisenmangels kaum geeignet. Höhere Aussagekraft hat die **Transferrinsättigung**, die das Verhältnis aus Eisen- und Transferrin-Konzentration im Plasma darstellt.

Ferritin ist ein Proteinkomplex aus 24 identischen Apoferritin-Molekülen, der bis zu 4500 Eisenatome enthält. Es stellt den intrazellulären Speicher von Fe^{3+} dar. Der klinisch chemische Parameter Serumferritin besteht überwiegend aus dem Apoferritin, das von Makrophagen sezerniert wird. Serumferritin dient als Indikator für die Speichereisen-Reserve des Organismus. Serumferritin ist ein Akute-Phase-Protein und wird bei Entzündungen vermehrt sezerniert. Daher sind Interpretationen des Eisenstoffwechsels nur bei CRP-Konzentrationen im Referenzbereich (▸ Kap. 1.11.2) sinnvoll.

Eisen, Transferrin-Sättigung, Ferritin

Bedeutung für die Arzneimitteltherapie

- Monitoring einer Eisentherapie,
- vor einer Erythropoetintherapie zur Kontrolle des Eisenstatus.

Indikationen

- Erkennung eines Eisenmangels oder einer akuten Eisenintoxikation,
- Überwachung von Risikogruppen wie Schwangeren, Kleinkindern, Hämodialysepatienten und Blutspendern,
- Beurteilung einer Eisenüberladung (Eisenspeicherkrankheit bzw. Hämochromatose).

1.9.5 Retikulozyten

Retikulozyten sind unreife Erythrozyten, die im Rahmen der Erythropoese gebildet werden. Störungen der Erythropoese im Knochenmark verändern den Anteil der Retikulozyten (relative Retikulozytenzahl) im Vergleich zur Gesamtheit der Erythrozyten. Die (relative) Retikulozytenzahl ist daher ein wichtiger Indikator der Knochenmarkaktivität.

Retikulozyten

Bedeutung für die Arzneimitteltherapie

- Monitoring einer Substitutionstherapie mit Eisen, Folsäure, Vitamin B_{12}, Vitamin B_6, Kupfer,
- Monitoring einer immunsuppressiven Therapie,
- Monitoring einer Erythropoetintherapie.

Indikationen

- Beurteilung der Erythropoese im Knochenmark,
- Differenzierung von Anämien.

1.9.6 Leukozyten

Leukozyten sind eine heterogene Gruppe von Zelltypen, die zusammenfassend im Rahmen des kleinen Blutbilds bestimmt werden (Gesamt-Leukozytenzahl). Sie umfassen dabei:

- neutrophile Granulozyten (Phagozytose von Bakterien, Viren und Pilzen),
- eosinophile Granulozyten (Effektorzellen besonders bei der allergischen und antiparasitären Inflammation),
- basophile Granulozyten (IgE-vermittelte allergische Reaktion),
- Monozyten (Phagozytose, Bildung von proinflammatorischen Zytokinen),
- Lymphozyten (B-, T-, NK-Zellen, spezifische Immunabwehr).

Die Leukozyten sind entscheidend für die Abwehr von Erregern und finden sich bei Infektionen und Entzündungen vermehrt im Blut. Knochenmarksdepression, immunsuppressive Therapien oder Bestrahlung vermindern hingegen die Leukozytenanzahl.

Leukozyten

Bedeutung für die Arzneimitteltherapie

- Monitoring einer antiinfektiven Therapie,
- Monitoring einer immunsuppressiven Therapie,
- Monitoring einer Zytostatikatherapie.

Indikationen

- Verdacht auf Entzündung, Infektion, Gewebsnekrose, Erkrankungen des hämatopoetischen Systems, Leukämien,
- bei Fieber, Schock, Schmerzen im Urogenitalbereich,
- allergische Erkrankungen.

Tab. 1.7 Ursachen für Gerinnungsstörungen (Beispiele)

Hämorrhagische Diathese	Thrombophilie
Hämophilie A/B	Aktivierte-Protein-c(APC)-Resistenz
Von Willebrand-Jürgens-Syndrom	Prothrombin G20210A Mutation
Vitamin-K-Mangel (nutritiv/therapiebedingt)	Mangel an: Faktor XII, Antithrombin, Protein C, Protein S
Thrombozytopenie/-pathie (hereditär/erworben)	Antiphospholipidsyndrom (erworben)
Urämie (erworben)	Homocysteinämie
Hepatopathien (erworben)	MTHFR-Genmutationen
Verbrauchskoagulopathie	Lipoprotein(a)-Erhöhung
Heparininduzierte Thrombopenie (HIT)	

1.10 Hämostase

Die Hämostase oder das Hämostasesystem bewirkt einerseits, dass bei Verletzungen sehr schnell und örtlich begrenzt Thromben gebildet und andererseits aber auch wieder aufgelöst werden können. Das daran beteiligte komplexe System besteht aus Zellen (Thrombozyten), löslichen und membranständigen Proteinen der Endothel- und Gewebszellen sowie zahlreichen löslichen plasmatischen und fibrinolytischen Faktoren. Sowohl die Bildung, als auch der Abbau von Thromben wird durch ein Netzwerk von aktivierenden und inhibitorischen Faktoren reguliert. Störungen der Hämostase können die Blutungsneigung steigern (hämorrhagische Diathese) oder die Gefahr der Thrombenbildung erhöhen (Thrombophilie). Ursachen für eine Dysregulation können genetisch bedingt oder erworben sein. Auch Organschäden, wie z. B. Erkrankungen der Leber (Syntheseort fast aller Gerinnungsfaktoren), können indirekt zur Veränderung der Hämostase führen (Tab. 1.7).

Diverse Laborparameter sind für eine genaue Diagnostik notwendig. Dabei werden neben der Bestimmung einzelner Faktoren auch Globaltests wie Thromboplastinzeit (▸Kap. 1.10.2) und aktivierte partielle Thromboplastinzeit (aPTT, ▸Kap. 1.10.3) standardmäßig angewendet. Dabei handelt es sich um funktionelle Tests, die die Aktivität mehrerer Gerinnungsfaktoren gleichzeitig erfassen.

Über die Diagnose von Hämostasestörungen hinaus sind die Gerinnungsparameter zur Erkennung von symptomlosen Gerinnungsstörungen z. B. vor Operationen und zur **Überwachung** von Therapien mit **Antikoagulanzien** indiziert (Tab. 1.8).

Tab. 1.8 Therapiemonitoring von Antithrombotika

Arzneimittel	Indikation	Parameter
Unfraktioniertes Heparin	Therapeutische Antikoagulation	aPTT
	Thromboseprophylaxe	Nicht standardmäßig
Niedermolekulares Heparin	Thrombosetherapie/-prophylaxe	Nicht standardmäßig
Fondaparinux	Thrombosetherapie/-prophylaxe	Nicht standardmäßig
Argatroban	Thrombosetherapie/-prophylaxe	aPTT
Dabigatranetexilat	Thrombosetherapie/-prophylaxe	Nicht standardmäßig
Vitamin-K-Antagonisten	Thromboseprophylaxe	TPZ/INR
Acetylsalicylsäure	Thromboseprophylaxe	Nicht standardmäßig, evtl. Thrombozytenfunktion
$P2Y_{12}$-Inhibitoren, z. B. Clopidogrel	Thromboseprophylaxe	Nicht standardmäßig, evtl. Thrombozytenfunktion

1.10.1 Thrombozyten

Thrombozyten (Plättchen) sind kleine kernlose Zellen, die durch Abschnürung aus Megakaryozyten im Knochenmark entstehen. Sie spielen in der Blutgerinnung eine zentrale Rolle und tragen bei Verletzungen durch Adhäsion und Aggregation zum Wundverschluss bei. Eine pathologisch gesteigerte Thrombozytenaktivität trägt häufig zur Bildungen von fatalen Atherothrombosen bei. Auf der anderen Seite können bei verringerter Thrombozytenzahl im Blut (Thrombozytopenien) lebensbedrohliche Blutungen auftreten. Neben der Anzahl kann auch die Funktion überprüft werden. Dabei wird die Bildung von Aggregaten nach Stimulation der Patienten-Thrombozyten (aus Vollblut oder Thrombozyten-reichem Plasma) mit ADP, Kollagen, Thrombin, Arachidonsäure oder Adrenalin beobachtet.

Thrombozyten

Bedeutung für die Arzneimitteltherapie

- Monitoring einer Zytostatika- oder Radiotherapie,
- Monitoring einer Heparintherapie (Gefahr einer heparininduzierten Thrombozytopenie (HIT),
- Monitoring einer Therapie mit Abciximab.

Indikationen

- Bei unklaren Blutungen,
- Ausschluss einer Blutungsneigung,
- Verdacht auf Knochenmarkserkrankungen,
- Verdacht auf Thrombozytopathien.

1.10.2 Thromboplastinzeit (TPZ, PT, Quick, INR)

Die Bestimmung der Thromboplastinzeit (TPZ, Prothrombin Time, PT) erfolgt durch Messung der Zeit, die bis zur Gerinnung einer Plasmaprobe nach Zugabe von Gewebethromboplastin und Calcium vergeht. Es werden die Gerinnungsfaktoren II, V, VII, X und mit Einschränkung auch Fibrinogen erfasst. Der nach Quick durchgeführte Test gibt die TPZ in Prozent eines unverdünnten Normplasmapools an. Bei verlängerten Gerinnungszeiten (Quick < 40 %) wird die besser geeignete und besser vergleichbare International Normalized Ratio (INR) berechnet:

$$\text{INR} = \text{TPZ-Ratio}^{\text{ISI}} = \left(\frac{\text{TPZ}_{\text{Patient}}}{\text{TPZ}_{\text{Referenz}}}\right)^{\text{ISI}} \quad \text{Gleichung 1.1}$$

Der International Sensitivity Index (ISI) wird vom Hersteller der Reagenz-Gerätekombination vergleichend zum WHO-Referenzthromboplastin ermittelt und angegeben. Der INR ermöglicht damit eine Vergleichbarkeit der Thromboplastine verschiedener Hersteller. Vergleichbare Werte sind für die pharmakodynamische Einstellung einer antikoagulatorischen Therapie mit Vitamin-K-Antagonisten essenziell (▸ Kap. 15.2.1).

Direkte Thrombin- und Faktor Xa-Inhibitoren verlängern die TPZ, eine Therapiekontrolle mittels INR ist für diese Substanzen jedoch nur schlecht möglich.

Thromboplastinzeit

Bedeutung für die Arzneimitteltherapie

- Monitoring einer Therapie mit Vitamin-K-Antagonisten,
- Monitoring einer Substitutionstherapie mit Prothrombinkomplex.

Indikationen

- Verdacht auf Störungen des plasmatischen Gerinnungssystems,
- Beurteilung der Syntheseleistung der Leber,
- Verdacht auf Vitamin-K-Mangel,
- Verdacht auf Dysfibrinogenämien.

1.10.3 Aktivierte partielle Thromboplastinzeit (aPTT)

Die Bestimmung von aPTT erfolgt durch die Messung der Zeit, die bis zur Gerinnung einer durch Phospholipide und Oberflächenaktivatoren aktivierten Plasmaprobe nach Zugabe von Ca^{2+} Ionen vergeht. Es werden die Kontaktfaktoren (Präkallikrein) und die Gerinnungsfaktoren VIII, IX, XI und XII erfasst. Der Parameter aPTT stellt daher einen Screeningtest auf Hämophilie A (Mangel an Faktor VIII) und B (Mangel an Faktor IX) sowie auf das von-Willebrand-Syndrom dar. Eine weitere Indikation mit hoher Bedeutung für die Arzneimitteltherapie ist die Kontrolle der Wirkung von unfraktioniertem Heparin. Die Überwachung einer Therapie mit niedermolekularem/fraktioniertem Heparin ist nicht möglich, hier kann eine Anti-Faktor X-Aktivitätsbestimmung erfolgen. Zu beachten sind große Unterschiede der Ergebnisse bei unterschiedlichen aPTT-Reagenzien.

Aktivierte partielle Thromoplastinzeit

Bedeutung für die Arzneimitteltherapie

- Monitoring einer Therapie mit unfraktioniertem Heparin.

Indikationen

- Präoperative Erfassung einer Hämophilie,
- Abklärung einer Blutungs- oder Thromboseneigung.

1.10.4 Fibrinogen

Das Glykoprotein Fibrinogen (Faktor I) ist die mengenmäßig wichtigste Komponente der plasmatischen Gerinnungsfaktoren. Es stellt die lösliche Vorstufe von Fibrin dar. Wird Prothrombin zu Thrombin aktiviert, spaltet es Fibrinogen zu Fibrin, das weiter durch Faktor XIIIa zum quervernetzten Fibrin(gerinnsel) reagiert. Fibrin verknüpft über die Interaktion mit dem Fibrinogenrezeptor Glykoprotein GP IIb/IIIa die Thrombozyten untereinander. Außerdem stellt das in der Leber gebildete Fibrinogen ein Akute-Phase-Protein dar und ist bei Entzündungen, malignen Tumoren und Traumen erhöht.

Die Messung von Fibrinogen erfolgt zunächst mithilfe einer koagulometrischen Methodik, bei Dysfibrinogenämien werden immunologische Verfahren eingesetzt.

Fibrinogen

Bedeutung für die Arzneimitteltherapie

- Monitoring der fibrinolytischen Therapie (Streptokinase, Urokinase),
- Überwachung der Fibrinogensubstitutionstherapie.

Indikationen

- Abklärung einer gestörten Hämostase (z. B. Fibrinogenmangel, Dysfibrinogenämien und Verbrauchskoagulopathien),
- Screening auf erhöhten Fibrinogenkonzentrationen (Risikofaktor für arterielle Verschlusserkrankungen).

1.11 Entzündung

Schädigungen von Geweben, Organen oder Zellen sind Auslöser von Abwehrmechanismen, die als Entzündung oder Inflammation bezeichnet werden. Das Ziel dieser Vorgänge ist die Elimination der Noxe und die Beseitigung der Schädigung. Inflammatorische Reaktionen können durch unterschiedlichste Noxen ausgelöst werden:

- physikalisch (mechanische Belastung, hohe oder niedrige Temperatur, elektromagnetische Strahlung),
- chemische Substanzen (Säuren, Basen, Toxine),
- pathologisch hohe Konzentrationen von Stoffwechselprodukten,
- Infektionen,
- Autoimmunerkrankungen.

Bei den komplexen Vorgängen sind zahlreiche Zelltypen (u. a. Granulozyten, Lymphozyten, Mastzellen, Fibroblasten, Makrophagen und Monozyten) beteiligt, die wiederum weit über 100 verschiedene Entzündungsmediatoren (u. a. Zytokine, Chemokine) freisetzen. Diese können eine lokale inflammatorische Antwort induzieren, aber auch einen Prozess in Gang setzen, der den gesamten Organismus mit einbezieht (Akute-Phase-Reaktion). Der zeitliche Verlauf einer Entzündung hängt stark von der Art der Noxe und der jeweiligen individuellen Reaktion des Organismus ab. Es lassen sich vereinfachend akute (sofort einsetzend, bis wenige Wochen) von chronischen Entzündungen (Monate bis Jahre) unterscheiden. Auch der Schweregrad variiert von einer niedriggradigen systemischen Entzündung (z. B. häufig bei Fettleibigkeit) über das systemische inflammatorische Response-Syndrom (SIRS) bis hin zu einem Multiorgandysfunktionssyndrom (MODS).

Für die Diagnostik und das Therapiemonitoring sind zunächst unspezifische Veränderungen wie Körpertemperatur, Leukozytenzahl oder Blut(körperchen)senkungsgeschwindigkeit von Bedeutung. Hinzu kommt die Bestimmung von Entzündungsmediatoren (z. B. IL-6, IL-8, TNF-α) und weiteren Parametern, die im Rahmen einer Inflammation ansteigen (Akute-Phase-Proteine) oder absinken (negative Akute-Phase-Proteine). Zu den wichtigen Akute-Phase-Proteinen gehören:

- C-reaktives Protein (CRP),
- Serumamyloid A (SAA),
- α_1-Anti(chymo)trypsin,
- α_1-saures Glykoprotein,
- Haptoglobulin,
- Fibrinogen,
- C3/C4-Komplement,
- Coeruloplasmin,
- Lipopolysacharid bindendes Protein (LBP),
- Procalcitonin (PCT).

Zu den wichtigen „negativen" Akute-Phase-Proteinen gehören Albumin, Präalbumin und Transferrin. Die Charakteristika der genannten Parameter unterscheiden sich hinsichtlich der Art der Entzündung und geben daher differenzialdiagnostische Hinweise.

1.11.1 Blutsenkung (BSG)

Die Blutsenkung (Blut(körperchen)senkungsgeschwindigkeit, Erythrozytensedimentationsrate) ist ein einfacher **unspezifischer** Suchtest bei Verdacht auf entzündliche Erkrankungen. Dabei wird verdünntes venöses Blut (Citratblut) in eine senkrecht stehende skalierte Pipette gefüllt. Nach einer Stunde kann die Sedimentation der Erythrozyten abgelesen werden. Das Prinzip dieser Bestimmung ist die Verminderung des Erythrozyten-Zeta-Potenzials durch die im Rahmen entzündlicher Prozesse auftretenden Veränderungen der Plasmaproteinzusammensetzung. Die dadurch verminderte Abstoßung der Zellen führt zu einer schnelleren Erythrozytensedimentationsrate.

Blutsenkung

Bedeutung für die Arzneimitteltherapie

- Monitoring einer antiinfektiven oder antientzündlichen Therapie.

Indikationen

- Verdacht auf entzündliche Erkrankungen.

1.11.2 C-reaktives Protein (CRP)

Das C-reaktive Protein (CRP) wird in der Leber synthetisiert und bei akuten entzündlichen Prozessen innerhalb von wenigen Stunden verstärkt freigesetzt. Es ist Bestandteil des angeborenen Immunsystems. Diese Aufgabe erfüllt es durch Bindung an bakterielle Polysaccharide, die entstandenen Komplexe aktivieren das Komplementsystem. Die Synthese und Freisetzung des C-reaktiven Proteins wird überwiegend durch Interleukin-6 induziert und kann dadurch auf das 10- bis 1000-Fache der physiologischen Plasmakonzentrationen ansteigen. Hohe Werte finden sich besonders bei bakteriellen Infektionen, wobei der Schweregrad der Erkrankung mit dem CRP-Wert korreliert. Schwächere Anstiege sind bei viralen Infekten, rheumatischen Erkrankungen, kleineren Unfalltraumen, Diabetes mellitus und Tumorerkrankungen zu beobachten.

C-reaktives Protein

Bedeutung für die Arzneimitteltherapie

- Monitoring einer antiinfektiven oder antiinflammatorischen Therapie (Glucocorticoide),
- Monitoring einer zytotoxischen Tumortherapie.

Indikationen

- Diagnostik und Verlauf von entzündlichen Erkrankungen,
- postoperativer Verdacht auf Infektionen,
- vorzeitiger Blasensprung (Öffnung der Fruchtblase),
- Aktivitätsmarker bei rheumatischen Erkrankungen (z. B. chronische Polyarthritis),
- Differenzialdiagnose gastrointestinaler Erkrankungen,
- Risikostratifizierung bei Herzerkrankungen.

Literatur

Braun J, Dormann AJ. Klinikleitfaden Innere Medizin. 12. Aufl., Elsevier Urban & Fischer Verlag, München 2013

DiPiro JT, Talbert RL, Yee GC et al. Pharmacotherapy: A Pathophysiologic Approach. 8. Aufl., McGraw-Hill Education, New York 2011

Dörner K. Taschenlehrbuch Klinische Chemie und Hämatologie. 8. Aufl., Thieme Verlag, Stuttgart 2013

European Urinalysis Guidelines. Scand J Clin Lab Invest, 60: 1–96, 2000

Furger F. Labor quick. 2. Aufl., Thieme Verlag, Stuttgart 2013

Guder WG, Nolte J. Das Laborbuch – Für Klinik und Praxis. 2. Aufl., Elsevier Urban & Fischer Verlag, München 2009

Helms RA, Quan DJ, Herfindal ET et al.. Textbook of Therapeutics – Drug and Disease Management. 8. Aufl., Lippincott Williams & Wilkins, Philadelphia 2006

Külpmann WR, Stummvoll HK, Lehmann P. Klinik und Labor Elektrolyte, Säure-Basen und Blutgase. 3. Aufl., Springer-Verlag, Wien 2002

Lee M. Basic skills in interpreting laboratory data. 5. Aufl., American Society of Health-System Pharmacists, Bethesda 2013

Mutschler E, Geisslinger G, Kroemer HK, Menzel S, Ruth P. Mutschler Arzneimittelwirkungen. 10. Aufl., Wissenschaftliche Verlagsgesellschaft, Stuttgart 2013

Smith K, Riche DM, Henyan N. Clinical Drug Data. 11. Aufl., McGraw-Hill Education, New York 2011

Thomas L. Labor und Diagnose. 8. Aufl., TH-Books Verlagsgesellschaft mbH, Frankfurt/Main 2012

2 Therapeutische Äquivalenz

Wolfgang Mehnert

Mit dem Begriff **therapeutische Äquivalenz** wird die Gleichwertigkeit von Arzneimitteln hinsichtlich der therapeutischen Wirkungen beschrieben. Zu unterscheiden ist hierbei zwischen arzneistoffgleichen Arzneimitteln (Generika) und Arzneimitteln mit unterschiedlichen Arzneistoffen, die zur Behandlung der gleichen Erkrankung bestimmt sind.

Die wesentlichsten Anforderungen, die neben der pharmazeutischen Qualität an ein Arzneimittel gestellt werden, sind die therapeutischen Eigenschaften:

- Wirksamkeit,
- Unbedenklichkeit.

Deshalb muss im Rahmen der Zulassung nachgewiesen werden, dass das betreffende Arzneimittel bei bestimmungsgemäßem Gebrauch eine ausreichende Wirksamkeit und Sicherheit für die beanspruchte Indikation besitzt. Neben der pharmakologischen Wirkung und den toxikologischen Eigenschaften (z. B. Mutagenität) sind bei der Beurteilung eines neuen Arzneimittels auch das Auftreten und die Intensität unerwünschter Wirkungen zu berücksichtigen.

Im Gegensatz zu Arzneimitteln mit neuen Arzneistoffen kann die Zulassung von Arzneimitteln mit bekannten Arzneistoffen nach einem vereinfachten Verfahren (**bezugnehmende Zulassung**) erfolgen. Hierbei bezieht sich der Antragsteller auf Ergebnisse der klinischen und toxikologischen Studien des Arzneimittels des Erstanmelders (Innovatorprodukt). Dieses vereinfachte Zulassungsverfahren kann jedoch nur dann angewendet werden, wenn die zu vergleichenden Arzneimittel therapeutisch gleichwertig sind.

Ein Austausch (Substitution) von wirkstoffgleichen Arzneimitteln während einer Therapie sollte nur dann erfolgen, wenn gleich bleibende Wirksamkeit und Unbedenklichkeit gewährleistet werden können. Diese Problematik hat in den letzten Jahren zunehmend an Bedeutung gewonnen, da Generika häufig eine kostengünstigere Therapie ermöglichen. So haben 2012 Arzneimittel von Zweitanmeldern bereits 86,9 % der Verordnungen von generikafähigen Arzneistoffen (Patentschutz des Originalarzneimittels ist abgelaufen) erreicht. Der Generikaanteil der Verordnungen beträgt z. B. bei Risedronsäure 63,8 %, bei Paracetamol 83,6 %, bei Nifedipin 95,6 %, bei Theophyllin 100 %. In einer Vielzahl von Untersuchungen wurde jedoch gezeigt, dass nach einer Substitution deutliche Unterschiede in der Wirksamkeit von Generika auftreten können. Als Arzneistoffbeispiele sind Amitriptylin, Carbamazepin, Digoxin, Diltiazem, Glibenclamid, Oxytetracyclin, Phenytoin, Prednison und Tolbutamid zu nennen.

2.1 Definitionen

Der Ausschuss für Arzneispezialitäten der Europäischen Gemeinschaft CPMP (**Committee for Proprietary Medicinal Products**) erlässt Richtlinien, die den Stand der Wissenschaft zur Prüfung von Arzneimitteln und deren Qualität beschreiben. In der Richtlinie „Investigation of Bioavailability and Bioequivalence" wird die therapeutische Äquivalenz wie folgt festgelegt:

- **DEFINITION** Ein Arzneimittel ist dann mit einem anderen Arzneimittel **therapeutisch äquivalent**, wenn es den gleichen Arzneistoff oder wirksamen Bestandteil enthält und klinisch die gleiche Wirksamkeit und Unbedenklichkeit wie das Arzneimittel aufweist, dessen Wirksamkeit und Unbedenklichkeit nachgewiesen sind (nach CPMP).

Die Anforderungen an Untersuchungen zur klinischen Wirksamkeit von Arzneimitteln sind sehr hoch (▸ Kap. 7, ▸ Kap. 8). Sie erfordern einen erheblichen Aufwand und meist den Einschluss einer sehr großen Anzahl an Patienten. Aus diesen Gründen müssen zur Beurteilung wirkstoffgleicher Arzneimittel andere Verfahren herangezogen werden.

Dies berücksichtigt die Definition der **Food and Drug Administration** (FDA, Zulassungsbehörde der USA).

Danach sind zwei Arzneimittel als **therapeutisch äquivalent** anzusehen, wenn die folgenden Voraussetzungen erfüllt sind:

- gleicher Arzneistoff mit nachgewiesener Wirksamkeit und Unbedenklichkeit,
- pharmazeutische Äquivalenz,
- Bioäquivalenz,
- vergleichbare Kennzeichnung (Produktinformation),
- Herstellung gemäß GMP-Richtlinien.

Von den Arzneimitteln mit gleichem Arzneistoff sind **therapeutisch alternative Arzneimittel** zu unterscheiden. Therapeutisch alternative Arzneimittel enthalten unterschiedliche Arzneistoffe, die einen ähnlichen pharmakologischen Effekt ausüben und damit zur Behandlung der gleichen Erkrankung geeignet sind (z. B. Ibuprofen und Acetylsalicylsäure als Analgetikum). Der Nachweis der therapeutischen Äquivalenz dieser Arzneimittel kann nur in klinischen Studien erbracht werden, in denen die Wirksamkeit und Verträglichkeit der Arzneistoffe am Patienten geprüft werden.

In diesem Kapitel soll lediglich die Beurteilung der therapeutischen Äquivalenz arzneistoffgleicher Arzneimittel behandelt werden. Eine therapeutische Äquivalenz ist nur dann zu erwarten, wenn die pharmazeutische Qualität der Arzneimittel vergleichbar ist. Hierbei sind Identität und Reinheit des Arzneistoffs, Arzneistoffgehalt und Dosierungsgenauigkeit, Stabilität, Zerfallszeit und Freisetzungsverhalten zu beurteilen. Es wird zwischen **pharmazeutisch äquivalenten** und **pharmazeutisch alternativen Arzneimitteln** unterschieden.

DEFINITION Arzneimittel sind dann **pharmazeutisch äquivalent**, wenn sie den gleichen Arzneistoff in gleicher chemischer Form (Salz, Ester, Komplex) und gleicher Menge enthalten und auch in Arzneiform und Applikationsweg identisch sind. Pharmazeutisch äquivalente Arzneimittel erfüllen zusätzlich die gleichen Anforderungen hinsichtlich Qualität, Identität, Reinheit und Dosierungsgenauigkeit. Unterschiede können jedoch in den verwendeten Hilfsstoffen (einschließlich Farb-, Geschmacks- und Konservierungsstoffe), im Herstellungsprozess, in Verpackung, Haltbarkeit und auch hinsichtlich der Kennzeichnung bestehen (nach CPMP).

Pharmazeutisch alternative Arzneimittel sind Arzneimittel, die den gleichen wirksamen Bestandteil enthalten, aber in chemisch unterschiedlicher Form (Salz oder Ester oder Komplex), z. B. Arzneimittel mit sich entsprechenden Mengen von Tetracyclinphosphat, Tetracyclinhydrochlorid oder Tetracyclinbase. Arzneimittel, die den gleichen Arzneistoff enthalten, sich aber in Arzneiform (z. B. Kapseln und Tabletten) oder Dosisstärke unterscheiden, werden ebenfalls als pharmazeutisch alternativ bezeichnet (nach CPMP).

Wirkstoffgleiche Präparate werden somit als therapeutisch äquivalent angesehen, wenn sie vergleichbare biopharmazeutische Eigenschaften aufweisen. Der Nachweis der therapeutischen Äquivalenz wird deshalb vorrangig durch vergleichende Bewertung von Plasmakonzentrations-Zeit-Verläufen erbracht. Nur in Ausnahmefällen wird der Nachweis der therapeutischen Äquivalenz durch Bestimmung pharmakodynamischer Effekte oder durch klinische Vergleichsstudien erbracht, die mit erheblich größerem Aufwand (▸ Kap. 8) verbunden sind.

Bei sehr schnell freisetzenden festen peroralen Arzneiformen mit gut löslichen Arzneistoffen kann unter bestimmten Voraussetzungen die Bioäquivalenz und damit die therapeutische Äquivalenz auch durch In-vitro-Untersuchungen belegt werden (Biowaiver).

2.2 Bedeutung des Plasmakonzentrations-Zeit-Profils

Als Grundlage für die Bestimmung der therapeutischen Äquivalenz wird i. d. R. das Plasmakonzentrations-Zeit-Profil der wirksamen Substanz herangezogen. Deshalb soll im Folgenden der Einfluss der Arzneiform und des Applikationsweges auf die Plasmakonzentrationen eines Arzneistoffs dargestellt werden.

Voraussetzung für die Wirksamkeit von Arzneistoffen ist eine ausreichend hohe Konzentration der wirksamen Substanz am Wirkort (Biophase), die wiederum entscheidend von der im Plasma zur Verfügung stehenden Arzneistoffmenge abhängig ist.

LADME-Modell

Das Plasmakonzentrations-Zeit-Profil eines Arzneistoffs wird bestimmt durch:

- Liberation (Freisetzung) aus der Arzneiform,
- Absorption bzw. Resorption (Exposition),
- Distribution (Verteilung),
- Metabolisierung,
- Exkretion des Arzneistoffs.

Alle Teilprozesse des sog. LADME-Modells beeinflussen die in der Biophase verfügbare Arzneistoffmenge und damit die Wirkung. Aus diesem Grund ist das LADME-System auch zum LADMER-Modell erweitert worden, in dem die Wirkung (Response) als Folge der mit dem LADME-Modell beschriebenen Vorgänge aufgenommen wurde. Hiermit wird auch der Zusammenhang zwischen Pharmakokinetik (PK) und Pharmakodynamik (PD) eines Arzneistoffs hergestellt (▸ Kap. 3.2.1).

2.2.1 Bedeutung der Arzneiform

Die **Freisetzung** des Arzneistoffs aus der Arzneiform ist i. d. R. der langsamste und damit der für den Gesamtvorgang geschwindigkeitsbestimmende Schritt. Nur in wenigen Fällen kann die Resorption zum geschwindigkeitsbestimmenden Schritt werden, z. B. bei Arzneistoffen mit ausgeprägten hydrophilen Eigenschaften oder bei kapazitätslimitierten Resorptionsvorgängen (aktive, carriervermittelte Resorption). Deshalb kann durch die Arzneiform das Plasmakonzentrations-Zeit-Profil und damit die Wirkung beeinflusst werden.

Die Arzneiform und deren Zusammensetzung bestimmen entscheidend die Freisetzung des Arzneistoffs und damit die **Resorptionsgeschwindigkeit**. Da ein Arzneistoff i. d. R. nur in gelöster Form resorbiert werden kann, werden Arzneistoffe nach Applikation wässriger Lösungen schneller resorbiert als nach Applikation halbfester oder fester Arzneiformen, in denen der Arzneistoff in ungelöster Form vorliegt. Besonders ausgeprägt ist die Bedeutung der Arzneiform bei **Retard-Arzneiformen**, bei denen eine absichtliche Freisetzungsverzögerung zu einer lang anhaltenden Wirkung führen soll.

Das in o Abb. 2.1 dargestellte Beispiel verdeutlicht die Bedeutung der Resorptionsgeschwindigkeit für den Verlauf der Plasmakonzentration. Nach Applikation von vier wirkstoffgleichen Arzneimitteln ist das Ausmaß der Exposition gleich groß (gleiche AUC-Werte), dennoch sind hinsichtlich Intensität und Eintritt der Wirkung deutliche Unterschiede zu erwarten. So werden bei Arzneimittel 1 vermehrt unerwünschte Wirkungen auftreten, da die minimale toxische Konzentration überschritten wird, bei Arzneimittel 4 hingegen werden lediglich subtherapeutische Konzentrationen erreicht. Die Arzneimittel 2 und 3 werden sich in ihrer Wirkungsdauer unterscheiden.

Der Einfluss der Arzneiform muss deshalb bei der Beurteilung der therapeutischen Äquivalenz berücksichtigt werden.

Bei der Auswahl einer für die angestrebte Wirksamkeit optimalen Arzneiform müssen zahlreiche sehr unterschiedliche Gesichtspunkte berücksichtigt werden, z. B. Eigenschaften des Arzneistoffs (physikalisch-chemische, pharmakokinetische, pharmakodynamische), das Therapieziel (lokale oder systemische Wirksamkeit, Wirkungseintritt, -dauer) und der Patient (Alter, Krankheitszustand). Zusätzlich ist die **Adhärenz** häufig von der Arzneiform abhängig. Diese Aspekte werden ausführlich in ▸ Kap. 32 behandelt.

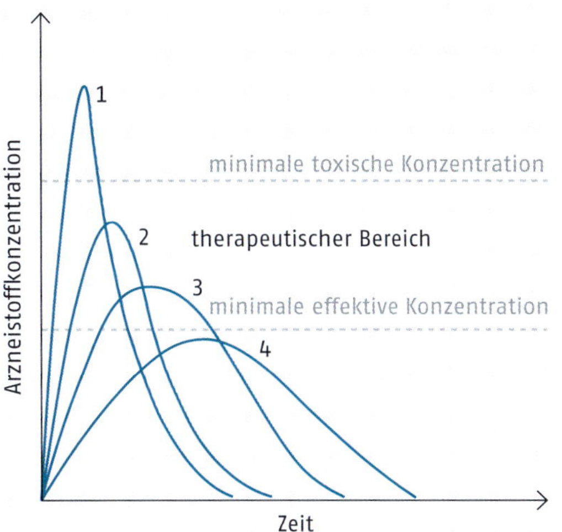

o **Abb. 2.1** Plasmakonzentrations-Zeit-Kurven von vier wirkstoffgleichen Arzneimitteln mit gleichem Ausmaß der Resorption (AUC), aber unterschiedlicher Resorptionsgeschwindigkeit. Nach Mehnert 1999

2.2.2 Bedeutung des Applikationsweges

Ein und derselbe Arzneistoff kann je nach Applikationsweg unterschiedlich wirken. Nach intravenöser Injektion ist eine raschere, aber auch über einen kürzeren Zeitraum anhaltende Wirkung als nach intramuskulärer, peroraler oder rektaler Gabe zu beobachten. So wird die Auswahl des Applikationsweges von dem angestrebten therapeutischen Ziel und der beabsichtigten Wirkungsdauer (z. B. Vorteil der Inhalation bei Asthmabehandlung, Notwendigkeit einer schnellen Wirkung in akuten Notfallsituationen oder Anwendung von Retard-Arzneiformen bei längerer Behandlung) bestimmt.

Der ausgewählte Applikationsweg kann auch entscheidend die **Verträglichkeit** des Arzneistoffs beeinflussen. So wird nach peroraler Applikation häufig ein günstiges Plasmakonzentrations-Zeit-Profil beobachtet. Durch den erforderlichen Resorptionsvorgang können nach peroraler Applikation therapeutische Plasmakonzentrationen über einen längeren Zeitraum als z. B. nach einmaliger intravenöser Applikation aufrechterhalten werden. Zusätzlich können Schwankungen der Plasmakonzentrationen des Arzneistoffs sowohl in den subtherapeutischen als auch in den toxischen Bereich (Plasmaspitzen) vermieden werden. Als wesentliche Nachteile des peroralen Applikationsweges ist der mögliche Abbau des Arzneistoffs sowohl in der Gastrointestinalflüssigkeit als auch in der Mukosa des Gastrointestinaltrakts (präsystemische Elimination) und der hepatische First-Pass-Effekt zu nennen (▸ Kap. 3.1.1).

Die Bedeutung des Applikationsweges für die **Konzentrations-Wirkungs-Beziehung** wird in ▸ Kap. 2.3.4 beschrieben.

2.3 Bioverfügbarkeit und Bioäquivalenz

2.3.1 Definitionen und Bedeutung

Ausmaß und Geschwindigkeit, mit der ein Arzneistoff im Organismus für den pharmakologischen Effekt zur Verfügung steht, werden als Bioverfügbarkeit des Arzneistoffs bezeichnet.

■ **DEFINITION** Die **Bioverfügbarkeit** wird als **Geschwindigkeit** (rate) und **Ausmaß** (extent) definiert, mit denen der Arzneistoff oder der wirksame Bestandteil aus einer Arzneiform resorbiert wird und am Wirkort vorliegt bzw. aus einer Arzneiform in den systemischen Kreislauf gelangt (nach CPMP).

Die allgemeingültige Definition der Bioverfügbarkeit beinhaltet lediglich die Resorption und das Vorliegen des Arznei- oder Wirkstoffs am Wirkort. Da aber in den meisten Fällen der Arzneistoff eine systemische Wirkung entfalten soll, kann auch die Aufnahme in den systemischen Kreislauf in die Definition einbezogen werden. Hierbei wird angenommen, dass der Arzneistoff im systemischen Kreislauf mit der Substanz am Wirkort im Austausch steht.

Die Bestimmung des unveränderten Arzneistoffs ist häufig nicht ausreichend. Der Begriff „wirksamer Bestandteil" schließt deshalb pharmakodynamisch aktive Metaboliten ein, die aus dem nativen Arzneistoff oder aus einem Prodrug in der Darmmukosa oder während der ersten Leberpassage gebildet werden können.

Es ist zwischen absoluter und relativer Bioverfügbarkeit zu unterscheiden.

Absolute Bioverfügbarkeit

■ **DEFINITION** Die **absolute Bioverfügbarkeit** beschreibt das **Ausmaß**, mit dem der Wirkstoff aus einer Arzneiform im Vergleich zu einer intravenös verabreichten Lösung des Wirkstoffs systemisch verfügbar ist (Berechnung ▸Kap. 2.3.2, ○Gleichung 2.1).

Bestimmend für die absolute Bioverfügbarkeit sind:

- die Eigenschaften des Arzneistoffs,
- die Eigenschaften der Arzneiform,
- die physiologischen Bedingungen am Resorptionsort.

Neben den physikalisch-chemischen Eigenschaften, die die Auflösung und Resorption aus dem Gastrointestinaltrakt beeinflussen, sind pharmakokinetische Eigenschaften bedeutsam, insbesondere das Ausmaß der Metabolisierung im GI-Trakt (präsystemischer First-Pass-Effekt) und während der ersten Leberpassage (hepatischer First-Pass-Effekt). So ist die relativ geringe absolute Bioverfügbarkeit von Propranolol von etwa 30 % durch einen ausgeprägten hepatischen First-Pass-Effekt zu erklären. Die in die systemische Zirkulation gelangte Menge des unveränderten Arzneistoffs muss deshalb nicht immer dem insgesamt resorbierten Anteil entsprechen.

Die absolute Bioverfügbarkeit bestimmt, welche Arzneistoffdosis für die extravaskuläre Applikation erforderlich ist, um die für die Therapie notwendige Arzneistoffkonzentration erreichen zu können.

Relative Bioverfügbarkeit

■ **DEFINITION** Die **relative Bioverfügbarkeit** beschreibt das **Ausmaß** und die **Geschwindigkeit**, mit der der Wirkstoff aus einer Arzneiform im Vergleich zu einer auf gleichem Wege applizierten Referenzarzneiform systemisch verfügbar ist (Berechnung ▸Kap. 2.3.2, ○Gleichung 2.2).

Die relative Bioverfügbarkeit ist deshalb bei vergleichbaren physikalisch-chemischen Eigenschaften des Arzneistoffs (z. B. Teilchengröße) allein von den Eigenschaften der Arzneiform abhängig.

Als Referenz können je nach Studienziel folgende Zubereitungen eingesetzt werden:

- eine wässrige Lösung des betreffenden Arzneistoffs ohne Zusatz resorptionsfördernder Hilfsstoffe,
- eine Suspension des Arzneistoffs (bei zu geringer Löslichkeit),
- ein eingeführtes Arzneimittel, dessen klinische Wirksamkeit und Unbedenklichkeit belegt sein muss.

Die relative Bioverfügbarkeit lässt keine Aussage über die absolut resorbierten Arzneistoffmengen zu. Verbesserte Eigenschaften des Arzneistoffs (z. B. Teilchengröße) oder der Arzneiform können eine im Vergleich zur Referenzarzneiform erhöhte Resorption bewirken. Somit können für die relative Bioverfügbarkeit Werte über 100 % erhalten werden. Der Auswahl der Referenzarzneiform kommt deshalb große Bedeutung zu.

Vergleichende Bioverfügbarkeitsuntersuchungen müssen mit Arzneimitteln für solche Indikationen durchgeführt werden, bei denen durch Veränderungen der systemischen Verfügbarkeit des Arzneistoffs eine Gefährdung des Patienten auftreten kann (vitale Indikation, z. B. Antiarrhythmika, Antidiabetika, Antiepileptika, Antikoagulanzien, Antiinfektiva, Bronchodilatoren, Zytostatika).

Bioverfügbarkeitsprobleme sind häufig auf bestimmte Eigenschaften des Arzneistoffs zurückzuführen, die in ◘Tab. 2.1 zusammengestellt sind. Die Art und der Anwendungsort einer Arzneiform können ebenfalls, unabhängig vom enthaltenen Arzneistoff oder von der Indikation, die Bestimmung der Bioverfügbarkeit erfordern (◘Tab. 2.2).

Tab. 2.1 Arzneistoffeigenschaften, die zu Bioverfügbarkeitsproblemen führen können. Nach BfArM 1998

Eigenschaften	Bioverfügbarkeitsproblem
Pharmakodynamisch	■ Arzneistoffe mit vitaler Indikation (z. B. Antibiotika, Antiepileptika, Antiarrhythmika, Zytostatika), ■ enge therapeutische Breite (z. B. Phenytoin, Digoxin, Theophyllin), ■ steile Dosis-Wirkungskurve, ■ Risiko schwerer unerwünschter Wirkungen
Pharmakokinetisch	■ Nichtlineare Pharmakokinetik im therapeutischen Bereich (z. B. Phenytoin), ■ hoher First-Pass-Effekt (> 70 %, z. B. Nifedipin, Propranolol, Isosorbiddinitrat), ■ geringes Ausmaß der Resorption (< 30 %, z. B. Aciclovir, Bisphosphonate), ■ Resorption nur in eng begrenzten Bereichen des Gastrointestinaltrakts (Vorliegen eines Resorptionsfensters)
Physikalisch-chemisch	■ Geringe Löslichkeit, ■ geringe Lösungsgeschwindigkeit, ■ schlechte Benetzbarkeit der Substanz, ■ Instabilität im Gastrointestinaltrakt, ■ metastabile Modifikationen, ■ Stereoisomerie, ■ Kristallmodifikation

Bioäquivalenz

DEFINITION Zwei Arzneimittel sind dann **bioäquivalent**, wenn sie pharmazeutisch äquivalent oder pharmazeutisch alternativ sind und wenn sie sich in ihrer Bioverfügbarkeit (Geschwindigkeit und Ausmaß) nach Verabreichung derselben molaren Dosis so gleichen, dass sich im Hinblick auf Wirksamkeit und Unbedenklichkeit im Wesentlichen dieselben Wirkungen ergeben (nach CPMP).

Mit bioäquivalenten Arzneimitteln sollte auch während einer laufenden Therapie eine Substitution ohne Veränderung des Dosierungsschemas möglich sein, da sie zu ähnlichen Plasmakonzentrations-Zeit-Profilen führen (▸ Kap. 2.3.3).

Bei der vergleichenden Beurteilung von Plasmaprofilen muss auch die beanspruchte Indikation (z. B. für akute oder chronische Therapie) berücksichtigt werden. Unterschiede in der Geschwindigkeit können akzeptiert werden, wenn für die Wirkung ausreichend hohe Plasmakonzentrationen über den erforderlichen Zeitraum erzielt werden, insbesondere bei Dauermedikation.

Tab. 2.2 Arzneiformen, bei denen Bioverfügbarkeitsuntersuchungen erforderlich sind (systemische Wirkung beabsichtigt). Nach BfArM 1998

Arzneiform	Beispiele
Mit modifizierter Wirkstofffreisetzung zur peroralen Anwendung	■ Retard-Arzneimittel, ■ magensaftresistent überzogene Granulate, Tabletten und Kapseln, ■ flüssige Darreichungsformen mit modifizierter Wirkstofffreisetzung
Für andere Resorptionswege	■ Darreichungsformen zur rektalen und vaginalen Anwendung, ■ Arzneiformen zur Anwendung auf der Haut (z. B. Salben, Emulsionen, Lösungen, Pflaster, transdermale therapeutische Systeme), ■ Arzneiformen zur Anwendung auf der Schleimhaut des Respirationstrakts (Nase, Lunge) und der Mundhöhle (z. B. Tabletten, Kapseln, Zerbeißkapseln, Lösungen, Emulsionen und Suspensionen zur Instillation oder Inhalation, Pulver zur Inhalation), ■ i. m. Applikationsformen, ausgenommen wässrige Lösungen, ■ Implantate

2.3.2 Bestimmung der Bioverfügbarkeit

Da die Arzneistoffkonzentration direkt am Wirkort i. d. R. nicht gemessen werden kann, wird zur Bestimmung der Bioverfügbarkeit vorrangig die Konzentration des Arzneistoffs und/oder des aktiven Metaboliten im Plasma ermittelt. In Ausnahmefällen können jedoch mithilfe der Mikrodialyse Konzentrationen des ungebundenen Arzneistoffs in unterschiedlichen Organen, z. B. Gewebe, Gehirn, Haut oder Knochen, gemessen werden. Allerdings ist diese Methode kein Routineverfahren (▸ Kap. 30).

Bei der Prüfung **schnell freisetzender Zubereitungen** wird i. d. R. das Plasmakonzentrations-Zeit-Profil nach Einmalapplikation ermittelt.

Bei Arzneimitteln mit **modifizierter Freisetzung** (z. B. magensaftresistente Arzneiformen, Retard-Arzneimittel) sollten zusätzlich zu den Single-Dose-Studien auch Untersuchungen nach Mehrfacheinnahme durchgeführt werden, da diese Arzneimittel vorwiegend über längere Zeiträume angewendet werden.

Weitere Methoden zur Bestimmung der Bioverfügbarkeit sind:

- Bestimmung der Arzneistoffkonzentration im Urin in Zeitabhängigkeit,
- Bestimmung pharmakologischer Effekte.

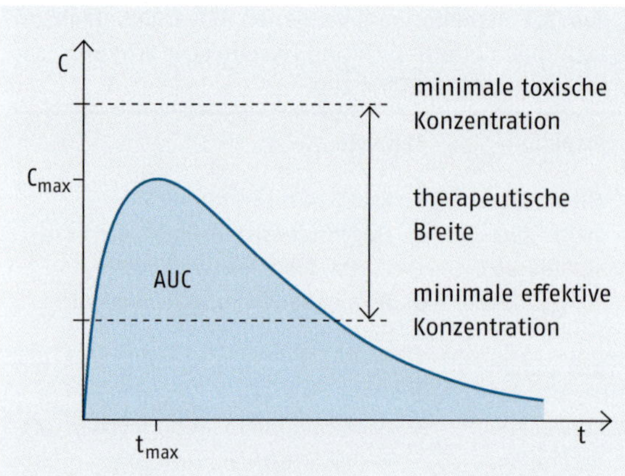

o Abb. 2.2 Plasmakonzentrations-Zeit-Kurve nach peroraler Applikation eines Arzneimittels, Zielgrößen zur Beurteilung der Bioverfügbarkeit

Falls Plasmakonzentrationen aufgrund zu geringer Konzentration nicht genau bestimmbar sind, kann ersatzweise die mit dem **Urin** ausgeschiedene Menge herangezogen werden (z. B. Clonidin, Griseofulvin).

In wenigen Fällen ist die quantitative Bestimmung des Arzneistoffs jedoch auch im Urin nicht oder nicht mit ausreichender Genauigkeit möglich. In diesen seltenen Fällen kann zur Beurteilung der Bioverfügbarkeit die Messung des akuten **pharmakologischen Effekts** herangezogen werden. Als Beispiele sind Veränderungen des Pupillendurchmessers, der Herzfrequenz, des Blutdrucks, des Augeninnendrucks, des Speichelflusses und im Elektrokardiogramm (EKG) oder Elektroenzephalogramm (EEG) zu nennen. Der Effekt wird in Abhängigkeit von der Zeit gemessen, die Fläche unter der erhaltenen Effekt-Zeit-Kurve ist ein Maß für die Bioverfügbarkeit. Eine wesentliche Voraussetzung besteht darin, dass in dem vorliegenden Konzentrationsbereich ein dosisabhängiger Effekt besteht. Die messbaren Effekte sind häufig nur ein Surrogat (Ersatzgröße) der beabsichtigten klinischen Wirksamkeit (▸Kap. 7.3.1, ▸Kap. 13.2). Bioverfügbarkeitsbestimmungen über pharmakokinetische Messungen können durch zusätzliche pharmakodynamische Messungen bestätigt werden. Beispiele sind die simultane Bestimmung der Glibenclamid-, Insulin- und Glucosekonzentration, die Bestimmung von Clonidin im Urin und die Messung der pharmakodynamischen Parameter Blutdruck sowie Speichelfluss und Sedierung als unerwünschte Effekte.

Zielgrößen bei Vorliegen von Plasmakonzentrationen

Eine Plasmakonzentrationskurve (o Abb. 2.2) wird in ihrem zeitlichen Verlauf bestimmt durch:

- die Fläche unter der Plasmakonzentrations-Zeit-Kurve (area under the curve, AUC),
- die Höhe der maximalen Arzneistoffkonzentration im Plasma (C_{max}),
- die Zeit bis zum Auftreten der maximalen Arzneistoffkonzentration im Plasma (t_{max}).

Diese pharmakokinetischen Größen beschreiben die Resorption eines Arzneistoffs in Ausmaß und Geschwindigkeit.

Fläche unter der Kurve (AUC). Nach dem **Gesetz der korrespondierenden Flächen** von Dost verhält sich die Fläche unter der Kurve proportional zu der in die systemische Zirkulation gelangten Arzneistoffmenge. Damit beschreibt die AUC das Ausmaß der verfügbaren Arzneistoffmenge. Allerdings ist zu beachten, dass eine solche Dosis-Proportionalität nicht für alle Arzneistoffe im gesamten Dosierungsbereich vorhanden ist. Die Ursache liegt i. d. R. in einer Sättigung des metabolisierenden Enzymsystems (z. B. bei Phenytoin, Salicylsäure) und damit in einer Verlängerung der Eliminationshalbwertszeit (nichtlineare Pharmakokinetik, ▸Kap. 3.1.5).

Die absolute Bioverfügbarkeit (F_{abs}) lässt sich nach folgender Gleichung berechnen:

$$F_{abs}(\%) = \frac{D_{iv} \cdot AUC_{extravasal}}{D_{extravasal} \cdot AUC_{iv}} \cdot 100 \quad \text{Gleichung 2.1}$$

Die Berechnung der AUC kann nach unterschiedlichen Methoden erfolgen (Trapezregel, kompartimentelle Datenanalyse, ▸Kap. 3.2.1).

Wird bei der intravenösen Applikation eine kleinere Dosis als bei peroraler Applikation gegeben, so muss dies bei der Berechnung der Bioverfügbarkeit berücksichtigt werden. Eine Dosisverringerung kann erforderlich werden, wenn die Wasserlöslichkeit des Arzneistoffs zu gering ist, um eine Lösung mit der peroral applizierten Arzneistoffmenge herstellen zu können oder wenn die nach intravenöser Applikation erreichbaren höheren Plasmakonzentrationen vermehrt unerwünschte Wirkungen verursachen können.

Die relative Bioverfügbarkeit (F_{rel}) wird – bei übereinstimmender Dosis von Test- und Referenzzubereitung – nach o Gleichung 2.2 berechnet:

$$F_{rel}(\%) = \frac{AUC_{Test}}{AUC_{Referenz}} \cdot 100 \quad \text{Gleichung 2.2}$$

Höhe der maximalen Arzneistoffkonzentration (C_{max}). Die maximale Arzneistoffkonzentration wird sowohl durch das Ausmaß als auch durch die Geschwindigkeit der Resorption beeinflusst. Liegt eine direkte Plasmakonzentrations-Wirkungs-Beziehung vor, so

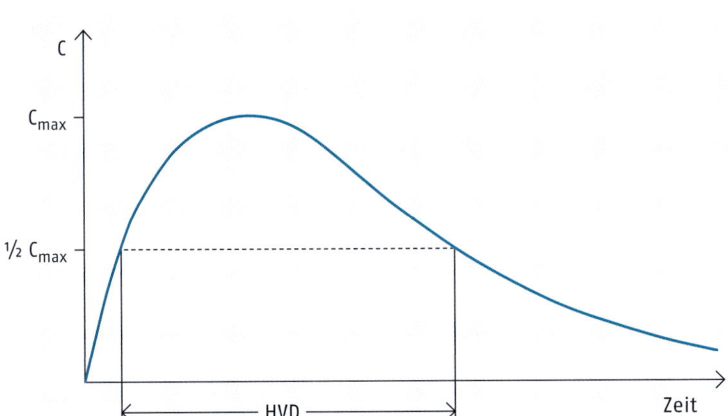

o Abb. 2.3 Darstellung der Zielgröße HVD (half value duration) zur Beurteilung von Retard-Arzneimitteln

gibt die Größe von C_{max} einen Hinweis auf die Intensität der Wirkung. Zusätzlich kann beurteilt werden, ob die Plasmakonzentrationen innerhalb des therapeutisch erforderlichen Bereichs liegen.

Zeit bis zum Auftreten der maximalen Arzneistoffkonzentration (t_{max}). Die t_{max}-Werte werden durch die Geschwindigkeit der Resorption beeinflusst. Der Vergleich von t_{max}-Werten erlaubt deshalb Aussagen über die Geschwindigkeit, mit der ein Arzneistoff im Plasma auftritt und damit über den zu erwartenden Wirkungseintritt.

Zielgrößen für Retard-Arzneimittel

Nach Gabe von Retard-Arzneimitteln werden im Wesentlichen zwei therapeutische Ziele angestrebt:

- Verlängerung der Wirkdauer und damit verbunden eine geringere Applikationsfrequenz (verbesserte Adhärenz),
- verringerte Fluktuation der Plasmakonzentrationen durch verzögerte Freisetzung. So sollen auch die durch zu hohe Plasmakonzentrationen verursachten unerwünschten Wirkungen vermieden werden.

Diese Ziele müssen auch bei der Beurteilung der Bioverfügbarkeit von Retard-Arzneimitteln berücksichtigt werden. Um das Ausmaß der Retardierung bestimmen zu können, ist zusätzlich der Vergleich mit einer per os applizierten Lösung des Arzneistoffs oder einer schnell freisetzenden Formulierung erforderlich. Neben AUC und C_{max} müssen Parameter ermittelt werden, die den Retard-Charakter und bei Mehrfachapplikation die Schwankungen der Plasmakonzentrationen zwischen zwei Dosierungen beschreiben (◘ Tab. 2.3).

In Single-Dose-Studien wird häufig die Halbwertsdauer (half value duration, HVD) zur Charakterisierung der Retardierung herangezogen. Die HVD gibt den Zeitraum an, in dem die Konzentration über der halbmaximalen Konzentration (½ C_{max}) liegt (o Abb. 2.3). Da die Plasmakonzentrations-Zeit-Profile häufig sehr flach verlaufen, wird auf eine Bewertung von t_{max} üblicherweise verzichtet.

Bei Mehrfachapplikation ist die prozentuale Peak-Trough-Fluktuation (PTF) ein Maß für die Schwankung zwischen dem maximalen (C_{max}) und minimalen Wert (C_{min}) der Plasmakonzentrationen im Steady-State (ss), die in Relation zur mittleren Plasmakonzentration (C_{av}) gesetzt wird:

Gleichung 2.3

$$PTF\,(\%) = \frac{C^{ss}_{max} - C^{ss}_{min}}{C^{ss}_{av}} \cdot 100$$

◘ Tab. 2.3 Zielgrößen zur Beurteilung der Bioverfügbarkeit von Arzneimitteln

Arzneiformen	Parameter für
Schnell freisetzend	
■ AUC, ■ C_{max}, ■ t_{max}	■ Ausmaß der Resorption, ■ Ausmaß und Geschwindigkeit der Resorption, ■ Geschwindigkeit der Resorption
Modifiziert freisetzend	
Single-Dose-Verabreichung	
■ AUC, ■ C_{max}, ■ HVD	■ Ausmaß der Resorption, ■ Ausmaß und Geschwindigkeit der Resorption, ■ Retardierung
Multiple-Dose-Verabreichung	
■ AUC_{τ}, ■ prozentuale Peak-trough-Fluktuation (PTF), ■ C^{ss}_{max}	■ Ausmaß der Resorption, ■ Fluktuation, ■ Ausmaß und Geschwindigkeit der Resorption

2.3.3 Kriterien der Bioäquivalenzentscheidung

Der intraindividuelle Vergleich der nach Gabe des Test- und Referenzarzneimittels erhaltenen AUC-Werte ($AUC_{Test}/AUC_{Referenz}$) stellt die Grundlage der Bioäquivalenzentscheidung dar. Zusätzlich werden bei der vergleichenden Beurteilung C_{max} und t_{max} berücksichtigt, bei denen eine größere Variabilität akzeptiert werden muss, da die Werte i. d. R. direkt aus dem Plasmakonzentrations-Zeit-Profil ermittelt werden.

> **MERKE** Bei der Bewertung vorhandener Unterschiede zwischen Test- und Referenzarzneimittel müssen sowohl die Eigenschaften des Arzneistoffs als auch das therapeutische Ziel berücksichtigt werden.

Ist ein rascher Wirkungseintritt (z. B. bei Analgetika, Antidiabetika) erwünscht, können bereits kleine Unterschiede in den t_{max}-Werten therapierelevant sein. Sind Arzneistoffe zur Dauermedikation vorgesehen, so sind kleine Unterschiede in den t_{max}-Werten für die Plasmakonzentrationen ohne Bedeutung.

Für die statistische Auswertung von Bioäquivalenzuntersuchungen werden die logarithmierten Werte von AUC und C_{max} eingesetzt, da damit die an parametrische statistische Verfahren (z. B. Varianzanalyse) geknüpfte Voraussetzung der Normalverteilung erfüllt werden kann. Nach den derzeit anerkannten Kriterien liegt Bioäquivalenz vor, wenn das 90 %-Konfidenzintervall der Mittelwerte der logarithmierten Zielgröße AUC innerhalb des Bereichs von 80–125 % liegt. Es handelt sich hierbei um die sog. „kürzesten" Konfidenzintervalle, bei denen angenommen wird, dass der wahre Wert der relativen Bioverfügbarkeit die Grenzen entweder nur über- oder unterschreiten kann (einseitige Fragestellung).

Bei der Festlegung der Akzeptanzgrenzen werden zunehmend pharmakokinetische und pharmakodynamische Eigenschaften des Arzneistoffs einbezogen (z. B. therapeutische Breite, Indikation). So wird bei Arzneistoffen mit enger therapeutischer Breite (**narrow therapeutic index drugs**, NTID) der Akzeptanzbereich für AUC und C_{max} auf 90–111 % eingeschränkt. Als Beispiele für NTID sind Antiarrhythmika, Psychopharmaka, Schilddrüsenhormone (Levothyroxin), Antiepileptika, Theophyllin-haltige Depotformulierungen, orale Antikoagulanzien, Immunsuppressiva (z. B. Azathioprin, Ciclosporin, Tacrolimus) und Opioide (in TTS und peroralen Retard-Formulierungen) zu nennen. Bei generischer Substitution dieser Präparate besteht die Gefahr, dass durch Plasmakonzentrationsschwankungen die Therapiesicherheit gefährdet ist. Die beobachteten Probleme sind allerdings häufig nicht auf die geringe therapeutische Breite des Arzneistoffs, sondern auf die unterschiedliche Galenik der Präparate zurückzuführen, denn hierin dürfen sich Generika unterscheiden. Bei Arzneistoffen, bei denen die intraindividuelle Variabilität in den Plasmakonzentrationen (AUC, C_{max}) sehr hoch ist (> 30 %, **highly variable drugs**, HVD) darf hingegen der Akzeptanzbereich für C_{max} auf maximal 70–143 % erweitert werden. Als Beispiele für HVD sind ACE-Hemmer, Calciumkanalblocker, Statine und Bisphosphonate zu nennen.

Die Unterschiede in den t_{max}-Werten werden i. d. R. lediglich auf ihre therapeutische Relevanz untersucht. Eine statistische Bewertung ist nur dann sinnvoll, wenn aus therapeutischen Gründen ein rascher Wirkungseintritt erforderlich ist oder wenn das Auftreten von unerwünschten Wirkungen mit dem Anfluten des Arzneistoffs im Plasma korreliert. Als statistische Verfahren sind für t_{max} verteilungsunabhängige Verfahren einzusetzen (z. B. Wilcoxon-Test).

Das Risiko, dass Bioäquivalenz bei tatsächlich vorliegender Bioinäquivalenz irrtümlich angenommen wird, wird als Fehler 1. Art oder Patientenrisiko bezeichnet. Es darf unabhängig vom angewendeten statistischen Verfahren höchstens 5 % betragen.

2.3.4 Bioäquivalenz und therapeutische Äquivalenz

Bei der Interpretation von Bioverfügbarkeitsdaten wird davon ausgegangen, dass Plasmakonzentrationen des Arzneistoffs den therapeutischen Effekt repräsentieren. Hierbei wird angenommen, dass nach erfolgter Resorption des Arzneistoffs in den systemischen Kreislauf die anschließende Verteilung, Metabolisierung und Exkretion ausschließlich durch die pharmakokinetischen und physikalisch-chemischen Eigenschaften des Arzneistoffs beeinflusst werden. Ähnliche Plasmakonzentrations-Zeit-Profile werden damit i. d. R. auch zu vergleichbaren Wirkungen führen. Nach Applikation eines bioäquivalenten Arzneimittels wird deshalb bei Einhaltung der Dosierungsangaben eine gleiche Wirksamkeit und Unbedenklichkeit im Vergleich zum Referenzarzneimittel erwartet. Bioäquivalenzstudien stellen somit Surrogatstudien dar, die anstelle von klinischen Studien zur Wirksamkeit und Unbedenklichkeit von arzneistoffgleichen Arzneimitteln durchgeführt werden können.

Obwohl die Grenzen der Konfidenzintervalle für eine positive Bioäquivalenz-Entscheidung zwischen 80 und 125 % liegen, beträgt nach Untersuchungen der FDA die durchschnittliche beobachtete Differenz zwischen Arzneimitteln von Erstanmeldern und Generika lediglich 3,5 %. Solche geringen Differenzen werden nicht zu **klinisch relevanten** Unterschieden führen. Die FDA publiziert jährlich eine Liste von arzneistoffgleichen Arzneimitteln, die nach den Kriterien der FDA (▸ Kap. 2.1) als therapeutisch äquivalent akzeptiert werden (Approved drug products with therapeutic equivalence evaluations, häufig als Orange Book bezeichnet).

Bioinäquivalenz bedeutet allerdings nicht unbedingt therapeutische Inäquivalenz. So führen hohe Konzentrationen von i.v. verabreichtem Furosemid nicht zu einer entsprechend erhöhten Natriumausscheidung, sodass die natriuretische Wirkung gleichzusetzen ist mit derjenigen einer peroralen Applikationsform mit einer Bioverfügbarkeit von lediglich 50%. Auch bei Chinidin ist trotz fehlender Bioäquivalenz (relative Bioverfügbarkeit = 70% nach peroraler Applikation) therapeutische Gleichwertigkeit bezüglich des QT-Intervalls festgestellt worden. Auch deutliche Unterschiede in der In-vitro-Freisetzung müssen nicht in jedem Fall zu einer therapeutischen Inäquivalenz führen. In einer In-vivo-Untersuchung konnte nachgewiesen werden, dass zwei Omeprazol-Arzneimittel mit unterschiedlichem Freisetzungsverhalten zu nahezu identischen Veränderungen des pH-Werts im Magen führten. Diese Ergebnisse sind damit zu erklären, dass pharmakodynamische Zielgrößen eine wesentlich größere Variabilität und damit eine geringere Trennschärfe aufweisen als pharmakokinetische Parameter oder in vitro ermittelte Werte.

Bei der Beurteilung von Plasmakonzentrationen zur Vorhersage der zu erwartenden Wirkung eines Arzneistoffs müssen deshalb grundsätzlich Charakteristika der Beziehung zwischen Konzentration und Wirkung berücksichtigt werden.

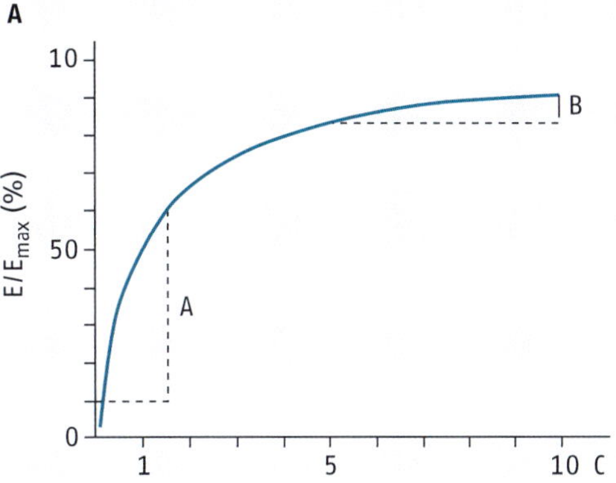

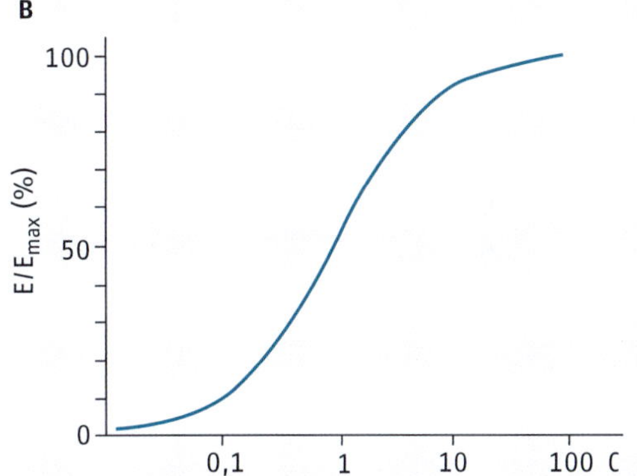

Abb. 2.4 A Hyperbolischer Verlauf der Konzentrations-Wirkungs-Kurve bei linearer Auftragung, B sigmoidaler Verlauf der Konzentrations-Wirkungs-Kurve bei halblogarithmischer Auftragung

E_{max}-Modell

Der Zusammenhang zwischen pharmakologischer Wirkung und Arzneistoffkonzentration lässt sich durch pharmakodynamische Modelle beschreiben (▸Kap. 3.2.1). Ein häufig verwendetes Modell ist das sog. E_{max}-Modell (Gleichung 2.4) mit E_{max} für die maximal erreichbare Wirkungsintensität, EC_{50} für die Arzneistoffkonzentration, bei der 50% der maximalen Wirkungsintensität zu beobachten sind und E_0 für die Wirkung bei der Arzneistoffkonzentration von C = 0. E_0 berücksichtigt dabei die in manchen Fällen unter Abwesenheit des Arzneistoffs gemessene Wirkung, z.B. Blutdruck, Herzfrequenz, Atemfrequenz.

$$E = E_0 + \frac{E_{max} \cdot C}{EC_{50} + C}$$ Gleichung 2.4

Bei dem E_{max}-Modell wird davon ausgegangen, dass die Wirkungsintensität bei steigender Konzentration zunächst in ausgeprägtem Maß (Abb. 2.4 A, Bereich A) zunimmt, jedoch ist bei Überschreiten einer bestimmten Konzentration keine wesentliche Erhöhung der Wirkungsintensität (Abb. 2.4 A, Bereich B) möglich. Es muss aber berücksichtigt werden, dass unerwünschte Wirkungen mit zunehmender Konzentration vermehrt auftreten können. Die grafische Darstellung der Wirkungsintensität in Abhängigkeit von der Arzneistoffkonzentration zeigt einen hyperbolischen Verlauf (Abb. 2.4 A), wobei der beobachtete Effekt bezogen auf den maximalen Effekt dargestellt wird. Die logarithmische Auftragung der Konzentration ergibt eine sigmoidale Kurve (Abb. 2.4 B). Für viele Arzneistoffe liegt hierbei eine annähernd lineare Beziehung zwischen 20% und 80% der maximal erreichbaren Wirkungsintensität vor.

Das Verhältnis von gemessener Arzneistoffkonzentration C und E_{max} bestimmt die Beziehung zwischen Bioäquivalenz und Wirkung. Für Dosierungen, die im linearen Teil der Konzentrations-Wirkungs-Kurve liegen, werden Konzentrationsänderungen, die auf eine Substitution des Arzneimittels zurückzuführen sind, zu äquivalenten Änderungen der Wirkung führen. Wenn die Arzneistoffkonzentration eine Wirkung von nahezu E_{max} bewirkt, wird die prozentuale Veränderung der Wirkungsintensität wesentlich geringer sein als bei niedrigen Konzentrationen, die im linearen Bereich liegen. Zusätzlich wird bei einer flachen Konzentrations-Wirkungs-Kurve eine Veränderung in der systemischen

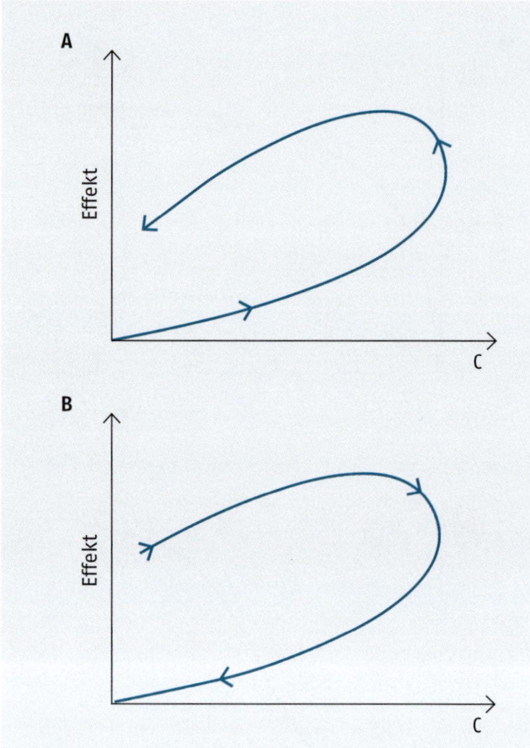

o Abb. 2.5 Konzentrations-Wirkungs-Kurven. **A** Gegen den (**Hysterese**) und **B** im Uhrzeigersinn (**Proterese**). Nach Klotz 1988

Verfügbarkeit nur einen kleinen Einfluss auf die Wirkung zeigen, während bei Vorliegen einer steilen Konzentrations-Wirkungs-Kurve die Wirkung in ausgeprägtem Maß verändert wird.

Hysterese und Proterese

Häufig ist in der Konzentrations-Wirkungs-Beziehung folgendes zu beobachten: Bei gleicher Plasmakonzentration treten zeitabhängig unterschiedlich ausgeprägte Wirkungen auf. Werden in diesem Fall Wirkung und Plasmakonzentration in zeitlicher Reihenfolge aufgetragen, so ergeben sich schleifenförmige Kurven (o Abb. 2.5).

Eine gegen den Uhrzeigersinn gerichtete **Hysterese**-Schleife kann folgende Ursachen haben:

- verzögerte Verteilung des Arzneistoffs zwischen Plasma und Wirkort (z. B. bei Arzneistoffen mit hydrophilen Eigenschaften und/oder hoher relativer molarer Masse),
- Entstehung aktiver Metaboliten,
- Signaltransduktion,
- Zunahme der Rezeptorempfindlichkeit.

Eine im Uhrzeigersinn verlaufende **Proterese**-Schleife kann in einer Toleranzentwicklung begründet sein. Dies bedeutet, dass bei Vorliegen einer solchen schleifenförmigen Konzentrations-Wirkungs-Kurve die Plasmakonzentration nicht zu jedem Zeitpunkt ein Maß für die Wirkungsintensität ist.

Applikationsweg

Auch der Applikationsweg eines Arzneimittels kann die Konzentrations-Wirkungs-Kurve beeinflussen. So kann bei gleicher Plasmakonzentration von Verapamil nach intravenöser Gabe eine größere Zunahme des PR-Intervalls als nach peroraler Gabe festgestellt werden (o Abb. 2.6). Als Grund dafür konnte ein stereoselektiver First-Pass-Effekt festgestellt werden, der nach peroraler Applikation zu einem schnelleren Abbau des wirksameren S-(–)-Enantiomers führt. Diese Beispiele zeigen, dass besondere Konzentrations-Wirkungs-Beziehungen dazu führen können, dass nicht in jedem Fall aus der Höhe der Plasmakonzentration eines Arzneistoffs die zu erwartende Wirkung abgeschätzt werden kann.

Therapeutische Äquivalenz bedeutet nicht nur ähnliche Wirksamkeit, sondern auch Art und Häufigkeit der unerwünschten Wirkungen müssen bei der Beurteilung berücksichtigt werden. So ist nicht nur die Kenntnis des Konzentrations-Wirkungs-Profils erforderlich, sondern auch die Beziehung zwischen Konzentration und klinisch relevanten unerwünschten Wirkungen. Auch bei bioäquivalenten Arzneimitteln können innerhalb der 80/125 %-Akzeptanzgrenzen liegende Plasmakonzentrationen bereits zu Intoxikationen führen. Dies wird durch Anwendung der für NTID geltenden engeren Akzeptanzgrenzen berücksichtigt (▸ Kap. 2.3.3).

Unerwünschte Wirkungen können jedoch auch auf die eingesetzten Hilfsstoffe zurückzuführen sein. Bioäquivalente Arzneimittel unterscheiden sich i. d. R. hinsichtlich ihrer Hilfsstoffe. Die Arzneistofffreisetzung kann durch Hilfsstoffe derart erhöht werden, dass durch eine beschleunigte Resorption Intoxikationen auftreten können. So führte das als Lösungsvermittler eingesetzte Diethylenglykol zu einer unbeabsichtigten Resorptionsbeschleunigung von Sulfanilamid. Als deren Folge traten vermehrt Nierenschäden mit teilweise tödlichem Ausgang auf. Der Austausch des in Wasser praktisch unlöslichen und damit freisetzungsverzögernden Calciumsulfats in Phenytoin-Tabletten führte zu Vergiftungserscheinungen.

Bei der Beurteilung der therapeutischen Äquivalenz über die Bioäquivalenz muss berücksichtigt werden, dass die Bestimmung der Bioverfügbarkeit i. d. R. an gesunden Versuchspersonen durchgeführt wird und somit einen modellhaften Charakter besitzt. Eine definitive Beurteilung der therapeutischen Eigenschaften kann letztendlich sicher nur in klinischen Studien an Patienten erfolgen. So musste vor einigen Jahren ein Ciclosporin-haltiges Generikum in den USA vom Markt genommen werden, weil bei Transplantationspatienten erhebliche inter- und intraindividuelle Schwan-

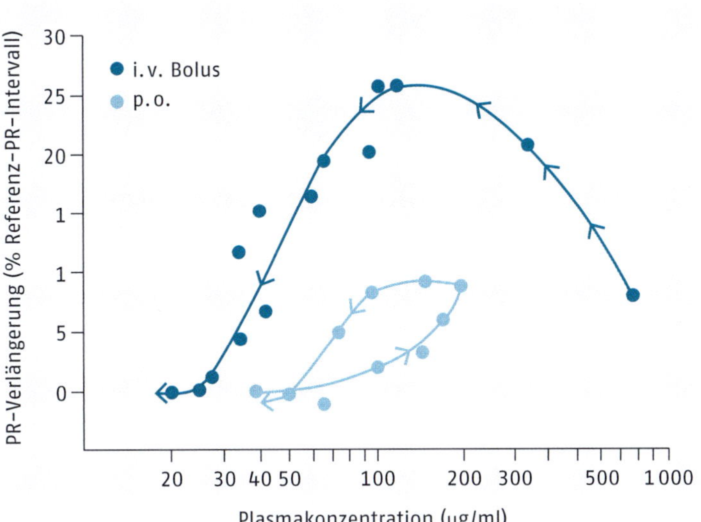

Abb. 2.6 Verlauf der Konzentrations-Wirkungs-Kurve von Verapamil in Abhängigkeit vom Applikationsweg. Nach Reiter et al. 1982

2

kungen der Plasmakonzentrations-Zeit-Verläufe beobachtet wurden, obwohl sich das Präparat bei gesunden Probanden als bioäquivalent erwiesen hatte.

2.4 Biosimilars, Bioidenticals und Non-Biological-Complex-Drugs-Similars

Biosimilars (EMA) oder Follow-on-Biologicals (FDA) sind Nachfolgeprodukte biotechnologisch hergestellter Arzneimittel (Biologicals, syn. Biologics, Biopharmazeutika), z. B. Arzneistoffe wie Insulin, Erythropoetin, Interferone, Granulozyten-Kolonie-stimulierende Faktoren (G-CSF) oder therapeutische monoklonale Antikörper. Biologicals sind nicht mit chemisch-synthetischen Arzneistoffen vergleichbar, da sie eine Reihe von spezifischen Eigenschaften aufweisen, wie relativ hohe Molmassen mit einer komplexen, für die Wirkung bedeutsamen dreidimensionalen Struktur und eine durch die Herstellung in lebenden Zellen bedingte Heterogenität (z. B. unterschiedliches Glykosylierungsmuster). Nur durch eine strenge Standardisierung des Herstellungsprozesses kann die unvermeidbare Heterogenität von Charge zu Charge in akzeptablen Grenzen gehalten werden (The product is the process). Zusätzlich können diese Substanzen ein erhebliches Immunogenitätspotenzial aufweisen. Biosimilars sind deshalb nicht als Biogenerika zu betrachten. Eine eindeutige und umfassende Charakterisierung dieser Arzneistoffe mit physikalisch-chemischen und biologischen Methoden in vitro ist bisher nur eingeschränkt möglich. Eine Substitution des Originalarzneimittels durch ein Biosimilar kann aus diesen Gründen für den Patienten mit einer erheblichen Gefährdung verbunden sein. Für die Zulassung eines Biosimilars ist deshalb der Nachweis der Bioäquivalenz nicht ausreichend, sondern die Wirksamkeit und Unbedenklichkeit im Vergleich zum Originalarzneimittel müssen in klinischen Studien belegt werden. Zusätzlich muss nach der Zulassung eine besonders engmaschige Erfassung von unerwünschten Wirkungen durchgeführt werden, um Sicherheitsrisiken, die selbst durch klinische Studien nicht ausgeschlossen werden können, zu erkennen (▸ Kap. 9).

Im Gegensatz zu den Biosimilars ist eine Substitution bei den **Bioidenticals** möglich, wenn keine pharmazeutischen Bedenken bestehen, z. B. unterschiedliche Applikation. Bioidenticals sind Biologicals, die aus derselben Produktionsstätte und damit demselben Herstellungsprozess entstammen. Sie werden sich somit in der molekularen Struktur und den Eigenschaften nicht unterscheiden. Ein Unterschied besteht aber im Präparatenamen. Sie wurden auf dasselbe Referenzarzneimittel bezugnehmend zugelassen. Als Beispiel für ein Bioidentical ist der Wirkstoff Filgastrim zu nennen, der unter dem Präparatenamen Biogastrim® und Ratiogastrim® im Handel ist.

Eine weitere hinsichtlich der Substitution kritische Gruppe von Arzneimitteln sind die **Non-Biological-Complex-Drugs-Similars (NBCD-Similars)**. Es handelt sich hierbei um Generika mit sehr komplexer Zusammensetzung, die deshalb mit den Biologicals in gewisser Weise vergleichbar sind. Als Beispiele sind intravenös zu applizierende Eisen-III-Kohlenhydratkomplexe (z. B. Venofer®), liposomale Darreichungsformen (z. B. AmBisome®, DepoCyte®), Glatirameracetat und Sevelamer-HCl zu nennen. Auch bei diesen Arzneimitteln sind durch Abweichungen in den eingesetzten Ausgangsstoffen und den mehrstufigen Herstellungsverfahren therapeutisch relevante Unterschiede möglich. So konnten bei einer Umstellung von Venofer® auf Fer-Med® kritische Unverträglichkeiten beobachtet werden. Bei diesen Arzneistoffen wird ebenfalls der Nachweis der Bioäquivalenz für die Beurteilung der therapeutischen Äquivalenz nicht ausreichend sein.

2.5 Nichtsystemisch wirkende Arzneimittel

Nichtsystemisch wirkende Arzneimittel sind Arzneimittel, die eine lokale Wirksamkeit entfalten sollen, eine systemische Verfügbarkeit der Wirkstoffe ist hierbei unerwünscht. Beispiele für meist lokal wirksame Arzneimittel sind Dermatika, Inhalationsarzneimittel (Pulver oder Aerosole), Augentropfen, nasale, rektale und vaginale Arzneiformen, aber auch perorale Zubereitungen, die im Gastrointestinaltrakt wirken (z. B. Lokalantibiotika, Antazida, Anthelmintika). Nach Applikation dieser Arzneimittel müssen lokal ausreichend hohe Arzneistoffkonzentrationen erreicht werden. Die Arzneistoffe sollen aber die systemische Zirkulation nicht erreichen, um unerwünschte systemische Wirkungen zu vermeiden.

■ **DEFINITION** Die Richtlinie der Food and Drug Administration beschreibt die **Bioverfügbarkeit für lokal wirksame Arzneimittel** wie folgt: Für Arzneimittel, die nicht für die Resorption in den Blutstrom bestimmt sind, kann die Bioverfügbarkeit durch Messungen bestimmt werden, die Geschwindigkeit und Ausmaß, mit der ein Arzneistoff oder der wirksame Bestandteil am Ort der Wirkung verfügbar wird, widerspiegeln.

2.5.1 Klinische Studien

Der Nachweis der Bioäquivalenz von Dermatika muss in klinischen Studien erbracht werden, da die Möglichkeiten der Wirkungsbeeinflussung besonders vielfältig sind, insbesondere durch die Wechselwirkung zwischen Haut und Salbengrundlage. So besitzen die Hilfsstoffe eine wesentlich größere Bedeutung als bei festen Arzneiformen, da sie nicht nur die Freisetzung aus dem Vehikel beeinflussen, sondern auch die Penetration des Arzneistoffs in die Haut und die lokale Verträglichkeit. Allerdings sind klinische Prüfungen lokal wirksamer Arzneiformen sehr zeitaufwendig und kostenintensiv. Deshalb werden insbesondere zur Bioäquivalenzbeurteilung dermaler Zubereitungen folgende alternative Methoden untersucht:

- Bestimmung pharmakodynamischer Parameter,
- Bestimmung pharmakokinetischer Parameter,
- In-vitro-Methoden.

2.5.2 Bestimmung pharmakodynamischer Parameter

Pharmakodynamische Parameter (z. B. UV-Erythemtest, Abblassungstest bei Glucocorticoiden oder Analgesietest bei Lokalanästhetika) werden zur Beurteilung der Bioverfügbarkeit herangezogen, allerdings sind diese i. d. R. nur ein Surrogat-Endpunkt für den angestrebten Effekt. Dies gilt auch für die etablierte Methode des Vasokonstriktionstests, bei dem die nach Applikation von Glucocorticoiden zu beobachtende Verblassung der Haut (blanching) gemessen wird. Um den Grad der Bronchodilatation nach Applikation von Arzneiformen zur Inhalation zu vergleichen, werden als pharmakodynamische Größen Lungenfunktionsparameter wie forciertes Exspirationsvolumen (FEV_1), mittelexspiratorische Atemstromstärke (MEFR) und forcierte Vitalkapazität (FVC) gemessen.

2.5.3 Bestimmung pharmakokinetischer Parameter

Pharmakokinetische Messungen gewinnen auch zur Prüfung von lokal wirksamen Arzneimitteln zunehmend an Bedeutung. So kann nach Anwendung dermaler Arzneizubereitungen die Arzneistoffaufnahme (Uptake) in das Stratum corneum und der Arzneistoffabtransport (Elimination) aus dem Stratum corneum in vivo gemessen werden (Dermatopharmakokinetik, DPK). Dazu werden z. B. Schichten, des Stratum corneums, in denen die Konzentration des Arzneistoffs bestimmt wird, mittels eines Klebebandes (tape stripping) zu verschiedenen Zeitpunkten abgetragen. Nach Beendigung der Uptake-Phase wird die überschüssige Arzneistoffmenge entfernt und anschließend die Elimination des Arzneistoffs aus dem Stratum corneum bestimmt. Zwei Zubereitungen sind nach dieser Untersuchungsmethode dann bioäquivalent, wenn ihre Uptake- und Eliminationskurven innerhalb bestimmter Grenzen identisch sind. Intraindividuelle Unterschiede werden ausgeschlossen, indem die Pharmakokinetik des Arzneistoffs aus den zu vergleichenden Formulierungen am selben Probanden zur selben Zeit geprüft wird.

Zur Beurteilung von topisch applizierten Antirheumatika und Antiphlogistika (z. B. Diclofenac) kann die Arzneistoffkonzentration am Wirkort (Synovialflüssigkeit und Synovialgewebe) gemessen werden.

2.5.4 In-vitro-Methoden

Mithilfe von In-vitro-Methoden wird im Wesentlichen geprüft, ob die Arzneimittel eine ausreichende pharmazeutische Qualität aufweisen. Sie werden klinische Studien bzw. Bioäquivalenzstudien jedoch nicht ersetzen können.

Bei Dermatika werden die Freisetzung und die anschließende Penetration des Arzneistoffs mit künstlichen Membranen oder auch Humanhaut von Leichen oder aus plastischen Operationen geprüft. Als In-vitro-Methode bei Aerosolen ist die aerodynamische Teilchengrößenverteilung in sog. Kaskadenimpaktoren zur Beurteilung der Inhalierbarkeit zu nennen, in denen eine Abscheidung der Teilchen in Abhängigkeit von ihren aerodynamischen Eigenschaften erfolgt. Bei Antazida wird die Säurebindungskapazität untersucht. Gleiche Säurebindungskapazität muss jedoch nicht zwingend therapeutische Äquivalenz bedeuten, weil andere Bestandteile des Arzneimittels auch an der Wirksamkeit beteiligt sein können, z. B. durch Filmbildung an der Schleimhautoberfläche.

Die Ergebnisse dieser Methoden könnten zur Beurteilung der Bioverfügbarkeit eingesetzt werden, wenn eine Korrelation mit dem Ausmaß und der Geschwindigkeit, mit der ein Arzneistoff am Wirkort verfügbar wird, nachgewiesen werden kann.

Plasmakonzentrationsbestimmungen dienen bei nichtsystemisch wirkenden Arzneimitteln der Bestimmung der Unbedenklichkeit. So können Plasmakonzentrationsbestimmungen z. B. von Glucocorticoiden oder von Aluminium nach Applikation entsprechender Arzneimittel notwendig sein, um das Risiko einer unbeabsichtigten Resorption über die Haut oder die Schleimhaut des Gastrointestinaltrakts zu bestimmen. Bei aluminiumhaltigen Arzneistoffen (z. B. Sucralfat) wird zwar ein geringer Teil des Aluminiums resorbiert, aber bei normaler Nierenfunktion wieder vollständig ausgeschieden. Hier kann es jedoch erforderlich sein, die Äquivalenz durch Plasma-Aluminiumbestimmungen an Patienten mit eingeschränkter Nierenfunktion aus Sicherheitsgründen zu untersuchen. Ein weiteres Beispiel für die Notwendigkeit der Bestimmung von Plasmakonzentrationen ist die unerwünschte systemische Verfügbarkeit des β-Rezeptorenblockers Timolol nach Applikation von Augentropfen, die zu kardialen unerwünschten Wirkungen führen kann.

Insgesamt muss festgestellt werden, dass zurzeit der Nachweis der Austauschbarkeit von wirkstoffgleichen Arzneimitteln mit lokaler Wirksamkeit mithilfe klinischer Studien erbracht werden muss, da die beschriebenen alternativen Methoden noch nicht ausreichend validiert sind. Weiterhin lässt sich eine Korrelation zwischen den mit diesen Verfahren erhaltenen Ergebnissen und der Pharmakodynamik in vielen Fällen bisher noch nicht beweisen. Im Gegensatz zu Arzneimitteln mit systemischer Wirkung (AUC, C_{max}, t_{max}) sind die Zielgrößen, die zur Entscheidung herangezogen werden sollen, noch nicht festgelegt.

Literatur

Bekanntmachung gemäß § 26 Abs. 3 des Arzneimittelgesetzes (AMG) über die Zulassung nach § 21 AMG und die Verlängerung der Zulassung von Arzneimitteln nach § 105 AMG (Bioverfügbarkeit/Bioäquivalenz). Bundesanzeiger, (BAnz.) Nr. 43, 1998

Blume H, Brauer KG, Dingermann T et al. Gute Substitutionspraxis. www.dphg.de/fileadmin/content/pdfs/dphg_leitlinie_gute_substitutionspraxis.pdf, 2014

Blume H, Siewert M, Steinijans V et al. Bioäquivalenz von per os applizierten Retard-Arzneimitteln. Pharm Ztg, 134: 2488–2500, 1989

Derendorf H, Gramatté T, Schäfer HG, Staab A. Pharmakokinetik kompakt. 3. Aufl., Wissenschaftliche Verlagsgesellschaft Stuttgart, 2011

Dingermann T, Zündorf I. Nicht gleich, aber ähnlich. Pharm Ztg, 158: 3472–3541, 2013

Langguth P, Fricker G, Wunderli-Allenspach H. Biopharmazie. Wiley-VCH, Weinheim, New York, Basel, Cambridge 2004

Langner A, Borchert HH, Mehnert W. Biopharmazie. 4. Aufl., Wissenschaftliche Verlagsgesellschaft Stuttgart, 2011

Longer MA, Schaefer HG, Derendorf H. Fundamentals of assessing bioequivalence studies. Pharm Ztg Wiss, 5: 15–22, 1992

Mehnert W. Zur Frage der Bioäquivalenz wirkstoffidentischer Externa. Pharm Ztg, 144: 1177–1182, 1999

Shargel L, Wu-Pong S, Yu ABC. Applied biopharmaceutics and pharmacokinetics. 6. Aufl., McGraw-Hill, New York 2012

Der letzte Zugriff auf die im Text genannten Websites erfolgte am 03.04.2016

3 Pharmakometrie

Ulrich Jaehde, Iris K. Minichmayr, Charlotte Kloft

Nach der Einnahme eines Arzneimittels gibt es durch vielfältige Wechselwirkungen zwischen Arzneistoff und Patient kontinuierliche Veränderungen der Arzneistoffkonzentrationen im Körper und der Wirkungen auf den Patienten und seinen Krankheitsverlauf. Die **Pharmakometrie** hat zum Ziel, diese vielfältigen Wechselwirkungen und Veränderungen in **In-silico-Modellen** zu erfassen. Sie ist daher die Wissenschaft von der Entwicklung mathematischer Modelle, um Wechselwirkungen zwischen Arzneistoffen und Patienten zu beschreiben, zu quantifizieren und vorherzusagen. Diese Erkenntnisse können dann für Dosierungs- und Therapieentscheidungen genutzt werden. Die Pharmakometrie stellt ein noch junges, interdisziplinäres Fachgebiet dar, das Elemente v. a. aus der Anatomie, Physiologie, Pharmakologie, Klinischen Pharmazie, Medizin, Mathematik, Statistik und Informatik kombiniert. Sie hat in den letzten Jahren zunehmend an Bedeutung gewonnen:

- beim Design klinischer Studien und bei Entscheidungsprozessen in der Arzneimittelforschung und -entwicklung, z. B. bei der Festlegung der Dosierung in der nächsten klinische Studie (model-informed drug development),
- in der Pharmakotherapie (model-informed patient care).

Pharmakometrische Modellierungsansätze beschäftigen sich neben Modellen der Physiologie und Krankheitsmodellen vor allem mit der Analyse pharmakokinetischer und pharmakodynamischer Daten.

Die **Pharmakokinetik** beschäftigt sich mit der quantitativen Beschreibung der nach Applikation eines Arzneistoffs im Körper ablaufenden Prozesse: Resorption (**A**bsorption), Verteilung (**D**istribution), **M**etabolisierung und **E**xkretion (→ ADME-Schema, ▸ Kap. 2.2). Dazu werden mittels geeigneter bioanalytischer Verfahren die Konzentrationen eines Arzneistoffs und gegebenenfalls seiner Metaboliten in Plasma, Urin und/oder anderen Körperflüssigkeiten zu ausgewählten Zeitpunkten bestimmt (▸ Kap. 30). Mithilfe der so ermittelten Konzentrations-Zeit-Verläufe lassen sich dann **pharmakokinetische Parameter** berechnen, die die einzelnen oben genannten Prozesse charakterisieren. Stammen die Konzentrations-Zeit-Verläufe von Patienten, die mit einem Arzneistoff behandelt wurden, spricht man von **Klinischer Pharmakokinetik**.

Da es beim Patienten nicht in erster Linie auf Arzneistoffkonzentrationen, sondern auf die durch den Arzneistoff ausgelösten Wirkungen ankommt, werden zunehmend gemessene Effekte in Abhängigkeit von der Zeit betrachtet, z. B. Blutdruckmessungen nach Gabe eines Antihypertensivums. Mit der quantitativen Beschreibung von Effekt-Zeit-Verläufen beschäftigt sich die **Pharmakodynamik**. Pharmakokinetik (PK) und Pharmakodynamik (PD) werden daher heute häufig verknüpft betrachtet. Man spricht dann von pharmakokinetischer und pharmakodynamischer (**PK/PD**) Datenanalyse.

In der Klinischen Pharmazie spielen Konzepte der Pharmakometrie eine wichtige Rolle bei der **Dosierung** von Arzneistoffen. So lassen sich beispielsweise maßgeschneiderte Dosierungsempfehlungen für bestimmte Patientenpopulationen (z. B. Kinder, adipöse Patienten) bzw. für den individuellen Patienten ableiten, um einerseits ausreichende therapeutische Wirksamkeit zu erzielen und andererseits Toxizität zu minimieren (▸ Kap. 15). Nachfolgend werden die wichtigsten Konzepte der Pharmakometrie, insbesondere der Klinischen Pharmakokinetik und Pharmakodynamik erläutert. Es sei darauf hingewiesen, dass dieses Kapitel ein Pharmakokinetik-Lehrbuch nicht ersetzen kann. Dem interessierten Leser werden deshalb Standardwerke zur Vertiefung des Themas empfohlen (siehe Literatur).

3.1 Grundbegriffe der Klinischen Pharmakokinetik

Zu den wichtigsten pharmakokinetischen Parametern zählen die **systemisch verfügbare Fraktion** (F), das **Verteilungsvolumen** (V), die **Clearance** (CL) und die **Halbwertszeit** ($t_{½}$), deren Definition und Bedeutung in ▸ Kap. 3.1.1 bis ▸ Kap. 3.1.4 erklärt werden. Zur besseren Veranschaulichung dieser Parameter und den zugrunde liegenden Modellvorstellungen dient ○ Abb. 3.1. Die Abbildung zeigt, dass in pharmakokinetischen Berechnungen die physiologischen Gegebenheiten im Organismus stark vereinfacht werden (müssen), was bei der Interpretation der Parameter zu beachten ist. Deshalb wird in diesem Abschnitt besonderer Wert darauf gelegt, Möglichkeiten und Grenzen der Anwendung der verschiedenen pharmakokinetischen Größen aufzuzeigen. Die besondere Herausforderung der **nichtlinearen Pharmakokinetik** wird in ▸ Kap. 3.1.5 erläutert. Da in den wenigsten Fällen eine einmalige Dosis für einen Therapieerfolg ausreicht, sind insbesondere für die klinische Anwendung pharmakokinetische Gesetzmäßigkeiten nach Mehrfachverabreichung zu berücksichtigen. Die in diesem Zusammenhang wichtigen Begriffe **Kumulation** und **Steady-State** werden in ▸ Kap. 3.1.6 behandelt.

Abkürzungen

Sowohl in diesem Kapitel als auch im gesamten Lehrbuch finden die Abkürzungen der Fachzeitschrift *Clinical Pharmacokinetics* Anwendung (siehe Verzeichnis pharmakokinetischer und pharmakodynamischer Symbole).

3.1.1 Systemisch verfügbare Fraktion

Die **systemische Verfügbarkeit** eines Arzneistoffs ist eine notwendige Voraussetzung für seine systemische Wirkung. Nur wenn der Arzneistoff das Blut erreicht, kann er sich von dort an den Wirkort, z. B. in ein bestimmtes Gewebe, verteilen. Wird ein Arzneistoff intravenös verabreicht, kann davon ausgegangen werden, dass die gesamte Dosis systemisch verfügbar ist. Bei allen extravaskulären Verabreichungsarten (z. B. per os, rektal, intramuskulär) muss die Substanz jedoch zunächst vom Applikationsort ins Blut gelangen (Resorption).

Der Parameter, der das Ausmaß der systemischen Verfügbarkeit nach extravaskulärer Applikation quantitativ beschreibt, ist die **systemisch verfügbare (oder bioverfügbare) Fraktion (F)**, die einen Wert zwischen 0 und 1 (oder 0–100 %) annimmt (siehe Kasten). Die systemisch verfügbare Menge des Arzneistoffs entspricht dem Produkt aus F und der Dosis (○ Abb. 3.1). Im Wesentlichen können drei Faktoren F beeinflussen:

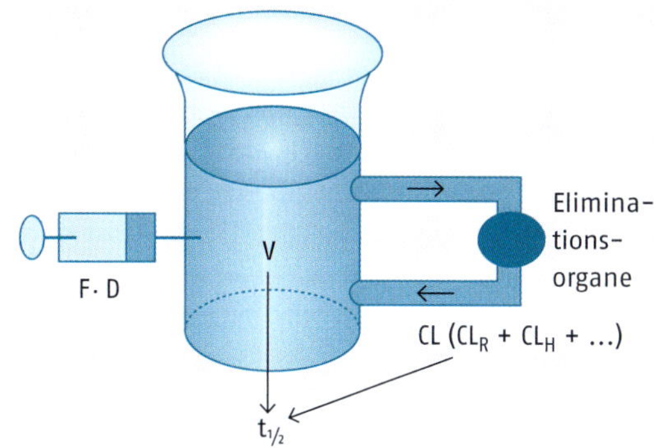

○ **Abb. 3.1** Schematische Darstellung der pharmakokinetischen Parameter F, V, CL, und $t_{½}$

- Die **Freisetzung** des Arzneistoffs aus der Arzneiform: Nur freigesetzter Arzneistoff steht einer Resorption zur Verfügung.
- Der Übergang des Arzneistoffs durch die Darmepithelzellen in das Blut (eigentlicher **Resorption**svorgang): Der Übergang kann sowohl transzellulär (durch die Zellen hindurch) als auch parazellulär (durch die Zellzwischenräume) erfolgen.
- Die präsystemische Elimination: Wird der Arzneistoff metabolisiert, bevor er die systemische Zirkulation (Blutkreislauf) erreicht, spricht man von einem **First-Pass-Effekt**. Präsystemisch metabolisierter Arzneistoff ist nicht systemisch verfügbar. Besonders ausgeprägt ist der First-Pass-Effekt bei der Applikation per os, da die aus dem Gastrointestinaltrakt resorbierten Arzneistoffmoleküle über die Pfortader zunächst in die Leber (dem Hauptmetabolisierungsorgan) und dann in den Blutkreislauf gelangen. Bei bestimmten Arzneistoffen findet auch eine enzymatische Metabolisierung in den Darmepithelzellen statt.

MERKE In vielen Büchern wird F (systemisch verfügbare Fraktion) auch als Bioverfügbarkeit bezeichnet. Es sei jedoch darauf hingewiesen, dass dieser Begriff durch das CPMP und die FDA anders definiert wird (▸ Kap. 2.3.1). Der Begriff Bioverfügbarkeit beschreibt dabei das Ausmaß **und** die Geschwindigkeit, mit der ein Arzneistoff **am Wirkort** verfügbar ist. F bezieht sich jedoch nur auf das Ausmaß, in dem der Arzneistoff **in der systemischen Zirkulation** verfügbar ist.

Die beobachtete systemisch verfügbare Fraktion (F) setzt sich also aus der freigesetzten Fraktion (F_f), der resorbierten Fraktion (F_a) und der nicht präsystemisch eliminierten Fraktion (F_{npe}) zusammen:

$$F = F_f \cdot F_a \cdot F_{npe}$$ Gleichung 3.1

Ein niedriges F bedeutet also nicht unbedingt, dass der Arzneistoff schlecht resorbiert wird. Ebenso können eine unvollständige Freisetzung oder ein ausgeprägter First-Pass-Effekt die Ursache sein. Die systemisch verfügbare Fraktion wird i. d. R. als **absolute Bioverfügbarkeit** (▸ Kap. 2.3.1) bestimmt, indem die Fläche unter der Plasmakonzentrations-Zeit-Kurve von Null bis unendlich (AUC_∞) nach extravaskulärer Applikation zur AUC_∞ nach intravenöser Applikation in Beziehung gesetzt wird. Nach Gabe identischer Dosen gilt:

$$F = \frac{AUC_{\infty\,\text{extravaskulär}}}{AUC_{\infty\,\text{intravenös}}}$$ Gleichung 3.2

3.1.2 Verteilungsvolumen

Das **Verteilungsvolumen** (V) ist eine pharmakokinetische Größe, die die im Körper vorhandene Menge (amount, A) des Arzneistoffs mit der Plasmakonzentration (C) in Beziehung setzt:

$$V = \frac{A}{C}$$ Gleichung 3.3

Es bezeichnet das (theoretische) Volumen, das die Gesamtmenge des im Körper vorhandenen Arzneistoffs einnehmen müsste, um die gleiche Konzentration wie im Plasma zu erreichen. Es sei herausgestellt, dass es sich um ein **scheinbares (apparentes)** Verteilungsvolumen handelt, das nur in wenigen Fällen mit dem tatsächlichen Verteilungsvolumen übereinstimmt. Ein einheitlicher Verteilungsraum, von dem bei der Berechnung des Verteilungsvolumens ausgegangen wird (○ Abb. 3.1), entspricht selten der Realität. Vielmehr existieren im Organismus zahlreiche Diffusionsbarrieren und u. U. Bindungsstellen für den Arzneistoff, die zu einer inhomogenen Verteilung führen. Das Verteilungsvolumen kann daher um ein Vielfaches größer sein als das Körpervolumen (z. B. Verteilungsvolumen von Digoxin: 500–600 l).

Dem Verteilungsvolumen kommt in der Pharmakokinetik eine wichtige Bedeutung zu. Einerseits charakterisiert es das **Ausmaß der Lokalisation eines Arzneistoffs außerhalb des Plasmas**, d. h. bei einem großen Verteilungsvolumen befindet sich nur ein geringer Teil der Arzneistoffmoleküle im Plasma. Andererseits ist es eine wichtige Größe zur **Berechnung der Initialdosis** (▸ Kap. 3.3.3) und damit von Bedeutung für die Dosisindividualisierung (▸ Kap. 15).

Die Bestimmung des Verteilungsvolumens nach oben stehender Gleichung ist beim Patienten nicht möglich, da die im Körper vorhandene Menge des Arzneistoffs nicht bestimmbar ist und das Verteilungsvolumen sich in Abhängigkeit von der Zeit verändern kann. Am einfachsten lässt sich das **Verteilungsvolumen** in der **terminalen Phase (V_Z)** berechnen. Dazu müssen die AUC_∞, die terminale Eliminationsgeschwindigkeitskonstante (λ_Z) und F bekannt sein:

$$V_Z = \frac{F \cdot D}{\lambda_z \cdot AUC_\infty}$$ Gleichung 3.4

Streng genommen gilt V_Z damit auch nur in der letzten (terminalen) Eliminationsphase. Die Ermittlung von AUC_∞ und λ_Z aus Konzentrations-Zeit-Verläufen wird in ▸ Kap. 3.2 ausführlich erläutert.

3.1.3 Clearance

Unter **Clearance** versteht man das Volumen, das in einer bestimmten Zeiteinheit vom Arzneistoff befreit wird. Aus dem Körper wird der Arzneistoff i. d. R. durch die Eliminationsorgane (z. B. Niere, Leber) entfernt (○ Abb. 3.1). Daher ist die Clearance ein Maß für die **Eliminationsleistung** des gesamten Körpers (Gesamtkörperclearance CL) bzw. eines bestimmten Eliminationsorgans (renale Clearance CL_R, hepatische Clearance CL_H, usw.).

Gesamtclearance

Die Clearance-Werte sämtlicher Eliminationsorgane addieren sich zur **Gesamtclearance**:

$$CL = CL_R + CL_H + \ldots$$ Gleichung 3.5

In der klinischen Praxis spielt die Gesamtclearance eine wichtige Rolle bei der **Ermittlung der Erhaltungsdosis** (▸ Kap. 3.3.2). Sie kann als Quotient aus systemisch verfügbarer Arzneistoffmenge und AUC_∞ ermittelt werden (mit F = 1 bei intravaskulärer Applikation):

$$CL = \frac{F \cdot D}{AUC_\infty}$$ Gleichung 3.6

Renale Clearance

Sind neben Plasmakonzentrationen auch Urindaten verfügbar, kann über die **insgesamt** in den **Urin ausgeschiedene Menge** des **Arzneistoffs** (Ae_∞) und die AUC_∞ die **renale Clearance** als Beitrag der Niere zur Gesamtelimination berechnet werden:

$$CL_R = \frac{Ae_\infty}{AUC_\infty}$$ Gleichung 3.7

Der Wert der ermittelten renalen Clearance enthält wertvolle Informationen über den renalen Ausscheidungsmechanismus:

- Findet eine signifikante **tubuläre Sekretion** statt, ist CL_R deutlich höher als die glomeruläre Filtrationsrate (>> 110–120 ml/min).
- Wird der Arzneistoff **tubulär rückresorbiert**, ist CL_R i. d. R. deutlich niedriger als die glomeruläre Filtrationsrate (<< 110–120 ml/min).

Hepatische Clearance

Um die Eliminationsleistung der Leber quantitativ zu beschreiben, werden häufig **physiologische Modelle** herangezogen, die physiologische Faktoren mit Einfluss auf die Organclearance berücksichtigen, wie z. B.

- den **Blutfluss** durch das Eliminationsorgan (**Q**),
- die **intrinsische Clearance** (**CL_{int}**) als Parameter für die maximale Eliminationsleistung des Organs,
- die **ungebundene Fraktion** (**f_u**) als Parameter für die Arzneistoffbindung an Blutbestandteile, z. B. Plasmaproteine.

Die Organclearance (CL_{org}) errechnet sich in diesen Modellen als Produkt aus Blutfluss Q (durch das Eliminationsorgan) und dem Extraktionskoeffizienten E, der die Differenz zwischen arterieller und venöser Konzentration als Anteil der arteriellen Konzentration angibt (Abb. 3.2):

$$CL_{org} = Q \cdot E$$ Gleichung 3.8

Der Extraktionskoeffizient nimmt also einen Wert zwischen 0 (keine Extraktion des Arzneistoffs aus dem Blut) und 1 (vollständige Extraktion aus dem Blut) an. E ist von CL_{int}, f_u (nur ungebundener Arzneistoff kann vom Organ eliminiert werden) und Q abhängig:

$$E = \frac{f_u \cdot CL_{int}}{f_u \cdot CL_{int} + Q}$$ Gleichung 3.9

Dieses Konzept kann für sämtliche Eliminationsorgane und für die extrakorporale Elimination angewandt werden. Für die **hepatische Clearance** (CL_H) ergibt sich nach Einsetzen von Gleichung 3.9 in Gleichung 3.8:

$$CL_H = \frac{f_u \cdot CL_{int} \cdot Q_H}{f_u \cdot CL_{int} + Q_H}$$ Gleichung 3.10

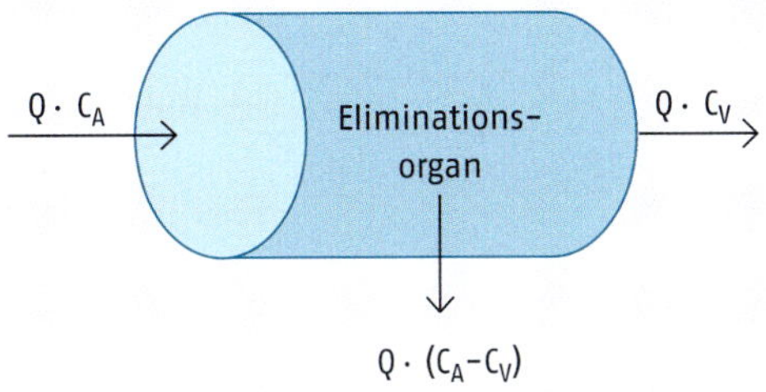

Abb. 3.2 Schematische Darstellung eines physiologischen Modells. C_a arterielle Konzentration, C_v venöse Konzentration, Q Blutfluss

mit Q_H als Leberplasmafluss (750–800 ml/min) und CL_{int} als intrinsische Clearance der Leber.

Für die Praxis bedeutet Gleichung 3.10, dass CL_H je nach physiologischen Gegebenheiten entweder perfusions- oder kapazitätslimitiert ist. Man unterscheidet:

- Arzneistoffe mit $f_u \cdot CL_{int} >> Q_H$, sog. **High Extraction Drugs**: In diesem Fall kann im Nenner von Gleichung 3.10 Q_H vernachlässigt werden, es ergibt sich $CL_H \sim Q_H$, d. h. die hepatische Clearance ist überwiegend vom Leberblutfluss abhängig (**perfusionslimitierte Clearance**).
- Arzneistoffe mit $f_u \cdot CL_{int} << Q_H$, sog. **Low Extraction Drugs**: In diesem Fall kann im Nenner von Gleichung 3.10 f_u CL_{int} vernachlässigt werden, es ergibt sich $CL_H \sim f_u \cdot CL_{int}$, d. h. die hepatische Clearance ist überwiegend von intrinsischer Clearance und Proteinbindung abhängig (**kapazitätslimitierte Clearance**).

Diese Unterscheidung hat erhebliche Konsequenzen für die Dosisanpassung bei pathologischen Veränderungen. Ändert sich die Enzymaktivität, muss die Dosis von Low Extraction Drugs angepasst werden. Ist der Blutfluss durch einen Krankheitszustand verändert, hat dies Konsequenzen für die Dosierung von High Extraction Drugs. Außerdem muss bei High Extraction Drugs mit einem ausgeprägten First-Pass-Effekt mit niedriger systemischer Verfügbarkeit nach p. o. Applikation gerechnet werden (▸ Kap. 3.1.1).

3.1.4 Halbwertszeit

Die **Halbwertszeit** ($t_{½}$) ist die Zeitspanne, in der die Konzentration eines Arzneistoffs auf die Hälfte des Ausgangswerts abfällt. Sie ist ein Maß für die **Eliminationsgeschwindigkeit** (zum Vergleich: die Clearance beschreibt die Eliminationsleistung). Die Bestimmung der Halbwertszeit erfolgt über die **Eliminationsgeschwindigkeitskonstante** (k_e), die wiederum als negative Steigung aus dem Konzentrations-Zeit-Verlauf ermittelt werden kann (▸ Kap. 3.2.1):

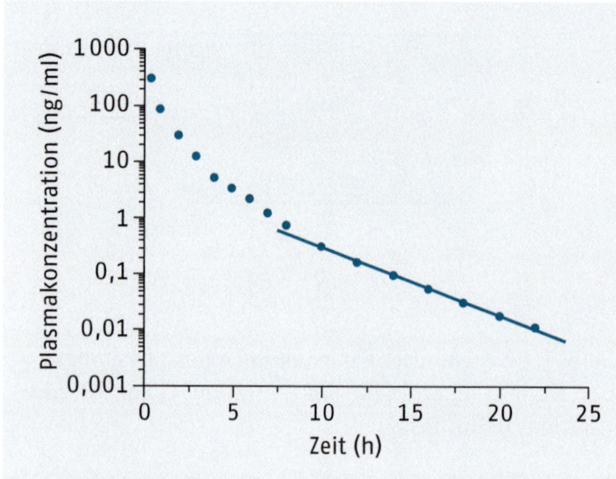

Abb. 3.3 Die terminale Phase eines Plasmakonzentrations-Zeit-Verlaufs

$$t_{½} = \frac{\ln 2}{k_e}$$ Gleichung 3.11

Häufig weist ein Plasmakonzentrations-Zeit-Verlauf mehrere Phasen, d. h. mehrere Halbwertszeiten, auf (▸ Kap. 3.2.1). In diesem Fall ist insbesondere die letzte Phase mit der sog. **terminalen Halbwertszeit ($t_{½z}$)** von Bedeutung (Abb. 3.3), die aus der terminalen Eliminationsgeschwindigkeitskonstante (λ_Z) wie folgt berechnet werden kann:

$$t_{½z} = \frac{\ln 2}{\lambda_z}$$ Gleichung 3.12

Im Gegensatz zur Clearance ist die Halbwertszeit kein reiner Eliminationsparameter, sondern sowohl von Verteilungsvolumen als auch Gesamtclearance, d. h. von **Verteilungs- und Eliminationsprozessen**, abhängig:

$$t_{½z} = \frac{\ln 2 \cdot V_z}{CL}$$ Gleichung 3.13

Hat ein Arzneistoff eine lange Halbwertszeit, so muss das nicht unbedingt bedeuten, dass die Eliminationsleistung des Körpers für diese Substanz gering ist. Genauso kann ein großes Verteilungsvolumen (▸ Kap. 3.1.2) die Ursache für seine lange Halbwertszeit sein. Daraus folgt auch, dass Änderungen des Verteilungsvolumens bei konstanter Clearance immer eine Änderung der Halbwertszeit zur Folge haben!

Die Halbwertszeit ist für die Therapie von großer Bedeutung. Insbesondere das **Dosierungsintervall** wird mithilfe der Halbwertszeit festgelegt (▸ Kap. 3.3.1).

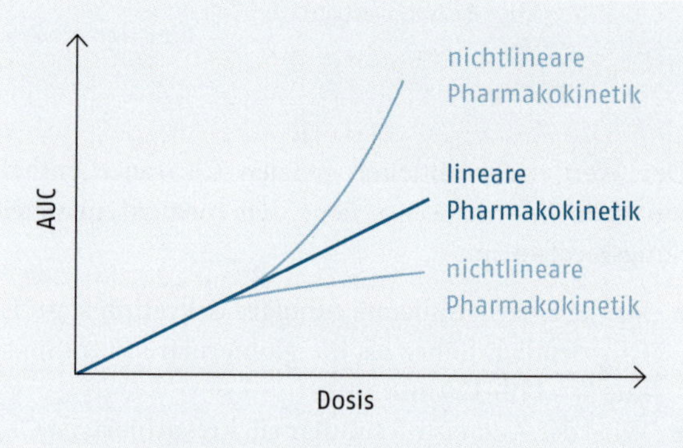

Abb. 3.4 Beziehung zwischen Dosis und AUC bei linearer und nichtlinearer Pharmakokinetik

3.1.5 Nichtlineare Pharmakokinetik

Die in ▸ Kap. 3.1.1 bis ▸ Kap. 3.1.4 vorgestellten pharmakokinetischen Parameter können nur dann uneingeschränkt verwendet werden, wenn Resorptions-, Verteilungs- und Eliminationsprozesse einer Kinetik 1. Ordnung folgen. Ist das nicht der Fall, spricht man von einer **nichtlinearen Pharmakokinetik**, d. h. die im Körper erreichten Konzentrationen (und damit die AUC) steigen mit zunehmender Dosis über- oder unterproportional an (Abb. 3.4).

Insbesondere bei hohen Dosierungen können solche „Nichtlinearitäten" auftreten, die dazu führen, dass die pharmakokinetischen Parameter (insbesondere CL) sich konzentrations- und/oder zeitabhängig verändern. Mögliche Ursachen für eine nichtlineare Pharmakokinetik sind:

- Löslichkeitsprobleme am Resorptionsort,
- sättigbare Bindung an Plasma- oder Gewebeproteine,
- sättigbare aktive tubuläre Sekretion in der Niere,
- Enzyminduktion oder -inhibition,
- sättigbare Metabolisierung.

Zeigt sich in klinischen Studien, dass eine „Nichtlinearität" bereits bei therapeutisch eingesetzten Dosierungen auftritt, muss sie bei pharmakokinetischen Berechnungen berücksichtigt werden.

Eine sättigbare Elimination von Arzneistoffen lässt sich am besten mithilfe der Enzymkinetik nach Michaelis-Menten beschreiben. Nach halblogarithmischer Auftragung ist bei hohen Konzentrationen (Sättigung) häufig eine konvexe Abnahme der Plasmakonzentrations-Kurve zu beobachten, die dann aber mit sinkender Konzentration in eine Gerade übergeht (Abb. 3.5). Anstelle der nicht konstanten Gesamtclearance werden die **Michaelis-Menten-Konstante (k_m)** und die **maximale Eliminationsgeschwindigkeit (V_{max})** als Parameter zur Charakterisierung der Elimination verwendet. k_m entspricht der Plasmakonzentration bei halbmaximaler Eliminationsgeschwindigkeit und ist ein Maß für die Affinität des Arzneistoffs zu den metabolisierenden Enzymen. V_{max} charakterisiert die Aktivität der Enzyme. Ein Beispiel für die Anwendung der Michaelis-Menten-Kinetik im Rahmen von pharmakokinetischen Berechnungen ist das Therapeutische Drug Monitoring von Phenytoin, das in ▸Kap. 15.3.5 beschrieben wird.

3.1.6 Kumulation und Steady-State

In der Praxis werden Arzneistoffe i. d. R. mehrfach verabreicht, um ein therapeutisches Ziel zu erreichen. Dabei ist zum Applikationszeitpunkt häufig noch Arzneistoff von vorhergehenden Gaben im Körper. Folglich sind die Konzentrationen dann höher als nach einmaliger Applikation. Es kommt zur **Kumulation** des Arzneistoffs. Bei linearer Pharmakokinetik steigen die Konzentrationen an, bis ein Gleichgewichtszustand (**Steady-State**) erreicht wird (o Abb. 3.6).

■ **MERKE** Von Bedeutung für die Praxis ist, wann der Steady-State erreicht wird und wie hoch die Konzentrationen im Steady-State sind.

Der Zeitpunkt des Erreichens des Steady-States hängt ausschließlich von der Eliminationshalbwertszeit der Substanz ab. Nach fünf Halbwertszeiten werden ca. 97 % der Steady-State-Konzentrationen erreicht, d. h. ein Patient befindet sich praktisch im Steady-State, und es sind keine weiteren klinisch relevanten Konzentrationsanstiege zu erwarten.

Auf welchem Konzentrationsniveau sich ein Steady-State einstellt, kann berechnet werden, wenn die Pharmakokinetik nach einmaliger Verabreichung bekannt ist. Dazu muss zunächst der Anteil des Arzneistoffs abgeschätzt werden, der während eines **Dosierungsintervalls** (τ) eliminiert wird. Dieses geschieht durch Berechnung des **Verlustfaktors** (L):

$$L = 1 - e^{-k_e \cdot \tau}$$ Gleichung 3.14

Den reziproken Wert des Verlustfaktors bezeichnet man als **Kumulationsfaktor** (R), der das Ausmaß der Kumulation angibt:

$$R = \frac{1}{1 - e^{-k_e \cdot \tau}}$$ Gleichung 3.15

Multipliziert man die Konzentrationen nach einmaliger Dosierung mit dem Kumulationsfaktor, so erhält man die zu erwartenden Konzentrationen im Steady-State. So kann z. B. die **Maximalkonzentration im Steady-State** (C_{max}^{ss}) aus der Maximalkonzentration nach einmaliger Applikation (C_{max}) wie folgt berechnet werden:

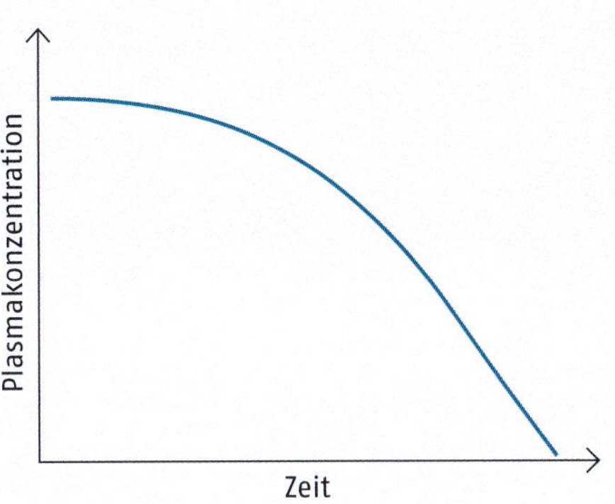

o **Abb. 3.5** Plasmakonzentrations-Zeit-Verlauf nach intravenöser Verabreichung eines Arzneistoffs mit sättigbarer Elimination

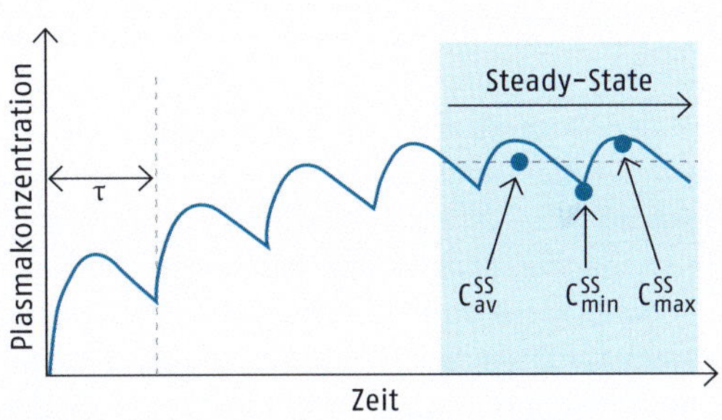

o **Abb. 3.6** Plasmakonzentrations-Zeit-Verlauf und wichtige pharmakokinetische Größen nach Mehrfachverabreichung

$$C_{max}^{ss} = C_{max} \cdot R$$ Gleichung 3.16

Analog lässt sich die **Minimalkonzentration im Steady-State** (C_{min}^{ss}) aus der ersten Minimalkonzentration (C_{min}), d. h. der Konzentration zum Zeitpunkt τ nach einmaliger Applikation, abschätzen. o Gleichung 3.15 zeigt, dass das Ausmaß der Kumulation sowohl von der Halbwertszeit als auch vom Dosierungsintervall abhängt.

Neben den Maximal- und Minimalkonzentrationen wird die Lage des Steady-States durch die **mittlere Steady-State-Konzentration** (C_{av}^{ss}) charakterisiert, die direkt aus der Gesamtclearance berechnet werden kann:

$$C_{av}^{ss} = \frac{F \cdot D}{\tau \cdot CL}$$ Gleichung 3.17

Derartige Berechnungen werden beim Therapeutischen Drug Monitoring für **Plasmakonzentrationssimulationen** eingesetzt. Damit gelingt es einerseits, prospektiv Konzentrations-Zeit-Verläufe bei einzelnen Patienten vorherzusagen, z. B. bei geplanten Dosisanpassungen (▸Kap. 15). Ist die „Dosierungsgeschichte" eines Pati-

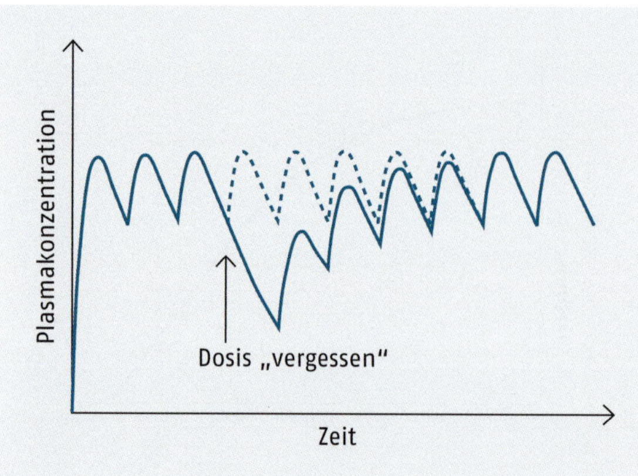

○ Abb. 3.7 Auswirkung von Non-Adhärenz (hier: vergessenen Dosis) auf den Plasmakonzentrations-Zeit-Verlauf. Nach Koch und Ritschel 1986

enten bekannt, so kann andererseits mit Simulationen retrospektiv analysiert werden, welche Konzentrationen in der Vergangenheit bei einem Patienten erreicht wurden, z. B. um festzustellen, ob ein Patient überdosiert wurde.

Es sei darauf hingewiesen, dass Simulationen von Steady-State-Konzentrationen nur dann zu richtigen Ergebnissen führen, wenn es unter der Therapie nicht zu Unregelmäßigkeiten bzw. Veränderungen von Dosis, Dosierungsintervall (z. B. durch Non-Adhärenz) oder Halbwertszeit (z. B. durch Interaktionen oder veränderte Nieren- oder Leberfunktion) kommt bzw. gekommen ist. ○ Abb. 3.7 zeigt, wie sich eine vergessene Dosis auf den Konzentrations-Zeit-Verlauf auswirkt.

3.2 Pharmakometrische Modellierung

Der menschliche Körper kann auf verschiedenen Organisationsebenen (Patienten-/Organismus → Organ → Gewebe → Zelle → Molekülebene) analysiert werden. Je nach Ausgangspunkt der vorliegenden Daten, auf Basis derer ein Modell aufgebaut wird, unterscheidet man zwischen sogenannten Top-down- und Bottom-up-Ansätzen der Datenanalyse.

Top-down-Ansätze gehen typischerweise von gemessenen klinischen Daten, z. B. Arzneistoffkonzentrationen, von Patienten (also von der Organismus-Ebene) aus. Auf Grundlage dieser können Modelle entwickelt werden, die die beobachteten Daten beschreiben, jedoch meist keinen vertieften Einblick in zugrunde liegende Mechanismen geben. Sie werden deshalb auch als empirische Modelle bezeichnet (▸Kap. 3.2.1).

Bottom-up-Ansätze hingegen erlauben mechanistischere Modelle, d. h. sie bauen auf detaillierterem Wissen über einzelne Bestandteile und Mechanismen eines Organismus auf, also auf Daten „unterhalb" der Organismusebene (▸Kap. 3.2.2).

Die Systempharmakologie als **Kombinationsansatz** nimmt eine Zwischenstellung ein, indem sie sich sowohl Elementen des Bottom-up- als auch des Top-down-Ansatzes bedient (▸Kap. 3.2.3).

3.2.1 Top-down-Ansätze

Top-down-Ansätze haben zum Ziel, beobachtete, z. B. klinische Daten, möglichst gut zu beschreiben. So werden beispielsweise in pharmakokinetischen Untersuchungen zunächst Proben (Plasma, Urin, Gewebe etc.) von Patienten bzw. gesunden Probanden (im Folgenden wird nur von Patienten gesprochen) gesammelt, die Arzneistoffkonzentrationen in den Proben ermittelt und schließlich für jeden Patienten Konzentrations-Zeit-Verläufe erstellt. Aus diesen können die individuellen **pharmakokinetischen Parameter** (F, V, CL, $t_{½}$, ▸Kap. 3.1) der Patienten bestimmt werden und dann für den gewünschten Zweck (z. B. Erarbeitung einer Dosierungsempfehlung) eingesetzt werden. Die Einbeziehung **pharmakodynamischer Parameter** (z. B. E_{max}, EC_{50}) sowie weitere Anwendungsbereiche von Top-down-Methoden werden hier zunächst ausgeklammert und im letzten Teil dieses Kapitels behandelt.

Im Folgenden steht zunächst die pharmakokinetische Datenanalyse im Vordergrund, die entweder für jedes Individuum einzeln (individuelle Analyse) oder für eine ganze Population (Populationsansatz) erfolgen kann. Außerdem können grundsätzlich zwei unterschiedliche Wege beschritten werden:

- Aus den Messdaten des Konzentrations-Zeit-Verlaufs werden direkt die terminale Steigung und die Fläche unter der Kurve (AUC_{∞}) ermittelt und aus diesen Größen die pharmakokinetischen Parameter errechnet (**nichtkompartimentelle Datenanalyse**).
- Die Konzentrationen werden unter Annahme eines ausgewählten pharmakokinetischen Modells analysiert und damit pharmakokinetische Parameter bestimmt (**kompartimentelle Datenanalyse**). Die Struktur und Komplexität des Modells werden im Wesentlichen von den zugrunde liegenden gemessenen Daten geleitet.

Nichtkompartimentelle Datenanalyse

Die **nichtkompartimentelle** Datenanalyse kann prinzipiell eingesetzt werden, wenn für ein Individuum eine ausreichende Anzahl von Messwerten (mindestens 6–8) nach Applikation eines Arzneistoffs zur Verfügung steht. Dies ist i. d. R. in pharmakokinetischen Untersuchungen der Fall, in der klinischen Praxis aber eher die Ausnahme. Ein Vorteil der nichtkompartimentellen Datenanalyse ist die überschaubare Mathematik. Sämtliche Schritte können z. B. mit einem Taschenrechner durchgeführt werden:

1. Abschätzung der terminalen Eliminationsgeschwindigkeitskonstante (λ_Z) über die terminale Steigung,
2. Abschätzung der Fläche unter der Plasmakonzentrations-Zeit-Kurve (AUC_∞) mittels Trapezregel,
3. Berechnung der pharmakokinetischen Parameter.

Schritt 1: Abschätzung von λ_Z

λ_Z ist eine Geschwindigkeitskonstante 1. Ordnung und kann deshalb nur bei linearer Pharmakokinetik bestimmt werden. Zur Abschätzung von λ_Z wird zunächst die terminale Phase im Konzentrations-Zeit-Verlauf festgelegt (Abb. 3.3). Mit den auf der terminalen Phase liegenden logarithmierten Konzentrationen wird dann eine **lineare Regression** durchgeführt, d. h. eine Geradengleichung vom Typ y = mx + a (mit m als Steigung und a als Ordinatenabschnitt) wird an die Daten angepasst. Die Ausgleichsgerade weist eine minimale Differenz zu den Messwerten auf (minimale Summe der Abweichungsquadrate). Die Steigung dieser Ausgleichsgeraden kann aus den x- und y-Werten (x_i, y_i) wie folgt berechnet werden:

$$m = \frac{n \cdot \sum_{i=1}^{n}(x_i \cdot y_i) - \left(\sum_{i=1}^{n} x_i\right) \cdot \left(\sum_{i=1}^{n} y_i\right)}{n \cdot \sum_{i=1}^{n} x_i^2 - \left(\sum_{i=1}^{n} x_i\right)^2}$$

Gleichung 3.18

Dabei ist n die Anzahl der Messwerte. Ersetzt man die y-Werte durch die natürlichen Logarithmen der gemessenen Konzentrationen ($\ln C_i$) und die x-Werte durch die dazugehörenden Proben-Entnahmezeiten (t_i), erhält man die Steigung des terminalen Konzentrations-Zeit-Verlaufs. In diesem Fall entspricht n der Anzahl der Messwerte in der terminalen Phase. Multipliziert man die Steigung (die einen negativen Wert hat, da es sich um eine abfallende Gerade handelt) mit –1, erhält man die terminale Eliminationsgeschwindigkeitskonstante (λ_Z):

$$\lambda_z = \frac{\left(\sum_{i=1}^{n} t_i\right) \cdot \left(\sum_{i=1}^{n} \ln C_i\right) - n \cdot \sum_{i=1}^{n}(t_i \cdot \ln C_i)}{\left(\sum_{i=1}^{n} t_i\right)^2 - n \cdot \sum_{i=1}^{n} t_i^2}$$

Gleichung 3.19

Schritt 2: Abschätzung der AUC_∞

Die AUC_∞ wird mit der linearen **Trapezregel** abgeschätzt. Dabei wird die Fläche unter der Kurve in einzelne Trapeze eingeteilt, deren Flächen schließlich addiert werden (Abb. 3.8). Die AUC von einem Messpunkt (C_1, t_1) zum nächsten (C_2, t_2) kann über die Trapezfläche wie folgt ermittelt werden:

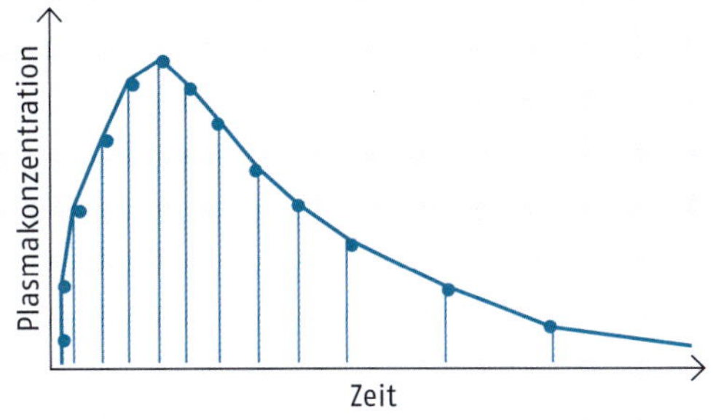

Abb. 3.8 Abschätzung der AUC mittels linearer Trapezregel

$$AUC_{t_2-t_1} = \frac{(C_1 + C_2)}{2} \cdot (t_2 - t_1)$$

Gleichung 3.20

Je mehr Messpunkte zur Verfügung stehen, desto genauer ist die Abschätzung der AUC_∞ mithilfe der Trapezregel. Von der letzten gemessenen Konzentration (C_n) muss nach unendlich extrapoliert werden. Dies geschieht mithilfe von λ_Z:

$$AUC_{t_{n-\infty}} = \frac{C_n}{\lambda_z}$$

Gleichung 3.21

Für die Gesamt-AUC ergibt sich schließlich:

$$AUC_\infty = \int_0^\infty C\,dt = \sum_{i=1}^{n} \frac{(C_{i-1} + C_i)}{2} \cdot (t_i - t_{i-1}) + \frac{C_n}{\lambda_z}$$

Gleichung 3.22

Für die Genauigkeit der AUC-Bestimmung mittels Trapezregel ist es von großer Bedeutung, dass der extrapolierte Anteil so gering wie möglich ist.

Schritt 3: Berechnung der pharmakokinetischen Parameter

Mithilfe von λ_Z und AUC_∞ können nun das Verteilungsvolumen in der terminalen Phase V_Z (nach Gleichung 3.4), die Gesamtclearance CL (nach Gleichung 3.6) und die terminale Halbwertszeit $t_{½z}$ (nach Gleichung 3.12) berechnet werden. Bei extravaskulärer Applikation muss außerdem ein verlässlich abgeschätzter Wert für die systemisch verfügbare Fraktion F bekannt sein, der der Fachliteratur zu entnehmen ist.

Kompartimentelle Datenanalyse

Bei pharmakokinetischen Untersuchungen am Patienten (vor allem bei schwer kranken) ist es oft nicht möglich, eine genügende Anzahl von Datenpunkten für eine nichtkompartimentelle Auswertung zu erhalten. In der Klinischen Pharmakokinetik findet daher häufig die **kompartimentelle Datenanalyse** Anwendung. Darüber

3

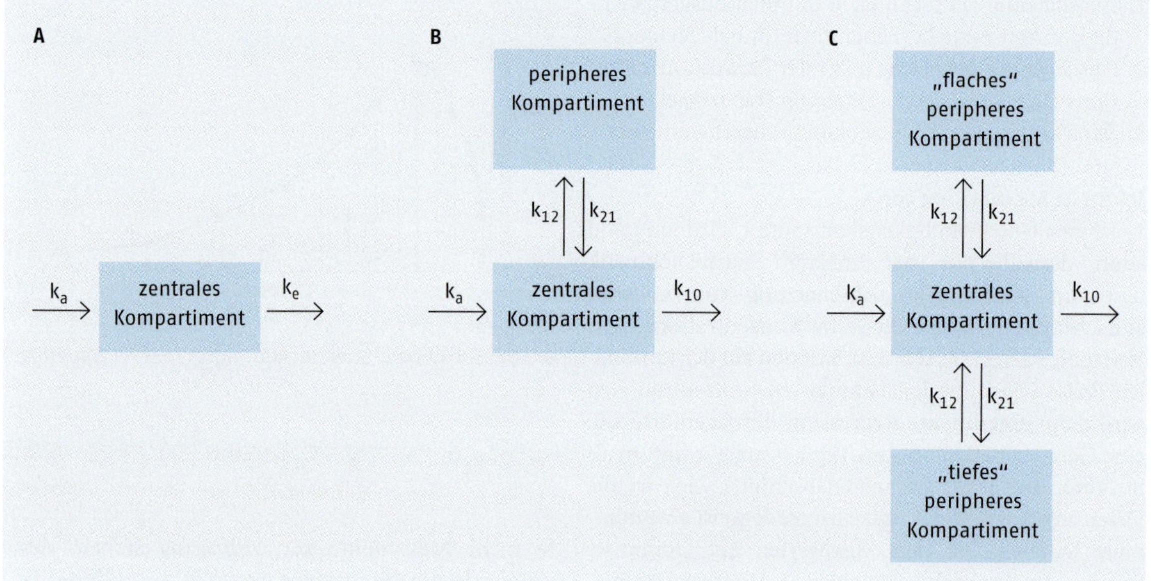

Abb. 3.9 Pharmakokinetische Kompartiment-Modelle. **A** Ein-Kompartiment-Modell, **B** Zwei-Kompartiment-Modell, **C** Drei-Kompartiment-Modell

hinaus dienen pharmakokinetische Modelle der Vorhersage von gesamten Konzentrations-Zeit-Verläufen.

Die kompartimentelle Datenanalyse basiert auf **Kompartiment-Modellen**. Dabei wird der Körper in ein System von imaginären Kompartimenten eingeteilt, die miteinander in Beziehung stehen. In jedem Kompartiment verteilt sich der Arzneistoff spontan und gleichmäßig. Man unterscheidet das **zentrale Kompartiment**, in das der Arzneistoff aufgenommen wird und über das er das System verlässt, und **periphere Kompartimente**, in die der Arzneistoff nur über das zentrale Kompartiment gelangen kann. Die Aufnahme in das zentrale Kompartiment (Resorption), der Stoffaustausch zwischen den Kompartimenten (Verteilung) und die Elimination aus dem zentralen Kompartiment werden durch Geschwindigkeitskonstanten charakterisiert. Für pharmakokinetische Berechnungen werden häufig das Ein-, Zwei- und Drei-Kompartiment-Modell (Abb. 3.9) verwendet. Mithilfe der Kompartiment-Modelle können gesamte Konzentrations-Zeit-Verläufe im Organismus mathematisch beschrieben und vorhergesagt werden. Sie können daher zur Dosisanpassung herangezogen werden.

Bei einem pharmakokinetischen Kompartiment-Modell sind prinzipiell folgende Elemente wichtig:

- Anzahl der Kompartimente (häufig erkennbar an der Anzahl der Phasen im Plasmakonzentrations-Zeit-Verlauf; Abb. 3.10),
- Input-Kinetik (definiert durch die Applikationsart),
- Output-Kinetik (definiert durch die Eliminationsprozesse).

Physiologischer Hintergrund klassischer Kompartiment-Modelle

Durch die starke Vereinfachung der tatsächlichen Verhältnisse im Organismus, der in Wirklichkeit aus Millionen von Kompartimenten besteht, ist eine pharmakokinetische Auswertung der gemessenen Daten überhaupt erst möglich. Physiologisch kann man die Kompartimente als Gruppen von Körperregionen (z. B. Geweben) ansehen. Das **zentrale Kompartiment** umfasst das Plasma und typischerweise gut durchblutete Körperareale (z. B. Leber), die der Arzneistoff ohne messbare Verzögerung erreichen und wieder verlassen kann. Weniger gut durchblutete Körperareale (z. B. Fett, Haut) sind dem **peripheren Kompartiment** zuzurechnen. Das dritte, **tiefe periphere Kompartiment** erreicht und verlässt der Arzneistoff nur sehr langsam (z. B. Knochen, Zähne).

Die verschiedenen Elemente können zur Beschreibung der Prozesse beliebig kombiniert werden. Beispiele für Modelle sind:

- Zwei-Kompartiment-Modell mit Input 0. Ordnung (z. B. intravenöse Kurzinfusion) und Output 1. Ordnung (z. B. renale Elimination),
- Drei-Kompartiment-Modell mit Input 1. Ordnung (z. B. gastrointestinale Resorption) und Output nach Michaelis-Menten-Kinetik (z. B. sättigbare Metabolisierung).

Die für jedes Modell zu definierende **Modellgleichung** beschreibt die Abhängigkeit der Plasmakonzentration

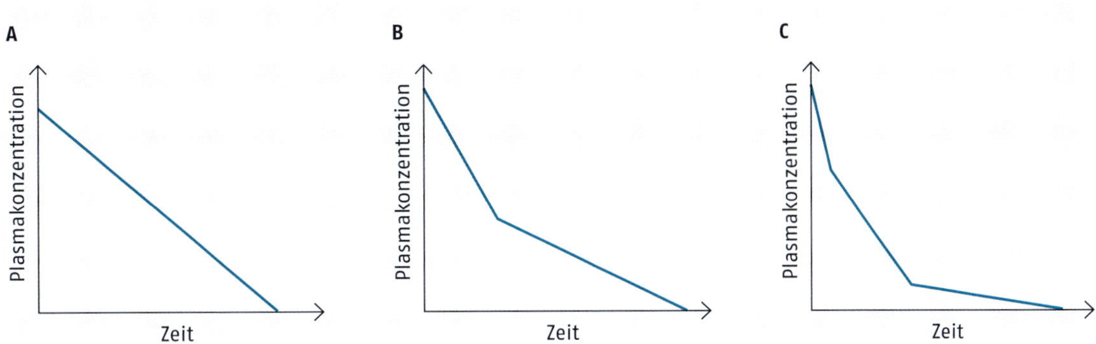

Abb. 3.10 Plasmakonzentrations-Zeit-Verläufe unter Annahme eines Ein-, Zwei- und Drei-Kompartiment-Modells nach intravenöser Verabreichung

Tab. 3.1 Berechnung von Plasmakonzentrations-Zeit-Verlauf und AUC mithilfe von Kompartiment-Modellen (Input und Output 1. Ordnung)

Modell	Applikation	Modellgleichung	Berechnung der AUC
Ein-Kompartiment	Intravenös	$C = C_Z \cdot e^{-\lambda_Z \cdot t}$	$AUC = \frac{C_Z}{\lambda_Z}$
Ein-Kompartiment	Extravaskulär	$C = C_Z \cdot e^{-\lambda_Z \cdot t} - C_Z \cdot e^{-k_a \cdot t}$	$AUC = \frac{C_Z}{\lambda_Z} - \frac{C_Z}{k_a}$
Zwei-Kompartiment	Intravenös	$C = C_1 \cdot e^{-\lambda_1 \cdot t} + C_Z \cdot e^{-\lambda_Z \cdot t}$	$AUC = \frac{C_1}{\lambda_1} + \frac{C_Z}{\lambda_Z}$
Zwei-Kompartiment	Extravaskulär	$C = C_1 \cdot e^{-\lambda_1 \cdot t} + C_Z \cdot e^{-\lambda_Z \cdot t} - (C_1 + C_Z) \cdot e^{-k_a \cdot t}$	$AUC = \frac{C_1}{\lambda_1} + \frac{C_Z}{\lambda_Z} - \frac{C_1 + C_Z}{k_a}$
Drei-Kompartiment	Intravenös	$C = C_1 \cdot e^{-\lambda_1 \cdot t} + C_2 \cdot e^{-\lambda_2 \cdot t} + C_Z \cdot e^{-\lambda_Z \cdot t}$	$AUC = \frac{C_1}{\lambda_1} + \frac{C_2}{\lambda_2} + \frac{C_Z}{\lambda_Z}$
Drei-Kompartiment	Extravaskulär	$C = C_1 \cdot e^{-\lambda_1 \cdot t} + C_2 \cdot e^{-\lambda_2 \cdot t} + C_Z \cdot e^{-\lambda_Z \cdot t} - (C_1 + C_2 + C_Z) \cdot e^{-k_a \cdot t}$	$AUC = \frac{C_1}{\lambda_1} + \frac{C_2}{\lambda_2} + \frac{C_Z}{\lambda_Z} - \frac{C_1 + C_2 + C_Z}{k_a}$

von der Zeit. Beispielsweise kann der Kurvenverlauf nach intravenöser Bolus-Applikation und Elimination 1. Ordnung durch folgende Exponentialgleichung beschrieben werden:

$$C = \sum_{i=1}^{n} C_i \cdot e^{-\lambda_i \cdot t}$$ Gleichung 3.23

In diesem Fall steht jeder Exponentialterm für eine Phase im Konzentrations-Zeit-Verlauf und wird durch einen Koeffizienten (C_i) und einen Exponenten (λ_i) charakterisiert. Die Koeffizienten sind dabei fiktive Konzentrationen (die den Schnittpunkt der rückextrapolierten Gerade mit der y-Achse darstellen) und die Exponenten Geschwindigkeitskonstanten 1. Ordnung. Die Koeffizienten und Exponenten der Phase mit dem größten Exponenten, also der „steilsten" Phase, werden mit C_1 und λ_1, die der Phase mit dem nächst größeren Exponenten mit C_2 und λ_2 usw. und die der terminalen Phase mit C_Z und λ_Z bezeichnet. Bei extravaskulärer Applikation muss zusätzlich ein Exponentialterm für den Resorptionsprozess (mit dem Exponenten k_a als Resorptionsgeschwindigkeitskonstante) berücksichtigt werden. Die wichtigsten Modellgleichungen für die intravenöse und extravaskuläre Applikation sind in Tab. 3.1 zusammengestellt.

Die kompartimentelle Datenanalyse beinhaltet die optimale Abschätzung der **Modellparameter**, im genannten Beispiel C_i und λ_i, für den zu beschreibenden Konzentrations-Zeit-Verlauf. Im Gegensatz zur nichtkompartimentellen Datenanalyse kann die Abschätzung der Modellparameter nur mit einem Computer durchgeführt werden. Zahlreiche Programme (z. B. Phoenix WinNonlin®) stehen dafür zur Verfügung.

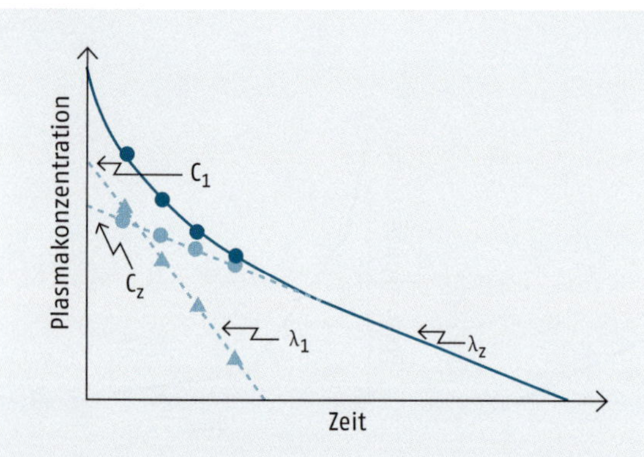

○ Abb. 3.11 Abschälverfahren zur Initialabschätzung der Parameter eines Zwei-Kompartiment-Modells nach intravenöser Verabreichung, dunkelblaue Kreise: tatsächlich gemessene Plasmakonzentrationen, hellblaue Kreise: Konzentrationen auf der rückextrapolierten terminalen Geraden, Dreiecke: Differenzwerte zwischen tatsächlichen und rückextrapolierten Konzentrationen. Nach Koch und Ritschel 1986

Die kompartimentelle Datenanalyse läuft in folgenden Schritten ab:

1. Auswahl geeigneter Modelle,
2. Abschätzung der Initialwerte mithilfe des Abschälverfahrens (curve peeling),
3. Kurvenanpassung (curve fitting),
4. Modellvergleich,
5. Berechnung der pharmakokinetischen Parameter.

Schritt 1: Auswahl geeigneter Modelle

Zunächst muss festgelegt werden, welche pharmakokinetischen Modelle sich für die Datenanalyse eignen. Dazu müssen Input- und Outputkinetik bekannt sein bzw. angenommen werden. Die visuelle Betrachtung des Konzentrations-Zeit-Verlaufs und seiner Phasen kann als grobe Orientierung dafür dienen, wie viele Kompartimente das Modell aufweisen soll. Meistens kommen verschiedene Modelle infrage, sodass nach Beendigung der Datenanalyse ein Modellvergleich (Schritt 4) erforderlich ist.

Schritt 2: Abschätzung der Initialwerte

Die kompartimentelle Datenanalyse beinhaltet die Anpassung der Modellgleichung an die experimentell gemessenen Konzentrationen. Voraussetzung für die Durchführung einer Kurvenanpassung (Schritt 3) sind Initialwerte für die Modellparameter (Koeffizienten, Exponenten), d. h. die Größenordnung der abzuschätzenden Parameter muss bekannt sein. Zur Bestimmung der Initialwerte eignet sich bei den meistens verwendeten Exponentialmodellen das **Abschälverfahren** (peeling, feathering), bei dem sich überlagernde Phasen voneinander getrennt (abgeschält) werden. Das Verfahren nutzt die Tatsache, dass der terminale Kurvenverlauf näherungsweise nur von C_Z und λ_Z abhängt, da die anderen Exponentialterme mit größeren Exponenten (λ_i) eher gegen 0 streben und somit in der terminalen Phase vernachlässigbar sind. Der Ablauf des Abschälverfahrens ist in ○ Abb. 3.11 für das Zwei-Kompartiment-Modell dargestellt.

Das Abschälverfahren

Das **Abschälverfahren** kann sowohl **grafisch** als auch **rechnerisch** ausgeführt werden. Zum besseren Verständnis wird die grafische Bestimmung bei halblogarithmischer Auftragung des Kurvenverlaufs näher erläutert. Zunächst wird die terminale Gerade zur Ordinate rückextrapoliert und C_Z als Ordinatenabschnitt sowie λ_Z als Steigung der terminalen Phase abgeschätzt. Im nächsten Schritt werden in der vorletzten Phase (○ Abb. 3.11: der ersten Phase) die Differenzen zwischen tatsächlichen Messwerten und korrespondierenden Werten auf der rückextrapolierten Geraden ermittelt und ebenfalls halblogarithmisch aufgetragen. Mit der auf diese Weise entstehenden „Differenzgeraden" wird genauso verfahren wie mit der terminalen Geraden. Liegen weitere Phasen vor, können diese analog „abgeschält" werden.

Schritt 3: Kurvenanpassung

Die Ergebnisse des Abschälverfahrens stellen nur grobe Abschätzungen der Modellparameter dar. Zur Optimierung der Modellparameterwerte wird eine Kurvenanpassung (curve fitting) durchgeführt. Mathematisch handelt es sich dabei um eine **nichtlineare Regression**, da hinsichtlich der Parameter nichtlineare Modelle zum Einsatz kommen (nicht zu verwechseln mit nichtlinearer Pharmakokinetik!). Die Initialwerte werden dabei schrittweise optimiert, bis eine minimale Abweichung zwischen den gemessenen Konzentrationen (C_i) und den über die Modellgleichung berechneten Konzentrationen ($\hat{C}_i$) erreicht wird (○ Abb. 3.12). Die einzelnen Optimierungsschritte (Iterationen) werden durch spezielle Suchalgorithmen gesteuert, wobei die verschiedenen Softwareprogramme teilweise sehr unterschiedliche Algorithmen verwenden.

Die **Güte der Kurvenanpassung** kann über die Summe der Abweichungsquadrate (least squares, LS) beurteilt werden, die minimal werden soll:

$$LS = \sum_{i=1}^{n} \left(C_i - \hat{C}_i\right)^2 \qquad \text{Gleichung 3.24}$$

Dabei ist n die Anzahl der Messpunkte. In der Praxis wird oft eine **Gewichtung** der Daten vorgenommen, da die absolute Größe des analytischen Bestimmungsfehlers nicht für alle Konzentrationen gleich sein muss. Hierzu werden die Abweichungsquadrate mit einem Gewichtungsfaktor W_i multipliziert (weighted least squares, WLS):

$$WLS = \sum_{i=1}^{n} W_i \left(C_i - \hat{C}_i\right)^2 \quad \text{Gleichung 3.25}$$

Der Gewichtungsfaktor für jede gemessene Konzentration wird meistens über empirische Gewichtungsfunktionen ermittelt, die berücksichtigen, dass der analytische Fehler i. d. R. von der gemessenen Konzentration abhängig ist. Gebräuchliche Gewichtungsfunktionen sind z. B.: $W_i = \frac{1}{C_i}$ oder $W_i = \frac{1}{C_i^2}$.

Die Optimierung ist beendet, wenn Veränderungen der Modellparameter die Güte der Anpassung (LS, WLS) nicht mehr verbessern. Die zu diesem Zeitpunkt erreichten Werte der Modellparameter werden als Ergebnis ausgegeben.

Schritt 4: Modellvergleich

Wurde ein Datensatz mit verschiedenen Modellen analysiert, kann mithilfe objektiver **Informationskriterien** entschieden werden, welches Modell das geeignetste ist. Oft wird das **Akaike-Informationskriterium (AIC)** verwendet, das sowohl die Güte der Anpassung als auch die Anzahl der Parameter des Modells (z. B. vier im Zwei-Kompartiment-Modell, i. v. Bolus, Elimination 1. Ordnung: C_1, λ_1, C_z, λ_z) berücksichtigt:

$$AIC = n \cdot \ln WLS + 2k \quad \text{Gleichung 3.26}$$

Dabei ist n die Anzahl der Messwerte und k die Anzahl der Modellparameter. Je kleiner der AIC-Wert, desto besser ist das Modell zur mathematischen Beschreibung des Datensatzes geeignet. Daraus ergibt sich, dass immer nur dann ein komplizierteres Modell (mit mehr Parametern bzw. Kompartimenten) geeigneter ist, wenn die Güte der Anpassung dadurch **deutlich** verbessert wird (Prinzip der Sparsamkeit).

Schritt 5: Berechnung der pharmakokinetischen Parameter

Im letzten Schritt können mithilfe der abgeschätzten Modellparameter C_i und λ_i die pharmakokinetischen Parameter berechnet werden. Zunächst wird AUC_∞ ermittelt. Die entsprechenden Gleichungen sind in ◘ Tab. 3.1 für die einzelnen Modelle zusammengestellt. Damit liegen alle Größen vor, die zur Berechnung von V_Z (nach ○ Gleichung 3.4), CL (nach ○ Gleichung 3.6) und $t_{½z}$ (nach ○ Gleichung 3.12) erforderlich sind. Wie

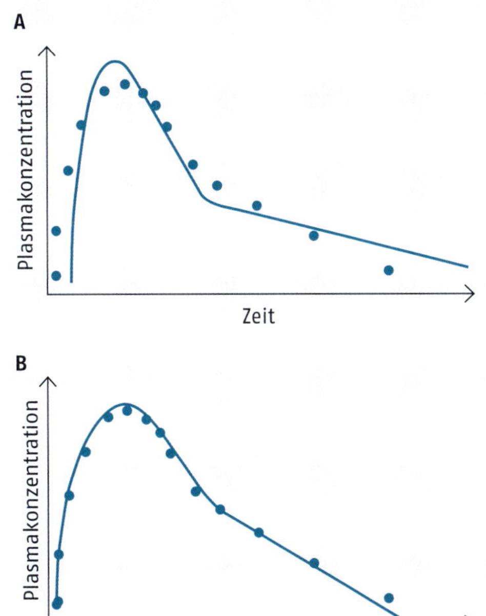

○ **Abb. 3.12** Anpassung eines Zwei-Kompartiment-Modells an gemessene Plasmakonzentrationen nach intravenöser Verabreichung. **A** Kurvenverlauf vor Beginn der Kurvenanpassung (unter Verwendung der Initialwerte), **B** Kurvenverlauf nach Beendigung der Kurvenanpassung (unter Verwendung der optimierten Werte)

bereits bei der nichtkompartimentellen Datenanalyse erläutert, muss bei extravaskulärer Applikation auch F bekannt sein.

Kompartimentelle Datenanalyse mittels Bayes-Methode

Die kompartimentelle Datenanalyse kommt zwar mit wesentlich weniger Messpunkten als die nichtkompartimentelle Datenanalyse aus, benötigt jedoch bei Verwendung einfacher Modelle (z. B. Ein-Kompartiment-Modell mit i. v. Applikation und Elimination 1. Ordnung) mindestens zwei, bei komplizierteren Modellen wesentlich mehr Konzentrationen für eine verlässliche Abschätzung pharmakokinetischer Parameter. In der klinischen Praxis (z. B. beim Therapeutischen Drug Monitoring, ▸Kap. 15.3.5) ist eine häufige Probensammlung zu aufwendig. Klinische Pharmakokinetiker haben deshalb nach Wegen gesucht, mit sehr wenigen Plasmakonzentrationen verlässliche Informationen über die individuelle Pharmakokinetik eines Patienten zu erhalten. So ist es zu erklären, dass Verfahren zunehmend an Bedeutung gewinnen, die neben den individuellen Plasmakonzentrationen Erfahrungswerte, sog. **Populationsparameter** (Populationsmittelwert und -varianz), in die Datenanalyse einbeziehen. Die Kombination individueller Beobachtungen und Erfahrungen aus der Patientenpopulation gelingt mithilfe des **Bayes-Theorems**, mit dem der wahrscheinlichste Wert für die jeweiligen Modellparameter eines Patienten ermittelt wird (siehe Kasten).

Bayes-Theorem

Das Bayes-Theorem, benannt nach dem englischen Pastor und Mathematiker Thomas Bayes (1701–1761), basiert auf den Axiomen der Wahrscheinlichkeit. Vor Beginn der Datenanalyse ergibt sich die Wahrscheinlichkeit, dass ein Parameter für ein Individuum einen bestimmten Wert annimmt **(A-priori-Wahrscheinlichkeit)**, ausschließlich aus den Erfahrungswerten (Populationsmittelwert und -varianz). Liegen Beobachtungen (Messwerte) von diesem Individuum vor, verändert sich die Wahrscheinlichkeit **(A-posteriori-Wahrscheinlichkeit):** Die tatsächlichen Beobachtungen gehen in die Berechnung der Wahrscheinlichkeit ein. Je mehr Beobachtungen vorliegen, desto geringer ist der Einfluss der Erfahrungswerte auf die A-posteriori-Wahrscheinlichkeit, die nach Abschluss der Datenanalyse zur A-priori-Wahrscheinlichkeit für zukünftige Datenanalysen wird. Diese Vorgehensweise entspricht dem „Lernen durch Erfahrung".

Die kompartimentelle Datenanalyse unter Anwendung der Bayes-Methode weicht nur in einem wesentlichen Punkt von der im vorigen Abschnitt „Kompartimentelle Datenanalyse" beschriebenen Vorgehensweise ab: Die Güte der Anpassung wird hier unter Einbeziehung der Populationsparameter (Populationsmittelwerte P_j, Populationsvarianzen σ_j^2) optimiert:

$$WLS_{Bayes} = \sum_{i=1}^{n} W_i \left(C_i - \hat{C}_i\right)^2 + \sum_{j=1}^{k} \frac{\left(P_j - \hat{P}_j\right)}{\sigma_j^2} \quad \text{Gleichung 3.27}$$

$\hat{P}_j$ ist der mithilfe des Modells abgeschätzte Parameter für den jeweiligen Patienten und k die Anzahl der Modellparameter. Im Vergleich zur herkömmlichen Ermittlung der Summe der gewichteten Abweichungsquadrate (○ Gleichung 3.25) weist ○ Gleichung 3.27 also einen zusätzlichen Term auf, der die Summe der Abweichungsquadrate der abgeschätzten Parameter vom jeweiligen Populationsmittelwert darstellt. ○ Gleichung 3.27 zeigt auch, dass die Populationsparameter umso mehr in den Hintergrund treten, je mehr Messwerte verfügbar sind.

Die Anwendung der Bayes-Methode ist immer dann sinnvoll, wenn:

- nur wenige Plasmakonzentrationen verfügbar sind,
- gesicherte Populationsmittelwerte und -varianzen vorliegen und/oder
- der Patient eindeutig zu der jeweiligen Population gehört (z. B. sollten die Daten eines Kindes nicht mit Daten aus einer Erwachsenenpopulation ausgewertet werden).

Verschiedene Softwareprogramme ermöglichen derartige Kurvenanpassungen unter Einbeziehung der Bayes-Methode für individuelle Patienten (Bayesian fitting), z. B. die frei zugängliche Webapplikation TDMx® (www.tdmx.eu).

Als Anwendungsbeispiel wird in ▸Kap. 15.3.5 das Therapeutische Drug Monitoring von Theophyllin erläutert.

Populationspharmakokinetische Datenanalyse

Arzneistoffe weisen eine mehr oder weniger ausgeprägte interindividuelle Variabilität in ihrer Pharmakokinetik auf (▸Kap. 15). Die bisher vorgestellten Methoden der pharmakokinetischen Datenanalyse beschäftigten sich mit der Ermittlung pharmakokinetischer Parameter eines individuellen Patienten. Die **Populationspharmakokinetik** hingegen charakterisiert die pharmakokinetischen Parameter in einer Patientenpopulation, z. B. in der Population von Neugeborenen, Erwachsenen, Rauchern oder Dialysepatienten. Zwei wesentliche Ziele werden damit verfolgt:

- Zum einen die Abschätzung von **Populationsmittelwert und -varianz**: Zuverlässige Populationsparameter sind eine Voraussetzung für die Anwendung der im vorigen Abschnitt erläuterten Bayes-Methode und zur Erstellung von Dosierungsschemata (▸Kap. 3.3) und
- zum anderen die Ermittlung patientenspezifischer Faktoren mit Einfluss auf die Pharmakokinetik (**Kovariaten**), z. B. Alter, Geschlecht, Körpergewicht, Kreatinin-Clearance: Die Kenntnis von Kovariaten stellt eine wichtige Grundlage für die Dosisindividualisierung dar (▸Kap. 15). ○ Abb. 3.13 veranschaulicht, wie mithilfe von bekannten Kovariaten die hohe Variabilität in einer großen Population durch die Aufteilung in Subpopulationen reduziert werden kann. Die Vorhersage von individuellen Plasmakonzentrations-Zeit-Verläufen wird dadurch erheblich verbessert.

In der Praxis finden drei unterschiedliche Konzepte Anwendung: Naives Pooling, die Zwei-Stufen-Methode, und die populationspharmakokinetische Datenanalyse.

Naives Pooling

Beim Naiven Pooling werden alle gemessenen Daten so betrachtet, als stammten sie von einem einzigen Individuum. Dies ist sehr interessant, wenn nur ein Datenpunkt pro Individuum vorliegt (z. B. bei kritisch kranken Patienten). Allerdings geht die Information über interindividuelle Variabilität verloren.

Zwei-Stufen-Methode (Two-Stage-Method)

Bei dieser Methode werden in der 1. Stufe die individuellen pharmakokinetischen Parameter kompartimentell oder nichtkompartimentell abgeschätzt. In der 2. Stufe werden daraus Mittelwerte und Varianzen berechnet, die dann als Populationsparameter verwendbar sind. Anschließend können die Daten auf Beziehungen zwischen patientenspezifischen Faktoren (Kovariaten) und pharmakokinetischen Parametern hin untersucht werden, z. B. durch Regressionsanalyse (▸ Kap. 15.1.2).

Nonlinear-Mixed-Effects-Modellierung

Im Gegensatz zur Zwei-Stufen-Methode werden hierbei sämtliche gemessenen Konzentrationen aus der Population **simultan** einer Datenanalyse unterzogen, d. h. die Population wird in ihrer Gesamtheit analysiert. Daraus folgt, dass eine enorme Rechenleistung notwendig ist.

Ein wesentlicher Vorteil dieser Vorgehensweise ist, dass im Gegensatz zur Zwei-Stufen-Methode Daten aus der klinischen Routine oder Phase-III-Studien analysiert werden können. Es spielt keine Rolle, wie viele bzw. wie wenige Messpunkte pro Patient und welche Abnahmezeiten bei einem Patienten vorliegen. Die Abnahmezeiten müssen allerdings genau dokumentiert sein. Je mehr Patienten analysiert werden, desto genauer ist die Abschätzung der Populationsparameter.

Die erste und immer noch am häufigsten eingesetzte Methode ist die „**Non**linear **M**ixed **E**ffect **M**odellierung", die von Sheiner et al. (1977) entwickelt wurde und z. B. als Computerprogramm NONMEM® verfügbar ist. Die Methode differenziert zwischen Populationsparametern, die feste Effekte (**fixed effects**) und solchen, die Zufallseffekte (**random effects**) beschreiben:

- Fixed-Effects-Parameter (Strukturparameter):
  - Populationsmittelwerte, z. B. für CL, V,
  - Einflussstärke patientenspezifischer Faktoren (Kovariaten),
- Random-Effects-Parameter:
  - interindividuell: Populationsvarianzen, z. B. für CL, V,
  - intraindividuell: Restvariabilität, z. B. durch tageszeitliche Schwankungen, Bioinäquivalenz von Arzneiformen, Messfehler, Dokumentationsfehler.

Mithilfe dieser Methode kann also neben den Populationsmittelwerten und -varianzen für die wichtigsten pharmakokinetischen Parameter auch der quantitative Einfluss von Kovariaten abgeschätzt und eine quantitative Information über die Restvariabilität erhalten werden.

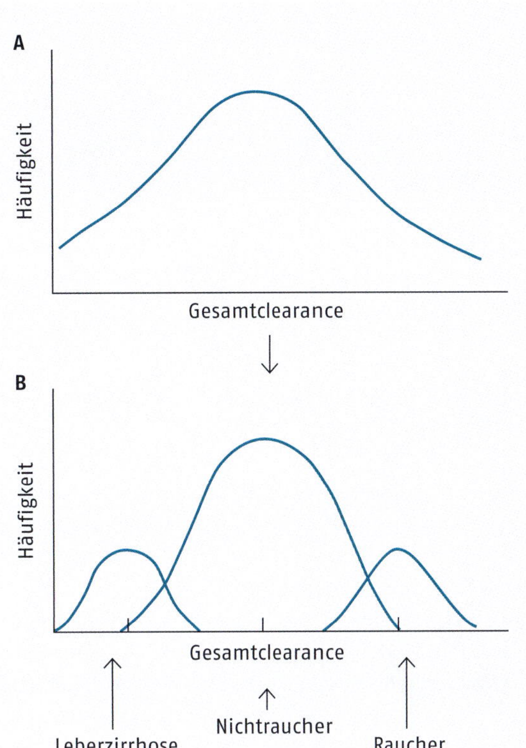

Abb. 3.13 Verteilung der Gesamtclearance eines Arzneistoffs. **A** In der Gesamtpopulation (Erwachsene), **B** in drei Subpopulationen (Raucher, Nichtraucher, Patienten mit Lebererkrankungen). Nach Peck et al. 1992

Inzwischen stehen weitere Programme für populationspharmakokinetische Datenanalysen zur Verfügung (z. B. Monolix®, NLME®), die sich teilweise in ihrem methodischen Ansatz von NONMEM® unterscheiden.

Die Anwendbarkeit der populationspharmakokinetischen Datenanalyse auf klinische Routinedaten oder Studiendaten hat wesentlich zu ihrer hohen Attraktivität beigetragen. Die Abschätzung von Populationsparametern bei Patientenkollektiven, denen häufige Blutabnahmen nicht zugemutet werden können, z. B. Früh- und Neugeborenen, Intensiv- oder Tumorpatienten, wurde durch diese Methodik überhaupt erst ermöglicht. Darüber hinaus können mit populationspharmakokinetischen Methoden bereits in Phase III der klinischen Prüfung über die Ermittlung von Kovariaten Patientensubpopulationen identifiziert werden, bei denen wegen stark abweichender Pharmakokinetik andere Dosierungen eingesetzt werden müssen (○ Abb. 3.13).

PK/PD-Modellierung

Ziel der pharmakokinetischen Datenanalyse ist es unter anderem, Informationen zu erhalten, mit denen die Arzneimitteltherapie – insbesondere hinsichtlich der Dosierung – rationaler gestaltet werden kann. Dabei

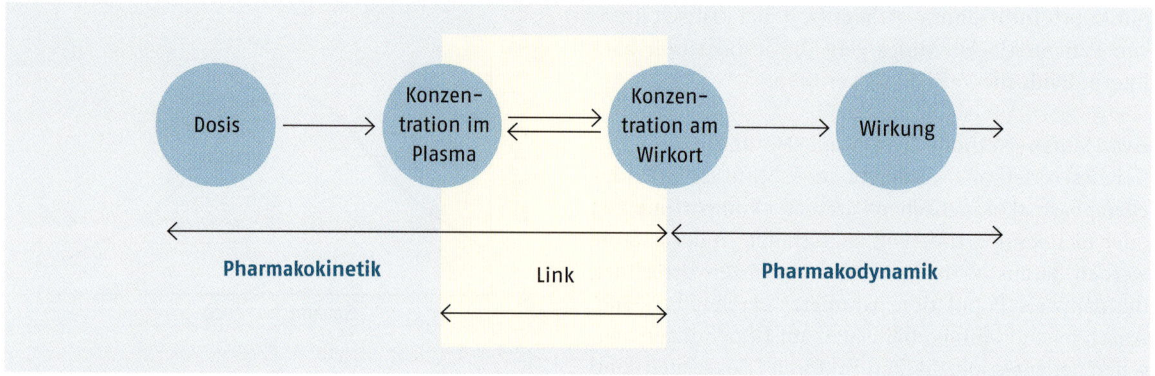

Abb. 3.14 Beziehung zwischen Dosis, Plasmakonzentration, Konzentration am Wirkort und Wirkungsintensität. Nach Gabrielsson und Weiner 1997

geht es v.a. darum, erwünschte und unerwünschte pharmakologische Wirkungen besser vorhersagen bzw. kontrollieren zu können (▸Kap. 15). Aus diesem Grund werden heute – wann immer möglich – pharmakodynamische Parameter in die Datenanalyse einbezogen.

PK/PD-Modellierung beschreibt die integrierte pharmakokinetische/pharmakodynamische Datenanalyse, die von einer Reihe von Softwarepaketen (z. B. Phoenix WinNonlin®) angeboten wird. So kann nicht nur der zeitliche Verlauf der Konzentrationen, sondern auch der Verlauf der daraus resultierenden Wirkungen (Effekt-Zeit-Verläufe) beschrieben und vorhergesagt werden.

Modellbildung

Ein einfaches PK/PD-Modell besteht aus drei Komponenten, die die Beziehung zwischen Dosis, Plasmakonzentration, Konzentration am Wirkort und der Wirkung beschreiben (Abb. 3.14):

- dem pharmakokinetischen Modell,
- dem pharmakodynamischen Modell,
- der Verknüpfung zwischen Pharmakokinetik und Pharmakodynamik (Link).

Mithilfe **pharmakokinetischer Modelle** wird der Plasmakonzentrations-Zeit-Verlauf beschrieben. Dazu eignen sich i. d. R. die beschriebenen Kompartiment-Modelle.

Pharmakodynamische Modelle können entweder kontinuierliche oder diskrete, diskontinuierliche Daten charakterisieren, z. B. die Beziehung zwischen der Konzentration am Wirkort und a) der Wirkungsintensität, des b) Therapieerfolgs bzw. -versagens oder c) des Schweregrads einer unerwünschten Arzneimittelwirkung. Im Rahmen der PK/PD-Modellierung finden dabei u. a. die folgenden Modelle Anwendung.

Lineares Modell. In seltenen Fällen sind Wirkungsintensität (E) und die Konzentration am Wirkort (C_e) direkt proportional, sodass ein lineares Modell mit der Steigung S und dem y-Achsenabschnitt I angewendet werden kann:

$$E = S \cdot C_e + I \qquad \text{Gleichung 3.28}$$

Log-lineares Modell. Hängt die Wirkungsintensität (E) vom Logarithmus der Konzentration ($\log C_e$) ab, kann ein log-lineares Modell gewählt werden:

$$E = S \cdot \log C_e + I \qquad \text{Gleichung 3.29}$$

E_{max}-Modell. In der Regel, z. B. bei rezeptorvermittelten Wirkungen, wird jedoch eine maximal erreichbare Wirkungsintensität (E_{max}) beobachtet. Eine weitere Konzentrationserhöhung führt dann nicht mehr zu einer stärkeren Wirkung. In diesem Fall eignet sich das E_{max}-Modell:

$$E = \frac{E_{max} \cdot C_e}{EC_{50} + C_e} \qquad \text{Gleichung 3.30}$$

EC_{50} stellt die Arzneistoffkonzentration dar, bei der 50 % der maximalen Wirkungsintensität beobachtet werden. Die EC_{50} charakterisiert die Wirkpotenz des Arzneistoffs bzw. die Sensitivität eines Organs oder Gewebes in Bezug auf den Arzneistoff. Eine ausführlichere Besprechung und grafische Darstellung des E_{max}-Modells ist in ▸Kap. 2.3.4 zu finden.

Sigmoidales E_{max}-Modell. Dieses Modell stellt die Erweiterung des E_{max}-Modells um den sog. Hill-Koeffizient n (Sigmoiditätsfaktor) dar, der die Steilheit der Kurve charakterisiert:

$$E = \frac{E_{max} \cdot C_e^n}{EC_{50}^n + C_e^n} \qquad \text{Gleichung 3.31}$$

Die Einführung des Hill-Koeffizienten erlaubt in vielen Fällen eine bessere Kurvenanpassung als das einfache E_{max}-Modell. **o** Gleichung 3.31 wird auch als **Hill-Gleichung** bezeichnet.

Bei der PK/PD-Modellierung müssen nicht nur ein pharmakokinetisches und ein pharmakodynamisches Modell ausgewählt, sondern auch die **Verknüpfung** (Link) zwischen beiden charakterisiert werden. Abhängig davon, in welcher Beziehung die Konzentration am Wirkort und die Plasmakonzentration stehen, wird eine direkte oder indirekte Verknüpfung hergestellt.

- Eine **direkte Verknüpfung** kann gewählt werden, wenn die Konzentrationen am Wirkort und die Plasmakonzentrationen direkt proportional sind. In diesem Fall entspricht der Zeitpunkt der maximalen Wirkungsintensität dem Zeitpunkt der maximalen Plasmakonzentration. Bei der Modellbildung geht man dann davon aus, dass der Wirkort Bestandteil des zentralen Kompartiments ist. In einigen Fällen kann der Verlauf der Wirkung auch mittels der Konzentrationen im peripheren Kompartiment beschrieben werden.
- Eine **indirekte Verknüpfung** wird gewählt, wenn die Konzentrationen am Wirkort und die Plasmakonzentrationen (bzw. die Konzentrationen im peripheren Kompartiment) nicht direkt proportional sind. Dies ist z. B. der Fall, wenn der Arzneistoff sich nur langsam an den Wirkort verteilt, die Wirkung nur langsam eintritt oder erst aktive Metaboliten gebildet werden müssen, die für die Wirkung verantwortlich sind. Die Wirkung tritt dann im Vergleich zur Plasmakonzentration zeitverzögert auf (**o** Abb. 3.15). In diesem Fall wird ein hypothetisches **Effekt-Kompartiment** eingeführt, wobei der Konzentrations-Zeit-Verlauf in diesem Effekt-Kompartiment den Konzentrations-Zeit-Verlauf am Wirkort widerspiegeln soll.

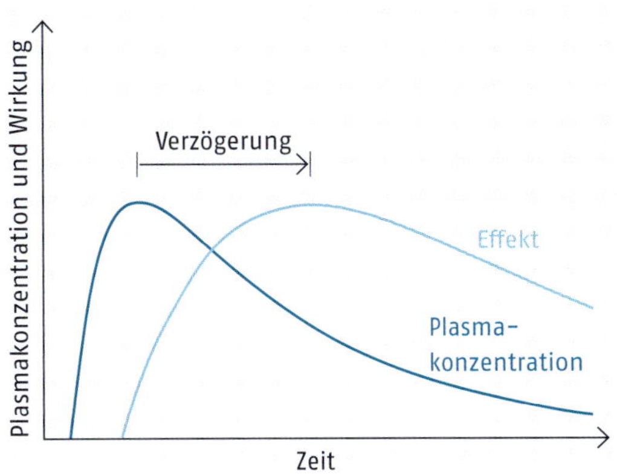

o Abb. 3.15 Zeitlicher Verlauf von Plasmakonzentration und Wirkung bei langsamer Verteilung des Arzneistoffs an den Wirkort. Nach Lalonde 1995

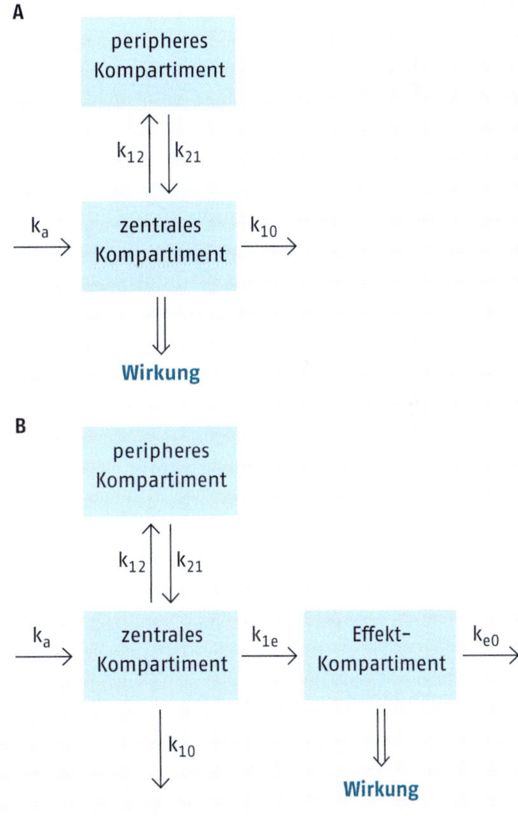

o Abb. 3.16 Beispiele für PK/PD-Modelle auf der Grundlage eines pharmakokinetischen Zwei-Kompartiment-Modells nach extravaskulärer Applikation. A Mit direkter Verknüpfung, B mit indirekter Verknüpfung (Erklärung der Geschwindigkeitskonstanten, s. Text)

Ein Beispiel für jeweils ein PK/PD-Modell mit direkter und indirekter Verknüpfung zeigt **o** Abb. 3.16. Neben den aus der Pharmakokinetik bekannten Geschwindigkeitskonstanten k_a, k_{12}, k_{21} und k_{10} enthält das Modell mit indirekter Verknüpfung mit k_{1e} eine Geschwindigkeitskonstante, die die Beziehung zwischen Plasmakonzentration und Wirkungsintensität angibt und mit k_{e0} eine Konstante, die das Abklingen der Wirkung beschreibt.

Anwendung

Um die PK/PD-Modellierung im Rahmen klinischer Studien anwenden zu können, ist es notwendig, die Wirkungsintensität des betreffenden Arzneistoffs am Probanden bzw. am Patienten wiederholt und verlässlich messen zu können. Für eine Vielzahl von Arzneistoffen wurden bereits Parameter etabliert, mit denen der zeitliche Verlauf der pharmakologischen Wirkung (**Effektkinetik**) charakterisiert werden kann. Beispiele sind die Blutdruckmessung nach Gabe von Antihypertonika, die Bestimmung der Leukozytenzahl nach Gabe von Glucocorticoiden und EEG-Messungen nach Gabe zentral wirksamer Arzneistoffe. Die ausgewählten Messparameter stellen in den meisten Fällen **Surrogate** dar, von denen gefordert wird, dass sie mit der Wirksamkeit oder der Toxizität des Arzneistoffs im Zusammenhang stehen.

Bereits in Phase I und II der **klinischen Prüfung** spielen PK/PD-Untersuchungen eine wichtige Rolle (▸Kap. 7), um den zeitlichen Verlauf der erwünschten und/oder unerwünschten Wirkung(en)zu beschreiben. Gelingt die Etablierung eines PK/PD-Modells, so kann der zeitliche Verlauf der Wirkungen auch für die Anwendung neuer Dosierungsschemata vorhergesagt werden. Die Modelle können damit wertvolle Hinweise zur Wahl der Dosierung in späteren Studien geben und dazu beitragen, diese zielgerichteter zu planen, um möglichst informative Daten zu erhalten. Außerdem kann ein PK/PD-Modell helfen, klinische Beobachtungen in späteren Phasen der klinischen Prüfung besser zu interpretieren (Derendorf et al. 2000) und sogar Studien einzusparen.

Sowohl in der Phase II als auch in der Phase III der klinischen Prüfung werden zunehmend populationspharmakokinetische/-pharmakodynamische Untersuchungen durchgeführt. Damit kann die intra- und interindividuelle Variabilität der Wirkung beschrieben und individuelle Faktoren mit Einfluss auf die Wirkung ermittelt werden. Anhand der Ergebnisse dieser Untersuchungen können die pharmakodynamischen Parameter verschiedener Patientenpopulationen verglichen und Populationen mit besonderen Risiken, z. B. ältere Patienten mit veränderter Rezeptorempfindlichkeit, identifiziert werden.

Modellierung von Krankheitsverläufen

Die Krankheitsverlaufsmodelle (disease progression models) beschreiben zunächst die zeitliche Änderung eines bestimmten beobachteten Indikators einer Krankheit, z. B. eines Biomarkers oder klinischen Endpunkts, ohne Arzneistoffeinfluss (▸Kap. 30). Es handelt sich meist um empirische Modelle, mit denen auch interindividuelle Variabilität und mögliche Einflussfaktoren (Kovariaten) auf das „natürliche“ Fortschreiten einer Krankheit bestimmt werden können.

Im nächsten Schritt kann der Zeitverlauf einer Krankheit sowohl bei Patienten unter Arzneimitteltherapie als auch bei unbehandelten Patienten, z. B. in Placebogruppen, charakterisiert werden. Dafür wird das Modell für den natürlichen Krankheitsverlauf mit einem pharmakokinetisch-pharmakodynamischen Modell verknüpft. So kann auch bestimmt werden, wie sich eine therapeutische Intervention auf einen Krankheitsverlauf auswirkt: Ein Arzneistoff kann dabei entweder symptomatisch oder kausal (z. B. die „natürliche“ Progression einer Erkrankung verlangsamend) wirken.

3.2.2 Bottom-up-Ansätze

Im Gegensatz zu den bisher vorgestellten Top-down-Ansätzen wird die Modellstruktur bei Bottom-up-Ansätzen zum einen von zugrunde liegenden anatomischen und physiologischen Charakteristika bestimmt, zum anderen von physikochemischen Arzneistoffcharakteristika (**PBPK-Modelle**) oder von biochemischen Charakteristika (**Systembiologiemodelle**). Die erhaltenen mechanistischeren Modelle beschreiben Interaktionen des Arzneistoffs auf tieferen Organisationsebenen und ermöglichen dadurch, das Verhalten des ihnen übergeordneten Systems vorherzusagen, zum Teil bis zu Vorgängen auf Patientenebene.

Physiologiebasierte Pharmakokinetik

Bei physiologiebasierten pharmakokinetischen (PBPK) Modellen handelt es sich um Kompartimentmodelle. Wie der Name andeutet, repräsentieren einzelne Kompartimente des Modells bestimmte Organe (z. B. Lunge, Niere) oder ihre Substrukturen (z. B. Interstitium, Intrazellulärraum). Mehrere Einzelorganmodelle sind über den Blutfluss miteinander verbunden. Durch ihre Struktur ermöglichen PBPK-Modelle Simulationen von Arzneistoffkonzentrations-Zeit-Profilen nicht nur im Blut, sondern auch in allen definierten Geweben bzw. Organen des Modells; sie gewähren somit einen detaillierteren Einblick in Verteilungsprozesse im menschlichen Körper als Top-down-Ansätze. Anders als letztere beschränken sich PBPK-Modelle meist auf die Vorhersage eines typischen Individuums und berücksichtigen bisher selten interindividuelle Variabilität. Ein Beispiel eines PBPK-Modells zeigt ○ Abb. 3.17.

Im Gegensatz zu Top-down-Modellen werden für PBPK-Modelle zum einen **arzneistoffspezifische Eigenschaften** (physikochemische Daten wie pK_a-Wert oder Lipophilie, Plasmaproteinbindung etc.) und zum anderen anatomisches/physiologisches Vorwissen (**systemspezifische Eigenschaften**) wie Körperzusammensetzung, Organvolumen oder Blutfluss, benötigt. So können im Modell patientenbedingte und arzneistoffbedingte Effekte unterschieden werden.

Wegen ihrer mechanistischeren Natur kommt PBPK-Modellen in der Arzneistoffentwicklung eine zunehmende Bedeutung bei der **Extrapolation** von präklinischen auf klinische Daten, vom Tier auf den Menschen, oder von Erwachsenen auf Kinder zu. Des Weiteren wird der Ansatz u. a. verwendet, um **Interaktionen** zwischen mehreren verabreichten Arzneistoffen zu untersuchen bzw. vorherzusagen. Insgesamt werden PBPK-Ansätze daher heute zur Vorhersage von künftig zu untersuchenden Szenarien genutzt, also nicht für die Analyse von bereits erhobenen Daten aus klinischen Studien oder aus Routineuntersuchungen. Diese Daten dienen vielmehr der „Validierung“ von PBPK-Modellen, d. h. sie verifizieren, ob das entwickelte PBPK-

Modell mit den gemessenen Konzentrationen z. B. im Plasma oder am Wirkort (▸ Kap. 30) übereinstimmt.

Systembiologie

Ziel der Systembiologie ist, zu verstehen, wie Komponenten eines biologischen Systems (z. B. Gene, Proteine, Metaboliten) miteinander interagieren und diese dynamischen Wechselwirkungen zu quantifizieren bzw. vorherzusagen. Dadurch soll erklärt werden, wie physiologische und pathologische Eigenschaften durch komplexe molekulare Netzwerke zustande kommen (nicht durch isolierte Betrachtung z. B. einzelner Gene). Biologische Prozesse werden dabei zeitlich und räumlich charakterisiert.

Die resultierenden mathematischen Modelle dienen dazu, das Verhalten eines biologischen Systems (z. B. eines Organismus) ganzheitlich, über alle Ebenen hinweg (Molekül – Zelle – Gewebe – Organ – Körper), zu beschreiben und für bestimmte Bedingungen (z. B. Störungen durch Krankheit) vorherzusagen, und zwar ohne Berücksichtigung von Arzneistoffen. Durch gezielte Experimente können die entwickelten Modelle überprüft und weiter verbessert werden. In der Arzneimittelforschung erhofft man sich von der Systembiologie vor allem, Krankheitsmechanismen besser zu verstehen und dadurch interessante neue Wege für die Entwicklung neuer Arzneimittel zu finden.

3.2.3 Kombinationsansätze

Kombinationsansätze vereinigen die in den vorherigen Kapiteln vorgestellten Elemente der Bottom-up- und Top-down-Ansätze, z. B. in der Systempharmakologie.

Systempharmakologie

In der Systempharmakologie, die experimentelle und computergestützte Methoden zur Datenanalyse kombiniert, wird der Effekt eines Arzneistoffs auf ein „biologisches System", z. B. den Körper eines Patienten, untersucht. Ziel ist es, ein ganzheitliches „globaleres" mechanistisches Verständnis über Krankheitsnetzwerke, über den Einfluss des Arzneimittels darauf und damit über erwünschte bzw. unerwünschte Arzneimittelwirkungen zu gewinnen.

Interaktionen des Arzneistoffs werden gleichzeitig auf verschiedenen **Organisationsebenen** des Systems analysiert:

- vom Organismus (z. B. Patient, Tier) als höchster Ebene, auf der die Arzneimittelgabe erfolgt und klinische Daten erhoben werden, z. B. Laborparameter, Biomarker, Blutdruck,
- über die Organ-, Gewebs- und Zellebenen,
- bis hin zur Molekülebene, wo die Interaktion des Arzneistoffs mit seinem Target erfolgt und Daten experimentell im Labor erhoben werden.

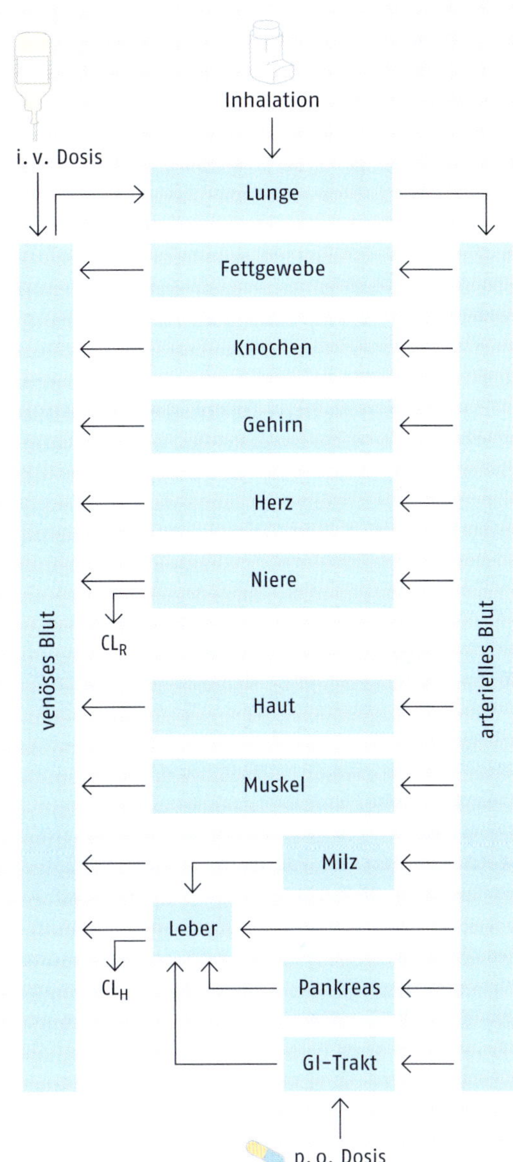

Abb. 3.17 Beispiel für ein PBPK-Modell

Durch gemeinsame Analyse dieser verschiedenen „Zoomebenen" sollen a) neue Arzneistofftargets bzw. das richtige Target für die spezifische Erkrankung in der richtigen Population gefunden, b) dadurch Wirkmechanismen und Kombinationstherapien besser verstanden und c) Therapieversagen erforscht werden.

Insgesamt soll mit diesem Kombinationsansatz die Produktivität in der Arzneimittelentwicklung einerseits sowie andererseits die Wirksamkeit von Arzneimitteltherapien für den einzelnen Patienten weiter erhöht werden.

Tab. 3.2 Beziehung zwischen Pharmakokinetik und Dosierung

Pharmakokinetischer Parameter	Bedeutung für die Dosierung
F	Initial- und Erhaltungsdosis
V	Initialdosis
CL	Erhaltungsdosis
$t_{1/2}$	Dosierungsintervall

3.3 Erstellung eines Dosierungsschemas

Die optimale Dosierung von Arzneistoffen ist eine der zentralen Aufgaben der Klinischen Pharmazie. Sowohl bei der Erarbeitung von Dosierungsempfehlungen in der klinischen Prüfung als auch bei der individuellen Dosierungsoptimierung müssen pharmakokinetische Daten so aufgearbeitet werden, dass schließlich ein praxisgerechtes **Dosierungsschema** zur Verfügung steht. In diesem Abschnitt soll erläutert werden, wie aus pharmakokinetischen Parametern ein konkretes Dosierungsschema für die **Mehrfachverabreichung** errechnet werden kann.

Die Berechnungen basieren auf dem Konzept des **therapeutischen Bereichs**. Ziel ist es, dass der Bereich zwischen minimal effektiver und minimal toxischer Konzentration unter der Therapie zu keinem Zeitpunkt verlassen wird. Derartige Berechnungen sind insbesondere bei Substanzen mit enger therapeutischer Breite relevant.

Ein Dosierungsschema besteht prinzipiell aus drei Komponenten:

- dem Dosierungsintervall (τ; ▸ Kap. 3.3.1),
- der Erhaltungsdosis (maintenance dose; MD; ▸ Kap. 3.3.2),
- der Initialdosis (loading dose; LD; ▸ Kap. 3.3.3).

Tab. 3.2 zeigt, welche pharmakokinetischen Parameter für welche Komponenten des Dosierungsschemas von besonderer Bedeutung sind. Die wichtigsten Gleichungen zur Dosisindividualisierung sind in Anhang C zusammengestellt.

3.3.1 Dosierungsintervall

Von den drei genannten Komponenten eines Dosierungsschemas muss zunächst das **Dosierungsintervall** festgelegt werden. Wichtigster pharmakokinetischer Parameter zur Berechnung eines optimalen Dosierungsintervalls ist die Eliminationsgeschwindigkeitskonstante bzw. Halbwertszeit des Arzneistoffs. Bei intravenöser Bolus-Applikation unter Annahme eines Ein-Kompartiment-Modells gilt dann, dass jede beliebige Konzentration C_1 mit einer im zeitlichen Abstand t darauf folgenden Konzentration C_2 in folgender Beziehung steht:

$$C_2 = C_1 - e^{-k_e \cdot t} \qquad \text{Gleichung 3.32}$$

Setzt man für C_1 und C_2 die Grenzen des therapeutischen Bereichs ein (C_1 = minimal toxische Konzentration, C_2 = minimal effektive Konzentration), dann entspricht t der Zeit, in der der therapeutische Bereich von oben nach unten durchschritten wird. Da der therapeutische Bereich unter der Therapie nicht verlassen werden soll, kann t als maximales Dosierungsintervall (τ_{max}) angesehen werden. Ersetzt man in Gleichung 3.32 C_1 durch C^{ss}_{max}, C_2 durch C^{ss}_{min} und t durch τ_{max} ergibt sich:

$$C^{ss}_{min} = C^{ss}_{max} - e^{-k_e \cdot \tau_{max}} \qquad \text{Gleichung 3.33}$$

Aufgelöst nach τ_{max} erhält man:

$$\tau_{max} = \frac{\ln C^{ss}_{max} - \ln C^{ss}_{min}}{k_e} \qquad \text{Gleichung 3.34}$$

Es sei betont, dass mithilfe von Gleichung 3.34 ein Dosierungsintervall berechnet wird, mit dem die Konzentrationen gerade noch in den Grenzen des therapeutischen Bereichs bleiben. Ein größeres τ kann nicht gewählt werden, da sonst der therapeutische Bereich (unabhängig von der noch festzulegenden Dosis) teilweise verlassen wird. Ein kleineres τ reduziert jedoch die Differenz zwischen C^{ss}_{max} und C^{ss}_{min} (Fluktuation) und erhöht damit die Therapiesicherheit.

Gleichung 3.34 ist streng nur für die intravenöse Bolus-Applikation unter Annahme eines Ein-Kompartiment-Modells gültig. Bei einer intravenösen Kurzinfusion muss die Infusionszeit T mitberücksichtigt und die Gleichung entsprechend modifiziert werden (▸ Kap. 15.3.5, Therapeutisches Drug Monitoring von Aminoglykosiden). Bei extravaskulärer Applikation kann die Zeit bis zum Erreichen der Maximalkonzentration (t_{max}) hinzuaddiert werden:

$$\tau_{max} = \frac{\ln C^{ss}_{max} - \ln C^{ss}_{min}}{k_e} + t_{max} \qquad \text{Gleichung 3.35}$$

Grundsätzlich sind also nach extravaskulärer Applikation längere Dosierungsintervalle möglich. Infolge des langsameren Konzentrationsanstiegs kommt es zu einer geringeren Schwankung (Fluktuation) der Plasmakonzentrationen im Vergleich zur Bolus-Injektion.

Das mithilfe von Gleichung 3.34 und Gleichung 3.35 berechnete maximale Dosierungsintervall wird nur in den seltensten Fällen **praxisgerecht** sein. Es ist jedoch unbedingt notwendig, ein praxisgerechtes Dosierungsintervall auf der Grundlage dieser Berechnung zu wählen. Wichtig ist dabei, dass die Tageszeit der Applikation sich nicht von Tag zu Tag ändert. Praxisgerecht sind also v. a. die Intervalle 12 und 24 Stunden, aber auch 8, 6 und 4 Stunden. In der Regel wird man, ausgehend von τ_{max}, das nächst kürzere, praxisgerechte Intervall wählen.

Bei Substanzen mit sehr **kurzer Halbwertszeit** (< 3 h) und **enger therapeutischer Breite** sollte man eine **intravenöse Dauerinfusion** (entspricht $\tau = 0$) in Erwägung ziehen. In diesem Fall kann die Infusionsgeschwindigkeit (R_0) als Produkt von gewünschter Steady-State-Konzentration (C^{ss}) und Gesamtclearance (CL) des Arzneistoffs berechnet werden:

$$R_0 = C^{ss} \cdot CL \quad \text{Gleichung 3.36}$$

3.3.2 Erhaltungsdosis

Nachdem das optimale und praxisgerechte Dosierungsintervall ermittelt wurde, kann die **Erhaltungsdosis (MD)** berechnet werden. Darunter wird die Dosis verstanden, mit der eine bestimmte Plasmakonzentration bzw. ein bestimmter Plasmakonzentrationsbereich aufrechterhalten werden kann. Mit der Erhaltungsdosis wird also die Arzneistoffmenge ersetzt, die während des Dosierungsintervalls eliminiert wird. Daher ist die Erhaltungsdosis primär von der Gesamtclearance des Arzneistoffs abhängig. Bei extravaskulärer Applikation geht außerdem die systemisch verfügbare Fraktion in die Berechnung ein. Zunächst kann über die Grenzen des therapeutischen Bereichs (C^{ss}_{max} und C^{ss}_{min}) die angestrebte mittlere Konzentration im Steady-State C^{ss}_{av} berechnet werden:

$$C^{ss}_{av} = \frac{C^{ss}_{max} - C^{ss}_{min}}{\ln C^{ss}_{max} - \ln C^{ss}_{min}} \quad \text{Gleichung 3.37}$$

Im nächsten Schritt kann die optimale Erhaltungsdosis (MD) berechnet werden, indem Gleichung 3.17 nach D aufgelöst wird:

$$MD = \frac{C^{ss}_{av} \cdot CL \cdot \tau}{F} \quad \text{Gleichung 3.38}$$

Es sei betont, dass hier unbedingt das gewählte praxisgerechte Dosierungsintervall (nicht das berechnete τ_{max}) einzusetzen ist.

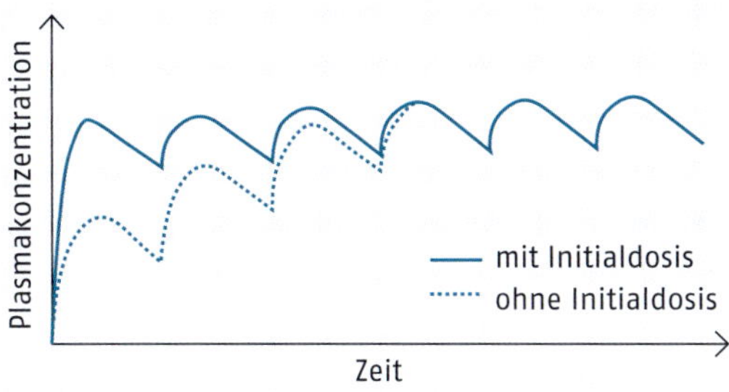

Abb. 3.18 Plasmakonzentrations-Zeit-Verlauf mit und ohne Gabe einer Initialdosis

Auch die berechnete Erhaltungsdosis muss auf ihre Praktikabilität hin überprüft werden. Im Gegensatz zu Injektions- oder Infusionslösungen sind z. B. Tabletten, Kapseln und Suppositorien nicht oder nur bedingt teilbar. Darüber hinaus muss die Adhärenz des Patienten berücksichtigt werden. Die berechnete Erhaltungsdosis muss dann ggf. praxisgerecht modifiziert werden.

3

3.3.3 Initialdosis

In akuten Fällen, insbesondere in der Intensiv- oder Notfallmedizin, soll ein Arzneistoff möglichst schnell nach der Applikation wirken. Um dieses Ziel zu erreichen, sollte die Konzentration des Arzneistoffs sofort und nicht erst nach fünf Halbwertszeiten im therapeutischen Bereich liegen (Abb. 3.18). Die dafür benötigte Arzneistoffmenge wird als **Initialdosis (LD)** bezeichnet. Die Höhe der Initialdosis hängt v. a. vom scheinbaren Verteilungsvolumen ab, da dieses die Beziehung zwischen applizierter Dosis und Plasmakonzentration angibt (▸ Kap. 3.1.2). Bei extravaskulärer Applikation muss die Initialdosis um die systemisch verfügbare Fraktion F korrigiert werden. Um eine gewünschte Zielkonzentration (C_{Ziel}) zu erreichen, kann LD wie folgt berechnet werden:

$$LD = \frac{C_{Ziel} \cdot V}{F} \quad \text{Gleichung 3.39}$$

Wird eine Dauertherapie mit Mehrfachapplikation begonnen, kann eine angemessene Initialdosis auch über die bereits festgelegte Erhaltungsdosis (▸ Kap. 3.3.2) berechnet werden. Insbesondere bei **Substanzen mit langer Halbwertszeit**, bei denen Tage bis Wochen vergehen können, bis ein Steady-State erreicht ist, kann man die langsam erfolgende Kumulation durch eine Initialdosis vorwegnehmen. Der Steady-State wird sofort erreicht, wenn die Initialdosis um den Kumulationsfaktor R (▸ Kap. 3.1.6) höher als die Erhaltungsdosis gewählt wird (Abb. 3.18):

$$LD = \frac{MD}{1 - e^{-k_e \cdot \tau}}$$ Gleichung 3.40

Bei der Initialdosis ist ebenso auf Praktikabilität zu achten wie bei Dosierungsintervall und Erhaltungsdosis.

Abschließend sei noch darauf hingewiesen, dass es sich bei der hier erläuterten Methodik zur Erstellung von Dosierungsschemata um eine prinzipielle, verallgemeinerte Vorgehensweise handelt, die nicht für jeden Arzneistoff sinnvoll sein muss. Es ist unbedingt notwendig, pharmakokinetische und therapeutische Besonderheiten des betreffenden Arzneistoffs zu berücksichtigen und die Berechnungen ggf. zu modifizieren. Drei Anwendungsbeispiele zur Dosisindividualisierung (Aminoglykoside, Theophyllin, Phenytoin) werden in ▸ Kap. 15.3.5 ausführlich erläutert.

Literatur

Barrett JS, Fossler MJ, Cadieu KD et al. Pharmacometrics: a multidisciplinary field to facilitate critical thinking in drug development and translational research settings. J Clin Pharmacol, 48: 632–649, 2008

Bonate PL. Pharmacokinetic-pharmacodynamic modeling and simulation. 2. Aufl., Springer New York, Dordrecht, Heidelberg, London 2011

Derendorf H, Hochhaus G. Handbook of pharmacokinetic/pharmacodynamic correlation. CRC Press LLC, Boca Raton 1995

Derendorf H, Gramatté T, Schäfer G et al. Pharmakokinetik kompakt. Grundlagen und Praxisrelevanz. 3. Aufl., Wissenschaftliche Verlagsgesellschaft Stuttgart, 2010

Derendorf H, Lesko LJ, Chaikin P et al. Pharmacokinetic/pharmacodynamic modeling in drug research and development. J Clin Pharmacol, 40: 1399–1418, 2000

Gabrielsson J, Weiner D. Pharmacokinetic and pharmacodynamic data analysis. Concepts and applications. 4. Aufl., CRC Press LLC, Boca Raton 2007

Langner A, Borchert HH, Mehnert W. Biopharmazie: Pharmakokinetik – Bioverfügbarkeit – Biotransformation. 4. Aufl., Wissenschaftliche Verlagsgesellschaft Stuttgart, 2010

Mould DR, Upton RN. Basic concepts in population modeling, simulation, and model-based drug development. CPT Pharmacometrics Syst Pharmacol, 1: e6, 2012

Owen JS, Fiedler-Kelly J. Introduction to Population Pharmacokinetic/Pharmacodynamic Analysis with Nonlinear Mixed Effects Models. John Wiley & Sons, Inc, Hoboken 2014

Rowland M, Peck C, Tucker G. Physiologically-based pharmacokinetics in drug development and regulatory science. Annu Rev Pharmacol Toxicol, 51: 45–73, 2011

Rowland M, Tozer TN. Clinical pharmacokinetics and pharmacodynamics: concepts and applications. 4. Aufl., Lippincott Williams and Wilkins, Baltimore 2010

Shargel L, Yu ABC. Applied biopharmaceutics and pharmacokinetics. 7. Aufl., McGraw-Hill, New York 2015

Sheiner LB, Rosenberg B, Marathe VV. Estimation of population characteristics of pharmacokinetic parameters from routine clinical data. J Pharmacokinet Biopharm, 5: 445–479, 1977

Tozer TN, Rowland M. Introduction to pharmacokinetics and pharmacodynamics: The quantitative basis of drug therapy. Lippincott Williams & Wilkins, Philadelphia, Baltimore 2006

Van der Graaf PH. Pharmacometrics and systems pharmacology. CPT Pharmacometrics Syst Pharmacol 1: e8, 2012

Wagner JG. Pharmacokinetics for the pharmaceutical scientist. Technomic Publishing Company, Lancaster 1993

Winter ME. Basic clinical pharmacokinetics. 5. Aufl., Lippincott Williams & Wilkins, Philadelphia, Baltimore 2009

Wist AD, Berger SI, Iyengar R. Systems pharmacology and genome medicine: a future perspective. Genome Med, 1: 11, 2009

Der letzte Zugriff auf die im Text genannten Websites erfolgte am 03.04.2016.

4 Pharmakogenetik und Pharmakogenomik

Walter Jäger, Thorsten Lehr

Bereits Anfang des 20. Jahrhunderts wies Garrod, der Begründer der modernen Genetik, darauf hin, dass erblich bedingte Unterschiede bestimmter biochemischer Prozesse die Ursache für unerwartete Wirkungen nach Einnahme von Arzneimitteln sein könnten. Jedoch erst 50 Jahre, nachdem Garrod diese Hypothese formuliert hatte, konnte deren Richtigkeit belegt werden. In den 1950er Jahren gelang der Nachweis, dass es bei einigen Patienten nach Suxamethoniumbehandlung zu einer deutlich verlängerten Wirkung infolge eines genetischen Defektes des Enzyms Cholinesterase kam. Ebenso kam es bei Patienten mit genetisch erworbenem Glucose-6-phosphatdehydrogenase-Mangel in den Erythrozyten nach Gabe verschiedener Antimalariamittel, insbesondere nach Applikation von Primaquin und Dapson, zur Ausbildung einer hämolytischen Anämie.

Interindividuelle Unterschiede in den Plasmakonzentrationen, Halbwertszeiten und damit auch in der therapeutischen Wirksamkeit wurden nicht nur für Suxamethonium, sondern auch bei einer Reihe weiterer Arzneistoffe beobachtet und konnten trotz patientengerechter Dosierung, die z. B. Körpergewicht, Alter, Geschlecht und Funktion von Leber und Niere berücksichtigten, nicht behoben werden. Erste Hinweise, dass diese beobachteten Effekte auf interindividuelle Unterschiede in der metabolischen Aktivität von Phase-I- und Phase-II-Enzymen zurückzuführen sind, zeigten Jahre später pharmakokinetische Untersuchungen mit dem Antiarrhythmikum Spartein, dem Antihypertensivum Debrisoquin, dem Antikonvulsivum Mephenytoin sowie dem Tuberkulostatikum Isoniazid. Während diese Arzneistoffe in den meisten Probanden mit typischer Geschwindigkeit metabolisiert wurden, zeigte ein geringer Prozentsatz, als **langsame (poor) Metabolisierer** (PM) – im Gegensatz zu den typisch **schnellen (extensive) Metabolisierern** (EM) – bezeichnete Patienten, eine ausgeprägte Abnahme der Metabolisierung, verbunden mit einer Verringerung der Gesamtclearance.

Für diese erblich bedingten interindividuellen Unterschiede der Arzneimittelwirkungen prägte der Heidelberger Genetiker Vogel Ende der 1950er Jahre den Begriff **Pharmakogenetik**. Dieser Begriff ist heutzutage definiert als die Untersuchung der Unterschiede in der genetischen Ausstattung von Patienten und deren Wirkung auf Arzneimittel. Der Begriff **Pharmakogenomik** wurde im Rahmen des Humangenomprojektes geprägt und wird oft synonym mit dem Begriff „Pharmakogenetik" verwandt. Eine einheitliche Definition existiert nicht, Pharmakogenomik ist als breiter gefasster Begriff zu verstehen, der sich nicht nur auf die Gene bezieht, sondern auch auf deren Produkte und Unterschiede in der Expression zu einem bestimmten Zeitpunkt als auch in Veränderung über die Zeit. Pharmakogenetik und Pharmakogenomik schließen sowohl Untersuchungen der Gene der Pharmakokinetik (Absorption, Distribution, Metabolismus, Elimination) als auch Gene der Pharmakodynamik (z. B. Rezeptoren) ein und berücksichtigt daraus resultierende klinische Effekte wie z. B. Wirksamkeit oder Toxizität (○ Abb. 4.1).

4.1 Genetische Polymorphismen

In der Humangenetik existieren verschiedene **genetische Polymorphismen**, die für eine unterschiedlich sichtbare Ausprägung des Genotyps (also der **Phänotyp**) im Patienten, z. B. Metabolisierungsstatus (EM, PM), verantwortlich sein können (○ Abb. 4.1). Die wichtigsten Polymorphismen sind im Folgenden kurz beschrieben und schematisch in ○ Abb. 4.2 zusammengefasst.

Einzelnukleotid-Polymorphismen (single nucleotide polymorphisms, SNPs; sprich **snips)** stellen den größten Anteil an Sequenzvariationen in der Bevölkerung dar. Unter einem SNP versteht man eine Basenpaar-Substitutionsmutation der DNA, die mit einer Häufigkeit von mindestens 1 % in der Bevölkerung vorkommt. SNPs treten im Durchschnitt alle 1000 Basen-

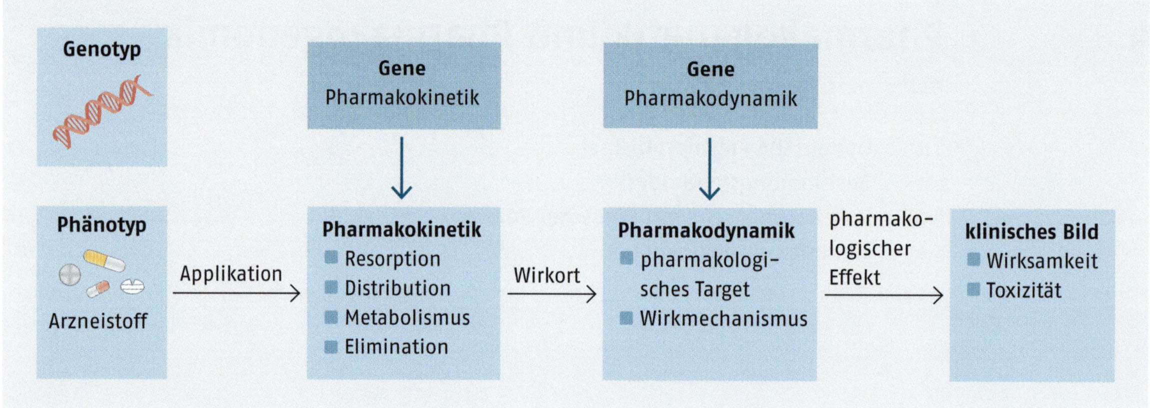

Abb. 4.1 Schematische Darstellung des Genotyp-Phänotyp-Zusammenhangs

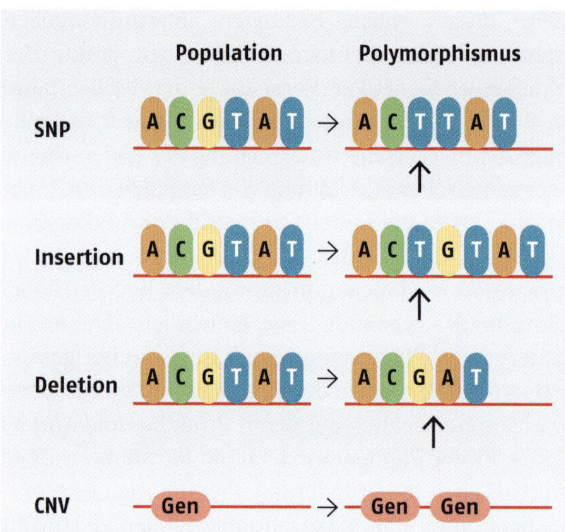

Abb. 4.2 Schematische Darstellung der wichtigsten genetischen Polymorphismen. Für SNP, Insertionen und Deletionen ist exemplarisch ein Abschnitt der DNA mit den entsprechenden Basensequenzen dargestellt. Der Referenzabschnitt befindet sich auf der linken Seite und ist durch „Population" gekennzeichnet. Die beispielhaften Polymorphismen sind auf der rechten Seite mit einem kennzeichnenden Pfeil dargestellt. Im unteren Abschnitt ist exemplarisch für eine CNV eine Genduplikation dargestellt.

paare auf. Inzwischen sind über 20 Millionen SNPs im humanen Genom bekannt. Wenn Gene exprimiert werden, wird zunächst die genetische Information (Basensequenz) der DNA im Zellkern kopiert und in die mRNA überführt (**Transkription**). Die mRNA Moleküle verlassen den Zellkern und gelangen in das Zytoplasma, wo sie im Rahmen der Proteinbiosynthese in individuelle Proteine überführt werden (**Translation**). Die Position der SNPs auf einem Gen beeinflusst, ob und wie die Funktion bzw. Expression des Gens verändert ist. Etwa 1 % der SNPs beeinflusst den proteinkodierenden Abschnitt der DNA (Exon). Ein Basenaustausch an dieser Stelle kann bei der Translation zu der gleichen Aminosäure (synonymer Austausch) oder zu einer anderen Aminosäure führen (nicht synonymer Austausch). Beide Substitutionstypen können zu einer veränderten (erhöhten oder verminderten) Funktion des gebildeten Proteins führen. SNPs, die sich in der Promotor- und 5'-regulatorischen Region des Gens befinden, können einen Einfluss auf das Ausmaß der Transkription (erhöht oder vermindert) haben. SNPs im nichtkodierenden Bereich des Gens (Intron) können durch unterschiedliche Splicing-Varianten zu unterschiedlicher mRNA und somit nach der Translation zu einer veränderten Proteinfunktion führen (erhöht oder vermindert). Einen Einfluss auf die Proteinfunktion können auch SNPs in den 5'- oder 3'-nicht übersetzten regulatorischen Regionen (untranslated regulatory regions, UTR) durch Interaktionen mit regulatorischen Proteinen haben (Abb. 4.3). Für SNPs existiert eine eigene Nomenklatur, die vom National Center for Biotechnology Information (NCBI) vergeben wird. Für eingereichte und verifizierte SNPs wird vom NCBI eine sogenannte rs-Nummer (rs: reference SNP) vergeben. Die Bezeichnung startet mit dem „rs" Kürzel, gefolgt von einer Zahl, z. B. rs1057910. In Datenbanken (z. B. dbSNP) kann die Bedeutung von SNPs nachgeschaut werden.

Etwas weniger bekannt, aber nicht weniger bedeutend als SNPs sind **Insertionen und Deletionen (Indels)** in der DNA-Sequenz. Diese Indels können von einem Basenpaar bis zu ganzen Genen reichen. Kleine Indels können die Proteinfunktion in einer ähnlichen Art und Weise beeinflussen wie SNPs. Hierdurch findet meist eine Verschiebung und keine Substitution statt, daher ist die Wahrscheinlichkeit größer, dass ein funktionaler Effekt (veränderte Genfunktion oder -expression) entsteht.

Deletionen und Duplikationen von ganzen Genen werden als **Kopiezahl-Variationen von Genen (gene copy number variations, CNV)** bezeichnet. Es ist wahrscheinlich, dass bisher unentdeckte CNV zur pharmakogenetischen Variabilität beitragen. Weitere relevante

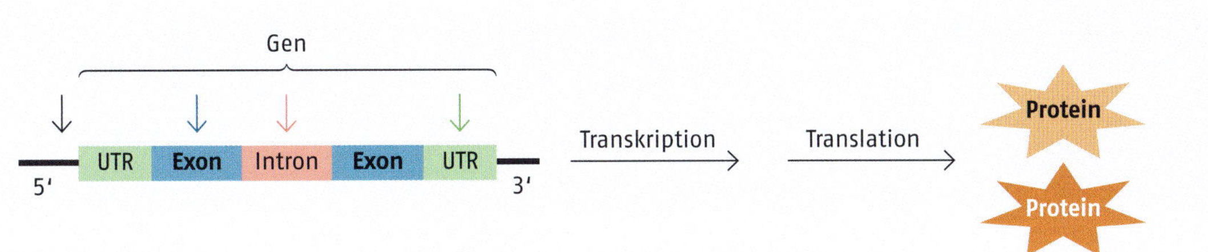

Abb. 4.3 Schematische Darstellung des Einflusses von SNPs auf das codierende Protein. SNPs in den entsprechenden Regionen des Gens können für funktionelle Unterschiede in den Endprodukten der Proteinbiosynthese oder für ein unterschiedliches Ausmaß bei diesen verantwortlich sein.

genetische Polymorphismen sind Substitutionen von ganzen Abschnitten, Inversionen, Translokationen und Konversionen.

Um die Auswirkung eines genetischen Defekts auf die enzymatische Aktivität des gebildeten Proteins zu bestimmen, sind verschiedene Untersuchungen notwendig, z. B. die Genexpressionsanalyse. Allerdings ist auch zu beachten, dass nicht jeder Polymorphismus zu einer Aktivitätsänderung eines Enzyms führt. Darüber hinaus hängt die Ausbildung eines Phänotyps von verschiedenen Faktoren ab, z. B. der Dosis und den biologischen Systemen, die zur Verfügung stehen, um den Defekt auszugleichen. Es kann z. B. in Patienten nur dann zu den für langsame Metabolisierer charakteristischen, erhöhten Plasmakonzentrationen mit dem Auftreten z. B. unerwünschter Wirkungen kommen, wenn das betroffene Enzym den Hauptmetabolisierungsweg eines Arzneistoffs katalysiert.

Bedenkt man die Komplexität von DNA-Sequenz-Variationen, dann ist es essenziell, eine einfache, aber akkurate **Nomenklatur** zu haben. Eine der wichtigsten und bekanntesten ist die sogenannte „Stern-Nomenklatur", die von der HUGO (Human Genome Organization) vorgeschlagen wurde. Hier wird die „Referenzsequenz" des Gens meist als *1 (Stern eins) bezeichnet, wobei die erste Sequenzvariation mit einem funktionell relevanten Effekt meist als *2 bezeichnet wird. Alle weiteren funktionell relevanten Sequenzvariationen werden mit aufsteigender Zahl entsprechend ihrer Einreichung bei der HUGO versehen, z. B. *3, *4, etc. Polymorphismen, die durch die Stern-Nomenklatur beschrieben werden, können vielfältiger Art sein, z. B. SNP, CNV, Insertionen, Deletionen, oder auch deren Kombinationen.

4.2 Bestimmungsmethoden

4.2.1 Genotypisierung

Die Genotypisierung erlaubt die Bestimmung des individuellen Genotyps eines Patienten. Mittlerweile gibt es über 100 verschiedene Techniken zur Genotypisierung, wobei die meisten auf der Technik der **Polymerasekettenreaktion (PCR)** beruhen. Sie gilt als der eigentliche Durchbruch für eine genaue und schnelle Bestimmung eines Genotyps. Die abgewandelten Versionen der PCR zur Genotypisierung unterscheiden sich hauptsächlich in den verwendeten Primern und der anschließenden Auswertung des Genotyps. Inzwischen werden oftmals z. B. fluoreszierende Primer verwendet, die eine anschließende automatisierte optische Auswertung ermöglichen. Neuere Methoden erlauben die parallele Durchführung mehrerer PCR, um mehrere genetische Polymorphismen eines Patienten simultan zu bestimmen. Solche Arraymethoden erreichen im Hochdurchsatzverfahren inzwischen eine Genotypisierung mit der gleichzeitigen Bestimmung von über einer Millionen SNPs pro Patient. Diese Hochdurchsatzverfahren zur Genotypisierung werden v. a. in der Arzneistoffforschung und -entwicklung mit dem Ziel eingesetzt, kleinere und zielgerichtetere Assays mit einer geringeren Anzahl an Polymorphismen für den klinischen Einsatz zu entwickeln, beispielsweise um gezielt Pharmakokinetik-relevante Gene (z. B. für Metabolisierungsenzyme) zu untersuchen oder Responder von Non-Respondern zu unterscheiden.

Unbekannte Mutationen können nicht mittels PCR erfasst werden. Hierzu bedarf es einer **Sequenzierungsmethode**, welche die individuelle DNA-Sequenz bestimmt. Solche Methoden werden hauptsächlich in der Forschung angewendet und spielen im klinischen Alltag noch eine untergeordnete Rolle.

4.2.2 Phänotypisierung

Aus den Ergebnissen der Genotypisierung kann noch nicht auf die Enzymfunktion (**Phänotyp**) geschlossen werden. Zur Phänotypisierung gibt es zwei Ansätze, den indirekten und den direkten.

Indirekte Phänotypisierung. Ist die Assoziation zwischen einem Genotyp und dessen Phänotyp aus der Literatur bekannt, können genotypisierte Patienten einem Phänotyp zugeordnet werden. Dies ist – abhängig von der Komplexität des Stern-Allels oder des Phänotyps – einfach bis äußerst kompliziert. Wie aus einem SNP der jeweilige Phänotyp abgeleitet wird, zeigt für

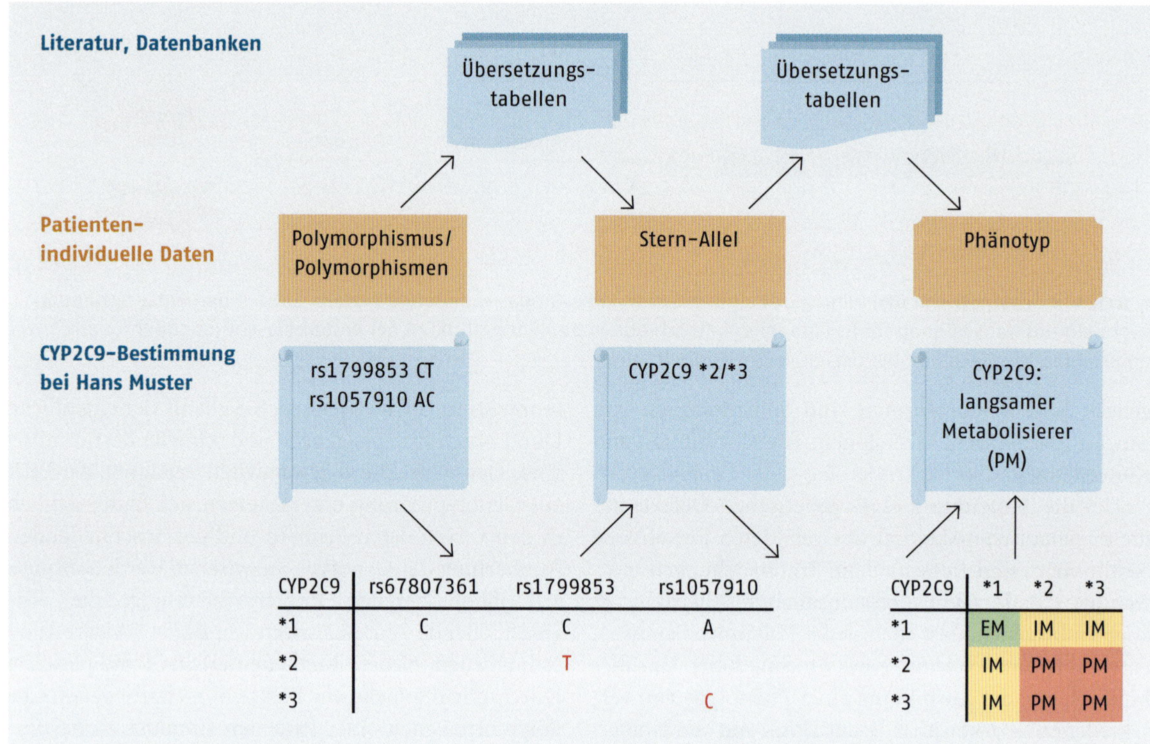

Abb. 4.4 Schematische Darstellung einer indirekten Phänotypisierung am Beispiel von CYP2C9. Für Patient Hans Muster wurden zwei SNPs (rs1799853 und rs1057910) im CYP2C19-Gen untersucht (links). Die Ergebnisse werden mit einer Übersetzungstabelle verglichen und das entsprechende Stern-Allel abgeleitet. Herr Muster hat ein CYP2C9 *2/*3 Stern-Allel. Dies lässt sich für Hans Muster über eine weitere Übersetzungstabelle in einen langsamen Metabolisierer-Status (PM-Status) für CYP2C9 übersetzen.

Tab. 4.1 Substrate zur In-vivo-Bestimmung polymorpher Enzyme und Transporter

Enzym	Substrat
CYP2C9	Losartan, Tolbutamid
CYP2C19	Omeprazol
CYP2D6	Debrisoquin, Dextromethorphan, Spartein
UGT1A1	Bilirubin
NAT1	p-Aminobenzoesäure, Bentiromid
NAT2	Coffein, Isoniazid
P-gp	Verapamil
OATP1B1	Pravastatin

eine einfache Situation (Abb. 4.4). Eine frei zugängliche bioinformatische Software zur einfachen Zuordnung der Genotyp-Phänotyp-Beziehung existiert leider noch nicht, ist aber angesichts der rasanten Entwicklung auf diesem Gebiet in der nahen Zukunft zu erwarten.

Direkte Phänotypisierung. Der Phänotyp kann auch direkt über die Bestimmung der Aktivität eines Enzyms in einem Probanden/Patienten zugeordnet werden. Als Grundlage dient das Ausmaß z. B. der Biotransformation enzymspezifischer Substrate im Vergleich zu literaturbekannten Daten einer Kontrollgruppe. Dieser „Enzymstatus“ lässt sich sowohl mit In-vitro- als auch mit In-vivo-Assays durchführen. Für die Bestimmung der Arzneistoffe und deren Metaboliten bietet sich in erster Linie die Hochleistungsflüssigkeitschromatographie gekoppelt mit einem massenspektrometrischen Detektor (HPLC/MS) an. Bei der Phänotypisierung wird zwischen der invasiven und der nichtinvasiven Methode unterschieden.

Bei der **invasiven Methode** wird Biopsiegewebe aus der Leber, z. B. im Rahmen einer notwendigen Untersuchung, gewonnen, durch fraktionierte Zentrifugation die Mikrosomenfraktion erhalten, diese mit enzymspezifischen Substraten (Tab. 4.1) wie Dextromethorphan für CYP2D6 inkubiert und die entstandenen Metaboliten quantitativ bestimmt.

Abb. 4.5 zeigt die chromatographische Analyse von humanen Leberproben eines langsamen und eines schnellen Metabolisierers von CYP2D6. Deutlich erkennbar ist das nahezu vollständige Fehlen des Metaboliten Dextrorphan in der Lebermikrosomenprobe A, die das Vorliegen eines Langsam-Metabolisierer-Phänotyps bestätigt.

Eine **nichtinvasive Methode** zur Bestimmung des Phänotyps stellt die perorale Verabreichung einer pharmakologisch wirksamen Dosis eines enzymspezifischen Arzneistoffs dar. Zur Charakterisierung wird das metabolische Verhältnis (metabolic ratio, MR) herangezogen, d. h. der Quotient der im Urin (Sammelperiode: 0–12 h) ausgeschiedenen Menge an unverändertem Arzneistoff und seines enzymspezifischen Metaboliten. Ein hoher Wert zeigt an, dass nur geringe Mengen an Metabolit im Verhältnis zum Arzneistoff im Urin ausgeschieden wurden; MR wird mit Zunahme der Metabolitenausscheidung kleiner und stellt damit ein Maß für die individuelle Enzymaktivität dar.

Das Verhältnis Dextromethorphan zum oxidierten Metabolit Dextrorphan korreliert mit der individuellen Fähigkeit, diesen Arzneistoff zu metabolisieren: Langsame Metabolisierer weisen im Urin im Verhältnis zum Metaboliten eine hohe Menge an Muttersubstanz auf, bei schnellen Metabolisierern ist dies umgekehrt. Einige literaturbekannte Arzneistoffe für eine In-vivo-Phänotypisierung von Patienten sind in ▫ Tab. 4.1 aufgelistet.

Dem Vorteil der individuellen Aktivitätsbestimmung stehen zwei Nachteile gegenüber: Zum einen erfordert dieses Verfahren die Gabe einer pharmakologisch aktiven Substanz, was immer zum Auftreten von unerwünschten Wirkungen führen kann. Zum anderen kann das Ergebnis der Phänotypisierung dadurch verfälscht werden, dass andere vom Patienten eingenommene Arzneimittel entweder ebenfalls von dem zu untersuchenden Enzym metabolisiert werden oder dieses hemmen bzw. induzieren. In den ersten beiden Fällen würde fälschlicherweise der Phänotyp eines langsamen Metabolisierers angenommen werden, im letzten Fall würde eine Enzyminduktion einen schnellen Metabolisierer vortäuschen.

Generell nimmt die Bedeutung der direkten Phänotypisierung stark ab, da die indirekte Phänotypisierung durch Bestimmung des Genotyps nicht oder weniger invasiv abläuft, weniger Aufwand bedeutet, da keine Proben über längere Zeit gesammelt werden müssen, und kostengünstiger ist.

4.2.3 Genexpressionsanalyse

Die **Genexpressionsanalyse** bezeichnet die Untersuchung der Umsetzung der genetischen Information (Genexpression) mit molekularbiologischen und biochemischen Methoden. Mit ihrer Hilfe können die Aktivität und Expression mehrerer tausend Gene gleichzeitig gemessen werden. Dies ermöglicht, einen Überblick über zelluläre Funktionen zu gewinnen und wird in der Forschung eingesetzt, um beispielsweise das Ansprechen auf eine spezielle Arzneimitteltherapie aufzuzeigen oder um Unterschiede in der Genregulation zwischen Gesunden und Patienten zu identifizieren. Ergebnisse aus solchen Untersuchungen können eingesetzt werden, um basierend auf einem patientenspezifischen Expressionsmuster Erkrankungen zu diagnostizieren oder Arzneimitteltherapien zu steuern (▸ Kap. 16).

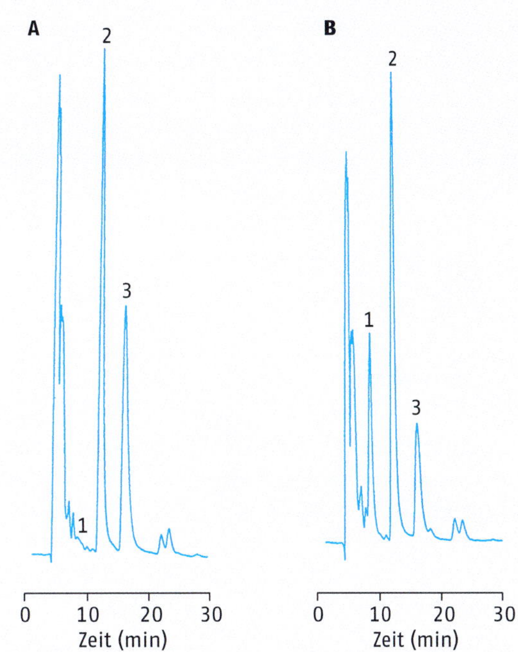

○ Abb. 4.5 Chromatogramm einer Analyse von humanen Lebermikrosomen: A eines langsamen und B eines schnellen Metabolisierers von Dextromethorphan. Peaks: 1 = Dextrorphan (Metabolit), 2 = Levallorphan (interner Standard), 3 = Dextromethorphan (Muttersubstanz). Nach Vielnascher et al. 1995

Zur Genexpressionsanalyse existieren viele verschiedene Methoden. Je nach Technik können Produkte verschiedener Stadien der Genexpression untersucht werden, d. h. cDNA (komplementäre DNA mittels reverser Transkriptase aus mRNA), mRNA bzw. Proteine. Die beiden gängigsten Hochdurchsatzverfahren sind die DNA-Microarraytechnik und die serielle Analyse der Genexpression (SAGE).

DNA-Microarrays bestimmen die Menge an mRNA einer Vielzahl von Genen aus Zellen einer Kultur/eines Gewebes simultan. Dazu wird die mRNA isoliert und in cDNA umgeschrieben. Die Detektion erfolgt bei dieser Methode über komplementäre Hybridisierung der markierten cDNA (Radioisotope, Fluoreszenzfarbstoffe) mit Sonden des DNA-Arrays. Bei dieser Technik müssen die zu untersuchenden Proteine bekannt sein und vorher definiert werden.

Die **serielle Analyse der Genexpression (SAGE)** ist eine sequenzierungsbasierte Methode und kann die Expression theoretisch aller Gene sehr genau bestimmen, indem von jedem Transkript der mRNA-Population ein kurzes Sequenzstück, sogenanntes „tag“ (Etikett), auf cDNA-Basis erzeugt wird und möglichst viele dieser Tags (kurze cDNA-Fragmente) sequenziert werden. Der Vorteil gegenüber Microarrays ist die sehr viel genauere Quantifizierung der Transkripte sowie die Möglichkeit v.a. mit der erweiterten SuperSAGE-Methode neue Transkripte (z.B. nichtkodierende Ribonukleinsäuren, wie microRNAs oder antisense-RNAs) zu identifizieren und Organismen mit bisher nicht bekannten Genomen zu untersuchen.

4.3 Polymorphe Gene mit klinischer Relevanz

Polymorphe Gene spielen sowohl in der Pharmakokinetik als auch Pharmakodynamik eine Rolle. Klinisch relevant für Arzneimitteltherapien sind insbesondere Polymorphismen bei Metabolisierungsenzymen, Transportproteinen und Rezeptoren, die im Folgenden beispielhaft erläutert werden.

4.3.1 Metabolisierende Enzyme

Zur Metabolisierung von Arzneistoffen sind grundsätzlich alle lebenden Zellen befähigt. Die Metabolisierung erfolgt allerdings bevorzugt in Enterozyten des Darms (während der Resorption) und in der Leber (nach der Resorption). Auf subzellulärer Ebene vollziehen sich die biochemischen Reaktionen vorwiegend im endoplasmatischen Retikulum, zum Teil ebenfalls in den Mitochondrien und zum geringeren Teil im Zytoplasma der Zellen. Die Metabolisierung von Arzneistoffen läuft typischerweise in zwei diskreten Schritten ab:

- In der ersten oder **Phase-I** werden die Moleküle oxidativ, reduktiv oder hydrolytisch verändert. Dabei entstehen Primärmetaboliten, die üblicherweise weniger lipophil als die Muttersubstanzen sind.
- In der zweiten oder **Phase-II** werden die Primärmetabolite dann mit endogenen Verbindungen wie (aktivierter) Glucuronsäure, Schwefelsäure, Essigsäure oder Aminosäuren konjugiert, die dann als Sekundärmetaboliten in den Urin oder in die Galle ausgeschieden werden.

Die weitaus größte Bedeutung für die oxidative Metabolisierung von Arzneistoffen besitzt die Enzym-Superfamilie **Cytochrom P450** (CYP). Die Mitglieder gleichen sich zwar in ihrer Grundfunktion, unterscheiden sich teils aber erheblich in ihrer Substratspezifität und hinsichtlich ihrer variablen Expression. Diese Enzyme finden sich außer in Erythrozyten und Skelettmuskulatur in jedem menschlichen Gewebe, wobei die Leber die höchste Konzentration und Enzymaktivität aufweist. Der Name P450 rührt daher, dass diese Enzyme nach Bindung von Kohlenmonoxid an das Eisen der Hämgruppe ein charakteristisches Absorptionsmaximum bei 450 nm zeigen. Um eine sichere Zuordnung dieser **Isoenzyme** zu ermöglichen – im Menschen wurden bisher knapp 60 verschieden CYP-Gene charakterisiert –, wurde eine Nomenklatur entwickelt, die die Enzyme auf der Basis der Homologien der Aminosäuresequenz in Familien und Unterfamilien untergliedert. Die für die Metabolisierung von Arzneistoffen wichtigsten Isoenzyme gehören den Familien 1 bis 3 an.

CYP2D6

CYP2D6 bezeichnet ein Isoenzym von Cytochrom P450 aus der Familie 2 und der Unterfamilie D. Das Enzym hat eine große historische Bedeutung in der Geschichte der Pharmakogenetik und spielt ebenfalls eine große Rolle in der Arzneistoffmetabolisierung: ca. 25 % der therapeutisch eingesetzten Arzneistoffe werden über CYP2D6 metabolisiert. CYP2D6 ist auf Chromosom 22 lokalisiert und ist hoch polymorph mit über 90 bekannten allelischen Varianten (Stern-Allelvarianten).

Die klinische Relevanz des genetischen Polymorphismus von CYP2D6 wurde 1975 zufällig im Rahmen einer pharmakokinetischen Studie mit Spartein entdeckt. Während bei allen anderen Probanden bei gleicher Dosierung die Gabe des Klasse-I-Antiarrhythmikums keine nennenswerten unerwünschten Wirkungen verursachte, zeigte ein Patient Nausea und Diplopie (Doppelsehen). Die Auswertung der pharmakokinetischen Daten ergab, dass die Gesamtclearance dieses Probanden nur 20 % des Wertes der anderen Patienten betrug und die Muttersubstanz Spartein nahezu unverändert im Urin ausgeschieden wurde. Eine ähnliche Beobachtung konnte bei Debrisoquin gemacht werden. Wieder traten bei einem Teil der Probanden schwere unerwünschte Wirkungen auf, wobei die Plasmakonzentrationen ebenfalls stark erhöht waren. Enzymkinetische Untersuchungen zeigten, dass sowohl die Debrisoquin- als auch die Spartein-Oxidation von CYP2D6 katalysiert wird.

Die Enzymdefekte, die den Phänotyp des langsamen Metabolisierers (PM) hervorrufen, beruhen auf Punktmutationen (SNP), Verlust einzelner Basen oder, in seltenen Fällen, auf dem Verlust des gesamten im humanen Chromosom 22 lokalisierten Gens (CNV). Durch genauere Untersuchungen wurden zwei weitere kleinere Gruppen identifiziert, die Substrate von CYP2D6 zum einen weder schnell noch langsam metabolisieren, sog. intermediäre Metabolisierer (**intermediate metabolizer, IM**) oder zum anderen extrem schnell metabolisieren. Bei diesen seltenen ultraschnellen Metabolisierern (**ultrarapid metabolizer, UM**) wurde eine vererbbare Vervielfachung des CYP2D6-Gens (CNV) nachgewiesen, die bis zu 13 Kopien betragen kann. Interessanterweise ist der Phäntotyp des ultraschnellen Metabolisierers (UM) nicht gleichmäßig in Europa ver-

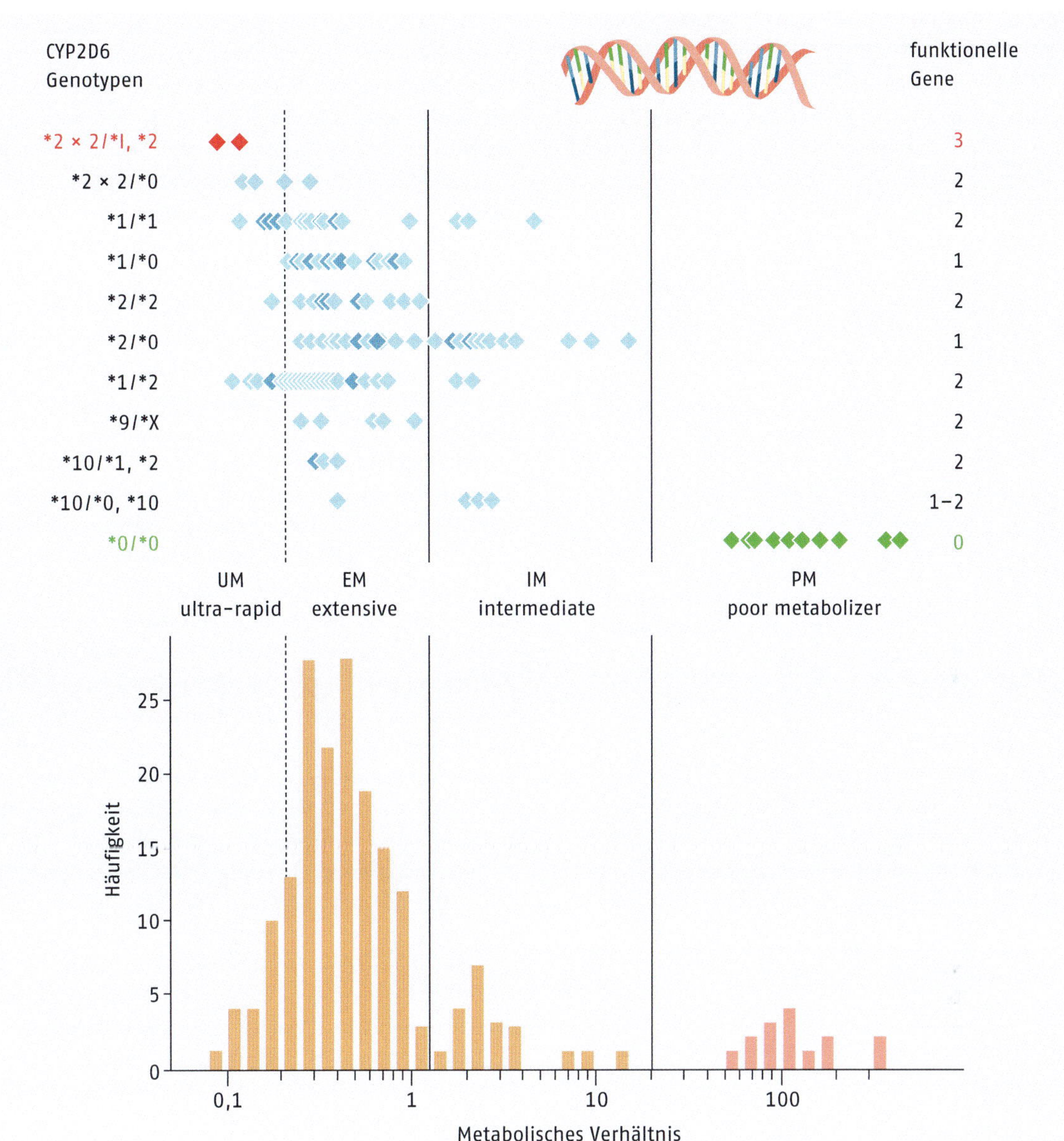

Abb. 4.6 Häufigkeit von Genotypen und Phänotypen (bestimmt über das metabolische Verhältnis) des CYP2D6-Enzyms in der Bevölkerung

teilt. Während es in Dänemark, Finnland, Norwegen und Schweden nur geschätzte 1 % der Gesamtbevölkerung sind, ist dieser Prozentwert in Deutschland, Frankreich und Österreich viermal, in Griechenland, Italien, Portugal und Spanien sogar zehnmal höher.

Abb. 4.6 zeigt die Analyse von 195 kaukasischstämmigen Probanden, die nach Einnahme von Debrisoquin und Bestimmung von Muttersubstanz und Metabolit im Urin phänotypisiert wurden (unten: Häufigkeitsverteilung der metabolischen Verhältnisse der 195 Probanden). Anhand der multimodalen Verteilung im metabolischen Verhältnis (MR) wurden Grenzen gezogen, um die CYP2D6 Phänotypen zu klassifizieren. Allerdings zeigt sich vor allem bei CYP2D6 eine große interindividuelle Variabilität in der metabolischen Kapazität, die auch innerhalb der Phänotypen stark variiert. Zusätzlich wurde der Genotyp bestimmt (oben). Eine Korrelation zwischen der Anzahl der funktionellen Gene (rechte Spalte) und dem Phänotyp ist offensichtlich, aber auch hier ist eine eindeutige Zuordnung zum Phänotypen teils schwierig.

Klinische Bedeutung

Patienten mit eingeschränkter Metabolisierungsrate für Debrisoquin und Spartein, dies sind 3–10 % der europäischen und nordamerikanischen Bevölkerung, können auch viele der in Tab. 4.2 angeführten Arzneistoffe, an deren Metabolisierung CYP2D6 beteiligt ist, oftmals nur verlangsamt ausscheiden. Das kann zu unerwünscht verminderten Gesamtclearancewerten,

Tab. 4.2 Durch CYP2D6 metabolisierte Arzneistoffe

Gruppe	Arzneistoff
Antiarrhythmika	Ajmalin, Flecainid, Procainamid, Propafenon
Antidepressiva	Amitriptylin, Citalopram, Clomipramin, Fluoxetin, Fluvoxamin, Imipramin, Maprotilin, Mianserin, Nortriptylin, Paroxetin, Trimipramin, Venlafaxin
Antiemetika	Ondansetron, Tropisetron
Antihistaminika	Azelastin, Chlorpheniramin, Cinnarizin, Flunarizin
Antihypertensiva	Atenolol, Captopril, Indoramin, Metoprolol, Propranolol, Timolol
Neuroleptika	Doxepin, Fluphenazin, Haloperidol, Perphenazin, Promethazin, Risperidon, Thioridazin, Zuclopenthixol
Opioide	Codein, Dextromethorphan, Dihydrocodein, Ethylmorphin, Fentanyl, Hydrocodon, Oxycodon, Tramadol
Zytostatika	Tamoxifen

Tab. 4.3 Pharmakokinetische Parameter von Propafenon (2-mal tgl. 300 mg p. o.) in langsamen und schnellen Metabolisierern. Nach Siddoway et al. 1987

Pharmakokinetischer Parameter	PM[1]	EM[2]
Plasmakonzentration C^{ss}_{min} (ng/ml)	1333 ± 63	257 ± 78
Halbwertszeit $t_{1/2}$ (h)	17,2 ± 8,0	1,1 ± 0,6
Gesamtclearance (ml/min)	264 ± 48	1115 ± 1238

[1] Langsame Metabolisierer (poor metabolizer),
[2] schnelle Metabolisierer (extensive metabolizer)

verlängerten Eliminationshalbwertszeiten und damit verbunden zu einem Anstieg der Plasmakonzentrationen und einem vermehrten Auftreten von unerwünschten Wirkungen führen.

Propafenon, wie Encainid und Flecainid, ein Klasse-I-Antiarrhythmikum, wird in der Leber vornehmlich zu 5-Hydroxypropafenon und N-Desalkylpropafenon metabolisiert, wobei sowohl die hohen Unterschiede in den Plasmakonzentrationen als auch in der Gesamtclearance und den Halbwertszeiten der Patienten mit der durch CYP2D6 verursachten 5-Hydroxylierung dieses Arzneistoffs in Zusammenhang gebracht werden (Tab. 4.3).

Im Hinblick auf die geringe therapeutische Breite dieser Substanzklasse ist davon auszugehen, dass genetisch bedingte Unterschiede in den Plasmakonzentrationen einen wesentlichen Faktor für unerwünschte Wirkungen darstellen können. Eine gefürchtete unerwünschte Wirkung der Antiarrhythmika ist ihre proarrhythmogene Wirkung. Es gibt Hinweise dafür, dass Plasmakonzentrationen oberhalb des therapeutischen Bereichs einen Manifestationsfaktor für die Auslösung dieser unerwünschten Wirkung darstellen. Mit den von den Herstellern empfohlenen Standarddosierungen wird bei 3–10 % der Patienten, die Träger des Metabolisierungsdefektes sind, eine viel zu hohe Dosis eingesetzt.

Der Metabolismus einiger β-Rezeptorenblocker, wie Propranolol, Metoprolol und Timolol, zeigt ebenfalls eine Abhängigkeit vom Phänotyp. Während die durch CYP2D6 verursachte Hydroxylierung von Propranolol nur eine untergeordnete Bedeutung einnimmt und daher keine signifikanten Unterschiede zwischen langsamen und extensiven Metabolisierern bestehen, zeigt Metoprolol eine ausgeprägte phänotypabhängige Pharmakokinetik. Langsame Metabolisierer weisen bei gleicher Dosierung viel höhere Plasmakonzentrationen dieses Arzneistoffs auf als Patienten ohne Enzymdefekt.

Wie in Tab. 4.2 weiter ersichtlich, werden Neuroleptika und Antidepressiva ebenfalls von CYP2D6 metabolisiert, wobei eine eingeschränkte Enzymaktivität aufgrund der geringen therapeutischen Breite besonders in der letztgenannten Substanzgruppe zu toxischen Plasmakonzentrationen führen kann. Interessant ist außerdem, dass langsame Metabolisierer nicht in ausreichendem Umfang zur Demethylierung von Codein zu Morphin befähigt sind, sodass bei diesen Personen mit Codein keine ausreichende analgetische Wirkung erzielt werden kann.

Jede zukünftige therapeutische Anwendung von Arzneistoffen, die CYP2D6 abhängig metabolisiert werden, sollte den Phänotyp der Patienten vermehrt berücksichtigen und somit wesentlich zur Arzneimittelsicherheit beitragen. Abb. 4.7 zeigt in anschaulicher Weise, wie sich eine veränderte Metabolisierung von CYP2D6-Substraten auf deren Dosierung auswirkt. Während langsame Metabolisierer (Fehlen eines funktionellen Allels) die Testsubstanz Bufuralol nur im geringen Ausmaß hydroxylieren, zeigen intermediäre (ein funktionelles Allel) und schnelle Metabolisierer (zwei funktionelle Allele) eine deutlich ausgeprägte Metabolisierung. Ultraschnelle Metabolisierer (mehrfache funktionelle Allele) hingegen hydroxylieren Bufuralol so intensiv, dass aufgrund der resultierenden geringen Plasmakonzentration eine pharmakodynamische Wirkung nicht oder nur sehr eingeschränkt gegeben ist. Die Dosierung von CYP2D6-Substraten sollte daher – wie am Beispiel für Nortriptylin (für EM:

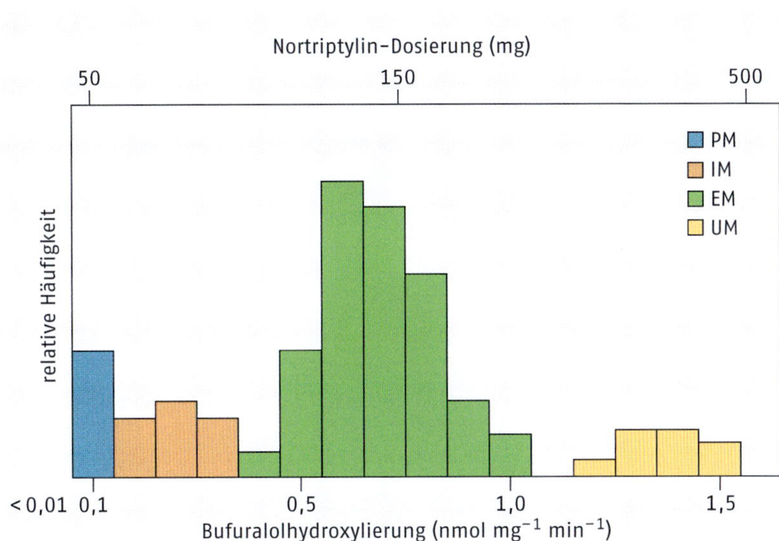

Abb. 4.7 CYP2D6-basierte Dosierung von Nortriptylin. **PM** Langsame Metabolisierer (poor metabolizer), **IM** intermediäre Metabolisierer (intermediate metabolizer), **EM** schnelle Metabolisierer (extensive metabolizer), **UM** ultraschnelle Metabolisierer (ultrarapid metabolizer). Nach Ingelman-Sundberg 2005

150 mg) in der oberen x-Achse von Abb. 4.7 veranschaulicht – bei langsamen Metabolisierern (PM) auf ein Drittel gesenkt (PM-Dosis für Nortriptylin: 50 mg) und bei ultraschnellen Metabolisierern um das 3-Fache erhöht werden (UM-Dosis für Nortryptillin: 450 mg).

CYP2C9

CYP2C9, ein weiteres Isoenzym der Cytochrom P450-Superfamilie, ist an der Metabolisierung zahlreicher Arzneistoffe beteiligt. Wie Tab. 4.4 zeigt, sind nicht nur das peroralen Antikoagulans Warfarin sowie das Antiepileptikum Phenytoin, sondern auch viele Vertreter aus der Gruppe der oralen Antidiabetika und der NSAR, wie Diclofenac, Ibuprofen, Indometacin und Acetylsalicylsäure, Substrate dieses Enzyms.

Jüngste PCR-Untersuchungen des CYP2C9-Gens in einem Kollektiv nordamerikanischer und asiatischer Probanden zeigten verschiedene Mutationen. Durch Expression dieses Gens in Hefezellen wurde bestätigt, dass v. a. der Austausch der Aminosäure Arginin 144 durch Cystein (CYP2C9*2) bzw. Isoleucin 359 durch Leucin (CYP2C9*3) zu einem signifikanten Aktivitätsverlust (nur etwa 12 % bzw. 5 % der enzymatischen Aktivität verglichen mit dem Wildtyp) führte und somit größtenteils für die Ausbildung des Langsam-Metabolisierer-Phänotyps verantwortlich ist. Diese beiden Allelfrequenzen liegen in der europäischen Bevölkerung bei etwa 11 % bzw. 7 %. Homozygote Träger, die den Phänotyp des langsamen Metabolisierers ausmachen, kommen zu rund 3,2 % vor und weisen höhere Plasmakonzentrationen für CYP2C9-Substrate auf. Dies ist mit einem deutlich erhöhten Risiko von unerwünschten Wirkungen verbunden. Neben dem Wildtypallel (CYP2C9*1) wurden noch 9 weitere Allele nachgewiesen (CYP2C9*4-*12), die jedoch für die Arzneimitteltherapie keine nennenswerte Bedeutung haben.

Tab. 4.4 Durch CYP2C9 metabolisierte Arzneistoffe

Gruppe	Arzneistoff
Antidepressiva	Amitriptylin, Fluoxetin
Antidiabetika, orale	Glimepirid, Glipizid, Glibenclamid, Nateglinid
Antihypertensiva	Azilsartan, Medoxomil, Carvedilol, Irbesartan, Losartan, Valsartan, Verapamil
Antiinfektiva	Sulfadiazin, Sulfamethoxazol, Trimethoprim
Antikoagulanzien, orale	Phenprocoumon, Warfarin
Antikonvulsiva	Phenytoin, Valproinsäure
Gestagene	Desogestrel, Progesteron
NSAR	Celecoxib, Diclofenac, Flurbiprofen, Ibuprofen, Indometacin, Lornoxicam, Mefenaminsäure, Meloxicam, Naproxen, Piroxicam, Tenoxicam
Zytostatika	Cyclophosphamid, Ifosfamid
Sonstige	Diazepam, Fluvastatin, Methadon, Tamoxifen, Torasemid

Klinische Bedeutung. Von den CYP2C9-Substraten der Auswahl in Tab. 4.4 ist Warfarin der am besten untersuchte Arzneistoff. Viele Studien zeigten einen eindeutigen Zusammenhang zwischen den Trägern der beiden Defektallele CYP2C9*2 CYP2C9*3 und der Plasmakonzentration. So weisen langsame Metabolisierer unter Standardtherapie ein signifikant erhöhtes Risiko auf, eine erhöhte Koagulierungsrate (INR-Werte

◘ Tab. 4.5 Durch CYP2C19 metabolisierte Arzneistoffe

Gruppe	Arzneistoffe
Antidepressiva	Amitriptylin, Citalopram, Clomipramin, Imipramin, Moclobemid, Sertralin, Venlafaxin
Antikonvulsiva	Lacosamid, Phenobarbital, Phenytoin, Primidon
Betablocker	Labetalol, Propranolol
Hypnotika, Sedativa	Clobazam, Diazepam, Flunitrazepam, Hexobarbital
Protonenpumpeninhibitoren	Esomeprazol, Lansoprazol, Omeprazol, Pantoprazol, Rabeprazol
Zytostatika	Cyclophosphamid, Ifosphamid
Sonstige	Clopidogrel, Clozapin, Indometacin, Nelfinavir, Progesteron, Proguanil, Propofol, Voriconazol

>4) verbunden mit schweren Blutungskomplikationen zu erleiden. In langsameren Metabolisieren wurde dieser Effekt auch für Acenocoumarol und Phenprocoumon nachgewiesen, allerdings in einem geringeren Ausmaß. Patienten mit einem CYP2C9-Polymorphismus zeigten auch ein erhöhtes Risiko von gastrointestinalen Blutungen nach Gabe von NSAR sowie verstärkte neurologische unerwünschte Wirkungen nach Einnahme von Phenytoin.

CYP2C19

Ende 1940 wurde Mephenytoin erstmals bei Epilepsie als Antikonvulsivum therapeutisch eingesetzt, wobei die Arzneiform aus razemischem, also R-(−)- und S-(+)-Mephenytoin, besteht. Während die meisten Patienten im Rahmen einer pharmakokinetischen Untersuchung nach Gabe von Mephenytoin schnell und stereoselektiv S-Mephenytoin zum unwirksamen Hauptmetabolisierungsprodukt 4-Hydroxy-Mephenytoin metabolisierten, wies ein Proband eine fehlende enzymatische Aktivität auf. Weitere Studien zeigten, dass dieser Enzymdefekt vererbbar ist, in Familien gehäuft auftritt und in den einzelnen ethnischen Gruppen verschieden stark ausgeprägt ist. Während nur 3–5 % der Europäer und Nordamerikaner ein Fehlen dieses Metabolisierungsprodukts aufweisen, zeigen bis zu 23 % der Japaner diesen Defekt. Langsame und schnelle Metabolisierer können hingegen S- und R-Mephenytoin in gleichem Ausmaß zu 3-Desmethyl-Mephenytoin demethylieren. Wie Mephenytoin zeigt 3-Desmethyl-Mephenytoin ebenfalls antikonvulsive Eigenschaften, wird jedoch im Gegensatz zu Mephenytoin mit einer Halbwertszeit von mehreren Tagen viel langsamer weiter metabolisiert. Dies erklärt die Häufigkeit toxischer unerwünschter Wirkungen wie Anämien, Erytheme und Leberschäden in der Gruppe der langsamen Metabolisierer (PM).

Mitte der achtziger Jahre konnte mittels spezifischer Antikörper bewiesen werden, dass Mephenytoin durch ein Isoenzym aus der Cytochrom-P450-2C-Unterfamilie der Leber metabolisiert wird. Neben CYP2C8 und 2C9 besteht diese Subfamilie noch aus CYP2C18 und **CYP2C19**, wobei nur das letztgenannte Enzym eine ausgeprägte Mephenytoinhydroxylaseaktivität besitzt. Zwei Allelvarianten, CYP2C19*2 und CYP2C19*3, sind primär für den genetischen Defekt verantwortlich. Bei CYP2C19*2 liegt eine Punktmutation (SNP) des Basenpaares 681 (G gegen A) in Exon 5 zugrunde, die ein frühzeitiges Stopp-Codon zur Folge hat. Hieraus resultiert ein verkürztes Protein, das über keine Häm-Bindungsstelle verfügt und somit inaktiv ist. Ein ähnlicher Mechanismus ist für CYP2C19*3 verantwortlich. Aufgrund einer Punktmutation des Basenpaares 636 (G gegen A) entsteht ebenfalls ein inaktives Protein aus 221 Aminosäuren. Die beiden defekten Allele *2 und *3 sind für mehr als 99 % der langsamen Metabolisierer bei Ostasiaten verantwortlich, aber nur für 87 % der Kaukasier. Weitere Allelvarianten, wie CYP2C19*4 und CYP2C19*5, wurden in den letzten Jahren entdeckt und dürften bei Europäern und Nordamerikanern ebenfalls zum Fehlen der Enzymexpression beitragen.

Klinische Bedeutung. Neben Mephenytoin sind weitere Arzneistoffe, an deren Metabolisierung CYP2C19 beteiligt ist, von diesem Polymorphismus betroffen (◘ Tab. 4.5). Insbesondere sei auf die Protonenpumpeninhibitoren hingewiesen, die von diesem Enzym metabolisiert werden. Das Antimalariamittel Proguanil wird durch CYP2C19 zum eigentlich wirksamen Cycloguanil bioaktiviert (Prodrug-Prinzip), wobei langsame Metabolisierer im Urin ein signifikant höheres Verhältnis von Proguanil zu Cycloguanil aufweisen.

Neben Imipramin ist auch die Gesamtclearance von Propranolol und Diazepam in der Gruppe der langsamen Metabolisierer signifikant reduziert. Da Benzodiazepine häufig verschriebene Arzneistoffe sind, wird die Wichtigkeit deutlich über mögliche genetisch bedingte interindividuelle Unterschiede der Plasmakonzentrationen von Arzneistoffen dieser Substanzklasse Bescheid zu wissen.

CYP3A4/5

CYP3A4 und CYP3A5 sind Isoenzyme von Cytochrom P450 aus der Familie 3 und Unterfamilie A. CYP3A4 und CYP3A5 werden beide in der Leber und intestinal exprimiert. CYP3A4 und CYP3A5 machen zusammen ungefähr 30 % der hepatischen Cytochrom P450-Enzyme. Beide Enzyme haben eine große überlappende

Enzymspezifität und sind verantwortlich für den Metabolismus von ca. 50–60 % der heutzutage verwendeten Arzneimittel, wie beispielsweise Paracetamol, Codein, Cyclosporin A, Diazepam, Erythromycin, Steroidhormone und viele andere.

CYP3A4 ist auf Chromosom 7 lokalisiert und besteht aus 13 Exons und 12 Introns. Die komplette cDNA Sequenz wurde bereits 1987 aufgeklärt; derzeit sind 40 verschiedene Stern-Allele dokumentiert. Trotz der großen Anzahl an dokumentierten Variationen sind bis heute noch keine Polymorphismen bekannt, welche die Pharmakokinetik oder Pharmakodynamik klinisch relevant beeinflussen.

CYP3A5 ist ebenfalls auf Chromosom 7 lokalisiert, besteht aus 502 Aminosäuren und ist hoch polymorph. Insgesamt 25 verschiedene Stern-Allele sind beschrieben, wovon die Mutation CYP3A5*3 zurzeit die größte klinische Bedeutung hat. Der Polymorphismus CYP3A5*3 führt durch einen SNP zum Einbau eines Stopp-Codons, wodurch die Proteinsynthese vorzeitig abgebrochen wird. Insgesamt haben 80 % der Kaukasier einen homozygotem Genotyp für CYP3A5*3/*3 und damit nur eine sehr geringe Enzymaktivität für CYP3A5. Etwa 15 % der Kaukasier sind heterozygot (CYP3A5*1/*3) und nur ca. 5 % sind homozygot bezüglich des Wildtyps (CYP3A5*1/*1). Da der homozygote Mutationsgenotyp sehr häufig vorkommt, muss im Allgemeinen von einer geringeren CYP3A5-Aktivität ausgegangen werden. Personen mit mindestens einem CYP3A5-Wildtypallel haben eine ausreichende CYP3A5-Aktivität und damit deutlich höhere CYP3A-Gesamtmenge, da CYP3A5 bis zu 50 % der hepatischen CYP3A-Enzyme ausmacht.

Der CYP3A5*3 Genotyp wurde bereits in einigen klinischen Studien untersucht. Beispielsweise wurde für den HIV-Proteaseinhibitor Saquinavir eine zweifach höhere Clearance in Trägern des CYP3A5*1-Wildtypallels im Vergleich zu homozygoten Trägern der Mutation CYP3A5*3/*3 festgestellt. Für den Immunmodulator Tacrolimus wurde ebenfalls eine signifikant höhere Clearance in Trägern des Wildtypallels festgestellt (*1/*3: 1,7-fach, *1/*1: 2-fach erhöhte Tacrolimus Clearance im Vergleich zu CYP3A5*3/*3). Um eine Organabstoßung nach Transplantation unter Tacrolimus zu verhindern, ist in diesen Patienten eine höhere Tacrolimusdosis indiziert. Ein entsprechender Genotypbasierter Dosierungsalgorithmus wird zurzeit in klinischen Studien evaluiert.

UGT1A1

Die Glucuronidierung bezeichnet den Prozess einer chemischen Bindung von einer Substanz an (aktivierte) Glucuronsäure. Das gebildete Glucuronid ist im Vergleich zur ungebundenen Substanz meist viel hydrophiler und kann dadurch gut renal ausgeschieden werden.

Tab. 4.6 Durch UGT1A1 glucuronidierte Arzneistoffe und endogene Substanzen

Gruppe	Arzneistoff
Analgetika	Diclofenac, Flurbiprofen, Ibuprofen, Indomethacin, Morphin, Naltrexon, Naproxen, Paracetamol
Antihyperlipidämika	Atorvastatin, Ezetimib, Fluvastatin, Lovastatin, Simvastatin
Hormone	Estradiol, T_4
Immunsuppressiva	Mycophenolatmofetil, Mycophenolsäure
Virustatika	Abacavir, Dolutegravir, Raltegravir
Zytostatika	Axitinib, Etoposid, Irinotecan, SN38 (Irinotecanmetabolit)
Sonstige	Eltrombopag, Indacaterol, Losartan, Retigabin

Der menschliche Körper verwendet die Glucuronidierung, um eine Vielzahl an endogenen und exogenen Substanzen auszuscheiden, z. B. verschiedene Arzneistoffen und deren Metaboliten, Bilirubin, Androgene, Estrogene, Gallensalze und Mineralocorticoide (Tab. 4.6). Der Großteil der Glucuronidierung erfolgt in der Leber durch UDP-Glucuronosyltransferasen (UGT). Bis heute sind 16 humane UGT-Enzyme identifiziert worden, die aufgrund ihrer Homologie in die zwei Subfamilien UGT1 und UGT2 aufgeteilt wurden. **UGT1**-Gene sind auf Chromosom 2 lokalisiert. Enzyme dieser Subfamilie katalysieren die Glucuronidierung von Bilirubin und Arzneistoffe mit Amin- und Phenolstruktur. Viele Arzneistoffe werden durch UGT1A-Isoenzyme konjugiert, unter ihnen Analgetika, Sexualhormone und Zytostatika (z. B. Irinotecan). Im Gegensatz zu UGT1 sind die Gene der **UGT2**-Subfamilie auf Chromosom 4 lokalisiert. Mitglieder dieser Familie katalysieren die Konjugation von Gallensalzen, Steroiden und verschiedenen Arzneistoffen, wie Diclofenac, Naloxon und Zidovudin.

Zahlreiche genetische Polymorphismen sind in allen humanen UGT-Genen erforscht. Bis heute sind z. B. im UGT1A1-Gen mehr als 60 Varianten bekannt. Die wahrscheinlich bekannteste und bedeutendste ist die UGT1A1*28-Variante. Dieser Polymorphismus ist durch eine variable Länge des „tandem repeat" (TA) in der regulatorischen TATA-Box des UGT1A1-Promotors definiert. Der Wildtyp *1 des UGT1A1-Gens besitzt sechs TA-Wiederholungen, während die *28-Variante sieben TA-Wiederholungen besitzt und eine geringere Aktivität aufweist. Weitere polymorphe Varianten mit fünf bis acht TA-Wiederholungen sind

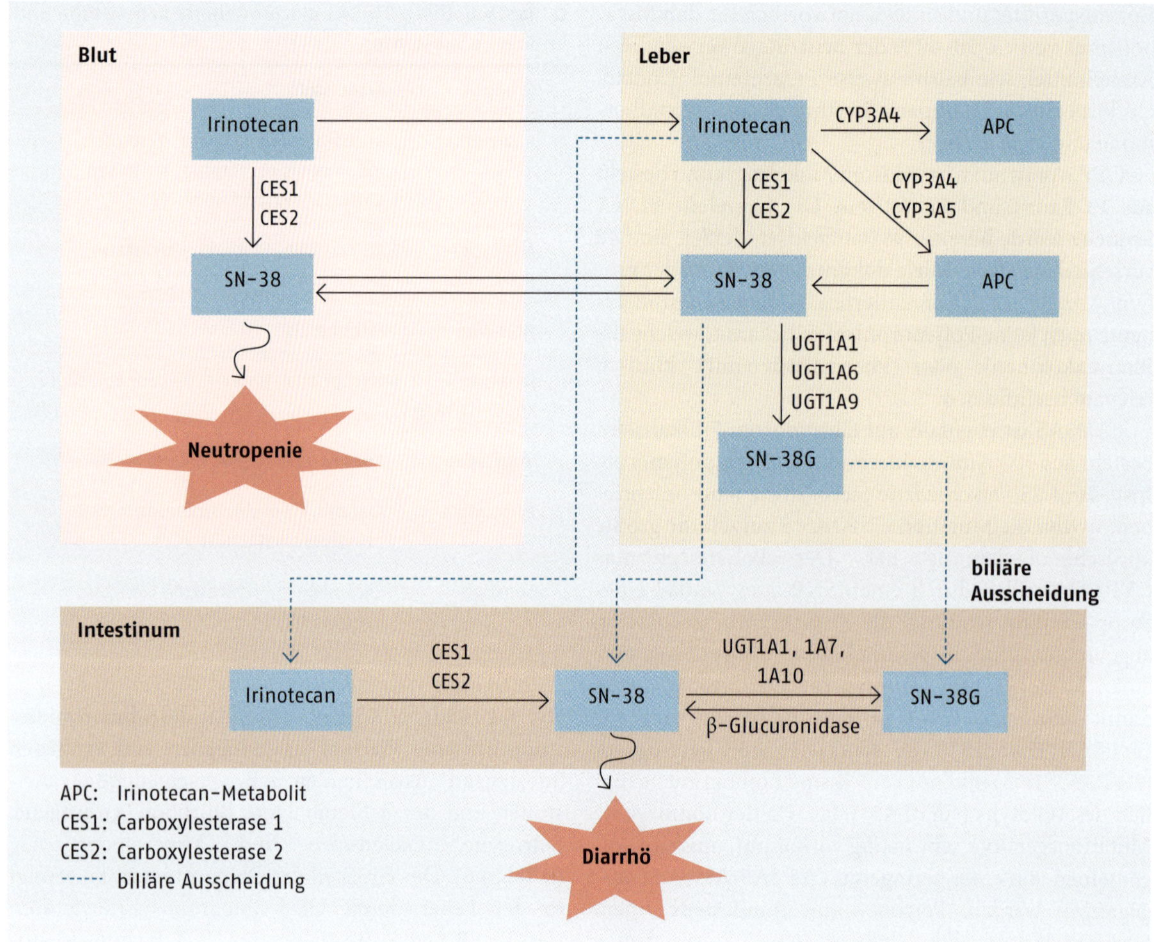

Abb. 4.8 Schematische Darstellung der Irinotecan-Verteilung und -Elimination. Gestrichelte Pfeile stellen die biliäre Ausscheidung dar. Nach Nagar und Blanchard 2006

bekannt, wobei eine inverse Korrelation zwischen der Anzahl der Wiederholungen und der Bilirubin-Glucuronidierungsaktivität berichtet wurde. Die *28-Variante zeigt deutliche ethnische Unterschiede. So wurde bei Afroamerikanern eine Prävalenz von 23 % festgestellt, bei Kaukasiern und Asiaten, die in den USA leben, wurde eine Prävalenz von 13 % bzw. 5 % ermittelt.

Klinische Bedeutung. Die physiologische Bedeutung von UGT ist seit mehreren Jahren bekannt. Mehrere Krankheitsbilder sind mit Störungen in der UGT-Physiologie assoziiert, z. B. sind durch Veränderungen des UGT1A1-Gens die unkonjugierte Hyperbilirubinämie des Crigler-Najjar-Syndroms (Typ-I: völliges Fehlen des Gens; Typ-II: Restaktivität von ca. 10 %) und des Gilbert-Syndroms (UGT1A1*28 Variante) verursacht.

Die UGT-Enzyme und ihre Varianten spielen ebenfalls eine wichtige Rolle bei der Metabolisierung von Arzneistoffen. Der UGT1A1*28 Promotorgen-Polymorphismus wurde intensiv am Beispiel von Irinotecan untersucht: **Irinotecan** wird in der Mono- oder Kombinationstherapie zur Behandlung des Kolonkarzinoms eingesetzt und auf verschiedenen Wegen metabolisiert (Abb. 4.8). Der Abbau von Irinotecan durch die Carboxylesterasen CES 1 und CES 2 in den aktiven phenolischen Metabolit SN-38 ist ein sehr bedeutender Schritt. SN-38 wird weiterhin hepatisch und extrahepatisch glucuronidiert und dabei durch UGT1A1, 1A6, 1A7, 1A9 und 1A10 in den inaktiven Metaboliten SN-38G überführt. SN-38G wird biliär ausgeschieden und kann durch intestinale β-Glucuronidasen wieder in SN-38 überführt werden; dies kann zu beachtlichen lokalen Konzentrationen an SN-38 führen und verursacht wahrscheinlich die unter Irinotecan-Behandlung auftretende Diarrhö. In Patienten mit einem UGT1A1*28-Polymorphismus wird weniger SN-38G gebildet. Dies führt zu höheren hepatischen und extrahepatischen Konzentrationen von SN-38, die für die unter Irinotecan-Behandlung auftretenden Neutropenien verantwortlich sind. Dieser Zusammenhang wurde in verschiedenen Studien bestätigt.

NAT1/2

Die Acetylierung stellt einen wichtigen Weg für die Metabolisierung von Arzneistoffen mit Arylamin- und Hydrazinteilstrukturen dar, wobei die Acetylgruppe in aktivierter Form im Acetyl-Coenzym A durch das Enzym N-Acetyltransferase (NAT) übertragen wird. Obwohl N-Acetylierungen hauptsächlich in den Kupffer-Zellen der Leber stattfinden, können auch reticuloendotheliale Zellen von Milz, Lunge und Darmenterozyten diesen Metabolisierungsschritt durchführen.

Interindividuelle Unterschiede im Ausmaß der Acetylierung wurden erstmals in den 1950er Jahren anhand des Tuberkulostatikums Isoniazid beschrieben. Wie bei Debrisoquin und Mephenytoin konnten Patienten als langsame und schnelle Metabolisierer eingestuft werden. Der Prozentsatz an langsamen Metabolisierern in der Bevölkerung variiert je nach ethnischem und geografischem Ursprung stark. Während nur 5 % der Eskimos in Kanada und 10–20 % der Chinesen und Japaner der Gruppe der langsamen Metabolisierer angehören, steigt dieser Wert auf 40–70 % bei Europäern und Nordamerikanern und betrifft über 80 % der Ägypter und Marokkaner.

Derzeit sind zwei Gene bekannt, die für die Kodierung der Proteine **NAT1** und **NAT2** verantwortlich sind. Beide Gene sind im Chromosom 8 lokalisiert.

Bisher wurden 36 Mutationen des NAT1-Gens nachgewiesen, wobei NAT1*14A, NAT1*14B, NAT1*15, NAT1*17, NAT1*19 sowie NAT1*22 im Vergleich zum Wildtyp NAT1*4 eine geringere Enzymaktivität aufweisen und zur Ausbildung des Langsam-Acetylierer-Phänotyps (slow acetylator) beitragen dürften.

Von NAT2 sind derzeit 52 Allele bekannt, wovon 28 eine herabgesetzte Enzymaktivität aufweisen. Im Vergleich zum dominanten Wildtyp-Allel NAT2*4 weisen insbesondere NAT2*5A, NAT2*5B, NAT2*5C, NAT2*5J, NAT2*6A und NAT2*6B eine deutlich verringerte Enzymaktivität auf und führen daher zu langsamen Acetylierern.

Klinische Bedeutung. Wie in ◘ Tab. 4.7 ersichtlich, werden zahlreiche Arzneistoffe, abhängig vom Phänotyp, in unterschiedlichem Ausmaß acetyliert. Neben dem Antihypertensivum Hydralazin finden sich auch das Tuberkulostatikum Isoniazid, einige wichtige Sulfonamide sowie Nitrazepam. Acetylderivate der Sulfonamide besitzen im üblicherweise sauren pH des Urins eine schlechte Löslichkeit. Trotz der besseren Löslichkeit modernerer Sulfonamide mit geringerer Acetylierungsrate kann es durch die in den Tubuli erfolgende Urinkonzentrierung bei nicht ausreichender Flüssigkeitszufuhr zur Ausfällung von Kristallen in den Nierenkanälchen und in den Nierenbecken kommen. Acebutolol, Coffein, Nitrazepam und Sulfasalazin werden nicht als native Arzneistoffe, sondern erst nach vorangehender Metabolisierung zu den entsprechenden Aminen N-acetyliert.

◘ **Tab. 4.7** Durch NAT1/2 metabolisierte Arzneistoffe

Gruppe	Arzneistoff
Antiepileptika	Oxcarbazepin
Sulfonamide	Sulfadiazin, Sulfadimidin, Sulfamethoxazol
Antihypertensiva	Acebutolol[1], Hydralazin
Antituberkulotika	p-Aminosalicylsäure, Dapson, Isoniazid
Therapeutika chronisch-entzündlicher Darmerkrankungen	Meslazin, Sulfasalazin[1]
Sonstige	Benzocain, Caspofungin, Cilastatin, Coffein[1], Nitrazepam[1], Procainamid

[1] Durch vorangehende Metabolisierung einer N-Acetylierung zugänglich gemacht

Daneben sind auch karzinogene Arylamine, wie Aminofluoren, Benzidine und β-Naphthylamin, von einem möglichen Polymorphismus betroffen. Ein höheres Risiko von langsamen Acetylierern bei der Entstehung von bestimmten Erkrankungen wie Blasenkrebs durch diese Umweltgifte wird diskutiert, was auf die langsamere Metabolisierung zu geringer toxischen Verbindungen in dieser Bevölkerungsgruppe zurückgeführt werden könnte.

4.3.2 Transportproteine

Neben arzneistoffmetabolisierenden Enzymen tragen Transportproteine ebenfalls wesentlich zur Pharmakokinetik und damit zur Wirksamkeit zahlreicher Arzneistoffe bei. Diese Transporter sind entweder für die zelluläre Aufnahme (Uptake) oder die Abgabe (Efflux) von Arzneistoffmolekülen verantwortlich. Genetische Polymorphismen beeinflussen wesentlich die Transportkapazität.

P-Glykoprotein

P-Glykoprotein (P-gp, ABCB1) ist ein Transportprotein aus der Familie der sogenannten ABC-Transporter (ATP-Binding-Cassette-Transporter). Dieses lipophile Protein ist in Zellmembranen lokalisiert und transportiert Arzneistoffe, aber auch biogene Verbindungen gegen einen Konzentrationsgradienten aktiv durch diese hindurch. Dabei wird Energie aufgewendet, die aus der Hydrolyse von ATP gewonnen wird. P-gp kommt vor allem in Epithelgewebe wie Dünndarm, Leber, Niere, Plazenta sowie in der Blut-Hirn-Schranke vor. Dort schützt es den Organismus vor potenziell

■ Tab. 4.8 Durch p-Glykoprotein transportierte Arzneistoffe

Gruppe	Arzneistoff
Antibiotika	Amoxicillin, Ciprofloxacin, Erythromycin, Clarithromycin, Posaconazol, Rifampin[1]
Statine	Atorvastatin[1], Lovastatin
Antiarrhythmika	Digoxin, Chinidin[1], Verapamil[1]
Antihypertensiva	Aliskiren, Ambrisentan, Celiprolol, Diltiazem, Labetolol, Losartan, Propranolol[1], Talinolol[1], Timolol
Antikoagulanzien	Apixaban, Dabigatran, Rivaroxaban, Warfarin
Immunsuppresiva	Everolimus, Methothrexat
Protease-inhibitoren	Amprenavir, Indinavir, Nelfinavir[1], Ritonavir[1], Saquinavir[1]
Steroide	Dexamethason
Thrombozyten-aggreagations-hemmer	Clopidogrel, Ticagrelor
Zytostatika	Actinomycin[1], Daunorubicin[1], Docetaxel, Doxorubicin, Etoposid, Imatinib, Irinotecan, Lapatinib, Mitomycin C, Nilotinib, Paclitaxel, Taxol, Teniposid, Topotecan, Vinblastin, Vincristin
Sonstige	Ivermectin, Maraviroc, Lidocain, Saxagliptin, Terfenadin, Tolvaptan

[1] P-gp-Substrat und -Inhibitor

schädlichen Fremdstoffen (Xenobiotika), indem es diese aus dem Zellinneren nach außen transportiert und somit deren Anreicherung verhindert. Im Dünndarm trägt P-gp erheblich zum First-Pass-Effekt und damit zur Bioverfügbarkeit bei, wobei aufgenommene Arzneistoffe wieder zurück in das Darmlumen transportiert werden. In der Leber sowie in den proximalen Tubuli der Niere werden lipophile Substrate mittel P-gp in die Galle bzw. in den Urin ausgeschieden, während P-gp in der Blut-Hirn-Schranke die Aufnahme von lipophilen Arzneistoffen in das Gehirn verhindert und wieder ins Blut zurückpumpt. Bisher wurden mehr als 30 SNPs im humanen MDR1-Gen nachgewiesen. Die genetischen Varianten C3435T und C3435TT im Exon 26 führen zu einer verringerten Expression und damit zu einer erhöhten Resorption von P-gp-Substraten aus dem Dünndarm. Der Prozentsatz der C3435T-Varianten in der Bevölkerung variiert stark und hängt von ethnischer Zugehörigkeit ab. Während unter Asiaten, Chinesen, Europäern, Nordamerikanern, Philipinos und Saudi-Arabiern bis zu 52 % den C3435T-Polymorphismus als langsame Transportierer aufweisen, liegt der Prozentsatz der bei Ghanaern, Kenianern, Sudanesen und Afroamerikanern nur bei 20–30 %.

Klinische Bedeutung

Viele Arzneistoffe werden von P-gp transportiert (■ Tab. 4.8). Durch gleichzeitige Gabe von P-gp-Hemmstoffen wie den Azol-Antimykotika, HIV-Proteasehemmstoffen und zahlreichen Naturstoffen wie Grapefruit- und Orangensaft, Flavonoiden und Isoflavonen kann zu einer erhöhten Resorption aus dem Magen-Darm-Trakt und somit zu erhöhten Plasmakonzentrationen verbunden mit verstärkten unerwünschten Wirkungen führen. Patienten mit den genetischen Varianten C3435T sowie C3435TT zeigen – bedingt durch eine geringere P-gp-Expression – ebenfalls eine UAW, z. B. nach Gabe von Nortriptylin häufiger eine orthostatische Hypotonie. Des Weiteren führt dieser Polymorphismus aufgrund erhöhter Plasmakonzentrationen zu ventrikulären Extrasystolen, Kammerflattern und -flimmern sowie zu neurotoxischen Symptomen. Patienten, die den Wildtyp C/C tragen, weisen hingegen geringere Steady-State-Konzentrationen von Digoxin im Plasma auf. Daneben könnte die geringere Ansprechrate von Ciclosporin und HIV-Proteaseinhibitoren in der afrikanischen Bevölkerung mit der höheren Expression von P-gp in Zusammenhang gebracht werden.

OATP1B1

Organische Anionen transportierende Polypeptide (OATP) sind natriumunabhängige Aufnahmetransporter. Im Menschen konnten bisher elf Varianten identifiziert werden, die nach ihrer Homologie in der Aminosäuresequenz in Familien und Unterfamilien eingeteilt werden. Ein wichtiger Vertreter der Familie 1 ist OAT1B1 (SLCO1B1, OATPC), der an der sinusoidalen Membran von Hepatozyten exprimiert wird und für die Aufnahme von endogenen als auch exogenen Substanzen verantwortlich ist. Außer in der Leber wirkt OATP1B1 auch in den Enterozyten des Dünndarms sowie in unterschiedlichen Tumoren als Influxtransporter.

Bisher konnten zahlreiche SNPs im SLCO1B1-Gen nachgewiesen werden. Die zwei häufigsten SLCO1B1 SNPs, c.521T>C (p.Val174Ala) und c388A>G (p. Asn130Asp) bilden vier funktionell unterschiedliche Polymorphismen wobei SLCO1B1*5 und SLCO1B1*15 eine relevante Auswirkung auf die Pharmakokinetik und Toxizität von Arzneistoffen besitzen. Bedingt durch eine Änderung der Konformation bewirken diese SNPs eine verminderte Substrataffinität des Proteins und somit eine reduzierte Carrier-Kapazität. Beide Allele kommen in unterschiedlicher Häufigkeit, abhängig von ethnischem Ursprung, in der Bevölkerung vor. Während die Häufigkeit des SLCO1B1 c3888G-Allels bei Europäern und Nordamerikanern bei 40 % liegt, ist sie für Asiaten und Afroamerikanern bei 60 % bzw.75 %. In diesen drei Gruppen liegt die Häufigkeit des 521T>C Allels bei 15 %, 15 % und 2 %. Letztgenannte Variante tritt bei Europäern und Nordamerikanern also häufig auf: die Prävalenz für die heterozygote Ausprägung liegt bei 18–28 % und für die homozygote bei 1,7–3,3 %.

Klinische Bedeutung

Wie aus ◘ Tab. 4.9 ersichtlich, werden zahlreiche Arzneimittel aus unterschiedlichen Indikationsgruppen durch OATP1B1 in Zellen aufgenommen. Dabei ist die Rolle des SLCO1B1*5-Polymorphismus auf die Gabe von Statinen am besten dokumentiert. In genomweiten Assoziationsstudien konnte gezeigt werden, dass die verminderte SLCO1B1-Aktivität im direkten Zusammenhang mit einem gesteigerten Risiko für das Auftreten von Myopathien unter einer Statin-Therapie steht. So ist das Risiko bei heterozygoten Patienten (521T/C) um das Vierfache erhöht. Bei homozygoten Patienten (521C/C), deren Prävalenz bei Europäern und Nordamerikanern zwar nur bei 1,7–3,3 % liegt, steigt das Risiko jedoch auf das 16-Fache an. Aufgrund der starken Evidenz aus mehreren randomisierten und kontrollierten Studien wird von der American Society for Clinical Pharmacology and Therapeutics eine Anpassung der Statin-Dosis abhängig vom Genotyp empfohlen. Während die empfohlene Dosis für Simvastatin beim Wildtyp (521T/T) mit normaler Transportaktivität 80 mg/Tag beträgt, liegt diese bei der heterozygoten Variante (421T/C) mit intermediären Aktivität nur bei 40 mg und bei der homozygoten Variante (521C/C) mit niedriger Affinität zum Transporter bei nur 20 mg/Tag. In mehreren Studien wurde ebenfalls gezeigt, dass bei Vorliegen des C-Allels die Plasmakonzentrationen und damit verbunden das Risiko für eine Myopathie auch von anderen Statinen bei Anlageträgern deutlich erhöht waren. Für Fluvastatin wurden keine erhöhten Plasmakonzentrationen beobachtet; dies lässt sich dadurch erklären lässt, dass Fluvastatin kein OATP1B1-Substrat darstellt.

4.3.3 Pharmakologische und toxikologische Targets

Zusätzlich zu Enzymen und Transportern, die die Pharmakokinetik beeinflussen, tragen vor allem auch die Targets von Arzneistoffen wesentlich zur Wirksamkeit bzw. zum Auftreten von Toxizität unter Behandlung bei. Einige gut erforschte polymorphe Targets sind im Folgenden beispielhaft aufgeführt.

◘ Tab. 4.9 Durch OATP1B1 transportierte Arzneistoffe

Gruppe	Arzneistoff
Antibiotika	Benzylpenicillin, Cefazolin, Nafcillin, Rifampicin, Rifampin
Hormone	DHEA-3-sulfat, Estradiol-17β-glucuronid, Estron-3-sulfat, Thyroxin, Triiodthyronin
Orale Antidiabetika	Glibenclamid, Repaglinid, Troglitazon-sulfat
Immunsuppresiva	Methotrexat, Mycophenolat-7-O-glucuronid
Antihyperlipidämika	Atorvastatin, Cerivastatin, Ezetimib, Fluvastatin, Pitavastatin, Pravastatin, Rosuvastatin, Simvastatinsäure
Antihypertensiva	Enalapril, Olmesartan, Temocapril, Valsartan
Eicosanoide	Leukotrien C_4, Leukotrien E_4, Prostaglandin E_2, Thromboxan B_2
Gallensäuren	Taurocholat, Tauroursodesoxycholat
Protease-inhibitoren	Darunavir, Lopinavir, Saquinavir
Zytostatika	Atrasentan, Bosentan, Gimatecan, Hydroxyharnstoff, SN-38 (Irinotecanmetabolit)
Sonstige	Bilirubin, Bromosulfophthalein, Caspofungin, Eltrombopag, Fexofenadin, Mesalazin, Phalloidin, Torasemid

VKORC1

Das VKORC1-Gen kodiert das **Vitamin-K-Epoxidreduktase(VKORC1)**-Protein, das ein Schlüsselenzym im Vitamin-K-Zyklus darstellt. VKORC1 ist ein aus 163 Aminosäuren bestehendes Membranprotein, das in vielen verschiedenen Geweben exprimiert wird. VKORC1 ist verantwortlich für die Umwandlung von Vitamin-K-Epoxid zu Vitamin K. Dies ist der geschwindigkeitsbestimmende Schritt im physiologischen Wiedergewinnungsprozess von Vitamin K. Die Verfügbarkeit von reduziertem Vitamin K ist von besonderer Bedeutung, da es als essenzieller Kofaktor für die Bildung verschiedener Koagulationsfaktoren (Faktor II, VII, IX, und X) fungiert. VKORC1 wird durch **Vitamin-K-Antagonisten** (z. B. Warfarin, Phenprocoumon (Marcumar®), Acenocoumarol) gehemmt. Dadurch steht weniger Vitamin K in reduzierter Form zur Verfügung und die Koagulationsfaktoren werden in geringerem Maß gebildet, weswegen es zu einer Verlangsamung der Blutgerinnung kommt. Diese Hemmung wird therapeutisch eingesetzt, um thromboembolische Ereignisse wie Thrombosen, Schlaganfälle und Myokardinfarkte zu verhindern.

Genetische Polymorphismen im VKORC1-Gen werden für die hohe interindividuelle Variabilität in der Wirkung von Vitamin-K-Antagonisten mitverantwortlich gemacht. In verschiedenen Studien wurden ca. 25 % der Varianz in der Warfarin-Erhaltungsdosis den VKORC1-Polymorphismen zugeschrieben. Für VKORC1 sind viele verschiedene Polymorphismen beschrieben. Die zurzeit wichtigste Mutation stellt der SNP rs9923231 in der Promotorregion des VKORC1-Gens dar. Er verändert die Bindungsstelle des Transkriptionsfaktors und sorgt dadurch für eine geringere Proteinexpression. Der SNP ist signifikant mit einer höheren Warfarin-Sensitivität (stärkere Wirkung bei gleicher Konzentration) und einer Reduktion der Warfarin-Dosis assoziiert. Die Allelhäufigkeit variiert stark zwischen den Populationen, bei Kaukasiern ist sie mit ca. 37 % relativ hoch, in der asiatischen Bevölkerung liegt der Anteil noch deutlich höher bei ca. 90 %.

EGFR

Der EGF-Rezeptor (epidermal growth factor receptor, EGFR) ist ein Transmembranrezeptor mit intrinsischer Tyrosinkinase-Aktivität und ist ein Mitglied der ErbB-Familie, einer Unterfamilie von vier eng verwandten Rezeptor-Tyrosinkinasen: EGFR1/HER1 (ErbB-1), HER2/c-neu (ErbB-2), HER3 (ErbB-3) und HER4 (ErbB-4).

Die extrazelluläre Bindung der beiden Liganden, epidermaler Wachstumsfaktor (epidermal growth factor, EGF) und, transformierender Wachstumsfaktor (transforming growth factor alpha, TGF-α) aktiviert EGFR und leitet das Signal über Autophosphorylierung ins Zellinnere. Dadurch wird letztendlich das Zellwachstum stimuliert und der apoptotische Zelltod verhindert. EGFR gehört somit zu den Rezeptoren für Wachstumsfaktoren. Somatische Mutationen im EGFR-Gen führen zur einer Überexpression und Überaktivierung des Rezeptors und sind mit dem Auftreten einiger Krebsarten, wie z. B. dem nichtkleinzelligen Lungenkarzinom (NSCLC) oder dem Glioblastom assoziiert. Zwei Mutationsarten sind von besonderer Bedeutung.

Der SNP rs121434568 und die Exon 19-Deletion werden als **aktivierende Mutationen** bezeichnet, da sie zu einer verstärkten Antwort des Rezeptors gegenüber der Liganden führen. Dadurch kommt es einerseits zu einer verstärkten Zellproliferation, auf der anderen Seite sind auch niedrigere Konzentrationen an Tyrosinkinase-Inhibitoren (TKI) notwendig bzw. ausreichend, um die Autophosphorylierung zu inhibieren. Dadurch zeigen Patienten mit einer aktivierenden Mutation auch ein signifikant besseres Ansprechen auf TKI, wie z. B. Erlotinib oder Gefitinib. In verschiedenen klinischen Studien hatten fast alle Patienten, die auf TKI ansprachen, eine aktivierende Mutation. Etwa 10–20 % der Patienten, die keine Mutation aufwiesen, zeigten ebenfalls ein Ansprechen auf die Therapie. Die aktivierenden EGFR-Mutationen kommen häufiger in Frauen (38 % vs. 10 % in Männern), Nichtrauchern (47 % vs. 7 % in Rauchern) und der asiatischen Bevölkerung (26–36 % vs. 7–12 % in Kaukasiern) vor. Trotz des besseren Ansprechens von TKI bei aktivierenden Mutationen konnten klinische Studien bisher keinen Vorteil bezüglich der Überlebensrate feststellen. Dies ist vermutlich auf eine erworbene Resistenz gegenüber TKI zurückzuführen.

Der SNP rs121434569 ist der häufigste Polymorphismus, der zu einer **erworbenen TKI-Resistenz** führt. Diese Mutation reduziert die Bindungskapazität von TKI an der Tyrosinkinase-Domäne von EGFR und verstärkt die Affinität gegenüber ATP. Dadurch sind höhere TKI-Konzentrationen notwendig, um EGFR zu inhibieren. Die Resistenz wird in der Regel unter der Behandlung von TKI erworben, allerdings zeigen einige Tumore schon vor der Behandlung die Mutation. Patienten ohne die erworbene Resistenz haben in verschiedenen Studien Vorteile gegenüber Patienten mit erworbenen Resistenzen gezeigt. Der SNP ist in 50 % aller NSCLC-Patienten mit einer erworbenen TKI-Resistenz nachgewiesen worden, es müssen daher noch andere Mutationen und Ursachen eine Rolle für das Nichtansprechen spielen.

HLA-B

Das humane Leukozytenantigen-System (HLA-System) bezeichnet eine Gruppe menschlicher Gene auf Chromosom 6, die für die Funktion des Immunsystems zentral sind. Dieser Abschnitt wird auch als Haupthistokompatibilitätskomplex (major histocompatibility complex, MHC) bezeichnet, da er im Rahmen der Transplantationsforschung entdeckt wurde. Der gesamte HLA-Genkomplex umfasst ca. 4000 Kilobasen und kann in zwei klassische Genregionen unterteilt werden: Die Region der Klasse I-Gene kodiert für die HLA-Merkmale A, B und C. Zu den Klasse II-Genen gehören die HLA-Merkmale DR, DQ und DP. Das HLA-System ist hochpolymorph; es sind über 12 000 HLA-Allele weltweit bekannt. Die Frequenz der Allele kann in verschiedenen ethnischen Bevölkerungsgruppen extrem variieren. Aufgrund der hohen Anzahl und Komplexität der Variationen wurde ein eigenes HLA-Nomenklatur-Komitee begründet. Jedes HLA Allel erhält eine vierstellige Zahl, z. B. HLA-B*57:01. Die ersten beiden Ziffern beschreiben die spezifische Antigenvariante und sind durch einen Doppelpunkt von den letzten beiden Ziffern getrennt; diese beschreiben das spezifische Allel entsprechend der Reihenfolge der Entdeckung.

Das HLA-B Protein ist auf der Zelloberfläche fast aller kernhaltigen Zellen zu finden und für die Präsentation endogener Peptide an CD8⁺-T-Zellen verantwortlich. Verschiedene HLA-B Allele sind mit Erkrankungen und unerwünschten Arzneimittelwirkungen assoziiert. Das HLA-B*57 Allel wurde bei HIV-infizierten Patienten mit einem Nichtfortschreiten der Erkrankung ohne Behandlung assoziiert, d. h. diese Patienten entwickeln kein AIDS (acquired immune deficiency syndrome). Der Mechanismus ist noch nicht aufgeklärt.

Das HLA-B*15:02 Allel ist mit dem Auftreten des Stevens-Johnson-Syndrom (SJS) und dem Lyell-Syndrom (toxische epidermale Nekrolyse = TEN) unter der Behandlung mit Carbamazepin und Phenytoin assoziiert. Die Allelhäufigkeit von HLA-B*15:02 und das damit verbundene erhöhte Risiko (Odds-Ratio >40) der starken Hautreaktionen variiert weltweit sehr stark. Bei Kaukasiern liegt die Häufigkeit bei 0,06 %, bei Japanern bei 0,1 % und bei Han-Chinesen bzw. Bulang-Chinesen hingegen bei 6 % bzw. 36 %. Die Mortalitätsrate für SJS und TEN liegen bei 1–5 % bzw. bei 25–35 %. Darüber hinaus ist das HLA-B*57:01 Allel mit einer starken Hypersensitivitätsreaktion unter Abacavir-Behandlung und mit einer Arzneimittel-induzierten Lebertoxizität unter Flucloxacillin Behandlung assoziiert (▸ Kap. 16).

4.4 Zukunftsperspektiven

Die Untersuchung von genetischen Polymorphismen und Genexpressionsmustern hat in den letzten Jahren sehr stark an Bedeutung gewonnen. Dies ist u. a. auf eine verbesserte Analysen- und Auswertetechnik zurückzuführen: So hat sich die Anzahl der SNPs, die pro Patient untersucht werden kann, innerhalb kürzester Zeit vervielfacht. Neueste Arrays erlauben die gleichzeitige Bestimmung von über einer Millionen SNPs pro Patient. Die Entdeckung genetischer Polymorphismen von arzneistoffmetabolisierenden und -transportierenden Enzymen hat und wird entscheidend zu einem besseren Verständnis der interindividuellen Unterschiede in den Plasmakonzentrationen vieler Arzneistoffe von Patienten beigetragen. Die Kosten zur Bestimmung eines Genotyps im Hochdurchsatzverfahren sind heutzutage relativ gering und belaufen sich auf weniger als 10 Cent pro Polymorphismus pro Patient. Gerade Patienten mit einer deutlich geringeren metabolischen Aktivität weisen oft vielfach höhere Plasmakonzentrationen als schnelle Metabolisierer auf. Daneben sind auch Unterschiede in der Bioverfügbarkeit, insbesondere bei Arzneistoffen mit hohem First-Pass-Effekt, zu berücksichtigen. Erst nach erfolgter Geno- bzw. Phänotypisierung dieser Patienten kann die Dosis, insbesondere von Arzneistoffen mit geringer therapeutischer Breite, an den Enzymstatus des jeweiligen Patienten angepasst, die unerwünschten Wirkungen aufgrund zu hoher Plasmakonzentrationen vermieden und so der gewünschte Therapieerfolg sichergestellt werden.

Genetische Variationen und Mutationen von pharmakodynamisch relevanten Genen, z. B. von Rezeptoren, Effektor-Proteinen und immunologischen Proteinen, gewinnen ebenfalls zunehmend an Interesse. Trotz der beachtlichen Erfolge im Bereich der Erforschung pharmakokinetisch relevanter Gene gibt es zahlreiche Arzneimittelwirkungen, die nicht durch variable Konzentrationen erklärt werden können. Durch neue Technologien wie der Genotypisierung und Sequenzierung im Hochdurchsatzverfahren stehen Möglichkeiten zur Verfügung, diese Zusammenhänge zu untersuchen. Hierzu werden sogenannte Assoziationsstudien durchgeführt, in denen Patienten in Gruppen, z. B. Responder/Non-Responder, unerwünschte/keine unerwünschte Arzneimittelwirkung eingeordnet werden. Die Auswahl der Gene und die Anzahl der Variationen, die in Assoziationsstudien untersucht werden, hängen vom Ziel der Studie und dem vorhandenen Wissen ab. Sind bereits Gene „im Verdacht", wird die Auswahl auf diese Gene und deren Variationen beschränkt (target gene approach), bei dem meist bis zu 1500 Variationen (meist SNPs) untersucht werden. Liegt wenig oder kein Vorwissen vor, wird versucht, mit einer großen Anzahl an Variationen (>1 Millionen SNPs) das ganze Genom abzudecken, um Hypothesen für weitere Studien zu generieren.

In der Entwicklung neuer Arzneistoffe werden heute bereits Genotypisierungstechniken oder Sequenzierungstechniken routinemäßig eingesetzt, um Probanden und Patienten in klinischen Studien besser charakterisieren zu können. Diese Charakterisierung erfolgt meist in Bezug auf die Variationen in den pharmakokinetisch relevanten Genen. Zusätzlich speichern einige pharmazeutische Unternehmen während der klinischen Entwicklung DNA-Proben ihrer Patienten und Probanden in sogenannten Biobanken, um zu einem späteren Zeitpunkt retrospektiv auf dieses Material zurückgreifen zu können. Dadurch kann z. B. im Fall einer unerwünschten Arzneimittelwirkung schneller reagiert werden und genetische Screeningtests können schneller entwickelt werden.

Die Erforschung genetischer Polymorphismen und von Genexpressionsmustern stellt einen wichtigen Schritt zur individualisierten Arzneimitteltherapie dar. Einige Tests sind in den letzten Jahren in Leitlinien aufgenommen worden (▸ Kap. 16).

4

Literatur

European Medicines Agency (EMA). ICH Topic E15: Definitions for genomic biomarkers, pharmacogenomics, pharmacogenetics, genomic data and sample coding categories. www.ema.europa.eu, 2007

Gassen HG, Schrimpf G. Gentechnische Methoden - Eine Sammlung von Arbeitsanleitungen für das molekularbiologische Labor. 2. Aufl., Spektrum Akademischer Verlag, Berlin, Heidelberg 2002

Gibson GG, Skett P. Introduction to drug metabolism. 3. Aufl., Nelson Thornes, Gloucester, UK 2001

Ingelman-Sundberg M. Genetic polymorphisms of cytochrome P450 2D6 (CYP2D6): clinical consequences, evolutionary aspects and functional diversity. Pharmacogenomics J, 5: 6–13, 2005

Nagar S, Blanchard RL. Pharmacogenetics of uridine diphosphoglucuronosyltransferase (UGT) 1A family members and its role in patient response to irinotecan drug. Drug Metab Rev, 38: 393–409, 2006

Shen R, Fan JB, Campbell D et al. High-throughput SNP genotyping on universal bead arrays. Mutat Res, 573: 70–82, 2005

Der letzte Zugriff auf die im Text genannten Websites erfolgte am 03.04.2016.

5 Ernährungszustand

Roland Radziwill, Frank Dörje, Stefan Mühlebach

Ernährung ist ein Grundbedürfnis des Menschen. Wenn die Zufuhr von Energie über die Nahrung nicht dem Verbrauch entspricht, ergeben sich Abweichungen des Ernährungszustands von der Norm. Man unterscheidet grob zwischen zwei Formen der energetischen Fehlernährung, der **Mangelernährung** und der **Überernährung**. Die WHO klassifiziert die beiden Formen anhand des Body-Mass-Index (BMI, ▸Kap. 5.4.2). Der gewünschte BMI ist abhängig von Alter und Geschlecht (◘Tab. 5.1). Bei Frauen sind die Werte um 1 nach unten verschoben und im Alter kann der BMI etwas höher liegen. Hier werden die Grenzwerte aber sehr unterschiedlich festgelegt.

Eine Überernährung begünstigt unterschiedlichste Erkrankungen, z. B. Diabetes mellitus Typ 2, Hypertonie, Hyperlipoproteinämien und Tumorerkrankungen. Mangelernährungen, beispielsweise bei Anorexia nervosa und Tumorerkrankungen, haben einen negativen Einfluss auf Morbidität und Mortalität.

Neben der energetischen Fehlernährung gibt es noch Mängel bei der Versorgung, vor allem von (einzelnen) Vitaminen und Spurenelementen.

◘ **Tab. 5.1** Beurteilung des Körpergewichts anhand des Body-Mass-Index. BMI = Quotient aus Körpergewicht (kg) und Quadrat der Körpergröße (m). Der BMI ist alters- und geschlechtsabhängig (nur Anhaltspunkte, gültig für Erwachsene). Nach WHO 2000

Parameter	BMI (kg/m^2)	Beispiel 1 Mann (1,80 m)	Beispiel 2 Frau (1,70 m)
Normbereich	18,5–24,9	60–81 kg	53–72 kg
Mangelernährung	< 18,5	< 60 kg	< 53 kg
Schwere Mangelernährung	< 16	< 52 kg	< 46 kg
Präadipös	25–29,9	> 81 kg	> 72 kg
Adipositas Grad I	30–34,9	> 97 kg	> 87 kg
Adipositas Grad II	35–39,9	> 113 kg	> 101 kg
Adipositas Grad III (krankhafte Adipositas)	> 40	> 130 kg	> 116 kg
Heute wird die Unterteilung z. T. noch weitergeführt			
Super Obese 50–59,9		> 162 kg	> 145 kg
Super-Superobese 60–69,9		> 195 kg	> 174 kg
Mega-Obese > 70		> 227 kg	> 203 kg

5.1 Mangelernährung

Eine Mangelernährung (Malnutrition) liegt im Krankenhaus bei 20–50 % der Patienten vor; die Prävalenz differiert zwischen unterschiedlichen Krankheitsbildern bzw. Patientengruppen (○Abb. 5.1); sie hat sich über die letzten Jahre nur unwesentlich verändert. Die Patienten zeigen folgende Symptome, die eine Mangelernährung hervorrufen oder verstärken können:

- ungenügenden Appetit,
- inadäquate Verdauung (Maldigestion),
- inadäquate Nahrungsaufnahme (Malabsorption) und/oder
- Veränderungen im Nährsubstratbedarf (z. B. Hypermetabolismus).

Mit dem Verlust von Körpermasse, insbesondere Protein, gehen Funktionsstörungen einher, die letztlich lebensbedrohend sein können (multiples Organversagen).

In der EuroOOPS-Studie (Sorensen et al. 2008) wurden die Auswirkungen einer Mangelernährung bei Aufnahme ins Krankenhaus in einem Kollektiv von mehr

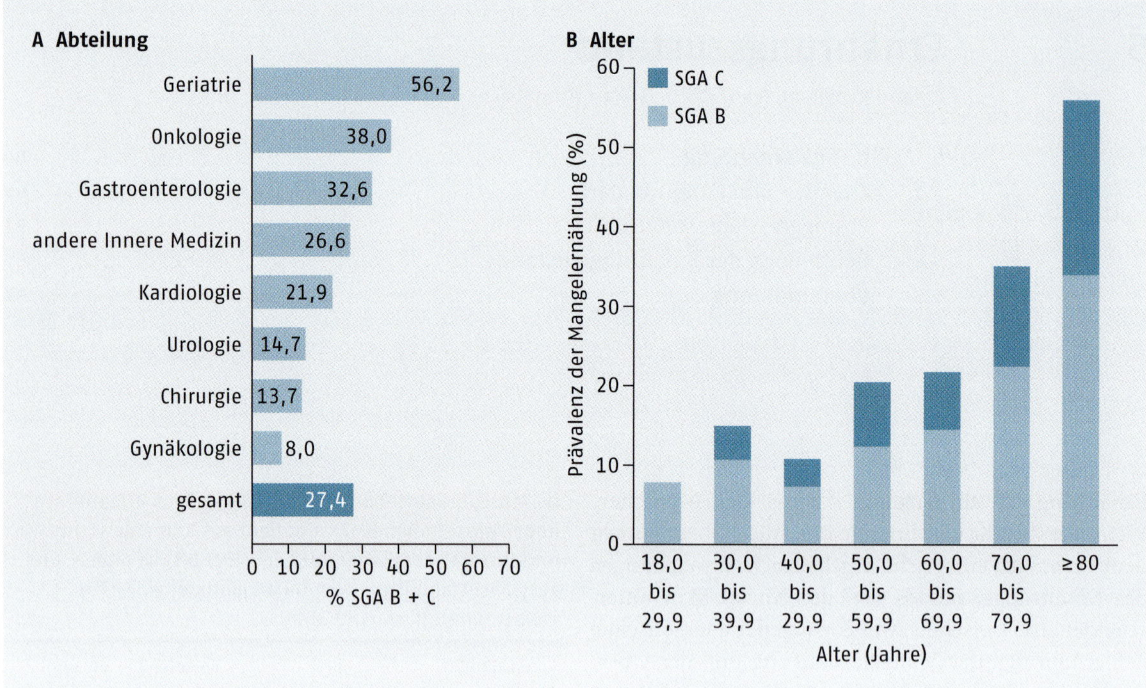

Abb. 5.1 Prävalenz der Mangelernährung in Abhängigkeit von der aufnehmenden Abteilung und dem Alter der Patienten. Nach Pirlich et al. 2006

Tab. 5.2 Auswirkung der Mangelernährung bei Krankenhauspatienten. Ergebnisse der EoruOOPS-Studie. Sorensen et al. 2008

	Ergebnis des Screenings auf Mangelernährung (NRS 2002)		Signifikanz
	NRS < 3	NRS ≥ 3	
Komplikationen	11,3 %	30,6 %	p < 0,001
Letalität	1,0 %	11,7 %	p < 0,001

als 5000 Patienten aus 12 Ländern gezeigt. Patienten mit Mangelernährung zeigten eine längere Krankenhausverweildauer, eine höhere Komplikationsrate und eine höhere Letalität (Tab. 5.2).

Die Deutsche Gesellschaft für Ernährungsmedizin (DGEM) unterscheidet zwischen zwei Formen der Fehlernährung: der Unterernährung und der Mangelernährung.

Von **Unterernährung** spricht man, wenn der Patient eine reduzierte Körpermasse aufweist, mit einem Body-Mass-Index < 18,5 kg/m² beim Erwachsenen (s. u.).

Von **Mangelernährung** spricht man, wenn ein:

- krankheitsassoziierter Gewichtsverlust aufgetreten ist,
- Proteinmangel vorliegt,
- Defizit an essenziellen Nährstoffen, z. B. Vitaminen, Spurenelementen, Elektrolyten, essenziellen Fettsäuren, besteht.

Eine Mangelernährung wird häufig nicht diagnostiziert und verschlechtert sich während der Hospitalisation, was die Krankenhausverweildauer und Rekonvaleszenzzeit zusätzlich verlängert und sich auch in den Behandlungskosten niederschlägt.

Die häufigste Form der Mangelernährung ist die **Protein-Energie-Malnutrition (PEM)**, die Kombination aus der Malnutrition vom Kwashiorkortyp (Proteinmangel) und der Malnutrition vom Marasmustyp (Kalorienmangel) infolge von akuten (z. B. Trauma, Operation) und chronischen Erkrankungen (z. B. Tumorleiden). Bei insgesamt begrenzten, körpereigenen Nährstoffreserven (Abb. 5.2) sind erste Folgen der Protein-Energie-Malnutrition v. a. die Erschöpfung der körpereigenen Energiereserven und der Verlust von Gesamtkörperproteinen und damit wichtiger Funktionen (z. B. Muskulatur).

Akute **Folgen** sind:

- Proteinverlust mit Abnahme der Muskelmasse, Hypoproteinämie mit Ödembildung,
- eine verzögerte Wundheilung,
- eine verschlechterte Immunabwehr bzw. ein erhöhtes Infektionsrisiko.

Weitere häufig gebrauchte Begriffe im Zusammenhang mit Fehlernährung sind:

- **Anorexie:** bedeutet im engeren Sinne Appetitlosigkeit, wird aber häufig als Fehlernährung infolge unzureichender Nahrungsaufnahme aufgrund von Appetitlosigkeit definiert.
- **Kachexie:** ist eine krankheitsbedingte Fehlernährung, bei der ein verstärkter kataboler Stoffwechsel (Entzündung) zu einem besonders hohen Verlust an Körperzellmasse führt. Der Begriff wird v. a. bei Tumorerkrankungen und chronischer Herzinsuffizienz verwendet. Ist vor allem die Muskulatur betroffen, spricht man auch von Sarkopenie (s. u.).
- **Wasting:** bedeutet im engeren Sinne einen fortschreitenden Abbau der Muskulatur, weitergefasst einen Kräfteverfall mit Gewichtsverlust. Das Wasting-Syndrom war initial und wegen fehlender Therapeutika überlebenskritisch bei AIDS.
- **Sarkopenie:** bedeutet eine reduzierte Muskelmasse und eine geringere Muskelkraft bzw. reduzierte körperliche Leistungsfähigkeit bei älteren Menschen. Das Körpergewicht ist oft unauffällig bis leicht erhöht aufgrund eines erhöhten Fettanteils.

Die Kosten einer Mangelernährung in Deutschland wurden in der Cepton-Studie berechnet und ergaben einen Betrag von 9 Milliarden €/Jahr (Müller et al. 2007). Davon entfallen 5 Mrd. € auf das Krankenhaus, 2,6 Mrd. € auf den stationären Pflegebereich und 1,3 Mrd. € auf den ambulanten Sektor.

5.2 Energie- und Proteinbedarf

5.2.1 Energieträger

Hauptsubstrate zur Energiegewinnung sind Glucose und Fettsäuren. 1 g **Kohlenhydrate** liefert etwa 4 kcal. Einzelne Zelltypen wie die Neuronen im Nervensystem und die Erythrozyten sind auf die Zufuhr von Glucose als Energieträger angewiesen. Bei Mangelzuständen kann Glucose aus Glykogenspeichern mobilisiert werden oder durch Gluconeogenese aus endogenem Protein bzw. Aminosäuren synthetisiert werden. Die im Körper in Form von Glykogen gespeicherte Glucose erlaubt die Deckung nur eines Tagesbedarfes, sodass im Mangelzustand eine verstärkte Gluconeogenese aus glucoplastischen Aminosäuren abläuft (obligate Proteolyse von ca. 37 g/Tag).

Fette sind hoch konzentrierte Energielieferanten. 1 g Fett liefert etwa 9 kcal.

Proteine bzw. Aminosäuren sind primär Bausteine zur Synthese spezifischer Funktionsproteine (Enzyme etc.). Zur Energiegewinnung liefert 1 g Protein etwa 4 kcal. Da keine Proteinspeicher existieren und gewisse Aminosäuren essenziell sind, d. h. zugeführt werden müssen, entstehen bei verstärkter Proteolyse in kurzer Zeit funktionelle Defizite. Beim gesunden Erwachsenen

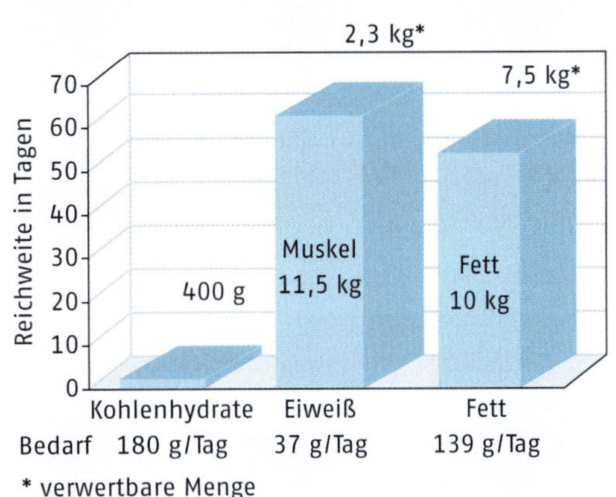

Abb. 5.2 Nährstoffreserven beim Erwachsenen. Nach Passmore und Robson 1974 sowie Wretlind 1975

wird eine tägliche Proteinzufuhr von mindestens 0,8 g/kg KG empfohlen. Der Bedarf kann je nach dem klinischen Status auf bis zu maximal 1,5 g/kg KG und Tag bei schweren Stresszuständen nach Trauma oder Verbrennung erhöht sein. Bei Kindern und insbesondere Neugeborenen ist wegen des Wachstums der Bedarf zusätzlich erhöht. Der Alterspatient hat einen erhöhten Bedarf von 1,2 g/kg KG.

5.2.2 Berechnung des Energiebedarfs

Um einen Patienten adäquat zu ernähren, ist die Abschätzung des täglichen Bedarfs nötig. Für die Berechnung des Energiebedarfs stehen verschiedene Methoden zur Verfügung. Eine häufig angewandte Methode ist die **Berechnung des Ruheenergieumsatzes (resting energy expenditure, REE)**, früher auch Grundumsatz (basal energy expenditure, BEE) nach den **Gleichungen von Harris und Benedict** (1919). Der Ruheenergieumsatz wird u. a. von Körpergröße und -gewicht, Alter und Geschlecht beeinflusst:

Frauen

Gleichung 5.1

$$REE = 655 + (9{,}6 \cdot KG) + (1{,}8 \cdot L) - (4{,}7 \cdot Alter)$$

Männer

Gleichung 5.2

$$REE = 66{,}5 + (13{,}8 \cdot KG) + (5{,}0 \cdot L) - (6{,}8 \cdot Alter)$$

Dabei wird REE in kcal/Tag angegeben. KG bezeichnet das Körpergewicht in kg und L die Körpergröße in cm.

Zur Berechnung des Gesamtenergiebedarfes wird der Ruheenergieumsatz mit Korrekturfaktoren multipliziert, die den erhöhten Energiebedarf bei körperlicher Aktivität und bei verschiedenen Krankheitszu-

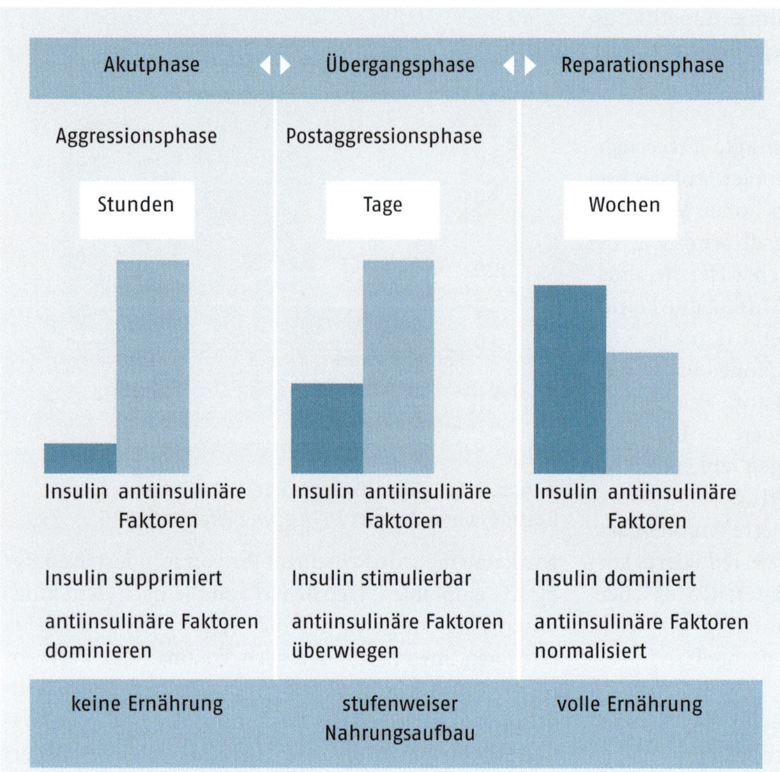

Abb. 5.3 Phasenhafter Verlauf des Postaggressionssyndroms. Nach Ahnefeld et al. 1986

ständen berücksichtigen, doch fehlt ein direkter Bezug zum individuellen Patienten, was entsprechend das Ergebnis der Bedarfsberechnung relativiert.

Der Ruheenergiebedarf eines Patienten kann auch durch **indirekte Kalorimetrie** bestimmt werden. Mit diesem Verfahren wird der Energieumsatz durch Messung des Sauerstoffverbrauchs und entsprechend ein kalorisches Nahrungsäquivalent ermittelt. Diese Methode steht jedoch meist nur für ausgewählte Patienten zur Verfügung.

In der klinischen Praxis kann bei erwachsenen Patienten behelfsmäßig mit einem geschätzten Kalorienbedarf von 25–30 kcal/kg KG und Tag gerechnet werden. Bei üblicher klinischer Ernährung erfolgt eine Verteilung auf Kohlenhydrate (55 % Anteil), Fett (30 %) und Protein (15 %), entsprechend einem Nichtstickstoff-Kalorienbedarf von 20–25 kcal/kg KG/Tag. Diese Angaben in der Gesamtkaloriendeklaration sind z. T. unterschiedlich bei enteraler und parenteraler Ernährung und müssen bei der Anwendung berücksichtigt werden. Dasselbe gilt für parenteral applizierte Arzneimittel, die mit Nahrungsenergieträgern wie Fett (z. B. Propofol) oder Glucose formuliert sind.

5.3 Postaggressionsstoffwechsel

Als Reaktion auf akuten Stress infolge Polytrauma, Sepsis oder Verbrennungen reagiert der Körper mit einer typischen, phasenhaft verlaufenden Veränderung des Stoffwechselgeschehens (Postaggressionsstoffwechsel, Abb. 5.3). Die metabolischen Veränderungen sind Folge hormoneller und mediatorenbedingter Einwirkungen auf den Intermediärstoffwechsel und stehen in enger Beziehung zur immunologischen Traumareaktion mit einer **Gesamtkörperinflammation** (**s**ystemic **i**nflammatory **r**esponse **s**yndrome, SIRS). Die Entzündungsmediatoren wie Cortisol, Prostaglandine, aber auch Zytokine wie TNFα, die Interleukine 1 und 6 und Interferon γ sind hierbei erhöht. Diese Stoffwechselveränderungen führen zu einem Hypermetabolismus mit Proteinkatabolie.

Es kommt zur beschleunigten Mobilisation und Verwertung von Proteinen, Fett- und Glykogenreserven, deren Ausmaß mit dem Schweregrad des Aggressionsereignisses korreliert und über die Freisetzung kataboler Hormone und Mediatoren vermittelt wird. Es werden drei Phasen unterschieden.

In der **Akutphase** kommt es durch Sympathikusaktivierung und über eine hypothalamisch-hypophysäre Stimulation u. a. zur Freisetzung von Katecholaminen, Glucagon, Wachstumshormon und Glucocorticoiden als antiinsulinäre Faktoren. Die Glucoseverwertung ist gestört. Gluconeogenese, Proteolyse, Glykogenolyse und Lipolyse werden zur maximalen Energiebereitstellung gesteigert. In der Leber kommt es zur beschleunigten Synthese von Akutphasen-Proteinen (CRP). Im Vordergrund der therapeutischen Maßnahmen steht die Stabilisierung der Vitalfunktionen; eine Ernährungstherapie ist nicht indiziert.

An die Akutphase schließt sich die **Übergangsphase** oder Postaggressionsphase an, die noch immer durch einen Hypermetabolismus mit gesteigertem Energieverbrauch (○ Abb. 5.3) und Proteinabbau geprägt ist. Die antiinsulinären Hormone sind weiter erhöht, Insulin ist begrenzt stimulierbar. Die Glucoseverwertung in den insulinabhängigen Geweben ist weiterhin eingeschränkt, eine Energiebereitstellung erfolgt hauptsächlich durch die Oxidation von Fettsäuren.

Diese Phase geht nach einigen Tagen, manchmal auch erst nach Wochen in die **Reparationsphase** über, in der die anabolen Stoffwechselvorgänge überwiegen und es zur Auffüllung der körpereigenen Energiedepots kommt. Insulin ist das dominierende Hormon, antiinsulinäre Hormone sind dann wieder im Normbereich. In dieser Phase muss das „refeeding syndrome" mit dem entsprechenden Substitutionsbedarf beachtet werden (Phosphat, Kalium etc.; ▸ Kap. 18.3.6).

Ziel der in der Übergangsphase stufenweise einsetzenden Ernährungstherapie ist es, die beschleunigte Mobilisation von Energie- und Proteinreserven des Körpers aufzuhalten und die negativen Folgen einer Protein-Energie-Malnutrition zu verhindern. Während des metabolischen Stresses soll mit der Ernährung möglichst ein Energie- und Stickstoffgleichgewicht erreicht werden.

Bei vielen Erkrankungen inkl. Krebsleiden und altersbedingter **Kachexie** stehen entzündliche Prozesse mit metabolischen Veränderungen im Vordergrund. Aus Vorläufersubstanzen (Ω-6-Fettsäuren) werden proinflammatorische Prostaglandine und Leukotriene gebildet. Im Rahmen des Gesamtinflammmationsgeschehens werden aus immunkompetenten Zellen u. a. die Zytokine Tumornekrosefaktor (TNF-α) und Interleukine, wie IL-1, als Mediatoren mit proteinkataboler Wirkung freigesetzt.

5.4 Beurteilung des Ernährungszustands

5.4.1 Screening-Methoden

Voraussetzung für eine bedarfsgerechte Ernährung ist die frühzeitige Kenntnis des Ernährungszustands und des Risikos des Patienten für eine Malnutrition. Zur Feststellung einer Mangelernährung oder dem Risiko zu ihrer Entwicklung wird im Krankenhaus oft das validierte **nutritional risk screening** (NRS 2002; ○ Abb. 5.4) verwendet, das neben der Körpermasse und -größe (BMI < 20,5 kg/m²) die Krankheitsschwere, den unbeabsichtigten Verlust von mehr als 5–10 % des Körpergewichts in den letzten ein bis drei Monaten, die Nahrungszufuhr als dynamische Komponente sowie das Alter mit einbezieht. Neben der initialen Erfassung dient er auch der Verlaufskontrolle. Der NRS 2002 wird von der European Society of Clinical Nutrition und Metabolism (ESPEN) und der Deutschen Gesellschaft für Ernährungsmedizin (DGEM) empfohlen.

Daneben werden noch weitere validierte Scores zur Erfassung der Mangelernährung verwendet. Es handelt sich dabei um das **malnutrition universal screening tool (MUST**; ○ Abb. 5.5), das für den ambulanten Sektor entwickelt wurde, das **mini nutritional assessment (MNA)** für geriatrische Patienten, das heute überwiegend in seiner Kurzform (MNA-SF) eingesetzt wird, sowie das **subjective global assessment (SGA)**, das hauptsächlich von Ärzten eingesetzt wird und zusätzlich eine körperliche Untersuchung umfasst.

Bei Feststellung eines Risikos können vertiefte körperliche Untersuchung, eine genauere Ernährungsanamnese, anthropometrischen Messungen sowie einer Reihe von Labordaten erhoben werden. Es gibt jedoch keine hochsensitive und spezifische Einzellaborparameterbestimmung zur Identifizierung einer Mangelernährung. In der Regel werden der Albumin- bzw. der Proteingehalt im Plasma als Surrogatparameter bestimmt.

5.4.2 Anthropometrische Verfahren und Laborparameter

In der **Ernährungsanamnese** wird der Patient nach einem unbeabsichtigten Gewichtsverlust und seinem Appetit befragt. Diarrhöen, Ödeme und schlecht heilende Wunden können ebenfalls Zeichen einer Mangelernährung sein. Sinnvoll ist es, die Nahrungszufuhr zu dokumentieren (Umfang des leer gegessenen Tellers, respektive Umfang/Veränderung der Nahrungsaufnahme). Zusammen mit der Erfassung der Erkrankungsschwere können so Morbidität, Mortalität und Gesundheitskosten vorausgesagt werden (Tangvik et al. 2014).

Heute gilt der **Body-Mass-Index (BMI)** als wichtiger anthropometrischer Parameter zur Beurteilung des Ernährungszustands. Der BMI wird aus dem Gewicht dividiert durch die Körpergröße zum Quadrat berechnet:

$$\text{BMI}\left(\frac{\text{kg}}{\text{m}^2}\right) = \frac{\text{Körpergewicht (kg)}}{\text{Körpergröße}^2\ (\text{m}^2)} \quad \text{Gleichung 5.3}$$

Der BMI-Normbereich ist alters- und geschlechtsabhängig und liegt bei ca. 20–25 kg/m² für unter 70-Jährige, darüber ist ein BMI bis 30 kg/m² akzeptabel. Fettleibigkeit beginnt bei einem BMI über 30 kg/m². Patienten unterhalb eines BMI von 20,5 sind „at risk" und ab 18,5 kg/m² gelten sie als mangelernährt. Anhaltspunkte zur Beurteilung des Körpergewichts anhand des BMI gibt ◘ Tab. 5.1. Andere anthropometrische Untersuchungen wie Trizepshautfaltenmessung und die Mes-

Screening auf Mangelernährung im Krankenhaus
Nutritional Risk Screening (NRS 2002)
nach Kondrup J et al., Clinical Nutrition 2003; 22: 415–421
Empfohlen von der Europäischen Gesellschaft für Klinische Ernährung und Stoffwechsel (ESPEN)

Vorscreening:

• Ist der Body Mass Index < 20,5 kg/m²?	☐ ja	☐ nein
• Hat der Patient in den vergangenen 3 Monaten an Gewicht verloren?	☐ ja	☐ nein
• War die Nahrungszufuhr in der vergangenen Woche vermindert?	☐ ja	☐ nein
• Ist der Patient schwer erkrankt? (z. B. Intensivtherapie)	☐ ja	☐ nein

→ Wird eine dieser Fragen mit **„Ja"** beantwortet, wird mit dem Hauptscreening fortgefahren.
→ Werden alle Fragen mit **„Nein"** beantwortet, wird der Patient wöchentlich neu gescreent.
→ Wenn für den Patienten z. B. eine große Operation geplant ist, sollte ein präventiver Ernährungsplan verfolgt werden, um dem assoziierte Risiko vorzubeugen.

Hauptscreening:

Störung des Ernährungszustands	**Punkte**		**Krankheitsschwere**	**Punkte**
Keine	0		**Keine**	0
Mild Gewichtsverlust > 5 %/3 Monate **oder** Nahrungszufuhr 50–75 % des Bedarfs in der vergangenen Woche	1		**Mild** z. B. Schenkelhalsfraktur, chronische Erkrankungen besonders mit Komplikationen: Leberzirrhose, chronisch obstruktive Lungenerkrankung, chronische Hämodialyse, Diabetes, Krebsleiden	1
Mäßig Gewichtsverlust > 5 %/2 Monate **oder** BMI 18,5–20,5 kg/m² **und** reduzierter Allgemeinzustand (AZ) **oder** Nahrungszufuhr 25–50 % des Bedarfs in der vergangenen Woche	2	+	**Mäßig** z. B. große Bauchchirurgie, Schlaganfall, schwere Pneumonie, hämatologische Krebserkrankung	2
Schwer Gewichtsverlust > 5 %/1 Monat (> 15 %/3 Monate) **oder** BMI < 18,5 kg/m² **und** reduzierter Allgemeinzustand **oder** Nahrungszufuhr 0–25 % des Bedarfs in der vergangenen Woche	3		**Schwer** z. B. Kopfverletzung, Knochenmarktransplantation, intensivpflichtige Patienten (APACHE-II > 10)	3

\+ 1 Punkt, wenn Alter ≥70 Jahre

≥ 3 Punkte	Ernährungsrisiko liegt vor, Erstellung eines Ernährungsplanes
< 3 Punkte	wöchentlich wiederholtes Screening. Wenn für den Patienten z. B. eine große Operation geplant ist, sollte ein präventiver Ernährungsplan verfolgt werden, um das assoziierte Risiko zu vermeiden

○ **Abb. 5.4** Nutritinal Risk Screening 2002 (NRS 2002). Nach Kondrup et al. 2003 und Schütz et al. 2005

sung des Oberarmmuskelumfangs werden relativ selten eingesetzt.

Untersuchungen der **Plasmaproteinkonzentrationen** (Albumin, Proteine mit kurzer Halbwertszeit wie Präalbumin, Transferrin, Thyroxin oder Retinol bindendes Protein) können zur Diagnose einer Mangelernährung und zur Verlaufskontrolle einer Ernährungstherapie bedingt herangezogen werden. Die Werte sind mit Vorsicht zu interpretieren. Die Plasma-Albuminkonzentration ist als ernährungsabhängiger Langzeitverlaufsparameter – aufgrund der Halbwertszeit von 14–20 Tagen – nicht zur Beurteilung von kurzfristigen

Screening auf Mangelernährung im ambulanten Bereich
Malnutrition Universal Screening Tool (MUST) für Erwachsene
nach Kondrup J et al., Clinical Nutrition 2003; 22: 415-421
Empfohlen von der Europäischen Gesellschaft für Klinische Ernährung und Stoffwechsel (ESPEN)

Body-Mass-Index		Gewichtsverlust		akute Erkrankung
BMI (kg/m²)	**Punkte**	**ungeplant, in den letzten 3–6 Monaten**		Nahrungskarenz von (voraussichtlich) mehr als fünf Tagen
≥ 20	0	**Prozent**	**Punkte**	**2 Punkte**
18,5–20,0	1	≥ 5%	0	
≤ 18,5	2	5–10,0%	1	
		≥ 10%	2	

↓ ↓ ↓

Gesamtrisiko für das Vorliegen einer Mangelernährung

Summe	Risiko	Maßnahme	Durchführung
0	gering	→ Wiederhole Screening!	**Klinik:** wöchentlich **Heim:** monatlich **ambulant:** jährlich bei bestimmten Gruppen, z. B. Alter > 75 Jahre
1	mittel	→ Beobachte!	**Klinik und Heim:** Ernährungs- und Flüssigkeitsprotokoll über 3 Tage **ambulant:** erneutes Screening in 1 bis 6 Monaten, ggf. EZ-Bestimmung (z. B. SGA) und Diätberatung
≥ 2	hoch	→ Behandle!	**Klinik/Heim/ambulant:** EZ-Bestimmung (z. B. SGA), Ernährungstherapie beginnen (Diätassistenz bzw. hauseigene Protokolle). Abfolge: 1. Nahrungsmittel, 2. angereicherte Nahrung, 3. orale Supplemente

Abb. 5.5 Malnutrition universal screening tool (MUST). EZ Ernährungszustand. Nach Kondrup et al. 2003 und Schütz et al. 2005

Veränderungen des Ernährungszustands geeignet. Im Krankenhaus wird die Albuminkonzentration durch eine Vielzahl anderer Faktoren außerhalb der Ernährung beeinflusst. So kann eine Hypoalbuminämie (Albumin < 35 g/l) bei Sepsis oder beim nephrotischen Syndrom auftreten. Ein niedriger Albuminwert kann also sowohl Ausdruck eines schlechten Ernährungszustands als auch einer schwerwiegenden Erkrankung sein. Entscheidend ist daher das klinische Bild des Patienten.

Parameter des Immunsystems, wie die Bestimmung der **Lymphozytenzahl**, können durch einen malnutritionsbedingten Proteinmangel absinken (Lymphozyten < 1500/mm^3). Die Lymphozytenzahl wird jedoch auch durch Infektionen und immunsuppressive Arzneistoffe verändert.

5.4.3 Bioelektrische Impedanzanalyse

Mithilfe der **bioelektrischen Impedanzanalyse (BIA)** kann die Körperzusammensetzung (Gesamtkörperwasser, Gesamtkörperfett, fettfreie Körpermasse, stoffwechselaktive Körperzellmasse) abgeschätzt werden. Dabei wird über je zwei Hautelektroden an der Hand und am Fuß auf der dominanten Seite der Widerstand des Körpers mithilfe eines Wechselstroms gemessen (Abb. 5.6).

Die Teilwiderstände sind abhängig von der Länge, dem Volumen und den intra- und extrazellulären Verteilungsräumen der Körperflüssigkeiten sowie den Kondensatoreffekten der Zellmembranen. Durch die Messmethode sind Änderungen der Verteilungsräume in den Körperflüssigkeiten messbar.

Der Gesamtwiderstand (**Impedanz I**) des Körpers als biologischer Leiter gegenüber einem Wechselstrom setzt sich aus den Widerständen des elektrolythaltigen Körperwassers (**Resistanz R** = Ohm'scher Widerstand) und den stoffwechselaktiven Körperzellen (**Reaktanz Xc** = kapazitiver Widerstand) zusammen. Aus dem Verhältnis von Resistanz und Reaktanz ergibt sich der **Pha-**

5

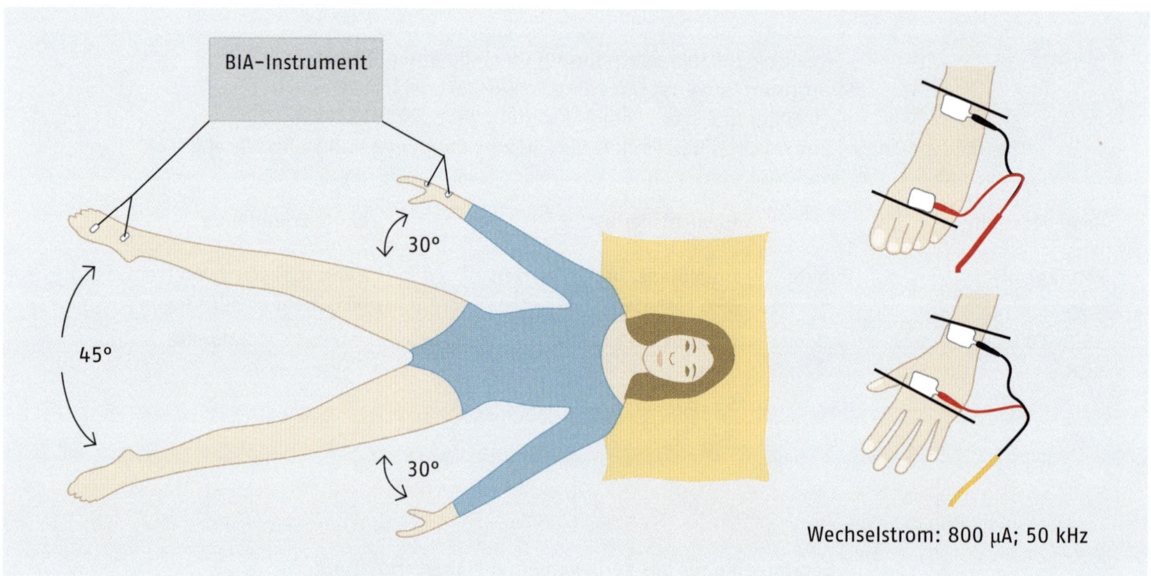

Abb. 5.6 Lage der Elektroden zur BIA-Messung an Hand und Fuß. Die innere sensible Messelektrode liegt auf dem Hand- bzw. Fußgelenk, die Impulseingabeelektrode liegt mindestens 5 cm entfernt in Richtung Finger bzw. Zehen. Nach Data Input

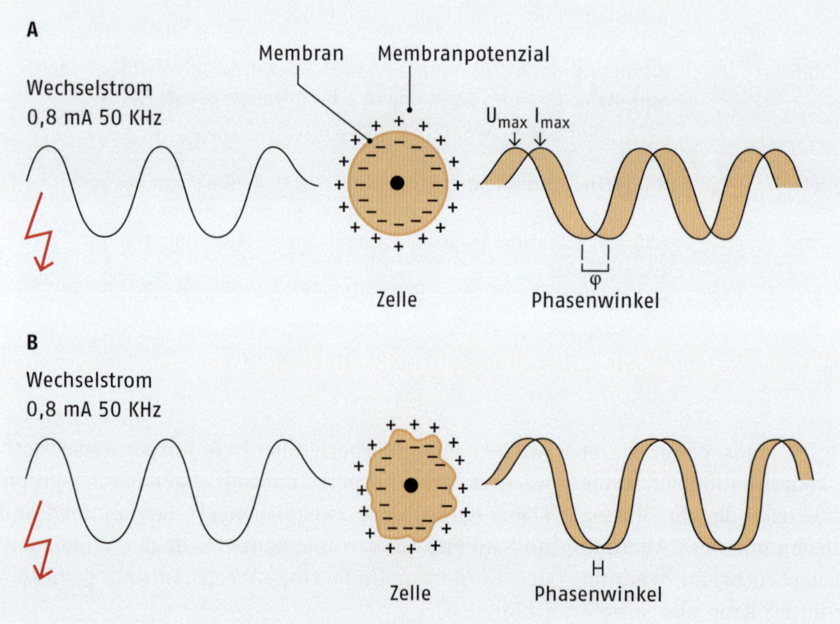

Abb. 5.7 Darstellung des Phasenwinkels. **A** Hoher Phasenwinkel, gut ernährte Zelle mit hoher Membranintegrität, **B** niedriger Phasenwinkel, mangelernährte Zelle. $\mathbf{U_{max}}$ Spannungsmaximum, $\mathbf{I_{max}}$ Stromstärkemaximum

senwinkel (ϕ, PA), über den der Ernährungszustand abgeschätzt werden kann:

$$\Phi \text{ bzw. PA} = \arctan\left(\frac{X_c}{R}\right) \cdot \frac{180°}{\pi}$$ Gleichung 5.4

Fettgewebe als Isolator leitet den Strom schlecht und hat damit einen hohen Widerstand R. Normalernährte, gesunde Zellen wirken wie Kondensatoren und erzeugen über die intakten Zellmembranen eine hohe Reaktanz (Xc). Höhere Xc-Werte bedeuten also einen guten Ernährungszustand. Der kapazitive Widerstand eines Kondensators (Körperzellen) führt zu einer Phasenverschiebung zwischen Strom und Spannung. Dabei eilt der Strom der Spannung voraus. Der Phasenwinkel ist somit von der Körperzellmasse und der Hydratation der fettfreien Masse abhängig (Abb. 5.7).

- Ein zu kleiner Phasenwinkel kann somit durch Muskelabbau (Kachexie) oder durch eine Störung des Wasserhaushalts, z. B. bei Niereninsuffizienz, mit Vergrößerung des Extrazellulärraums hervorgerufen werden.

Tab. 5.3 Prävalenz von Übergewicht und Adipositas in Deutschland. Nach S3-Leitlinie Adipositas 2014

Geschlecht	Nationale Verzehrstudie	Mikrozensus			
	2006	1999	2003	2005	2009
Übergewicht (%)					
Frauen	29,4	28,7	28,9	28,7	29,1
Männer	45,5	44,1	44,1	43,5	44,4
Adipositas (%)					
Frauen	21,2	11,0	12,3	12,8	13,8
Männer	20,5	12,1	13,6	14,4	15,7

- Ein zu großer Phasenwinkel kann auf einer Dehydratation oder einem Aufbau von Zellmasse, überwiegend Muskelmasse, beruhen.

Die Werte müssen streng genormt gemessen werden, um eine valide Aussage über die Zusammensetzung der Kompartimente zu machen. Beispielsweise ist es wichtig,

- die Elektroden an der dominanten Körperseite anzubringen,
- vor der Messung 15 Minuten zu liegen,
- die Extremitäten leicht zu spreizen,
- die Messungen nüchtern bzw. 2–4 Stunden nach der letzten Nahrungsaufnahme durchzuführen und
- die Haut vor der Messung zu entfetten.

Daher wird die BIA heute v. a. zur Verlaufskontrolle von mangelernährten und langfristig enteral bzw. parenteral ernährten Patienten eingesetzt. BIA-Messungen werden zunehmend auch in Apotheken angeboten.

5.5 Überernährung

In Europa weiter verbreitet als die Mangelernährung ist heute die Überernährung mit ihren gesundheitlichen Folgen, wie kardiovaskuläre Erkrankungen, Leberverfettung und Steatohepatitis sowie Schäden des Knochen- und Gelenkapparates.

DEFINITION Die WHO definierte im Jahr 2000 die **Adipositas** als „eine chronische Erkrankung mit eingeschränkter Lebensqualität und hohem Morbiditäts- und Mortalitätsrisiko, die eine langfristige Betreuung erfordert."

Daneben werden Übergewicht und Adipositas über den BMI (Tab. 5.1) als eine über das Normalmaß hinausgehende Fettzunahme definiert. Als Maß für das kardiovaskuläre Risiko wird auch der Taillenumfang, als Korrelat für die viszeralen Fettdepots, hinzugezogen. Die Grenzen liegen bei Männern bei ≥ 102 cm und bei Frauen bei ≥ 88 cm.

Obwohl die WHO die Adipositas schon im Jahr 2000 als Krankheit definiert hat, ebenso wie das EU-Parlament 2006, ist sie in Deutschland noch nicht als Krankheit anerkannt. In den Leitlinien wird die Adipositas dennoch als Krankheit eingeordnet, wenn auch noch nicht alle pathophysiologischen Mechanismen für die Entstehung der Adipositas aufgeklärt sind.

5.5.1 Prävalenz und Ursachen

Aus der nationalen Verzehrstudie von 2006 sowie dem Mikrozensus kann die Prävalenz der Überernährung in Deutschland abgelesen werden (Tab. 5.3).

Aus Tab. 5.3 ersieht man, dass der Anteil der Bevölkerung mit Adipositas über die Jahre kontinuierlich angestiegen ist.

Die Ursachen der Überernährung sind vielfältig und werden neben einer genetischen Disposition und dem heutigen Lebensstil (Bewegungsmangel, Fehlernährung, Verfügbarkeit der Nahrung) von folgenden Faktoren begünstigt:

- Stress und Schlafmangel,
- Depression,
- niedrigem sozialen Status,
- endokrinen Erkrankungen (u. a. Hypothyreose, Cushing-Syndrom),
- Essstörungen,
- Arzneimitteln (z. B. Antidiabetika, Betablocker, Glucocorticoide, Kontrazeptiva, Antiepileptika, Antidepressiva, Neuroleptika),
- Immobilisierung,
- Nicotinverzicht.

5

Tab. 5.4 Morbiditätsrisiko bei Adipositas. Nach WHO

Risiko	Symptom
> 3-fach	Diabetes mellitus Typ 2, Insulinresistenz, Dyslipidämien, Fettleber, nicht alkoholische Steatohepatitis (NASH), Gallensteine, Schlaf-Apnoe
2–3-fach	Hypertonie, koronare Herzkrankheit, Gonarthrose, Gicht, Refluxösophagitis
1–2-fach	Karzinome (u. a. Ösophagus-, Kolon-, Rektum-, Nierenzellkarzinom, bei Frauen auch Mamma- und Endometriumkarzinom), Koxarthrose, Rückenschmerzen, Infertilität, Fetopathien

5.5.2 Folgeerkrankungen und Lebenserwartung

Das **metabolische Syndrom** ist die bekannteste Folge von Überernährung bzw. Adipositas und für die Erhöhung der kardiovaskulären Gesundheitsrisiken verantwortlich. Bezogen auf die Mortalität ist die Aussagekraft jedoch nicht besser als die der Einzelerkrankungen.

DEFINITION Das **metabolische Syndrom** ist eine Kombination verschiedener Krankheiten und Symptomen wie Insulinresistenz, Hypertonie, Dyslipoproteinämie und abdomineller Adipositas. Teilweise wird heute auch die nichtalkoholische Steatohepatitis (NASH) dazugezählt.

Die WHO hat die Erhöhung des Risikos von Folgeerkrankungen aufgrund der Adipositas klassifiziert (Tab. 5.4).

Zudem sind das Operations- und Narkoserisiko und die Sturzgefahr mit zunehmendem BMI erhöht.

Die Mortalität ist bei einem BMI zwischen 22,5 und 25 kg/m² am geringsten. Sie erhöht sich bei einem Anstieg des BMI um 5 Einheiten um etwa 30 %. Der Zusammenhang zwischen Mortalität und BMI geht im Alter jedoch deutlich zurück. Inwieweit Übergewichtige (BMI 25–29,9 kg/m²) eine erhöhte Mortalität aufweisen, ist umstritten, vor allem nachdem eine Metaanalyse für dieses Bevölkerungskollektiv eine höhere Lebenserwartung gefunden hat (Flegal et al. 2013). Durch die Adipositas-assoziierten Folgeerkrankungen entstehen beträchtliche volkswirtschaftliche Kosten, in Deutschland in Höhe von ca. 13 Mrd. Euro (Knoll et al. 2008).

5.5.3 Möglichkeiten der Gewichtsreduktion

Eine Gewichtsreduktion wirkt sich bei Übergewichtigen und Adipösen in der Regel positiv auf die Folgeerkrankungen aus. Schon eine Gewichtsabnahme von wenigen Kilogramm kann den Schweregrad und die Folgen eines Diabetes mellitus Typ 2, einer Hypertonie und einer Dyslipoproteinämie verbessern.

Eine Gewichtsabnahme von 7,9 % senkt den HbA_{1c} um 0,6 % (Raynor et al. 2008). Bei einer Dyslipoproteinämie wird die Triglyceridkonzentration reduziert und das HDL-Cholesterol erhöht. Bei einer Hypertonie wird je Kilogramm Gewichtsabnahme der systolische Blutdruck um 1,1 mmHg und der diastolische um 0,9 mmHg gesenkt (Neter et al. 2003).

Problematisch ist das **weight cycling**, d. h die auf eine gewollte Gewichtsabnahme regelmäßig folgende Gewichtszunahme. Hierbei nehmen die Patienten im Laufe der Jahre wieder signifikant an Gewicht zu.

Eine Indikation für die Therapie adipöser Menschen besteht ab einem BMI ≥ 30 kg/m². Bei Übergewicht (BMI zwischen 25 und 29,9 kg/m²) sollte eine Behandlung bei Vorliegen u. a. von Folgeerkrankungen (u. a. Hypertonie, Adipositas, Dyslipoproteinämie), bei abdominellem Übergewicht oder einem hohen Leidensdruck veranlasst werden.

Ernährungsumstellung und Reduktionskost

Basis jeglicher Gewichtsabnahme ist eine Veränderung des Ernährungs- und Bewegungsverhaltens, möglichst unterstützt von einer Verhaltenstherapie. Ziel ist es, im Anschluss an die Gewichtsabnahme das reduzierte Gewicht zu halten und nicht im Anschluss wieder bis zum Ausgangsgewicht oder darüber hinaus zuzunehmen.

Alle empfohlenen Ernährungsformen sollen über einen ausreichend langen Zeitraum zu einem Energiedefizit führen. Empfohlen wird ein Energiedefizit von etwa 500 kcal/Tag, was eine Gewichtsabnahme von ca. 500 g/Woche erwarten lässt. Eine höhere Gewichtsabnahme pro Woche ist nur in Einzelfällen, dann meist unter Einbeziehung von Formuladiäten, sinnvoll.

Ob im Rahmen der Reduktionskost der Schwerpunkt auf einer Verminderung der Kohlenhydrate, des Fettanteils oder einer Kombination aus beiden gelegt wird, ist für das Langzeitergebnis unerheblich. Günstig ist auch eine mediterrane Kostform mit 1500 kcal/Tag, da hierbei neben einer Gewichtsreduktion auch metabolische Effekte erzielt werden können, die zu einer Verminderung kardiovaskulärer Ereignisse führen (Estruch et al. 2013).

Wichtig ist grundsätzlich, dass keine einseitigen Kostformen eingesetzt werden und es zu keinem Vitamin- und Spurenelementmangel kommt.

Arzneimitteltherapie

Prinzipiell ist eine medikamentöse Therapie der Gewichtsabnahme keine Primärtherapie, sondern kommt nur dann zum Einsatz, wenn eine Ernährungstherapie mit Bewegungssteigerung, d. h. eine Änderung des Lebensstils, nicht zum gewünschten Erfolg führt.

Als Arzneimittel zur Gewichtsreduktion ist in Deutschland **Orlistat** bei Patienten ab einem BMI $\geq 28\,kg/m^2$ zugelassen. Durch Hemmung der Lipasen im Gastrointestinaltrakt kommt es zu einer Störung der Fettresorption und damit zu Fettstühlen. Um diese zu vermeiden, müssen die Patienten eine fettreduzierte Kost zu sich nehmen. Die Gewichtsabnahme bewegt sich daher in etwa in der Größenordnung der verschiedenen Reduktionskostformen.

Seit Kurzem ist **Liraglutid**, ein GLP-1-Mimetikum, zur Gewichtsreduktion in Verbindung mit gewichtsreduzierenden Basismaßnahmen (Reduktionskost und Bewegung) zugelassen. Liraglutid wurde ursprünglich zur Therapie des Typ-2-Diabetes eingeführt. In einer höheren Dosierung wird nun eine Nebenwirkung der GLP-1-Mimetika, die Gewichtsabnahme, ausgenutzt.

Chirurgische Therapie

Eine Indikation für einen Adipositas-chirurgischen Eingriff (bariatrische Chirurgie) besteht bei Patienten mit einer Adipositas Grad III (BMI $\geq 40\,kg/m^2$), bei denen gewichtsreduzierende Maßnahmen zu keinem befriedigendem Ergebnis geführt haben und bei Patienten mit einem BMI zwischen ≥ 35 und $< 40\,kg/m^2$, die erhebliche Komorbidität wie kardiovaskulären Erkrankungen und/oder Diabetes mellitus Typ 2 aufweisen. Ob auch Typ-2-Diabetiker mit Adipositas Grad I für eine chirurgische Therapie infrage kommen, wird gegenwärtig kontrovers diskutiert.

Die bariatrische Chirurgie ist die effektivste Therapie mit einer durchschnittlichen Gewichtsreduktion von 20–40 kg bzw. ausgedrückt als Verlust an exzessivem Körpergewicht (EWL, excessive weight loss) zwischen 40 und 75 % nach 3 Jahren, je nach Operationsverfahren.

Als bariatrisch chirurgische Verfahren kommen infrage:

- Magenband,
- Schlauchmagen,
- Magenbypass,
- duodenaler Switch.

Literatur

Estruch R, Ros E, Salas-Salvado J et al. Primary prevention of cardiovascular disease with a Mediterranean diet. N Engl J Med, 368: 1279–1290, 2013

Flegal KM, Kit BK, Orpana H, Graubard BI. Association of all-cause mortality with overweight and obesity using standard body mass index categories: a systematic review and meta-analysis. JAMA, 309: 71–82, 2013

Harris JA, Benedict FG. A biometric study of basal metabolism in man. Carnegie Institute of Washington, Washington D.C. 1919

Knoll KP, Hauner H. Kosten der Adipositas in der Bundesrepublik Deutschland. Eine aktuelle Krankheitskostenstudie. Adipositas, 2: 204–210, 2008

Kondrup J, Allison SP, Elia M et al. ESPEN guidelines for nutrition screening 2002. Clin Nutr, 22: 415–421, 2003

Kyle UG, Bosaeus I, De Lorenzo AD et al. Bioelectrical impedance analysis – part I: review of principles and methods. Clin Nutr, 23, 1226–1243, 2004

Kyle UG, Bosaeus I, De Lorenzo AD et al. Bioelectrical impedance analysis – part II: utilization in clinical practice. Clin Nutr, 23, 1430–1453, 2004

Löser CH. Unter- und Mangelernährung im Krankenhaus – Klinische Folgen, moderne Therapiestrategien, Budgetrelevanz. Dt Ärzteblatt, 107, 911–917, 2010

Müller MC, Uedelhofen KW, Wiedemann UCH. CEPTON-Studie: Mangelernährung in Deutschland. Bressler Druck, Erlangen 2007

Neter JE, Stam BE, Kok FJ et al. Influence of weight reduction on blood pressure: a meta-analysis of randomized controlled trials. Hypertension, 42: 878–884, 2003

Norman K, Pichard C, Lochs H et al. Prognostic impact of disease-related malnutrition. Clin Nutr, 27: 5–15, 2008

Pirlich M, Schütz T, Norman K et al. The German hospital malnutrition study. Clin Nutr, 25, 563–572, 2006

Raynor HA, Jeffery RW, Ruggiero AM et al. Weight loss strategies associated with BMI in overweight adults with type 2 diabetes at entry into the Look AHEAD (Action for Health in Diabetes) trial. Diabetes Care, 31: 1299–1304, 2008

Schütz T, Valentini L, Plauth M. Screening auf Mangelernährung nach den ESPEN-Leitlinien 2002. Aktuel Ernährungsmed, 30, 99–103, 2005

Sorensen J, Kondrup J, Prokopowicz J et al. EuroOOPS: An international, multicentre study to implement nutritional risk screening and evaluate clinical outcome. Clin Nutr, 27, 340–349, 2008

Deutsche Adipositas-Gesellschaft e. V. Interdisziplinäre S3-Leitlinie zur Prävention und Therapie der Adipositas. Version 2.0, 2014

Tangvik RJ, Tell GS, Guttormsen AB et al. Nutritional risk profile in a university hospital population. Clin Nutr, 34, 705–711, 2014

Weimann A, Schütz T, Fedders M et al (Hrsg). Ernährungsmedizin – Ernährungsmanagement – Ernährungstherapie. Ecomed Medizin, 2013

Der letzte Zugriff auf die im Text genannten Websites erfolgte am 03.04.2016.

5

6 Patientenorientierte Arzneimittelinformation

Cornelia Vetter-Kerkhoff, Dorothea Strobach

Patientenorientierte Arzneimittelinformation ist eine klinisch-pharmazeutische Dienstleistung, die sich in den letzten Jahren als Tätigkeit des Apothekers in Offizin und Krankenhaus etabliert hat. Sie ist ein wichtiges, ausbaufähiges Zukunftsfeld des Berufes, in dem der Apotheker sich als unabhängiger Informationsspezialist mit fachlicher Kompetenz im Gesundheitssystem positionieren kann. Rechtlich ist der Apotheker nach § 14 ApoG (Apothekengesetz) und § 20 und 27 ApBetrO (Apothekenbetriebsordnung) verpflichtet, Patienten, Ärzte, Pflegekräfte und weitere Personen in Offizin und Krankenhaus im Hinblick auf eine sichere, zweckmäßige und wirtschaftliche Arzneimitteltherapie und sachgerechte Anwendung der Arzneimittel zu informieren und zu beraten. Die patientenindividuelle Arzneimittelinformation geht dabei über reine Anwendungshinweise hinaus. Sie schließt die Erfassung und Bearbeitung komplexer Anfragen zu Arzneimitteln, der Arzneimitteltherapie und anderen apothekenüblichen Waren eines Patienten oder einer Patientengruppe ein. Die Antworten entsprechen dem aktuellen Stand der Wissenschaft und sind durch Referenzen belegt. Diese Fragen können an den Apotheker herangetragen werden oder sich aus der Tätigkeit des Apothekers ergeben, z. B. bei aus pharmazeutischer Sicht fragwürdigen Verschreibungen. Abzugrenzen ist die hier beschriebene Arzneimittelinformation von der Information pharmazeutischer Firmen zu ihren Produkten, wie sie z. B. im Rahmen der Abwehr von Risiken der Arzneimittelsicherheit gesetzlich gefordert ist.

Grundlage der heutigen Arzneimitteltherapie ist die evidenzbasierte Medizin. Problematisch daran sind:

- der fehlende Überblick der Akteure im Gesundheitswesen über die aktuelle Datenlage,
- die exponentielle Zunahme des verfügbaren Wissens und
- die fragliche Qualität bzw. das Fehlen von Daten (Macleod et al. 2014).

Zudem nehmen Multimorbidität und komplexe Therapien zu. Die Patienten weisen mehr überstandene schwere Vorerkrankungen auf. Durch all diese Faktoren steigt das Risiko für z. B. Arzneimittelwechselwirkungen oder unerwünschte Arzneimittelwirkungen (UAW). Die Arzneimittelinformation durch den Apotheker setzt hier an, indem sie **patientenindividuell unabhängige, evidenzbasierte** und mit **pharmazeutischem Fachwissen gewertete Informationen** zur Verfügung stellt. Dies ist ein wichtiger Baustein, um das „knowledge-practice-gap", die Lücke zwischen verfügbarem Wissen und der Anwendung/Praxis, zu schließen. Internationale Untersuchungen haben gezeigt, dass durch Arzneimittelinformation patientenrelevante Endpunkte verbessert und Mortalität und Behandlungskosten gesenkt werden (Bond 1999, Bramley et al. 2013, Hands et al. 2002, Kinky et al. 1999). Die Arzneimittelinformation unterstützt damit die Arzneimitteltherapiesicherheit (AMTS), deren Verbesserung ein erklärtes politisches Ziel der Bundesregierung ist (▸ Kap. 10). Um qualitativ hochwertige Informationen und ein zeiteffektives Arbeiten sicherzustellen, wird bei der Arzneimittelinformation nach einem strukturierten Prozess vorgegangen.

6.1 Arzneimittelinformation als Prozess

Für die Bearbeitung von Anfragen der Arzneimittelinformation wird eine systematische, international etablierte Vorgehensweise empfohlen (für weiterführende Informationen siehe Literaturverzeichnis). Die deutschen Leitlinien zur Arzneimittelinformation durch den Apotheker von der Bundesapothekerkammer und der Bundesvereinigung deutscher Krankenhausapotheker folgen diesem Vorgehen (BAK 2015a, BAK 2015b, ADKA 2014). In der Literatur finden sich verschiedene systematische Vorgehensweisen, die sich in der genauen Unterteilung der Schritte aber nur geringfügig unterscheiden (Abate und Blommel 2013, Malone et al. 2012,

Nathan 2013). Dabei werden nacheinander die wichtigen Teilaspekte des Prozesses bearbeitet, um möglichst schnell zu einer vollständigen, richtigen und an Fragesteller und Problemtiefe angepassten Antwort zu kommen. Ein übliches Vorgehen ist in **o** Abb. 6.1 dargestellt. Nachfolgend werden die einzelnen Schritte genauer diskutiert.

6.1.1 Anfrage aufnehmen

Ziel der Arzneimittelinformation ist es, eine für die spezifische Situation nützliche Antwort zu erarbeiten und diese an den Anfragenden weiterzugeben. Je detaillierter deshalb zu Beginn die Umstände der Frage geklärt werden, desto genauer kann auch die Antwort fokussiert werden. Die Anfrage aufzunehmen, umfasst verschiedene wichtige Aspekte:

- eindeutige Identifizierung des Fragestellers,
- Aufnahme der Kontaktdaten,
- Klärung der Dringlichkeit der Anfrage,
- Definition der genauen Fragestellung,
- Erfassung aller relevanten Hintergrundinformationen.

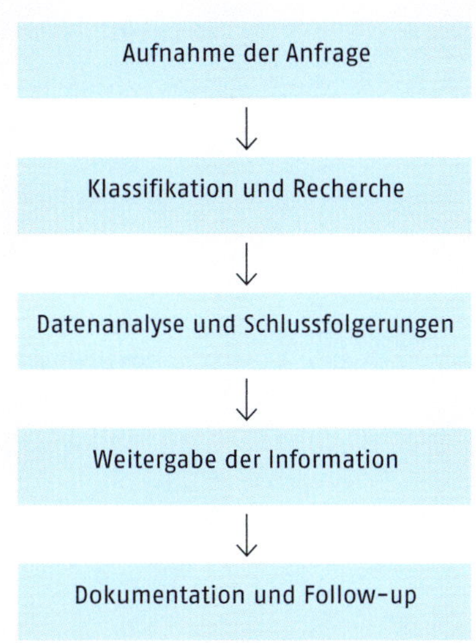

o Abb. 6.1 Prozess der Arzneimittelinformation

Fragesteller, Kontaktdaten und Dringlichkeit

Die Anfragen an die Arzneimittelinformation werden von Personen mit sehr unterschiedlichem Vorwissen gestellt. Es ist wichtig, dieses beim Fragesteller ungefähr einzuordnen, damit Rückfragen und die abschließende Antwort auf seinem Niveau formuliert werden können. Ebenfalls werden der Rechercheweg und die Recherchetiefe von der Art des Fragestellers bestimmt: Wo wurde z. B. schon selbst gesucht? Können Originalpublikationen gelesen werden?

Patienten verfügen zwar meist über nur begrenztes medizinisches Hintergrundwissen, nutzen aber heute in der Regel das Internet, aus dem sie qualitativ sehr unterschiedliche Informationen beziehen. Hier sollte sensibel (eventuell nicht ganz verstandenes) Vorwissen erfragt werden. Auch bei Angehörigen des Gesundheitswesens empfiehlt es sich, den genauen Kenntnisstand zu ermitteln, da große Unterschiede durch die Spezialisierung, aber auch bei Vertretern einer Fachrichtung vorliegen können. Pflegende auf Intensivstationen sind z. B. täglich mit dem Problem der Kompatibilität intravenöser Mehrfachtherapien konfrontiert, während diese auf Normalpflegestationen selten vorkommen. Dem Psychiater werden die anticholinergen Effekte bestimmter Antidepressiva bekannt sein, während z. B. ein Orthopäde ggf. darauf gezielt hingewiesen werden sollte.

Unter Umständen ergibt sich aus den Rückfragen auch, dass es sich ursprünglich um die Frage eines Dritten handelt. Das erschwert oft die Klärung der genauen Hintergründe, und es ist umso wichtiger festzuhalten, welche genaue Fragestellung vom Apotheker verstanden und bearbeitet wurde.

Die Kenntnis der Kontaktdaten ermöglicht, dass die Antwort den Fragesteller tatsächlich erreicht. Gerade bei telefonischen Anfragen steigen Fragesteller oft direkt in ihr Problem ein. Deshalb ist es wichtig, Name, ggf. die Institution (Pflegeheim, Klinik usw.) und bevorzugten Kontaktweg (z. B. Telefon, Fax, E-Mail) aktiv festzuhalten. Dies stellt ebenfalls sicher, dass im Bedarfsfall ein Follow-up möglich ist. Weiterhin muss die Dringlichkeit geklärt werden, damit die Antwort auch zum benötigten Zeitpunkt vorliegen kann.

Hintergrundinformationen erfassen

Anfragen der Arzneimittelinformation werden immer aus der konkreten Situation und dem Blickwinkel des Fragestellers gestellt. Um das zugrunde liegende Problem tatsächlich erfassen und die passende Information geben zu können, werden in der Regel Hintergrundinformationen benötigt. Sie dienen dazu, die „wahre Frage" oder „Frage hinter der Frage" zu definieren. Simple Fragen zur Dosierung eines Arzneistoffs lassen sich z. B. nicht beantworten, wenn die Indikation nicht bekannt ist. Im folgenden Praxisbeispiel ist beschrieben, wie sehr sich die Art einer Frage durch Hintergrundinformationen ändern kann. Wird der Hintergrund der Frage nur unvollständig erfasst, besteht die Gefahr, dass nur unzureichende Informationen geliefert werden, die nutzlos sind oder sogar den Therapieverlauf eines Patienten negativ beeinflussen können.

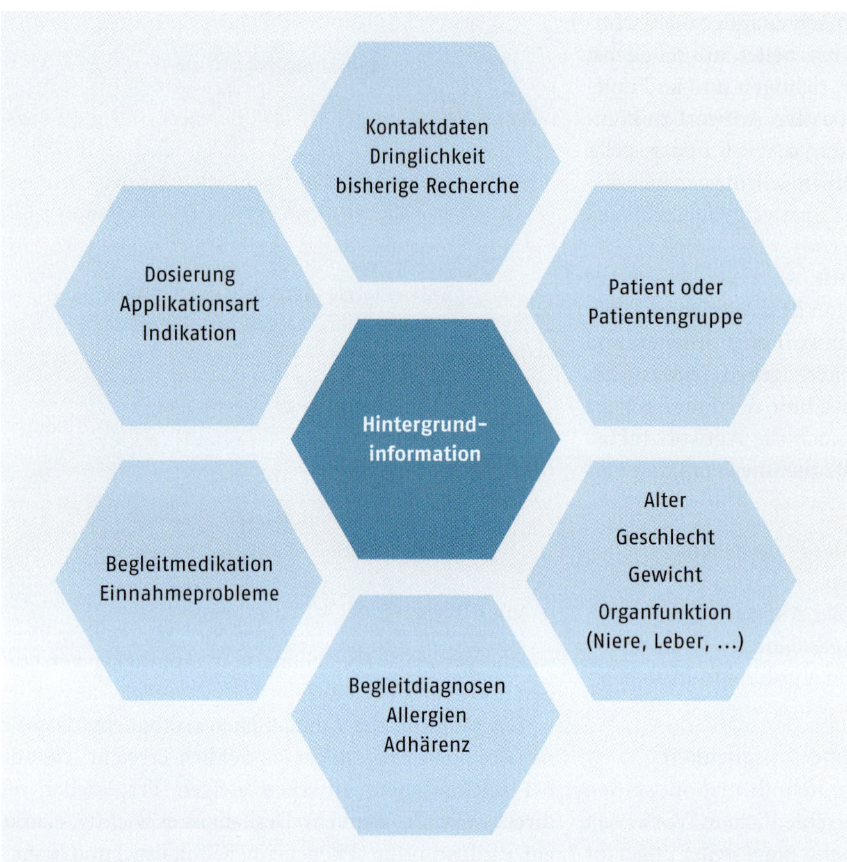

Abb. 6.2 Wichtige Hintergrundinformationen bei patientenbezogenen Anfragen

Praxisbeispiel

Eine Ärztin fragt telefonisch nach der Fachinformation von Colchicin, um eine Nebenwirkung nachzuschauen.

Variante 1: Sie schicken ihr die Fachinformation. Sie findet die Nebenwirkung Diarrhö und die Angabe häufig (1 bis 10 %).

Variante 2: Sie stellen Rückfragen, z. B. um welche Nebenwirkung geht es genau? Wurde die Nebenwirkung beobachtet, besteht ein konkreter Verdacht oder ist es eine Vorabinformation? Welche Besonderheiten hat der Patient (wie beispielsweise Nieren-/Leberfunktionseinschränkung, weitere Erkrankungen)? Warum wurde Colchicin verordnet und wie lange nimmt der Patient es schon ein?

Daraufhin stellt sich heraus, dass der Patient wegen schwerer anhaltender Durchfälle unklarer Ursache stationär aufgenommen wurde und dass eine Koloskopie geplant ist. Colchicin wurde als einziges Arzneimittel neu durch den Hausarzt verordnet wegen des Verdachts auf einen akuten Gichtanfall (Schmerz im Großzehgelenk). Die Harnsäurekonzentration liegt im Referenzbereich; Colchicin wird seit zwei Wochen konstant eingenommen. Der Patient hat eine eingeschränkte Nierenfunktion (GFR 31 ml/min).

Damit lauten die eigentlichen Fragen:

- Warum wurde Colchicin ohne Indikation weiter gegeben? Empfehlung: Absetzen.
- Wie sollte Colchicin bei Niereninsuffizienz dosiert werden? Kontraindiziert laut Fachinformation; zumindest Dosisreduktion.
- Tritt Diarrhö als Nebenwirkung schon bei normaler Dosierung oder erst bei Überdosierung auf? Bei Überdosierung: schwere, langandauernde, hämorrhagische Enteritis mit Durchfällen.
- Welche weiteren Maßnahmen bzw. Kontrollen sind bei Überdosierung zu empfehlen? Beispielsweise Leberparameter überwachen u. ä.

Die Erfassung von Hintergrundinformationen dient also der genauen Fokussierung der Frage. Welche Rückfragen zu stellen sind, hängt immer von der einzelnen Fragestellung ab. Allgemein wichtige Hintergrundinformationen sind:

- Wozu wird die Information benötigt (z. B. Patient, Patientengruppe, eigene Weiterbildung, krankenhausinterne Leitlinie)?
- Welche (therapeutischen) Konsequenzen werden aus der Antwort gezogen?

Bei patientenbezogenen Fragen können in Abhängigkeit von der genauen Fragestellung viele verschiedene Parameter wichtig sein. Abb. 6.2 fasst wichtige Aspekte zusammen. Welche Hintergrundfragen je nach Themengebiet gestellt werden sollten, ist bei der United Kingdom Medicines Information kostenfrei online einsehbar (UKMi 2006) bzw. steht als deutsche Übersetzung publiziert zur Verfügung (Schuhmacher und

Querbach 2011). Generell sind Fragen zu Hintergrundinformationen immer auf die relevanten Informationen zu beschränken. Nach unnötigen Fakten zu fragen, kostet Zeit für beide Gesprächspartner und kann beim Fragesteller Zweifel hervorrufen, ob er eine kompetente Antwort erwarten kann.

Des Weiteren ist es sinnvoll, zu erfragen, in welchen Quellen bereits recherchiert wurde. Eigene Recherchen können darauf aufbauen bzw. bereits vorhandene Ergebnisse müssen hinsichtlich Relevanz, Richtigkeit und Vollständigkeit überprüft werden. Die Erfahrung zeigt, dass z. B. Informationen von Patienten nicht ganz verstanden oder Quellen von Ärzten nicht vollständig durchsucht wurden.

Am Ende der Fragenaufnahme sollte die „wahre Frage" zusammenfassend wiederholt werden, um sicherzustellen, dass alle relevanten Hintergrundinformationen in die endgültige Fragestellung eingeflossen sind und die Gesprächspartner über den „wahren" Informationsbedarf übereinstimmen.

6.1.2 Klassifikation und Recherche

Wurde die Frage abschließend zusammengefasst, kann sie einem Themengebiet zugeordnet werden. Diese Klassifikation ermöglicht eine schnelle strukturierte Recherche in den thematisch relevanten Quellen (Wright et al. 1998). ◘ Tab. 6.1 zeigt typische Themengebiete der Arzneimittelinformation mit einer Auswahl thematisch sinnvoller Quellen. Um zeiteffizient suchen zu können, empfiehlt es sich, die in der eigenen Institution vorhandenen Quellen thematisch aufzulisten und dann systematisch durchzuarbeiten. Die Klassifikation kann weiterhin genutzt werden, um die Anfragen eines Zeitraums thematisch auszuwerten. Daraus können sich zum Beispiel Themenschwerpunkte für Schulungsangebote oder Informationsblätter ergeben.

Viele Quellen stehen heute gedruckt und elektronisch zur Verfügung. Trotz meist höherer Kosten von Online-Datenbanken sind diese aber auch aktueller und bieten bessere Suchmöglichkeiten.

Recherche in Primär-, Sekundär- und Tertiärliteratur

Biomedizinische Literatur kann in drei Kategorien eingeteilt werden (Nathan 2013, Wright et al. 1998).

Die **Primärliteratur** umfasst Originalpublikationen wie Studien, Fallberichte und weitere Forschungsergebnisse. Sie stellt die Basis der biomedizinischen Literatur dar, ist aktuell und sehr detailliert. Allerdings ist die Bewertung der Einzelinformationen aus Studien nicht immer einfach, da z. B. die genauen Studienbedingungen oder Studien mit konträren Aussagen berücksichtigt werden müssen. Die Recherche in der Primärliteratur ist zudem zeitaufwendig, und es kann schwierig sein, alle relevanten Publikationen zu erfassen.

Als **Sekundärliteratur** werden Systeme bezeichnet, die eine systematische Suche nach Originalpublikationen ermöglichen. In der Regel handelt es sich um wissenschaftliche Reviews (Übersichtsarbeiten), Arzneimittelmonographien in Datenbanken, aber auch Literaturdatenbanken, in denen bibliografische Angaben und oft eine kurze Zusammenfassung (Abstract) der Originalpublikation zu finden sind. Sekundärliteratur wird auch als Indexing- und Abstractsystem bezeichnet. Eine klassische Literaturdatenbank der medizinischen Wissenschaften ist z. B. Medline; ◘ Tab. 6.2 führt weitere Beispiele auf. Jede Datenbank hat einen thematischen Fokus. Ihre Inhalte können sich teilweise überschneiden. Oft ergibt sich erst durch die Suche in mehreren Literaturdatenbanken ein vollständiges Bild.

Die **Tertiärliteratur** bietet Informationen in aufgearbeiteter Form. Sie enthält etabliertes Wissen thematisch sortiert und verschafft einen schnellen Überblick. Zur Tertiärliteratur zählen z. B. Lehrbücher und Nachschlagewerke. Tertiärliteratur enthält weniger Details und hinkt der aktuellen wissenschaftlichen Entwicklung hinterher. Die Schnelligkeit der Aktualisierung (Wie oft erscheinen neue Buchauflagen? Wie oft werden Monographien überarbeitet?) ist ein wichtiges Qualitätsmerkmal der Tertiärliteratur. Ein weiterer Qualitätsindikator ist die Angabe von Referenzen, die im Bedarfsfall die weitere Recherche in den Originalpublikationen ermöglichen. Auch qualitativ sehr gute Tertiärdatenbanken enthalten immer nur einen Teil wichtiger Informationen (UKMi 2011, Vidal et al. 2005, Vitry 2007). Deshalb gehört es zur „guten Recherchepraxis", nie nur in einer, sondern mindestens in zwei unabhängigen Quellen zu recherchieren.

Die Recherche ist der zeitintensivste Teil im Prozess der Arzneimittelinformation. Um möglichst zeiteffektiv zu arbeiten und gleichzeitig die Vollständigkeit der Informationen sicherzustellen, ist ein Vorgehen vom Allgemeinen zum Speziellen zu empfehlen. Dies bedeutet, sich zunächst mithilfe der Tertiärliteratur einen Überblick zu verschaffen, um bei Bedarf mithilfe der Sekundärliteratur bis zur Primärliteratur ins Detail zu gehen. Da jede Frage individuell ist, kann auch der direkte Zugriff auf Detailinformationen sinnvoll sein.

o Abb. 6.3 fasst die wichtigsten Eigenschaften der Arten medizinischer Literatur zusammen und zeigt den Stellenwert der eigenen Dokumentationsdatenbank.

Recherche im Internet

Das Internet eröffnet viele Recherchemöglichkeiten für die Arzneimittelinformation. Um es effektiv zu nutzen, sind einige grundlegende Überlegungen wichtig. Die allgemeinste Suche nutzt Suchmaschinen wie Yahoo™ oder Google™. Im Rahmen der Arzneimittelinformation sind diese oft wenig hilfreich, da die Trefferanzahl zu groß ist und sich nicht sinnvoll eingrenzen lässt. Das Sortieren kostet viel Zeit und wichtige Daten können

Tab. 6.1 Recherchequellen für die Arzneimittelinformation (Beispiele)

Themengebiet	Quelle
Allgemein	Linkliste: www.pharmaziebibliothek.de, Datensammlungen: www.medscape.com, www.drugs.com, www.sps.nhs.uk, Datenbanken: UpToDate®, DrugDex®, Facts & Comparisons®
Alternative Medizin, Komplementärmedizin, Nahrungsergänzungsmittel	www.minaerba.de, www.mayoclinic.com/health/drug-information/DrugHerbIndex, www.krebsinformationsdienst.de, www.cam-cancer.org, www.nccih.nih.gov
Applikationstechnik	www.fachinfo.de, www.pharmatrix.de, Kircher: Arzneiformen richtig anwenden, White, Bradnam: Handbook of drug administration via enteral feeding tubes, Ege et al.: Päd i. v., Trissel: Handbook on Injectable Drugs
Arzneimittelauswahl	Therapieleitlinien: www.awmf.org, www.akdae.de, www.nice.org.uk, www.evidence.nhs.uk, www.sps.nhs.uk, Stille: Antibiotika-Therapie, Schmoll: Kompendium Internistische Onkologie, www.cancer.gov
Ausländische Arzneimittel, Verfügbarkeit, Zulassung	ABDA-Datenbank, Drugs@fda, www.medicines.org.uk/emc, www.compendium.ch, https://aspregister.basg.gv.at, Auskunft der Importeure ausländischer Arzneimittel
Dosierung	www.fachinfo.de, Britisch National Formulary, American Hospital Formulary Service, Taketomo: Pedatric Dosage Handbook, Ashley: The Renal Drug handbook, North-Lewis: Drugs and the Liver, www.dosing.de
Ernährung	www.dge.de, www.dgem.de, www.espen.org
Galenik	Neues Rezeptur-Formularium (www.dac-nrf.de), Deutsches/Europäisches Arzneibuch, Hagers Handbuch der Pharmazeutischen Praxis, Martindale: The Complete Drug Reference
Impfung	Ständige Impfkommission: www.rki.de/DE/Content/Infekt/Impfen/impfen.html
Interaktion	www.fachinfo.de, ABDA-Datenbank, Stockley's Drug Interactions, www.mediq.ch, www.drugs.com/drug_interactions.php
Nebenwirkungen	www.fachinfo.de, Britisch National Formulary, American Hospital Formulary Service, www.nebenwirkung.bfarm.de, www.arzneimitteltelgramm.de, www.adrreports.eu, www.fda.gov/medwatch, www.qtdrugs.org, www.pneumotox.com, www.livertox.nih.gov, Medizinisch-wissenschaftliche Abteilungen der pharmazeutischen Unternehmer
Neue Arzneimittel	www.pharmatrix.de, drugs@fda, www.ema.europa.eu, www.medscape.com, New Medicines Newsletter (www.sps.nhs.uk), New Drug Applications, New Drug Approvals (www.drugs.com), www.clinicaltrials.gov
Palliativmedizin	www.palliativedrugs.com, www.pall-iv.de
Pharmakokinetik, Pharmakodynamik	www.fachinfo.de, ABDA-Datenbank, Britisch National Formulary, American Hospital Formulary Service, Murphy: Clinical Pharmacokinetics, Lehrbücher der Pharmakologie
Reisemedizin	www.fit-for-travel.de
Schwangerschaft, Stillzeit	www.fachinfo.de, www.embryotox.de, www.reprotox.de, Britisch National Formulary, American Hospital Formulary Service, Schäfer et al: Arzneimittel in Schwangerschaft und Stillzeit, Briggs, Freeman: Drugs in Pregnancy and Lactation
Toxikologie	www.fachinfo.de, www.vergiftungszentrale.de/vergz.html, www.toxi.ch, toxnet.nlm.nih.gov
Wundbehandlung	Probst, Vasel-Biergans: Wundmanagement, Vasel-Biergans, Probst: Wundauflagen für die Kitteltasche

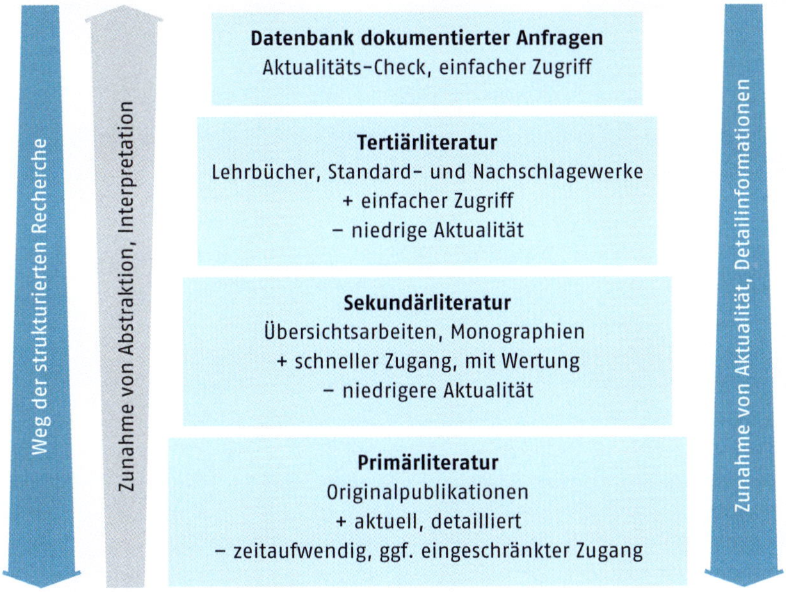

Abb. 6.3 Strukturierte Recherche in verschiedenen Literaturarten mit ihren Eigenschaften und Stellenwert einer eigenen Dokumentationsdatenbank

Tab. 6.2 Sekundärliteratur: Literaturdatenbanken (Auswahl)

Datenbank	Anbieter	Fokus	Zugang	Kostenpflicht
BIOSIS Previews	Biological Abstracts	Internationale Literatur u. a. Pharmakologie, Toxikologie, Biologie; englisch	Datenbankrecherche über www.dimdi.de[1], Universitätsbibliotheken	Ja
Cochrane Database of Systematic Reviews (CDSR)	The Cochrane Collaboration	Globales unabhängiges Netzwerk für evidenzbasierte Medizin, Reviews und Metaanalysen zu klinisch relevanten Fragestellungen; englisch	www.cochrane.com	
			Zusammenfassung	Nein
			Volltexte[2]	Ja
DAHTA	Deutsches Institut für medizinische Information	Health-Technology-Assessment(HTA)-Berichte des DIMDI, IQWiG und LBI (Österreich); deutsch	Datenbankrecherche über www.dimdi.de[1], Universitätsbibliotheken	Nein
Embase™	Excerpta Medica Database	Medizinische und, pharmazeutische Informationen, international mit Schwerpunkt Europa; englisch	Datenbankrecherche über www.dimdi.de[1], Universitätsbibliotheken	Ja
Google™ Scholar	Google	Keine klassische Literaturdatenbank; wissenschaftliche Arbeiten, Reviews, Dissertationen; unvollständig	www.googlescholar.com	Nein
IPA-International Pharmaceutical Abstracts	American Society of Health-System Pharmacists	Abstractsammlung für Pharmazie und Pharmazeutische Wissenschaft; englisch	Datenbankrecherche über www.dimdi.de[1], Universitätsbibliotheken	Ja
Medline®	US National Library of Medicine	Medizin/Lebenswissenschaften, US-amerikanisch; englisch	www.pubmed.gov	Nein
SciSearch®	Science Citation Index Expanded	Medizin/Lebenswissenschaften, international; englisch	Datenbankrecherche über www.dimdi.de[1], Universitätsbibliotheken	Ja

[1] Datenbankrecherche über www.dimdi.de ermöglicht eine gleichzeitige Suche in verschiedenen Datenbanken, Stand 01/2016,
[2] Cochrane-Volltexte sind für ADKA-Mitglieder kostenlos verfügbar.

Tab. 6.3 Websites wichtiger nationaler und internationaler Behörden und Institutionen

Behörde, Institution	URL
National	
Arzneimittelkommission der deutschen Apothekerschaft (AMK)	www.arzneimittelkommission.de
Arzneimittelkommission der deutschen Ärzteschaft (AkdÄ)	www.akdae.de
Bundesinstitut für Arzneimittel und Medizinprodukte (BfArM)	www.bfarm.de
Bundesinstitut für Risikobewertung (BfR)	www.bfr.bund.de
Bundeszentrale für gesundheitliche Aufklärung (BZgA)	www.bzga.de
Deutsches Netzwerk Evidenzbasierte Medizin e. V. (DNEbM)	www.ebm-netzwerk.de
Gemeinsamer Bundesausschuss (G-BA)	www.gba.de
Institut für Qualität und Wirtschaftlichkeit im Gesundheitswesen (IQWiG)	www.iqwig.de
Kassenärztliche Bundesvereinigung (KBV)	www.kbv.de
Paul-Ehrlich-Institut (PEI)	www.pei.de
Robert Koch-Institut (RKI)	www.rki.de
Deutsche Gesellschaft für Allgemeinmedizin und Familienmedizin (DEGAM)	www.degam.de
Deutsche Krebsgesellschaft (DKFZ)	www.krebsgesellschaft.de
Krebsinformationsdienst (KID) des Deutschen Krebsforschungszentrums	www.krebsinformationsdienst.de
International	
Centers for Disease Control and Prevention (CDC), USA	www.cdc.gov
European Medicines Agency (EMA), EU	www.ema.europa.eu
Institute for Safe Medication Practices (ISMP), Kanada	www.ismp.org
Medicines and Healthcare Products Regulatory Agency (MHRA), UK	www.mhra.gov.uk
National Institute for Health and Care Excellence (NICE), UK	www.nice.org.uk
U.S. Food and Drug Administration (FDA), USA	www.fda.gov
Weltgesundheitsorganisation (WHO)	www.who.int

übersehen werden. Besser ist es, gezielt wissenschaftliche Suchmaschinen zu verwenden oder auf medizinische und pharmazeutische Informationsseiten zuzugreifen. Linklisten, wie sie z. B. bei der Deutschen Apotheker Zeitung, Pharmazeutischen Zeitung oder Pharmaziebibliothek online hinterlegt sind, helfen bei der Auswahl der richtigen Seiten.

Neben den klassischen, allgemeinen Suchmaschinen gibt es Suchmaschinen mit wissenschaftlicher Ausrichtung. Beispiele sind Google Scholar™ (kostenfrei) oder Scopus™ (kostenpflichtig). Ihre Datenbasis sind neben klassischen Literaturdatenbanken weitere elektronisch verfügbare Informationen wie Patentdatenbanken oder Promotionen. Wissenschaftliche Suchmaschinen ersetzen heute oft Literaturdatenbanken beim Auffinden von Originalpublikationen. Ob die Ergebnisse vergleichbar gut sind, wird kontrovers diskutiert (Falagas et al. 2008, Freeman et al. 2009, Gehanno et al. 2013, Giustini und Boulos 2013, Shariff et al. 2013). Wissenschaftliche Suchmaschinen finden im Vergleich oft mehr Treffer, allerdings können diese thematisch weniger fokussiert sein, sodass die einzelnen Zitate aufwendiger durchzusehen sind. Der Zugriff auf Volltexte ist z. B. aus Google Scholar™ häufiger möglich als aus Medline®, allerdings ist Ersteres weniger aktuell. Daher ist es durchaus sinnvoll, für eine entsprechende Fragestellung neben Medline® auch Google Scholar™ zu nutzen.

Bei Informationen aus dem Internet muss genau geprüft werden, wie vertrauenswürdig sie sind und welche Interessen sich möglicherweise dahinter verbergen.

Informationen von Firmenseiten können bei bestimmten Fragestellungen hilfreich sein. Dennoch muss kritisch evaluiert werden, inwiefern kommerzielle Interessen die Darstellung verzerren können. An offenen Diskussionsforen kann sich jeder beteiligen, valide Daten sind hier eher nicht zu erwarten.

Vertrauenswürdige Quellen sind z. B. Websites offizieller Institutionen. Nationale und internationale Behörden aus dem medizinisch-pharmazeutischen Bereich sind im Internet in der Regel gut zu finden, viele bieten kostenfrei sehr gute und hilfreiche Informationen. ◘ Tab. 6.3 zeigt eine Auswahl wichtiger Adressen. Zu den vertrauenswürdigen Quellen aus dem Netz zählen auch Leitlinienportale (z. B. Arbeitsgemeinschaft wissenschaftlicher medizinischer Fachgesellschaften: www.awmf.de) oder Seiten von Berufsorganisationen (z. B. Bundesapothekerkammer: www.bak.de).

Die Fachinformationen zugelassener Präparate sind in Deutschland kostenfrei für Angehörige der Gesundheitsberufe verfügbar, der Zugang erfolgt mithilfe des DocCheck-Passwortes (www.fachinfo.de). Dieses einmalig kostenlos zu beantragende Passwort eröffnet auch den Zugriff auf viele andere medizinisch-pharmazeutische Seiten, die gesetzlich vorgeschrieben in Deutschland nur für Fachpublikum einsehbar sind.

Für die Einschätzung der Vertrauenswürdigkeit von Websites sind verschiedene Fragenkataloge und Codizes formuliert worden. Bekannt ist z. B. der HONcode der „Health on the Net Foundation" (www.hon.ch). Websites, die die Kriterien des Codes erfüllen, dürfen ein entsprechendes Siegel abbilden. Zu den Anforderungen gehört beispielsweise, dass medizinische und gesundheitsbezogene Ratschläge nur von Fachleuten gegeben werden, eine ausgewogene und wissenschaftliche Darstellung von Vor- und Nachteilen einer Therapie, die Angabe von Datum und Referenzen sowie eine offene Nennung möglicher Sponsoren und Unterstützern. Ein ähnliches Siegel vergibt auch das Aktionsforum Gesundheitsinformationssystem (www.afgis.de). Umfangreiche Fragenkataloge zur Einschätzung der Qualität medizinischer Informationen im Netz sind z. B. bei MedlinePlus zu finden (www.nlm.nih.gov/medlineplus/healthywebsurfing.html).

Externe Unterstützung

In Deutschland besteht für Apotheker in allen Bundesländern die Möglichkeit, sich an die Regionale Arzneimittelinformationsstelle der jeweiligen Landesapothekerkammer zu wenden. In den Informationsstellen bearbeiten erfahrene Kollegen Anfragen mithilfe umfangreicher Recherchemöglichkeiten in nationaler und internationaler Literatur. Der Zugang ist auf der Homepage der jeweiligen Landesapothekerkammer zu finden. Unter dem Projekt AMINO sind die Arzneimittelinformationsstellen vieler Bundesländer verbunden und pflegen einen gegenseitigen Austausch über eine gemeinsame Datenbank. Diese kann teilweise auch über die Websites der Landesapothekerkammern direkt eingesehen werden.

Umfangreiche Informationen zu galenischen Fragestellungen bietet das DAC/NRF online mit Rezepturhinweisen und einem Rezepturenfinder. Der Zugang erfolgt für Abonnenten des DAC/NRF mit einem Passwort über www.dac-nrf.de.

Externe Unterstützung bieten auch die medizinisch-wissenschaftlichen Abteilungen der pharmazeutischen Unternehmer. Auf viele produktspezifische Fragen sind wertvolle Informationen zu erhalten. Erfahrungen zeigen allerdings, dass die Qualität der Antworten der medizinisch-wissenschaftlichen Abteilungen sehr unterschiedlich ist. Zu berücksichtigen sind bei Firmenauskünften auch die kommerziellen und rechtlichen Rahmenbedingungen. Informationen sind zum einen vor dem Hintergrund des Verkaufsinteresses zu werten, zum anderen sind die pharmazeutischen Unternehmer z. B. bei der Meldung unerwünschter Arzneimittelwirkungen an die gesetzlichen Vorgaben der Pharmakovigilanzbearbeitung gebunden.

Je nach Fragestellung können verschiedene weitere Stellen Hilfe bieten. Für toxikologische Fragestellungen kann Kontakt zu den bundesweit verfügbaren Vergiftungszentralen aufgenommen werden (www.vergiftungszentrale.de). Bei Spezialfragen zur Arzneimitteltherapie in Schwangerschaft und Stillzeit können das Beratungszentrum für Embryonaltoxikologie in Berlin (www.embryotox.de) oder die St. Elisabeth-Stiftung in Ravensburg (www.reprotox.de) kontaktiert werden.

6.1.3 Datenanalyse und Schlussfolgerungen

Im Anschluss an die Recherche müssen die Informationen zusammengeführt, analysiert und interpretiert werden. Dabei ist kritisch zu beurteilen, ob die Daten:

- ausreichend sind,
- valide sind,
- den Kern der Frage beantworten,
- aktuell sind.

Aus der ersten Datenanalyse kann sich die Notwendigkeit weiterer Recherchen ergeben.

Die kritische Evaluation muss die Validität der Datenquellen berücksichtigen, z. B. Aktualität, thematischer Fokus der Quelle, Fachkompetenz der Autoren, Angabe von Referenzen und mögliche systematische Verzerrungen (Bias) der Informationen. Bei Aussagen der Tertiärliteratur ist zu prüfen, ob sie detailliert genug sind. Wurde Primärliteratur zur Fragestellung gesucht, ist kritisch zu hinterfragen, ob die richtige Sekundärliteratur zum Auffinden genutzt und die richtige Suchtechnik verwendet wurde. Wird auf Primärliteratur zurückgegriffen, sollte möglichst immer der Volltext verwendet werden, da Abstracts oft vom Volltext abweichende, teilweise positivere Angaben enthalten (Altwairgi et al. 2012, Pitkin et al. 1999). Die Gewichtung der Rechercheergebnisse und die daraus resultierenden Interpretationen soll nach Evidenzgraden erfolgen (◘ Tab. 12.1).

Selten lassen sich Fragen der Arzneimittelinformation direkt mit einer einzigen Quelle, z. B. einer Studie beantworten. Oft müssen viele verschiedene Teilinformationen zusammengetragen und mit pharmazeutischem Sachverstand beurteilt werden. Geht es z. B. um die Dosierung eines Arzneistoffs bei übergewichtigen Patienten, ist die Datenlage oft limitiert und Studien mit konkreten Empfehlungen sind nicht verfügbar. Eventuell vorhandene Fallberichte, die vielleicht sogar gegenläufige Dosierungsstrategien verfolgten, müssen einzeln beurteilt werden. Dazu müssen allgemeine pharmakokinetische Überlegungen über das Verhalten des Arzneistoffs bei Adipositas einfließen, z. B. Lipophilie und Verteilungsvolumen.

Werden Angaben aus Fachinformationen verwendet, ist zu beachten, dass diese teilweise unterschiedlich vollständige Informationen enthalten können. Zum Teil werden abweichende Aussagen zu Wechselwirkungen in den Fachinformationen zweier potenzieller Interaktionspartner aufgeführt. Fachinformationen verschiedener Präparate eines Arzneistoffs führen divergierende Angaben auf, z. B. zu Kontraindikationen und Maßnahmen bei Vergiftungen (Bergk et al. 2005, Pfistermeier et al. 2013, Wall et al. 2008).

Die Wertung von Informationen ist wichtig, damit der Fragesteller einzelne Daten besser einordnen und umsetzen kann. Interaktionswarnungen werden z. B. eher klinisch berücksichtigt, wenn eine Wertung nach Schweregrad angegeben wird (Paterno et al. 2009). Das bedeutet, dem Anfragenden mit dem Hinweis auf die Interaktion auch eine Einschätzung der klinischen Relevanz zu geben (z. B. kontraindiziert, Patient überwachen oder nur theoretische Interaktion). Schwierig kann auch die Zuordnung einer potenziellen UAW sein. Europaweit sind Standardangaben für die Häufigkeit von UAW definiert (◘ Tab. 9.2). Die konkrete Bedeutung dieser Häufigkeiten ist nur wenigen Ärzten bekannt (Ziegler et al. 2013). Häufig fehlt die Angabe, wie oft dieselbe UAW unter Placebo auftrat. In die Antwort sollten deshalb sowohl die Zahlenangabe (z. B. häufig = 1–10 %) als auch die Relation zur Placebogruppe einfließen. Viele UAW sind vor allem für Risikogruppen relevant, z. B. für Patienten mit eingeschränkter Nierenfunktion. Werden diese Risikofaktoren in der Antwort aufgeführt (und sofern bekannt, für den aktuellen Patienten eingeschätzt), erhöht dies den unmittelbaren Nutzen der Arzneimittelinformation.

Wurden keine Informationen zur Fragestellung gefunden, muss die Suchstrategie kritisch überprüft werden. Keine Information zu finden, kann aber auch ein wichtiges Ergebnis sein. Wird z. B. nach einer UAW gesucht und kein Treffer erzielt, ist es eher unwahrscheinlich, dass ein Zusammenhang zum verdächtigten Arzneistoff besteht.

6.1.4 Weitergabe der Informationen

Die Weitergabe der Informationen kann mündlich oder schriftlich erfolgen. Welches der passende Weg ist, hängt vom Fragesteller und der Dringlichkeit der Frage ab. Für schnelle klinische Entscheidungen, z. B. „Kann das Arzneimittel gemörsert und über die Sonde gegeben werden?“, erfolgt oft eine mündliche Vorabinformation gefolgt von einer schriftlichen Antwort. Die schriftliche Antwort ist grundsätzlich zu empfehlen. Sie dient dem Nachweis, welche Informationen genau gegeben wurden und hat damit rechtliche Bedeutung. Eine schriftliche Information ermöglicht außerdem eine genaue Darstellung des Sachverhalts und kann dem Fragesteller als Hintergrund für zukünftige, ähnliche Fragen dienen. Beispielsweise kann im Krankenhaus oder Altenheim die Information in der Akte des Patienten abgelegt werden und darauf basierende Entscheidungen nachvollziehbar machen.

Antworten auf Anfragen müssen:

- zum vereinbarten Zeitpunkt (ggf. Vorabinformation),
- auf dem vereinbarten Weg (z. B. Telefon, E-Mail, Fax),
- fachlich und sprachlich dem Kenntnisstand des Fragestellers entsprechend erfolgen.

Wie eine Antwort übermittelt wird, entscheidet wesentlich darüber, ob dieser Information vertraut wird und ob sie nutzbringend umgesetzt werden kann. Dabei ist auch die richtige, dem Adressaten angepasste Verwendung medizinischer Fachausdrücke wichtig. In dem in ▸ Kap. 6.3 dargestellten Fallbeispiel wird ein Antwortbeispiel gezeigt, einmal formuliert für einen Patienten und einmal für einen Arzt.

Die Beantwortung der Frage muss objektiv, ausgewogen und unabhängig von Interessen Dritter erfolgen. Zu Beginn sollte die Frage mit den wichtigsten Hintergrundinformationen wiederholt werden, damit der Fragesteller sich genau auf das Thema einstellen kann. Die Informationen sollen logisch und klar verständlich dargestellt werden. Widersprüchliche Daten müssen korrekt präsentiert werden. Gibt es zu den angefragten Sachverhalten keine Daten oder ist die Anfrage unter Ausschöpfung aller Quellen nicht oder nicht eindeutig zu beantworten, muss dies dokumentiert und bei der Weitergabe an den Anfragenden dargestellt werden. Es ist immer zu empfehlen, ein Fazit oder eine Empfehlung zu formulieren, damit der Fragesteller schnelle Schlussfolgerungen ziehen kann. Neben der direkten

Antwort auf die Frage, sollte man auch Folgefragen vorhersehen und ebenfalls beantworten, z. B. welcher Arzneistoff alternativ gegeben werden kann, wenn die Gabe des ursprünglich geplante Arzneimittels aufgrund von Interaktionen nicht möglich ist.

Die Angabe der Suchstrategie (evtl. unter Angabe der Suchbegriffe) und der Quellen der präsentierten Informationen ermöglicht es dem Fragesteller, sich ein genaues Bild über die Aussagekraft der exzerpierten Daten zu machen. Allerdings muss jeweils entschieden werden, wie detailliert die Angaben sein sollen, da Fragesteller oft unter zeitlichem Druck stehen und kurze, prägnante Informationen bevorzugen.

6.1.5 Dokumentation und Follow-up

Die Dokumentation der Anfragen und Antworten sollte aus verschiedenen Gründen erfolgen:

- aus rechtlichen Gründen (Welche genaue Information wurde weitergegeben?),
- zur schnellen Bearbeitung von Rückfragen (Qualitätskriterium),
- als Datenbasis für spätere Anfragen (Zeitgewinn),
- zur Darstellung der erbrachten Leistung (Rechtfertigung personeller und finanzieller Mittel, Aufzeigen des Nutzens).

Dokumentiert werden sollten mindestens der Fragesteller mit Kontaktdaten, Frage, Antwort, zitierte Quellen und Rechercheweg. Empfehlenswert ist zudem die Erfassung des Zeitaufwandes und des Themengebiets für spätere Auswertungen. Die Dokumentation kann auf Papierbasis oder elektronisch erfolgen. Optimal ist eine EDV-gestützte Dokumentation, wie sie z. B. von AMINO oder vielen deutschen Krankenhausapotheken über die ADKA-Arzneimittel-Info-Datenbank genutzt wird. Der elektronische Rückgriff auf bereits beantwortete Fragen bringt einen deutlichen Zeitgewinn bei der Bearbeitung späterer Anfragen.

Das Follow-up umfasst zum einen die unmittelbare Rückmeldung auf die Beantwortung einer Frage. Dabei ist zu klären, inwiefern die Antwort für die Fragestellung inhaltlich passend und ausreichend war. Zusätzliche, neue Fragen sollten identifiziert und ggf. aufgenommen werden. Zum anderen bietet das Follow-up die Möglichkeit, Erfahrungen zu sammeln, wie Antworten in die Praxis umgesetzt werden und zu welchem klinischen Ergebnis sie führen. Dazu kann der Fragesteller auch aktiv nach einer bestimmten Zeit kontaktiert werden. Das Follow-up kann auch beinhalten, neu hinzukommende Informationen aktiv nachzureichen.

Qualitätssicherung

Die hier vorgestellte systematische Herangehensweise an die Arzneimittelinformation stellt sicher, dass wesentliche qualitätssichernde Schritte beachtet werden. Daneben gibt es weitere Maßnahmen zur Sicherung und Verbesserung der Qualität:

- standardmäßige Suche in zwei unabhängigen Quellen,
- Vier-Augen-Prinzip (Gegenlesen der Antwort oder mündliche Diskussion des Ergebnisses mit einem erfahrenen Kollegen),
- retrospektive, exemplarische Prüfung einzelner Anfragen,
- Teilnahme an Ringversuchen (externe Qualitätssicherung),
- Auswertung von Rückmeldungen,
- Festlegung eines Maßnahmenplans bei auftretenden Fehlern,
- Evaluation bzw. Kundenbefragung.

6.2 Aufgabengebiete

Arzneimittelinformation findet in verschiedenen Kontexten statt:

- als Einzelanfrage (eines Arztes, Patienten etc.),
- für eine Patientengruppe, z. B. als Informationsblatt zur richtigen Einnahme von Arzneimitteln,
- im Rahmen der Pharmakovigilanz (▸ Kap. 9), z. B. als Information für bestimmte Berufsgruppen über neue UAW-Warnungen,
- als Mitteilung oder Rundschreiben, z. B. zu neuen Arzneistoffen für Ärzte einer Klinik oder als Hauszeitschrift für Patienten bzw. Kunden,
- über Informationsportale, z. B. Internet/Websites der Apotheke,
- bei der Mitarbeit in Gremien und Kommissionen, z. B. der Arzneimittelkommission des Krankenhauses, der Hygienekommission des Pflegeheims, dem Qualitätszirkel Pharmazeutische Betreuung,
- als Fortbildung für Ärzte, Pflegedienste und weitere Berufsgruppen sowie Patienten.

Unabhängig von der Präsentationsform und Zielgruppe, für die eine Fragestellung aufgearbeitet wird, stellt die strukturierte Herangehensweise sicher, dass eine qualitativ hochwertige Antwort bereitgestellt werden kann. Apothekerinnen und Apotheker können als unabhängige, kompetente Arzneimittelexperten erheblich zu einer verbesserten Arzneimitteltherapiesicherheit beitragen.

6.3 Fallbeispiel

Frage

Gibt es zwischen Aspirin 100 mg und Escitalopram eine Wechselwirkung?

Antwort an den Patienten

Ja, die blutverdünnende Wirkung von Aspirin wird durch Escitalopram verstärkt. In seltenen Fällen kann es deswegen zu Schleimhautblutungen kommen. Diese Wechselwirkung muss also nicht auftreten, kann aber bei 1 von 1000 Patienten zu Blutungen führen; daher besonders auf z. B. Zahnfleischblutung oder Blut im Stuhl (schwarze Farbe) achten. Unter Umständen verordnet Ihr Arzt Ihnen zur Prophylaxe zusätzlich einen Magenschleimhautschutz, z. B. Pantoprazol 20 mg Tabletten.

Antwort an den Arzt

Das Risiko für gastrointestinale Blutungen ist nach verschiedenen Untersuchungen unter der Einnahme von SSRI (z. B. Citalopram, Escitalopram) und SSNRI (z. B. Venlafaxin) erhöht: Nach einer retrospektiven Studie aus Großbritannien nahm das Risiko unter SSRI um das Dreifache gegenüber Kontrollpatienten ohne SSRI zu. Eine weitere retrospektive Untersuchung fand eine Erhöhung des Risikos um den Faktor 3,6. Eine dritte Untersuchung ermittelte ein um den Faktor 1,5 erhöhtes Risiko.
In einem Review (DeAbajo et al. 2006) wird das erhöhte Risiko für gastrointestinale Blutungen durch SSRI mit dem Faktor 2,6 angegeben. Dagegen liegen auch verschiedene Untersuchungen vor, bei denen kein erhöhtes Risiko für gastrointestinale Blutungen ermittelt wurde. Patienten unter SSRI wiesen in einer Studie einen erhöhten Transfusionsbedarf bei orthopädischen Operationen auf. Fallberichte beschreiben verschiedene Blutungen wie Petechien, Purpura, Epistaxis, Hämatome, kleinflächige Hautblutungen unter SSRI und SSNRI (UpToDate®, DrugDex®). Die Inzidenz verlängerter Blutungszeiten unter SSRI und SSNRI wird mit selten (0,1–0,01 %) angegeben (Fachinformation Trevilor® retard 11/08; Cipramil® 01/13).

Mechanismus. Thrombozyten synthetisieren kein Serotonin, sondern nehmen dieses aus dem Blut über die gleichen Serotoninrezeptoren wie Neuronen auf. SSRI und SSNRI können in therapeutischer Dosierung diese Aufnahme blockieren, sodass die Serotoninkonzentration in den Thrombozyten abnimmt. Das von Thrombozyten nach einer Verletzung freigesetzte Serotonin führt normalerweise zu einer verstärkten Thrombozytenaggregation. Unter SSRI und SSNRI ist dieser Mechanismus eingeschränkt und daher das Blutungsrisiko erhöht (Stockley's drug interactions, UpToDate®).

Der Effekt ist insbesondere zu beachten, wenn weitere gerinnungshemmende Substanzen (ASS, Clopidogrel, Phenprocoumon u. a.) eingenommen werden. Studien zeigen ein weiter zunehmendes Blutungsrisiko (DrugDex®, Stockley's drug interactions, UpToDate®). Eine Metaanalyse von vier Beobachtungsstudien, in die insgesamt 153 000 Patienten eingeschlossen wurden, ermittelte eine Verdopplung des relativen Risikos gastrointestinaler Blutungen unter SSRI (geschätzt als Odds-Ratio (OR) 2,36), eine Verdreifachung unter NSAR (OR 3,16) und unter der Kombination SSRI + NSAR eine Erhöhung um den Faktor 6 (OR 6,33). Das absolute Risiko für den einzelnen Patienten ist abhängig von individuellen Risikofaktoren. Die Number-needed-to-harm (NNH) für alle Patienten älter als 50 Jahre wurde mit 318/Jahr unter SSRI und 82/Jahr unter SSRI + NSAR errechnet. Das Risiko steigt deutlich bei einer Ulkuserkrankung in der Vorgeschichte: Patienten unter Therapie mit Protonenpumpeninhibitoren und stationärer Aufnahme bei gastrointestinaler Blutung in der Vorgeschichte wiesen eine NNH von 70/Jahr unter SSRI und 19/Jahr unter SSRI + NSAR auf (Loke et al. 2008).

Die gleichzeitige Gabe von SSRI mit anderen gerinnungshemmenden Substanzen ist nicht kontraindiziert, der Patient sollte aber auf mögliche Blutungen überwacht und entsprechend informiert werden. Unter Protonenpumpeninhibitoren wie z. B. Pantoprazol wurde eine verringerte Blutungsinzidenz beschrieben (UKMi Medicines Q&As).

Fazit. SSRI und SSNRI können in seltenen Fällen das Blutungsrisiko erhöhen. Dies ist besonders bei Patienten mit entsprechenden Grund- oder Vorerkrankungen bzw. gleichzeitiger Einnahme weiterer gerinnungshemmender Substanzen zu beachten. Die zusätzliche Gabe eines Protonenpumpeninhibitors sollte erwogen werden.

Quellen: ABDA-Datenbank, Datenbank der Bundesvereinigung Deutscher Apothekenverbände; ADKA Arzneimittel-Info-Datenbank, frühere Anfrage Nr.15880; AHFS Drug Information. ASHP, Bethesda, 2014; De Abajo FJ, Montero D, Rodriguez LA et al. Antidepressants and risk of upper gastrointestinal bleeding. Basic Clin Pharmacol Toxicol, 98: 304–310, 2006; DrugConsults, Micromedex 2.0, Truven Health Analytics: Consomitant use of SSRI and NSAIDs – increased risk of gastrointestinal bleeding; Drugdex ®, Micromedex 2.0, Truven Health Analytics; Fachinformation, BPI Service GmbH, www.fachinfo.de; Loke YK, Trivedi AN, Singh S. Meta-analysis: gastrointestinal bleeding due to interaction between selective serotonin reuptake inhibitors and non-steroidal anti-inflammatory drugs. Aliment Pharmacol Ther, 27:31–40, 2008; Medicines Q&A, www.ukmi.nhs.uk. What is the risk of gastrointestinal bleeding associated with selective serotonin reuptake inhibitors (SSRIs)? Stand 1/2013; Stockley's

Drug Interactions Online, Pharmaceutical Press; UpToDate, clinical database, Wellesley, MA USA.

Literatur

Abate MA, Blommel ML. Drug information and literature evaluation. Pharmaceutical Press, London 2013

Altwairgi AK, Booth CM, Hopmann WM et al. Discordance between conclusions stated in the abstract and conclusions in the article: analysis of published randomized controlled trials of systemic therapy in lung cancer. J Clin Oncol, 30: 3552–3557, 2012

ASHP Guidelines on the provision of drug information by pharmacists. Am J Health Syst Pharm, 53: 1843–1845, 1996

Bergk V, Haefeli WE, Gasse C et al. Information deficits in the summary of product characteristics preclude an optimal management of drug interactions: a comparison with evidence from the literature. Eur J Clin Pharmacol, 61: 327–335, 2005

Bond CA et al. Clinical pharmacy services and hospital mortality rates. Pharmacotherapy, 19: 556–564, 1999

Bramley DM, Innes AJ, Duggan C et al. The impact of medicines information enquiry answering on patient care and outcomes. Int J Pharm Pract, 21: 393–404, 2013

Brown JN. Cost savings associated with a dedicated drug information service in an academic medical center. Hosp Pharm, 46: 680–684, 2011

Bundesapothekerkammer (BAK). Leitlinie Arzneimittelinformation in der Apotheke und Kommentar zur Leitlinie. www.abda.de, 2015a

Bundesapothekerkammer (BAK). Leitlinie Arzneimittelinformation in Informationsstellen der Apothekerschaft und Kommentar zur Leitlinie. www.abda.de, 2015b

Bundesverband deutscher Krankenhausapotheker e. V. (ADKA). Arzneimittelinformation aus der Krankenhausapotheke. Leitlinie zur Qualitätssicherung. Krankenhauspharmazie, 35: 230–237, 2014

Falagas ME, Pitsouni EI, Malietzis GA et al. Comparison of PubMed, scopus, web of science and Google Scholar: strength and weaknesses. FASEB J, 22: 338–342, 2008

Freeman MK, Lauderdale SA, Kendrach MG et al. Google Scholar versus PubMed in locating primary literature to answer drug-related questions. Ann Pharmacother, 43: 478–483, 2009

Gehanno JF, Rollin L, Darmoni S. Is the coverage of google scholar enough to be used alone for systematic reviews. BMC Med Inform Decis Mak, 13: 7, 2013

Giustini D, Boulos MNK. Google scholar is not enough to be used alone for systematic reviews. Online J Publ Health Inform, 5: 214, 2013

Grossmann S, Zerilli T. Health and medication information resources on the world wide web. J Pharm Pract, 26: 85–94, 2013

Hands D, Stephens M, Brown D. A systematic review of the clinical and economic impact of drug information services on patient outcome. Pharm World Sci, 24: 132–138, 2002

Johnson N, Dupuis LL. A quality assurance audit of a drug information service. Can J Hosp Pharm, 42: 57–61, 1989

Kinky DE, Erush SC, Laskin MS et al. Economic impact of a drug information service. Ann Pharmacother 33: 11–16, 1999

Macleod MR, Michie S, Roberts I et al. Biomedical research: increasing value, reducing waste. Lancet, 383: 101–104, 2014

Malone PM, Kier KL, Stanovich JE. Drug information: a guide for pharmacists. 4. Aufl., Mc Graw-Hill, New York 2012

Nathan JP. Drug information – the systematic approach: continuing education article. J Pharm Pract, 26: 78–84, 2013

Paterno MD, Maviglia SM, Gorman PN et al. Tiering drug-drug interaction alerts by severity increases compliance rates. J Am Med Inform Assoc, 16: 40–46, 2009

Pfistermeier B, Schenk C, Kornhuber J et al. Different indications, warnings and precautions, and contraindications for the same drug – an international comparison of prescribing information for commonly used psychiatric drugs. Pharmacoepidemiol Drug Saf, 22: 329–333, 2013

Pitkin RM, Branagan MA, Burmeister LF. Accuracy of data in abstracts of published research articles. JAMA, 281: 1110–1111, 1999

Reppe LA, Spigset O, Schjott J. Which factors predict the time spent answering queries to a drug information centre? Pharm World Sci, 32: 799–804, 2010

Schuhmacher C, Querbach C. Der Quick Question Guide. Die richtigen Fragen zu wichtigen Themengebieten der Arzneimittelinformation. Krankenhauspharmazie, 32: 23–27, 2011

Shariff SZ, Bejaimal SAD, Sontrop JM et al. Retrieving clinical evidence: a comparison of PubMed and Google Scholar for Quick Clinical Searches. J Med Internet Res, 15: e 164, 2013

SHPA Committee of specialty practice in medicines information. SHPA standards of practice for medicines information services. J Pharm Pract Res, 43: 53–56, 2013

Smith CJ, Sylvia LM. External quality assurance committee for drug information services. Am J Hosp Pharm, 47: 787–791, 1990

UK Medicines Information (UKMi). Specialist Pharmacy Service. www.sps.nhs.uk

UKMi online: A study comparing the usefulness of American Hospital Formulary Service Drug Information (AHFS), Drugdex (DD), Lexi-Comp (LC) at a regional Medicines Information service. Executive summary, 2011

UKMi online: Effective use of the internet for enquiry answering. Guidance for medicines information services, 2007

UKMi online: Guidelines for ensuring quality in enquiry answering, Update 2010

UKMi online: Medicines Information Enquiry Answering Guidelines, 2013

UKMi online: Micromedex and Lexicomp: Considerations to aid choice between products, 2004

UKMi online: The quick question guide. Version 2, 2006

6

Vidal L, Shavit M, Fraser A et al. Systematic comparison of four sources of drug information regarding adjustment of dose for renal function. BMJ, 331: 263, 2005

Vitry AL. Comparative assessment of four drug interaction compendia. Br J Clin Pharmacol, 63: 709–714, 2007

Wall AJB, Bateman DN, Waring WS. Variability in the quality of overdose advice in summary of product characteristics (SPC) documents: gut decontamination recommendations for CNS drugs. Br J Clin Pharmacol, 67: 83–87, 2008

Watanabe AS, McCart G, Shimomura S et al. Systematic approach to drug information requests. Am J Hosp Pharm, 32: 1282–1285, 1975

Wright SG, LeCroy RL, Kendrach MG. A review of the three types of biomedical literature and the systematic approach to answer a drug information request. J Pharm Pract, 11: 148–162, 1998

Ziegler A, Hadlak A, Mehlbeer S et al. Comprehension of the description of side effects in drug information leaflets. Dtsch Arztebl Int, 110: 669–673, 2013

Der letzte Zugriff auf die im Text genannten Websites erfolgte am 12.12.2016.

Teil C
Therapiebewertung

7 Klinische Arzneimittelentwicklung

Stephanie Läer, Michael Hildebrand

Obwohl die Arzneimitteltherapie große Fortschritte erzielt hat, existieren für viele Krankheiten noch unbefriedigende Behandlungsmöglichkeiten. Therapeutische Ideen oder Erkenntnisse können erst in eine routinemäßige Behandlung einfließen, wenn sie wissenschaftlich überprüft worden sind. Eine solche Überprüfung findet im Rahmen von klinischen Studien statt. Für neue Arzneimittel ist der Nachweis von Wirksamkeit und Sicherheit zwingend notwendig. Das gelingt nur mit qualitativ hochwertigen klinischen Studien unter Einhaltung von ethischen Standards. Im Arzneimittelgesetz sind die Rahmenbedingungen dafür vorgegeben. Sie schreiben die Einhaltung der **Good Clinical Practice (GCP)** bei der Planung, Durchführung, Dokumentation und Berichterstattung klinischer Prüfungen vor. Für Laboratorien der Klinischen Pharmazie, die analytische Prüfungen im Rahmen klinischer Studien durchführen, ist die Kenntnis des Begriffs der **Good Clinical Laboratory Practice (GCLP)** von Bedeutung. Empfehlungen zur GCLP wurden von der Europäischen Arzneimittelagentur (EMA, European Medicines Agency) für die Laboranalytik im Rahmen von klinischen Studien herausgegeben. Dabei handelt es sich um Empfehlungen zur Entwicklung und Pflege eines Qualitätssystems für Laboratorien, das im Einklang mit den relevanten nationalen und europäischen Richtlinien stehen soll. Da GCP keine Anforderungen an Prüflaboratorien definiert und Good Laboratory Practice (GLP) nur für die präklinischen Versuche entwickelt wurde, geht GCLP auf die spezielle Behandlung humaner Laborproben aus klinischen Studien ein und schließt damit die Lücke im Qualitätssystem zwischen GLP und GCP. Diese Richtlinien dienen auch nationalen Inspektoren als Vorlage bei ihren Kontrollbesuchen der entsprechenden Laboratorien.

Auf globaler Ebene haben die wichtigsten Arzneimittelbehörden, die US-amerikanische Food and Drug Administration (FDA), die European Medicines Agency sowie das japanische Ministry of Health, Labour and Welfare (MHLW) im Rahmen der International Conference on Harmonisation of Technical Requirements for Registration of Pharmaceuticals for Human Use (ICH) gemeinsam mit der forschenden pharmazeutischen Industrie einheitliche Richtlinien für qualitativ hochwertige und ethisch angemessene klinische Arzneimittelprüfungen erarbeitet. Die ICH-Guidelines stellen harmonisierte Richtlinien für die Prüfung der Qualität, Wirksamkeit und Sicherheit von Arzneimitteln in den drei Regionen, der Europäischen Union, den Vereinigten Staaten von Amerika und Japan dar. Die nationalen Zulassungsbehörden greifen auf die ICH-Guidelines zurück, berücksichtigen aber spezielle Regelungen für die eigenen spezifischen Arzneimittelmärkte.

7.1 Klassifizierung

Internationale Richtlinien geben zwei Kriterien für die Klassifizierung der klinischen Arzneimittelentwicklung an, die zeitliche Abfolge der Studien in sogenannten **Studienphasen** und eine inhaltliche Beschreibung in Form von **Studientypen**.

7.1.1 Klassifizierung nach Studienphasen

Im Rahmen der Arzneistofffindung mit der Optimierung von Leitstrukturen und der rationalen Entscheidung für einen Entwicklungskandidaten ist die Pharmakokinetik (z. B. die Bioverfügbarkeit) häufig ein wichtiges Kriterium. Um möglichst frühzeitig derartige Informationen zu erhalten, können im Rahmen von Micro-Dosing-Studien (**Phase-0-Studien**) am Probanden extrem niedrige Dosierungen der Wirkstoffe verabreicht werden und mittels hochspezifischer und sensitiver Analysenverfahren (accelerated mass spectrometry, AMS) Konzentrations-Zeit-Profile im fmol-Bereich bestimmt werden. Vorab ist dazu eine orientierende präklinische Charakterisierung der Substanzen erforderlich. Diese neue, nicht vorgeschriebene Option soll die Erfolgsrate in den späteren klinischen Phasen erhöhen.

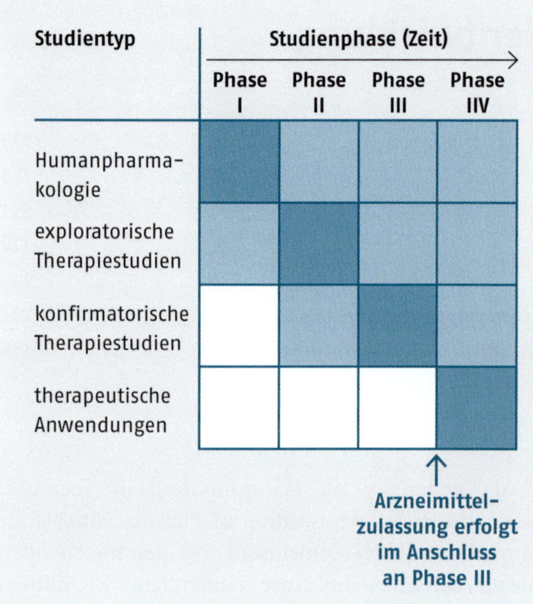

○ Abb. 7.1 Klinische Arzneimittelentwicklung: Zusammenhang zwischen Studienphasen und Studientypen. Mittelblau: Studien, die in dieser Phase der Arzneimittelentwicklung üblicherweise durchgeführt werden. Hellblau: Studien, die in dieser Phase nicht typischerweise, aber gelegentlich durchgeführt werden

Im Regelfall gilt, dass nachdem die präklinischen Untersuchungen mit den notwendigen pharmakologischen und toxikologischen Tierversuchen erfolgreich abgeschlossen sind, ein neuer Arzneistoff in die klinische Arzneimittelentwicklung gelangt. Nach der zeitlichen Abfolge unterteilt sich diese in vier Phasen:

- **Phase I** beinhaltet die Erstanwendung eines neuen Arzneistoffs am Menschen und zielt auf seine Verträglichkeit mit Untersuchungen i.d.R. am gesunden Probanden ab.
- Darauf folgt die **Phase II** mit Einsatz des Arzneistoffs am Patienten im beabsichtigten Indikationsgebiet.
- **Phase-III**-Studien erbringen den gesicherten Nachweis der Wirksamkeit und Verträglichkeit des neuen Arzneistoffs. Danach kann die Einreichung der Studienergebnisse an die Zulassungsbehörde erfolgen.
- Nach Erhalt der Zulassung schließt sich die **Phase IV** mit der Überprüfung des allgemeinen Nutzen-Risiko-Verhältnisses des Arzneistoffs in weiteren Studien an (▸Kap. 7.2 bis ▸Kap. 7.5).

Die Klassifizierung nach Studienphasen ermöglicht eine schnelle Orientierung über den zeitlichen Stand in dem mehrjährigen Arzneimittelentwicklungsprozess. Sie kann allerdings das komplexe Geschehen nur unzureichend abbilden. Das soll ein Beispiel verdeutlichen: Obwohl typischerweise Studien an gesunden Probanden direkt am Beginn der Arzneimittelentwicklung in Phase I stehen, gibt es Situationen, in denen Probandenstudien sehr spät in der Arzneimittelentwicklung unmittelbar vor der Zulassung nötig sind. Fallen z.B. Arzneimittelinteraktionen in Phase III einer Patientenstudie auf, muss zu diesem Zeitpunkt im Rahmen einer Probandenstudie diese Interaktion quantifiziert werden. Das führt häufig zu Unklarheiten und Missverständnissen in der Nomenklatur. Hier hilft die Klassifizierung nach Studientypen, denn diese zielt auf die inhaltlichen Aspekte der Studie ab.

Aufgrund der Kosten und der Komplexität der Entwicklung neuer Arzneistoffe ist es von besonderer Bedeutung, so frühzeitig wie möglich Daten zur Wirksamkeit zu erhalten, um ggf. die Entwicklung von weniger Erfolg versprechenden Substanzen zu beenden. In diesem Zusammenhang werden häufig die Begriffe **Proof-of-concept(PoC)- oder Proof-of-mechanism(PoM)-Studien** verwendet. Der Beantwortung dieser Fragestellung dient im Normalfall eine frühe Studie in der Phase II, da nur am Patienten die Wirksamkeit hinreichend bewertet werden kann.

7.1.2 Klassifizierung nach Studientypen

Klinische Studien lassen sich nach vier Studientypen klassifizieren:

- **Humanpharmakologische Studien** zielen auf Verträglichkeit, Pharmakokinetik und Pharmakodynamik am gesunden, freiwilligen Probanden ab.
- **Exploratorische Therapiestudien** erproben den Arzneimitteleinsatz in der vorgesehenen Indikation in einer eng definierten Patientenpopulation. In diesen Studien werden Dosierung, Endpunkte, Methodik und Studiendesign für die nachfolgenden Studien ermittelt.
- **Konfirmatorische Therapiestudien** liefern den Nachweis der Wirksamkeit und Verträglichkeit in einer repräsentativen Patientenpopulation. Sie bilden die Basis für die Einschätzung des Nutzen-Risiko-Verhältnisses zur Arzneimittelzulassung.
- Die **Studien für den therapeutischen Gebrauch** überprüfen das Nutzen-Risiko-Verhältnis in der breiten Bevölkerungsschicht. Sie können seltene unerwünschte Wirkungen identifizieren und verfeinerte Dosierungshinweise liefern.

Die Studientypen und ihre Ziele mit Studienbeispielen sind in □ Tab. 7.1 aufgeführt. ○ Abb. 7.1 beschreibt den Zusammenhang zwischen Studienphasen und Studientypen.

7.1.3 Wissenschaftliche Aspekte

Im Arzneimittelentwicklungsprozess bauen die Studienergebnisse aufeinander auf. Hinweise auf neue Wirkungen oder neue Risiken eines Arzneimittels werden in nachfolgenden Studien überprüft.

Tab. 7.1 Studientypen und ihre Ziele mit Studienbeispielen. Nach ICH Guideline E8, EMA 1998

Studientypen	Ziele	Studienbeispiele
Human-pharmakologie	▪ Verträglichkeit, ▪ Pharmakokinetik (PK), Pharmakodynamik (PD), ▪ Metabolismus, Interaktionen, ▪ Wirkung	▪ Dosis-Verträglichkeitsstudie, ▪ PK- und PD-Studien nach Einfach- und Mehrfachdosierung, ▪ Interaktionsstudien
Exploratorische Therapiestudie	▪ Einsatz in vorgesehener Indikation, ▪ Dosisermittlung für konfirmatorische Studien, ▪ Studiendesign, Methoden und klinische Endpunkte für konfirmatorische Studien	▪ Frühe kontrollierte Studien mit kurzer Dauer und eng definierter Patientenpopulation, ▪ Studien mit Surrogatendpunkten oder pharmakologischen Endpunkten, ▪ Dosisfindungsstudien
Konfirmatorische Therapiestudie	▪ Nachweis der Wirksamkeit und Verträglichkeit in repräsentativer Patientenpopulation, ▪ Basis zur Einschätzung des Nutzen-Risiko Verhältnisses für die Zulassung, ▪ Etablierung der Dosis-Wirkungs-Beziehung	▪ Kontrollierte, randomisierte klinische Studien zur Erfassung der Wirksamkeit, ▪ Studien zur Erfassung der Sicherheit und Verträglichkeit
Therapeutische Anwendung	▪ Überprüfung des Nutzen-Risiko-Verhältnisses in der breiten Bevölkerung oder in speziellen Populationen, ▪ Identifizierung seltener unerwünschter Wirkungen, ▪ Überprüfung der Dosierungsempfehlung	▪ Vergleichsstudien zur Wirksamkeit, ▪ Mortalitäts- und Morbiditätsstudien, ▪ Studien mit zusätzlichen Endpunkten, ▪ pharmakoökonomische Studien

Der Prozess der Arzneimittelentwicklung ist ein Lernprozess, an dessen Ende eine wissenschaftlich begründete Nutzen-Risiko-Bewertung für ein neues Arzneimittel stehen soll. Mithilfe von computergestützten Techniken der Modellbildung und Simulation werden diese Prozesse effektiver gestaltet. Simulationstechniken können komplexe Systeme mit mathematischen Modellen in ihren Auswirkungen sichtbar machen. Sie helfen beim Planen, Analysieren und Realisieren von Projekten und erhöhen die Erfolgsaussichten. In der Arzneimitteltherapie sind es pharmakokinetische und pharmakodynamische Modelle, die die Grundlage für Simulationen bilden (▸Kap. 3). Die Integration der Modellbildung und Simulation findet in allen Phasen und bei allen Studientypen der Arzneimittelentwicklung statt. Sie ist von besonderer Bedeutung bei den exploratorischen und konfirmatorischen Studientypen in den Phasen II und III. Kann z. B. anhand einer Simulation gezeigt werden, dass einzelne Dosen eines Arzneimittels nicht den erhofften Therapieerfolg bringen oder ein Therapieschema nicht ausreichend effektiv sein wird, kann auf die Durchführung eines Studienarms oder einer ganzen Studie verzichtet werden. Eine vereinfachte schematische Darstellung der Komponenten, die in der modernen klinischen Arzneimittelentwicklung eine Rolle spielen, ist in Abb. 7.2 dargestellt.

Im Bereich der Ermittlung von Dosis-Wirkungs-Beziehungen (Phase II) und in den großen klinischen Studien der Phase III ist eine adäquate Repräsentanz der Patientenpopulation (Alter, Geschlecht, Multimorbidität), wie sie auch später bei der Anwendung des Arzneimittels zu erwarten ist, wichtig. Im Rahmen der Ein- und Ausschlusskriterien dieser Studien wird sichergestellt, dass z. B. geschlechtsspezifische Unterschiede (zwischen männlichen und weiblichen Patienten) bezogen auf Wirksamkeit und ggf. Pharmakokinetik erkannt werden können. In gleicher Weise werden über alle Entwicklungsphasen Erkenntnisse zur Bedeutung des Patientenalters bezogen auf die therapeutische Anwendung gesammelt.

7

7.2 Studien der Phase I

Phase-I-Studie

Bei bis zu 100 Versuchsteilnehmern werden humanpharmakologische Studien zu Verträglichkeit und Sicherheit im Zeitraum von mehreren Monaten durchgeführt, wobei die Anzahl der Probanden und besonders die Dauer stark von der Indikation abhängen.

Ziel der Phase I ist es, die Verträglichkeit eines neuen Arzneimittels einzuschätzen. Die Prüfung einer neuen, aktiven Substanz erfolgt beim Menschen erstmals an gesunden, freiwilligen Probanden im Alter von 18–40 Jahren. Es werden häufig männliche Probanden bevorzugt, da für weibliche Probanden im gebärfähigen Alter noch zu wenige Informationen über das reproduktionstoxikologische Profil in dieser frühen Phase der

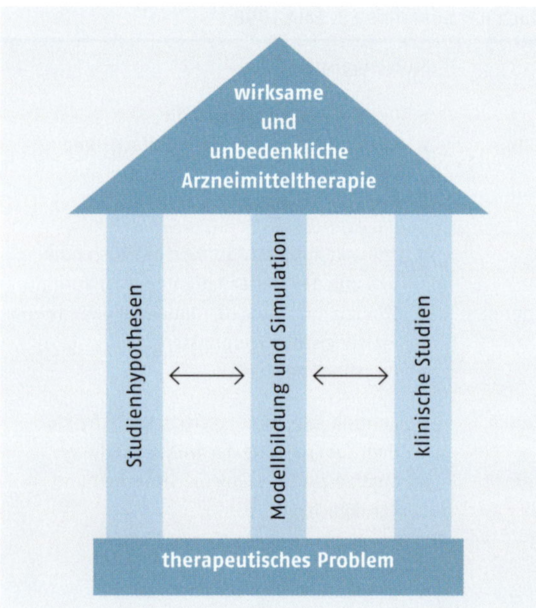

Abb. 7.2 Eine moderne klinische Arzneimittelentwicklung beruht auf drei Säulen. Ein therapeutisches Problem führt zu einer Theorie, die in eine Studienhypothese mündet. Mithilfe von Modellbildung und Simulation wird die Hypothese überprüft und ein optimales Studiendesign zur experimentellen Überprüfung der Hypothese entworfen. Die klinische Studie dient zur Überprüfung der Studienhypothese und zur Validierung der Simulationen. Diese drei Prozesse können sich gegenseitig beeinflussen, sodass ein Studienergebnis zu einer Korrektur der Simulation führen und sogar zu einer Veränderung der Studienhypothese Anlass geben kann (Pfeile und Verbindungen der Elemente). Das Ergebnis des gesamten Prozesses wäre eine wirksame und unbedenkliche Arzneimitteltherapie, die ein therapeutisches Problem löst.

Arzneimittelentwicklung vorliegen. Bei Arzneistoffen, die ausschließlich bei Frauen angewendet werden, z. B. Kontrazeptiva, gilt dies allerdings nicht.

Aus Probandenstudien ergeben sich vorläufige Bewertungen der Unbedenklichkeit und Verträglichkeit sowie Daten zur Pharmakokinetik und – soweit möglich – zur Pharmakodynamik. Da die Versuchsteilnehmer keine Vorteile aus den Untersuchungen erwarten können, haben sie Anspruch auf ein Probandenhonorar.

Hochtoxische Substanzen wie Zytostatika werden aufgrund ihrer zu erwartenden Wirkungen und wegen ärztlich und ethisch nicht vertretbarer Risiken ausschließlich bei Patienten untersucht.

In der Regel erfolgt in Phase I die Testung mit einfachen galenischen Formulierungen, wie Lösungen, Suspensionen oder schnell freisetzenden Tabletten. Damit lassen sich individuelle Dosisanpassungen gut durchführen. Die pharmakokinetischen und pharmakodynamischen Ergebnisse aus dieser Phase dienen in der weiteren Arzneimittelentwicklung der Optimierung der Darreichungsform, z. B. für eine Arzneiform mit modifizierter Freigabe.

Die Phase I beinhaltet typischerweise sechs bis neun humanpharmakologische Studien. Häufig unterteilt man sie in Phase Ia und Ib. **Phase-Ia-Studien** beinhalten die Gabe einer einzelnen Dosis, **Phase-Ib-Studien** eine mehrfache Dosierung. Die Untersuchungen finden in humanpharmakologischen bzw. klinisch-pharmakologischen Abteilungen von pharmazeutischen Unternehmen, an Auftragsforschungsinstituten, Universitäten oder in Krankenhäusern statt. Etwa bis zu 100 Probanden und Patienten sind involviert.

7.2.1 Pharmakodynamik

Sicherheits- und Verträglichkeitsprüfungen

In allen Phasen der klinischen Prüfung, aber insbesondere bei der Erstanwendung eines Arzneistoffs, steht die Sicherheit des Studienteilnehmers im Vordergrund, denn der Proband besitzt keinen therapeutischen Vorteil durch die Einnahme des Arzneistoffs. Wie bei allen klinischen Studien am Menschen erfolgt zwingend eine umfassende Risikoabschätzung vor der Applikation des Arzneistoffs. Hierfür kommt der Auswahl der Erstdosis eine entscheidende Bedeutung zu. Die Erstdosis soll in einem Organismus keine erkennbaren Schädigungen hinterlassen (**no** **o**bserved **a**dverse **e**ffect **l**evel, NOAEL). Sie beruht auf der Dosis, die in den präklinischen, pharmakologischen und toxikologischen Untersuchungen an der empfindlichsten Spezies keine erkennbaren Schäden verursacht hat.

Besondere Vorsichtsmaßnahmen gelten für Arzneistoffe mit neuartigen Wirkungsmechanismen, insbesondere wenn die Prädiktivität (Vorhersagevermögen) der in der präklinischen Forschung benutzten Tiermodelle fraglich ist. Die Erstdosis soll sich nach den in-vitro ermittelten Dosis-Wirkungs-Kurven richten, die aus Versuchen mit humanen Rezeptoren oder aus Tierversuchen ähnlicher Arzneistoffe gewonnen werden. In der Regel ist das die Dosis, mit der noch keine Wirkung in dem Experiment erzielt worden war. Diese Dosis wird als **m**inimal **a**nticipated **b**iological **e**ffect **l**evel (MABEL) bezeichnet.

Bei Erstanwendung sollen die Probanden den Arzneistoff in einem ausreichenden Sicherheitsabstand einzeln nacheinander erhalten, um die Risiken unerwarteter unerwünschter Wirkungen so niedrig wie möglich zu halten. Eine Vielzahl von Effekten und Körperfunktionen wird nach Applikation des neuen Arzneistoffs überprüft. In Abb. 7.3 ist ein Dosistitrationsschema in kleinen Patientengruppen für eine Erstanwendung beim Menschen beispielhaft dargestellt. Von einer sehr niedrig gewählten Anfangsdosis erfolgt bei Verträglichkeit jeweils eine entsprechende Dosissteigerung, anfangs um höhere Faktoren, später um niedri-

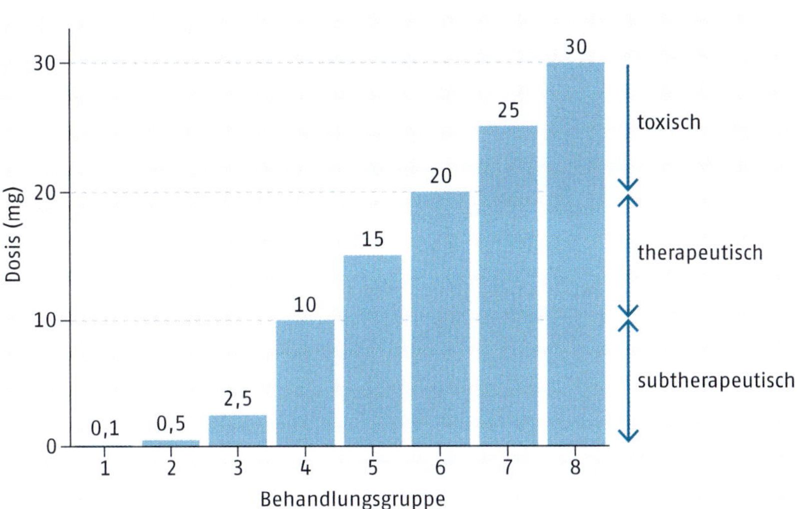

Abb. 7.3 Dosistitration bei der Erstanwendung am Menschen

gere. Die Dosissteigerung wird bis zum Auftreten von noch tolerierbaren, aber deutlich ausgeprägten unerwünschten Wirkungen fortgesetzt.

Eine Auswahl von speziellen Verträglichkeitsparametern ist in Tab. 7.2 zusammengestellt. In einem engen Zeitraster nach der Substanzgabe werden für diese Untersuchungsgrößen, entweder durch Befragung des Probanden oder durch Erfassung von Messwerten, Daten erhoben, die in Effekt-Zeit-Profile umgesetzt werden. Bei der Einordnung subjektiver Befunde, wie der Stärke von Kopfschmerzen, wird eine willkürliche Bewertungsskala mit Stufen von 0 (keine), 1 (schwach), 2 (mittel), 3 (stark) und 4 (nicht tolerierbar) benutzt (Abb. 7.4). Objektive Daten, wie Blutdruckveränderungen, können direkt der Bewertung dienen.

Zu den geforderten pharmakodynamischen Untersuchungen gehört auch die Überprüfung einer möglichen kardialen Repolarisationsstörung durch die Prüfsubstanz bei gesunden Probanden. Eine solche Störung kann während der späteren Anwendung des Arzneimittels zu lebensbedrohlichen Herzrhythmusstörungen führen. Bei Probanden wird daher im Oberflächen-Elektrokardiogramm (EKG) die QT-Strecke gemessen. Wenn der Arzneistoff diesen EKG-Streckenabschnitt verlängert, sind nachfolgend weitere klinische Untersuchungen an Patienten mit therapeutischen und supratherapeutischen Dosierungen erforderlich.

Wirksamkeitsprüfungen

Der gesicherte Nachweis der Wirksamkeit einer neuen Substanz kann im Rahmen der Phase-I-Studien am Probanden nicht erbracht werden. Definitionsgemäß werden Probanden in die Untersuchung einbezogen, die im Rahmen der Ein- und Ausschlusskriterien der Studien als gesund gelten. Da aber das Vorliegen entsprechender Krankheitssymptome für die Bewertung

Tab. 7.2 Allgemeine Verträglichkeits- und Sicherheitsparameterparameter im Rahmen von klinischen Prüfungen

Parameter	Beispiele
Laborchemie	Enzyme (GOT-AST, GPT-ALT, alkalische Phosphatase), Kalium, Natrium, Gesamtprotein, Albumin, γ-Globuline
Hämatologie	Anzahl von Thrombozyten, Leukozyten und Erythrozyten, Hämatokrit-Wert
Urin	Proteine, Ketone, Glucose, pH-Wert
Kardiovaskuläres System	Blutdruck, Herzfrequenz, EKG
ZNS	Motorik
Gastrointestinaltrakt	Übelkeit, Erbrechen (kann auch ZNS-bedingt sein)
Haut	Allergische Reaktion
Sonstiges	Körpertemperatur, Kopfschmerz

der Wirksamkeit ausschlaggebend ist, kann dies beim Gesunden nicht erfolgen.

Die Effekte mancher Arzneistoffklassen können allerdings schon im Rahmen von Probandenstudien charakterisiert werden, z. B. Diagnostika wie Röntgen-, Ultraschall- und NMR-Kontrastmittel und synthetische Sexualsteroide in der Indikation Fertilitätskontrolle. Die Qualität der Kontrastmitteldarstellung von Organen und Geweben ist beim gesunden Probanden gut zu bewerten. Für die Erkennung spezifischer pathophysiologischer Veränderungen müssen allerdings Patientenstudien durchgeführt werden. Bei der Entwicklung von Kontrazeptiva wird kein therapeutischer, sondern ein

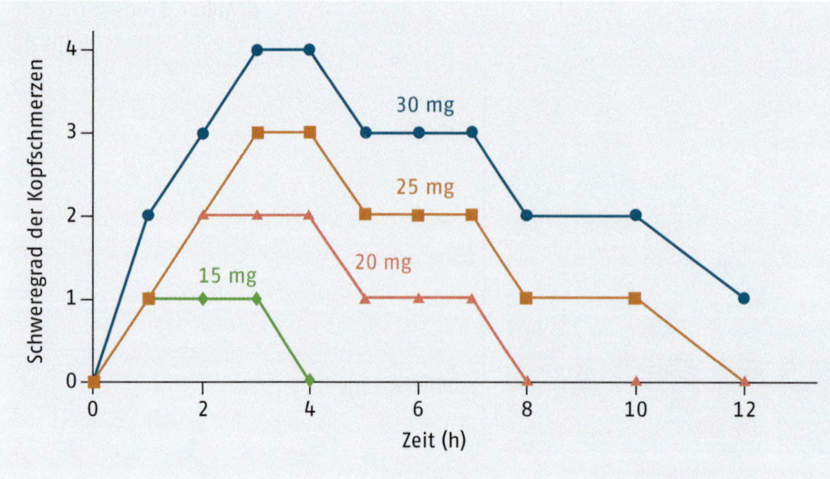

Abb. 7.4 Dosisabhängigkeit des Auftretens von Kopfschmerzen beim Probanden. Dosisstufen bis 10 mg haben zu keinen Beschwerden geführt. Bewertungsskala für den Schweregrad der Kopfschmerzen: Stufe 0 keine, Stufe 1 schwach, Stufe 2 mittel, Stufe 3 stark, Stufe 4 nicht tolerierbar

präventiver Effekt angestrebt. Die Effekte derartiger Arzneimittel auf den weiblichen Zyklus können im Rahmen früher Phase-I-Studien sehr gut untersucht werden.

Bei einigen Erkrankungen gibt es Möglichkeiten, Probanden durch geeignete Vorbehandlung in einen krankheitsähnlichen Zustand zu versetzen (symptomatische Probanden). Ein Beispiel für die Testung einer topischen Darreichungsform ist die Erzeugung eines lokalen Erythems mittels UV-Bestrahlung. Durch diese Vorbehandlung können Anhaltspunkte für einen therapeutischen Effekt erhalten werden. Ist dies möglich, wird man bei allen Phase-I-Studien für die entsprechende Wirkung ein Dosis-Effekt-Zeit-Profil aufstellen. Darin werden geeignete Messgrößen, z. B. die Größe des Erythems, aufgenommen.

7.2.2 Pharmakokinetik

Im Verlauf der Phase-I-Studien werden die pharmakokinetischen Kenndaten des neuen Arzneistoffs beim Menschen erstmals erhoben. Die Pharmakokinetik untersucht den Konzentrationsverlauf des Arzneistoffs im Organismus. Eine detaillierte Beschreibung der pharmakokinetischen Parameter, die zur Charakterisierung des Schicksals eines Arzneistoffs verwendet werden, findet sich in ▸Kap. 3.1. Voraussetzung für die Bestimmung pharmakokinetischer Parameter ist das Vorliegen einer validierten analytischen Methode, die mit hinreichender Sensitivität und Spezifität zumindest den Arzneistoff (ggf. auch dessen Metaboliten) in verschiedenen biologischen Matrizes (v. a. Plasma oder Serum, aber auch Urin und Fäzes) detektiert.

Pharmakokinetische Untersuchungen erfolgen nach einmaliger und wiederholter Gabe des Prüfpräparats. Dabei stehen folgende Fragen im Mittelpunkt:

- Zeigt der Arzneistoff eine lineare Zunahme der Plasmakonzentration unter der Dosissteigerung?
- Wie lange dauert es, bis nach Applikation maximale Plasmakonzentrationen erreicht worden sind?

Wie hoch ist die Arzneistoffexposition gemessen als Fläche unter dem Konzentrations-Zeit-Profil in Plasma, Serum oder Vollblut (**a**rea **u**nder the **c**urve, AUC)?

- Wann sind nach Mehrfachgabe Gleichgewichtskonzentrationen erreicht?
- Wie groß ist der Kumulationsfaktor des Arzneistoffs?

Die Studienplanung richtet sich dabei nach den vorgesehenen Indikationen, Dosierungen, Dosierungsschemata sowie Art und Dauer der Anwendung bei den geplanten Patientenpopulationen. Basierend auf Konzentrations-Zeit-Profilen bzw. der Bestimmung der ausgeschiedenen Dosisanteile können die pharmakokinetischen Parameter berechnet werden. Im Rahmen der Phase I werden auch Studien zur Bioverfügbarkeit und insbesondere zur Bioäquivalenz (▸Kap. 2.3) im Regelfall als Probandenstudien durchgeführt. Dies geschieht z. B. vor der Zulassung eines Generikums.

Beispielhafte Plasmakonzentrations-Zeit-Profile bei Probanden im Rahmen einer Dosistitrationsstudie sind in Abb. 7.5 dargestellt. Aus diesen Untersuchungen können erste Anhaltspunkte für die Linearität der Pharmakokinetik erhalten werden. Weist ein Teilprozess, wie die Metabolisierung, eine Sättigungscharakteristik auf, kommt es ab einer bestimmten Dosis zu einem überproportionalen Anstieg der Plasmakonzentration, wie in Abb. 7.5 unter der höchsten Dosisstufe gezeigt.

Pharmakokinetische Interaktionsstudien

Pharmakokinetische Interaktionen können sowohl die Wirksamkeit als auch die Verträglichkeit beeinflussen oder verändern. Sofern Anhaltspunkte für das Auftreten einer Interaktion vorliegen, sind Interaktionsstudien durchzuführen. Pharmakokinetische Interaktionsstudien finden i. d. R. an gesunden Probanden statt.

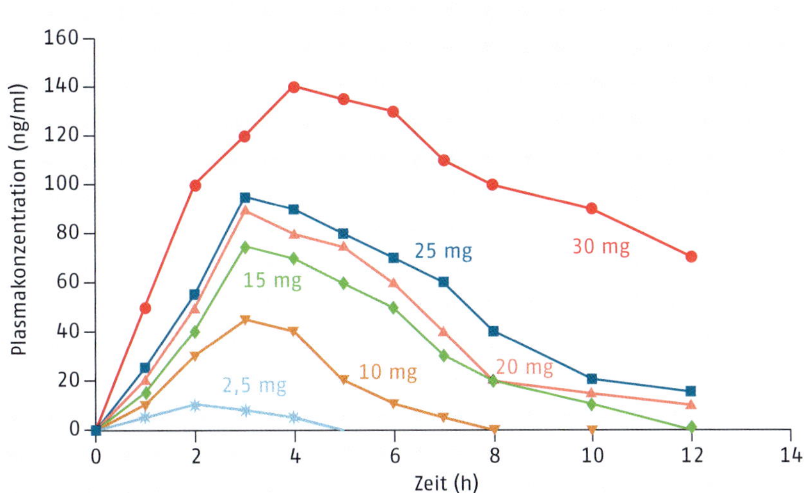

Abb. 7.5 Plasmakonzentrationen nach Dosistitration beim Probanden. Dosisstufen bis 0,5 mg haben zu keinen nachweisbaren Plasmakonzentrationen geführt.

Hinweise können theoretische Überlegungen, präklinische Untersuchungsergebnisse oder Analogieschlüsse ähnlicher Substanzen der gleichen pharmakologischen Klasse liefern. Häufig gleichzeitig verabreichte Arzneistoffe oder Arzneistoffe mit engem therapeutischen Fenster, peroral zu verabreichende Antikoagulanzien, Enzyminduktoren und -inhibitoren (▸ Kap. 17) sind Anlass für Interaktionsstudien. In der Regel beginnt man mit einer Einzeldosisstudie und schließt eine Mehrfachapplikation an, sofern eine Interaktion festgestellt wird. Weiterhin können Interaktionen im Rahmen der Resorption, Verteilung, Metabolisierung und Elimination des Arzneistoffs auftreten. Typische Interaktionen bei der Resorption von peroral zu verabreichenden Arzneimitteln treten mit der Nahrung oder Antazida auf. Wann immer ein Arzneimittel peroral verabreicht wird, ist im Rahmen der humanpharmakokinetischen Charakterisierung zu klären, ob eine Anwendungsempfehlung „nüchtern" oder „zu/nach den Mahlzeiten" nötig ist. Diese Daten ergeben sich aus Studien zur relativen Bioverfügbarkeit mit und ohne Nahrungsaufnahme.

7.3 Studien der Phase II

Phase-II-Studie

Bei bis zu 500 Versuchsteilnehmern werden exploratorische Therapiestudien zu Wirksamkeit, Dosisfindung und Sicherheit im Zeitraum von i. d. R. ein bis zwei Jahren durchgeführt.

Ab Phase II der Arzneimittelentwicklung wird der neue Arzneistoff i. d. R. am Patienten untersucht. Es erfolgen erste orientierende, klinische Prüfungen zum Nachweis der Wirksamkeit, zur Dosisfindung und zur Verträglichkeit in der vorgesehenen Indikation. Die Ergebnisse dieser exploratorischen klinischen Prüfungen sind formal keine eindeutigen Wirksamkeitsbeweise, sie liefern jedoch die Basis für die Planung und das Design nachfolgender konfirmatorischer Studien der Phase III. Bei Substanzen, die für eine Langzeitbehandlung vorgesehen sind, können eventuell nur Anhaltspunkte für den Wirkeintritt erhalten werden. In den ersten Studien (**Phase IIa**) wird Wert auf die exakte Erhebung einer Vielzahl pharmakodynamischer Kenndaten am Patienten – ähnlich wie in Phase I am Probanden – gelegt, um die Sicherheit und Wirksamkeit im therapeutischen Versuch aufzuzeigen. Dazu wird eine Gruppe von 100 bis 200 Patienten ausgewählt, die besonders homogen im Hinblick auf Krankheitsbild, Krankheitsstadium, Altersstruktur und Anamnese ist. Kann dabei der therapeutische Vorteil und die sichere Anwendung gezeigt werden, wird in **Phase IIb** versucht, die Ergebnisse biometrisch an einem größeren Patientenkollektiv abzusichern und das Sicherheitsprofil umfassender zu beschreiben.

Das Ergebnis der Phase II grenzt die minimal wirksame, die mittlere und die maximal wirksame Dosis in der betreffenden Zielpopulation mit dem jeweiligen Schweregrad der zu behandelnden Erkrankung ein. Im Normalfall werden insgesamt ca. 500 Patienten rekrutiert. Anzahl und Umfang der Studien werden maßgeblich von der Innovativität des neuen Arzneistoffs, der Vielfältigkeit seines pharmakodynamischen Profils und der intra- und interindividuellen Variabilität der Effekte beeinflusst. Die klinischen Studien finden in Universitätskliniken, Krankenhäusern sowie im Ausnahmefall auch in Arztpraxen statt. Auftraggeber bzw. Sponsoren sind pharmazeutische Unternehmen, die selber oder über ein Auftragsforschungsinstitut die Studien durchführen. Phase-II-Studien nehmen häufig einen Zeitrahmen von ein bis zwei Jahren in Anspruch.

7.3.1 Pharmakodynamik

Verträglichkeit

Die Frage der Verträglichkeit wird analog zum Vorgehen in Phase I durch Erfassen von subjektiv empfundenen oder objektiv erfassbaren unerwünschten Wirkungen in Abhängigkeit von Dosis und Dosierungsintervall bearbeitet.

Wirksamkeit

In klinischen Studien werden Studienziele in Form von klinischen Endpunkten definiert. Klinische Endpunkte bei Untersuchungen am Patienten stellen die Heilung bzw. Linderung der Erkrankungen oder die Beeinflussung der objektiven und subjektiven Symptome dar. Das Erreichen der Endpunkte wird bei den Studienteilnehmern während der Behandlung und ggf. in einer Nachbeobachtungsphase zur Fortdauer des Behandlungserfolgs dokumentiert. Diese erhobenen Daten werden in den verschiedenen Behandlungsgruppen statistisch getestet. Dabei wird i. d. R. die Hypothese „Das neue Arzneimittel ist wirksamer als Placebo" überprüft. Im Idealfall gibt es einen eindeutigen klinischen Endpunkt, der als Therapieerfolg definiert werden kann und objektiv messbar und allgemein akzeptiert ist.

Bei den klinischen Endpunkten unterscheidet man primäre und sekundäre klinische Endpunkte. Sie müssen vor dem Beginn der Studie festgelegt werden. Die Auswahl der Endpunkte trägt entscheidend zur Aussagekraft der durchgeführten Studie bei (▸Kap. 13.2).

Surrogatendpunkte

Surrogatendpunkte sind Ersatz-Endpunkte von klinischen Studien. Sie sollen die Wirkung einer Therapie auf einen Krankheitszustand oder ein Symptom anzeigen. Dabei ist der Surrogatendpunkt meist einfacher und schneller zu bestimmen als das Auftreten der Erkrankung selbst. Zu beachten ist, dass die Wirkung einer Therapie auf einen Surrogatendpunkt nur bedingt auf das interessierende medizinische Phänomen übertragen werden kann. Ein statistischer Zusammenhang beweist nicht unbedingt eine Kausalität und das Auftreten von Krankheiten hängt selten von einem einzigen krankhaft veränderten Parameter ab. Da in der Medizin eine Therapie letztlich nur dann einer anderen überlegen ist, wenn sie Krankheiten verhindert oder heilt und Symptome lindert, definiert ein gutes Studiendesign möglichst viele eindeutig bestimmbare medizinische Ereignisse als Endpunkte, z. B. Tod durch Herzinfarkt. Beispiele für Surrogatendpunkte sind die Messungen von Serumlipidkonzentrationen als Ersatz für das Auftreten eines Herzinfarkts und die Viruslast bei HIV-Patienten (▸Kap. 13.2.3).

Pharmakodynamische Interaktionsstudien

Typischerweise werden pharmakodynamische Interaktionsstudien fast ausschließlich bei Patienten, gegebenenfalls als Sub-Studie in Phase II oder III, im Rahmen von randomisierten kontrollierten klinischen Studien durchgeführt.

7.3.2 Pharmakokinetik

In den ersten Studien der Phase II wird die Pharmakokinetik der neuen Substanz erstmals beim Patienten charakterisiert. Aus Plasmakonzentrations-Zeit-Profilen und ggf. Ausscheidungsmessungen werden entsprechende pharmakokinetische Parameter berechnet. In späteren Studien der Phase II und III können populationspharmakokinetische Analysen aufgrund einer größeren Patientenzahl eingesetzt werden. Bei diesen Untersuchungen reichen einige wenige Blutproben pro Patient zur pharmakokinetischen Charakterisierung der Population aus (▸Kap. 3.2.1). Zusammen mit pharmakodynamischen Messparametern fließen diese Daten in Modelle und Simulationen ein und ermöglichen eine zielgerichtete Studienplanung der Phase III.

Im Gegensatz zum gesunden Probanden kann es beim Patienten aus verschiedenen Gründen zu einer Veränderung der Pharmakokinetik kommen. Erkrankungen können zu Resorptionsveränderungen im Gastrointestinaltrakt oder zu einer veränderten Durchblutung von Organen und Geweben führen. Liegen veränderte Metabolisierungs- und Eliminationsvorgänge, z. B. bei Nierenfunktionsstörungen und Leberinsuffizienzen, vor, kann eine Dosisanpassung erforderlich sein (▸Kap. 15). Die pharmakokinetischen Untersuchungen geben Aufschluss darüber, wie die Wirkung vom Schweregrad der Erkrankung bzw. von unterschiedlichen Begleiterkrankungen, z. B. Herzinsuffizienz, abhängig ist.

In dieser Untersuchungsphase werden zudem wichtige Informationen für die Dosierungen unterschiedlicher Populationen, wie Schwangere, Ältere, über- oder untergewichtige Patienten gewonnen. Für ein potenziell späteres Drug Monitoring können in dieser Studienphase entsprechende Informationen, z. B. über den therapeutischen Bereich, gewonnen werden.

7.4 Studien der Phase III

Phase-III-Studie

Bei bis zu 1000 Versuchsteilnehmern werden konfirmatorische Therapiestudien zu Wirksamkeit und Sicherheit sowie zur Abschätzung des Nutzen-Risiko-Verhältnisses für die endgültige Indikation i. d. R. über mehrere Jahre durchgeführt.

In Phase III werden an einer großen Anzahl von Patienten die Wirksamkeit bestätigt und Begleiterscheinungen oder häufige unerwünschte Wirkungen erfasst. Die Studien dienen dem eindeutigen Nachweis der klinischen Wirksamkeit und Unbedenklichkeit sowie der Analyse des Nutzen-Risiko-Verhältnisses eines neuen Arzneistoffs in der vorgesehenen Indikation mit dem Ziel einer Arzneimittelzulassung. Diese Studien werden als **pivotal studies** (Haupt- bzw. Entscheidungsstudien) bezeichnet. Es handelt sich i. d. R. um randomisierte, kontrollierte, vorzugsweise doppelblinde, placebokontrollierte Prüfungen an ca. 1000 Patienten, wobei die Anzahl der Patienten und besonders die Dauer der Behandlung stark von der Indikation abhängig sind. Für Indikationsgebiete im Herz-Kreislauf-Bereich z. B. sind mehr als 10 000 Studienteilnehmer keine Seltenheit. Für die Zulassung werden i. d. R. zwei Studien benötigt. Der Zeitbedarf ist stark abhängig von der Indikation und der Behandlungsdauer und beträgt meist mehrere Jahre. Auch spielt die Verfügbarkeit der Patienten eine große Rolle. Im Bereich der multiplen Sklerose gab es z. B. zeitweise in einigen Ländern keine unbehandelten Patienten, weil mehrere Pharmazeutische Firmen Phase-III-Studien durchführten. In Ausnahmefällen können aber auch die Ergebnisse einer einzigen konfirmatorischen Prüfung für den Erhalt einer Zulassung für eine Indikation ausreichend sein.

7.5 Studien der Phase IV

Phase-IV-Studie

Bei unbegrenzter Versuchsteilnehmerzahl werden therapeutische Anwendungsstudien zur Langzeitanwendung und Aufdeckung seltener Risiken über mehrere Jahre durchgeführt.

Nach Erhalt der Zulassung werden weitere klinische Studien zur Überprüfung und Bestätigung des Nutzen-Risiko-Verhältnisses des neuen Arzneimittels begonnen. Diese Phase-IV-Studien werden im Rahmen des zugelassenen Indikationsspektrums durchgeführt und dienen der Beantwortung wissenschaftlicher Fragestellungen, die sich besonders aus der breiten Anwendung bei vielen Patienten ergeben. Vergleichsstudien mit anderen Arzneimitteln oder medizinischen Interventionen werden durchgeführt, um die Wirksamkeit und den Stellenwert des Arzneimittels zu untermauern. Im Vergleich zu den klinischen Prüfphasen, in denen maximal einige Tausend Patienten behandelt werden, führt die weltweite klinische Anwendung eines neuen Arzneimittels evtl. zum Auftreten extrem seltener unerwünschter Wirkungen. Solche Befunde können Anlass für große epidemiologische Studien nach der Markteinführung sein (▸ Kap. 11). Eine Erweiterung des Indikationsgebiets bedarf allerdings neuer klinischer Entwicklungsaktivitäten in Phase II und III. Die Anzahl der Versuchsteilnehmer in Phase IV ist unbegrenzt, die Studien beanspruchen mehrere Jahre und werden über den gesamten Lebenszyklus des Arzneimittels durchgeführt.

7.6 Klinische Prüfung von Arzneimitteln bei Kindern

Klinische Studien finden im Allgemeinen in einer Population von Erwachsenen statt, jedoch besteht auch die Notwendigkeit für die Durchführung von pädiatrischen Studien, sofern die Indikation auch Kinder als Patienten umfasst. Sie beruht auf der Beobachtung, dass Arzneimittelwirkungen bei Erwachsenen nur bedingt auf Kinder übertragbar sind. Im Vergleich von Erwachsenen zu Kindern bestehen große Unterschiede, zum einen auf der pharmakokinetischen (Resorption, Verteilung, Biotransformation und Elimination) und zum anderen auf der pharmakodynamischen Ebene (unterschiedliche Qualität und Quantität von Rezeptoren, Enzymen, etc.). Diese altersabhängigen Unterschiede können unterschiedliche Dosierungen bei erwachsenen und pädiatrischen Patienten erforderlich machen. Inadäquate Dosierungsinformationen für pädiatrische Patienten erhöhen daher das Risiko für Nebenwirkungen bzw. können zu einer ineffektiven Arzneimitteltherapie führen.

Aktuell sind etwa 50 % der bei stationär behandelten Kindern eingesetzten Arzneimittel nicht an Kindern geprüft oder für Kinder zugelassen. Gesundheitspolitisch wurde daher auf das bestehende Problem reagiert: seit dem 26. Januar 2007 gilt in der Europäischen Union die Verordnung über Kinderarzneimittel (EG-Nr. 1901/2006). Diese sieht eine grundsätzliche Verpflichtung zur Durchführung pädiatrischer Studien bei allen Arzneimitteln mit neuen Wirkstoffen sowie für neue Indikationen, Darreichungsformen oder Verabreichungswege von noch patentgeschützten Produkten vor. Hierfür müssen entsprechende Prüfpläne mit dem Ausschuss für Kinderarzneimittel bei der EMA abgestimmt werden. Es gibt allerdings auch Freistellungen und Aufschübe, um unnötige Studien bzw. Verzögerungen von Zulassungen in anderen Altersgruppen wegen noch nicht vorliegender Kinderdaten zu vermeiden. Es wäre z. B. unsinnig, ein neues Arzneimittel gegen Prostatakrebs in Kinderstudien zu testen oder ein neues Arzneimittel gegen eine lebensbedrohliche Krankheit aufgrund fehlender Kinderdaten nicht zuzulassen, weil Studien vorrangig in einer Erwachsenenpopulation durchgeführt wurden. Die typische Studienabfolge zum

Schutz der Minderjährigen wäre zunächst, alle Studien bei Erwachsenen abzuschließen und dann erst die ersten Studien mit Minderjährigen zu beginnen. Nach erfolgreichem Abschluss der Erwachsenen-Studien beantragt das Unternehmen die Zulassung des Arzneimittels für Erwachsene. Im Anschluss daran folgen explorative Therapiestudien mit jugendlichen Patienten und anschließend auch mit Patienten im Kindesalter. Daran schließen sich jeweils größere konfirmatorische Therapiestudien mit Patienten der gleichen Altersgruppen an.

Die Planung und Durchführung dieser Studien für pädiatrische Patientenkollektive erfordert die Berücksichtigung ethischer Aspekte und kindspezifischer Methoden (z. B. Analysenmethoden, die mit sehr geringen Blutvolumen arbeiten). So ist z. B. das Vorwissen über die Pharmakokinetik bei Erwachsenen zu nutzen, um Blutentnahmeschemata zu entwickeln, die ein Maximum an Informationsgewinn und ein Minimum an einzelnen Blutentnahmen gewährleisten.

7.7 Klinische Prüfung von Biologicals und Gentherapeutika

Biologicals sind biotechnologische oder biologische Produkte, wie Polypeptide oder Proteine, die aus Geweben, Körperflüssigkeiten oder Zellkulturen isoliert oder durch biotechnologische oder gentechnologische Verfahren hergestellt werden. Bei biotechnologisch hergestellten Arzneimitteln werden, im Vergleich zu analogen Produkten aus menschlichem oder tierischem Ausgangsmaterial, weniger Verunreinigungen und keine Pathogene, wie Viren, erwartet. Sie erscheinen somit sicherer als die Produkte natürlichen Ursprungs. Trotzdem können Nebenprodukte aus der biotechnologischen Produktion die Bildung von neutralisierenden Antikörpern auslösen. Für die klinische Arzneimittelentwicklung ist das zentrale Gemeinschaftsverfahren in der Europäischen Union zwingend vorgeschrieben. Die klinische Entwicklung biotechnologischer und biologischer Produkte ist daher ebenso sowohl den europäischen Gesetzesvorschriften als auch dem Arzneimittelgesetz unterworfen. Biotechnologische Produkte können sich erheblich in ihren pharmakokinetischen und pharmakodynamischen Eigenschaften von den sogenannten klassischen kleinen Arzneistoffmolekülen unterscheiden. Diese Unterschiede sollen sich im Studiendesign und in der Interpretation der Ergebnisse widerspiegeln. Wichtig ist, dass der Herstellprozess maßgeblich für die Produktqualität der Biologicals ist.

Auch für die **Gentherapie** ist das zentralisierte Gemeinschaftsverfahren der Europäischen Union bindend und unterliegt damit den europäischen Gesetzesvorschriften sowie dem Arzneimittelgesetz. Aufgrund der Neuheit und der Unerfahrenheit in diesem jungen Therapiegebiet gibt es zu Sicherheits- und Verträglichkeitsaspekten bei klinischen Prüfungen Besonderheiten, z. B. eine vorgeschriebene Langzeitbeobachtung der Patienten von mindestens zehn Jahren. Aufgrund der vielen ungelösten Fragen zur Stabilität, Immunogenität und Langzeitexpression der übertragenen genetischen Information, zur Gewebespezifität und zum Schicksal der Zielzellen sowie den immer wieder aufflammenden grundsätzlichen ethischen Diskussionen zu Fragen der Gentherapie ist dieses Gebiet einem starken Wandel unterzogen und bedarf einer kurzfristigen ständigen Aktualisierung – ein Anspruch, der über den zeitlichen Rahmen eines Lehrbuches hinausgeht.

Literatur

European Medicines Agency (EMA). GCP Inspectors Working Group. Reflection paper on guidance for laboratories that perform the analysis or evaluation of clinical trial samples. EMA/INS/GCP/532137/2010. www.ema.europa.eu/docs/en_GB/document_library/Regulatory_and_procedural_guideline/2010/09/WC500096987.pdf, 2010

European Medicines Agency (EMA). ICH Topic E 8 – General considerations for clinical trials. CPMP/ICH/291/95. www.ema.europa.eu/docs/en_GB/document_library/Scientific_guideline/2009/09/WC500002877.pdf, 1998

FDA. Guidance for industry – Estimating the maximum safe starting dose in initial clinical trials for therapeutics in adult healthy volunteers. www.fda.gov/downloads/drugs/guidances/ucm078932.pdf, 2005

Meibohm B, Derendorf H. Pharmacokinetic/pharmacodynamic studies in drug product development. J Pharm Sci, 91: 18–31, 2002

Schwarz JA, Leitfaden Klinische Prüfung von Arzneimitteln und Medizinprodukten. 4. Aufl., Editio Cantor Verlag, Aulendorf 2011

Der letzte Zugriff auf die im Text genannten Websites erfolgte am 03.04.2016.

8 Klinische Studien

Judith Günther

8.1 Voraussetzungen

8.1.1 Ethische Voraussetzungen

An klinische Studien werden von Gesetzgeber und Gesellschaft hohe Anforderungen gestellt. Schließlich handelt es sich bei der klinischen Arzneimittelprüfung um ein Experiment am Menschen mit unklarem Ausgang. Rechte und Unversehrtheit der Studienteilnehmer sind daher unbedingt zu schützen und unnötige Untersuchungen zu vermeiden. Zahlreiche Gesetze, Verordnungen und Richtlinien schaffen einen definierten Rahmen für die Durchführung klinischer Studien. Dies soll die höchstmögliche Sicherheit, die beste methodische Qualität und Transparenz in allen Untersuchungsstufen im Sinne des Einzelnen und der Volks- bzw. Weltgemeinschaft gewährleisten.

Studiengegenstand und Art der Studiendurchführung dürfen der Deklaration von Helsinki nicht widersprechen, in der die ethischen Grundsätze experimenteller Forschung am Menschen vom Weltärztebund international verbindlich festgelegt sind.

Da klinische Studien häufig nicht mehr nur in einem einzelnen Land vorgenommen werden, existiert mittlerweile ein internationales Regelwerk für die Durchführung derselben. Aufgrund der fortschreitenden Globalisierung und zur Vereinfachung internationaler Zulassungsverfahren wurden im Rahmen der Internationalen Harmonisierungskonferenz der technischen Zulassungsanforderungen für Humanarzneimittel (ICH) für die Weltregionen USA, Europa und Japan einheitliche Leitlinien für die Arzneimittelprüfung bzw. deren Dokumentation verabschiedet. Die dort konsentierten Inhalte sind in die EU-Richtlinie zur Arzneimittelzulassung in Europa rechtsverbindlich integriert und über die Novellierung des Arzneimittelgesetzes (AMG) auch in nationales Recht umgesetzt (◘ Tab. 8.1).

8.1.2 Formale und inhaltliche Voraussetzungen

Neben der Beachtung ethischer Aspekte sowie der gesetzlichen Rahmenbedingungen ist eine Vielzahl formaler und inhaltlicher Voraussetzungen zu erfüllen, bevor der erste Patient in eine geplante Studie aufgenommen werden kann. In ◘ Tab. 8.2 sind die wichtigsten Kriterien genannt.

Werden der Prüfplan, die Informationen zu den Prüfärzten und die Modalitäten für die Auswahl der Studienteilnehmer von der zuständigen Ethikkommission zustimmend bewertet und von der zuständigen Bundesoberbehörde genehmigt, kann mit der Durchführung der Studie begonnen werden. Vor Beginn besteht laut § 67 AMG zudem die Verpflichtung, die klinische Studie der zuständigen bundeslandspezifischen Kontrollbehörde (z. B. dem Regierungspräsidium, der Bezirksregierung oder dem Gesundheitsamt) anzuzeigen.

8.2 Studienarten

8.2.1 Experimentelle Studie und Beobachtungsstudie

Die medizinisch-pharmakologische Forschung kann in zwei Kategorien eingeteilt werden: die experimentelle und die beobachtende Forschung (◘ Abb. 8.1). Diese beiden Bereiche sind für den Erkenntnisgewinn in der Medizin essenziell und ergänzen sich gegenseitig. Die Beweiskraft der Untersuchungen aus beiden Bereichen unterscheidet sich allerdings deutlich aufgrund unterschiedlich ausgeprägter Anfälligkeit für eine Fehlinterpretation (▸ Kap. 11, ▸ Kap. 13). Dies muss bei der Beurteilung von Studienergebnissen und der Entscheidung darüber, ob ein Studienergebnis die bisherigen Behandlungs- oder Beratungsinhalte verändern kann, beachtet werden.

■ **Tab. 8.1** Grundlegende Richtlinien und Gesetze zur Durchführung von Arzneimittelprüfungen und bei der Arzneimittelzulassung

Richtlinie, Gesetz	Bedeutung
Deklaration von Helsinki, www.wma.net	Ethische Basis ärztlichen Handelns: verabschiedet im Juni 1964, Statement des Weltärztebunds zu den ethischen Grundsätzen für die medizinische Forschung am Menschen; letzte Revision/Ergänzung 2013 in Fortaleza, Brasilien. Die Konformität einer geplanten klinischen Studie mit den Inhalten der Deklaration wird in Deutschland durch die zuständige Ethikkommission überprüft.
Deutsches Arzneimittelgesetz, www.gesetze-im-internet.de/amg_1976/	Gesetz über das Inverkehrbringen von Arzneimitteln zur Anwendung an Mensch und Tier in Deutschland (u. a. Definition, Herstellung, Zulassung, Klinische Prüfung, Vertrieb, Aufsicht); 1. Fassung 24.08.1976, letzte Veränderung 18.07.2016. Für die Durchführung einer klinischen Prüfung sind die §§40 bis 42b von Bedeutung.
Arzneimittelprüfrichtlinien, www.verwaltungsvorschriften-im-internet.de	Rechtsverordnung zu Form und Inhalt der Zulassungsunterlagen bei Vorlage vor der nationalen Zulassungsbehörde
Europäische Richtlinie Good Clinical Practice, www.ema.europa.eu	International anerkanntes ethisches und wissenschaftliches Regelwerk für die Durchführung klinischer Studien; erstmals erschienen 1989
Europäische Richtlinien des Committee for Proprietary Medicinal Products (CPMP), www.ema.europa.eu	Richtlinie zu Form und Inhalt der Zulassungsunterlagen bei Vorlage vor der Europäischen Zulassungsbehörde EMA
Guidelines der International Conference on Harmonisation of Technical Requirements for Registration of Pharmaceuticals for Human Use (ICH), www.ich.org/products/guidelines.html	Konferenz zwischen USA, Europa und Japan zur Harmonisierung der rechtlichen Grundlagen für die Zulassung von Arzneimitteln, Leitlinie erstmals erschienen 1996, mittlerweile in europäisches und deutsches Recht integriert

Welche Studienmethode für die Untersuchung eines klinischen Problems angemessen ist, ist abhängig von der Art der klinischen Fragestellung.

Experimentelle Studien

Die Wissenschaft versucht Antworten auf bisher unbeantwortete Fragen anhand von Experimenten zu ergründen. Dies gilt insbesondere für die Naturwissenschaften, aber auch für die medizinische Forschung. In der Medizin führt dies dazu, dass trotz der Individualität jedes Einzelnen, mittels methodisch stringenter Untersuchungen versucht wird, allgemeingültige – zumindest aber für eine definierte Gruppe von Patienten geltende – Aussagen zu erhalten. Der Versuchsaufbau muss für ein möglichst glaubwürdiges Ergebnis so gewählt sein, dass unerwünschte Störfaktoren während des „Experiments" minimiert werden. Den Regeln dieser experimentellen Untersuchung unterwerfen sich alle Beteiligten. Da die Studienteilnehmer keinen Einfluss darauf haben, ob sie in die Studie aufgenommen werden und welche Intervention sie erhalten, müssen sie vor Studienbeginn ihr schriftliches Einverständnis für ein derartiges Vorgehen geben (informed consent). Während der Durchführung des Experiments werden die Auswirkungen der gezielt vorgenommenen Intervention unvoreingenommen gemessen und am Ende Schlussfolgerungen zu möglichen Zusammenhängen gezogen.

■ **MERKE** Je anfälliger eine Studienanordnung für Störfaktoren von außen ist, desto unsicherer wird ein postulierter Zusammenhang.

Bei experimentellen Studien unterscheidet man randomisiert kontrollierte und nicht-randomisiert kontrollierte Studien, je nachdem, ob die Zuteilung der Patienten in die einzelnen Behandlungsgruppen allein durch ein Zufallsprinzip erfolgte.

Beobachtungsstudien

In Beobachtungsstudien entscheidet der Patient zusammen mit seinem Arzt über die Anwendung eines Arzneimittels oder einer Intervention. Diese Studien liefern somit eine beobachtende Analyse der therapeutischen bzw. gesellschaftlichen Praxis. Daraus ergibt sich ein deutlicher Unterschied zur vorgenannten Studienkategorie: Während mit experimentellen Untersuchungen zur Verbesserung der Aussagekraft ein „künstli-

Tab. 8.2 Formale und inhaltliche Voraussetzungen für die Durchführung klinischer Studien nach §40 AMG (Auszug)

Voraussetzung	Bedeutung
Vorklinische Untersuchungen	
Vorstellung über den pharmakologischen Wirkungsmechanismus	Es soll eine pathophysiologische Rationale für die Anwendung des Wirkstoffs angeboten werden.
▪ Genotoxizität, Mutagenität, ▪ Kanzerogenität, ▪ akute und chronische Toxikologie, ▪ Reproduktionstoxikologie	Mit tierexperimentellem Datenmaterial und In-vitro-Untersuchungen soll das potenzielle Risiko der Anwendung einer neuen Intervention am Menschen abgeschätzt werden.
Freigabezertifikat	Durch Unterschrift des für die vorklinischen Untersuchungen verantwortlichen Wissenschaftlers und des für die klinische Prüfung im Unternehmen verantwortlichen Arztes wird bestätigt, dass eine klinische Prüfung am Menschen gerechtfertigt ist.
Sonstiges	
Schriftliche Einverständniserklärung durch den Patienten	Das Einverständnis ist Voraussetzung für die Teilnahme eines Patienten an einer klinischen Prüfung. Für den gesamten Studienzeitraum bleibt aber das Prinzip der Freiwilligkeit bestehen. Der Proband hat zu jedem Zeitpunkt der Studie das Recht, diese Einverständniserklärung zu widerrufen.
Abschluss einer Probandenversicherung	Schutz der teilnehmenden Probanden für den Fall, dass bei der Durchführung der klinischen Prüfung ein Mensch getötet oder der Körper oder die Gesundheit eines Menschen verletzt oder beeinträchtigt wird.
Prüfplan	Schriftliches Dokument mit bindendem Charakter. Enthält die Definition des Studienziels und eine dezidierte Festlegung der Studienmethodik, um das definierte Ziel zu erreichen. Änderungen der ursprünglichen Version, die Auswirkungen auf die Ergebnisse haben können, müssen angezeigt werden (▸Kap. 8.6).
Ärztliches Studienpersonal	Zur Betreuung der Studienteilnehmer muss medizinisch qualifiziertes Personal zur Verfügung stehen.
Zustimmung der zuständigen Ethikkommission	Einsicht in den Prüfplan und Überprüfung der Unterlagen insbesondere im Hinblick auf ethische Gesichtspunkte und die Sicherheit der Studienteilnehmer.
Genehmigung durch die Bundesoberbehörde	In Deutschland ist das Bundesinstitut für Arzneimittel und Medizinprodukte (BfArM) für Studien zu Arzneimitteln und Medizinprodukten verantwortlich bzw. das Paul-Ehrlich-Institut für Studien zu Impfstoffen und Sera. Überprüft werden vor allem inhaltliche Aspekte zur Qualität und Sicherheit des Prüfarzneimittels. Die Zustimmung darf versagt werden, wenn die Unterlagen auch nach angemessener Nachfrist unvollständig sind, wenn formale Voraussetzungen nicht erfüllt sind, die Unterlagen nicht dem Stand der wissenschaftlichen Erkenntnisse entsprechen oder die Studien nach Maßgabe des Gesetzes ungeeignet sind, Wirksamkeit oder Verträglichkeit der neuen Intervention nachzuweisen. Erfolgt innerhalb von 30 Tagen keine Mitteilung, gilt die Studie als genehmigt.

ches“ Behandlungsumfeld geschaffen und damit ein artifizielles Ergebnis in Kauf genommen wird, können mit Beobachtungsstudien hoher methodischer Qualität Praxisbedingungen nachempfunden werden. Allerdings geht diese Praxisnähe stets auch mit einem höheren Risiko für Fehlinterpretationen einher. Beobachtungsstudien können in deskriptive (beschreibende) Studien oder analytische Studien unterteilt werden (▸Kap. 11.3).

Für jede Studienart gibt es angemessene Einsatzgebiete, aber auch klare Grenzen für ihren Einsatz in der medizinischen Forschung. So kann der Nachweis einer therapeutischen Wirksamkeit nicht mit Fall-Kontroll- oder Kohortenstudien erbracht werden und valide Aussagen zur Verträglichkeit lassen sich nicht mit randomisierten Studien mit kurzen Laufzeiten oder geringen Probandenzahlen erzielen.

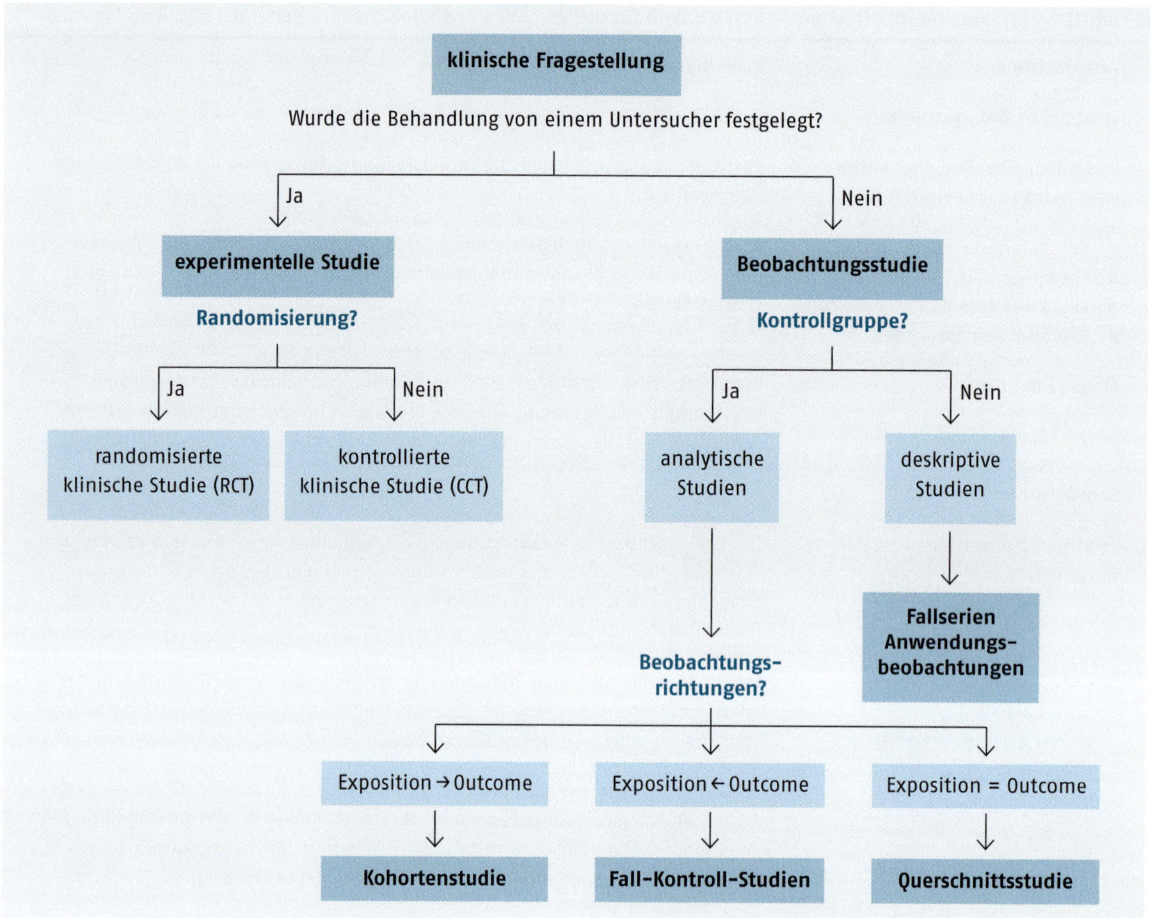

Abb. 8.1 Verschiedene Studiendesigns im Überblick. Nach Grimes und Schulz 2002

8.2.2 Strukturgleichheit und Beobachtungsgleichheit

Um Studienergebnisse mit hoher Aussagekraft zu erhalten, müssen Störfaktoren, die Einfluss auf die Ursache-Wirkungs-Beziehung zwischen Intervention und Zielgröße haben könnten, minimiert werden.

Randomisierung und verdeckte Zuteilung (▸Kap. 8.4) sind erforderlich, um die verschiedenen – bekannten wie auch unbekannten – Personenmerkmale gleichmäßig auf die unterschiedlichen Behandlungsgruppen zu verteilen. Die auf diese Art gebildeten Gruppen besitzen vor Studienbeginn vergleichbare prognostische Eigenschaften. Um am Studienende Unterschiede zwischen den Behandlungsgruppen allein auf die therapeutische Intervention zurückführen zu können, muss zu Studienbeginn, während der Studiendurchführung und zum Zeitpunkt der Auswertung **Strukturgleichheit** zwischen den Behandlungsgruppen herrschen.

Des Weiteren müssen eine prospektive Studiendurchführung und die Verblindung aller Studienbeteiligten (▸Kap. 8.4) während des gesamten Studienverlaufs sicherstellen, dass die Studienteilnehmer unabhängig von ihrer Gruppenzugehörigkeit und abgesehen von der interessierenden therapeutischen Intervention gleich behandelt werden. Ist dies gewährleistet, spricht man von **Behandlungs- oder Interventionsgleichheit**. Dieselben Maßnahmen sollen auch dazu führen, dass während der Studiendurchführung die relevanten Daten von allen Studienteilnehmern durch die Studienärzte in gleicher Weise erhoben werden. In diesem Fall spricht man von **Beobachtungsgleichheit**.

■ **MERKE** Studien, in denen Struktur-, Behandlungs- und Beobachtungsgleichheit über den gesamten Studienverlauf gewährleistet sind, liefern glaubwürdige Ergebnisse.

8.3 Aufbau einer klinischen Studie

Mit der klinischen Fragestellung wird das Patientenkollektiv festgelegt, an dem die Auswirkungen einer therapeutischen Intervention untersucht werden sollen. Das Kollektiv zerfällt in mindestens zwei Untersuchungsgruppen, die sich allein durch ein definiertes Merkmal unterscheiden sollen (z. B. eine bestimmte medikamen-

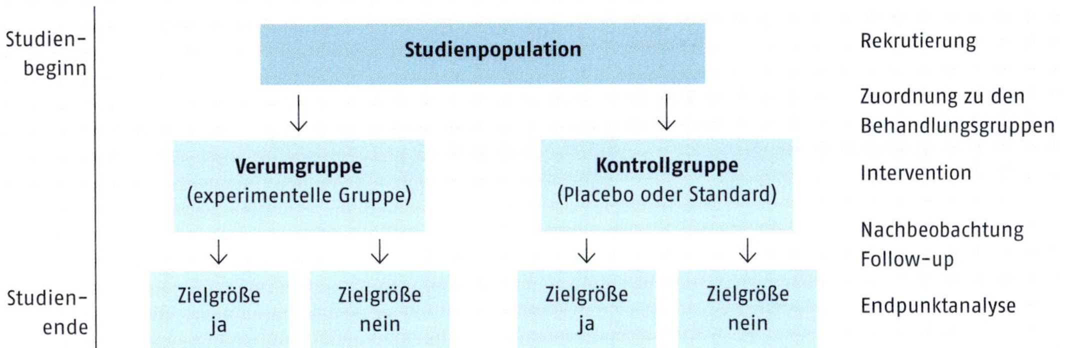

Abb. 8.2 Allgemeine Struktur einer klinischen Studie

töse Behandlung oder ein Ernährungskonzept). Nachdem Studiengruppen und Unterscheidungsmerkmal festgelegt sind, werden über einen bestimmten Zeitraum die Auswirkungen des Unterscheidungsmerkmals auf eine festgelegte Zielgröße untersucht. Der allgemeine Aufbau einer klinischen Studie ist in Abb. 8.2 dargestellt.

8.3.1 Studiendesign

Parallelgruppendesign

Kontrollierte klinische Interventionsstudien werden i. d. R. im sogenannten **Parallelgruppendesign** durchgeführt. Hierbei wird das Patientenkollektiv in zwei oder mehr Behandlungsgruppen eingeteilt, die anschließend entsprechend dem Studienprotokoll behandelt und dokumentiert werden. Als Behandlungen kommen Placebo- oder Standardbehandlung für die Kontrollgruppe und eine neuartige medizinisch-therapeutische Intervention für die Verumgruppe infrage. Der Vergleich der Behandlungsergebnisse erfolgt interindividuell zwischen den Gruppen (Abb. 8.3). Um zu statistisch signifikanten Ergebnissen zu gelangen, sind im Parallelgruppendesign bei heterogenen Studienkollektiven mit streuenden Endpunktdaten größere Fallzahlen erforderlich.

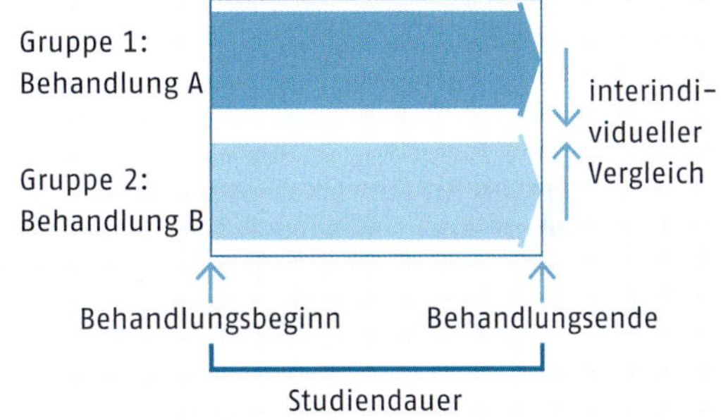

Abb. 8.3 Grundstruktur des Parallelgruppendesigns

Cross-over-Design

Beim **Cross-over-Design** erhalten die Studienteilnehmer während des Studienverlaufs nach einem festgelegten Therapieschema jede Behandlungsart, die im Versuchsaufbau erprobt werden soll (Kontroll- wie auch Verumbehandlung). Um für die aufeinanderfolgenden Behandlungszyklen in den Behandlungsgruppen wieder gleiche Gegebenheiten zu schaffen, ist es beim Cross-over-Studiendesign erforderlich, vor dem Wechsel der Behandlungsart eine ausreichend lange behandlungsfreie Studienphase vorzuschalten (**Wash-out-Phase**; Abb. 8.4). In dieser Zeit soll das Individuum wieder in den „unbehandelten" Zustand zurückversetzt werden. Der Cross-over-Studienansatz macht einen intraindividuellen Vergleich der Behandlungsergebnisse möglich. Jeder Patient stellt somit seine eigene Kontrolle. Intraindividuelle Vergleiche zeichnen sich durch eine geringere Variabilität in den Endpunktdaten aus als man sie bei interindividuellen Vergleichen findet. Daher genügen bei Cross-over-Studien geringere Fallzahlen, um statistisch signifikante Ergebnisse zu erreichen. Das Einsatzgebiet von Cross-over-Studien ist relativ schmal (Schumacher und Schulgen 2007). Um eine therapeutische Intervention in einem Cross-over-Design störungsfrei testen zu können, müssen bestimmte Voraussetzungen erfüllt sein (siehe Kasten). Problematisch ist, dass allgemein gültige Vorgaben für die Dauer einer Wash-out-Phase, um eine vollständige Elimination der Studienmedikation sicherzustellen, fehlen. Werden Wash-out-Phasen zu kurz gewählt, besteht die Gefahr, dass durch sogenannte **Carry-over-Effekte** die zweite Behandlungsphase einer Cross-over-Studie verfälscht wird. Um diese mögliche Verzerrung auszuschließen, werden in systematischen Reviews in der Regel nur die Ergebnisse des ersten Behandlungszyklus von Cross-over-Studien berücksichtigt.

8

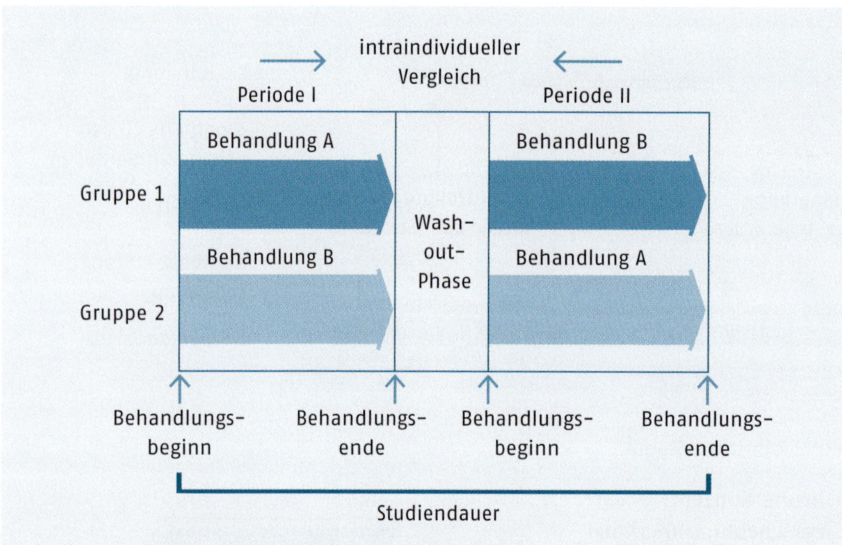

Abb. 8.4 Grundstruktur des 2-Perioden-cross-over-Designs

Voraussetzungen für eine Cross-over-Studie

- Keine Heilung durch die Behandlung,
- rasch messbare Behandlungseffekte,
- rasch abklingende Behandlungseffekte,
- stabiles Erkrankungsbild während der gesamten Beobachtungszeit,
- entbehrliche Behandlung, damit angemessene Wash-out-Phasen ethisch vertretbar sind.

Multifaktorielles Design

Multifaktorielle Studien erlauben die Überprüfung verschiedener Fragestellungen in einem Studienansatz. Dabei wird dasselbe Studienkollektiv unter unterschiedlichen Versuchsbedingungen oder in Abhängigkeit von verschiedenen Faktoren untersucht. Beispielsweise wird eine Patientengruppe mit kardiovaskulären Risikofaktoren per Randomisierung zunächst den Behandlungsgruppen ACE-Hemmer oder Placebo zugeteilt. Eine weitere Randomisierung teilt dasselbe Studienkollektiv anschließend einer Hochdosis-Vitamin-E-Behandlung oder einer Placebobehandlung zu. Es resultieren somit vier Behandlungsgruppen: eine Gruppe mit alleiniger ACE-Hemmer-Behandlung, eine reine Vitamin-E-Behandlungsgruppe, eine Gruppe mit Kombinationsbehandlung Vitamin E und ACE-Hemmer und eine reine Placebogruppe. Diese Art der Zuteilung ermöglicht Aussagen zur therapeutischen Wirksamkeit von ACE-Hemmern wie auch von Vitamin E. Bei einem ausreichend großen Studienkollektiv kann zudem untersucht werden, ob die gemeinsame Verabreichung der Mittel einen synergistischen Effekt aufweist. Als Voraussetzung für valide Ergebnisse aus Studien mit faktoriellem Design gilt, dass zwischen den beiden Verumbehandlungen keine Interaktion bestehen darf, die bei Kombination der beiden zu überadditiven Effekten oder zur Wirkabschwächung führt (Kahan 2013).

8.3.2 Fehlerquellen

In jedem Studienabschnitt kann es zu Fehlern kommen, die Einfluss auf die Entwicklung der Gruppeneigenschaften während der Studie und somit auf die Schlussfolgerungen am Studienende haben. In diesem Fall spricht man von systematischen Verzerrungen oder **Bias**.

Unter einem **Rekrutierungsbias** oder „recruitment bias" versteht man die Festlegung eines unausgewogenen Studienkollektivs, das die Verallgemeinerbarkeit (Generalisierbarkeit) der Ergebnisse bereits zu Beginn der Studie infrage stellt. Dies ist z. B. der Fall, wenn ein Studienkollektiv zu 95 % aus weißen und nur zu 5 % aus farbigen Amerikanern besteht. Die Ergebnisse der Studie werden kaum auf die amerikanische Bevölkerung angewendet werden können. Ein Rekrutierungsbias hat zwar Auswirkungen auf die Interpretation der Ergebnisse, da dieser aber im Studienbericht transparent gemacht werden kann, ist er als Fehlerquelle einschätzbar.

Durch einen **Selektionsbias** oder **„selection bias"** (auch Allokationsbias oder allocation bias) wird auf der Ebene der Gruppenzuteilung die Strukturgleichheit (▸ Kap. 8.2.2) zwischen den Behandlungsgruppen infrage gestellt. Durch die Wahl ungeeigneter Zuteilungsmethoden werden bekannte und unbekannte Merkmale in die Behandlungsgruppen diskrepant verteilt, sodass bereits zu Behandlungsbeginn in den Gruppen unterschiedliche prognostische Voraussetzungen herrschen.

Eine unterschiedliche Behandlung der Studiengruppen kann einen großen Einfluss auf die Ergebnisse haben. Ein **Behandlungsbias** oder **„performance bias"** liegt z. B. vor, wenn Patienten der Interventionsgruppe neben der Verumbehandlung häufiger Kontrolluntersuchungen erhalten als Patienten der Kontrollgruppe.

Für die Endanalyse ist von großer Bedeutung, dass das ursprünglich randomisierte Studienkollektiv möglichst vollständig und möglichst mit gleich langem Follow-up bis zum Studienende nachbeobachtet wird. Da insbesondere bei der Behandlung chronischer Erkrankungen Studien mit langer Laufzeit erforderlich sind, ist die Erfüllung dieser Forderung nicht trivial. Bei Langzeitstudien muss v. a. mit Studienabbrechern gerechnet werden. Jeder vorzeitige Abbruch bedeutet eine Veränderung der Gruppenmerkmale der jeweiligen Behandlungsgruppe. Die Abbrüche erfolgen in der Regel nicht zufällig und tragen so zu einer möglichen Strukturungleichheit zwischen den Behandlungsgruppen bei. Der systematische Fehler, der sich mit dem Verlust von Studienteilnehmern während des Studienverlaufs einstellt, wird als **Verlust- bzw. Verschleißbias** oder **„attrition bias"** bezeichnet.

Das Wissen um die Art der therapeutischen Intervention kann die Interpretation des Behandlungserfolges maßgeblich beeinflussen. Dies kann insbesondere bei Zielgrößen, die einen gewissen Interpretationsspielraum bieten, auftreten, z. B. bei der Auswertung von Röntgenbildern oder bei der ärztlichen Beurteilung des Krankheitszustands eines Patienten. Dieser systematische Fehler wird als **Messbias** oder **„detection bias"** bezeichnet.

Qualitätsmerkmale des validen Randomisierungsverfahrens

- Zufallsbedingte Zuteilung mittels computergenerierten Tafeln,
- personelle und möglichst auch räumliche Trennung der die Randomisierung vornehmenden Personen und der die Behandlung vornehmenden Personen (verdeckte Zuteilung oder concealment of allocation),
- Randomisierung möglichst direkt nach Einschluss des Patienten in die Studie,
- Überprüfung des Randomisierungsverfahrens anhand pathophysiologisch essenzieller Merkmale des Studienkollektivs (Table One).

8.4 Qualitätskriterien einer klinischen Interventionsstudie

Essenzielle methodische Merkmale, die systematische Verzerrungen bei der Ergebnisanalyse vermeiden und eine Interpretation der Ergebnisse für die bestehende Behandlungspraxis zulassen, sind:

- Randomisierung,
- verdeckte Zuteilung,
- Verblindung,
- angemessene Kontrollbehandlung,
- angemessener Umgang mit Studienabbrechern.

8.4.1 Randomisierung

Nachdem eine geeignete Studienpopulation rekrutiert wurde, müssen die Studienteilnehmer auf die Behandlungsgruppen verteilt werden. Ein unverzerrter Gruppenvergleich nach Abschluss der Intervention setzt identische Startbedingungen und somit vergleichbare prognostische Eigenschaften der Behandlungsgruppen voraus. Vor Beginn einer Interventionsstudie müssen bekannte Merkmale (z. B. Geschlecht, Alter, Gewicht, Bildungsgrad, für die Untersuchungsfrage relevante Krankheitsanamnese) und unbekannte Merkmale (Erbanlagen, unbekannte Risikofaktoren) der Teilnehmer gleichmäßig auf die Behandlungsgruppen verteilt werden. Eine ausgewogene Verteilung sämtlicher Patientenmerkmale lässt sich nur durch ein zufälliges Zuteilungsverfahren, die **Randomisierung**, erreichen (Schulz und Grimes 2002a).

DEFINITION Die **Randomisierung** ist die zufällige Verteilung bekannter und unbekannter Patienteneigenschaften auf die Behandlungsgruppen einer Studie.

Eine valide Randomisierung muss bestimmte Qualitätsmerkmale erfüllen (siehe Kasten).

Eine „zufällige Gruppenzuteilung" kann nur erreicht werden, wenn jede Patientenzuteilung nicht vorhersehbar und unabhängig von den Ergebnissen der vorangegangenen Zuteilung erfolgt. Ob das Randomisierungsverfahren zu einer ausgewogenen Verteilung der Patientenmerkmale geführt hat, kann anhand der bekannten und erfassbaren Patientenmerkmale überprüft werden. In wissenschaftlichen Publikationen finden sich diese Angaben i. d. R. in Tabelle 1 (Table One) der Baseline-Charakteristika. Wird in einer Interventionsstudie auf eine Randomisierung verzichtet, besteht die Gefahr der Strukturungleichheit zwischen den Behandlungsgruppen. Die Auswirkungen auf das Ergebnis sind unklar. Ergebnisse aus nicht randomisierten Wirksamkeitsstudien sind daher für die therapeutische Praxis i. d. R. nicht interpretierbar. Auf eine Randomisierung kann nur in sehr seltenen Fällen verzichtet werden, z. B. dann, wenn durch eine Behandlung sehr große Effekte bzw. Heilung (Alles-oder-Nichts-Prinzip) erzielt werden können (Glasziou et al. 2007).

Nicht immer werden bekannte Patientenmerkmale auf die Behandlungsgruppen gleich verteilt, obwohl ein valides Randomisierungsverfahren gewählt wurde. Diese Möglichkeit schließt der „Zufall" mit ein. Das Risiko einer ungleichen Verteilung der Patientenmerkmale trotz Randomisierung ist besonders bei kleineren Studienkollektiven gegeben. Da in den meisten Fällen zum Zeitpunkt dieser Erkenntnis der Studienverlauf schon fortgeschritten ist und Patienten bereits entsprechend ihrer Zuteilung behandelt werden, entfällt die Möglichkeit einer neuen Patientenzuteilung. Dem Studienleiter bleibt aber die Möglichkeit, derartige Ungleichheiten in der Endanalyse mittels rechnerischer Adjustierung zu berücksichtigen.

Quasi-Randomisierung

Nicht jede als Randomisierungsverfahren ausgewiesene Patientenzuteilung erfüllt die oben genannten Merkmale. Scheinbar zufällige Zuteilungen (Schein- oder Quasi-Randomisierungen) sind vorhersehbare Zuteilungsentscheidungen, z. B. nach Geburtsjahr oder Ziffer des Anamnesebogens. Eine Zuteilung der Teilnehmer aufgrund der Reihenfolge, mit der sie in die Studie aufgenommen wurden (der erste Patient bekommt Behandlung A, der zweite Patient Behandlung B, der dritte Patient wieder Behandlung A usw.) oder eine Zuteilung aufgrund des Wochentages (Aufnahme montags Behandlung A, Aufnahme dienstags Behandlung B, Aufnahme mittwochs Behandlung A usw.) bzw. aufgrund der Wochenzahl im Jahr (gerade Zahl immer Behandlung A, ungerade Zahl immer Behandlung B) sind deterministische (vorher festgelegte) Zuteilungsverfahren. Da die Zuteilungsentscheidung weder unabhängig noch unvorhersehbar ist, sind die deterministische wie auch die scheinbar zufällige Zuteilung offen für Manipulationen. Diese Verfahren können nicht als valide Randomisierungsverfahren akzeptiert werden.

8.4.2 Verdeckte Zuteilung

Um die Zufälligkeit der Zuteilung zu wahren und bewusste wie unbewusste Einflussnahmen auf die Zuteilung zu verhindern, sollte die Randomisierungsfolge den betreuenden Personen über den gesamten Studienverlauf unbekannt bleiben. Dies kann erreicht werden, indem die Zuteilung von nicht direkt an der Studie beteiligten Personen (Krankenhausapotheke, biometrische Abteilung einer Universitätsklinik oder des Sponsors) vorgenommen wird. Die Bedeutung einer verdeckten Zuteilung (concealment of allocation) wächst, wenn in einer Studie die Verblindung nicht sicher aufrechterhalten werden kann oder wenn ein nur scheinbar zufälliges Randomisierungsverfahren gewählt wurde. Wird z. B. im Fall einer doppelblinden Untersuchung durch eine substanzspezifische Nebenwirkung die Behandlungsart für einen einzelnen Patienten entschlüsselt, ist bei einer offenen Randomisierungsliste die Behandlungsart für alle Patienten bekannt und die Studie nicht mehr verblindet. Wird bei offenen Studien, wie z. B. Untersuchungen, die die Vorteile chirurgischer Maßnahmen im Vergleich zur konservativen (Arzneimittel-)Therapien überprüfen, die Randomisierungsliste nicht geheim gehalten, so weiß der behandelnde Arzt bereits vor Einschluss eines Patienten in die Untersuchung, welches Verfahren bei diesem angewendet werden soll. In diesem Fall kann der behandelnde Arzt die Zuteilungsfolge – bewusst oder unbewusst – beeinflussen. Dies führt trotz vorhandener Randomisierungsliste zwangsläufig zu Ungleichheiten zwischen den Behandlungsgruppen.

Dass eine adäquat verdeckte Zuteilung einen großen Einfluss auf das Endergebnis einer Studie haben kann, wurde in empirischen Literaturarbeiten belegt. In Untersuchungen mit unzureichendem oder unklarem „concealment of allocation" wird danach die Wirksamkeit der Verumbehandlung im Vergleich zu Untersuchungen mit adäquatem „concealment of allocation" überschätzt (Schulz und Grimes 2002b, Odgaard-Jensen et al. 2011).

> ■ **MERKE** Die **verdeckte Zuteilung** (Geheimhaltung der Randomisierungsliste) schützt vor einem bewussten oder unbewussten Selektions- bzw. Allokationsfehler.

8.4.3 Verblindung

Um systematische Fehler bei der Behandlung der Studienteilnehmer und bei der Auswertung der Studienergebnisse zu vermeiden, werden bereits zu Studienbeginn Patienten und behandelnde Ärzte gegenüber der individuellen Behandlungsart „verblindet". Dies bedeutet, die an der Studie beteiligten Personen besitzen keine Kenntnisse darüber, welche therapeutische Intervention beim einzelnen Patient angewendet wird. Die Verblindung der Studienbeteiligten ist bis zum Studienende aufrechtzuerhalten, da die Kenntnis der Behandlung eines Patienten die Auswertung und Interpretation seiner Messergebnisse nachhaltig beeinflussen kann (◘ Tab. 8.3). Nach einer systematischen Literaturarbeit, in der Studien mit verblindeter und nicht verblindeter Ergebnisanalyse ausgewertet wurden, führt die Datenermittlung und -auswertung durch nicht-verblindete Auswerter zu einer Überschätzung des Effekts der Verumbehandlung (Hróbjartsson et al. 2012). Die meisten eingeschlossenen Studien hatten subjektive Zielgrößen als primären Studienendpunkt definiert.

Verblindet werden können alle direkt am Studiengeschehen oder der Auswertung beteiligten Personen. Man spricht i. d. R. von **einfachblinden Studien**, wenn den Studienteilnehmern (Patienten) die Behandlungsart nicht mitgeteilt wird. Von **doppelblinden Studien** spricht man, wenn sowohl die Patienten als auch die behandelnden Ärzte darüber keine Kenntnis erhalten haben. Bei **dreifachblinden Studien** werden zudem noch die an der Auswertung der Studienergebnisse beteiligten Personen gegenüber der Behandlungsart verblindet. Wenn die behandelnde wie auch die auswertende Person identisch ist, spricht man weiterhin von doppelblinden Untersuchungen.

Nicht alle Studien lassen sich verblinden. Beispielsweise gilt eine Verblindung in Studien, die sich mit einem Vergleich von konventionellen chirurgischen Verfahren und minimalinvasiven oder gänzlich pharmakologischen Verfahren befassen, i. d. R. als ethisch nicht vertretbar. Wenn auf eine Verblindung verzichtet werden muss, ist die Auswahl der Studienendpunkte von großer Bedeutung. Diese sollten so gewählt sein, dass sie möglichst nicht durch subjektive Einschätzungen beeinflusst werden können (◘ Tab. 8.3).

◘ **Tab. 8.3** Mögliche Vorteile einer Verblindung der Studienbeteiligten. Schulz und Grimes 2002c

Personengruppe	Vorteile durch Verblindung
Behandler	▪ Minimierung des **Behandlungsbias** (keine Unterschiede bei Patientenberatung, Patientenführung, Zusatzbehandlungen, Patientenausschluss)
Auswerter	▪ Minimierung des **Messbias**, gilt v. a. bei subjektiven Endpunkten
Patient	▪ Verbesserung der Therapieadhärenz, ▪ Minimierung eines vorzeitigen Studienabbruchs, ▪ Verringerung des Bedarfs zusätzlicher Interventionen, ▪ Verringerung psychischer Faktoren und deren Einfluss auf das Behandlungsergebnis (persönliche Erwartungen, Ängste)

8.4.4 Kontrollbehandlung

Eine Scheinbehandlung der Studienteilnehmer in der Kontrollgruppe ist nach Ansicht des Weltärztebunds ethisch in der Regel nur vertretbar, wenn für die Erkrankung keine anerkannte Standardtherapie vorhanden ist, es sei denn, zwingende (compelling) und wissenschaftlich schlüssige (scientifically sound) methodologische Gründe machen den Einsatz von Placebos dennoch erforderlich und die Patienten unter Scheinbehandlung sind nicht dem Risiko einer schweren oder irreversiblen Schädigung ausgesetzt. Existiert ein anerkanntes, weil wirksames Therapieregime, ist für die Beurteilung des therapeutischen Stellenwerts einer neuartigen Pharmakotherapie der Vergleich zur Standardtherapie zwingend (zur frühen Nutzenbewertung: ▸ Kap. 13.5). Eine angemessene Kontrollbehandlung orientiert sich in diesem Fall an der allgemein üblichen Dosierung und Zubereitungsform des Standardarzneimittels. Bei der Interpretation von sogenannten Head-to-Head-Vergleichsstudien sollte die Art der Kontrollbehandlung genauer betrachtet werden. Es kommt vor, dass die gewählte Vergleichsbehandlung nicht der allgemein empfohlenen Therapie entspricht: Beispielsweise weist die Vergleichsmedikation keine adäquate Dosierung oder Arzneiform auf. Möglich ist auch, dass als aktive Vergleichssubstanz statt der als Standard anerkannten Substanz ein Arzneistoff von untergeordneter Bedeutung für die ärztliche Praxis gewählt wird. Valide Schlussfolgerungen für die therapeutische Praxis lassen sich aus derartigen Studienergebnissen nicht ziehen.

▪ **MERKE** Durch den Vergleich mit einer inadäquaten Kontrollbehandlung kann für eine neuartige therapeutische Maßnahme das gewünschte Ergebnis vorgetäuscht werden.

8.4.5 Umgang mit Studienabbrechern

Jeder Verlust eines Patienten aus dem Studienprotokoll verändert die Struktur der Behandlungsgruppe. Je mehr Patienten während des Studienverlaufs die Studie vorzeitig verlassen, desto unsicherer wird, ob die im anschließenden Vergleich gefundenen Unterschiede tatsächlich nur durch die untersuchte Intervention bedingt sind, oder ob sich diese nicht durch diskrepante Gruppeneigenschaften erklären lassen.

Aus diesem Grund wird im Bericht randomisierter Studien erwartet, dass dem Leser die Gruppenzuteilung und deren Verlauf während der Studie numerisch transparent gemacht werden. Es finden sich i. d. R. in den Publikationen oder in den dazugehörigen Appendices sogenannte Flussdiagramme (flow charts, ◘ Abb. 8.5), aus denen hervorgehen sollte, wie viele Patienten vor Randomisierung gescreent wurden, wie viele den Behandlungsgruppen zugeteilt wurden, wie viele Patienten die Studie vorzeitig bzw. aus welchem Grund verließen und wie viele Patienten aus den Behandlungsgruppen für die Datenanalyse herangezogen wurden. Fehlen diese expliziten Erklärungen, ist bei der Interpretation der Schlussfolgerungen Vorsicht geboten.

Die Gründe für einen vorzeitigen Studienabbruch sind vielfältig: Widerruf der Einverständniserklärung, persönliche Veränderungen bei den Patienten wie beispielsweise ein Wohnortwechsel, Versäumnis von Nachuntersuchungsterminen, fehlerhafte oder gar keine Anwendung der Studienmedikation. Um aus den erarbeiteten Daten möglichst unverzerrte Schlussfolgerungen ziehen zu können, muss die Patientenzahl der Endauswertung nahezu der Patientenzahl bei Randomisierung entsprechen (randomisierter Vergleich). Diese Art der Auswertung wird als **Intention-to-treat-Analyse** (ITT-Analyse) beschrieben. Hierbei werden alle Patienten, für die die Behandlungsintention bestand, später auch in der Endauswertung berücksichtigt, unabhängig davon, ob der Patient die Studie vorzeitig abgebrochen oder die Behandlungsgruppe gewechselt hat. Die betroffenen Patienten gehen z. B. mit ihrem jeweils letzten Messergebnis (LOCF, last

8

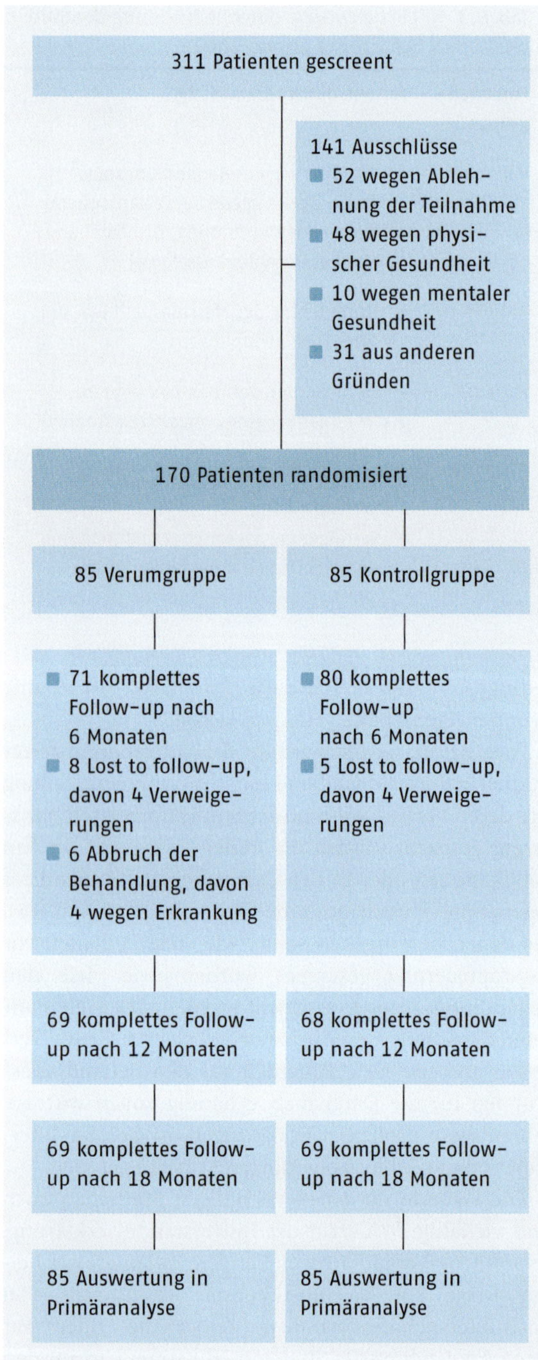

Abb. 8.5 Beispiel eines Flussdiagramms zum Verlauf einer klinischen Studie. Nach Lautenschlager et al. 2008

observation carried forward) in die Berechnung ihres Gruppenergebnisses mit ein. Diese Auswertungsart gilt als Prämisse für einen möglichst unverzerrten Gruppenvergleich. Bei der Ergebnisauswertung wird in klinischen Studien daher das ITT-Prinzip als Primäranalyse von Studiendaten gefordert.

Neben diesem können die Daten auch nach weniger strengen Verfahren ausgewertet werden. Voraussetzung für diese „Sekundäranalysen" ist, dass sie bereits vor Beginn der Studie im Studienprotokoll festgelegt und in der Veröffentlichung als „nicht randomisierte Vergleiche" deutlich gemacht werden. Bei diesen Auswertungsmethoden werden nur die Teilnehmer berücksichtigt, die die Studienbehandlung protokollgerecht erhalten haben (**Per-Protocol-Analyse**) oder die Studienbehandlung überhaupt erhalten haben, unabhängig davon, welcher Gruppe sie ursprünglich zugeteilt wurden (**As-Treated**- oder **On-Treatment-Analyse**).

Welche Auswertungsstrategie für Studiendaten gewählt wird, hat entscheidenden Einfluss auf das Ergebnis (Montedori et al. 2011, Porta et al. 2007). Es ist davon auszugehen, dass mithilfe der Intention-to-treat-Analyse in Überlegenheitsstudien Unterschiede zwischen den Behandlungsgruppen eher konservativ geschätzt werden. Im Gegensatz dazu wird mit der Per-Protocol-Analyse der tatsächliche Behandlungseffekt eher optimistisch geschätzt. Methodiker bezeichnen diese Art der Ergebnisdarstellung als „Kohortenstudie, die in der Maske einer randomisierten kontrollierten Studie auftritt" und warnen vor falschen Schlussfolgerungen aus den Gruppenvergleichen (Schulz und Grimes 2002d).

Leser von Studien können – insbesondere dann, wenn ITT-Analysen fehlen sollten – die Robustheit von Studienergebnissen selbst überprüfen, indem sie mit den veröffentlichten Daten Sensitivitätsanalysen, sogenannte Worst- oder Best-Case-Szenarien, durchführen. Hierbei werden fehlende Patientendaten fiktiv unter Annahme der Wirksamkeit der Verumbehandlung der Positivseite (**Best-Case**) bzw. unter Annahme der Unwirksamkeit der Negativseite (**Worst-Case**) dieser Behandlungsart zugeschlagen (Sackett et al. 2000). Verändern diese Berechnungen die ursprünglichen Schlussfolgerungen nicht, kann von robusten Studienergebnissen ausgegangen werden. Die Erfahrungen mit derartigen Nachberechnungen haben ergeben, dass bei Verlustraten in der Nachbeobachtungsphase von weniger als 5 % nur mit geringfügigen Verzerrungen zu rechnen ist. Verlustraten von mehr als 20 % gefährden die Validität der Studienergebnisse dagegen ernsthaft (Kunz et al. 2007).

8.5 Biometrische Grundlagen

In einem experimentellen Studienansatz werden Behandlungsverläufe von Individuen mit unterschiedlichen genetischen, sozioökonomischen, intellektuellen sowie psychosozialen Merkmalen beobachtet. Nach Studienabschluss soll ein kausaler Zusammenhang zwischen dem Endergebnis und der durchgeführten Behandlung nachgewiesen werden. Aufgrund der interindividuellen Variabilität muss mit einer starken Streuung der Ergebnisdaten gerechnet werden. Eine valide Studienplanung berücksichtigt diese Variabilität bereits vor Studienbeginn. Nach Studienende macht die statis-

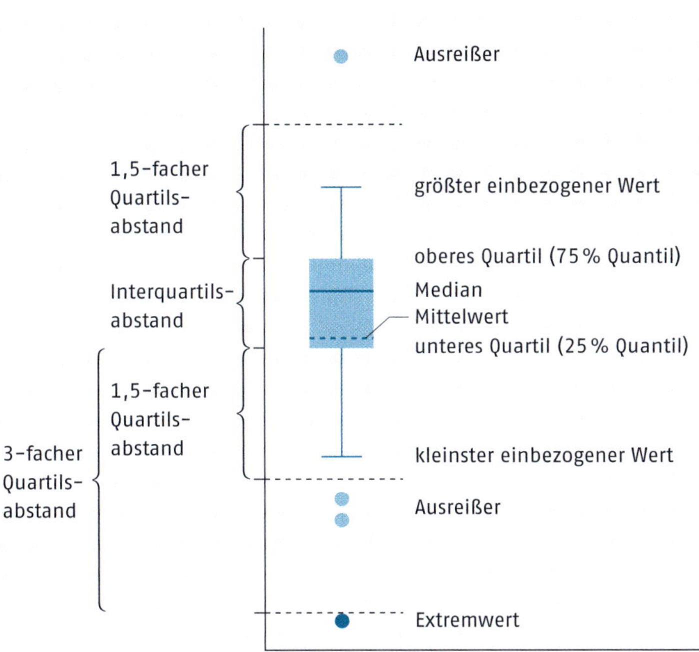

Abb. 8.6 Grafische Darstellung des Medians, der Quartile, der Ausreißer und des Quartilabstands im Boxplot

tische Datenanalyse das vorhandene Datenmaterial fassbar, verständlich und interpretierbar.

Die Beschäftigung mit der Wirksamkeit therapeutischer Interventionen sowie die Qualitätsüberprüfung wissenschaftlicher Studienberichte schließen die Auseinandersetzung mit biometrischen Operationen ein. Da sich je nach Studienintention die Anforderungen an die statistische Methodik unterscheiden und die in den Schlussfolgerungen formulierten Studienaussagen nicht immer durch die angewendeten biometrischen Verfahren der Studie getragen werden, ist es erforderlich, mit kritischem Blick das Zahlenwerk von Publikationen zu betrachten.

8.5.1 Deskriptive, induktive und exploratorische Statistik

Mit der **deskriptiven, beschreibenden Statistik** werden vorhandene Daten in Form von Tabellen, Graphiken und Kennzahlen zusammengefasst. Einzeldaten kontinuierlicher oder stetiger Zielgrößen (wie Blutdruck, Cholesterolkonzentration etc.) werden in neue Kennzahlen, wie arithmetisches Mittel plus Standardabweichung, Median plus Interquartilsabstand (IQR, interquartile range) oder Modus, verdichtet.

MERKE Ergebnisse aus deskriptiven Studien geben Auskunft über die untersuchte Stichprobe. Eine Übertragung auf eine größere Grundgesamtheit bzw. Aussagen zu Ursache-Wirkungs-Beziehungen sind nicht möglich.

DEFINITION Der **arithmetische Mittelwert** stellt den rechnerischen Mittelwert eines Datenpools dar. In die Berechnung gehen alle Datenwerte ein, auch sogenannte Ausreißer. Die Berechnung eines Mittelwerts ist geeignet bei normalverteilten Datenwerten ohne Verdacht auf Ausreißer.

Die **Standardabweichung** beschreibt die Variabilität der Daten im Pool (Streumaß).

Der **Median** (Zentralwert) ist der Wert, der nach Anordnung der Daten in numerischer Reihenfolge genau in der Mitte des Datenstrangs liegt. Die Anzahl der Werte unter dem Median ist gleich der Anzahl der Werte über dem Median. Der Median beschreibt somit das 50 %-Quartil einer Stichprobe. Die Variabilität der Daten wird durch den Interquartilsabstand verdeutlicht, dem Abstand zwischen dem 25 %-Quartil und dem 75 %-Quartil. Der Median ist im Gegensatz zum Mittelwert weniger beeinflusst durch Ausreißer und ist bei schiefer Verteilung repräsentativer für die „rechnerische" Mitte eines Datenpools (Abb. 8.6).

Der **Modus** ist der Wert, der in einem Datenpool am häufigsten genannt wird.

Mithilfe der **induktiven** oder **schließenden Statistik** werden dagegen aus dem Datenpool einer Stichprobe Eigenschaften bzw. Gesetzmäßigkeiten für die Grundgesamtheit abgeleitet. Das Experiment „kontrollierte klinische Studie" wird durchgeführt, um am Studienende zu einer bestimmten Fragestellung eine klare Aussage zu treffen und diese Aussage auf einen ähnlichen Patienten oder auf eine ähnliche Patientengruppe zu übertragen.

Hierzu ist eine Vielzahl von Festlegungen im Vorfeld des klinischen Experiments notwendig. Es müssen tolerable Fehlergrenzen festgelegt, das Grundrisiko des Patientenkollektivs für die zu untersuchende Zielgröße bestimmt, der klinisch relevante Unterschied definiert und die zu erwartende Varianz der Messwerte geschätzt werden. Diese biometrischen Festlegungen einer Untersuchung beziehen sich auf die primäre Fragestellung. Nur für diese liefert die Studie den konfirmatorischen Nachweis.

MERKE Kausalzusammenhänge können nur in konfirmatorischen Studien nachgewiesen werden.

In der **explorativen, erforschenden Statistik** wird durch deskriptive Datenbeschreibung und statistische Testverfahren in einem vorhandenen Datenpool systematisch nach bisher unbekannten Zusammenhängen recherchiert. Derart gefundene Zusammenhänge gelten jedoch – anders als ein mittels induktiver Statistik nachgewiesener Zusammenhang – noch nicht als statistisch gesichert. Hierfür müssen sie erst als primäre Studienhypothese in nachfolgenden prospektiv geplanten konfirmatorischen Studien überprüft werden. Diese Einschränkung gilt z. B. für Ergebnisse aus deskriptiven Studien, aber auch für sogenannte Sekundäranalysen randomisierter Studien. Neben der Hauptstudienfrage können dort auch andere Fragestellungen untersucht, Daten gesammelt und ausgewertet werden. Die Ergebnisse aus diesen Sekundäranalysen sind exploratorisch und müssen entsprechend deklariert sein. Bereits im Prüfplan einer klinischen Studie wird festgelegt, welche primäre Fragestellung (primäre Zielgröße) untersucht werden soll und welche weitere Fragestellungen zur Erklärung, zur weiteren Untermauerung oder zur Hypothesengenerierung außerdem von Belang sind (sekundäre Zielgrößen). In der nachfolgenden Publikation müssen dem Leser im Methodenteil diese Informationen mitgeteilt werden.

8.5.2 Studienintention und Zielgrößen

Bei der wissenschaftlichen Untersuchung der Wirksamkeit einer therapeutischen Intervention im Vergleich zu einer Kontrollbehandlung kann zum einen die Frage nach Überlegenheit, zum anderen aber auch die Frage nach Gleichwertigkeit gestellt werden. Im ersten Fall handelt es sich bei der Kontrollbehandlung meist um eine Placebo-Therapie, im zweiten Fall wird als Kontrollintervention i. d. R. die im untersuchten Indikationsgebiet anerkannte Standardmedikation eingesetzt. Die Art der Studienfrage hat direkte Auswirkungen auf die Auswahl der statistischen Methoden für die Ergebnisermittlung.

Um die **Überlegenheit** eines neuen Arzneimittels zu zeigen, muss für dieses eine stärkere Beeinflussung der primär festgelegten Zielgröße im Vergleich zur Kontrollbehandlung nachgewiesen werden. Wie groß das Studienkollektiv für diesen Nachweis sein muss, ist abhängig vom Grundrisiko der Patientengruppe, vom Wirkunterschied, den man zu finden erhofft, und der Irrtumswahrscheinlichkeit, die zum Nachweis akzeptiert werden soll.

Für den Nachweis der **Äquivalenz** muss der Wirkeffekt der neuen Intervention samt seiner Streumaße komplett innerhalb eines vor Studienbeginn festgelegten Intervalls möglicher Wirkeffekte liegen, die weder eine relevante Unterlegenheit noch eine relevante Überlegenheit befürchten lassen. Aufgrund der eng gesetzten Grenzen, darf das Studienergebnis keine hohe Variabilität aufweisen. Daher ist bei Äquivalenzstudien eine größere Patientenzahl erforderlich als bei Überlegenheitsstudien.

Beim Nachweis der **Nicht-Unterlegenheit** wird vor Studienbeginn kein Intervall, sondern ein Ergebniswert festgelegt, bei dessen Unterschreitung eine klinisch relevante Unterlegenheit vorliegen würde. Bei Nicht-Unterlegenheitsstudien muss das Studienergebnis samt seiner Streumaße über diesem Wert liegen.

DEFINITION Die **Zielgrößen** sind Parameter, die im Zusammenhang mit einer Erkrankung stehen und durch eine Intervention beeinflusst werden sollen.

Man unterscheidet zwischen qualitativen und quantitativen Zielgrößen. Bei qualitativen oder kategorialen Zielgrößen werden Merkmale einer Stichprobe in Kategorien eingeteilt. Bei quantitativen Zielgrößen werden Werte einer Skala bestimmt. Zu den qualitativen Zielgrößen zählen nominale und ordinale Zielgrößen, während kontinuierliche oder stetige Zielgrößen zu den Quantitativen gehören.

Nominale Zielgrößen beschreiben die verschiedenen Ausprägungen eines Merkmals (z. B. Geschlecht des Neugeborenen: männlich, weiblich; Art der Geburt: Kaiserschnitt, natürlich, eingeleitet). Die definierten Kategorien unterliegen keinem inneren Ordnungssystem. Nominale Zielgrößen, die in zwei Kategorien eingeteilt werden können, werden **binär oder dichotom** genannt. Binäre oder dichotome Zielgrößen zählen bestimmte Ereignisse in einer definierten Patientengruppe in Abhängigkeit von der Behandlung. Es wird gezählt, ob ein Ereignis unter Verum- bzw. Kontrollbehandlung eintritt oder nicht (ja/nein-, binäre Erhebung). Beispielsweise wird in einer Studie zu einem neuen Lipidsenker gezählt, wie häufig kardiovaskuläre

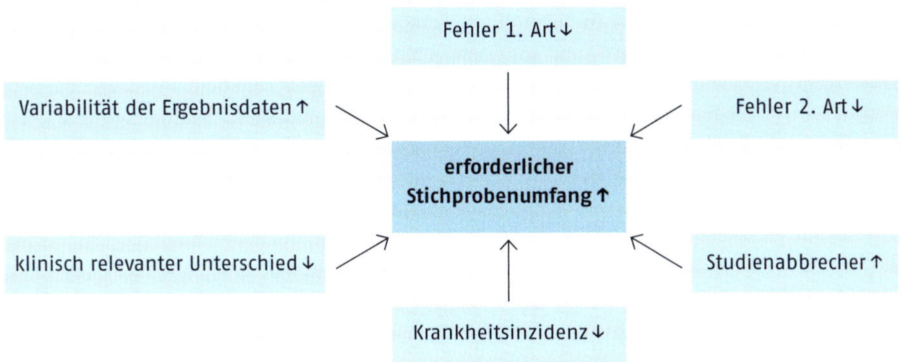

Abb. 8.7 Einflussgrößen bei der Fallzahlplanung

Ereignisse (Herzinfarkt, Schlaganfall) in der Verum- bzw. der Kontrollgruppe auftreten.

Ordinale Zielgrößen besitzen dagegen ein gewisses inneres Ordnungssystem. Sie bringen eine quantitative Zielgröße in eine qualitative Rangordnung, wobei die Abstände der gebildeten Kategorien nicht spezifiziert werden können. Die quantitative Zielgröße „Geburtsgewicht" wird z. B. in die Kategorien „niedrig", „mittel" und „hoch" eingeteilt.

Kontinuierliche oder stetige Zielgrößen messen die Veränderung eines kontinuierlichen Parameters in Abhängigkeit von der Behandlung, z. B. die Veränderung der Knochendichte im Vergleich zu einem Scheinarzneimittel. Die erhobenen Werte unterliegen einer inneren Ordnung und die Abstände zwischen den aufeinander folgenden Werten sind gleich.

Je nach Zielgröße werden unterschiedliche statistische Kenngrößen berechnet, um auf einen relevanten Unterschied zwischen den Behandlungsgruppen zu schließen. Bei binären Zielgrößen sind dies z. B. das relative Risiko, die absolute Risikoreduktion und die number needed to treat. Bei kontinuierlichen Zielgrößen ist es z. B. die Differenz der Mittelwerte zwischen den Behandlungsgruppen (▸ Kap. 11 und ▸ Kap. 13).

8.5.3 Fallzahl

■ **MERKE** Die für eine konfirmatorische Untersuchung erforderliche **Fallzahl** (Stichprobenumfang) wird v. a. durch das Grundrisiko der zu untersuchenden Probanden, den Fehler 1. und 2. Art, die zu erwartende Streuung der Ereignisse sowie die Größe des gewünschten Unterschieds zwischen den Behandlungsgruppen bestimmt.

Die erforderliche Anzahl an Studienteilnehmern wird mit speziellen Tabellen und Computerprogrammen für die jeweils gewählte Fragestellung errechnet. Zahlreiche Faktoren beeinflussen bei der Planung einer klinischen Studie die Anzahl der Patienten, die für die Beantwortung der klinischen Fragestellung erforderlich sind. Für den Leser von Studienpublikationen ist es wichtig, dass die für die Fallzahlberechnung festgelegten Annahmen mitgeteilt werden (○ Abb. 8.7).

Die Festlegung der Fallzahl ist von hoher Kostenrelevanz. Einige Parameter müssen hierfür geschätzt werden, wie z. B. die Adhärenz und die Anzahl von Studienabbrechern. Um die Erfordernisse einer klinischen Studie besser mit den zur Verfügung stehenden Ressourcen, wie Studienzentren zur Rekrutierung einschlussfähiger Patienten und Geldmittel, abgleichen zu können, ist es hilfreich im Vorfeld einige medizinisch-inhaltliche Parameter, z. B. den klinisch relevanten Unterschied und die Inzidenz der Erkrankung, der Literatur zu entnehmen.

8.5.4 Fehlergrenzen

Die aus Studien gewonnenen Daten entsprechen keinem vollständigen Bild der Grundgesamtheit, sondern liefern Teilinformationen. Das Studienergebnis schließt auch die Möglichkeit eines Irrtums ein, weshalb es nach Studienabschluss stets zusammen mit seinen Irrtumswahrscheinlichkeiten angegeben wird.

Wahrscheinlichkeitstestungen sind nur dann sinnvoll, wenn mehrere Optionen für denkbar gehalten werden. Da man mithilfe der Statistik keinen Beweis für einen Sachverhalt liefern, sondern allenfalls eine Aussage negieren kann, beruhen die statistischen Tests auf dem Falsifikationsprinzip. Untersucht wird nicht die interessierende Aussage (z. B. bei Überlegenheitsstudien: es gibt einen Unterschied zwischen den Behandlungsgruppen; **Alternativhypothese**), sondern es wird versucht, die gegenteilige Annahme (z. B. bei Überlegenheitsstudien: es gibt keinen Unterschied zwischen den Behandlungsgruppen; **Nullhypothese**) durch Wahrscheinlichkeitstests nahezu auszuschließen (□ Tab. 8.4). Im Folgenden soll ein Beispiel die Kernbegriffe der Hypothesentestung erläutern.

Untersucht werden soll die Wirksamkeit eines Nicotinentwöhnungsmittels im Vergleich zu einer Scheinbe-

8

Tab. 8.4 Vierfeldertafel der akzeptierten Fehler klinischer Studien

	Nullhypothese abgelehnt	Nullhypothese beibehalten
Unterschied vorhanden	Korrekt positives Ergebnis	Fehler 2. Art (Herstellerrisiko)
Unterschied nicht vorhanden	Fehler 1. Art (Patientenrisiko)	Korrekt negatives Ergebnis

handlung. Primäre Zielgröße ist Nicotinabstinenz nach sechs Monaten. In der Versuchsanordnung werden zwei Behandlungsgruppen gebildet. Die Teilnehmer der Gruppe 1 werden mit dem Nicotinentwöhnungsmittel behandelt und erhalten zusätzlich allgemeine Gesundheitsempfehlungen. Die Teilnehmer in Gruppe 2 erhalten nur allgemeine Gesundheitsempfehlungen und ein in Aussehen, Geschmack, Geruch und physikalischen Eigenschaften identisches Placebo. Die Nullhypothese lautet in diesem Fall „Unter Nicotinentwöhnungsmittel und Placebo erreichen nach sechs Monaten gleich viele Patienten Nicotinabstinenz". Die Alternativhypothese lautet „Unter dem Nicotinentwöhnungsmittel erreichen mehr Patienten nach sechs Monaten Nicotinabstinenz als unter Placebobehandlung".

Entscheidet man sich mittels der festgelegten biometrischen Operationen nach Abschluss der Studie für die Alternativhypothese – also für die Wirksamkeit des Nicotinentwöhnungsmittels – obwohl das Mittel tatsächlich nicht wirksam ist, begeht man einen **Fehler 1. Art**. Dieser Fehler wird vor Studienbeginn auch als noch akzeptable Irrtumswahrscheinlichkeit oder Signifikanzniveau alpha (α) definiert. In der Regel liegt α bei 5 %. Soll der Fehler 1. Art möglichst niedrig sein, muss das Studienkollektiv größer gewählt werden.

Entscheidet man sich aber, ebenfalls mittels der festgelegten biometrischen Operationen, nach Abschluss der Studie für die Nullhypothese, also für die Nicht-Wirksamkeit des Nicotinentwöhnungsmittels, obwohl das Mittel tatsächlich wirksam ist, begeht man einen **Fehler 2. Art.** Diese Wahrscheinlichkeit wird vor Studienbeginn mit beta (β) festgelegt. β liegt i. d. R. bei 20 %; manchmal auch bei 10 %. Je niedriger der Fehler 2. Art liegen soll, desto größer muss das Studienkollektiv gewählt werden. 1-β, die Trennschärfe oder auch **Power** einer Studie, gibt die Wahrscheinlichkeit an, mit der ein tatsächlich vorhandener Wirkunterschied zwischen den Behandlungsgruppen in der Studie gefunden werden kann. In der Regel wird, wenn sich die Annahmen aus der Fallzahlberechnung erfüllen, also ein tatsächlich vorhandener Unterschied in den klinischen Studien mit 80 %iger bzw. 90 %iger Sicherheit gefunden.

8.5.5 p-Werte und Konfidenzintervalle

Als zentrale statistische Aussage einer klinischen Untersuchung ist nach Abschluss der Datenerhebung und -auswertung anzugeben, mit welcher Wahrscheinlichkeit das Ergebnis ein zufälliges Ergebnis sein kann. Statistische Parameter, die hierüber Auskunft geben, sind der p-Wert und das Konfidenzintervall.

Der **p-Wert** gibt die Wahrscheinlichkeit an, mit der ein Unterschied zwischen den Behandlungsgruppen gefunden werden kann, obwohl tatsächlich kein Unterschied besteht (Irrtumswahrscheinlichkeit oder Fehler 1. Art). Ein p-Wert < 0,05 besagt daher, dass die Wahrscheinlichkeit unter 5 % liegt, dass ein gefundener Unterschied zwischen zwei Behandlungsmöglichkeiten purer Zufall ist.

MERKE Der **p-Wert** macht eine Aussage zur **Ergebnissicherheit** eines gefundenen Studieneffekts.

Studienergebnisse mit einer Irrtumswahrscheinlichkeit von unter 5 % werden als statistisch signifikant, solche mit einer Irrtumswahrscheinlichkeit unter 1 % als hoch signifikant angesehen. Diese Festlegung ist eine statistische Konvention, die den Gewinn einer höheren Präzision gegenüber dem dafür notwendigen Mehraufwand für eine klinische Untersuchung berücksichtigt. Welche Irrtumswahrscheinlichkeit noch als akzeptabel angesehen wird, wird bei der Fallzahlbestimmung festgelegt (▸ Kap. 8.5.4).

MERKE Eine **Irrtumswahrscheinlichkeit** von 5 % bedeutet, dass bei 20 Testungen auf Assoziation eine Assoziation zufällig gefunden wird.

Eine Irrtumswahrscheinlichkeit von maximal 5 % wird in der medizinischen Forschung als tolerabel angesehen. Das bedeutet, dass im Schnitt bei einem von 20 als statistisch signifikant angegebenen Ergebnissen ein Unterschied postuliert wird, obwohl dieser Unterschied in Wahrheit nicht vorliegt. Dies ist v. a. zu beachten, wenn innerhalb einer Studie zahlreiche Fragestellungen statistisch untersucht werden. Je mehr Hypothesen in einem Studienansatz überprüft werden, desto höher liegt die Wahrscheinlichkeit, dass eines der Ergebnisse zufällig gefunden wird. Um für ein Studienergebnis insgesamt bei einer Irrtumswahrscheinlichkeit von 5 % zu bleiben, muss daher in Studien, in denen mehrere Assoziationen getestet werden sollen (**multiples Testen**), das Signifikanzniveau angepasst werden (eine der üblichsten Methoden ist die Bonferroni-Methode).

Mehr Informationen als der p-Wert ergeben sich aus dem **Konfidenzintervall** (Vertrauensbereich). Dieses Intervall gibt an, in welchem Ergebnisintervall der tatsächliche Effekt einer therapeutischen Intervention mit einer vorher festgelegten Wahrscheinlichkeit liegt. Die

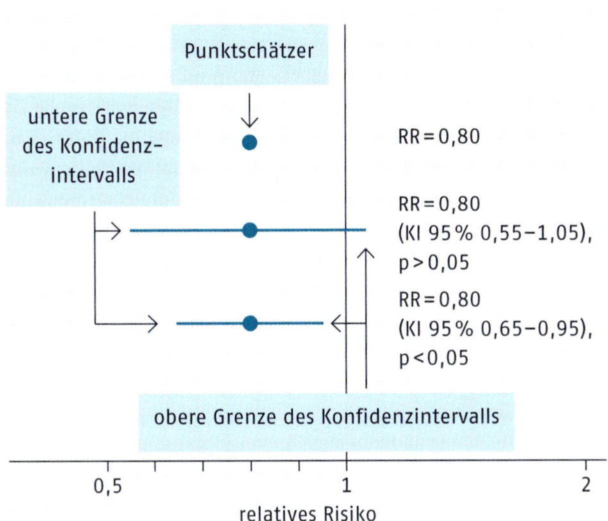

Abb. 8.8 Ergebnisdarstellung einer konfirmatorischen Untersuchung. **KI** Konfidenzintervall, **RR** relatives Risiko

Intervallbreite nimmt mit steigendem Stichprobenumfang und geringer Varianz der Ergebnisdaten ab und mit ansteigendem Sicherheitsgrad zu. Üblicherweise wird ein 95 %-Konfidenzintervall angegeben. In diesem Intervall liegt der tatsächliche Wirkeffekt mit 95 %iger Sicherheit. Liegt bei einer Untersuchung der Schätzwert für das relative Risiko (RR) unter 1, gleichbedeutend mit einem reduzierten Risiko für Krankheitsereignisse, so muss das dazugehörige 95 %-Konfidenzintervall vollständig unter einem RR von 1 liegen, damit das Studienergebnis als statistisch signifikant angesehen werden kann (Abb. 8.8). Sobald das 95 %-Konfidenzintervall die 1 mit einschließt, liegt die Wahrscheinlichkeit über 5 %, dass der Unterschied zwischen den Behandlungsgruppen zufällig gefunden wurde.

MERKE Würde eine Studie 100-mal in gleicher Weise wiederholt, beinhalten 95 der gefundenen Ergebnisse samt den dazugehörigen Vertrauensbereichen den „wahren" Wert.

Die Betrachtung eines Konfidenzintervalls versetzt den Leser somit in die Lage, bei statistisch signifikanten Ergebnissen neben dem Effektschätzer auch die Streubreite des Studienergebnisses zu erkennen und daraus seine Schlüsse zu ziehen.

Konfidenzintervall oder p-Wert bilden somit den Fehler ab, der sich durch Zufall ergibt, und nicht den, der sich zusätzlich noch durch systematische Verzerrungen (Bias, ▸ Kap. 8.3) ergeben kann. Biasquellen können aber während der Studiendurchführung durch geeignete Vorkehrungen minimiert werden (▸ Kap. 8.4).

8.6 Bewertung klinischer Studien

8.6.1 Von der Studienplanung zum Studienbericht

Pharmazeuten in Offizin und Krankenhaus sind i. d. R. Anwender wissenschaftlicher Publikationen. Aus diesen sollen wichtige Informationen für die Beratung von Patienten und Ärzten extrahiert werden. Die Studienergebnisse haben somit direkte Auswirkungen auf die therapeutische Praxis. Um zu gewährleisten, dass zwischen Studienplanung und Transformation der Studienergebnisse in die therapeutische Praxis keine Informationen verloren gehen oder verfälscht werden, bedarf es während des gesamten Studienprozesses einer möglichst vollständigen Informationserfassung, -wiedergabe und -transparenz.

Vor Studienbeginn muss der Auftraggeber oder **Sponsor** das angestrebte Studienziel definieren. Dieser ist für die Planung, Organisation, Dokumentation, Auswertung und Finanzierung verantwortlich. Für die direkten organisatorischen Arbeiten können sogenannte **contract research organizations** (CRO) als Auftragsunternehmen herangezogen werden. Für die fachliche Begleitung müssen ein Studienleiter bzw. geeignete Prüfärzte aus dem jeweiligen Fachgebiet gefunden werden. Auftraggeber, CRO, die an der Studie beteiligten Ärzte, Institutionen und sonstige Personen legen die notwendigen Arbeitsschritte gemäß der EU-Richtlinie zur „Good Clinical Practice" in Form eines **Prüfplans** prospektiv fest. Der Prüfplan ist das Herzstück einer klinischen Studie und muss alle wissenschaftlichen, medizinischen und organisatorischen Aktivitäten beinhalten, um Aufschluss auf das Forschungsvorhaben zu geben und eine spätere Überprüfung zu ermöglichen. Neben den inhaltlichen Vorgaben zum Prüfplan

8

enthält die Richtlinie Vorschriften zur Qualitätssicherung der Datensammlung sowie die Forderung nach einer Standardisierung der gesamten Arbeitsabläufe. Insbesondere bei Multicenterstudien ist eine Standardisierung von Arbeitsabläufen (**SOP**, standard operating procedure) essenziell, um das Risiko systematischer Verzerrungen bei Datenerhebung und -sammlung zu minimieren. Der Prüfplan wird schriftlich hinterlegt und von allen verantwortlichen Beteiligten abgezeichnet – leider aber nur in seltenen Fällen in Form eines Studienprotokolls in der Fachpresse vorab veröffentlicht. Der konsentierte Prüfplan wird der Ethikkommission beim Antrag auf zustimmende Bewertung und der zuständigen Bundesoberbehörde zur Genehmigung vorgelegt (▸ Kap. 8.1). Während die Bundesoberbehörde v. a. Qualität und Sicherheit des Prüfarzneimittels beurteilt, bewertet die Ethikkommission ethische Gesichtspunkte zum Schutz der Studienteilnehmer. Jede spätere Änderung des festgelegten Vorgehens (**amendment**) muss erneut dokumentiert und von den Verantwortlichen gegengezeichnet werden. Handelt es sich um Änderungen, die sich auf die Gesundheitsinteressen der Studienteilnehmer auswirken, müssen diese erneut der Ethikkommission zur Zustimmung vorgelegt werden.

Prüfplan

Der Prüfplan dient als **zentrales Instrument** der **Qualitätssicherung:**

- Voraussetzung zur Beantragung der Genehmigung zur Studiendurchführung,
- Festlegung der gemeinsamen Ziele und Arbeitsweisen,
- Standardisierung der notwendigen Arbeitsweisen,
- Transparenz der notwendigen Arbeitsschritte, der anzuwendenden Methoden und der Techniken,
- Kontrollmöglichkeit für Aufsichtsbehörden,
- Schutz vor nachträglichen Manipulationen am Datenmaterial.

Nach Abschluss des experimentellen Forschungsteils werden die gesammelten Daten nach dem im Prüfplan vorgesehenen Auswertungsverfahren analysiert und in Form eines Abschlussberichts schriftlich niedergelegt. Umfang und Inhalt des Abschlussberichts sind in einer globalen Leitlinie der International Conference on Harmonisation of Technical Requirements for Registration of Pharmaceuticals for Human Use (ICH-Guidelines, E3) festgelegt. In diesem Bericht werden die wichtigsten Studienergebnisse in Form einer Synopse zusammengefasst und anschließend ausführlich unter biometrischen und medizinisch-inhaltlichen Gesichtspunkten diskutiert. Der Bericht soll eine Bewertung der Studienergebnisse durch nicht direkt an der Studie Beteiligte ermöglichen. Abweichungen von den zuvor im Prüfplan festgelegten Methoden müssen detailliert und mit inhaltlicher Begründung niedergeschrieben werden. Auch der Abschlussbericht wird durch Unterschrift der Verantwortlichen bestätigt. Das gesammelte Datenmaterial ist auf Anfrage den Aufsichtsbehörden vorzulegen.

8.6.2 Vom Studienbericht zur Publikation

Der Abschlussbericht einer Studie enthält alle Informationen, die ein Leser benötigt, um die methodische Qualität und die klinische Bedeutung der Studienergebnisse zu bewerten (Wieseler et al. 2013). Dieser offizielle Bericht wird aber i. d. R. nicht veröffentlicht. Um einen Studienartikel in der internationalen oder nationalen Fachpresse zu veröffentlichen, müssen die Regeln des jeweiligen Verlages eingehalten werden. Seit Mitte der 1990er Jahre folgen die renommiertesten englischsprachigen Zeitschriften, darunter LANCET und JAMA, einer von Wissenschaftlern und Epidemiologen entwickelten Qualitätsleitlinie zum Bericht klinischer Studien (CONSORT-Statement, Schulz et al. 2010; www.consort-statement.org). Diese Zeitschriften akzeptieren Manuskripte zur Veröffentlichung nur noch, wenn die Berichterstattung mit den Anforderungen des CONSORT-Statements konform ist. Das CONSORT-Statement benennt essenzielle Anforderungen an die Berichterstattung von Design, Durchführung und Auswertung einer klinischen Studie, damit Leser die Validität der Studienaussage und ihre Generalisierbarkeit auch tatsächlich beurteilen können. Die zentralen Qualitätskriterien des CONSORT-Statements finden sich daher auch in der Checkliste zur Beurteilung klinischer Studien wieder (◘ Tab. 8.5).

Des Weiteren wird gefordert, dass die berichtete Studie zuvor in einem national oder international geführten Studienregister registriert war (Victor 2004). Es ist bekannt, dass zahlreiche klinische Studien erst gar nicht veröffentlicht werden (Blümle et al. 2014). Warum dies so ist, kann unterschiedliche Ursachen haben. Der häufigste Grund für die Nicht-Veröffentlichung von Studienergebnissen wird aber sein, dass diese nicht die gewünschten Ergebnisse lieferten (Dickersin 1997, Hall et al. 2007). Diese Lücke in der Informationsvermittlung hat Auswirkungen auf die therapeutische Praxis und ist daher abzulehnen. Zum einen besteht gegenüber den Studienteilnehmern, die mit der Studienbeteiligung womöglich auch gesundheitliche Risiken eingegangen sind, die ethische Verpflichtung, die erarbeiteten Studienergebnisse durch Publikation dem Einzelnen und der Allgemeinheit zur Verfügung zu stellen. Zum anderen führen nicht veröffentlichte negative Ergebnisdaten oder unzureichend erkennbare Doppelpublikationen bei systematischen Übersichtsarbeiten zu Fehlinterpretationen und Überschätzung des tatsächlichen Therapieeffekts (**Publikationsbias**, ▸ Kap. 8.8).

Da für Auftraggeber von Studien kein Publikationszwang besteht, werden seit einigen Jahren Aktivitäten forciert, die wenigstens die vollständige Registrierung der von den Ethikkommissionen befürworteten Studien erreichen wollen. Die Weltgesundheitsorganisation (WHO) hat mit der international clinical trial registry platform"(ICTRP; www.who.int/ictrp/en) eine internationale Plattform für die Registrierung klinischer Studien geschaffen. Das Metaregister, das auf nationale oder krankheitsspezifische Register zugreift, existiert seit Frühjahr 2007. Seit Ende 2007 wird auch mit Unterstützung öffentlicher Forschungsgelder in Deutschland ein nationales Studienregister aufgebaut, das seit Oktober 2008 als WHO-Primärregister anerkannt ist und in die WHO-Plattform integriert wird (auch www.germanctr.de).

■ **MERKE** Erst mit der Publikation in einem Fachjournal werden die Ergebnisse einer klinischen Studie der breiten Öffentlichkeit zur Qualitätskontrolle zur Verfügung gestellt.

8.6.3 Von der Publikation zur Qualitätsbewertung

Bevor die Studienergebnisse in die Praxis übertragen werden können, muss die Aussagekraft der Studie (**interne Validität**) bewertet werden (critical appraisal). Wenn essenzielle methodische Kriterien für glaubwürdige Studienergebnisse, wie z. B. Randomisierung, Verblindung, Auswahl der Kontrollbehandlung und vollständige Nachbeobachtung, beachtet wurden, kann für das ausgewählte Patientenkollektiv eine valide Aussage zum Zusammenhang zwischen Behandlung und untersuchter Zielgröße erwartet werden.

■ **MERKE** Bei validen Studienergebnissen ist das Risiko für systematische Fehler bestmöglich reduziert. Sie kommen damit dem (unbekannten) „wahren" Effekt in der Studienpopulation sehr nahe.

Mit einer klinischen Untersuchung sollen nicht nur valide Aussagen für ein selektiertes Studienkollektiv mit einer bestimmten Erkrankung (Stichprobe) erarbeitet werden, vielmehr sollen die gefundenen Ergebnisse auf möglichst viele Patienten mit dieser Erkrankung (Grundpopulation) anwendbar sein (Generalisierbarkeit). Nach dem ersten Schritt der kritischen Überprüfung der Studienergebnisse auf Glaubwürdigkeit schließt sich daher ein weiterer bedeutender Arbeitsschritt an: die Überprüfung der Übertragbarkeit der Ergebnisse auf Situationen außerhalb von Studienbedingungen. Wenn Studienergebnisse auch für die praktische Versorgung von Bedeutung sind, besitzen sie **externe Validität**.

■ **MERKE** Die kritische Überprüfung der Studienergebnisse einer experimentellen Behandlungssituation auf Glaubwürdigkeit (interne Validität) ist die Voraussetzung für deren Übertragbarkeit und Anwendbarkeit in der Routineversorgung (externe Validität).

Als Hilfestellung zur Bestimmung der internen und externen Validität von Interventionsstudien ist in ◘ Tab. 8.5 eine Checkliste angegeben, die in drei großen Frageblöcken alle relevanten Qualitätskriterien einer klinischen Primärstudie abfragt. Grundlage dieser

8

◘ **Tab. 8.5** Critical Appraisal eines Studienberichts (Überlegenheitsstudie)

Grundsätzliches

- Besitzt die Studie eine klare Forschungsfrage? Wie lautet sie?
- War die Studie randomisiert?
- Lohnt sich das Weiterlesen?

Fragen zur Methodenqualität der Studie

Wurden die Studienteilnehmer (bekannte und unbekannte Einflussfaktoren auf das Ergebnis) gleich auf die Behandlungsgruppen verteilt?

- War das verwendete Randomisierungsverfahren wirklich zufällig?
- War die Zuteilung zu den Gruppen verdeckt (concealment of allocation)?
- Wie wurden die Randomisierungslisten generiert?
- Waren die Behandlungsgruppen zu Studienbeginn vergleichbar?
- Werden zu Studienbeginn Unterschiede in den Behandlungsgruppen beschrieben, die Einflüsse auf die Ergebnisse haben könnten?
- Waren die Studienteilnehmer, die behandelnden Ärzte und das sonstige Studienpersonal gegenüber der Gruppenzugehörigkeit verblindet?
- Wurden Maßnahmen ergriffen, um die Verblindung über den Studienverlauf aufrechtzuerhalten? Wurde die erfolgreiche Verblindung der Studienbeteiligten überprüft?

Tab. 8.5 Critical Appraisal eines Studienberichts (Überlegenheitsstudie) (Fortsetzung)

Hatten alle randomisierten Studienteilnehmer einen Einfluss auf das gefundene Studienergebnis?
▪ War der Wechsel zwischen den Behandlungsgruppen möglich? ▪ Werden Studienabbrüche berichtet (loss to follow-up)? ▪ Wurden die Teilnehmer für die Endanalysen in den Behandlungsgruppen berücksichtigt, denen sie per Randomisierung zugeteilt waren (intention-to-treat)? ▪ Werden die Ergebnisse der Intention-to-treat-Auswertung durch eine zusätzliche Per-Protocol-Analyse bestätigt? ▪ Werden die Studienteilnehmer in allen Behandlungsgruppen in der gleichen Art und Weise behandelt?
Wurden Subgruppenanalysen durchgeführt?
▪ Wie viele Subgruppenanalysen wurden durchgeführt? ▪ Waren die Subgruppenanalysen vor Studienbeginn definiert?
Ist die Fallzahl der Studie ausreichend gewählt, um wichtige Ergebnisse zu entdecken?
▪ Wie lauten die Festlegungen zur Fallzahlberechnung (Alpha-Fehler; Beta-Fehler; Effekt/Gruppenunterschied, den man mindestens finden will)? ▪ Wurde bei mehreren primären Endpunkten das Signifikanzniveau angepasst?
Fragen zur Relevanz der Ergebnisse
Wie lauten die Ergebnisse und wie werden sie präsentiert?
▪ Wie lautet die primäre Studienzielgröße? Ist es eine objektive, eine subjektive oder eine zusammengesetzte Zielgröße? Ist sie für den Patienten relevant? Handelt es sich um einen Surrogatendpunkt? ▪ In welcher Form werden die Studienergebnisse mitgeteilt (Relatives Risiko, Absolute Risikoreduktion)? ▪ Wie groß ist der Behandlungseffekt? Ist er für die klinische Praxis von Bedeutung?
Wie präzise werden die Ergebnisse mitgeteilt?
▪ Sind die Ergebnisse präzise genug, um eine Therapieentscheidung zu treffen? ▪ Werden Konfidenzintervalle genannt? ▪ Sind die Ergebnisse der Subgruppenanalysen valide? ▪ Werden Angaben zu Art und Häufigkeit unerwünschter Wirkungen gemacht?
Übertragung auf den individuellen Fall
▪ Wie viele Patienten wurden vor Randomisierung gescreent? ▪ Wie lauten die Ein- und Ausschlusskriterien des Studienkollektivs? Ist der individuelle Patient, auf den die Ergebnisse übertragen werden sollen, vergleichbar mit dem Studienkollektiv? ▪ Ist das Nutzen-Schaden-Verhältnis (im individuellen Fall) positiv? ▪ Stehen die Ergebnisse der Studie in Widerspruch zu bereits bekannten klinischen Ergebnissen? Falls ja, gibt es ein systematisches Review zu dieser Fragestellung?

Checkliste sind die im CONSORT-Statement formulierten Anforderungen an die Berichterstattung von klinischen Studien (good reporting practice).

Im ersten Frageblock werden die wichtigsten Punkte zur internen Validität der Publikation abgefragt. Sie zielen auf die Minimierung systematischer Verzerrungen ab. Die Antworten lassen sich meist im Methodenteil einer Publikation finden. Werden im ersten Teil der Checkliste mehrere Fragen negativ beantwortet, besteht ein hohes Risiko, dass durch systematische Fehler die Studienergebnisse verfälscht sind. Im zweiten Frageblock wird die klinische Bedeutsamkeit bzw. die Bedeutsamkeit der berichteten Ergebnisse für den Patienten anhand der untersuchten Zielgröße (▸Kap. 13.1) und der Größe des Therapieeffekts sowie seiner Ergebnissicherheit überprüft. Der dritte Frageblock beschäftigt sich mit der Übertragbarkeit der Studienergebnisse auf den individuellen Fall. In diesem Stadium der kritischen Bewertungsarbeit wird beurteilt, ob das Grundrisiko des individuellen Patienten dem der Studienteilnehmer entspricht. Falls dies nicht der Fall ist, muss das Studienergebnis entsprechend angepasst werden. Außerdem soll eine Nutzen-Schaden-Abwägung anhand der Studiendaten erfolgen.

Websites zur Studienbewertung

EBM-Netzwerk – Fachübergreifendes Netzwerk von an evidenzbasierter Medizin interessierten Personen. Zahlreiche methodische Grundlagen, Checklisten, Links, Fachbereich Evidenzbasierte Pharmazie. www.ebm-netzwerk.de.

Center for Evidence based Medicine (CEBM) – Checklisten zur Bewertung randomisierter Studien und systematischer Reviews. www.cebm.net.

Scottish Intercollegiate Guideline Network (SIGN) – Checklisten zur Bewertung randomisierter Studien und anderer Studientypen. www.sign.ac.uk.

Statements zur Verbesserung der Publikationskultur

CONSORT-Statement: Verbesserung der Publikationsmethoden randomisierter Studien, Erhöhung der Transparenz bei der Ergebnismitteilung, www.consort-statement.org,

PRISMA-Statement: Verbesserung der Publikationsmethoden von systematischen Übersichtsarbeiten und Metaanalysen, www.prisma-statement.org,

STARD-Statement: Verbesserung der Publikationsmethoden diagnostischer Studien, www.stard-statement.org,

STROBE-Statement: Verbesserung der Publikationsmethoden von Beobachtungsstudien, www.strobe-statement.org, weitere Informationen zu Reporting Guidelines unter: www.equator-network.org.

8.7 Übersichtsarbeiten (Reviews)

Für den Erkenntnisgewinn in der Medizin ist es notwendig, dass zu einer Fragestellung nicht nur eine einzige randomisierte Studie durchgeführt wird. Eine einzelne Studie kann nur das Ergebnis für eine bestimmte Studienpopulation liefern. Nicht vermeidbare zufällige Fehler bei der Ergebnisfindung können nur durch Reproduktion des klinischen Experiments in weiteren Studien ausgeschlossen werden. Es ist zu erwarten, dass verschiedene Studien zur selben Fragestellung nicht immer vergleichbare Ergebnisse liefern: Die einzelnen Studienergebnisse variieren in ihrem Ergebniswert oder sie verfehlen die statistische Signifikanz.

Übersichtsarbeiten wollen in dieser Situation den Wissensstand zu einer bestimmten Thematik zusammenfassen und unter Berücksichtigung der veröffentlichten Literatur richtungsweisende Empfehlungen für Forschung und Praxis formulieren. Durch die Zusammenfassung aller bisher zu einer Fragestellung erarbeiteten Studienergebnisse in Form einer systematischen Übersichtsarbeit kann ein glaubwürdigeres Ergebnis entstehen, welches einen wichtigen Impuls für die Implementierung von Forschungsergebnissen in die medizinische Praxis geben kann.

8.7.1 Narrative Übersichtsarbeiten

Bei dieser Form der Übersichtsarbeit wird eine Thematik von verschiedenen Seiten durch ausgewiesene Fachautoren beleuchtet. Die Ausführungen sind häufig nicht auf eine klar definierte klinische Fragestellung fokussiert und die zugrunde gelegte Literatur wird nicht systematisch ermittelt. Die wertende Zusammenfassung erhält ihr fachliches Gewicht durch die klinische Erfahrung des Verfassers und dessen Stellenwert als Meinungsbildner. Problem dieser Art von Übersichtsarbeit ist die subjektive und selektive Präsentation von Informationen.

8.7.2 Systematische Übersichtsarbeiten

Systematische Übersichtsarbeiten versuchen, zu einer klar formulierten Fragestellung die verfügbare Literatur aus der klinischen Forschung weltweit zusammenzutragen und daraus Schlüsse zu ziehen. Hierbei ähnelt das methodische Vorgehen der Planung einer randomisierten klinischen Studie. Sämtliche Schritte, wie Protokollerstellung, Literatursuche, Ein- und Ausschlusskriterien, Qualitätsbewertung der einschlussfähigen Studien und Präsentation der Ergebnisse, werden dem Leser nachvollziehbar mitgeteilt. Die systematische Übersichtsarbeit zeichnet sich somit durch eine klare und prospektiv festgelegte Methodik aus, anhand derer die Vollständigkeit der Literaturrecherche und gegebenenfalls die statistische Zusammenführung der Einzelstudienergebnisse (Metaanalyse) überprüft werden kann.

8.7.3 Metaanalyse

■ **MERKE** Nicht jede **Metaanalyse** beruht auf einer systematischen Übersichtsarbeit und nicht jede systematische Übersichtsarbeit enthält zwangsläufig eine Metaanalyse.

Mitunter werden Einzelstudien an zu kleinen Studienkollektiven durchgeführt, um einen Therapieeffekt statistisch signifikant oder insgesamt mit geringer Streuung oder hoher Präzision nachweisen zu können. Die Präzision gemessener Therapieeffekte lässt sich erhöhen, wenn Studienergebnisse verschiedener klinischer Untersuchungen zur gleichen Fragestellung rechnerisch in einer Metaanalyse zusammengefasst werden.

8

Die Metaanalyse errechnet mit eigens hierfür entwickelten statistischen Methoden aus den Ergebnissen der Einzelstudien einen neuen gemeinsamen Schätzer für den Therapieeffekt. Voraussetzungen für die rechnerische Zusammenfassung der Ergebnisse aus verschiedenen Studien sind gleiche inhaltliche Fragestellung, vergleichbare Studienpopulationen, Interventionen, Endpunkte und methodische Qualität. Für die Interpretation eines mittels Metaanalyse gefundenen neuen Schätzwerts für einen Therapieeffekt sind Heterogenitätstests durchzuführen, die überprüfen, ob das statistische Zusammenführen der Studienergebnisse überhaupt vertretbar ist. Mit diesen Tests wird untersucht, wieweit sich die Therapieeffekte der Einzelstudien von dem Schätzer der Metaanalyse unterscheiden. Ein gängiger Test zur Überprüfung der Heterogenität ist der **Chi-Quadrat-Test** (Cochrane's Q-Statistik). Liegen die p-Werte dieser Tests unter 0,1 wird von einer bedeutsamen Heterogenität zwischen den Studienergebnissen gesprochen. In diesem Fall sollte auf eine statistische Zusammenführung der Ergebnisse verzichtet und nach den Ursachen für diese Heterogenität gesucht werden (Egger et al. 2001, Khan et al. 2004).

■ MERKE **Heterogenitätstests** beziffern die Variabilität der Studienergebnisse einzelner Untersuchungen zur gleichen Fragestellung. Klinische Heterogenität lässt sich durch Unterschiede in den gewählten Studienpopulationen, Interventionen und Endpunkten erklären. Methodische Heterogenität ergibt sich durch Unterschiede in der methodischen Qualität der Einzelstudien.

Eine wichtige Website zum Thema Übersichtsarbeiten findet sich beim Deutschen Cochrane Zentrum unter www.cochrane.de.

8.8 Qualitätskriterien einer Übersichtsarbeit

Systematische Übersichtsarbeiten sind eigenständige Forschungsarbeiten (Sekundärforschung), für die hohe Qualitätsanforderungen gelten, vergleichbar mit den Arbeiten aus der Primärforschung. Das sind: präzise Definition eines Forschungsziels, prospektive und vollständige Festlegung der anzuwendenden Methoden in einem Studienprotokoll, Transparenz im gesamten Arbeitsprozess und vollständige Publikation der Ergebnisse. Das Verfassen einer systematischen Übersichtsarbeit ist nicht gebunden an die Zugehörigkeit zu einer bestimmten Institution. Am Reviewprozess interessierte Personen können wertvolle methodische Hilfestellungen bei der Cochrane-Collaboration erhalten.

■ MERKE Die Definition einer eindeutigen klinischen Fragestellung ist bei einer systematischen Übersichtsarbeit die Voraussetzung für eine möglichst vollständige Literaturrecherche.

Die **Cochrane-Collaboration** ist ein internationales Netzwerk von Wissenschaftlern, Angehörigen der Gesundheitssysteme und Patienten, das sich zum Ziel gesetzt hat, Methoden für die Erarbeitung systematischer Übersichtsarbeiten zu entwickeln und auf dieser Basis die relevante Literatur für die wichtigsten klinischen Fragestellungen zu sichten, in ausführlichen Übersichtsarbeiten (Reviews) zusammenzufassen, sowie in der Cochrane-Library zu veröffentlichen. Der Publikationsprozess in der Cochrane-Collaboration folgt einer stringenten und in allen Stufen transparenten Vorgehensweise. Die Review-Texte werden nach einer durch die Cochrane-Collaboration vorgegebenen Methodik entwickelt. Auch in Fachzeitschriften steigt mittlerweile die Anzahl systematischer Übersichtsarbeiten, die sich an den Methoden der Cochrane-Collaboration orientieren.

Um eine hohe Arbeitsqualität in den Übersichten zu erzielen, müssen die in den folgenden Abschnitten erläuterten methodischen Gesichtspunkte befolgt werden.

8.8.1 Umfassende Literatursuche

Um wirklich alle Studien zu einer klinischen Fragestellung auffinden zu können, muss in verschiedenen Datenbanken mit einer geeigneten Suchstrategie gesucht werden. Wichtige Datenbanken für klinische Primärstudien sind Medline und Embase, aber auch diverse Fachdatenbanken, wie das „cochrane controlled trials register" (CCTR) randomisierter Studien der Cochrane-Collaboration sowie die Current Contents. Darüber hinaus sind für eine vollständige Literatursuche Recherchen im Internet, in Studienregistern, Kongressbänden und Bibliographien, sowie Autorenbefragungen erforderlich. Eine Sprachreglementierung, beispielsweise auf englischsprachige Literatur, ist nicht akzeptabel, da sie das Risiko erhöht, relevante Literatur nicht in die Übersicht einzuschließen. So wurde in einer Untersuchung belegt, dass deutsche Autoren Studienergebnisse mit positivem bzw. signifikanten Ausgang v. a. in englischsprachigen Fachzeitschriften veröffentlichen (language bias; Egger et al. 1997). Studien mit negativen Ergebnissen werden dagegen eher in Fachzeitschriften der Landessprache publiziert. Nach einer Metaanalyse über wissenschaftliche Arbeiten, die von Ethikkommissionen oder anderen Institutionen zugelassen wurden, werden zudem solche mit deutlichen und signifikanten Effekten 2,4-mal eher veröffentlicht als Studien mit negativen Ergebnissen (publication bias; Dickersin

1997). Eine systematische Übersichtsarbeit, die auf diesen Teil der Publikationen verzichtet, führt zu verfälschten, die therapeutische Wirksamkeit einer Maßnahme überschätzenden Ergebnissen.

Die Suchstrategie einschließlich der verwendeten Suchalgorithmen muss in der Publikation offen gelegt werden, um zu jedem späteren Zeitpunkt deren Vollständigkeit überprüfen zu können. Darüber hinaus soll eine grafische Darstellung (flow chart) Aufschluss über den Verlauf der Literatursuche und der anschließenden Qualitätsbewertung geben, mit Angaben zur Zahl der mittels Recherche aufgefundenen Studien, Anzahl ausgeschlossener Studien und Gründe hierfür sowie Anzahl der eingeschlossenen Studien.

8.8.2 Definierte Ein- und Ausschlusskriterien

Der Einschluss von Studien mit Patienten unterschiedlichen Alters, Schweregrad der Erkrankung, Komorbidität, Art und Dauer der Arzneimittelanwendung wie auch die Art der untersuchten Endpunkte in den Einzelstudien können in Metaanalysen mit gleicher klinischer Fragestellung zu sehr unterschiedlichen Ergebnissen führen. Die klare Festlegung von Ein- und Ausschlusskriterien zu Beginn eines Reviewprozesses gibt Auskunft darüber, für welche Patientenpopulation die gefundenen Ergebnisse gelten können. Die Auswahl der Studien hat zudem Einfluss auf die klinische Relevanz des Review-Ergebnisses.

8.8.3 Beurteilung der Einzelstudien

Ob die gefundenen Einzelstudien die festgelegten Einschlusskriterien erfüllen, muss durch mindestens zwei Gutachter unabhängig voneinander beurteilt werden. Durch ein solches Verfahren können systematische Fehler aufgrund subjektiver Bewertungen minimiert werden. Inwieweit die Gutachter in ihren Urteilen übereinstimmen, kann mit einer statistischen Methode (Kappa-Statistik) beziffert werden. Definitionsgemäß liefert die **Kappa-Statistik** Werte zwischen 0 für keine Übereinstimmung und 1 für hervorragende Übereinstimmung. Werte über 0,6 können als befriedigend akzeptiert werden. Die Kriterien für die Bewertung der Studienmethodik (▸Kap. 8.4) sowie die Einteilung in verschiedene Bewertungsklassen (z. B. der Jadad-Score für die Methodenqualität) müssen transparent dargestellt und begründet sein.

In systematische Übersichtsarbeiten zur Wirksamkeit therapeutischer Maßnahmen werden randomisierte Studien mit den üblichen methodischen Standards eingeschlossen, um mit möglichst hoher Wahrscheinlichkeit systematische Fehler bei der Ergebniszusammenführung auszuschließen. Bei der Beurteilung des Nebenwirkungsprofils einer therapeutischen Intervention können aus Mangel an besseren Alternativen auch die Ergebnisse von Kohorten- und Fall-Kontroll-Studien berücksichtigt werden (Golder et al. 2011).

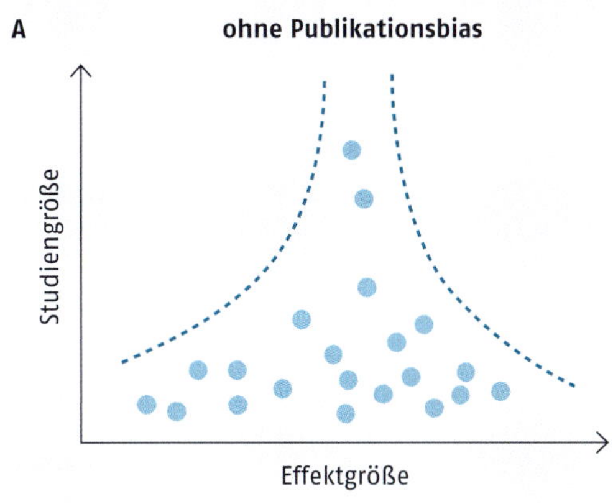

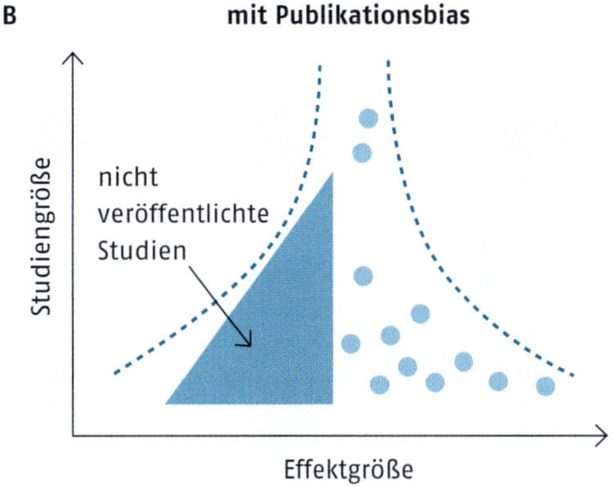

Abb. 8.9 Funnel-Plot. Nach Khan et al. 2004

8.8.4 Überprüfung des Rechercheergebnisses

Systematische Übersichtsarbeiten erheben den Anspruch, die Ergebnisse aller relevanten Studien zu einer klinischen Fragestellung zusammenzuführen, diese zu diskutieren und – wenn möglich – einen neuen, genaueren Schätzer anzubieten. Ob wirklich alle relevanten Studien aufgefunden wurden, kann mit grafischen Verfahren überprüft werden – Voraussetzung ist allerdings, dass bereits eine ausreichende Anzahl von Studien gefunden wurde. Im sogenannten **Funnel-Plot** (Abb. 8.9) werden die individuellen Studienergebnisse (x-Achse) gegen die Studiengröße oder den Kehrwert der Ergebnisvarianz (y-Achse) aufgetragen. Es ergibt sich eine Punktwolke, die im Idealfall einem umgestülpten symmetrischen Trichter ähnelt. Werden bestimmte Bereiche des Trichters nicht ausgefüllt, deutet dies an, dass Studien in der Studienauswahl fehlen. Sie wurden entweder erst gar nicht publiziert (publication bias), es wurde in den falschen Datenbanken gesucht (database bias) oder es fehlen Studien aufgrund einer Sprachreglementierung (lan-

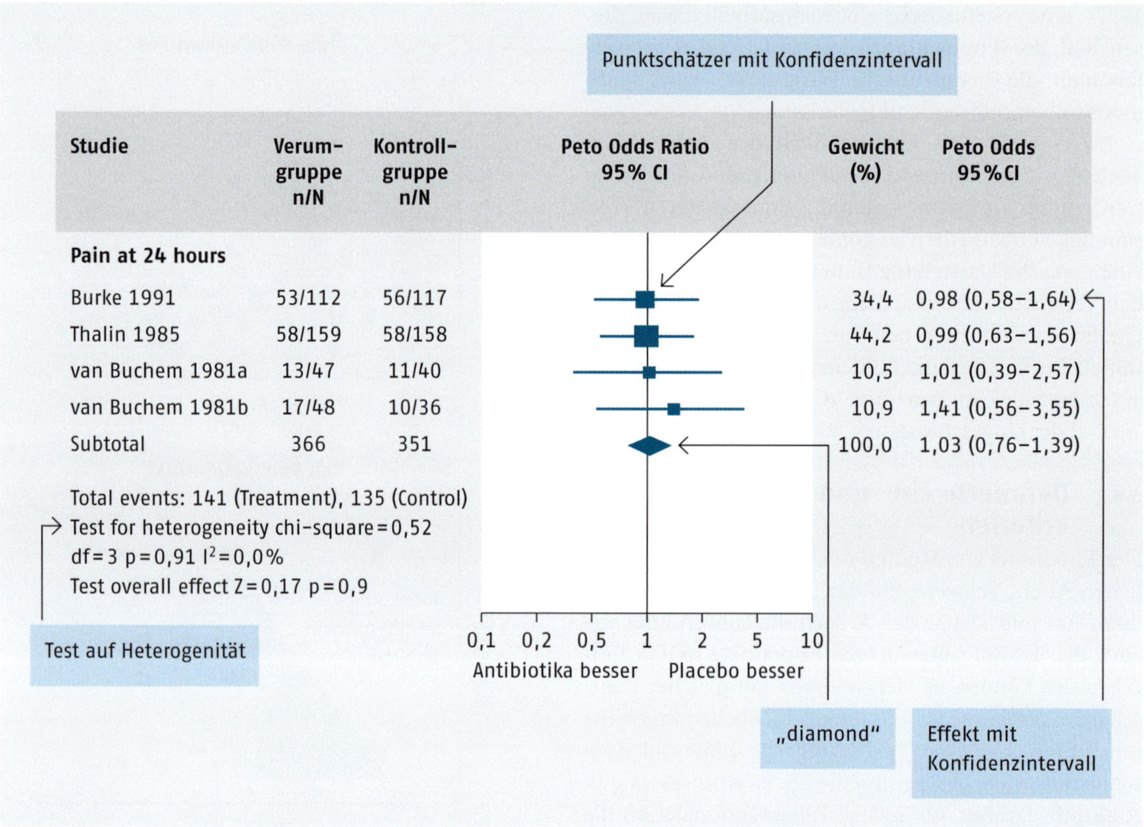

Abb. 8.10 Forest-Plot. Nach Glasziou et al. 2004

guage bias) oder Zeitbeschränkung. Mithilfe statistischer Methoden kann überprüft werden, ob die im Funnel-Plot gefundene Verteilung ein zufälliges Ergebnis ist oder ob sie das Vertrauen in die Rechercheergebnisse beeinträchtigt.

Mit Sensitivitätsanalysen kann überprüft werden, welchen Einfluss bestimmte Parameter auf das Ergebnis einer Metaanalyse haben. Mit ihrer Hilfe können Ursachen für eine statistisch signifikante Heterogenität zwischen den Einzelstudien gefunden werden. Sensitivitätsanalysen wiederholen die ursprünglich geplante Analyse unter wechselnden Annahmen: Statt alle Studien gemeinsam auszuwerten, werden z. B. nur Studien mit vergleichbarer methodischer Qualität zusammengefasst. Die Schätzwerte der verschiedenen Qualitätsklassen werden anschließend miteinander verglichen. Nicht selten führen Studien geringer methodischer Qualität zu positiveren Ergebnissen als Studien mit hoher methodischer Qualität. Eine gemeinsame Auswertung aller Studien würde somit das Gesamtergebnis verfälschen und zu positive Ergebnisse liefern. Die Schlussfolgerungen einer validen systematischen Übersichtsarbeit sollten sich daher auf Studien mit hohem methodischem Niveau stützen. Neben der Studienqualität können auch andere studienspezifische Eigenschaften, wie Sponsoring, aber auch bestimmte Parameter der Studienteilnehmer, wie Alter oder Geschlecht, deutlichen Einfluss auf das metaanalytische Ergebnis eines systematischen Reviews haben.

8.8.5 Transparente Ergebnisdarstellung

Im **Forest-Plot** werden die individuellen Ergebnisse der für eine systematische Übersichtsarbeit ausgewählten Einzelstudien – bei rechnerischer Zusammenführung (Metaanalyse) gegebenenfalls gemeinsam mit dem statistisch ermittelten Gesamteffekt aller Studien – dargestellt. Es finden sich Angaben zu den Autoren der Einzelstudien, den Ereignisraten in den Behandlungsgruppen, eine grafische Ergebnisdarstellung mit Punktschätzer und Konfidenzintervall, die numerische Angabe von relativem Risiko bzw. Odds-Ratio (▸ Kap. 11.4) plus dem dazugehörigen Konfidenzintervall sowie der Gewichtung der Einzelstudie für das Gesamtergebnis. Mit dem rechnerischen Gesamteffekt (**diamond**) aller Studien wird das Ergebnis eines Heterogenitätstests einschließlich des dazugehörigen p-Werts angegeben (○ Abb. 8.10).

8.9 Bewertung einer Übersichtsarbeit

Nicht alle Übersichten liefern eine valide Zusammenschau der bisherigen Ergebnisse zu einer Fragestellung. Daher ist es wie bei klinischen Einzelstudien notwen-

Tab. 8.6 Critical Appraisal einer Übersichtsarbeit

Grundsätzliches

- Formuliert die Übersichtsarbeit eine klare klinische Fragestellung?
- Wurde eine systematische Methodik angewandt?
- Lohnt sich das Weiterlesen?

Fragen zur Validität der Ergebnisse

- Werden Einschlusskriterien sowie Ausschlusskriterien transparent dargestellt, nach denen Studien in der Übersichtsarbeit berücksichtigt werden sollten?

Ist die Suchstrategie transparent dargestellt?

- Welche Datenbanken wurden durchsucht?
- Wie wahrscheinlich ist es, dass relevante Studien nicht berücksichtigt wurden?
- War eine Sprachrestriktion vorgesehen? Ist eine Beschränkung für das Publikationsdatum angegeben?
- Welche Strategien wurden angewandt, um auch nicht veröffentlichtes Material aufzuspüren?
- Wurde mit geeigneten Verfahren überprüft, ob ein Publikationsbias möglich ist?

Wurde die methodische Qualität der eingeschlossenen Studien beurteilt?

- Waren mehrere unabhängige Gutachter an der Beurteilung der methodischen Qualität beteiligt?
- Welche Kriterien wurden zur Beurteilung der methodischen Qualität der Einzelstudien angewandt? Werden Interessenskonflikte beschrieben?
- Ist das Beurteilungsverfahren plausibel und reproduzierbar? Werden auch die in den Einzelstudien verwendeten Analysemethoden beschrieben?

Fragen zur Relevanz der Ergebnisse

Wie lauten die Ergebnisse und wie werden sie präsentiert?

- Handelt es sich um die Beschreibung von Einzelergebnissen oder wurde eine Metaanalyse durchgeführt?
- Wie lautet das Gesamtergebnis der Metaanalyse?
- Wurden Heterogenitätstests durchgeführt?
- Wurden Sensitivitätsanalysen vorgenommen, um die Robustheit der Ergebnisse zu überprüfen oder um eine Begründung für Heterogenität zwischen den Studien zu finden?

Wie präzise werden die Ergebnisse mitgeteilt?

- Sind die Ergebnisse präzise genug, um eine Therapieentscheidung zu treffen?
- Werden Konfidenzintervalle genannt?
- Werden Angaben zu Art und Häufigkeit unerwünschter Wirkungen gemacht?

Übertragung auf den individuellen Fall

- Wie lauten die Ein- und Ausschlusskriterien der Studien für die Übersichtsarbeit? Ist der individuelle Patient, auf den die Ergebnisse übertragen werden sollen, vergleichbar mit den Studienteilnehmern?
- Wurden alle relevanten klinischen Endpunkte in der Übersichtsarbeit berücksichtigt? Ist die gefundene Effektgröße für den Patienten relevant?
- Überwiegt der gefundene Nutzen die möglichen Risiken der therapeutischen Maßnahme?

dig, die Glaubwürdigkeit der präsentierten Ergebnisse mittels geeigneter Instrumente zu überprüfen.

Übersichtsarbeiten können zu Fehlinterpretationen führen, z. B. wenn die Literaturauswahl selektiv erfolgte oder wenn Einzelstudien mit unterschiedlicher Qualität, trotz Hinweisen auf signifikante Heterogenität, miteinander gepoolt wurden. Auch methodisch einwandfreie Metaanalysen mehrerer Einzelstudien mit kleinen Fallzahlen bergen das Risiko falscher Schlussfolgerungen. In der Literatur finden sich Hinweise, dass kleine Studien die Wirkeffekte von therapeutischen Interventionen überschätzen und eine gemeinsame Auswertung der Studien diese Fehleinschätzung noch verstärkt (Dechartres et al. 2013, Schulz et al. 1995). Derartige Irrtümer können nur dann aufgedeckt werden, wenn eine klinische Fragestellung an einem großen Kollektiv untersucht wird. So ergab eine Metaanalyse zahlreicher kleinerer Studien, dass intervenös verabreichtes Mag-

8

nesium zu einer signifikanten Senkung der Sterblichkeit nach Herzinfarkt führt (Teo et al. 1991). Eine große Studie (megatrial) an über 55 000 Patienten (ISIS-4, 1995) konnte anschließend die therapeutische Wirksamkeit von Magnesium jedoch nicht belegen.

Die für einen Qualitäts-Check notwendigen Schlüsselfragen sind in ◻ Tab. 8.6 zusammengefasst. Im **PRISMA-Statement** wurden von Fachleuten (Epidemiologen, Kliniker, Statistiker, Herausgeber von Fachzeitschriften) – vergleichbar mit dem CONSORT-Statement für randomisierte Studien – Kriterien definiert, die systematische Übersichtsarbeiten und Metaanalysen erfüllen müssen, um den Leser in die Lage zu versetzen, selbstständig die methodische und inhaltliche Qualität zu beurteilen.

Literatur

Blümle A, Meerpohl JJ, Schumacher M et al. Fate of Clinical Research Studies after Ethical Approval – Follow-Up of Study Protocols until Publication. PLoS One, 9: e87184, 2014

Dechartres A, Trinquart L, Boutron I et al. Influence of trial sample size on treatment effect estimates: meta-epidemiological study. BMJ, 346: f2304, 2013

Dickersin K. How important is publication bias? A synthesis of available data. AIDS Educ Prev, 9: 15–21, 1997

Egger M, Smith GD, Altman DG. Systematic Reviews in Health Care. Meta-Analysis in Context. BMJ Publishing Group Ltd., London 2001

Egger M, Zellweger-Zähner T, Schneider M et al. Language bias in randomised controlled trials published in English and German. Lancet, 350: 326–329, 1997

Glasziou P, Chalmers I, Rawlins M et al. When are randomised trials unnecessary? Picking signal from noise. BMJ, 334: 349–351, 2007

Glasziou PP, Del Mar CB, Sanders SL et al. Antibiotics for acute otitis media in children. Cochrane Database Syst Rev, (1): CD000219, 2004

Golder S, Loke YK, Bland M. Metaanalyses of adverse effects data derived from randomised controlled trials as compared to observational studies: methodological overview. PLoS Med, 8: e1001026, 2011

Grimes DA, Schulz KF. An overview of clinical research: the lay of the land. Lancet, 359: 57–61, 2002

Hall R, de Antueno C, Webber A. Canadian Research Ethics Board. Publication bias in the medical literature: a review by a Canadian Research Ethics Board. Can J Anaesth, 54: 380–388, 2007

Hróbjartsson A, Thomsen AS, Emanuelsson F et al. Observer bias in randomised clinical trials with binary outcomes: systematic review of trials with both blinded and non-blinded outcome assessors. BMJ, 344: e1119, 2012

ISIS-4, Fourth International Study of Infarct Survival Collaborative Group. ISIS-4: A randomised factorial trial assessing early oral captopril, oral mononitrate, and intravenous magnesium sulphate in 58050 patients with suspected acute myocardial infarction. Lancet, 345: 669–682, 1995

Kahan BC. Bias in randomised factorial trials. Stat Med, 32: 4540–4549, 2013

Khan KS, Kunz R, Kleijnen J et al. Systematische Übersichtsarbeiten und Metaanalysen. Springer Verlag, Berlin, Heidelberg, New York 2004

Kunz R, Ollenschläger G, Raspe HH et al. Lehrbuch Evidenzbasierte Medizin in Klinik und Praxis. 2. Aufl., Deutscher Ärzte Verlag Köln, 2007

Lautenschlager NT, Cox KL, Flicker L et al. Effect of physical activity on cognitive function in older adults at risk for Alzheimer disease: a randomized trial. JAMA, 300: 1027–1037, 2008

Montedori A, Bonacini MI, Casazza G et al. Modified versus standard intention-to-treat reporting: are there differences in methodological quality, sponsorship, and findings in randomized trials? A cross-sectional study. Trials, 12: 58, 2011

Odgaard-Jensen J, Vist GE, Timmer A et al. Randomisation to protect against selection bias in healthcare trials. Cochrane Database of Systematic Reviews, Issue 4. Art. No. MR000012, 2011

Porta N, Bonet C, Cobo E. Discordance between reported intention-to-treat and per protocol analyses. J Clin Epidemiol, 60: 663–669, 2007

Sackett DL, Straus SE, Richardson WS et al. Evidence based medicine. How to practice and teach EBM. 2. Aufl., Churchill Livingstone, Edinburgh 2000

Schulz KF, Altman DG, Moher D for the CONSORT Group. CONSORT 2010 Statement: updated guidelines for reporting parallel group randomised trials. BMJ, 340: c332, 2010

Schulz KF, Grimes DA. Generation of allocation sequences in randomised trials: chance, not choice. Lancet, 359: 515–519, 2002a

Schulz KF, Grimes DA. Allocation concealment in randomised trials: defending against deciphering. Lancet, 359: 614–618, 2002b

Schulz KF, Grimes DA. Blinding in randomised trials: hiding who got what. Lancet, 359: 696–700, 2002c

Schulz KF, Grimes DA. Sample size slippages in randomised trials: exclusions and the lost and wayward. Lancet, 359: 781–785, 2002d

Schulz KF, Chalmers I, Hayes RJ et al. Empirical evidence of bias. Dimensions of methodological quality associated with estimates of treatment effects in controlled trials. JAMA, 273: 408–412, 1995

Schumacher M, Schulgen G. Methodik klinischer Studien. Springer Verlag, Berlin, Heidelberg, New York 2007

Teo KK, Yusuf S, Collins R et al. Effects of intravenous magnesium in suspected acute myocardial infarction: overview of randomised trials. BMJ, 303: 1499–1503, 1991

Victor N. Klinische Studien: Notwendigkeit der Registrierung aus Sicht der Ethikkommissionen. Dtsch Arztebl, 101: A-2111/B-1763/C-1695, 2004

Wieseler B, Wolfram N, McGauran N et al. Completeness of reporting of patient-relevant clinical trial outcomes: comparison of unpublished clinical study reports with publicly available data. PLoS Med, 10: e1001526, 2013

Der letzte Zugriff auf die im Text genannten Websites erfolgte am 03.04.2016.

9 Arzneimittelsicherheit

Valerie Straßmann, Anne Kleinau

Arzneimittel besitzen nicht nur erwünschte therapeutische Wirkungen, sondern ihre Anwendung ist fast immer auch mit möglichen Risiken für unerwünschte und schädliche Wirkungen verbunden. Zum Zeitpunkt der Zulassung liegen für Arzneimittel zwar in gewissem Ausmaß Daten zur Wirksamkeit und Sicherheit vor, insbesondere aber die Sicherheit des Arzneimittels lässt sich zu diesem Zeitpunkt nicht abschließend beurteilen. Für den Antrag auf Zulassung eines Arzneimittels müssen vom pharmazeutischen Unternehmer Daten aus präklinischen und klinischen Studien der Phase I-III vorgelegt werden, die dann zum Nachweis eines positiven Nutzen-Risiko-Verhältnisses dienen. Sowohl die Beurteilung des Nutzens als auch die des Risikos können dabei mit Unsicherheiten auf Grund der vorliegenden Daten verbunden sein – grundsätzlich sind die Unsicherheiten in Bezug auf mögliche schädigende Wirkungen des Arzneimittels aber meist höher als mögliche Unsicherheiten in Bezug auf die Wirksamkeit.

Die bis zum Zeitpunkt einer Neuzulassung durchgeführten klinischen Studien sind vor allem auf den Nachweis der Wirksamkeit des Arzneimittels ausgelegt. Die Anzahl von Personen in diesen klinischen Studien liegt etwa bei 1000–4000, bei sogenannten „Orphan Drugs" zur Behandlung von sehr seltenen Erkrankungen ist die Anzahl mit einigen hundert Personen meist geringer (Duijnhoven et al. 2013). Da die Wahrscheinlichkeit der Beobachtung von unerwünschten Wirkungen (UAW) aber vor allem von der Anzahl der beobachteten bzw. exponierten Patienten abhängt, lassen sich vor allem seltene UAW eines Arzneimittels aus rein statistischen Gründen vor der Zulassung kaum ermitteln, sondern erst bei einer breiteren Anwendung des Arzneimittels in größeren Populationen. Daneben sind Zulassungsstudien in ihrer Zeitdauer begrenzt und somit lässt sich die Langzeitsicherheit nach mehrjähriger Anwendung eines Arzneimittels meist nicht abschätzen. Hinzu kommt, dass es sich bei den in klinischen Studien eingeschlossenen Personen meist um sehr ausgewählte Patientengruppen handelt und Daten zur Anwendung bei älteren Patienten, Kindern oder Risikogruppen, wie Patienten mit Leber- oder Niereninsuffizienz, häufig nicht oder nur in begrenztem Ausmaß vorliegen. Die Beobachtung der Sicherheit eines Arzneimittels nach der Zulassung ist also unerlässlich, um das Sicherheitsprofil und das Nutzen-Risiko-Verhältnis eines Arzneimittels kontinuierlich auch nach der Zulassung weiter beurteilen zu können. Der Begriff der Pharmakovigilanz leitet sich aus dem griechischen Begriff „Pharmakon" (Arzneimittel) und dem lateinischen Begriff „vigilare" (überwachen) her und umfasst die Überwachung von Arzneimitteln während, vor und nach der Zulassung (siehe Kasten).

DEFINITION Die Weltgesundheitsorganisation (WHO) definiert **Pharmakovigilanz** als „die Wissenschaft und Maßnahmen, die die Entdeckung, Bewertung, das Verständnis und die Prävention unerwünschter Wirkungen oder jeglicher anderer arzneimittelbezogener Probleme betreffen."

Im Sinne der europäischen Pharmakovigilanzgesetzgebung können die **Ziele** der Pharmakovigilanz damit wie folgt dargestellt werden:

- Prävention von Schäden durch unerwünschte Wirkungen von Arzneimitteln bei deren Anwendung oder bei der beruflichen Exposition,
- Förderung des sicheren und effektiven Gebrauchs von Arzneimitteln, vor allem durch zeitnahe Information von Patienten, Angehörigen der Gesundheitsberufe und der Öffentlichkeit.

Pharmakovigilanz dient somit dem Schutz von Patienten und der öffentlichen Gesundheit.

Im Bereich der Pharmakovigilanz wird unter dem Begriff des Risikos in Anlehnung an den epidemiologischen Begriff des Risikos die Wahrscheinlichkeit des Auftretens eines Ereignisses bzw. eines Schadens bezeichnet. Im Rahmen des Arzneimittelgesetzes (AMG) wird ein mit der Anwendung von Arzneimitteln verbundenes Risiko definiert als jedes Risiko im Zusammenhang mit der Qualität, Sicherheit oder Wirksamkeit des Arzneimittels für die Gesundheit der Patienten oder die öffentliche Gesundheit, bei zur Anwendung bei Tieren bestimmten Arzneimitteln für die Gesundheit von Mensch oder Tier sowie als jedes Risiko unerwünschter Auswirkungen auf die Umwelt. Das Nutzen-Risiko-Verhältnis umfasst nach dem AMG eine Bewertung der positiven therapeutischen Wirkungen des Arzneimittels im Verhältnis zu dem Risiko (dabei sind bei Humanarzneimitteln Risiken unerwünschter Auswirkungen auf die Umwelt ausgenommen).

Die wesentliche Verantwortung für Aufgaben im Rahmen der Pharmakovigilanz liegt bei den pharmazeutischen Unternehmen, den Zulassungsbehörden sowie der Weltgesundheitsorganisation.

■ MERKE Die in Deutschland im Bereich der **Humanarzneimittel** verantwortlichen Behörden sind das Bundesinstitut für Arzneimittel und Medizinprodukte (**BfArM**) in Bonn sowie das Paul-Ehrlich Institut (**PEI**) in Langen.

Daneben übernehmen die Arzneimittelkommission der deutschen Ärzteschaft (AkdÄ), die Arzneimittelkommission der Apotheker (AMK) sowie weitere Einrichtungen des Bundes und des Landes Funktionen und Aufgaben im Bereich der Pharmakovigilanz. In den letzten Jahrzehnten erfolgte eine starke internationale Ausrichtung im Bereich der Arzneimittelsicherheit. Zahlreiche Aufgaben der Arzneimittelüberwachung werden nun im Rahmen der europäischen Zusammenarbeit von verschiedenen nationalen europäischen Zulassungsbehörden im Verbund übernommen und bearbeitet, koordiniert von der **Europäischen Arzneimittelagentur** (**EMA**, European Medicines Agency).

9.1 Historische Entwicklung

Die Entwicklung der Pharmakovigilanz ist aus historischer Sicht vor allem durch Unfälle und Katastrophen im Zusammenhang mit Arzneimitteln geprägt worden, in deren Folge gesetzliche Vorschriften zur Arzneimittelherstellung und -überwachung eingeführt und verschärft wurden (Routledge 1998, Groothest 2003). Zum Ende des 19. Jahrhunderts führten Fortschritte in der Chemie zur Industrialisierung der Arzneimittelproduktion. Mit der industriellen Massenproduktion von Arzneimitteln nahm zwar die Exposition der Bevölkerung zu, es gab jedoch kaum staatliche Kontrollen. Die Bedenken in Bezug auf die Sicherheit von Arzneimitteln führten jedoch zur Gründung von Organisationen, die sich mit der Verbesserung der Arzneimittelsicherheit beschäftigten, wie zum Beispiel zur Gründung der Vorgängerinstitution der Arzneimittelkommission der deutschen Ärzteschaft im Jahr 1911. In den USA kam es 1937 zur **Sulfanilamid**-Katastrophe, bei der der Einsatz von Diethylenglykol als Lösungsmittel für Sulfanilamid-haltigen Erkältungssaft zum Tod von über 100 Menschen führte. In der Folge wurde 1938 die FDA (Food and Drug Administration) gegründet und ein umfassendes Arzneimittelgesetz geschaffen. In Deutschland wurde 1961 ein Gesundheitsministerium eingeführt und das erste deutsche Arzneimittelgesetz wurde verabschiedet. Mit diesem wurden die Verpflichtung zur Herstellungserlaubnis und eine Pflicht zur Registrierung von Arzneimitteln eingeführt, jedoch keine Vorschriften zur klinischen Prüfung von Wirksamkeit und Sicherheit von Arzneimitteln. Zur gleichen Zeit ereignete sich die **Thalidomid** (Contergan®)-Katastrophe. Das damals als Beruhigungs- und Schlafmittel in Deutschland frei in der Apotheke erhältliche Thalidomid verursachte bei Einnahme während der Schwangerschaft Missbildungen bei Tausenden von Kindern. In der Folge wurden in Deutschland die gesetzlichen Vorschriften zur Prüfung von Arzneimitteln verschärft. Daneben führte die Katastrophe auf internationaler und nationaler Ebene zur Gründung von Einrichtungen zur Sammlung von Spontanmeldungen.

Weitere wichtige historische Meilensteine in der Entwicklung der Pharmakovigilanz finden sich in ◘ Tab. 9.1.

9.2 Unerwünschte Arzneimittelwirkungen

Neben der gewünschten Hauptwirkung können bei der Anwendung von Arzneimitteln unerwünschte Wirkungen auftreten. Im Gegensatz zu einem unerwünschten Ereignis (adverse event, alle unerwünschten Ereignisse während der Therapie) besteht bei einer unerwünschten Wirkung (adverse reaction) immer der Verdacht auf einen kausalen Zusammenhang mit der Einnahme eines Arzneimittels.

Unter **unerwünschten Ereignissen** werden alle unerwünschten Ereignisse während der Therapie erfasst, auch wenn diese keinen direkten Zusammenhang mit dem Arzneimittel haben, wie z. B. Unfälle. Der Begriff des unerwünschten Ereignisses bezieht sich auf Vorschriften in klinischen Prüfungen, die durch die GCP-Verordnung (Verordnung über die Anwendung der Guten Klinischen Praxis bei der Durchführung von klinischen Prüfungen mit Arzneimitteln zur Anwendung am Menschen) festgelegt werden. Im Rahmen von klinischen Prüfungen beziehen sich Melde- und Dokumentationspflichten auf den Begriff der unerwünschten

Ereignisse und sind damit von einem angenommenen Kausalzusammenhang losgelöst.

Im deutschen Sprachgebrauch wird für **unerwünschte Arzneimittelwirkung** (UAW; adverse drug reaction, ADR) auch der Begriff **Nebenwirkung** verwendet. Das deutsche Arzneimittelgesetz (§ 4 Abs. 13) definiert Nebenwirkungen als „[…] schädliche und unbeabsichtigte Reaktionen auf das Arzneimittel“. Danach umfassen Nebenwirkungen bei Humanarzneimitteln nicht nur solche, die beim bestimmungsgemäßen Gebrauch auftreten, sondern auch Nebenwirkungen infolge von Überdosierungen, Fehlgebrauch, Missbrauch, Off-Label-Anwendungen und Medikationsfehlern. Dadurch soll sichergestellt werden, dass die Gesamtheit der mit der Anwendung eines Arzneimittels verbundenen Risiken erfasst werden. Welche Arten von Nebenwirkungen als unerwartet angesehen werden, orientiert sich an der Fachinformation eines Arzneimittels. Laut dem deutschen Arzneimittelgesetz sind unerwartete Nebenwirkungen solche Nebenwirkungen, deren Art, Ausmaß oder Ergebnis von der Fachinformation des Arzneimittels abweichen.

Unerwünschte Wirkungen können mit unterschiedlichem Schweregrad (seriousness) und in unterschiedlicher Stärke bzw. Ausprägung (severity) auftreten. Diese beiden Begriffe beschreiben unterschiedliche Aspekte und können leicht verwechselt werden. Beispielsweise können Kopfschmerzen ungewöhnlich stark sein, wenn diese mit intensiven Schmerzen einhergehen, trotzdem handelt es sich nicht um eine schwerwiegende UAW, da die unten aufgeführten Kriterien nicht erfüllt sind.

9.2.1 Schweregrade der UAW

UAW werden als schwerwiegende Reaktionen eingestuft, wenn sie:

- tödlich oder lebensbedrohend sind,
- eine stationäre Behandlung oder Verlängerung einer stationären Behandlung erforderlich machen,
- zu bleibender oder schwerwiegender Behinderung oder Invalidität führen,
- zu kongenitalen Anomalien oder Geburtsfehlern führen,
- eine medizinische Intervention erfordern, um die oben genannten Kriterien zu verhindern (z. B. intensivmedizinische Behandlung eines allergischen Bronchospasmus).

Alle übrigen UAW gelten als nicht schwerwiegende Reaktionen.

Abhängig vom Schweregrad einer UAW müssen vom pharmazeutischen Unternehmer unterschiedliche Berichtspflichten gegenüber den Zulassungsbehörden eingehalten werden. Verdachtsfälle schwerwiegender UAW müssen innerhalb von 15 Tagen, nicht schwer-

Tab. 9.1 Historische Meilensteine in der Pharmakovigilanz

Jahr	Ereignisse und Folgemaßnahmen
1937	Sulfanilamid-Katastrophe in den USA, Gründung der FDA, Verabschiedung eines amerikanischen Arzneimittelgesetzes
1961	Thalidomid-Katastrophe, Einführung von nationalen und internationalen Systemen für die Erfassung von Spontanmeldungen (Gründung des WHO-Programms in Alexandria), in der Folge Verschärfung der deutschen Arzneimittelgesetzgebungen und Vorschriften
1975	Practolol: Auftreten des okulo-mukokutanen Syndroms, Erfassung von unerwünschten Ereignissen in klinischen Studien an Stelle von unerwünschten Arzneimittelwirkungen (UAW)
1978	Gründung des WHO Collaborating Centre for International Drug Monitoring in Uppsala, Schweden mit internationaler Datenbank für Spontanmeldungen
1990	Gründung der Internationalen Harmonisierungskonferenz (ICH) zur Schaffung harmonisierter Vorschriften im regulatorischen Bereich
1995	Gründung der Europäischen Arzneimittelagentur (EMA), Schaffung zentralisierter Zulassungs- und Überwachungsverfahren im Netzwerk europäischer Zulassungsbehörden
1997	Einführung „Periodischer Sicherheitsberichte“ für zugelassene Arzneimittel
1997	„Pill-Scare“ in Großbritannien, Information über ein mögliches relativ erhöhtes Risiko für thrombo-embolische Komplikationen unter Kontrazeptiva, welches absolut sehr gering ist, führt zu zahlreichen ungewollten Schwangerschaften und Abtreibungen (verdeutlicht die Notwendigkeit der Beachtung guter und ausgewogener Kommunikationspraxis)
2004	Einführung von Risikomanagementplänen für Arzneimittel
2006	TeGenero-Katastrophe: Multiorganversagen nach Zytokinsturm bei parallelen Phase-I-Versuchen am Menschen, als Folge Schaffung einer europäischen Richtlinie für Studien zur Erstanwendung am Menschen
2012	Inkrafttreten des „EU-Pharma-Pakets“ mit zahlreichen europaweiten Neuerungen in der Pharmakovigilanz: Einführung eines europäischen Signalmanagements, Unbedenklichkeitsstudien und Wirksamkeitsstudien als Zulassungsauflage

Tab. 9.2 Klassifizierung der Häufigkeit von UAW

Kategorie	Häufigkeit
Sehr häufig	≥ 1/10
Häufig	≥ 1/100 bis < 1/10
Gelegentlich	≥ 1/1000 bis < 1/100
Selten	≥ 1/10 000 bis < 1/1000
Sehr selten	< 1/10 000
Nicht bekannt	Nicht abschätzbar

wiegende UAW innerhalb von 90 Tagen als Einzelfälle an die Behörden gemeldet werden.

9.2.2 Stärke der UAW

Die Stärke einer UAW beschreibt das Ausmaß der Beschwerden und damit die Beeinträchtigung des Patienten. Die Stärke einer UAW kann wie folgt eingeteilt werden:

- leicht (allgemeines Krankheitsgefühl, Gefühl von Unwohlsein, z. B. Müdigkeit, Erschöpfung, leichte Kopfschmerzen),
- moderat (Reaktionen, die vom Patienten als deutlich störend oder beeinträchtigend empfunden werden, z. B. andauernder, großflächiger, juckender Hautausschlag, Stimmungsschwankungen),
- stark (Reaktionen, die lebensbedrohend sein können, z. B. Leberversagen, Herzrhythmusstörungen, bestimmte allergische Reaktionen).

Abhängig von der Indikation und der Verfügbarkeit alternativer Therapien müssen leichte und moderate UAW nicht zwangsläufig zum Absetzen des Arzneimittels führen. Der behandelnde Arzt kann die Dosierung, die Häufigkeit der Verabreichung oder den Zeitpunkt der Einnahme (z. B. Einnahme vor oder nach dem Essen) ändern. Starke UAW zwingen in der Regel zum Absetzen des Arzneimittels. Nur in Ausnahmefällen, wie beispielweise der Chemotherapie bei Krebspatienten oder bei Gabe von Immunsuppressiva bei organtransplantierten Patienten, wird die Therapie mit dem Arzneimittel in der Regel unter engmaschiger Kontrolle fortgesetzt.

Die Wahrscheinlichkeit des Auftretens von UAW wird meist in Kategorien angegeben, die sich danach richten, bei welchem Anteil der behandelten Patienten die UAW auftritt. Häufigkeitskategorien in den Fachinformationen von Arzneimitteln werden basierend auf den für das Arzneimittel vorliegenden klinischen Studien und epidemiologischen Daten geschätzt. Werden UAW nur über das Spontanmeldesystem bekannt, kann die Häufigkeit des Auftretens wegen fehlender Daten zur Exposition von Patienten mit dem betroffenen Arzneimittel oft nur unzureichend geschätzt werden. In diesen Fällen wird häufig die Häufigkeitskategorie „nicht bekannt" verwendet. In Tab. 9.2 sind die Häufigkeitskategorien von UAW dargestellt.

9.2.3 Mechanismen

Die klassische Einteilung der UAW nach Rawlins und Thompson (1977) unterscheidet zwischen dosisabhängigen Typ-A-Reaktionen und dosisunabhängigen Typ-B-Reaktionen. Diese Einteilung wurde später durch weitere Klassen nach klinischen und ätiologischen Gesichtspunkten ergänzt (Edwards & Aronson 2000).

Typ-A-Reaktionen (augmented reaction) beruhen auf dem gleichen pharmakologischen Wirkungsmechanismus wie die erwünschten Wirkungen. Diese Reaktionen sind dosisabhängig, vorhersehbar und treten häufig erst in höherer Dosierung auf. Durch eine Reduktion der Dosis kann daher häufig ein Rückgang dieser Reaktionen erreicht werden. Solche Reaktionen sind z. B. Schwäche, Schwitzen und Palpitationen durch zu starke Reduktion der Blutglucosekonzentration nach Gabe von Antidiabetika. Auch unerwünschte gastrointestinale Wirkungen von nichtsteroidalen Antirheumatika stellen Typ-A-Reaktionen dar. Diese Arzneistoffe erzielen ihre entzündungshemmenden und analgetischen Eigenschaften durch die Hemmung der Prostaglandinsynthese. Dadurch wird allerdings auch die schleimhautschützende Funktion der Prostaglandine im Magen-Darm-Trakt gehemmt, wodurch es zu den bekannten gastrointestinalen Wirkungen kommt.

Typ-B-Reaktionen (bizarre reaction) sind dosisunabhängig und nicht vorhersehbar. Sie werden auch als idiosynkratische Reaktionen bezeichnet und können nicht aus den pharmakologischen Eigenschaften eines Arzneistoffs abgeleitet werden. Idiosynkratische Reaktionen sind selten, aber zumeist für lebensbedrohliche, zum Teil tödliche Reaktionen verantwortlich. Zu den Typ-B-Reaktionen gehören:

- allergische Reaktionen, denen eine Sensibilisierung des Immunsystems zugrunde liegt, z. B. Anaphylaxie auf Penicillin,
- pseudoallergische Reaktionen, welche allergischen Reaktionen gleichen, ohne dass eine vorhergehende immunologische Sensibilisierung erfolgt. Pseudoallergische Reaktionen können bereits bei der ersten Exposition auftreten, z. B. Reaktionen vom Soforttyp auf iodhaltige Röntgenkontrastmittel.

Typ-C-Reaktionen (chronic reaction) treten im Zusammenhang mit der kumulativen Dosis auf, sie sind dosis- und zeitabhängig, z. B. Hypokaliämie bei Laxanzien.

Typ-D-Reaktionen (delayed reaction) treten mit zeitlicher Verzögerung auf, dazu gehören kanzerogene und teratogene Effekte.

Tab. 9.3 WHO-UMC-Kausalitätssystem zur Bewertung von UAW

Kausalitätsgrad	Bewertungskriterien
Sicher (certain)	■ Plausibler zeitlicher Zusammenhang zwischen der Einnahme des Arzneimittels und dem Auftreten des Ereignisses. ■ Das Ereignis kann nicht durch andere Arzneimittel oder die Grunderkrankung erklärt werden. ■ Das Ereignis muss definitiv pharmakologisch oder phänomenologisch erklärbar sein. ■ Reaktion auf Rechallenge, aber nicht zwingend erforderlich.
Wahrscheinlich (probable/likely)	■ Plausibler zeitlicher Zusammenhang, ■ Unwahrscheinlich, dass die Reaktion durch andere Arzneimittel oder die Grunderkrankung verursacht wird. ■ Ereignisse bei Absetzen des Arzneimittels sind klinisch begründet. ■ Rechallenge nicht erforderlich.
Möglich (possible)	■ Zeitlicher Zusammenhang ist gegeben. ■ Krankheit oder andere Arzneimittel könnten für das Ereignis verantwortlich sein. ■ Fehlende oder unklare Informationen über das Absetzen des Arzneimittels.
Unwahrscheinlich (unlikely)	■ Zeitpunkt zwischen Arzneimitteleinnahme und unerwünschtem Ereignis macht einen Zusammenhang unwahrscheinlich, aber nicht unmöglich. ■ Grunderkrankung oder andere Arzneimittel liefern plausible Erklärungen für das Ereignis.
Unklassifiziert (conditional, unclassified)	■ Zusätzliche Informationen zur Beurteilung werden benötigt. ■ Zusätzliche Informationen sind angekündigt oder angefordert.
Unklassifizierbar (unassessable, unclassifiable)	■ Informationen sind unzureichend oder widersprüchlich. ■ Informationen können nicht vervollständigt werden.

Typ-E-Reaktionen (end of use reaction) treten gewöhnlich kurz nach dem Absetzen eines Arzneimittels auf, z. B. beim Opioidentzug.

Typ-F-Reaktionen (failure reaction) bezeichnen einen unerwarteten Misserfolg der Therapie, z. B. Versagen der Kontrazeption bei gleichzeitiger Anwendung von Enzyminduktoren.

9.2.4 Kausalitätsbewertung

Ziel der Kausalitätsbewertung ist es, die Beziehung zwischen einem Arzneimittel und einem unerwünschten Ereignis zu beurteilen. Die Bewertung des Kausalzusammenhangs ist immer komplex und mit Unsicherheiten verbunden und nicht zuletzt von der Qualität der Dokumentation des Einzelfalles abhängig. Um eine fundierte Kausalitätsbewertung durchführen zu können müssen bestimmte Informationen vorliegen. Das Uppsala Monitoring Centre (UMC) der WHO hat ein standardisiertes Bewertungssystem entwickelt, um die Kausalität unerwünschter Ereignisse zu beurteilen. Dabei werden die folgenden Aspekte berücksichtigt.

- Zeitlicher Zusammenhang zwischen der Einnahme des Arzneimittels und dem Auftreten der Reaktion:
  - Die Chronologie spricht stark für einen Zusammenhang, z. B. anaphylaktische Reaktion unmittelbar nach der Gabe eines Arzneimittels.
  - Die zeitliche Abfolge ist mit einem Zusammenhang nicht vereinbar, z. B. Krebs, der unmittelbar nach der Anwendung eines Arzneimittels diagnostiziert wird oder Erkrankungen, die bereits vor der Arzneimittelanwendung begonnen haben.
- Verlauf des unerwünschten Ereignisses nach Absetzen des verdächtigten Arzneimittels (Dechallenge):
  - Bildet sich das unerwünschte Ereignis nach Absetzen oder Dosisreduktion des Arzneimittels zurück, spricht das für einen Zusammenhang.
  - Bildet sich das Ereignis ohne Absetzen des Arzneimittels zurück, spricht das gegen einen Zusammenhang.
- Verlauf des unerwünschten Ereignisses nach Reexposition des Arzneimittels (Rechallenge):
  - Tritt das unerwünschte Ereignis nach erneuter Gabe des Arzneimittels wieder auf, spricht das stark für einen Zusammenhang.
- Pharmakologische Plausibilität.
- Alternative Ursachen, wie Komedikation und die Grunderkrankung.

In Tab. 9.3 sind die Bewertungskriterien der einzelnen Kausalitätsgrade nach der WHO-UMC-Methode dargestellt.

Eine weitere häufig verwendete Methode zur Bewertung des Kausalzusammenhangs ist die **UAW-Wahrscheinlichkeitsskala nach Naranjo** (Naranjo ADR Probability Scale). Dieser einfache Algorithmus besteht aus 10 Fragen. Je nach Antwort werden bestimmte Punkte

Tab. 9.4 Wahrscheinlichkeitsskala nach Naranjo zur Bewertung von unerwünschten Arzneimittelwirkungen. Naranjo et al. 1981

Frage		Ja	Nein	Nicht bekannt
1	Sind bereits schlüssige Berichte zu diesem Ereignis bekannt?	+ 1	0	0
2	Trat das unerwünschte Ereignis auf, nachdem das verdächtigte Arzneimittel verabreicht wurde?	+ 2	− 1	0
3	Trat nach Absetzen des Arzneimittels oder nach Verabreichung eines Antagonisten eine Verbesserung des unerwünschten Ereignisses auf?	+ 1	0	0
4	Trat das unerwünschte Ereignis nach erneuter Gabe des Arzneimittels auf?	+ 2	− 1	0
5	Gibt es alternative Ursachen (oder andere Arzneimittel), die allein das Ereignis verursacht haben könnten?	− 1	+ 2	0
6	Trat das Ereignis nach Gabe eines Placebos erneut auf?	− 1	+ 1	0
7	Wurde das Arzneimittel im Blut (oder anderen Körperflüssigkeiten) in Konzentrationen nachgewiesen, die toxisch sind?	+ 1	0	0
8	War das Ereignis stärker, als höhere Dosen verabreicht wurden oder schwächer, als niedrigere Dosen verabreicht wurden?	+ 1	0	0
9	Hatte der Patient eine ähnliche Reaktion auf das gleiche oder ähnliche Arzneimittel bei früheren Anwendungen?	+ 1	0	0
10	Wurde das unerwünschte Ereignis durch objektive Beweise bestätigt?	+ 1	0	0
Kategorie		**Gesamtpunktzahl**		
Sicher		> 8		
Wahrscheinlich		5–8		
Möglich		1–4		
Unwahrscheinlich		< 1		

vergeben. Abhängig von der Gesamtpunktzahl wird die Kausalität bewertet (Tab. 9.4).

Zusätzlich wurden weitere Algorithmen zur Kausalitätsbewertung entwickelt, um spezifische Ereignisse zu bewerten, z. B. die RUCAM (Roussel Uclaf Causality Assessment Method) zur Bewertung hepatotoxischer Reaktionen.

9.2.5 Meldepflichten der Heilberufe

Wegen der zum Zeitpunkt der Zulassung nur begrenzt vorliegenden Daten zur Arzneimittelsicherheit ist es notwendig, die Sicherheit eines Arzneimittels nach der Markteinführung, wenn dieses an einer größeren Patientenzahl und unter Alltagsbedingungen angewendet wird, intensiv zu beobachten. Ein wichtiges Instrument zur Überwachung der Sicherheit eines Arzneimittels sind Spontanmeldungen von UAW durch Ärzte, Apotheker und Patienten. Damit ist das Beobachten und Sammeln von Verdachtsfällen unerwünschter Arzneimittelwirkungen eine wichtige Aufgabe der Pharmakovigilanz.

Ärzte und Apotheker sind entsprechend ihrer Berufsordnung zur Meldung von UAW verpflichtet. Nach § 6 der ärztlichen Berufsordnung sind UAW an die Arzneimittelkommission der deutschen Ärzteschaft (AkdÄ) zu melden. Entsprechend § 5 der Berufsordnung für Apotheker müssen Arzneimittelrisiken durch Apotheker an die Arzneimittelkommission der Deutschen Apotheker (AMK) gemeldet werden. Darüber hinaus können UAW auch an die zuständigen Bundesoberbehörden, das Bundesinstitut für Arzneimittel und Medizinprodukte (BfArM) bzw. das Paul-Ehrlich-Institut (PEI), oder an den pharmazeutischen Unternehmer des betreffenden Arzneimittels gemeldet werden. Die Meldung an BfArM und PEI ist über deren Homepage auch elektronisch möglich (Abb. 9.1).

Darüber hinaus besteht nach Infektionsschutzgesetz (IfSG) „bei Verdacht einer über das übliche Ausmaß

Bericht über unerwünschte Arzneimittelwirkungen

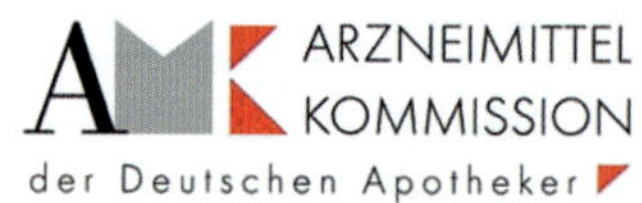

(auch Verdachtsfälle)

AMK-Eingangvermerk

An die Arzneimittelkommission der Deutschen Apotheker (AMK)
Unter den Linden 21 • 10117 Berlin
Telefax: 030 40004-553 • Telefon: 030 40004-552
E-Mail: amk@arzneimittelkommission.de
Internet: www.arzneimittelkommission.de

Patient/in

Initialen	Geburtsdatum
______	__.__.____
Geschlecht	Schwangerschaft
☐ w ☐ m	____. Monat
Gewicht	Gewicht
____ kg	____ cm

Beobachtete unerwünschte Wirkung

Aufgetreten am	Dauer

Arzneimittel/PZN	Ch.-B.	Applikation	Dosierung	Dauer der Anwendung von	bis	Indikation
1						
2						
3						
4						

Vermuteter Zusammenhang mit Arzneimittel Nr. 1 2 3 4 5

Krankheiten und andere anamnestische Besonderheiten
(z.B. Allergien, Rauchen, Alkohol, Leber-/Nierenfunktionsstörungen)

Relevante Untersuchungsergebnisse
(z.B. Laborwerte und Datum)

Maßnahmen/Therapie

Folgen der vermuteten UAW

- ☐ Tod
- ☐ lebensbedrohend
- ☐ ohne Schaden erholt
- ☐ Krankenhausaufenthalt
- ☐ Krankenhausaufenthalt verlängert
- ☐ noch nicht erholt
- ☐ bleibende Schäden oder Behinderung
- ☐ vorübergehend schwer beeinträchtigt
- ☐ Sonstiges:

Besserung nach Therapieabbruch
○ ja ○ nein ○ keine Angabe

Verschlechterung nach erneuter Gabe
○ ja ○ nein ○ keine Angabe

Apotheke
Anschrift

Telefonnummer	Apothekenkammer
Ansprechpartner/in	Datum

Abb. 9.1 UAW-Berichtsbogen der Arzneimittelkommission der Deutschen Apotheker. www.abda-amk.de

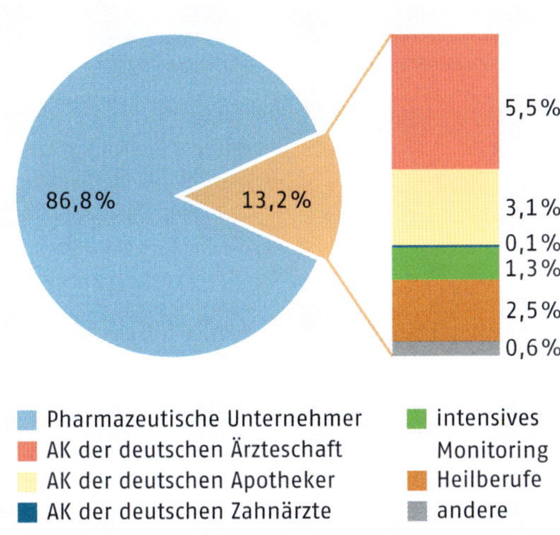

Abb. 9.2 An das BfArM gemeldete UAW-Verdachtsfälle in Deutschland im Jahr 2013: 26835 Berichte mit 72059 Nebenwirkungen. AK Arzneimittelkommission

einer Impfreaktion hinausgehenden gesundheitlichen Schädigung" sowie für UAW, die im Zusammenhang mit der Anwendung von Blutprodukten und gentechnisch hergestellten Plasmaproteinen zur Behandlung von Hämostasestörungen auftreten (Transfusionsgesetz, TFG), eine gesetzliche Meldepflicht.

Um eine möglichst fundierte Bewertung von Einzelfallmeldungen zu ermöglichen, ist es besonders wichtig, den Verdachtsfall einer UAW möglichst detailliert zu dokumentieren und alle verfügbaren Informationen mitzuteilen. Dabei können Laborbefunde (mit Angabe der Referenzwerte), die Krankengeschichte des Patienten oder Arztbriefe sehr hilfreich sein.

Spontanmeldungen zu Arzneimitteln und Impfstoffen werden jeweils vom BfArM bzw. PEI zentral in Datenbanken erfasst (Abb. 9.2). Mithilfe dieser Datenbanken zu Spontanmeldungen können Signale, d.h. neue Informationen über ein mögliches Risiko detektiert werden, die dann weiter abgeklärt werden (▸Kap. 9.3.1 und ▸Kap. 9.3.2). Damit können die Berichte aus Spontanmeldesystemen zu einer kontinuierlichen Bewertung des Nutzen-Risiko-Verhältnisses von Arzneimitteln beitragen.

9.3 Datenquellen in der Pharmakovigilanz

Informationen zur Sicherheit von Arzneimitteln und vor allem zu Signalen können aus den verschiedensten Quellen stammen. Eine zentrale und überaus wichtige Rolle spielt dabei die Auswertung von Spontanmeldungen zu UAW-Verdachtsfällen. Daneben liefern klinische und pharmakoepidemiologische Studien sowie auch präklinische Studien wichtige Erkenntnisse zur Arzneimittelsicherheit. Die wichtigsten Datenquellen und ihre Vorteile und Nachteile sollen im Folgenden kurz vorgestellt werden.

9.3.1 Spontanmeldesystem

Die Sammlung und Auswertung von Spontanmeldungen zu UAW ist eine der wichtigsten und auch schnellsten Informationsquellen der Pharmakovigilanz. In Deutschland haben die zuständigen Bundesoberbehörden den gesetzlichen Auftrag, Meldungen zu Verdachtsfällen von Arzneimitteln zentral zu sammeln und auszuwerten. Die Arzneimittelkommission der deutschen Ärzteschaft und die Arzneimittelkommission der deutschen Apotheker übernehmen als Melde- und Ansprechpartner für die jeweiligen Heilberufe im Rahmen der entsprechenden Berufsordnungen wichtige Funktionen bei der Sammlung, Auswertung und Weitergabe von Spontanmeldungen an die Bundesoberbehörden. Die in Deutschland gesammelten Spontanmeldungen werden dann durch die Bundesoberbehörden an die Eudravigilance-Datenbank der EMA weitergegeben. Im Rahmen des internationalen Austauschs erfolgt eine Weitergabe an die WHO.

Aus der Auswertung von Spontanmeldungen können im Rahmen von Fallserien zu bestimmten UAW und/oder Arzneimitteln oder aber durch die Anwendung von Data-Mining-Techniken in den jeweiligen Datenbanken Signale generiert werden. In der Regel sind mehrere und gut dokumentierte Berichte über UAW notwendig, damit diese als Signal eingestuft werden. Das Fehlen von entsprechenden Meldungen bedeutet jedoch nicht, dass eine mögliche UAW nicht vorhanden ist. Die Vorteile von Spontanmeldesystemen liegen vor allem in der möglichen Gesamtheit der Erfassung von Daten zu allen Arzneimitteln und zu allen exponierten Populationen (also auch Schwangere oder Off-Label-Gebrauch) sowie der fehlenden Beschränkung auf bestimmte Populationen. Für die Verwertbarkeit der gesammelten Informationen ist vor allem die Qualität und Vollständigkeit der Berichte essenziell. Der Nachteil des Spontanmeldesystems liegt in fehlenden Bezugsgrößen für Meldungen, also im Fehlen von korrekten Expositionszahlen, denen die Berichte zu Grunde liegen, da nicht bekannt ist, wie oft ein Arzneimittel überhaupt angewandt wurde. Dieses Problem wird auch durch das geringe Meldeaufkommen verstärkt. Hinzu kommt auch, dass sich das Meldeverhalten für einzelne Arzneimittel mit der Zeit ändern kann, so ist beispielsweise die Meldebereitschaft nach Neuzulassung oder bei Medieninteresse besonders hoch. Dadurch sind Häufigkeiten von UAW-Meldungen zwischen verschiedenen Arzneimitteln kaum vergleichbar und auch Inzidenzschätzungen sind basierend auf UAW-Daten schlecht möglich.

9

Tab. 9.5 Vierfelder-Tafel zum Konzept von Disproportionalitätsanalysen zu UAW

	Untersuchtes Ereignis	Alle anderen Ereignisse	Summe
Untersuchtes Arzneimittel	A	B	A + B
Alle anderen Arzneimittel	C	D	C + D
Summe	A + C	B + D	A + B + C + D

9.3.2 Signaldetektion

Im Rahmen der Prozesse zur Evaluation von Daten zu unerwünschten Arzneimittelwirkungen wird in der Pharmakovigilanz der Begriff des „Signals" verwendet. Bei Signalen handelt es sich um neue Informationen zu bisher unbekannten erwünschten oder unerwünschten Ereignissen im Zusammenhang mit Arzneimitteln oder um neue Aspekte zu bereits bekannten Ereignissen.

DEFINITION Informationen aus einer oder mehreren Quellen, einschließlich Beobachtungen und Experimenten, die einen neuen möglichen Kausalzusammenhang oder einen neuen Aspekt eines bekannten Zusammenhangs zwischen einer Intervention und einem Ereignis oder einer Reihe von – erwünschten oder unerwünschten – Ereignissen nahelegen, die für hinreichend wahrscheinlich gehalten werden, um eine Überprüfung zu rechtfertigen, werden als **Signale** bezeichnet.

Signale können dabei aus den unterschiedlichsten Datenquellen stammen. Zum Beispiel können Signale aus Datenbanken zu Verdachtsfällen von UAW stammen, aus aktiven Überwachungssystemen, wie zum Beispiel Schwangerschaftsregistern, oder aber aus nichtinterventionellen und klinischen Studien, der wissenschaftlichen Literatur oder aus Informationen durch Zulassungsinhaber und Sponsoren von klinischen Prüfungen. Daraus ergibt sich, dass nicht jegliche neue Information als Signal zu bewerten ist und auch nicht jedes Signal zwangsweise ein neues Arzneimittelrisiko darstellt.

Der Prozess der Bewertung von Signalen durch die europäischen Zulassungsbehörden ist seit 2012 bei Arzneimitteln, die in mehr als einem Mitgliedsland der europäischen Union zugelassen sind, durch entsprechende Vorschriften festgelegt. Dabei werden Signale von den zuständigen nationalen Behörden analysiert und abschließend vom Pharmacovigilance Risk Assessment Committee (PRAC) der EMA bewertet (▸ Kap. 9.4.2).

Obwohl Signale im Prinzip aus den unterschiedlichsten Datenquellen stammen können, wird der Begriff der Signaldetektion sehr häufig im Zusammenhang mit statistischen Auswertungen in Spontandatenbanken verwendet. Die Erfassung von Spontanmeldungen in großen Datenbanken bietet die Möglichkeit, mithilfe statistischer Methoden Häufungen bestimmter Reaktionen mit einzelnen Wirkstoffen frühzeitig zu erkennen. Aufgrund der Schwierigkeiten, externe Expositionsdaten in solche Analysen einzubeziehen, beruhen die Methoden alleine auf den Spontanmeldungen der jeweiligen Datenbanken (Bate und Evans 2009). Diese Methoden basieren auf Schätzungen der **Disproportionalität**, die sozusagen die „Unerwartetheit" quantifizieren, in dem die beobachtete Anzahl der Meldungen zu einer bestimmten Arzneimittel-UAW-Kombination mit der (auf Basis der Gesamtzahlen der Datenbank) erwarteten Anzahl solcher Kombinationen verglichen wird. So identifizierte Signale sind aber nicht zwangsläufig ein Hinweis auf einen tatsächlichen Zusammenhang zwischen dem Arzneimittel und der UAW, sondern müssen noch medizinisch weiter analysiert und bewertet werden. Das Konzept solcher Disproportionalitätsanalysen kann mithilfe einer 4-Felder-Tafel genauer dargestellt werden. In Bezug auf ein bestimmtes Arzneimittel und eine bestimmte UAW kann wie in Tab. 9.5 dargestellt, die Anzahl der Meldungen zu einer bestimmten Arzneimittel-UAW-Kombination angegeben werden.

Basierend auf dieser Tabelle lassen sich verschiedene Maßzahlen berechnen, wie zum Beispiel das Verhältnis der beobachteten zu den erwarteten Kombinationen oder aber das Proportionalitätsverhältnis (**proportional reporting ratio, PRR**). Das PRR vergleicht die Proportionalität der UAW-Arzneimittel-Kombinationen im Verhältnis zu allen anderen Arzneimitteln. Diese Methodik wird unter anderem bei der Signaldetektion in den Datenbanken von BfArM und PEI sowie der EudraVigilance-Datenbank der EMA angewendet. Das PRR berechnet sich wie folgt:

$$\mathrm{PRR} = \frac{A(C + D)}{C(A + B)}$$ Gleichung 9.1

Kommt die untersuchte UAW-Arzneimittel-Kombination genauso häufig vor wie bei allen anderen Arzneimitteln, hat das PRR den Wert 1. Je größer der PRR-Wert ist, desto größer ist die Wahrscheinlichkeit, dass ein Signal vorliegt. In der Regel werden bei solchen Disproportionalitätsanalysen bestimmte Schwellenwerte definiert, ab deren Überschreitung eine weitere Untersuchung der beobachteten statistischen Assoziation erfolgt.

Seit 2012 sind durch die europäische Kommission im Rahmen der neuen Pharmakovigilanzgesetzgebung verbindliche Regelungen zur Signaldetektion festgelegt worden. Dabei sind arbeitsteilig die nationalen Zulassungsbehörden in Zusammenarbeit mit der EMA verpflichtet, regelmäßig Analysen zur Signaldetektion durchzuführen. Nach einer Validierung werden Signale im PRAC diskutiert und über notwendige weitere Analysen oder Konsequenzen für die Fachinformation beraten.

9.3.3 Präklinische Studien

Präklinische Sicherheitsstudien sind ein essenzieller Bestandteil der Entwicklung neuer Arzneimittel. Weltweit gibt es zahlreiche Vorschriften zur Durchführung solcher Studien vor der Zulassung, die vorgeschriebener Bestandteil des Zulassungsantrags neuer Arzneimittel sind (Reed et al. 2007). Präklinische Studien werden vorwiegend in den frühen Phasen der Entwicklung eines Arzneimittels durchgeführt, um Sicherheitsdaten vor der Erstanwendung am Menschen zu sammeln. Präklinische Studienprogramme werden aber teils auch nach der Erstanwendung parallel zu klinischen Studien durchgeführt, wenn langfristige toxikologische Studien erforderlich sind.

Präklinische Studien liefern Daten zu folgenden Punkten:

- Identifikation von Organtoxizität,
- Abschätzung von Dosis-Wirkungs-Beziehungen,
- Abschätzung der Pharmakokinetik und der systemischen Exposition,
- Bewertung der Pharmakodynamik, pharmakologischer und toxikologischer Effekte und der Reversibilität von Effekten,
- Grundlage für die Abschätzung der Startdosis zur Erstanwendung beim Menschen und der relevanten Sicherheitsparameter bei Studien am Menschen.

Die notwendigen präklinischen Studien bei der Entwicklung neuer Arzneimittel werden unter anderem auf internationaler Ebene in den Leitlinien der Internationalen Harmonisierungskonferenz vorgegeben. So befasst sich zum Beispiel ICH M3 mit notwendigen präklinischen Studien zur Durchführung klinischer Studien am Menschen. Daneben gibt es diverse Leitlinien zur Evaluation der Sicherheit von Arzneimitteln, die mit dem Buchstaben S gekennzeichnet werden, z. B. die Leitlinien ICH S7A-7B, die Vorgaben für pharmakologische Studien enthalten. Es wird angenommen, dass sich ein bis zwei Drittel der toxikologischen Effekte von Arzneimitteln durch präklinische Studien vorhersagen lassen. Die Übertragbarkeit von präklinischen Studien auf Effekte am Menschen wird jedoch eingeschränkt durch Inter-Spezies-Unterschiede in der Metabolisierung von Arzneistoffen, sowie durch Unterschiede in der Spezifität und/oder Verteilung von Rezeptoren, die zu unterschiedlichen pharmakologischen Effekten führen können. Daneben können seltene idiosynkratische toxische Effekte oder Spätfolgen nur bedingt in präklinischen Studien detektiert werden. Das präklinische Sicherheitsprofil liefert jedoch wichtige Anhaltspunkte für die Planung der Pharmakovigilanzmaßnahmen nach der Zulassung eines Arzneimittels und ist daher auch Bestandteil des Risikomanagementplans.

9.3.4 Klinische Studien

Klinische Studien bilden zum Zeitpunkt der Zulassung das Kernstück der Bewertung der Wirksamkeit und Sicherheit eines Arzneimittels. Obwohl klinische Studien, die bei Zulassung eines Arzneimittels vorgelegt werden, primär darauf angelegt sind, die Wirksamkeit eines Arzneimittels nachzuweisen, lassen sich dennoch wichtige Erkenntnisse zur Sicherheit eines Arzneimittels sammeln. Klinische Studien bieten vor allem Hinweise auf Effekte unter kontrollierten Bedingungen in definierten Populationen und erlauben bei Vorhandensein randomisierter Kontrollgruppen auch die Abschätzung kausaler Effekte durch den Vergleich zwischen Verum- und Kontrollgruppe.

Gewöhnlich werden im Rahmen von klinischen Studien Daten zu allen auftretenden unerwünschten Ereignissen gesammelt, wodurch eine große Vollständigkeit zur Evaluation des Sicherheitsprofils gewährleistet wird. Dies ist insbesondere dann wichtig, wenn die Kausalitätsbewertung erschwert ist, z. B.

- wenn die betroffene UAW in der behandelten Population mit einer bestimmten Grundinzidenz auftritt,
- wenn sie nicht typischerweise durch das bekannte pharmakologische Profil ableitbar ist,
- wenn sie erst verzögert nach längerer Einnahme auftritt oder
- nicht einer typischen Dosis-Wirkungs-Beziehung folgt.

Die Bewertung der Sicherheitsdaten aus klinischen Studien wird jedoch dadurch erschwert, das die Fallzahl der Studien meist auf den primären Wirksamkeitsendpunkt hin ausgelegt ist und selten ausreicht, um eine abschließende Bewertung seltenerer UAW durchzuführen. Daneben werden keine oder nicht alle Sicherheitsendpunkte unabhängig von einem unbefangenen verblindeten Expertenkomitee anhand vorab festgelegter Falldefinitionen bewertet, wie es bei den Endpunkten zur Wirksamkeit meist der Fall ist. Die meisten klinischen Studien, die bei Zulassung vorliegen, sind auf einen bestimmten Zeitraum beschränkt, womit Aussa-

9

gen zu Langzeiteffekten kaum möglich sind. Zusätzlich ist die Patientenpopulation meist auf bestimmte Gruppen beschränkt, die typischerweise Risikopopulationen, wie z. B. schwangere Frauen, ausschließen. Daneben werden oft Patienten mit renaler oder hepatischer Insuffizienz oder aber auch sehr morbide Patienten von den Studien ausgeschlossen.

Klinische Studien können sowohl vor, als auch nach der Zulassung durchgeführt werden. Klinische Studien nach der Zulassung können der Evaluation der Wirksamkeit in größeren Populationen dienen (▸Kap. 7, ▸Kap. 8).

Kardiovaskuläres Risiko der Antidiabetika

Antidiabetika werden basierend auf umfangreichen klinischen Studien zugelassen, die den Effekt des Arzneimittels auf den HbA_{1c}-Wert nachweisen. Von diesem Wert wird angenommen, dass er einen prädiktiven Wert für die Verminderung von mikro- und makrovaskulären Folgeschäden besitzt, welches das eigentliche Ziel der medikamentösen antidiabetischen Therapie darstellt. Die amerikanische Zulassungsbehörde erließ im Jahr 2008 Leitlinien zur Überprüfung der kardiovaskulären Sicherheit von Antidiabetika. Für alle Antidiabetika sollen danach klinische Studien und Metaanalysen klinischer Studien vorgelegt werden, die ein erhöhtes Risiko kardiovaskulärer Ereignisse unter der jeweiligen Therapie ausschließen. Kann ein mögliches erhöhtes kardiovaskuläres Risiko zum Zeitpunkt der Zulassung nicht mit einer bestimmten Sicherheit ausgeschlossen werden, sollen entsprechende klinische Studien nach der Zulassung durchgeführt werden.

9.3.5 Nichtinterventionelle Studien

Nichtinterventionelle Studien sind nach der Zulassung ein wichtiges Instrument der Pharmakovigilanz, um weitere Erkenntnisse zur Sicherheit von Arzneimitteln zu sammeln. Nichtinterventionelle Studien bieten den Vorteil, dass meist größere und auch weniger selektierte Populationen erfasst werden können, als dies in klinischen Studien der Fall ist.

Der Begriff der nichtinterventionellen Prüfung wird im Rahmen der „Clinical Trials Directive" bzw. „Clinical Trials Regulation" festgelegt und im Arzneimittelgesetz definiert (§ 4 Abs. 23 AMG). Daneben wird im Arzneimittelgesetz auch der Begriff der Unbedenklichkeitsprüfung nach der Zulassung geregelt, der sowohl klinische Prüfungen als auch nichtinterventionelle Studien nach der Zulassung umfasst, die vor allem bei Sicherheitsbedenken durchgeführt werden (▸Kap. 9.4.1).

Zur Untersuchung von Sicherheitsaspekten von Arzneimittel kommen grundsätzlich alle Arten epidemiologischer Studien infrage. Je nach Art der unerwünschten Wirkung und dem Ausmaß der Exposition eignen sich bestimmte Studiendesigns eher als andere. Wie jede epidemiologische Studie unterliegen auch nichtinterventionelle Unbedenklichkeitsprüfungen den „klassischen" Problemen der Epidemiologie, die sich durch Informations-Bias, Selektions-Bias und Confounding charakterisieren lassen. Auf die entsprechenden Grundlagen der Pharmakoepidemiologie wird in ▸Kap. 11 näher eingegangen. ◘ Tab. 9.6 gibt eine Übersicht über gebräuchliche Studiendesigns für nichtinterventionelle Unbedenklichkeitsprüfungen nach der Zulassung.

Neben der direkten Sammlung von Daten zur Durchführung einer nichtinterventionellen Studie (Primärdatensammlung) kommen mit der zunehmenden Technisierung des Gesundheitswesens auch vermehrt **Sekundärdatenanalysen** basierend auf Datenbeständen aus Routinedaten für die Analyse von Sicherheitsaspekten in Betracht. Die Vorteile solcher Datenbestände liegen in der schnellen Verfügbarkeit, in sehr großen Populationen und der preiswerten Durchführung. Da die Datenbestände jedoch nicht zum Zweck der Studie an sich gesammelt wurden, ist die Datenqualität nicht mit der einer Primärdatensammlung vergleichbar, was entsprechend berücksichtigt werden muss. In Europa wurden bisher zahlreiche Unbedenklichkeitsprüfungen nach der Zulassung mit Daten der CPRD-Datenbank (Clinical Practice Research Datalink) aus Großbritannien durchgeführt. In Deutschland stehen entsprechende Routinedaten wegen der hohen Ansprüche im Bereich des Datenschutzes nur sehr eingeschränkt und verbunden mit hohen Auflagen zur Verfügung. In den letzten Jahren wurde unter anderem am Leibniz-Institut für Präventionsforschung und Epidemiologie in Bremen (BIPS) eine der größten deutschen Datenbanken aus Routinedaten deutscher Krankenkassen aufgebaut, mit der auch Studien zu Sicherheitsaspekten von Arzneimitteln durchgeführt werden können.

9.3.6 Forschungsprojekte und -zentren in der Pharmakovigilanz

Neben der Überwachung von Arzneimitteln durch die pharmazeutische Industrie und die Behörden beschäftigen sich auch zahlreiche Forschungsprojekte und Forschungszentren mit Aspekten der Pharmakovigilanz.

Pharmakovigilanz- und Beratungszentrum Embryonaltoxikologie

Das Pharmakovigilanz- und Beratungszentrum Embryonaltoxikologie in Berlin informiert und berät über die Verträglichkeit von Arzneimitteln in Schwangerschaft und Stillzeit. Neben dem umfangreichen Informations- und Beratungsangebot, welches auch über ein Internetportal entsprechende Informationen bereithält (www.embryotox.de), sammelt das Zentrum im Rah-

Tab. 9.6 Studiendesigns für nichtinterventionelle Unbedenklichkeitsprüfungen nach der Zulassung

Studienart	Bemerkung, Beschreibung
Prescription Event Monitoring (PEM)	Gezielte Befragung von Patienten oder Ärzten zu UAW, die nach Gabe eines Arzneimittels auftreten. Exponierte Patienten oder verordnende Ärzte werden in der Regel über elektronische Verordnungssysteme identifiziert und erhalten Fragebögen, in denen Ereignisse nach Beginn der Arzneimitteltherapie abgefragt werden. Die Methodik wird vor allem in Großbritannien angewendet.
Register	Organisierte Systeme, in denen mit beobachtenden Methoden Daten zu bestimmten Ereignissen in einer Population gesammelt werden, die durch eine bestimmte Erkrankung, einen Gesundheitszustand oder eine Exposition gekennzeichnet wird. Register eignen sich als Datenquelle für die Durchführung von nichtinterventionellen Studien. Man unterscheidet Krankheitsregister (Eintritt in Register durch bestimmte Erkrankung oder Gesundheitszustand definiert) und Expositionsregister (Eintritt in Register durch bestimmte Exposition definiert).
Querschnittsstudien, Surveys	Datensammlung in einer bestimmten Population zu einem definierten Zeitpunkt oder Zeitintervall. Oft eingesetzt zur Überprüfung der Effektivität von Risikominimierungsmaßnahmen, wobei die Bekanntheit von und die Adhärenz mit Sicherheitshinweisen abgefragt werden.
Kohortenstudien	Beobachtung von definierten Population(en) über einen bestimmten Zeitraum hinweg. Erfassung mehrerer Endpunkte und Expositionen möglich.
Fall-Kontroll-Studien	Vergleich der Exposition von Personen mit Ereignissen (Fällen) mit Personen ohne Ereignis innerhalb der gleichen Ursprungspopulation. Häufig verwendet bei seltenen Ereignissen. Auch als Überwachungssystem zu seltenen Ereignissen, die im Zusammenhang mit Arzneimitteln auftreten können möglich, zum Beispiel Fall-Kontroll-Studien zu seltenen Hauterkrankungen oder Blutbildstörungen.
Case-only-Designs	Studien, die nur Fälle einbeziehen und als Kontrolle die Zeit der Fälle nutzen, in der die Personen nicht exponiert waren. Geeignet zur Untersuchung intermittierender Expositionen und kurzer, einmaliger Ereignisse.
Metaanalysen	Zusammenfassung und Bewertung der Ergebnisse mehrerer (meist klinischer) Studien zu einer bestimmten UAW.

men von Follow-up-Gesprächen nach Beratungen Informationen zum Schwangerschaftsverlauf, zur Entbindung und zur Entwicklung des Säuglings nach der Exposition mit Arzneimitteln (▸ Kap. 22.3.3). Mithilfe der gesammelten Daten lassen sich im Rahmen von Kohortenstudien Risiken der Einnahme von Arzneimitteln in der Schwangerschaft abschätzen und näher präzisieren. Das Zentrum ist in zahlreiche internationale Projekte gemeinsam mit anderen teratologischen Beratungszentren eingebunden und ist Teil des europäischen Netzwerks ENTIS (European Network of Teratology Information Services).

EURAP

EURAP (European and International Registry of Antiepileptic Drugs in Pregnancy) ist ein internationales Schwangerschaftsregister zur Sammlung von Daten zur Sicherheit von antiepileptischen Arzneimitteln in der Schwangerschaft. Durch die internationale Vernetzung werden Daten aus 40 verschiedenen Ländern in Europa, Australien, Asien und Südamerika gesammelt und ausgewertet.

Dokumentationszentrum schwerer Hautreaktionen (dZh)

Das Dokumentationszentrum schwerer Hautreaktionen in Freiburg sammelt gezielt innerhalb von ganz Deutschland Daten zu aufgetretenen hospitalisierten Erkrankungsfällen von Erythema exsudativum multiforme majus (EEMM), Stevens-Johnson-Syndrom (SJS) und toxisch epidermaler Nekrolyse (TEN). Im Rahmen des Registers sollen so Abschätzungen zur Inzidenz der Hautreaktionen sowie Erkenntnisse zu Risikofaktoren erfasst werden. Daneben werden Daten zur Therapie gesammelt und durch die Sammlung von Blut- und Gewebeproben Grundlagen für weitere Studien zur Entstehung schwerer Hautkrankheiten geschaffen. Das Dokumentationszentrum ist eingebunden in das Projekt RegiSCAR (European Registry of Severe Cutaneous Adverse Reactions (SCAR) to Drugs and Collection of Biological Samples), welches sich aus dem Vorgängerprojekt EuroSCAR entwickelte.

ENCePP

Das Netzwerk ENCePP (European Network of Centres of Pharmacoepidemiology and Pharmacovigilance) wurde im Jahr 2006 durch die EMA in Zusammenarbeit mit Experten aus den Bereichen der Pharmakovigilanz und der Pharmakoepidemiologie gegründet. Das Ziel des Netzwerks ist die Förderung der Überwachung von Arzneimitteln nach der Zulassung im Rahmen von multizentrischen, unabhängigen Studien. Das Netzwerk hat zahlreiche methodische Arbeitsgrundlagen und -hilfen im pharmakoepidemiologischen Bereich veröffentlicht und führt eine Datenbank zur Registrierung von Studien nach der Zulassung sowie eine weitere Datenbank zu verfügbaren Datenquellen und Forschungszentren.

9.4 Regulatorische Aspekte der Pharmakovigilanz

Mit der Umsetzung der Richtlinie 2001/83/EG in das deutsche Arzneimittelgesetz im Oktober 2012 wurden wichtige Neuregelungen im Bereich der Pharmakovigilanz implementiert. Ziel dieser Änderungen waren die Harmonisierung und Zentralisierung der Pharmakovigilanz innerhalb der Europäischen Union und die Erhöhung der Transparenz des Systems. Mit der neuen Gesetzgebung wurden die sog. GVP-Module (Good Pharmacovigilance Practice) eingeführt. Die GVP-Module sind Richtlinien, welche Pharmakovigilanzprozesse für pharmazeutische Unternehmer, die Europäische Arzneimittelagentur und die nationalen Zulassungsbehörden beschreiben.

GVP-Module

Guidelines on good pharmacovigilance practices

- GVP Modul I – Pharmakovigilanzsysteme und ihre Qualitätssysteme,
- GVP Modul II – Pharmakovigilanzsystem-Masterfile,
- GVP Modul III – Pharmakovigilanz-Inspektionen,
- GVP Module IV – Pharmakovigilanz-Audits,
- GVP Modul V – Risikomanagementsysteme,
- GVP Modul VI – Management und Berichten unerwünschter Reaktionen im Zusammenhang mit Arzneimitteln,
- GVP Modul VII – periodische Sicherheitsberichte,
- GVP Modul VIII – Unbedenklichkeitsstudien nach der Zulassung,
- GVP Modul IX – Signalmanagement,
- GVP Modul X – zusätzliche Überwachung,
- GVP Modul XV – Sicherheitskommunikation,
- GVP Modul XVI – Risikominimierungsmaßnahmen.

9.4.1 Risikomanagement

Um die gesetzlichen Anforderungen im Bereich der Pharmakovigilanz einzuhalten und eine entsprechende Qualitätssicherung zu gewährleisten, muss jedes pharmazeutische Unternehmen ein sog. **Pharmakovigilanzsystem** etablieren, für das die Qualified Person for Pharmacovigilance (QPPV) verantwortlich ist.

In der **Pharmakovigilanz-Stammdokumentation** (PSMF, pharmacovigilance system master file) werden die wichtigsten Pharmakovigilanz-relevanten Prozesse beschrieben, die Funktionsfähigkeit des Pharmakovigilanzsystems soll so demonstriert werden. Das PSMF beinhaltet die folgenden Abschnitte:

- Angaben zur QPPV,
- Organisationsstrukturen des Unternehmens,
- Quellen von Sicherheitsdaten,
- Datenbanken,
- Pharmakovigilanzprozesse,
- Pharmakovigilanzsystem-Performance,
- eine Beschreibung des Qualitätssystems (Audits und Arbeitsanweisungen).

Letztlich dient das Pharmakovigilanzsystem dem Risikomanagement. Das Risikomanagement umfasst die Charakterisierung des Sicherheitsprofils eines Arzneimittels (was ist bekannt, was ist nicht bekannt), die Planung von Pharmakovigilanzaktivitäten, um Risiken zu charakterisieren, neue Risiken zu entdecken und die Erkenntnisse über das Sicherheitsprofil des Arzneimittels zu verbessern, die Planung und Durchführung von Risikominimierungsmaßnahmen sowie die Erfolgskontrolle der Risikominimierung. Damit dient das Risikomanagement der Maximierung des Nutzen-Risiko-Verhältnisses. Es soll sichergestellt werden, dass der Nutzen eines Arzneimittels zu jedem Zeitpunkt die Risiken um das größtmögliche Maß überschreitet. Die diesem Zweck dienenden Pharmakovigilanzaktivitäten und -maßnahmen werden im Pharmakovigilanzsystem geregelt und im PSMF beschrieben. Zusätzlich stellt der Risikomanagementplan eine detaillierte Beschreibung des Risikomanagementsystems für ein bestimmtes Arzneimittel dar.

Risikomanagementplan (RMP)

Für den Zulassungsinhaber eines Arzneimittels besteht die Verpflichtung zum Zeitpunkt der Zulassung einen Risikomanagementplan (RMP) zu erstellen. Das Ziel ist dabei eine proaktive Pharmakovigilanz – das rasche Erkennen und Minimieren von Arzneimittelrisiken.

Der **RMP** enthält die folgenden Informationen:

- Detaillierte Beschreibung des Sicherheitsprofils des Arzneimittels, v. a. der identifizierten und potenziellen Risiken sowie fehlender Informationen. Diese leiten sich u. a. aus den präklinischen und klinischen Studien ab.

- Pharmakovigilanz-Maßnahmen, d. h. Maßnahmen zur kontinuierlichen Überwachung des Nutzen-Risiko-Verhältnisses des Arzneimittels:
  - Routine-Pharmakovigilanz-Maßnahmen, dazu gehört die kontinuierliche Überwachung der Sicherheit eines Arzneimittels durch Sammeln und Bewerten von UAW und deren systematische Erfassung, Signaldetektion in entsprechenden Datenbanken, um frühzeitig neue Risiken zu identifizieren sowie ggf. bestimmte Analysen im Rahmen periodischer Sicherheitsberichte (PSUR; periodic safety update report).
  - Zusätzliche Pharmakovigilanz-Maßnahmen, dazu gehören präklinische, klinische oder nicht-interventionelle Studien nach der Zulassung zur Charakterisierung von Risiken, zur Identifizierung von Risikofaktoren für das Auftreten dieser Risiken oder zur weiteren Untersuchung fehlender Informationen, z. B. die Untersuchung kanzerogener Langzeiteffekte, wenn es entsprechende Hinweise in den präklinischen Studien gab oder aufgrund des pharmakologischen Wirkungsmechanismus kanzerogene Effekte nicht ausgeschlossen werden können. Studien zur Untersuchung der Sicherheit (PASS – Post-Authorisation Safety Studies) oder der Wirksamkeit (PAES – Post-Authorisation Efficacy Studies) nach der Zulassung können vom Zulassungsinhaber freiwillig durchgeführt oder von den Zulassungsbehörden beauflagt werden.
- Risikominimierungsmaßnahmen, d. h. Maßnahmen um das Auftreten der im RMP beschriebenen Risiken soweit wie möglich zu reduzieren:
  - Routine-Risikominimierungsmaßnahmen, dazu gehört die Beschreibung der Risiken in der Fach- und Gebrauchsinformation (z. B. Ausschluss bestimmter Patientengruppen durch Kontraindikationen, Aufnahme von Warnhinweisen), Verschreibungspflicht, Begrenzung der Packungsgröße.
  - Zusätzliche Risikominimierungsmaßnahmen, dazu gehören Schulungsmaterialien für Ärzte, Apotheker, Patienten, Angehörige oder Pflegekräfte, die zusätzliche Informationen zur richtigen Anwendung eines Arzneimittels geben und über besondere Risiken informieren. Das Schulungsmaterial wird bei der Zulassung beauflagt und muss von den nationalen Zulassungsbehörden genehmigt werden.
- Maßnahmen zur Bewertung der Effektivität der Risikominimierungsmaßnahmen.
- Eine laienverständliche Zusammenfassung des RMP, welche im Internet unter www.pharmnet-bund.de veröffentlicht wird.

Praxisbeispiel

Maßnahmen zur Risikominimierung von Thalidomid- und Lenalidomid-haltigen Arzneimitteln

Auf Grund der bekannten teratogenen Wirkungen von Thalidomid und Lenalidomid wurde bei der Zulassung dieser Stoffe zur Behandlung des multiplen Myeloms ein Risikominimierungsprogramm eingeführt. Dieses enthielt die folgenden Elemente:

- Etablierung eines Schwangerschaftsverhütungsprogramms,
- Einführung eines kontrollierten Vertriebssystems (T-Rezept),
- verpflichtende Abgabe von Informationsmaterialien,
  - Informationsbroschüre (einschließlich einer Beschreibung des Schwangerschaftsverhütungsprogramms) jeweils für Angehörige der Heilberufe und Patienten,
  - Formblatt zum Therapiebeginn (sog. Checkliste),
  - Aufklärungsbogen zum Therapiebeginn,
  - Fachinformation für Angehörige der Heilberufe,
  - Therapiepass sowie andere relevante Hinweise gemäß der offiziellen Gebrauchsinformation für Patienten,
- eingeschränkte Abgabemodalitäten und definierte maximale Behandlungsdauer pro ärztlichem Rezept,
- Führen eines Schwangerschaftsregisters,
- Einrichtung bundesweiter Maßnahmen, um die Effektivität und die Einhaltung des Schwangerschaftsverhütungsprogramms zu beurteilen,
- Überwachung des Off-Label-Gebrauchs (durch das BfArM und den pharmazeutischen Unternehmer),
- jährliche Einreichung eines periodischen Sicherheitsberichts.

Periodische Sicherheitsberichte (PSUR)

Abhängig vom Risikoprofil müssen für bestimmte Arzneimittel periodische Sicherheitsberichte erstellt werden. In den ICH-Richtlinien wird der Begriff Periodic Benefit-Risk Evaluation Report (PBRER) verwendet, der PBRER ist allerdings identisch zum PSUR, da dieser nach Einführung der neuen Pharmakovigilanzgesetzgebung neben Sicherheitsdaten auch Daten zum Nutzen des Arzneimittels enthält. Der Begriff PBRER wird als offizieller Nachfolgebegriff zum Begriff PSUR jedoch bisher wenig verwendet. Auf der Internetseite der Europäischen Arzneimittelagentur ist eine Liste der Arzneistoffe veröffentlicht, für die PSUR eingereicht werden müssen (EURD-Liste: List of Union reference dates and frequency of submission of periodic safety update reports). Diese Liste enthält die Frequenz (Berichtsperiode, z. B. halbjährlich, jährlich, alle drei Jahre) sowie den Einreichungstermin für PSURs. Aufgrund der kontinuierlichen Bewertung des Sicherheitsprofils von Arzneimitteln wird diese Liste in regelmäßigen Abständen aktualisiert.

Im PSUR werden die innerhalb der Berichtsperiode beim pharmazeutischen Unternehmer eingegangenen sicherheitsrelevanten Informationen zum Arzneimittel zusammenfassend dargestellt und bewertet:

- die Patientenexposition in der Berichtsperiode,
- SAE-Meldungen aus klinischen Studien,
- Spontanmeldungen von Angehörigen der Heilberufe, aus der Literatur und von Patienten,
- neue Ergebnisse zur Sicherheit und Effektivität des Arzneimittels aus präklinischen, klinischen oder nichtinterventionellen Studien (auch in bisher nicht zugelassenen Indikationen),
- Ergebnisse der Signaldetektion und -analyse.

Abschließend erfolgt eine kritische Bewertung des Nutzen-Risiko-Profils des Arzneimittels. Aus der Bewertung des PSUR durch die Zulassungsbehörden können sicherheitsrelevante Maßnahmen resultieren, wie z. B. Änderung der Fach- und Gebrauchsinformation, Änderung des Risikomanagementplans, Auflage zur Durchführung von Sicherheitsstudien nach der Zulassung bis hin zur Suspendierung der Zulassung des Arzneimittels.

Das schwarze Dreieck

Arzneimittel, die einer besonders engmaschigen Überwachung unterliegen, werden in der Fach- und Gebrauchsinformation mit einem schwarzen Dreieck gekennzeichnet. Generell werden Arzneimittel nach der Zulassung sorgfältig überwacht. Mit dem schwarzen Dreieck werden Arzneimittel gekennzeichnet, für welche weniger Informationen zur Verfügung stehen. Daher sind Ärzte, Apotheker und Patienten besonders bei diesen Arzneimitteln aufgefordert, Verdachtsfälle unerwünschter Arzneimittelwirkungen zu melden, um mehr Kenntnisse über diese Arzneimittel zu erhalten. In der Regel unterliegen die folgenden Arzneimittel einer zusätzlichen Überwachung:

- Arzneimittel mit neuen Wirkstoffen, die nach dem 1. Januar 2011 zugelassen wurden,
- biologische Arzneimittel, für die begrenzte Erfahrungen nach der Zulassung vorliegen,
- Arzneimittel, für welche die Durchführung von Unbedenklichkeitsstudien nach der Zulassung beauflagt wurde,
- Arzneimittel, die eine bedingte Zulassung (conditional approval) haben oder die unter außergewöhnlichen Umständen zugelassen wurden (approval under exceptional circumstances).

Eine Liste der aktuell mit einem schwarzen Dreieck gekennzeichneten Arzneimittel kann auf der Internetseite der Europäischen Arzneimittelagentur abgerufen werden.

Risikobewertungsverfahren

Werden Arzneimittelrisiken nach der Zulassung bekannt, werden diese unter anderem in **europäischen Risikobewertungsverfahren (Referral procedure)** untersucht und eine zwischen den europäischen Mitgliedsstaaten abgestimmte Position zum Nutzen-Risiko-Verhältnis des Arzneimittels erarbeitet. Als Ergebnis dieser Verfahren kann es zu Änderungen der Indikation, zur Aufnahme von zusätzlichen Kontraindikationen und/oder Warnhinweisen in die Fachinformation, zur Auflage von Pharmakovigilanz- oder Risikominimierungsmaßnahmen oder aber zum Anordnen des Ruhens der Zulassung oder der Rücknahme der Zulassung eines Arzneimittels kommen. Diese Risikobewertungsverfahren können durch die Europäische Kommission, einen EU-Mitgliedsstaat oder einen Zulassungsinhaber eingeleitet werden. Abhängig vom Sicherheitsproblem existieren verschiedene Unterarten von Risikobewertungsverfahren.

Neben den europäischen Risikobewertungsverfahren gibt es das rein **nationale Stufenplanverfahren**, mit dem die Behörden in Deutschland Arzneimittelrisiken bewerten und Maßnahmen umsetzen. Die Bezeichnung Stufenplanverfahren leitet sich von der Unterteilung des Verfahrens in zwei Gefahrenstufen ab.

In der **Stufe I** liegen Informationen vor, die auf die Möglichkeit eines Arzneimittelrisikos hinweisen. Der Zulassungsinhaber des betroffenen Arzneimittels wird aufgefordert, eine Stellungnahme einzureichen und ggf. eigenverantwortliche Risikominimierungsmaßnahmen durchzuführen. Kann das Risiko ausgeräumt werden oder reichen die Maßnahmen des Unternehmers aus, um das Risiko adäquat zu adressieren, wird das Verfahren auf dieser Stufe abgeschlossen.

In der **Stufe II** besteht der begründete Verdacht eines Arzneimittelrisikos. Hier erfolgt eine schriftliche Anhörung des Unternehmers über die geplanten Maßnahmen. Nach Bewertung dieser Stellungnahme werden die für erforderlich gehaltenen Maßnahmen durch die Bundesoberbehörde umgesetzt.

Aufgrund der Zentralisierung der Pharmakovigilanz in Europa hat das Stufenplanverfahren in seiner Bedeutung deutlich abgenommen und dient meist nur noch der Umsetzung von europäisch beschlossenen Maßnahmen.

Unbedenklichkeitsprüfungen nach der Zulassung (PASS)

Zur Untersuchung von Sicherheitsaspekten nach der Zulassung eines Arzneimittels können sogenannte

Unbedenklichkeitsprüfungen nach der Zulassung (PASS; Post-authorisation safety studies) dienen. Dabei handelt es sich um Studien, die in der Hauptsache initiiert werden, um Sicherheitsbedenken eines Arzneimittels zu adressieren. Da der Begriff der PASS also über die Ziele der Studie definiert wird und nicht über deren Methodik, können PASS verschiedene Arten von Studien darstellen. PASS können sowohl klinische Studien sein, als auch nichtinterventionelle Studien, Querschnittsstudien bzw. Surveys oder auch Metaanalysen (▸Kap. 11).

Aus regulatorischer Sicht sind PASS in der Regel als zusätzliche Pharmakovigilanz-Maßnahmen ein Bestandteil des Risikomanagementplans von Arzneimitteln. Dabei kann zwischen vom pharmazeutischen Unternehmer freiwillig durchgeführten PASS und behördlich angeordneten PASS unterschieden werden. Behördlich angeordnete PASS sind eine Bedingung der Zulassung des Arzneimittels und obliegen daher der besonderen Überwachung durch die Behörden. Die Studienprotokolle angeordneter PASS müssen in einem gesonderten Verfahren behördlich genehmigt werden (in der Regel bei multinationalen PASS durch den PRAC). Aber auch freiwillige Unbedenklichkeitsstudien können als Pharmakovigilanz-Maßnahme Teil des Risikomanagementplans sein, deren Protokolle den Zulassungsbehörden auf Anforderung vorzulegen sind. Sowohl für freiwillige als auch für angeordnete PASS gilt für den Zulassungsinhaber die Verpflichtung, den Behörden 12 Monate nach Abschluss der Datenerfassung einen Abschlussbericht vorzulegen. Für nichtinterventionelle PASS existiert ein europäisches Studienregister, in das Protokolle und Abschlussberichte der Studien eingetragen werden (das Register ist einsehbar unter www.encepp.eu). Entsprechende Eintragungen in das öffentlich zugängliche Register sind für angeordnete PASS verpflichtend und werden für freiwillige PASS empfohlen.

Unbedenklichkeitsprüfung nach der Zulassung (§4 Abs. 34 AMG)

Eine Unbedenklichkeitsprüfung bei einem Arzneimittel, das zur Anwendung bei Menschen bestimmt ist, ist jede Prüfung zu einem zugelassenen Arzneimittel, die durchgeführt wird,

- um ein Sicherheitsrisiko zu ermitteln, zu beschreiben oder zu quantifizieren,
- das Sicherheitsprofil eines Arzneimittels zu bestätigen oder
- die Effizienz von Risikomanagement-Maßnahmen zu messen.

9.4.2 Internationale Zusammenarbeit und Institutionen

Die Bereiche der Arzneimittelzulassung und der Pharmakovigilanz sind stark geprägt durch eine internationale behördliche Zusammenarbeit. So arbeiten die europäischen Zulassungsbehörden eng miteinander im europäischen Netzwerk und koordiniert über die europäische Arzneimittelagentur zusammen. Aber auch über den europäischen Wirtschaftsraum hinaus existieren internationale Projekte. Im Kasten werden einige für die Pharmakovigilanz wichtige internationale Gremien und Institutionen vorgestellt.

Internationale Gremien und Institutionen im Bereich der Pharmakovigilanz

Ausschuss für Risikobewertung im Bereich der Pharmakovigilanz (PRAC)

Der Ausschuss für Risikobewertung im Bereich der Pharmakovigilanz (Pharmacovigilance Risk Assessment Committee: PRAC) ist der Ausschuss der Europäischen Arzneimittelagentur, der für die Überwachung und Bewertung der Arzneimittelsicherheit für Humanarzneimittel zuständig ist. Er setzt sich zusammen aus von den Mitgliedsstaaten ernannten Mitgliedern, von der europäischen Kommission ernannten unabhängigen Sachverständigen, sowie aus Vertretern der Gesundheitsberufe und Patienten. Der PRAC ist für die Bewertung aller Aspekte des Risikomanagements bei Humanarzneimitteln zuständig und erarbeitet dazu entsprechende Empfehlungen.

Rat für Internationale Organisationen der medizinischen Wissenschaft (CIOMS)

CIOMS (Council for International Organisation of Medical Sciences) ist eine internationale Organisation, die 1949 durch die Weltgesundheitsorganisation (WHO) und die UNESCO gegründet wurde. Durch seine Mitglieder repräsentiert CIOMS einen großen Teil der biomedizinischen wissenschaftlichen Fachgemeinschaft. Hauptziel von CIOMS ist die Förderung internationaler Aktivitäten im Bereich biomedizinischer Wissenschaften in Zusammenarbeit mit den Vereinten Nationen, insbesondere der WHO und UNESCO. CIOMS fördert und unterhält auch zahlreiche Aktivitäten, die sich mit der Sicherheit von Arzneimitteln befassen. So wurde zum Beispiel von einer CIOMS-Arbeitsgruppe das international standardisierte Formular zur Meldung von UAW erarbeitet.

Internationale Harmonisierungskonferenz (ICH)

Die ICH (International Conference on Harmonisation of Technical Requirements for Registration of Pharmaceuticals for Human Use) wurde 1990 von der

9

amerikanischen Food and Drug Administration (FDA), der Europäischen Kommission und dem japanischen Ministeriums für Gesundheit, Arbeit und Sozialwesen, sowie Arzneimittel-Herstellerverbänden gegründet. Ziel der ICH ist die Harmonisierung der Beurteilungskriterien von Humanarzneimitteln in Europa, den USA und Japan. Dafür werden empfehlende Leitlinien erarbeitet, die auch zahlreiche Bereiche der regulatorischen Pharmakovigilanz betreffen.

Weltgesundheitsorganisation (WHO) – Uppsala Monitoring Centre
Nach den Erfahrungen der Thalidomid-Katastrophe wurde von der WHO ein internationales Programm zur Überwachung von Arzneimitteln initiiert. Seit 1978 wird dieses Programm vom Uppsala Monitoring Centre (UMC) in Schweden betrieben. Das UMC ist eine unabhängige Institution, die zahlreiche Forschungs- und Entwicklungsaktivitäten im Bereich der Pharmakovigilanz betreibt.

9.5 Risikokommunikation

Ein wesentlicher Bestandteil der Arzneimittelsicherheit ist die adäquate Kommunikation bekannt gewordener Risiken. In den Prozess der Risikokommunikation sind unter anderem Unternehmer, Behörden, Heilberufler und Patienten eingebunden. Der Begriff der Risikokommunikation ist dabei ein sehr weit gefasster Begriff, der sowohl grundsätzliche Informationen wie Packungsbeilagen und Fachinformationen, aber auch Schnellinformationen der Behörden und anderer Stellen umfassen kann.

Das grundsätzliche Ziel der Kommunikation ist die transparente und verständliche Vermittlung wissenschaftlicher Erkenntnisse, um den rationalen, sicheren und wirksamen Gebrauch von Arzneimitteln und die Verhütung von Schäden durch unerwünschte Arzneimittelreaktionen zu gewährleisten und dadurch einen Beitrag zum Schutz des Patienten und der öffentlichen Gesundheit zu leisten.

Dabei hat die Risikokommunikation folgende **Ziele**:

- zeitnahe Bereitstellung evidenzbasierter Informationen zum sicheren und wirksamen Gebrauch von Arzneimitteln,
- wenn nötig, Unterstützung bei der Änderung von Behandlungsmethoden,
- Änderung des Gebrauchs von Arzneimitteln,
- Unterstützung risikominimierender Verhaltensweisen,
- Erleichterung fundierter Entscheidungen zum rationalen Gebrauch von Arzneimitteln.

Bei der Erstellung von Informationen zu Arzneimittelrisiken sind die folgenden Grundsätze wichtig:

- Die vermittelten Informationen sollten klar, richtig und konsistent sein und auf die jeweilige Zielgruppe (z. B. Patienten oder Heilberufler) zugeschnitten sein, indem sie den Kenntnisstand der Adressaten ausreichend berücksichtigen und eine angemessene Sprache verwenden.
- Informationen zu Risiken sollten im Kontext zum Nutzen des Arzneimittels dargestellt werden.
- Wenn Informationen zu UAW dargestellt werden, sollten verfügbare und relevante Informationen, wie zu Schweregrad, Stärke, Häufigkeit des Auftretens, mögliche Risikofaktoren, Reversibilität, Zeit bis zum Auftreten und bis zur Genesung, angegeben werden. Auch auf die Risiken, die durch ein Absetzen des Arzneimittels, eine ausbleibende Behandlung oder aber durch alternative Therapien entstehen können, sollte eingegangen werden.
- Unsicherheiten, die in Bezug auf das tatsächliche Vorliegen von Sicherheitsbedenken bestehen, sollten ebenfalls mitgeteilt werden, insbesondere, wenn neue mögliche Signale oder Risiken noch nicht abschließend bewertet werden konnten.

Je nach Inhalt der Kommunikation eignen sich verschiedene Kommunikationswege. Für die schnelle Information zu wichtigen Sicherheitsaspekten können Inhalte über Rote-Hand-Briefe direkt an die Heilberufe kommuniziert werden (▸Kap. 9.5.1). Daneben können Informationen an die Heilberufe oder Patienten über beauflagtes Schulungsmaterial vermittelt werden (▸Kap. 9.5.2). Zur Information der Öffentlichkeit können darüber hinaus eigene Informationsmaterialien der Zulassungsbehörden oder Pressemitteilungen dienen (▸Kap. 9.5.3).

9.5.1 Rote-Hand-Briefe

Der Rote-Hand-Brief ist ein Informationsschreiben, mit dem pharmazeutische Unternehmen Ärzte und Apotheker über neue Arzneimittelrisiken und Maßnahmen zu ihrer Minderung informieren. Das Symbol der „roten Hand" geht auf den Bundesverband der Pharmazeutischen Industrie (BPI) zurück und wird seit 1969 verwendet. Rote-Hand-Briefe werden in Absprache mit der zuständigen Bundesoberbehörde (BfArM oder PEI) verbreitet. Der Rote-Hand-Brief (DHPC, direct healthcare professional communication) kann als zusätzliche Risikominimierungsmaßnahme Teil des Risikomanagementplans sein.

Der Rote-Hand-Brief enthält i. d. R. die folgenden Informationen:

- wichtige neue Informationen zum Arzneimittel, die einen Einfluss auf das Nutzen-Risiko-Verhältnis haben (z. B. Auftreten schwerer Hautreaktionen oder hepatotoxischer Reaktionen, neue Erkenntnisse zur nicht ausreichenden Wirksamkeit),
- für die Zielgruppe verständliche Darstellung des Anlasses der Risikokommunikation (z. B. Ergebnisse aus einem europäischen Risikobewertungsverfahren),
- Empfehlung für Ärzte und Patienten zum Umgang mit dem Sicherheitsproblem (z. B. Durchführung von Leberwertbestimmungen, Absetzen des Arzneimittels bei Indikationen, für die das Nutzen-Risiko-Verhältnis nicht länger als positiv angesehen wird, Einschränkung der Anwendungsdauer, Reduktion der Dosierung),
- Information zur Änderung der Fach- und Gebrauchsinformation (z. B. Änderung der Indikation oder Dosierung, Aufnahme neuer Kontraindikationen oder von Warnhinweisen),
- eine Liste mit weiterführender Literatur,
- eine Aufforderung, Verdachtsfälle unerwünschter Arzneimittelreaktionen an den pharmazeutischen Unternehmer oder die zuständige Bundesoberbehörde zu melden.

9.5.2 Schulungsmaterial

Im Rahmen der Bewertung des Risikomanagementplans für ein Arzneimittel kann Schulungsmaterial für Ärzte, Apotheker, Patienten, Pflegepersonal oder Angehörige beauflagt werden, wenn bestimmte Risiken des Arzneimittels über die Routinerisikominimierungsmaßnahmen (Fach- und Gebrauchsinformation) hinausgehende Maßnahmen zu einer adäquaten Risikominimierung erforderlich machen. Schulungsmaterial kann erforderlich sein, wenn schwere unerwünschte Arzneimittelwirkungen (z. B. Immunreaktionen) auftreten können, wenn neue komplizierte Applikationsmethoden verwendet werden oder wenn das Arzneimittel ein hohes Missbrauchs- und Abhängigkeitspotenzial aufweist. Als Schulungsmaterial können Broschüren, Checklisten, Patientenpass, Poster, Videos oder Schulungskurse verwendet werden.

Das Schulungsmaterial sollte klar auf die Risikominimierung fokussieren und präzise Informationen vermitteln. Es darf nicht zu Werbezwecken für das Arzneimittel missbraucht werden. Das Schulungsmaterial wird in der Regel bei der Zulassung im Rahmen der Bewertung des Risikomanagementplans beauflagt und muss von den nationalen Zulassungsbehörden genehmigt werden.

Praxisbeispiel: Schulungsmaterial

Methylphenidat zur ADHS-Behandlung bei Kindern ab 6 Jahren

Webbasiertes Schulungsmaterial für Ärzte:

- Checkliste vor Beginn der Therapie zur Abklärung der Kontraindikationen und Warnhinweise,
- Checkliste für die fortlaufende Überwachung von:
  - Wachstum, Gewicht und Appetit,
  - Toleranz- und Abhängigkeitsentwicklung,
  - kardiovaskulären Ereignissen,
  - neurologischen oder psychiatrischen Ereignissen,
  - möglichen Arzneimittelinteraktionen,
- Tabelle zur Erfassung von Blutdruck, Herzfrequenz, Größe, Gewicht, Appetit.

Injektionslösungen und Implantate zur intravitrealen Applikation

Informationsbroschüre und Schulungsvideo für Ärzte zur richtigen Applikation.

Rivastigminhaltige transdermale therapeutische Systeme

Schulungsmaterial für Patienten, Angehörige bzw. Pflegepersonal zur Vermeidung von Überdosierungen infolge der Mehrfachapplikation von Pflastern.

9.5.3 Informationen der Zulassungsbehörden

Informationen zu aktuellen Risikobewertungsverfahren können auf den Internetseiten der Europäischen Arzneimittelagentur und der nationalen deutschen Zulassungsbehörden abgerufen werden. Des Weiteren werden alle Rote-Hand-Briefe auf den Internetseiten der nationalen Zulassungsbehörden veröffentlicht. Im vierteljährlich erscheinenden „Bulletin zur Arzneimittelsicherheit" informieren das BfArM und das PEI über aktuelle Aspekte der Risikobewertung von Arzneimitteln. Das Bulletin zur Arzneimittelsicherheit kann als Print- oder Onlineversion bei den Bundesoberbehörden angefordert werden.

9

Literatur

Arzneimittelgesetz in der Fassung der Bekanntmachung vom 12. Dezember 2005 (BGBl. I S. 3394), geändert durch Artikel 3 des Gesetzes vom 4. April 2016 (BGBl. I S. 569)

Bate A, Evans SJ. Quantitative signal detection using spontaneous ADR reporting. Pharmacoepidemiol Drug Saf, 18: 427–436, 2009

Berthold H, Schott G, Müller-Oerlinghausen B. Pharmaovigilanz: Empfehlungen zur Meldung unerwünschter Arzneimittelwirkungen durch die Ärzteschaft. Arzneiverordnung in der Praxis, 32: 4–29, 2005

Berufsordnung für Apothekerinnen und Apotheker der Apothekerkammer Nordrhein vom 13. Juni 2007. www.aknr.de/service/berufsordnung.php

Berufsordnung (Muster) für die in Deutschland tätigen Ärztinnen und Ärzte in der Fassung der Beschlüsse des 114. Deutschen Ärztetages 2011 in Kiel. www.bundesaerztekammer.de

CIOMS, Council for International Organizations of Medical Sciences. Benefit-Risk Balance for Marketed Drugs: Evaluating Safety Signals. Report of CIOMS Working Group IV. CIOMS, Genf 1998

Duijnhoven RG, Straus SM, Raine JM et al. Number of patients studied prior to approval of new medicines: a database analysis. PLoS Med, 10: e1001407, 2013

Durchführungsverordnung (EU) Nr. 520/2012 der Kommission vom 19. Juni 2012 über die Durchführung der in der Verordnung (EG) Nr. 726/2004 des Europäischen Parlaments und des Rates und der Richtlinie 2001/83/EG des Europäischen Parlaments und des Rates vorgesehenen Pharmakovigilanz-Aktivitäten

Edwards IR, Aronson JK. Adverse drug reactions: definitions, diagnosis, and management. Lancet, 356: 1255–1259, 2000

European Commission. Notice To Applicants. A guideline on summary of product characteristics (SmPC). Revision 2, September 2009

European Medicines Agency (EMA). Guideline on good pharmacovigilance practices (GVP). Annex I – Definitions. Rev. 1. EMA/876333/2011, 12 December 2012

European Medicines Agency (EMA). Guideline on good pharmacovigilance practices (GVP). Module IX – Signal management. EMA/827661/2011, 22 June 2012

European Medicines Agency (EMA). Guideline on good pharmacovigilance practices (GVP) Module V – Risk Management systems. EMA/838713/2011, 22 June 2012

Food and Drug Administration (FDA). Guidance for Industry: diabetes mellitus – evaluating cardiovascular risk in new antidiabetic therapies to treat type 2 diabetes. Food and Drug Administration, Silver Spring 2008

Groothest K. The Dawn of Pharmacovigilance. An Historical Perspective. Int J Pharm Med, 17: 195–200, 2003

Hiatt WR, Kaul S, Smith RJ. The cardiovascular safety of diabetes drugs-insights from the rosiglitazone experience. N Engl J Med. 369: 1285–1287, 2013

Keller-Stanislawski B, Streit R, Paeschke N. Signaldetektion und -analyse. Bulletin zur Arzneimittelsicherheit, 4: 24–29, 2012

Lütkehermölle W, Paeschke N. Einführung in die Grundlagen der Pharmakovigilanz (Teil I) – Verdachtsfälle von unerwünschten Arzneimittelwirkungen. Bulletin zur Arzneimittelsicherheit, 1: 14–17, 2010

Mann RD, Andrews EB. Pharmacovigilance. 2. Aufl., John Wiley & Sons, Chichester 2007

Mentzer D, Keller-Stanislawski B. Daten zur Pharmakovigilanz von Impfstoffen aus dem Jahr 2009. Bulletin zur Arzneimittelsicherheit, 1: 17–24, 2012

Naranjo CA, Busto U, Sellers EM et al. A reliable method for estimating the probability of adverse drug reactions. Clin Pharmacol Ther, 30: 239–245, 1981

Rawlins MD, Thompson JW. Pathogenesis of adverse drug reactions. In: Davies DM (Hrsg). Textbook of adverse drug reactions. Oxford: Oxford University Press, 10–31, 1977

Reed PM, Mair SJ, Freestone S. Non-Clinical Safety Evaluation and Adverse Events in Phase I Trials. In: Mann RD, Andrews EB. Pharmacovigilance. 2. Aufl., John Wiley & Sons, Chichester 2007

Routledge P. 150 years of pharmacovigilance. Lancet, 351: 1200–1201, 1998

Siskou M. Zur Geschichte der Pharmakovigilanz. In: Otte A, Nguyen A (Hrsg). Risiken und Nebenwirkungen von Arzneimitteln. Schriften der Wissenschaftlichen Hochschule Lahr, 16: 1–16, 2009

Stammschulte T, Pachl H, Gundert-Remy U et al. Einführung in die Grundlagen der Pharmakovigilanz (Teil II): Spontanmeldesystem zur Erfassung von Verdachtsfällen unerwünschter Arzneimittelwirkungen (UAW). Bulletin zur Arzneimittelsicherheit, 4: 18–26, 2010

UMC, Uppsala Monitoring Centre. The use of the WHO-UMC system for standardized case causality assessment. http://who-umc.org/Graphics/24734.pdf

Weisser K, Lütkehermölle W. Risikomanagement-System – ein proaktives Instrument der Pharmakovigilanz. Bulletin zur Arzneimittelsicherheit, 1: 25–29, 2012

Wittstock M, Thiele A. Einführung in die Grundlagen der Pharmakovigilanz (Teil III): Risikobewertungsverfahren in der Europäischen Union. Bulletin zur Arzneimittelsicherheit, 2: 17–21, 2011

World Health Organization (WHO). The importance of pharmacovigilance: safety monitoring of medicinal products. World Health Organization, Genf 2002

Der letzte Zugriff auf die im Text genannten Websites erfolgte am 03.04.2016.

10 Arzneimitteltherapiesicherheit

Melanie Kulick, Ulrich Jaehde

Eine Arzneimitteltherapie beinhaltet stets ein bestimmtes Risiko, dass unerwünschte Arzneimittelwirkungen auftreten. Die Arzneimitteltherapie wird heute zunehmend sogar als Hochrisikoprozess angesehen. Untersuchungen in Deutschland und anderen Ländern zeigen, dass etwa 5 % aller Krankenhauseinweisungen die Folge unerwünschter Arzneimittelwirkungen sind, die bei ca. 2 % der Patienten unmittelbar oder mittelbar tödlich verlaufen (Kongkaew et al. 2008, Pirmohamed et al. 2004, Stausberg et al. 2011, Stausberg 2014). Neben der gesundheitlichen Schädigung der Patienten hat dies zudem auch enorme ökonomische Konsequenzen (z. B. hohe Kosten aufgrund von Krankenhausaufenthalten).

Bei älteren Patienten liegt die Rate unerwünschter Arzneimittelwirkungen aufgrund der häufig vorliegenden Multimorbidität und Polymedikation sowie altersbedingten physiologischen Veränderungen noch deutlich höher. Dies ist von besonderer Bedeutung, da durch den demografischen Wandel unsere Gesellschaft immer älter und diese Problematik damit in den kommenden Jahren immer weiter zunehmen wird.

Schätzungsweise die Hälfte der durch unerwünschte Arzneimittelwirkungen hervorgerufenen Krankenhauseinweisungen wäre vermeidbar. Vor diesem Hintergrund erhält das Thema Arzneimitteltherapiesicherheit (AMTS) auch auf politischer Ebene immer mehr Aufmerksamkeit und Bedeutung.

10.1 Grundlagen

Arzneimitteltherapiesicherheit bedeutet, die Therapie eines Patienten an jeder Stelle des gesamten Medikationsprozesses fehlerfrei und damit so sicher wie möglich zu gestalten. Dabei wird vor allem die patientenindividuelle Situation betrachtet, z. B. der Gesundheitszustand, die Körperfunktionen, die Fähigkeiten sowie ggf. auch das Umfeld eines Patienten. Im Gegensatz zur Arzneimittelsicherheit (AMS, ▸ Kap. 9), welche sich mit der (zulassungsrelevanten) **Produktsicherheit** eines Arzneimittels befasst, steht bei der Arzneimitteltherapiesicherheit die **Patientensicherheit** im Fokus.

■ **DEFINITION** Die **Arzneimittelsicherheit (AMS)** ist die Gesamtheit der Maßnahmen zur laufenden und systematischen Überwachung der Sicherheit eines Arzneimittels mit dem Ziel, dessen bei bestimmungsgemäßem Gebrauch auftretende unerwünschte Wirkungen zu entdecken, zu bewerten und zu verstehen, um entsprechende Maßnahmen zur Risikominimierung ergreifen zu können. Die Erkenntnisse zur Arzneimittelsicherheit leisten einen wesentlichen Beitrag zur ständigen Aktualisierung des Zulassungsstatus bei Arzneimitteln.

Die **Arzneimitteltherapiesicherheit (AMTS)** ist hingegen die Gesamtheit der Maßnahmen zur Gewährleistung eines optimalen Medikationsprozesses mit dem Ziel, Medikationsfehler zu vermeiden und damit vermeidbare Risiken für den Patienten bei der Arzneimitteltherapie zu verringern.

(Nach Aly, Koordinationsgruppe AMTS, 2014)

Seit 2007 veröffentlicht das Bundesministerium für Gesundheit in regelmäßigen Abständen einen **Aktionsplan zur Verbesserung der Arzneimitteltherapiesicherheit in Deutschland.** Damit wird das Ziel verfolgt, die Sicherheit der Arzneimitteltherapie zu optimieren und verbesserte therapeutische Ergebnisse zu erreichen. Die erstmalige Veröffentlichung eines Aktionsplans war ein wichtiger Schritt auf dem Weg zu mehr AMTS in Deutschland.

Wichtige Ziele der Aktionspläne AMTS

- Sensibilisierung von Patienten, Apothekern, Ärzten und Pflegenden für die AMTS,
- Verbesserung der Information über Arzneimittel (z. B. Entwicklung von Handlungsempfehlungen),
- Verbesserung der intersektoralen Kommunikation,
- Etablierung einer Sicherheitskultur,
- Entwicklung und Implementierung von Strategien zur Risikovermeidung,
- AMTS-Forschung (z. B. zur Erfassung und Bewertung von Medikationsfehlern).

Eine **Koordinierungsgruppe**, die bei der Arzneimittelkommission der deutschen Ärzteschaft (AkdÄ) angesiedelt ist, sorgt für die Umsetzung und Fortschreibung des Aktionsplans.

Mitglieder der **Koordinierungsgruppe des Aktionsplans AMTS** sind:

- das Bundesministerium für Gesundheit (BMG),
- die Arzneimittelkommission der deutschen Ärzteschaft (AkdÄ),
- die Bundesvereinigung Deutscher Apothekerverbände (ABDA),
- der Bundesverband Deutscher Krankenhausapotheker (ADKA),
- die Kassenärztliche Bundesvereinigung (KBV),
- die Deutsche Krankenhausgesellschaft e. V. (DKG),
- Patientenverbände,
- das Aktionsbündnis Patientensicherheit e. V. (APS),
- der Deutsche Pflegerat.

10.2 Medikationsprozess

Die Basis der AMTS ist eine **optimale Organisation des gesamten Medikationsprozesses**. Der Patient wird in seinem Medikationsprozess, von der Diagnose bis hin zu Anwendung und Monitoring, zeitweise von Fachleuten, wie beispielsweise Arzt und Apotheker begleitet. Je nachdem, in welchem Umfeld (Setting) sich der Patient bewegt, können noch weitere Personen oder Einrichtungen daran beteiligt sein (z. B. verschiedene Fachärzte, Krankenschwestern im Krankenhaus oder Altenpfleger im Seniorenheim). Je mehr Beteiligte und je mehr Schnittstellen es im Medikationsprozess gibt, desto anfälliger ist dieser für Sicherheitslücken und damit für Medikationsfehler. Ziel sämtlicher Maßnahmen ist es daher, Medikationsfehler zu erkennen bzw. im Vorfeld zu vermeiden, um arzneimittelbezogene Probleme (ABP) und unerwünschte Arzneimittelwirkungen zu verhindern. Das Management unerwünschter Arzneimittelwirkungen wird ausführlich in ▸Kap. 31 behandelt.

MERKE Der **Medikationsprozess** beinhaltet alle Stufen der Arzneimitteltherapie und umfasst im Wesentlichen folgende Schritte:
Arzneimittelanamnese – Verordnung – Patienteninformation – Selbstmedikation – Verteilung/Abgabe – Anwendung (Applikation/Einnahme) – Dokumentation – Therapieüberwachung (Monitoring) – Kommunikation/Abstimmung – Ergebnisbewertung

Besonderheiten des Medikationsprozesses im ambulanten Bereich, in Einrichtungen der Langzeitpflege und im Krankenhaus werden in den entsprechenden Kapiteln behandelt (▸Kap. 33 bis ▸Kap. 35).

10.3 Medikationsfehler

10.3.1 Definition und Abgrenzung

DEFINITION Ein **Medikationsfehler** ist ein Abweichen vom für den Patienten optimalen Medikationsprozess, das zu einer grundsätzlich vermeidbaren Schädigung des Patienten führt oder führen könnte.

Nach der oben genannten Definition ist bereits jeder nicht bestimmungsgemäße Gebrauch eines Arzneimittels ein Medikationsfehler, unabhängig davon, ob der Patient eine UAW erlitten hat oder nicht (potenzielle UAW).

Ziel sämtlicher Maßnahmen zur Verbesserung der **Arzneimitteltherapiesicherheit** ist es, Medikationsfehler zu vermeiden. UAW können jedoch auch auftreten, wenn kein Medikationsfehler vorliegt, also das Arzneimittel bestimmungsgemäß (z. B. nach Angaben der Fachinformation des Pharmazeutischen Unternehmers) angewendet wurde. Diese nicht vermeidbaren UAW sind daher mit dem jeweiligen Arzneimittel in der zugelassenen Indikation und Dosierung assoziiert und fallen somit in den Bereich **Arzneimittelsicherheit** bzw. Produktsicherheit (▸Kap. 9 und ▸Kap. 10.1).

In ○Abb. 10.1 ist der Zusammenhang der Begriffe Medikationsfehler und UAW schematisch dargestellt.

10.3.2 Arten von Medikationsfehlern

Medikationsfehler können jeden Schritt des Medikationsprozesses betreffen und von jedem am Medikationsprozess Beteiligten, insbesondere von Ärzten, Apothekern oder anderen Angehörigen eines Gesundheitsberufes sowie von Patienten, deren Angehörigen oder Dritten verursacht werden.

Das zum Erkennen eines Medikationsfehlers geeignete Kriterium ist gemäß der vorstehenden Definition die **grundsätzlich vermeidbare bzw. potenzielle Schä-**

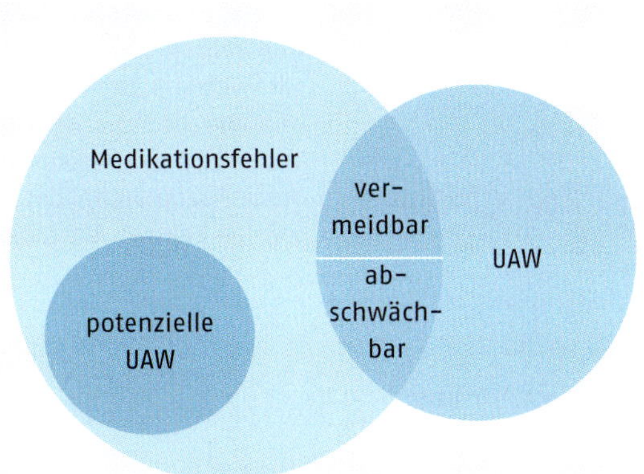

Abb. 10.1 Zusammenhang und Abgrenzung wichtiger Begriffe im Bereich Arzneimitteltherapiesicherheit. Nach Morimoto et al. 2004

digung des Patienten in Form einer UAW (Aly, Koordinierungsgruppe AMTS 2014).

Was ist eine vermeidbare Schädigung?

Das Kriterium der vermeidbaren Schädigung ist weit gefasst. Auch quantitativ und qualitativ geringe Risiken, z. B. die **nicht indizierte Verordnung** eines Arzneimittels mit **guter Verträglichkeit**, erfüllen die Kriterien der Definition eines Medikationsfehlers.

Die **Abweichung** vom in der **Fachinformation vorgegebenen Dosierungsschema** mit einer häufigeren Gabe bzw. Applikation stellt – sofern dies nicht aus therapeutischer Abwägung im Sinne einer patientenindividuell optimalen Arzneimitteltherapie erfolgt – auch ohne Überschreiten der zulässigen Tagesmaximaldosis einen Medikationsfehler dar, da dies zu vermeidbarem Schaden wegen der zu befürchtenden Verminderung der Einnahmetreue des Patienten führen kann.

Die **Unterlassung** einer notwendigen und bereits **verordneten Arzneimitteltherapie** (z. B. die Nichteinnahme erforderlicher und verordneter Arzneimittel durch den Patienten) ist ebenso wie die **Nichtverordnung einer notwendigen Begleittherapie** (z. B. die Nichtverordnung von Calciumfolinat bei Hochdosis-Methotrexat-Therapie) als Medikationsfehler zu werten. Auch das **Unterlassen einer notwendigen Aufklärung** eines Patienten sowie ein **nicht durchgeführtes Monitoring** einer Therapie können einen Medikationsfehler darstellen.

Die Nichtverordnung einer in Anbetracht der Erkrankungen des Patienten indizierten und bei patientenindividueller Risiko-Nutzen-Abwägung angezeigten Arzneimitteltherapie wird nicht als Medikationsfehler, sondern als grundsätzliche **therapeutische Fehlentscheidung** gewertet (nach Aly, Koordinierungsgruppe AMTS 2014).

Beispiele für Medikationsfehler sind in Tab. 10.1 aufgelistet.

Tab. 10.1 Fehlermöglichkeiten im Medikationsprozess

Fehlerquelle	Beispiele
Diagnose	Fehldiagnose
Verordnung bzw. Information	Verordnung einer ungeeigneten Dosierung, Nichtbeachten von Kontraindikationen
Überbringung	Rezept wird nicht eingelöst
Selbstmedikation	Empfehlung eines ungeeigneten Arzneimittels
Medikationsanalyse	Nichterkennen von Kontraindikationen, Interaktionen oder ungeeigneten Dosierungen
Information bzw. Abgabe	Unvollständige, fehlerhafte oder missverständliche Information des Patienten, Abgabe eines falsches Arzneimittels
Anwendung	Unregelmäßige Einnahme, Unter- bzw. Überdosierung, Nichteinhalten zeitlicher Abstände zum Essen
Monitoring	Zu selten, keine Kontrolle des Therapieerfolgs, keine Nachfrage nach korrekter Anwendung

Praxisbeispiel

Missverständliche Patienteninformation

Ein Offizinapotheker ruft in der Arztpraxis an, um eine Rückfrage bezüglich der Anwendung eines Antibiotikums zu stellen. Eine Mutter stünde vor ihm in der Apotheke mit einer leeren Trockensaftflasche. Sie sollte ihrem Kind das Arzneimittel noch zehn weitere Tage geben, nun sei die Flasche aber schon leer.

Der Apotheker wunderte sich zudem, dass in der Flasche ein Pulverrest war, aber keine Flüssigkeit. Die Mutter gab an, man habe ihr bei Entlassung ihres Kindes vor zwei Tagen eine Flasche mit Pulver gegeben und die Pflegekraft habe ihr gesagt, dass das Kind morgens und abends je einen Messlöffel voll einnehmen sollte. Vorher müsste sie das Pulver in Wasser auflösen.

Die Mutter berichtete, dass sie dies am Wochenende jeden Morgen und Abend so praktiziert habe. Es stellte sich heraus, dass sie dabei jeweils einen Messlöffel Pulver aus der Flasche entnommen und in einem Glas mit Wasser aufgelöst hatte.

Nach Fallbericht aus der Serie „Medikationsfehler", Krankenhauspharmazie, 35: 127, 2014

10

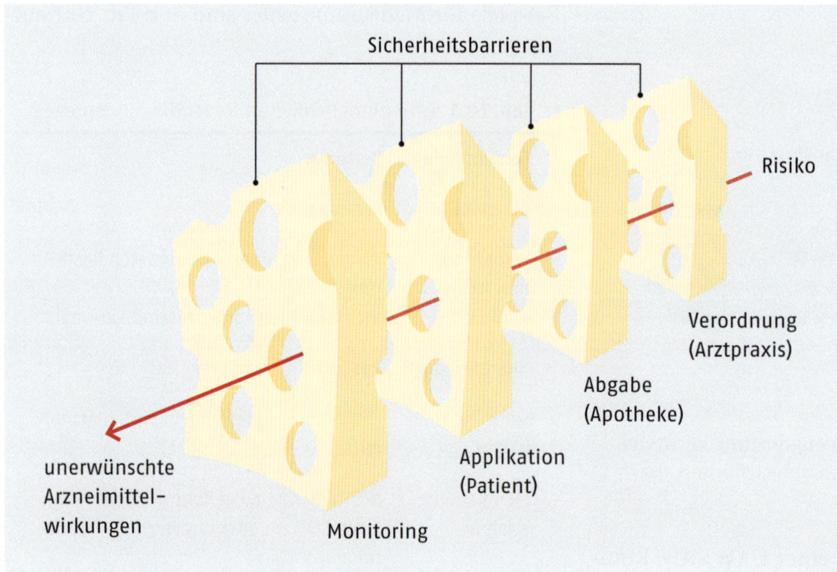

Abb. 10.2 Der Medikationsprozess nach dem „Schweizer-Käse-Modell", mit dem die Sicherheitslücken in einem komplexen Prozess veranschaulicht werden können. Nach Reason 2000

Tab. 10.2 Ursachen für Medikationsfehler

Systembedingt	Personenbedingt
Personalmangel, ungeeigneter Personaleinsatz	Ermüdung, Erschöpfung
Mangelnde Ausstattung (nicht funktionsfähige oder veraltete Geräte, Software)	Unaufmerksamkeit, Ablenkung
Zeitdruck	Hektik
Fehlendes Qualitätsmanagementsystem (QMS), fehlende standardisierte Abläufe	Fehlende Erfahrung
Mangelnde Fort- und Weiterbildungsmöglichkeiten	Mangelnde Kompetenz
Ungeeignete Räumlichkeiten	Mangelnde Kommunikation, fehlendes Teamwork
Mangelnde Ressourcen (Geld)	Desinteresse

10.3.3 Ursachen und Entstehung von Medikationsfehlern

Die Gründe für das Auftreten von Medikationsfehlern sind mannigfaltig. Sicherheitsbarrieren können an jeder Stelle im Medikationsprozess versagen und von allen beteiligten Personen ausgehen. Besonders anschaulich wird dieser Zusammenhang im sogenannten **Schweizer-Käse-Modell** (Reason 2000). Innerhalb des Medikationsprozesses gibt es verschiedene Sicherheitsbarrieren, die dazu beitragen, dass keine (vermeidbaren) unerwünschten Wirkungen auftreten. In der Realität haben aber auch die eingebauten Sicherheitsbarrieren Lücken (vergleichbar mit den Löchern einer Käsescheibe) und können somit versagen. Kommt es zu der unglücklichen Situation, dass ein Fehler alle Barrieren passiert, kann die unerwünschte Wirkung auftreten (Abb. 10.2). Im Praxisbeispiel wäre eine solche Lücke die mangelnde Information des Patienten zur Aufbereitung des Trockensaftes, die sich durch alle Instanzen bis zum Patienten zieht.

Grundsätzlich kann man zwischen **systembedingten (latenten Schwächen) und personenbedingten Ursachen (aktiven Schwächen)** unterscheiden, wobei Unzulänglichkeiten im System (z. B. schlechte Organisation von Arbeitsabläufen) das Auftreten von personenbedingten Fehlern (z. B. Hektik) begünstigen können (Tab. 10.2). Häufig sind es v. a. die Arbeitsstrukturen, die einer Optimierung bedürfen, um sowohl die Qualifikation des Personals als auch die Vorteile verfügbarer technischer Hilfsmittel optimal nutzen zu können (Reissner et al. 2008).

10.3.4 Look-alike- und Sound-alike-Arzneimittel (LASA)

Die Verordnung, Abgabe oder Anwendung ähnlich klingender und ähnlich aussehender Arzneimittel gehören zu den häufigen Medikationsfehlern (Hahnenkamp 2011). Daher soll diese Verwechslungsproblematik hier gesondert erwähnt werden. Arzneistoffe und Arzneimittel mit ähnlich klingenden Namen werden als

Sound-alikes bezeichnet, solche mit ähnlichem und leicht zu verwechselndem Aussehen als **Look-alikes**.

Sound-alikes (Beispiele)
- Clotrimazol – Cotrimoxazol,
- Domperidon – Droperidol,
- Fluimucil® – Flumazenil,
- Lisino® – Lisinopril,
- Metamizol – Metronidazol,
- Tegretal®– Trental®.

Look-alike-Arzneimittel sind v.a. Resultat der Verkaufsstrategien der Pharmazeutischen Unternehmer, die ihre Produkte im „Corporate Design" zum Zwecke der Wiedererkennung vermarkten. Die Packungen bestimmter Arzneistoffgruppen oder Indikationsgebiete erhalten so z.B. alle die gleiche Farbe und Aufmachung. Manche Hersteller gestalten sogar alle Verpackungen gleichartig.

Verstärkt wird die Verwechslungsgefahr durch:
- unleserliche Handschriften,
- mündliche bzw. ungenaue Informationsweitergabe (z.B. am Telefon),
- unterschiedliche Konzentrationsangaben auf Verpackungen,
- ähnliche klinische Anwendung unterschiedlicher Präparate,
- Kombination aus Sound-alike- und Look-alike-Arzneimitteln (z.B. verschiedene Cephalosporine eines Herstellers).

Die Verwechslungsproblematik betrifft den gesamten Arzneimittelmarkt und kann v.a. in Hochrisiko-Bereichen, wie der Anästhesie oder Onkologie verheerende Folgen haben. Daher ist die Behebung dieser Fehlerquelle ein wichtiges Ziel des Aktionsplans AMTS und bereits Bestandteil vieler AMTS-fördernder Maßnahmen in Deutschland.

Praxisbeispiel

Look-alike-Arzneimittel

Ein Arzt besucht einen Patienten mit starken Schmerzen zu Hause und stellt ihm ein Folgerezept über Tramadol aus. Anhand einer vom Patienten vorgelegten Packung schreibt der Arzt das Präparat Tramadura® auf. Bei einem Folgebesuch einige Wochen später zeigt der Patient dem Arzt eine Packung Tetramdura® (enthält Tetrazepam). Das Präparat hat eine nahezu identische Verpackung wie Tramadura®. Der Patient berichtet, er habe nach Einnahme einer Tablette Schwindel und Müdigkeit bemerkt. Er habe daraufhin in die Packungsbeilage geschaut und bemerkt, dass es sich um ein anderes Arzneimittel handelt und daher in der Apotheke, in der er das Rezept eingelöst hatte, eine Rezeptkopie angefordert. Das Rezept war korrekt ausgestellt worden. Die Verwechslung geschah in der Apotheke (nach Fallbericht 513 aus „Jeder Fehler zählt").

Sound-alike-Arzneimittel

Von einem Klinikarzt war im Entlassungsbrief eines herztransplantierten Patienten erstmalig Spiropent® (Wirkstoff: Clenbuterol) verordnet worden. In der Hausarztpraxis notierte die Arzthelferin das früher häufig verordnete, zuletzt aber pausierte Spiro® (Wirkstoff: Spironolacton). Die letzte Klinikempfehlung lautete jedoch Spiropent®, nicht Spironolacton; im Arztbrief war sogar auf eine Hyperkaliämie hingewiesen worden. Der Arzt unterschrieb das vorbereitete Rezept mit dem ihm vertrauten Spiro(nolacton). Der Patient geriet in eine Hyperkaliämie, die eine stationäre Einweisung erforderte (nach Fallbericht 212 aus „Jeder Fehler zählt").

10.4 Fehlerprävention

Auf der Grundlage von Kenntnissen über Art, Ursachen und Entstehung von Medikationsfehlern können Strategien zur Fehlervermeidung (Prävention) gezielt entwickelt und implementiert werden.

In den letzten Jahren hat in Deutschland vor allem das 2005 gegründete **Aktionsbündnis Patientensicherheit e.V. (APS)** in diesem Bereich wichtige Akzente gesetzt und eine Reihe von Handlungsempfehlungen zur Verbesserung der Patientensicherheit unter Einbeziehung der Arzneimitteltherapiesicherheit veröffentlicht.

Dabei haben sich vier Ansatzpunkte als besonders wichtig herausgestellt, die im Folgenden näher vorgestellt werden sollen:

- Systemdenken,
- Patientenbeteiligung,
- Sicherheitskultur,
- Prozessoptimierung.

Aktionsbündnis Patientensicherheit (APS)

Das Aktionsbündnis Patientensicherheit e.V. (APS) versteht sich als Plattform für eine sichere Gesundheitsversorgung in Deutschland. Vertreter aller Gesundheitsberufe und -institutionen, Patientenorganisationen und Interessierte haben sich zu einem Netzwerk zusammengeschlossen. In Arbeitsgruppen, Jahrestagungen und auf Fachkongressen fördern sie den gegenseitigen Austausch und erarbeiten Lösungen im Rahmen von Projekten (www.aps-ev.de).

10

10.4.1 Systemdenken

Sämtliche Einrichtungen des Gesundheitssystems stellen komplexe Systeme dar, in denen jederzeit und überall Fehler auftreten können. Hinsichtlich der Fehlerursachen unterscheidet man zwei unterschiedliche Sichtweisen (APS 2012):

- die **personenbezogene Sichtweise**, in der man versucht, eine verursachende Person zu identifizieren und sich nur mit den direkten Umständen und Beteiligten des Fehlers beschäftigt (naming, blaming, shaming, training),
- die **systembezogene Sichtweise**, in der man versucht, systemische Probleme, die den Fehler begünstigt haben könnten, zu ermitteln (Systemdenken).

Die personenbezogene Sichtweise unterbindet einen offenen und konstruktiven Umgang mit Fehlern und damit die Chance, diese zur Verbesserung zu nutzen. Dagegen geht man bei der systembezogenen Sichtweise davon aus, dass Menschen immer Fehler machen werden. Systeme sind daher so zu gestalten, dass diese Fehler nicht entstehen können oder zumindest nicht zu einem Schaden führen können. Dieser Perspektivenwechsel wird heute zunehmend vollzogen und gilt als wesentliche Voraussetzung zur Verbesserung der Patientensicherheit (APS 2012).

In der Arzneimittelversorgung bedeutet eine systembezogene Denkweise für jede Berufsgruppe, dass bei Fehlern nicht nur ein einzelner Bereich, z. B. die Arztpraxis oder die Apotheke, betrachtet werden sollte, sondern der Medikationsprozess in seiner Gesamtheit.

10.4.2 Patientenbeteiligung

Der Patient ist im Rahmen seines Medikationsprozesses die meiste Zeit selbst für ein ordnungsgemäßes Einhalten seiner Arzneimitteltherapie verantwortlich, vor allem zu Hause. Daher ist es von besonderer Bedeutung, dass der Patient über seine Therapie und die damit assoziierten Risiken gut informiert ist. Je besser er über seine Therapie Bescheid weiß, desto höher sind die Chancen für eine sichere und erfolgreiche Behandlung.

Der richtige Umgang mit Patienten erfordert eine Sensibilisierung für die Patientenperspektive sowie Wissen und Fertigkeiten, wie dem Patienten eine aktive Rolle ermöglicht werden kann. Gleichzeitig bedeutet es, als Heilberufler nicht die Verantwortung für die Patientensicherheit abzugeben, sondern die Patienten in die Lage zu versetzen, selbst Verantwortung zu übernehmen (APS 2012).

Im Rahmen des Medikationsprozesses nimmt aus den oben genannten Gründen die Adhärenzförderung beim Patienten einen besonderen Stellenwert ein (▸Kap. 32).

Praxisbeispiel

Unklare Zuständigkeiten

Ein älterer Patient nimmt seit Langem regelmäßig Marcumar®. Das übliche Vorgehen ist dabei, dass es eine termingerechte INR-Kontrolle gibt, der Patient in der Praxis anruft, um den INR abzufragen, um dann Einnahme und Kontrolltermin abzustimmen. Diesmal blieb der Rückruf des Patienten jedoch aus (bei einem INR-Wert von 5). Die Dosiskorrektur wurde daher nicht umgesetzt. Bei der nächsten Kontrolle wurde ein INR-Wert von über 8 gemessen.

Gründe: Der Patient war erst kürzlich in ein Pflegeheim umgezogen. Seitdem war das Pflegepersonal für das Stellen der Arzneimittel zuständig. Es wurde mit dem Patienten jedoch nie geklärt, ob das Pflegepersonal auch den Anruf in der Praxis übernehmen soll. In der Praxis und dem Pflegeheim wurde nicht registriert, dass es noch keine Befundabfrage gegeben hat (nach Fallbericht 451 aus „Jeder Fehler zählt").

10.4.3 Sicherheitskultur

Unter **Sicherheitskultur** wird in der Regel das dauerhafte Streben einer Organisation, z. B. einer Apotheke, eines Krankenhauses oder eines Pflegeheims, nach Abwesenheit (vermeidbarer) unerwünschter Ereignisse verstanden.

Als wesentliche Bestandteile für die **Etablierung** einer Sicherheitskultur werden heute angesehen:

- die Entwicklung eines angemessenen Risikobewusstseins bei allen Beteiligten,
- die hierarchie-, sektoren- und berufsgruppenübergreifende Zusammenarbeit,
- die Bereitstellung ausreichender Ressourcen (z. B. Zeit, Geld, Personal) für die Patientensicherheit,
- die Bereitschaft, aus Fehlern zu lernen.

Gerade der letztgenannte Punkt gewinnt zunehmend an Bedeutung. Voraussetzung ist die Schaffung einer offenen Arbeitsatmosphäre, in der Mitarbeiter Fehler und Beinahe-Schäden berichten können, ohne eine Bestrafung fürchten zu müssen. Um nicht nur aus Fehlern in der eigenen Organisation lernen zu können, wurden verschiedene Fehlerberichts- und Lernsysteme aufgebaut (▸Kap. 10.5.1).

10.4.4 Prozessoptimierung

Wie oben erläutert, ist die Ursache von personenbedingten Fehlern häufig in systemischen Mängeln zu suchen, z. B. in einer mangelhaften Organisation der Arbeitsabläufe. Daher kann eine Optimierung von Prozessen auch zu einer Verringerung menschlicher Fehler führen. Ziel ist es, solche Schwächen zu erkennen und Lösungsstrategien zu erarbeiten, um gezielt Sicherheitslücken zu schließen.

Geeignete **Strategien** sind z. B.:

- die Einführung eines Vier-Augen-Prinzips bei kritischen Tätigkeiten (cross-monitoring),
- die Einhaltung von Pausen,
- die Optimierung des Personaleinsatzes (nach Art und Anzahl),
- die Durchführung kritischer Arbeiten in separaten Räumen,
- die Schaffung einer ausreichenden Anzahl an Arbeitsplätzen,
- die Entwicklung standardisierter Arbeitsanweisungen (SOP),
- die Nutzung von Checklisten,
- regelmäßige Fortbildungen und Teamsitzungen,
- die Nutzung geeigneter Technik bzw. Software.

Grundsätzlich unterscheidet man zwischen operativen und strategischen Maßnahmen. Erstere sind schnell umsetzbare Maßnahmen wie beispielsweise das Einführen des Cross-monitorings bei kritischen Arbeiten. Sie erfordern keinen großen Aufwand, sind i. d. R. sofort umsetzbar und kosten meistens nicht viel. Strategische Maßnahmen sind meist nicht unmittelbar umsetzbar. Sie betreffen Entscheidungen, die oft mit höherem Aufwand und Kosten verbunden sind (z. B. die Anschaffung neuer Computersysteme). Je nach Umfeld sind auch andere Entscheidungsträger in solche Prozesse eingebunden (z. B. Geschäftsführer des Krankenhauses).

Neu eingeführte Maßnahmen sollten nach einer angemessenen Zeit hinsichtlich ihrer Effektivität und Machbarkeit überprüft werden (Evaluation). Eine einfache Methode für diesen Zweck ist der sogenannte **PDCA-Zyklus (Demingkreis)**. Ziel des Problemlösungsprozesses ist es, sich durch qualitätsfördernde Maßnahmen dem optimalen Ergebnis anzunähern. Ist das gewünschte Ergebnis noch nicht erreicht, wird der Prozess nachgebessert (Abb. 10.3). Die Methode eignet sich z. B. für wiederkehrende, standardisierte Handlungen oder Abläufe in der Apotheke.

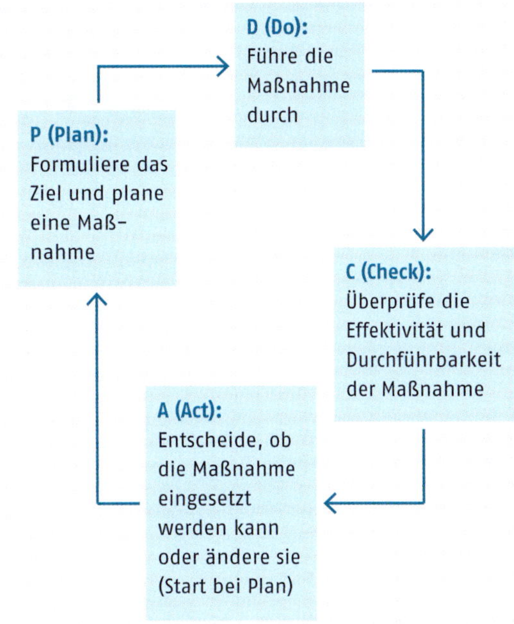

Abb. 10.3 PDCA-Zyklus nach Deming

Praxisbeispiel

Prozessoptimierung in der Apotheke

In einer Apotheke ist aufgefallen, dass Patienten, die ein Arzneimittel zur Inhalation verordnet bekommen haben, sehr unterschiedlich durch die Mitarbeiter beraten werden. Vor allem zu Stoßzeiten kommt es vor, dass relevante Beratungsinhalte, wie das Erläutern der Inhalationstechnik nicht angesprochen werden.

Um eine gleichbleibend qualitativ gute Beratung zu ermöglichen, entwickelt der Apothekenleiter eine Checkliste. Diese enthält Punkte, wie Beratungsinhalte bei Neuverordnung, die Abklärung, ob ein Wechsel des Inhalationssystems stattgefunden hat oder das Einüben bzw. die Überprüfung der korrekten Inhalationstechnik durch den Patienten (P). Die Beratungs-Checkliste wird mit den Mitarbeitern besprochen und zunächst für eine Woche erprobt (D). Danach analysiert das Team gemeinsam, ob die Anwendung praktikabel und sinnvoll war, etwa anhand des Zeitaufwands und des Patienten-Feedbacks (C). Falls nötig, werden Änderungs- und Verbesserungsvorschläge erarbeitet und in einer neuen Testphase umgesetzt (A; aus Jaehde und Kulick 2014).

10.5 Fehlermanagement

Ein Fehlermanagement soll dazu beitragen, häufig wiederkehrende Fehler und deren Ursachen zu identifizieren sowie die daraus resultierenden Erkenntnisse in die Entwicklung von Präventionsstrategien einfließen zu lassen. Wichtige Komponenten eines Fehlermanagements sind **Fehlerberichts- und Lernsysteme** (▸ Kap. 10.5.1) und die **Fehleranalyse** (▸ Kap. 10.5.2).

10.5.1 Fehlerberichts- und Lernsysteme

Für die Entwicklung wirkungsvoller Strategien zur Fehlerprävention bedarf es möglichst umfangreicher Informationen, wann und wo Fehler auftreten können. Dabei spielen Fehlermeldesysteme eine große Rolle. Die in anderen Branchen (Luft- und Raumfahrt, Kernenergie) seit langem etablierte Methode der Berichterstattung kritischer Zwischenfälle, sogenannte **Critical**

Tab. 10.3 Beispiel für die Analyse eines Medikationsfehlers. Nach Fallbericht 159 „Jeder Fehler zählt"

Fallbeispiel	
Ein Patient wird wegen anhaltenden Erbrechens ins Krankenhaus eingeliefert. Dort wird eine Digitoxin-Überdosierung festgestellt. Nach seinem Krankenhausaufenthalt erzählt er beim nächsten Besuch in der Apotheke, wie es dazu gekommen war. Der Arzt hatte dem Patienten schriftliche Einnahmehinweise mitgegeben. Diese sahen folgendes Dosierungsschema zur Aufsättigung von Digitoxin vor: Mo: 3 Tbl., Di: 2 Tbl., Mi: 2 Tbl., Do: 1 Tbl., Fr: 1 Tbl., Sa: 1 Tbl., So: 1 Tbl. usw. Der Patient führte die Medikation jedoch nicht wie geplant mit 1 Tbl. pro Tag fort, sondern begann am Montag wieder mit 3 Tbl., Dienstag 2 Tbl. etc.	
Ergebnis	
Fehlerursache	**Vermeidungsstrategie**
Der Medikationsplan war missverständlich.	Zukünftig sollten die Angaben auf dem Medikationsplan eindeutig sein (z. B.: „ab dann: immer 1 Tablette täglich").
Der Patient wurde nicht noch einmal zu einer zeitnahen Kontrolle in die Arztpraxis bestellt.	Zukünftig sollen zeitnahe Kontrollen stattfinden.
In der Apotheke wurde der Einnahmeplan nicht besprochen und nicht überprüft, ob der Patient alles verstanden hat.	Zukünftig wird der Medikationsplan mit dem Patienten besprochen und das Verständnis überprüft.
Der Patient hat die Packungsbeilage nicht gelesen und nicht beim Arzt oder Apotheker aktiv nachgefragt, z. B. weil er das Dosierungsschema für merkwürdig hielt.	Zukünftig wird der Patient besser informiert und ermutigt, bei Unklarheiten nachzufragen.

Incident Reporting Systems (CIRS), basiert auf der Möglichkeit Unfälle, Beinahe-Unfälle oder Fehler anonym zu melden. Die Berichte stehen anderen Mitarbeitern und Personen aus den Branchen zur Verfügung und werden intensiv ausgewertet und genutzt, um aus den Fehlern anderer zu lernen bzw. die eigenen Systeme immer sicherer zu machen. Da die Teilnahme anonym ist, sinkt die Hemmschwelle, Fehler zu melden. Auch im medizinischen Bereich wurden mittlerweile zahlreiche Berichts- und Lernsysteme eingeführt, in denen unerwünschte Ereignisse, Schäden, Fehler und auch Beinahe-Schäden gemeldet werden können (z. B. CIRS-medical, „Jeder Fehler zählt"; ▸ Kap. 31.5).

10.5.2 Fehleranalyse

Eine gängige Methode, Fehler zu analysieren sind Ursache-Wirkungs-Analysen. Eine dieser Methoden ist die Erstellung des **Ishikawa-Diagramms (Fischgräten-Diagramm)**. Diese basiert auf dem London-Protokoll, welches die Grundlagen für die Untersuchung klinischer Zwischenfälle beschreibt (Taylor-Adams und Vincent 2007).

Mit dem Ishikawa-Diagramm können mögliche Faktoren, die (beinahe) zu einem **Medikationsfehler** geführt haben, dargestellt werden. Dabei geht man folgendermaßen vor:

- Sammlung möglicher Fehlerursachen,
- Bewertung der möglichen Ursachen,
- Identifizierung der wahrscheinlichsten Ursachen,
- Erarbeitung von Vermeidungsstrategien.

Die Anwendung des Ishikawa-Diagramms ist dann besonders vorteilhaft, wenn es nicht nur eine unmittelbare Ursache für einen Fehler gibt, sondern mehrere Faktoren eine Rolle gespielt haben. Es wird analysiert, welche Ursachen am ehesten zu dem Fehler geführt haben könnten (von Eiff et al. 2011). Danach kann das Ishikawa-Diagramm für die Entwicklung von Vermeidungsstrategien genutzt werden. Die Methode ist besonders geeignet für die Fehleranalyse im (multidisziplinären) Team (○ Abb. 10.4 A). □ Tab. 10.3 zeigt ein Beispiel für eine Fehleranalyse, □ Abb. 10.4 dazu ein Ishikawa-Diagramm.

10.6 Maßnahmen zur Verbesserung der AMTS

Es gibt zahlreiche Maßnahmen, die geeignet sind, die Arzneimitteltherapie sicherer zu machen. Ziel sämtlicher Maßnahmen ist es, Medikationsfehler zu vermeiden und die oben dargestellten Sicherheitslücken im Medikationsprozess zu schließen.

Die folgenden Maßnahmen haben in der Klinischen Pharmazie eine besondere Bedeutung:

- Medikationsplan,
- Medikationsabgleich (medication reconciliation),
- Medikationsanalyse (medication review),
- Medikationsmanagement.

10.6.1 Medikationsplan

Um arzneimittelbezogene Probleme überhaupt identifizieren zu können, ist es zunächst einmal unverzichtbar, sich einen Überblick über die gesamte Medikation zu

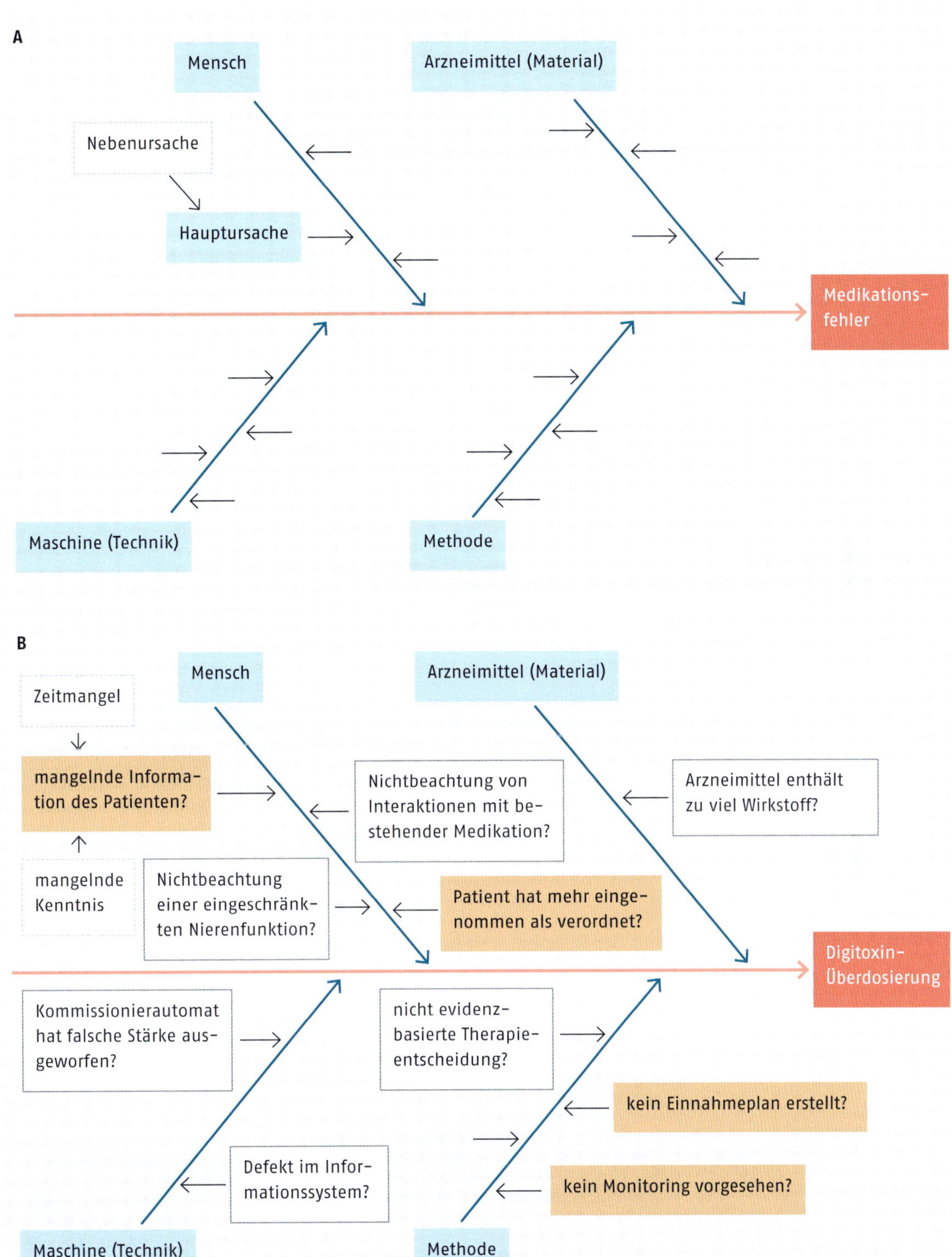

Abb. 10.4 Modifiziertes Ishikawa-Diagramm zur Fehleranalyse. **A** Grundmodell, **B** Analyse des Medikationsfehlers Digitoxin-Überdosierung (wahrscheinliche Ursachen sind orange unterlegt), Beschreibung Tab. 10.3

verschaffen. In der Praxis ist das häufig schwierig, wenn der Patient von mehreren Ärzten Arzneimittel verordnet bekommt und zusätzlich OTC-Arzneimittel einnimmt.

Eine Lösung für dieses Problem ist ein gut strukturierter Medikationsplan, der von allen Beteiligten des Medikationsprozesses verwendet und regelmäßig aktualisiert wird. Wenn alle Beteiligten (Patient, Hausarzt,

Facharzt, Krankenhaus, Apotheker) auf den gleichen Plan zugreifen, können fehlende, veraltete oder doppelte Arzneimittel zeitnah erkannt und diese Fehler behoben werden. Ein stets aktueller Medikationsplan ist v. a. an Schnittstellen, an denen die Informationsweitergabe oft lücken- oder fehlerhaft ist, von großer Bedeutung.

Die Entwicklung und Einführung eines bundesweit einheitlichen, elektronischen Medikationsplans ist Bestandteil des Aktionsplans AMTS des BMG (▸Kap. 10.1). Für diesen **Bundes-Medikationsplan** wurde eine inhaltliche und technische Spezifikation konsentiert, die in Praxis-, Krankenhaus- und Apothekenverwaltungssystemen integriert wurde. Ein aufgedruckter Barcode, der alle Medikationsdaten enthält und von Ärzten und Apothekern eingelesen werden kann, ermöglicht die Übertragbarkeit und ständige Aktualisierung (▸Kap. 33.2.4).

10.6.2 Medikationsabgleich (Medication Reconciliation)

Die sektorenübergreifende Arzneimittelversorgung ist mit zahlreichen Problemen behaftet. Eine Verordnung muss nicht unbedingt bedeuten, dass die verordneten Arzneimittel den Patienten auch tatsächlich erreichen. Häufig entstehen arzneimittelbezogene Probleme an den Schnittstellen, vor allem beim Übergang zwischen dem ambulanten und dem stationären Sektor (▸Kap. 35).

Wichtige Probleme sind z. B.

- Unterbrechungen der Arzneimitteltherapie nach einem Krankenhausaufenthalt,
- mangelhafte Informationsweitergabe,
- Defizite in der Kommunikation und der Koordination.

Eine Entschärfung dieses Problems kann durch einen regelmäßigen Abgleich der Verordnung mit den vom Patienten tatsächlich eingenommenen Arzneimitteln erreicht werden, was auch als „Medication Reconciliation" bezeichnet wird.

DEFINITION Unter **Medication Reconciliation** versteht man den systematischen Abgleich der ärztlichen Verordnung mit der bestehenden Medikation eines Patienten sowie die Klärung möglicher Abweichungen.

Mit diesem Ansatz soll eine sichere Übertragung der Verordnung gewährleistet werden. Als Zeitpunkt für einen Medikationsabgleich eignet sich vor allem die Aufnahme in ein Krankenhaus. Der Medication-Reconciliation-Prozess bei Krankenhausaufnahme gliedert sich in folgende Phasen:

- **bestmögliche Arzneimittelanamnese**,
- ärztliche **Aufnahmeverordnung**,
- **Abgleich** der bestmöglichen Arzneimittelanamnese mit der Aufnahmeverordnung,
- **Klärung der aufgedeckten Diskrepanzen** mit dem behandelnden Arzt.

Der Erhebung der **bestmöglichen** Arzneimittelanamnese kommt hierbei eine besondere Bedeutung zu. Sie unterscheidet sich von einer einfachen Arzneimittelanamnese v. a. dadurch, dass sie verschiedene Informationsquellen nutzt (z. B. Patient, Hausarzt, Medikationsliste, andere Einrichtungen), um Diskrepanzen zu identifizieren (Fishman et al. 2012).

Neben der Krankenhausaufnahme ist es sinnvoll, den Medication-Reconciliation-Prozess auch an den anderen Schnittstellen im Krankenhaus zu implementieren. Das bedeutet, dass neben der Aufnahme, auch bei jeder Verlegung innerhalb des Krankenhauses und bei Entlassung die Medikation des Patienten in dieser Form abgeglichen wird (Franzen et al. 2014).

10.6.3 Medikationsanalyse und Medikationsmanagement

Als wesentliche Maßnahme zur Verbesserung der Arzneimitteltherapiesicherheit gilt eine strukturierte Analyse der aktuellen Gesamtmedikation eines Patienten, die als **Medikationsanalyse (medication review)** bezeichnet wird. Wird die Medikation regelmäßig im Rahmen einer multidisziplinären Betreuung analysiert, spricht man von einem **Medikationsmanagement**. Mit der kontinuierlichen Betreuung werden vereinbarte Maßnahmen zu detektierten arzneimittelbezogenen Problemen und deren Ergebnis nachverfolgt sowie gegebenenfalls angepasst (ABDA 2014).

Medikationsanalyse und Medikationsmanagement im Rahmen einer Pharmazeutischen Betreuung gehören inzwischen zu den Kernaufgaben des Apothekers und werden daher in den ▸Kap. 28, 33, 34 und 35 ausführlich behandelt.

Literatur

ABDA, Bundesvereinigung Deutscher Apothekerverbände. Grundsatzpapier zur Medikationsanalyse und zum Medikationsmanagement. Überblick über die verschiedenen Konzepte zur Medikationsanalyse und zum Medikationsmanagement als apothekerliche Tätigkeit, 2014

Aly F, Koordinierungsgruppe zur Umsetzung und Fortschreibung des Aktionsplans des Bundesministeriums für Gesundheit zur Verbesserung der Arzneimitteltherapiesicherheit in Deutschland. Definitionen zu Pharmakovigilanz und AMTS. Pharm Ztg, 159: 3640–3643, 2014

APS, Aktionsbündnis Patientensicherheit e. V. Wege zur Patientensicherheit: Lernzielkatalog für Kompetenzen in der Patientensicherheit. www.aps-ev.de, 2012

BMG, Bundesministerium für Gesundheit. Aktionsplan zur Verbesserung der Arzneimitteltherapiesicherheit in Deutschland. www.ap-amts.de

Fishman L, Renner D, Thomeczek C. Sicherstellen der richtigen Medikation bei Übergängen im Behandlungsprozess. Krankenhauspharmazie, 33: 514–518, 2012

Franzen K, Lenssen R, Jaehde U et al. Medication Reconciliation – Theorie und Praxis. Ther Umsch, 71: 335–342, 2014

Hahnenkamp C, Rohe J, Thomeczek C. Ich sehe was, was du nicht schreibst. Dtsch Ärztebl, 108: A1850-A1854, 2011

Jaehde U, Kloft C, Kulick M. Arzneimitteltherapiesicherheit: Herausforderung und Zukunftssicherung. Pharm Ztg, 158: 1646–1654, 2013

Jaehde U, Kulick M. Fehlermanagement in der Apotheke. Pharm Ztg, 159: 552–554, 2014

Kantelhardt P. Patientensicherheit lernen – wie man Fehler analysiert und vermeidet. Krankenhauspharmazie, 33: 506–510, 2012

Kongkaew C, Noyce PR, Ashcroft DM. Hospital admissions associated with adverse drug reactions: A systematic Review of prospective observational studies. Ann Pharmacother, 1017–1025, 2008

Morimoto T, Gandhi TK, Seger AC et al. Adverse drug events and medication errors: detection and classification methods. Qual Saf Health Care, 13: 306–314, 2004

Pirmohamed M, James S, Meakin S et al. Adverse drug reactions as cause of admission to hospital: prospective analysis of 18 820 patients. BMJ, 329: 15–19, 2004

Reason J. Human error: models and management. BMJ, 320: 768–770, 2000

Reissner P, Schnurrer J, Müller M. Strategien zur Vermeidung von Risiken in der Arzneimitteltherapie. Krankenhauspharmazie, 29: 343–348, 2008

Stausberg J. International prevalence of adverse drug events in hospitals: an analysis of routine data from England, Germany, and the USA. BMC Health Serv Res, 14: 125, 2014

Stausberg J, Hasford J. Drug-related admissions and hospital-acquired adverse drug events in Germany: a longitudinal analysis from 2003 to 2007 of ICD-10-coded routine data. BMC Health Serv Res, 11: 134, 2011

Taylor-Adams S, Vincent C. Systemanalyse Klinischer Zwischenfälle. Das London-Protokoll (Übersetzung). www.imperial.ac.uk/resources/3AD8B321-0916-47D2-A196–1A993E36D0B5/londonprotocoldeutsch.pdf, 2007

Von Eiff W, Kordes M, Niehues C. Instrumente des Risikomanagements. In von Eiff W (Hrsg), Patientenorientierte Arzneimittelversorgung. Georg Thieme Verlag, Stuttgart 2011

Der letzte Zugriff auf die im Text genannten Websites erfolgte am 03.04.2016.

11 Pharmakoepidemiologie

Claudia Becker, Julia Spoendlin, Christoph Meier

11.1 Definition und Entwicklung

Die Pharmakoepidemiologie ist eine beobachtende Wissenschaft, die sich mit der Beziehung zwischen Arzneimitteleinsatz (Exposition) und den dadurch erzielten erwünschten und unerwünschten Effekten in Bevölkerungsgruppen (Populationen) befasst. Als Brückendisziplin agiert sie an der Schnittstelle zwischen Pharmakologie, Pharmazie, Epidemiologie, Medizin und Statistik und ist essenzieller Bestandteil der Arzneimittelsicherheitsforschung. Die Pharmakoepidemiologie ist eine relativ junge Wissenschaft, die auf der Methodik der klinischen Epidemiologie aufbaut und sich über die letzten zwei Jahrzehnte als eigenständige Disziplin etabliert hat. Die Thalidomid-Katastrophe 1961 (▸Kap. 9.1) hatte zur Folge, dass in Europa und in Nordamerika Spontanmeldewesen für unerwünschte Arzneimittelwirkungen (UAW), sogenannte Pharmakovigilanz-Systeme ins Leben gerufen wurden. Diese sind bis heute wichtige Hilfsmittel zur Erkennung von UAW, jedoch sind sie stark limitiert betreffend Vollständigkeit und Qualität der Daten.

Auf der Suche nach effizienteren Methoden zur Beurteilung der Arzneimittelsicherheit begannen 1966 im Rahmen eines Pionierprojektes erstmals Epidemiologen, anhand von Daten aus rund 50 Krankenhäusern im Nordosten der USA diverse Arzneimittel systematisch auf deren kurzfristige Toxizität zu prüfen (Boston Collaborative Drug Surveillance Program, USA). Dank dem Fortschreiten der elektronischen Erfassung von Patientendaten (longitudinale Erfassung von Labordaten, Diagnosen, Arzneimittelverordnungen, Hospitalisationen etc.), den immer effizienteren statistischen Möglichkeiten zur Datenauswertung sowie dem steigenden Bewusstsein für die Arzneimittelsicherheit ist es heute möglich, an Millionen von Patientenhistorien auch seltene UAW zu detektieren und zu quantifizieren. Bis heute liegt ein wichtiger Fokus der Pharmakoepidemiologie auf der Arzneimittelsicherheit in der Postmarketing-Arzneimittelüberwachung (Postmarketing Drug Surveillance).

11.2 Datenquellen

11.2.1 Spontanerfassung von UAW

Die systematische Erfassung von UAW ist in den meisten Ländern gesetzlich geregelt und für Ärzte und Apotheker verpflichtend (▸Kap. 9).

Nachteilig bei der Verwendung dieser Daten für epidemiologische Studien ist die ungenaue sowie unvollständige Erfassung: nicht alle UAW werden erkannt, erkannte UAW werden nicht immer gemeldet, und die Qualität der Meldungen variiert. Da die Anzahl der tatsächlich exponierten Personen unbekannt ist, kann das Risiko nicht quantifiziert werden. Die Spontanerfassung eignet sich jedoch zur Erkennung von Alarmsignalen und zur Hypothesengenerierung (▸Kap. 9.3).

11.2.2 Behandlungsdaten stationärer Patienten

Um 1960 begann man in den USA, demografische und klinische Daten von Patienten, zusammen mit Arzneimittelverordnungen und Ereignissen bzw. Diagnosen, für epidemiologische Auswertungen zu dokumentieren, um die Häufigkeit von UAW während eines stationären Aufenthalts zu erfassen. Auf diese Weise konnten UAW in Risikogruppen (z. B. niereninsuffiziente oder ältere Patienten) effizient untersucht werden. In den USA existieren mittlerweile Datenbanken mit stationären Daten von Kindern und Erwachsenen, die für pharmakoepidemiologische Studien genutzt werden. Die Nutzung dieser oder ähnlich aufgebauter Datenquellen ist insofern eingeschränkt, als dass vorwiegend Arzneimittel bei stationärem Gebrauch analysiert werden können und die Studiengruppe meist nur akut erkrankte, hospitalisierte Patienten umfasst. Die Ergebnisse aus solchen Studien sind daher nicht immer auf die Gesamtbevölkerung übertragbar.

11.2.3 Prescription Event Monitoring (PEM)

Hierbei handelt es sich um ein intensiviertes Spontanerfassungsprogramm, das in Großbritannien seit 1980 existiert. Es werden mittels Fragebögen an Hausärzte Daten zu den ersten 10 000 im staatlichen Gesundheitssystem behandelten Patienten nach der Markteinführung eines Arzneimittels erfasst und ein möglicher Zusammenhang zwischen dem Auftreten neuer Symptome und dem Gebrauch dieses Arzneimittels erfragt. Dieses System eignet sich für Arzneimittel, die im üblichen hausärztlichen Rahmen verordnet werden. Da die Umfrage bei den Hausärzten ca. sechs Monate nach Markteinführung gestartet wird, bleiben UAW mit längerer Latenzzeit allerdings oftmals unerkannt.

11.2.4 Patientenregister

In Krankheitsregistern (z. B. Krebsregister, Register für seltene Erkrankungen) oder Arzneimittelregistern werden Patienten mit einer entsprechenden Diagnose bzw. Arzneimittelexposition aufgenommen. Soll eine relevante Studienhypothese untersucht werden, werden die gesammelten Daten ausgewertet. Das ist z. B. für Studien zu seltenen Erkrankungen oder Arzneimittelexpositionen vorteilhaft.

Dokumentationszentrum schwerer Hautreaktionen (dZh)

Seit 2002 wird in Freiburg i. B. das Europäische Register für schwere arzneimittelinduzierte Hautreaktionen geführt, u. a. zur Evaluierung der Folgeschäden und Ermittlung der Lebensqualität im Anschluss an eine schwere Hautreaktion.

Gesundheitsbehörden können die Führung eines Arzneimittelregisters anordnen, um die Häufigkeit bestimmter UAW für ein Problemarzneimittel prospektiv zu überwachen. Alle Patienten, die das Arzneimittel dann verordnet bekommen, werden registriert und aufgetretene UAW werden dokumentiert. Da in einem Register die Grundgesamtheit aller exponierten Personen bekannt ist, kann im Gegensatz zum Spontanerfassungssystem die absolute Häufigkeit der UAW berechnet werden.

11.2.5 Automatisierte Datenbanken

Viele pharmakoepidemiologische Studien werden mittlerweile mit Daten großer elektronischer Datenbanken durchgeführt, welche Verordnungsdaten von Arzneimitteln sowie mitunter zusätzliche Informationen zu Symptomen, stationären Diagnosen und Eingriffen, Laborwerten, demografischen Patientenangaben sowie Todesfällen enthalten. Die Daten werden oftmals nicht in erster Linie zu Studienzwecken, sondern für die Abrechnung medizinischer Leistungen erfasst. Andere Datenbanken basieren auf elektronisch gespeicherten Behandlungsdaten aus Arztpraxen. In beiden Fällen erfolgt die Erfassung von Verordnungen und Krankheitsereignissen kontinuierlich als Teil der täglichen Routine. Das hat den großen Vorteil, dass Verzerrungen bei der Datenerfassung durch eine Studienhypothese der Forscher vermieden werden. Die Verwendung solcher Daten erfordert Erfahrung im Umgang mit der Validierung von Diagnosen und Expositionen.

Zur Verfügung stehen z. B. Daten aus Health-Maintenance-Organisationen (HMO) oder Managed-Care-Programmen von privaten oder staatlichen Krankenversicherern aus den **USA** (z. B. Medicaid) sowie Daten aus staatlichen Gesundheitsprogrammen (z. B. in **Kanada**). Ein Vorteil dieser Datenbanken ist ihre Größe mit mehreren Millionen Patienten, wodurch auch seltene Erkrankungen bzw. selten eingesetzte Arzneimittel untersucht werden können. Ein Nachteil ist der mitunter kurze Zeitraum, über den Informationen zur Verfügung stehen (Personen sind z. B. nur kurzzeitig versichert), sodass Studien zu Langzeiteffekten oft nicht möglich sind.

Ein alternatives Modell ist das Erfassen von Daten in der Hausarztpraxis, wie es in **Großbritannien** erfolgt (Clinical Practice Research Datalink, CPRD, oder The Health Improvement Network, THIN). Das staatlich organisierte Gesundheitssystem von Großbritannien eignet sich zur langfristigen Erfassung von Gesundheitsdaten großer Populationen. Die Krankengeschichte wird durch den Hausarzt elektronisch geführt, und Hausarztwechsel sind eher selten. Zusätzlich zu klinischen Diagnosen, Laborwerten und verordneten Arzneimitteln erfasst der Hausarzt demografische Informationen wie Größe und Gewicht der Patienten, Raucherstatus und Alkoholkonsum. Überweisungen zu Fachärzten sowie Krankenhausentlassungsbriefe sind ebenfalls verfügbar. Bei Bedarf kann eine Verknüpfung mit detaillierteren Krankenhausdaten oder eine Verbindung zwischen Daten von Mutter und Kind erstellt werden. Die ersten Daten für die CPRD wurden in 1987 erfasst, mittlerweile stehen mehr als 40 Millionen Patientenjahre von über 11 Millionen Patienten zur Verfügung.

In den **Niederlanden** werden durch die Datenbank PHARMO (PHARmacoMOrbidity) seit 1999 Abrechnungsdaten aus öffentlichen Apotheken mit Krankenhaus- und Labordaten sowie mit Informationen aus Sterblichkeitsregistern verknüpft. Die Verknüpfung erfolgt mittels Geburtsdatum, Geschlecht und spezieller Hausarzt-Kennzahl. Derzeit umfasst die Datenbank rund eine Million Personen. Weitere Verknüpfungen mit Hausarzt-Daten, Krebs- und Unfallregistern sowie

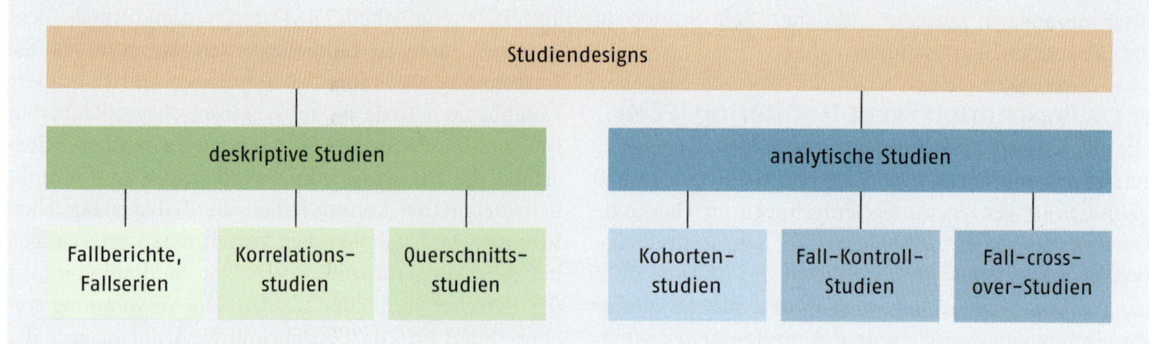

Abb. 11.1 Studiendesigns in der Pharmakoepidemiologie

genetischen Informationen sind möglich. Langzeiteffekte können damit gut untersucht werden, nicht aber seltene UAW von kürzlich zugelassenen Arzneimitteln, da hierzu die Datenbank zu klein ist. Ähnliche Systeme gibt es auch in Skandinavien.

In **Deutschland** baut das Bremer Institut für Präventionsforschung und Sozialmedizin (BIPS) seit 2004 eine Datenbank aus Abrechnungsdaten der deutschen gesetzlichen Krankenversicherungen auf (Deutsche Pharmakoepidemiologische Forschungsdatenbank, German Pharmacoepidemiological Research Database, GePaRD). 2015 waren bereits Daten von mehr als 17 Millionen Versicherten verfügbar. Die Datenbank enthält Informationen zu stationären und ambulanten Behandlungen sowie demografische Patientendaten. Die Daten decken etwa 20 % der deutschen Bevölkerung ab und erstrecken sich über alle geografischen Regionen.

In der **Schweiz** werden seit ein paar Jahren Verrechnungsdaten einer großen Krankenversicherung zur Analyse von Arzneimittelkosten verwendet. Diese Daten werden mittlerweile auch für pharmakoepidemiologische Auswertungen genutzt.

Allgemein sind in vielen Ländern zunehmend Initiativen zur Nutzung von Routinedaten für die (pharmako-)epidemiologische Forschung zu beobachten. Dies zeigt auch, dass die Bedeutung des Faches (Pharmako-)Epidemiologie und der Arzneimittelsicherheits- und Arzneimittelversorgungsforschung zunimmt.

11.3 Studiendesigns

Ziel pharmakoepidemiologischer Studien ist es, einen Zusammenhang zwischen einer Arzneimitteleinnahme und dem Auftreten einer möglichen UAW zu analysieren. Dazu stehen unterschiedliche Studiendesigns zur Verfügung, die in deskriptive (d. h. rein beschreibende) und analytische (d. h. Assoziationen quantifizierende) Designs eingeteilt werden können (Abb. 11.1).

11.3.1 Deskriptive Studien

Fallberichte, Fallserien

Neue, seltene oder besonders schwerwiegende unerwünschte Arzneimittelwirkungen werden oft an einem oder einigen wenigen Patienten beobachtet und als Fallbericht bzw. Fallserie in Fachzeitschriften veröffentlicht. Da die Anzahl der exponierten Personen in diesem Zusammenhang nicht bekannt ist und ein Vergleich mit nicht exponierten Kontrollen auch nicht möglich ist, kann kein exaktes Risiko ermittelt werden. Fallberichte können jedoch zur Hypothesengenerierung wichtig sein, insbesondere wenn mehrere Fallberichte zum gleichen Zusammenhang von unabhängigen Quellen publiziert werden.

Korrelationsstudien

Für Korrelationsstudien werden Daten aus statistischen Erhebungen miteinander in Beziehung gesetzt (z. B. werden Arzneimittelverbrauch einer bestimmten Substanzgruppe und Prävalenz einer Erkrankung korreliert). Der Vergleich erfolgt nicht auf der Ebene des Individuums, sondern der gesamten Bevölkerung. Korrelationsstudien vergleichen beispielsweise eine Situation (Exposition – Krankheitsprävalenz) in verschiedenen Ländern und eignen sich auch, um den Krankheitszustand einer Bevölkerung über einen gewissen Zeitraum zu beobachten. Diese Art von Studien ist relativ schnell durchzuführen und die benötigten Informationen sind häufig öffentlich zugänglich. Einen kausalen Zusammenhang zwischen Arzneimittelexposition und UAW können sie jedoch nicht postulieren.

Querschnittsstudien

Querschnittsstudien erfassen zum selben Zeitpunkt die Exposition (z. B. Arzneimittel) und den Endpunkt (d. h. die Erkrankung) in einer Gruppe der Bevölkerung (z. B. Wohnbevölkerung einer Stadt, Betriebsangehörige, stationär behandelte Patienten eines Krankenhauses). Sie stellen sozusagen einen Schnappschuss des Bevölkerungszustands (bezüglich einer Erkrankung und/oder einer Exposition) zu einem Zeitpunkt dar. Querschnittsstudien erfassen die **Prävalenz** (► Kap. 11.4) einer Erkrankung. Inzidenzen bzw. Risiken von Erkrankungen können damit jedoch nicht ermittelt werden, da hierfür Informationen über einen gewissen Zeitraum gesammelt werden müssen. Die Datenerhebung für Querschnittsstudien ist meist relativ einfach und kostengünstig. Die Ergebnisse solcher Studien eignen sich zur Hypothesengenerierung. Durch die zeitgleiche Erfassung von Ursache und Wirkung kann jedoch kein kausaler Zusammenhang abgeleitet werden, und seltene oder akute Erkrankungen lassen sich schlecht untersuchen.

11.3.2 Analytische Beobachtungsstudien

Kohortenstudien

Als Kohorten werden in der Epidemiologie Gruppen bezeichnet, die über gemeinsame Einschlusskriterien verfügen und über einen bestimmten Zeitraum beobachtet werden. In einer Kohortenstudie wird das Auftreten einer Krankheit in verschiedenen Gruppen (Kohorten) untersucht und quantitativ erfasst. Die einzelnen Gruppen unterscheiden sich hinsichtlich einer Eigenschaft, z. B. der Exposition gegenüber einem Arzneimittel (exponierte versus nicht exponierte Personen). Ziel ist ein Vergleich der **Inzidenz** (▸Kap. 11.4) des untersuchten Krankheitsbilds in den beiden Kohorten. Aus dem Verhältnis der Inzidenzraten zueinander wird das **relative Risiko (RR)** berechnet (▸Kap. 11.4). Vor Beginn einer solchen Studie müssen die Ein- und Ausschlusskriterien für die Kohorten und die Definitionen des Krankheitsbilds (Endpunkt) und der Exposition festgelegt werden.

Es ist darauf zu achten, dass Personen über einen ausreichenden Zeitraum verfolgt werden, der von der Pathophysiologie der Erkrankung, welche als Endpunkt identifiziert wird, abhängt. Soll ein akuter Effekt untersucht werden, kann das Follow-up kurz ausfallen. Sollen dagegen z. B. Ursachen für Krebserkrankungen analysiert werden, ist es nötig, Expositionsdaten über mehrere Jahre zu sammeln. Bei den sogenannten **prospektiven** Kohortenstudien erfolgt die Beobachtung der Patienten während der Durchführung der Studie. Diese Art von Kohortenstudien gleichen einer randomisierten kontrollierten Studie (RCT; ▸Kap. 8), mit dem Unterschied, dass die Einteilung der Exposition in Gruppen nicht randomisiert erfolgte. Ferner gibt es **retrospektive (historische)** Kohortenstudien. Hier bedient man sich bereits vorhandener Daten, sodass der Beobachtungszeitraum in der Vergangenheit liegt.

Prospektive Kohortenstudien sind meist zeitaufwendig und kostenintensiv, wenn eine seltene Krankheit untersucht wird und somit große Kohorten benötigt werden, oder wenn für das Auftreten des Endpunkts eine lange Beobachtungsdauer erforderlich ist. Bei retrospektiven Kohortenstudien können fehlende Daten zu einem Problem werden, da sie im Nachhinein meist nicht mehr generierbar sind.

Bekannte Kohortenstudien

Die **Framingham Heart Study** wurde 1948 zur Erfassung von Risikofaktoren der koronaren Herzerkrankung initiiert. Alle Bewohner des Ortes Framingham, Massachussetts, USA, wurden eingeschlossen.

Die **Nurses' Health Study (NHS)** besteht seit den 1970er Jahren: bei über 100 000 Krankenschwestern aus den USA werden alle 1–2 Jahre per Fragebogen neue Diagnosen und zahlreiche mögliche Expositionen (Arzneimittel, Essen, Rauchen, Sport) erhoben.

Die **Health Professionals Follow-up Study** besteht seit 1986 als Ergänzung zur NHS: bei ausschließlich männlichen Teilnehmern aus medizinischen Berufen wurde zu Studienbeginn eine Blutprobe entnommen und es werden verschiedene Daten wiederholt abgefragt.

Fall-Kontroll-Studien

Bei einer Fall-Kontroll-Studie werden zunächst Patienten mit einer bestimmten Krankheit (Fälle) identifiziert. Nebst den Fällen werden eine oder mehrere „Kontrollen", also Personen aus der nicht erkrankten Bevölkerung, als Vergleichsgruppe identifiziert. In beiden Gruppen wird die Exposition mit dem zu untersuchenden Risikofaktor (z. B. einem Arzneimittel) vor dem Diagnosedatum der Fälle (und demselben Datum bei den Kontrollen) erfasst. Im Idealfall unterscheiden sich Fälle und Kontrollen lediglich im Vorhandensein der zu untersuchenden Erkrankung. In der statistischen Auswertung wird berechnet, ob und wie stark sich die Exposition zwischen Fällen und Kontrollen unterscheidet. Diese Assoziation wird mittels einer **Odds-Ratio (OR)** quantifiziert (▸Kap. 11.4). Wurde bei deutlich mehr Fällen als Kontrollen eine Exposition mit einem bestimmten Arzneimittel dokumentiert, ist ein erhöhtes UAW-Risiko durch dieses Arzneimittel wahrscheinlich, und umgekehrt.

In derartigen Analysen lassen sich auch zahlreiche Störfaktoren (▸Kap. 11.5) miteinbeziehen, sofern diese bekannt und Daten hierzu verfügbar sind. Ferner kann der Einfluss mehrerer Expositionen auf das Risiko der Erkrankung gleichzeitig untersucht werden. Daten für eine Fall-Kontroll-Studie können (z. B. in einem Krankenhaus) relativ kostengünstig und effizient erhoben werden. Fall-Kontroll-Studien eigenen sich für die Untersuchung seltener Erkrankungen, da man gezielt nach Patienten mit dieser Diagnose in den vorhandenen Daten sucht und nicht wie bei einer Kohortenstudie viele Patienten beobachten muss, welche dann diese (seltene) Erkrankung möglicherweise gar nicht entwickeln.

Fall-cross-over-Studien

Fall-cross-over-Studien sind eine Spezialform der Fall-Kontroll-Studie zur Untersuchung von akuten, transienten Effekten, wie z. B. einem Herzinfarkt oder einer Venenthrombose. Jeder Fall stellt gleichzeitig seine eigene Kontrolle dar, d. h. es werden nur Fallpatienten mit einer entsprechenden Diagnose eingeschlossen. Die zu untersuchende Exposition wird dann zu zwei unterschiedlichen Zeitpunkten analysiert. Es wird ermittelt, ob bei Patienten kurz vor der Diagnose/UAW häufiger eine Exposition vorlag als zu einem früheren Zeitpunkt (z. B. ein Tag oder eine Woche zuvor), bei dem der Endpunkt noch nicht vorlag. Endpunkte, die eine längere Latenz- und Expositionszeit benötigen, können mit diesem Design nicht untersucht werden.

11.4 Risikomaße

Epidemiologische Risikomaße beschreiben die Wahrscheinlichkeit, mit der Ereignisse in einer Population auftreten. Man unterscheidet zwischen absoluten und relativen Risiken, welche je nach Fragestellung unterschiedlich zu interpretieren sind.

Die Daten pharmakoepidemiologischer Studien werden in der Regel in sogenannten **Vierfeldertafeln** zusammengefasst (◘ Tab. 11.1, ◘ Tab. 11.2). Daraus leiten sich die wichtigsten epidemiologischen Risikomaße ab, die im Folgenden vorgestellt werden.

11.4.1 Häufigkeitsmaße

Die wichtigsten Häufigkeitsmaße sind in ◘ Tab. 11.3 zusammengestellt.

◘ **Tab. 11.1** Vierfeldertafel zur Ermittlung der kumulativen Inzidenz

	Endpunkt	Kein Endpunkt	Summe
Exponiert	A	B	A + B
Nicht exponiert	C	D	C + D
Summe	A + C	B + D	Gesamt

◘ **Tab. 11.2** Vierfeldertafel zur Ermittlung der Inzidenzrate

	Erkrankt	Personen-Zeit
Exponiert	a	PZ_1
Nicht exponiert	c	PZ_0
Summe	a + c	$PZ_1 + PZ_0$

Kumulative Inzidenz und Inzidenzrate

Die kumulative Inzidenz und die Inzidenzrate geben die Häufigkeit von Neuerkrankungen in einer Population an. Sie können in Kohortenstudien, jedoch nicht in Fall-Kontroll-Studien berechnet werden. Die kumulative Inzidenz berechnet den Anteil einer Population, der während einer gewissen Zeitdauer ein Ereignis entwickelt (Durchschnittsrisiko), wobei die Referenzbevölkerung bei Studienbeginn festgelegt wird. Wichtig ist die Angabe der Zeitreferenz, da beispielsweise die kumulative Mortalität (Inzidenz für Tod) über die Gesamtlebenszeit jeder Population bei 100 % liegt, was bei kürzerer Studiendauer nicht die Regel ist.

Die **kumulative Inzidenz** ist ein konzeptuell einfach verständliches Risikomaß, aber sie ist oft in epidemiologischen Studien nicht zuverlässig bestimmbar. So ist es beispielsweise unmöglich, die kumulative Inzidenz für Lungenkrebs bei 1000 Rauchern über 20 Jahre zu bestimmen, da einige Studienteilnehmer nicht bis zum Ende der Studienperiode beobachtet werden können. Gründe hierfür sind ein sogenannter **loss to follow up** (d. h. die Teilnehmer ziehen weg, sind nicht mehr auffindbar, wollen nicht mehr teilnehmen), oder konkurrierende Ereignisse (**competing risks**, Teilnehmer versterben an einer anderen Ursache als an Lungenkrebs).

Die **Inzidenzrate** umgeht dieses Problem, indem jeder Studienteilnehmer Personen-Zeit zum Zeit-Pool beiträgt, solange er sich in der Studienpopulation befindet. Somit bezieht sich die Inzidenzrate nicht auf die gesamte Anfangsbevölkerung, sondern auf die aufsummierte Personenzeit zwischen Studieneintritt und Studienaustritt. Die **Inzidenzrate** wird meist als Anzahl neuer (inzidenter) Ereignisse pro Zeiteinheit (meist pro Personenjahr) angegeben (z. B. Anzahl an Lungenkrebsfällen pro 100 Personenjahre).

Prävalenz

Die **Prävalenz** ist eine Momentauskunft (Prozentsatz, Proportion) des Bestands an Personen in einer Bevölkerung mit einem gewissen Charakteristikum zu einem gewissen Zeitpunkt (Alter, Kalenderzeit oder Zeitperiode). Zum einen steht die Prävalenz mit der Inzidenz in Verbindung (Häufigkeit des Neuauftretens), zum anderen hängt sie von der Krankheitsdauer ab. Krankheiten mit hoher Sterberate (z. B. Aortenblutung) oder mit schneller Heilungsrate (z. B. Grippe) weisen eine vergleichsweise geringere Prävalenz auf als chronische Krankheiten wie Hypertonie oder Diabetes. Die Prävalenz spielt in der Pharmakoökonomie eine wichtige Rolle, bei der die Krankheitslast in der Gesellschaft von Interesse ist.

11.4.2 Relative Effektmaße

Die wichtigsten relativen Effektmaße sind in ◘ Tab. 11.4 zusammengestellt.

◘ **Tab. 11.3** Gleichungen zur Berechnung der wichtigsten Häufigkeitsmaße

Maß	Gleichung	Einheit	Intervall	Studientyp
Kumulative Inzidenz (Risiko)	$KI = \frac{A+B}{A+B+C+D}$	Keine	(0–1), (0–100 %)	Kohortenstudie
Inzidenzrate	$IR = \frac{a+c}{PZ_1 + PZ_0}$	$\frac{1}{PZ}$	(0–∞)	Kohortenstudie
Prävalenz	$P = \frac{\text{Anzahl existierender Fälle}}{\text{Gesamtanzahl in Population}}$	Keine	(0–1), (0–100 %)	Kohortenstudie, Fall-Kontroll-Studie plus Expositionsprävalenz bei Erkrankten (aus der Literatur)

Oft werden Therapieeffekte als Quotient der Inzidenz zwischen Exponierten und Nicht-Exponierten angegeben. Je nachdem, ob die Inzidenz als kumulative Inzidenz oder als Inzidenzrate berechnet wird, wird dieser Quotient als **Risk-Ratio** oder **Rate-Ratio** angegeben, wobei jedoch beide Risikomaße häufig schlicht als **relatives Risiko** zusammengefasst und mit RR abgekürzt werden. Relative Risiken quantifizieren eine Assoziation zwischen Exposition und Endpunkt und geben an, um wie viel höher das Risiko in Exponierten relativ zu Nicht-Exponierten ist. Relative Risiken sind einheitslose Maße, welche Werte zwischen 0 und unendlich annehmen ($RR = 1$ kein Einfluss, $RR > 1$ Risikoerhöhung, $RR < 1$ Risikoverminderung, vorausgesetzt Exponierte stehen im Zähler).

Da in Fall-Kontroll-Studien die absolute Inzidenz nicht bestimmbar ist, wird bei diesem Studiendesign typischerweise die **Odds-Ratio** als Assoziationsmaß berechnet. Die OR ist wie das RR ein relatives Risikomaß, das grundsätzlich auch gleich interpretiert wird, jedoch konzeptuell etwas abstrakter ist. Das Konzept der odds (Chancen) leitet sich aus der Wahrscheinlichkeitstheorie des Glücksspiels ab, wo man im Englischen bei einer Treffer-Wahrscheinlichkeit von 1 % von einer Treffer-Odds von 1/99 spricht. In der Epidemiologie wird die OR als Quotient aus der Odds für Exposition in den Fällen und der Odds für Exposition in den Kontrollpersonen berechnet. Ist eine Krankheit selten (was bei den meisten epidemiologischen Fragestellungen der Fall ist), nähert sich die OR dem relativen Risiko.

11.4.3 Attributable Effektmaße

Als attributables (absolutes) Risiko versteht man das zusätzliche Risiko, das kausal durch einen Risikofaktor verursacht wird. Die wichtigsten attributablen Effektmaße sind in ◘ Tab. 11.5 zusammengestellt.

Differenzmaße

Differenzmaße quantifizieren das absolute Exzess-Risiko, indem das absolute Risiko in Nicht-Exponierten von dem in Exponierten subtrahiert wird. Dieses Exzess-Risiko repräsentiert die potenzielle Risikoreduktion in Exponierten, die durch Entfernung des Expositionsfaktors herbeigeführt werden könnte (Kausalität vorausgesetzt). Die am häufigsten verwendeten Differenzmaße sind die **Differenz der kumulativen Inzidenz** und die **Inzidenzratendifferenz**. Der Kehrwert der Risikodifferenz ergibt die **number needed to treat** (NNT), die angibt, wie viele Patienten behandelt werden müssen, um ein Ereignis zu erzeugen bzw. zu verhindern (▸ Kap. 13.2.1).

Attributabler Anteil

Der **attributable Anteil** (AR %; attributable risk percent, etiologic fraction) gibt das relative Exzess-Risiko in erkrankten Personen an, welches einer gewissen

11

◘ **Tab. 11.4** Gleichungen zur Berechnung der wichtigsten relativen Effektmaße

Maß	Gleichung	Einheit	Intervall	Studientyp
Risk Ratio	$KIR = \frac{KI_{exponiert}}{KI_{nicht\ exponiert}}$	Keine	(0–∞)	Kohortenstudie
Rate Ratio	$IRR = \frac{IR_{exponiert}}{IR_{nicht\ exponiert}}$	Keine	(0–∞)	Kohortenstudie
Odds Ratio	$OR = \frac{\frac{A}{B}}{\frac{C}{D}} = \frac{A \cdot D}{B \cdot C}$	Keine	(0–∞)	Kohortenstudie, Fall-Kontroll-Studie, Querschnittsstudie

Tab. 11.5 Gleichungen zur Berechnung der wichtigsten attributablen Effektmaße

Maß	Gleichung	Einheit	Intervall	Studientyp
Differenz der kumulativen Inzidenz	$KID = KI_{exponiert} - KI_{nicht\ exponiert}$	Keine	[(−1) – 1]	Kohortenstudie
Inzidenzratendifferenz	$IRD = IR_{exponiert} - IR_{nicht\ exponiert}$	$\frac{1}{PZ}$	[(−∞) – ∞]	Kohortenstudie
Attributabler Anteil (etiologic fraction)	$AR\,\% = \frac{RR-1}{RR}$	Keine	(0–1), (0–100 %)	Kohortenstudie, Fall-Kontroll-Studie
Attributables Risiko der Population	$PAR = AR\,\% \times P_e$ $P_e = \frac{A}{A+C}$	Keine	(0–1), (0–100 %)	Nicht aus epidemiologischer Studie allein

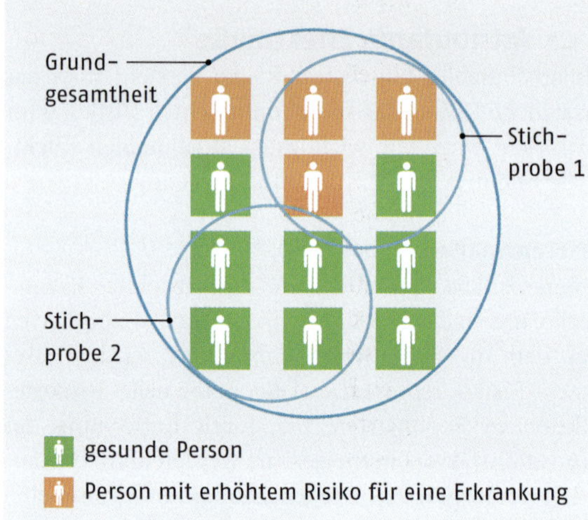

Abb. 11.2 Zufälliger Fehler, d. h. in der Stichprobe befindet sich zufällig ein höherer Anteil an Personen mit erhöhtem oder geringerem Risiko als in der Gesamtpopulation

Exposition zuzuschreiben ist. Rauchen verursacht 50 % aller Arteroskleroseälle (AR % = 50 %), wohingegen es für mehr als 90 % aller Lungenkrebserkrankungen verantwortlich ist (AR % >90 %). Der AR % spiegelt also nicht die absolute Zahl der Krankheitsfälle aufgrund eines Risikofaktors (der wäre bei beiden Krankheiten gleich, da Arterosklerose in der Bevölkerung häufiger vorkommt als Lungenkrebs) wider, sondern den prozentualen Anteil, mit dem eine Exposition zum Auftreten der Gesamthäufigkeit einer Krankheit beiträgt. Da sich der AR % vom RR ableitet, ist er auch in Fall-Kontroll-Studien berechenbar (OR approximiert RR).

Attributables Risiko in der Population

Das **attributable Risiko in der Population** (PAR, population attributable risk) beschreibt den Anteil einer Krankheit in einer Population, der auf eine gewisse Exposition zurückzuführen ist. Das PAR ist also aus einer epidemiologischen Studie alleine nicht ermittelbar, da es die Expositionsprävalenz in Erkrankten mit einbezieht. Sofern also nicht alle Erkrankten exponiert sind, ist das PAR kleiner als das AR %. Da Lungenkrebs selten auch in Nichtrauchern auftritt, ist das PAR für Lungenkrebs niedriger als das oben beschriebene AR %. Das PAR ist vor allem als Maß im Gesundheitswesen wichtig, da es den Beitrag einer Exposition zur Gesamtinzidenz einer Erkrankung misst.

11.5 Bias und Confounding

Ziel einer pharmakoepidemiologischen Studie ist es, eine Assoziation zwischen Exposition und Endpunkt möglichst wahrheitsgetreu und unverzerrt darzustellen. Zufällige und systematische Fehler können das Ergebnis jedoch beeinflussen. Dieser Aspekt muss bei der Planung und Auswertung der Studie berücksichtigt werden. Das Verständnis von Bias und Confounding ist für die Durchführung und Beurteilung von Qualität und Evidenz epidemiologischer Studien wichtig.

In der Regel wird nie die Gesamtpopulation in eine Studie eingeschlossen, sondern eine Stichprobe aus der Grundgesamtheit. Es ist möglich, dass man zufällig genau diejenigen Personen in die Studie einschließt, welche ein erhöhtes Risiko für die zu untersuchende Erkrankung haben. Dann wird man ein erhöhtes Risiko erhalten, das nicht demjenigen Risiko der Gesamtpopulation entspricht. Dies wäre ein **zufälliger Fehler** (random error, Abb. 11.2). Der zufällige Fehler ist die Variabilität des Ergebnisses, die nicht durch andere Faktoren (Studiendesign, Vorhandensein von Störgrößen) erklärt werden kann.

Die Wahrscheinlichkeit für zufällige Fehler sinkt mit der Größe der Stichprobe. Man kann ihn jedoch nie vollständig eliminieren, außer man schließt die gesamte Population in die Studie ein und untersucht nicht nur einen Teil der Population.

Systematische Fehler (**Bias**) und Störgrößen (**Confounder**), die ebenfalls zu einer Verzerrung der vorhandenen Assoziation führen können, sind dagegen unabhängig von der Größe der Studienpopulation. Werden solche Faktoren nicht beachtet, können sie Studienergebnisse verfälschen, indem sie einen Zusammenhang vorspielen oder auch verbergen. In randomisierten kontrollierten Studien (RCT) werden solche Einflüsse aufgrund der zufälligen Verteilung der Exposition (Randomisierung) minimiert, während dies in Beobachtungsstudien nicht der Fall ist. Dieser Punkt muss sowohl in der Studienplanung als auch während der Analyse berücksichtigt werden.

Folgende **Arten von Assoziationen** zwischen einer (Arzneimittel-)Exposition und dem Auftreten einer Erkrankung sind möglich:

- keine Assoziation (z. B. eine Odds-Ratio von 1),
  - entspricht den wahren Gegebenheiten,
  - kausale Assoziation wird durch andere Faktoren verschleiert.
- künstliche, nicht der Wahrheit entsprechende Assoziation,
  - durch zufällige Fehler,
  - durch systematische Fehler oder Störgrößen (Bias, Confounding),
- tatsächliche/kausale Assoziation.

11.5.1 Bias

Als Bias bezeichnet man systematische Fehler bei der Planung und Durchführung einer Studie. Diese Fehler sind unabhängig von der Stichprobengröße und können zur Unter- oder Überschätzung der wahren Assoziation führen. Statistische Analysenmethoden können solche Fehler nicht beheben. Sie sollten möglichst durch eine korrekte Studienplanung vermieden werden.

Im Folgenden werden einige Bias-Arten vorgestellt, die besonders bei pharmakoepidemiologischen Studien von Bedeutung sind (▸ Kap. 8.3.2).

Selektionsbias

Bei einem Selektionsbias bestehen systematische Unterschiede in der Rekrutierung von Studienteilnehmern. In epidemiologischen Studien kann das Risiko für einen Selektionsbias vermindert werden, indem man Fälle und Kontrollen (bzw. exponierte und nicht exponierte Patienten) auswählt, die sich hinsichtlich bestimmter Charakteristika (Alter, Geschlecht, Wohnort) gleichen. Werden beispielsweise freiwillige Probanden hinzugezogen, so sind diese entweder gesünder und nehmen an der Studie teil, weil sie an gesundheitlichen Fragestellungen interessiert sind, oder sie sind kränker und ihr Interesse beruht auf der Tatsache, dass sie besondere Risikofaktoren (z. B. Häufung dieser Erkrankung in der Familie) haben. In beiden Szenarien entsprechen sie nicht der Durchschnittsbevölkerung und deren Einschluss kann die Ergebnisse verzerren.

Informationsbias

Durch systematische Unterschiede bei der Erhebung von Daten bzw. Informationen über Patienten der Fall- und der Kontrollgruppe (bzw. der exponierten oder nicht exponierten Personen) kann ein Informationsbias entstehen.

Beobachtungsbias (Surveillance-Bias)

Die Erfassung von neu auftretenden Erkrankungen erfolgt nicht ausgewogen in den zu untersuchenden Gruppen. Beispielsweise erhalten adipöse Patienten öfter einen kardiovaskulären Check-up als normalgewichtige Patienten oder Patienten mit einem Myokardinfarkt werden detaillierter zu etwaigen Expositionen mit Risikofaktoren (z. B. Rauchen) befragt als gesunde Kontrollen. Auf diese Weise hat man nicht für alle Studienteilnehmer die gleiche Wahrscheinlichkeit, Informationen zur Krankheit oder zu Risikofaktoren ausgewogen zu erfassen.

Recall-Bias

Patienten, welche eine UAW erlitten haben, können sich möglicherweise besser an eingenommene Arzneimittel erinnern als Patienten, die nicht erkrankt sind. Ein solcher Recallbias kann vor allem bei Fall-Kontroll-Studien auftreten. Anstelle von Fragebögen an die Patienten sollte in solchen Fällen besser auf Daten in Krankenakten zurückgegriffen werden, deren Dokumentation ohne Hypothese vor dem Auftreten der UAW stattgefunden hat.

Reporting-Bias

Einige Studienteilnehmer entscheiden sich, nicht alle Informationen preiszugeben. Ein Reporting-Bias entsteht somit, wenn diese Personen nicht gleichmäßig auf die Gruppen verteilt sind.

Fehlklassifizierung

Werden Probanden aufgrund irrtümlicher Informationen den falschen Gruppen zugeordnet, handelt es sich um eine Fehlklassifizierung (misclassification). Tritt diese falsche Klassifizierung unabhängig von anderen Einflussgrößen auf, z. B. gleich ausgeprägt in Exponierten und Nicht-Exponierten, so handelt es sich um eine **nondifferential misclassification**. Damit wird das Ergebnis abgeschwächt, d. h. ein potenzieller Effekt wird verringert. Tritt die Fehlklassifizierung systematisch vermehrt in einer Gruppe auf (ist also assoziiert mit der Exposition oder der Diagnose, Beispiel: Recall-Bias), kann dies zu einer Verzerrung des Ergebnisses (**differential misclassification**) und zu einem über- oder unterschätzten Risiko führen.

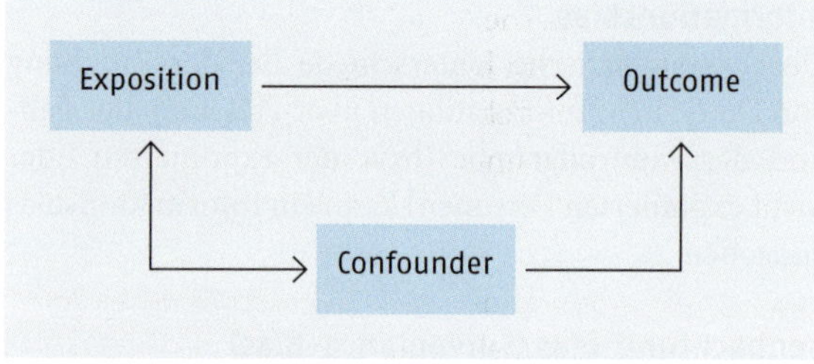

o Abb. 11.3 Confounder

11.5.2 Confounding

Ein Confounder ist eine Störgröße, welche die Assoziation zwischen Exposition und Endpunkt verzerrt. Confounding beschreibt den Zustand, in dem der Effekt der Exposition durch weitere Effekte anderer Einflussgrößen verstärkt oder abgeschwächt wird. Ein Confounder hat per Definition immer einen Effekt auf die Diagnose oder ist ein Surrogatparameter (Proxy) für eine unbekannte Größe mit einem Effekt auf die Diagnose. Der Confounder muss nicht nur mit der Diagnose assoziiert sein, sondern zwingend auch innerhalb der Expositions-Kategorien ungleich verteilt sein (o Abb. 11.3).

Confounder

- Sind assoziiert mit der untersuchten Diagnose (Risikofaktor oder protektiver Einfluss auf den Endpunkt oder Surrogatparameter (Proxy) für einen Einfluss),
- sind assoziiert mit der untersuchten Exposition,
- sind **keine** Folge der Exposition.

Ein der Pharmakoepidemiologie eigenes Phänomen ist das **Confounding by indication**, wobei nicht die Arzneimitteleinnahme per se, sondern vielmehr die Grunderkrankung (also die Indikation für die erfolgte Arzneimitteleinnahme) mit einem Endpunkt assoziiert ist (Beispiel: ist es das Antibiotikum, das zur Nierenerkrankung führte oder der zugrunde liegende Infekt, für den das Antibiotikum verordnet wurde?). Problematisch ist es, wenn nicht exponierte Personen nicht dieselbe Grunderkrankung haben wie die Exponierten, oder wenn Gruppen mit verschiedenen Schweregraden einer Erkrankung verglichen werden.

Mit folgenden Maßnahmen kann der Einfluss von **Confoundern** minimiert werden:

- **Randomisierung** (keine Option in Beobachtungsstudien).
- **Restriction:** Beschränkung auf eine Gruppe von Probanden, die alle die gleiche Ausprägung des Confounders haben (z. B. Altersgruppe >65 Jahre, nur Raucher). Dies hat jedoch eine eingeschränkte Generalisierbarkeit der Studienergebnisse zur Folge.
- **Matching (statistische Zwillinge, Paarbildung):** Individuelle Zuordnung von Fällen und Kontrollen bzw. exponierten und nicht exponierten Patienten nach bestimmten Kriterien (z. B. Alter, Geschlecht, Wohnort). Je nach Größe der Studie werden jedem Fall eine oder mehrere Kontrollpersonen zugeordnet.
- **Stratifizierung:** Getrennte Auswertung der Studienpopulation nach Gruppen mit Störfaktor und Gruppen ohne Störfaktor. Der Stratifizierung liegt die Annahme zugrunde, dass innerhalb der sogenannten „Strata" der Confounder konstant ist. Bei mehreren potenziellen Confoundern kann die Stratifizierung jedoch schnell unübersichtlich werden.
- **Multivariate Regression:** Erfassung und Einschluss von bekannten, klinisch relevanten Störfaktoren in die statistische Analyse. Alle verfügbaren Confounder werden als Variablen in ein mathematisches Modell eingefügt. Ein Vorteil der multivariaten Analyse ist, dass man im selben statistischen Modell für mehrere Confounder gleichzeitig kontrollieren kann.

Problematisch sind Fälle, in denen Informationen zu potenziellen Confoundern fehlen, was bei der Interpretation der Ergebnisse entsprechend berücksichtigt werden muss. Aber auch wenn alle bekannten Confounder berücksichtigt wurden, besteht die Möglichkeit des **Residual confounding**, d. h. unbekannte Faktoren könnten das Ergebnis beeinflusst haben. Solche Faktoren werden durch die Randomisierung in RCT üblicherweise ausgeschaltet, nicht aber in Beobachtungsstudien, was dazu führt, dass Letztere einen geringeren Evidenzgrad aufweisen als RCT.

11.6 Statistische Analyse in pharmakoepidemiologischen Studien

11.6.1 Statistische Signifikanz

Die zwei wichtigsten Zielgrößen in pharmakoepidemiologischen Studien sind das Risikomaß (▸ Kap. 11.4) sowie die Genauigkeit der Punktschätzung.

P-Wert

Analysen von Beobachtungsstudien liegt eine Nullhypothese zugrunde, die besagt, dass die Exposition mit dem Auftreten einer Erkrankung nicht assoziiert ist. Falls diese Nullhypothese verworfen wird (d. h., es besteht aufgrund der beobachteten Daten doch eine Assoziation zwischen der Exposition und dem Auftreten einer Erkrankung), ist es wichtig, die Wahrscheinlichkeit abzuschätzen, mit der das Ergebnis durch Zufall zustande gekommen sein könnte. Dazu wird der sogenannte **p-Wert** (p: probability) berechnet, der besagt, mit welcher mathematischen Wahrscheinlichkeit das beobachtete Resultat rein zufällig zustande kam. Der p-Wert kann Werte zwischen 0 und 1 annehmen. Meist wird mit einem Signifikanzniveau von 95 % gearbeitet, d. h. bei einem p-Wert < 0,05 ist das beobachtete Ergebnis mit einer Wahrscheinlichkeit von kleiner 5 % ein Zufallsbefund.

Konfidenzintervall

In klinischen Studien sowie in Beobachtungsstudien wird meist das Konfidenzintervall (KI) angegeben. Das Konfidenzintervall ist ein Maß für die Präzision der Punktschätzung und gibt an, mit welcher Wahrscheinlichkeit das tatsächliche Resultat in einem bestimmten Bereich liegt. Wäre es möglich, die gesamte Bevölkerung und nicht nur eine zufällig daraus ausgewählte Stichprobe zu untersuchen, bräuchte man kein KI. Konfidenzintervalle werden stets bezogen auf einen bestimmten Grad an statistischer Signifikanz angegeben. Dieser liegt meist bei 95 %. Bei einem relativen Risiko von z. B. 1,7 und einem 95 % Konfidenzintervall von 1,5–2,0 ist mit 95 %iger Wahrscheinlichkeit davon auszugehen, dass das tatsächliche Resultat einen Wert zwischen 1,5 und 2,0 hat (vorausgesetzt, die Studie enthält keinen Bias und alle Confounder sind berücksichtigt, ▸ Kap. 11.5).

Anhand des Konfidenzintervalls kann man auch ableiten, ob ein Ergebnis statistisch signifikant ist. Schließt das KI ein relatives Risiko von 1,0 mit ein, so ist das Ergebnis nicht statistisch signifikant. Ein weites KI impliziert eine geringe Genauigkeit des Studienresultates, während ein enges KI für eine hohe Genauigkeit steht. Jedoch sollten solche Parameter bei epidemiologischen Studien mit Vorsicht interpretiert werden, da bei großen Studienpopulationen aufgrund der Studiengröße das KI fast immer signifikant ausfällt. Das KI sagt zudem nichts über die Qualität der Studie aus.

■ **MERKE** Ein **p-Wert** sagt nichts über die Qualität einer Studie aus: Eine qualitativ schlechte Studie kann statistisch hochsignifikante falsche Ergebnisse produzieren.

Die **Breite des Konfidenzintervalls** ist abhängig von der Größe und der Varianz der Zufallsstichprobe.

Statistische Signifikanz und p-Wert sagen nichts über die klinische Relevanz eines Studienergebnisses aus: Ein nicht signifikantes RR von 5,0 kann klinisch relevanter sein als ein statistisch signifikantes RR von 1,1, welches aufgrund der Studiengröße ein sehr enges 95 % KI hat.

11.6.2 Validität

Die Validität beschreibt, in welchem Ausmaß Schlussfolgerungen aus (pharmakoepidemiologischen) Studien gezogen werden können.

Interne und externe Validität sind Gütekriterien für Studien. Ein Problem besteht darin, dass Maßnahmen, welche die interne Validität stärken, meist die externe Validität verringern und umgekehrt.

Interne Validität

Bei der Interpretation pharmakoepidemiologischer Studien (oder allgemein von Experimenten) bedeutet eine hohe interne Validität, dass die Resultate eindeutig interpretierbar sind, dass alternative Erklärungen weitgehend ausgeschlossen werden können, und dass mögliche Störeinflüsse ausreichend kontrolliert wurden. Bei einer hohen internen Validität ist die untersuchte Assoziation und nicht ein Bias für das Resultat verantwortlich. Somit steht interne Validität für eine **hohe Qualität des Studiendesigns und der Durchführung der Studie**.

Externe Validität

Die externe Validität beschreibt die **Generalisierbarkeit der Studienergebnisse** (z. B. bezüglich Alter, Geschlecht, Ethnie, sozialer Verhältnisse oder Schweregrad der Erkrankung). Bei einer hohen externen Validität lassen sich die aus der untersuchten Population gewonnenen Resultate auf die Grundgesamtheit sowie auf andere, ähnliche Populationen verallgemeinern. Können pharmakoepidemiologische Studien in verschiedenen Studienpopulationen mit ähnlichen Ergebnissen wiederholt werden, so spricht das für eine hohe externe Validität.

11.7 Kausalitätsbeurteilung

Pharmakoepidemiologische Fragestellungen, wie z. B. die Frage, ob eine vermutete UAW durch ein bestimmtes Arzneimittel verursacht wird, gehen von der Annahme der Kausalität aus. Definitionsgemäß sind Ergebnisse epidemiologischer Studien aber niemals kausalitätsbeweisend, da Verzerrungen nie ganz ausgeschlossen werden können. Oft werden jedoch Resultate guter Beobachtungsstudien später in RCT bestätigt, wodurch der Kausalitätsnachweis näher rückt. Zudem gibt es durchaus Hypothesen, die trotz eines rein epidemiologischen Nachweises eine allgemeine Akzeptanz der Kausalität erreichen, wie etwa die Assoziation zwischen Rauchen und Lungenkrebs, die nur in epidemiologischen Studien untersucht werden kann.

Um die Kausalität eines vermuteten Therapieeffekts zu beweisen, müsste theoretisch zeitgleich der exponierte sowie der nicht exponierte Zustand im selben Individuum bekannt sein, was jedoch in der Realität nicht möglich ist. Die Vorstellung der kontrafaktischen Kausalität hat im frühen 20. Jahrhundert zur Grundidee der Randomisierung geführt. Dabei werden Unterschiede (Bias und Confounding) zwischen Vergleichs-

Tab. 11.6 Die neun Hill-Kriterien

Kriterium	Ungelöste Fragen und Probleme
Stärke der Assoziation	Keine Garantie für interne Validität der Studie; auch verzerrte Ergebnisse (Bias, Confounding) können starke Assoziationen erzeugen.
Konsistenz, Reproduzierbarkeit	Wenn mehrere Forscher ähnliche Fehler machen, zeigen alle Studien falsche Ergebnisse (und deren Metaanalyse auch!).
Spezifität (eine Ursache führt nur zu einem Effekt und umgekehrt)	Eine Ursache kann viele Effekte erzeugen (z. B. Rauchen), welche alle richtig sein können.
Zeitlicher Zusammenhang (Ursache muss Effekt vorangehen)	In vielen Studien nicht ersichtlich; cave: Interpretierbarkeit, wenn die zeitlichen Zusammenhänge unklar sind.
Biologischer Gradient (Dosis-Wirkungs-Beziehung)	Resultate können verzerrt sein und dennoch starke Dosis-Wirkungs-Beziehungen zeigen.
Plausibilität (kongruent mit bisheriger Evidenz) Kohärenz (widerspricht bisherigem Wissen nicht)	Ein beobachtetes (falsches) Ergebnis kann rückwirkend mit einer Hypothese spannend bzw. kohärent gemacht werden, oder ein scheinbar nicht plausibles Ergebnis kann rückwirkend doch Sinn machen.
Experimentelle Evidenz (Effekt verschwindet nach Entfernen des Agens)	Daten dazu sind in Beobachtungsstudien oft nicht vorhanden.
Analogie der Resultate mit anderen Tatsachen	Analogien können an vielen Orten gefunden werden und können manchmal auch irreführend sein.

gruppen mittels des Zufallsprinzips eliminiert, was der randomisierten kontrollierten Studie (RCT) bis heute den Status als Goldstandard der kausalen Beweisführung in der medizinischen Forschung verschafft. In Beobachtungsstudien lassen sich Unterschiede zwischen den Vergleichsgruppen nicht durch Randomisieren eliminieren, und oft unterscheiden sich behandelte Patienten grundsätzlich von nicht behandelten Patienten. Deshalb wird die kausale Beweiskraft von Beobachtungsstudien bezüglich ihres Evidenzgrades unter der eines RCT eingestuft (▸ Kap. 12.2.3). Da die Durchführung eines RCT jedoch häufig nicht möglich ist, sind Beobachtungsstudien oft trotzdem das Mittel der Wahl, um Fragen nach dem Zusammenhang zwischen Expositionen und Endpunkten zu beantworten. Grundsätzlich sollte das Studiendesign einer Beobachtungsstudie so gewählt werden, dass sich, wie in einem RCT, die Vergleichsgruppen nur hinsichtlich der Studienexposition unterscheiden. Dies ist aber selten wirklich erreichbar, sodass auch die beste beobachtende Studie letztlich nie beweisführend sein kann.

Die Beurteilung der Kausalität von beobachteten Assoziationen zwischen Expositionen und Endpunkten in Beobachtungsstudien ist komplex. Eines der meist verwendeten Hilfsmittel ist eine Liste von neun Kausalitäts-Kriterien, die 1965 von Sir Austin Bradford Hill erstellt wurde (**Hill-Kriterien**, auch als Bradford-Hill-Kriterien bezeichnet). Jedoch wies bereits Sir Hill darauf hin, dass auch diese Kriterien nicht ultimativ beweisend sind (Tab. 11.6). Das einzige Sine-qua-non-Kriterium ist der Zeitzusammenhang, sofern dieser ersichtlich ist.

Daher wurden diverse methodologische Hilfsmittel entwickelt, welche die kausale Beweiskraft von Beobachtungsstudien verbessern sollen, indem Confounding und Bias akkurater kontrolliert werden.

- Die **DAG-Methode** (DAG: directed acyclic graphs) ist ein grafisches Tool, anhand dessen nicht beweisbare Annahmen über das Netzwerk von Exposition, Endpunkt und Kovariaten explizit abgebildet werden. Ein DAG ist hilfreich, um während der Studienplanung potenziell kausale Zusammenhänge und mögliche Störfaktoren zu visualisieren.
- Ein **Propensity-Score** ist ein Score, der die Wahrscheinlichkeit widerspiegelt, dass ein Patient mit dem untersuchten Arzneimittel behandelt wird (basierend auf Variablen wie Komorbidität und Komedikation). Der Einbezug dieses Scores in die Analyse erhöht die Vergleichbarkeit zwischen den Studiengruppen, indem er den Zustand nach Randomisierung approximiert.

Schlussendlich wird jedoch kein Hilfsmittel alleine Kausalität jemals beweisen oder widerlegen können. Nur die Kombination aus adäquater Methodik, exakter Studiendurchführung und dem Fachwissen der Wissenschaftler zusammen mit der kritischen Beurteilung durch Fachleute kann eine mögliche Kausalität im Laufe der Zeit nach Durchführung vieler Studien etablieren. Kausalitätsfragen sollten unabhängig vom Studientyp anhand der individuellen Studienqualität beantwortet werden. In der Praxis werden Therapieentscheidungen aufgrund der vorhandenen Evidenz gefällt, auch wenn dafür nur Beobachtungsstudien erhältlich sind. Somit ist es für den Patienten sekundär, ob der formelle Kausalitätsbeweis erbracht wurde oder nicht. Viel wichtiger ist, ob die Wahrscheinlichkeit eines kausalen Zusammenhangs nach bestem Wissen und Gewissen beurteilt wurde. Zur Kausalitätsbewertung siehe auch ▸Kap. 9.3.2.

Schlussendlich gibt es den hundertprozentigen Kausalitätsbeweis in der Forschung (auch bei RCT) nicht, und wie Karl Popper (britisch-englischer Philosoph des 20. Jahrhunderts) sagte, sind alle wissenschaftlichen Hypothesen empirisch und gelten solange, bis sie widerlegt werden. Keiner hat dies besser auf den Punkt gebracht als Sir Hill (1965) selbst (siehe Kasten).

Kausalität nach Sir Austin Bradford Hill

„All scientific work is incomplete – whether it be observational or experimental. All scientific work is liable to be upset or modified by advancing knowledge. That does not confer upon us a freedom to ignore the knowledge we already have, or to postpone the action that it appears to demand at a given time."

11.8 Arbeitsfelder der Pharmakoepidemiologie

11.8.1 Arzneimittelsicherheit

Zum Zeitpunkt der Marktzulassung eines neuen Arzneimittels liegen, nebst den Daten aus der Präklinik, nur sehr beschränkte Erfahrungen aus randomisierten, placebokontrollierten, doppelblinden Studien (RCT) der Phase III vor. RCT sind in der Theorie die beste Methode, um gesicherte Evidenz zu erhalten, und sind daher die Basis für die Zulassung eines Arzneimittels, indem sie die Wirksamkeit einer Substanz gegenüber Placebo oder gegenüber einer Standardtherapie zeigen. Für die Erforschung der Arzneimitteltoxizität sind RCT jedoch aus diversen Gründen nur bedingt geeignet. Meist sind RCT der Phase III von kurzer Dauer, sodass keine Daten zur Langzeitanwendung eines Arzneimittels und somit zu verzögerten UAW vorliegen. Die Studienpopulationen sind mit ein paar tausend Patienten in der Regel zu klein, sodass seltene UAW nicht zuverlässig erkannt und quantifiziert werden können. Zudem tendieren RCT in Phase III dazu, eine eher homogene, nicht allzu kranke Population zu umfassen, weshalb die Ergebnisse nicht uneingeschränkt auf andere Gruppen, wie beispielsweise ältere, polymorbide Patienten, Schwangere oder Kinder übertragen werden können. Auch kommt es im klinischen Alltag zur Off-Label-Anwendung von Arzneimitteln, was zu bisher nicht untersuchten Interaktionen führen kann. Des Weiteren können aus juristischen und ethischen Gründen verschiedene Fragestellungen nicht in RCT beantwortet werden. Beispielsweise ist es ethisch nicht vertretbar, Patienten einem Arzneimittel auszusetzen, um dieses auf eine vermutete schwere UAW zu testen.

In solchen Situation ist oftmals die Pharmakoepidemiologie die einzige Möglichkeit, eine mögliche UAW zu studieren, zu quantifizieren und einem Arzneimittel zuzuordnen. Natürlich gibt es auch finanzielle Gründe, warum oftmals pharmakoepidemiologische Studien die einzige Möglichkeit zur Erforschung einer potenziellen UAW darstellen. Wenn beispielsweise aus Pharmakovigilanzsystemen Signale für eine mögliche UAW hervorgehen, so ist es viel kostengünstiger, Krankengeschichten einer bestehenden Datenbank auszuwerten, als einen RCT zu beginnen, welcher dazu noch Jahre benötigt, um Ergebnisse zu liefern. Der Rahmen pharmakoepidemiologischer Studien zur Beurteilung der Arzneimittelsicherheit ist in ▸Kap. 9 ausführlich dargestellt.

11.8.2 Arzneimittelanwendung

Bevor Auswirkungen einer Arzneimitteleinnahme untersucht werden können, muss die Arzneimittelexposition gemessen werden. Dies ist im freien Gebrauch in der Postmarketing-Phase viel schwieriger als in einer klinischen Studie, die ein reguliertes und recht überwachtes Umfeld darstellt. Erfahrungen im ambulanten und stationären Bereich zeigen, dass nicht alle Präparate verordnungsgemäß eingenommen werden, d. h. die Therapietreue (Adhärenz) ist niemals perfekt. Die Ermittlung der exakten Arzneimittelexposition ist somit eine große Herausforderung für die Forschung in der Pharmakoepidemiologie. Die Arzneimittelexposition kann in gewissen Situationen direkt beim Patienten erhoben werden, doch die Erfassung mittels Interviews ist kostspielig, zeitaufwendig und in der Praxis selten frei von verzerrenden Faktoren (Bias). Effizienter und verzerrungsfreier ist die Erfassung der Arzneimitteleinnahme mittels computergestützter Systeme, in denen Arzneimittelverordnungen direkt und unabhängig von jeglicher Studienhypothese erfasst werden (▸Kap. 11.2.5).

Solche Datenbanken können für die epidemiologische Arzneimittelanwendungsforschung benutzt werden, die auch als **Drug-Utilization-Forschung** bezeichnet wird. Derartige Untersuchungen dienen dazu, Trends im Verordnungsverhalten von Ärzten zu ermitteln. Dabei kann untersucht werden, ob sich die verordnenden Ärzte in einem Gesundheitssystem an bestehende Therapieleitlinien halten oder nicht. Mittels Arzneimittelanwendungsforschung kann zudem ermittelt werden, ob sich Ärzte an die Vorgaben der Arzneimittelbehörden und Hersteller halten, ob z. B. Kontraindikationen oder Warnhinweise beachtet werden. Arzneimittelanwendungsforschung kann ferner dazu dienen, alters- und geschlechtsstandardisierte Länder- oder Regionalvergleiche anzustellen, um zu sehen, wer welche medikamentösen Therapien oder Impfungen bevorzugt einsetzt. Wenn beispielsweise erkannt wird, dass in gewissen Ländern oder Regionen zu viele Antibiotika verordnet werden, kann dies aus Sicht der öffentlichen Gesundheit (Public Health) problematisch sein und Anlass zu gezielten Interventionen geben.

11.8.3 Erforschung neuer möglicher Indikationen

Die Auswertung großer Datenmengen, beispielsweise in Form elektronischer Datenbanken, kann aber auch dazu verwendet werden, erwünschte und teils unerwartete Effekte von Arzneimitteln in der Postmarketing-Phase (Phase IV) zu entdecken und zu quantifizieren. Dies kann auch als hypothesengenerierende Forschung betrachtet werden, welche potenziell neue Indikationen für Arzneimittel erkennen kann. Beispiele dafür gibt es in der Pharmakoepidemiologie viele. So wurde aufgrund der in vitro beobachteten thrombozytenaggregationshemmenden Wirkung von Acetylsalicylsäure (ASS) postuliert, dass nicht nur unerwünschte Blutungen auftreten können, sondern dass dieser Effekt möglicherweise auch eine Reduktion kardiovaskulärer Ereignisse, wie Myokardinfarkt oder Schlaganfall, bewirken könnte. Pharmakoepidemiologische Studien beobachteten eine deutliche Reduktion des Myokardinfarktrisikos unter ASS, bevor danach RCT belegen konnten, dass die Assoziation kausaler Natur ist und ASS tatsächlich zur Verminderung des Thromboserisikos eingesetzt werden kann. Ein weiteres Beispiel sind protektive Effekte von nichtsteroidalen Antirheumatika (NSAR) auf das Kolonkarzinomrisiko, die zuerst in epidemiologischen Studien beschrieben wurden und später in RCT bestätigt werden konnten.

11.8.4 Krankheitsepidemiologie

Epidemiologische Untersuchungen zur Häufigkeit von Krankheiten und zum Zusammenhang von Krankheiten spielen seit jeher in der Medizin eine wichtige Rolle. In den meisten Fällen waren und sind es Erkenntnisse aus der Epidemiologie, welche aufzeigen, wie Krankheiten zueinander in Verbindung stehen, wie beispielsweise die Erkenntnis, dass Diabetes mellitus zu neurologischen und nephrologischen Schädigungen führt, dass Adipositas mit einem erhöhten Risiko für kardiovaskuläre Erkrankungen assoziiert ist, dass Hypertonie das Schlaganfallrisiko erhöht, oder dass ein Herzinfarkt das Risiko für eine Herzinsuffizienz ansteigen lässt. Solchen Erkenntnissen liegen meist epidemiologische Beobachtungen zugrunde, bevor sie dann im Labor und in Tiermodellen im Detail erforscht werden. Naturgemäß basieren solche Erkenntnisse aber nie auf RCT.

Die Erforschung und Quantifizierung von Zusammenhängen zwischen Krankheiten ist auch für die Arzneimittelentwicklung und für die Forschung im Bereich der Arzneimittelsicherheit essenziell. Die Erkenntnis, ob eine Krankheit mit einem höheren oder geringeren Risiko für eine Folgekrankheit assoziiert ist, spielt für die spätere Beurteilung der Sicherheit eines neu auf den Markt gekommenen Arzneimittels eine wichtige Rolle. Wenn die ersten Spontanmeldungen auftauchen, die ein neues Arzneimittel mit einem möglicherweise erhöhten Risiko, beispielsweise für epileptische Anfälle, für schwere Infekte, für einen Schlaganfall oder für Krebs in Verbindung bringen, stellt sich die folgende Frage: Ist es das neue Arzneimittel gegen Krankheit X, welches die neu aufgetretene Krankheit Y verursacht hat, oder ist die neuaufgetretene Krankheit Y generell bei Patienten mit Krankheit X häufiger, unabhängig von der neuen Behandlung?

Viele pharmazeutische Unternehmer beginnen deshalb bereits in der frühen Entwicklungsphase eines Arzneimittels (Phase I oder II) damit, den natürlichen Verlauf der Grunderkrankung, für welche der neue Arzneistoff entwickelt wird, genauer zu untersuchen (siehe Kasten).

Alzheimer-Demenz

Handelt es sich bei einem Molekül um eine vielversprechende Option zur Behandlung der Alzheimer-Demenz, lassen sich aufgrund des Wirkungsmechanismus und anhand auffälliger Beobachtungen in Tierversuchen bereits früh mögliche potenzielle UAW erahnen, die später im Menschen auftreten könnten. Es ist dann wichtig, dass man bereits lange vor dem möglichen Markteintritt des neuen Arzneistoffs weiß, ob Patienten mit Alzheimer-Demenz generell ein höheres Risiko beispielsweise für epileptische Anfälle, Infekte, Schlaganfall oder Krebs haben, als nicht demente Patienten. Diese Art epidemiologischer Forschung ermöglicht es, das Auftreten von Krankheiten in Patienten mit Alzheimer-Demenz zu quantifizieren und gegenüber Patienten ohne Alzheimer-Demenz zu vergleichen. Wenn man anhand epidemiologischer Daten weiß, dass die Inzidenzrate beispielsweise von epileptischen Anfällen bei Alzheimer-Patienten x Fälle pro tausend Personenjahre beträgt, und dass dieses Risiko um ein Vielfaches höher liegt als bei Patienten ohne Demenzerkrankung, dann hat man ein recht gutes Modell dafür, die Anzahl epileptischer Anfälle unter einer bestimmten Anzahl Personenjahre vorauszusagen, wenn später das neue Arzneimittel gegen Alzheimer-Demenz in den Handel kommen sollte.

Solche proaktiven Ansätze helfen den pharmazeutischen Unternehmern, den Arzneimittelbehörden und natürlich den Ärzten und Apothekern, erste Spontanmeldungen zu möglichen UAW in den Kontext des zu erwartenden Auftretens solcher Ereignisse im Zusammenhang mit der Grunderkrankung zu stellen.

Übersicht der Arbeitsfelder der Pharmakoepidemiologie

- Arzneimittelsicherheit.
  - Welche UAW treten in welchen Patienten in der Postmarketing-Phase auf?
- Arzneimittelanwendung.
  - Wie schnell hat ein neues Arzneimittel den Markt penetriert?
  - Halten sich verordnende Ärzte an Leitlinien?
  - Werden Kontraindikationen und Behördenauflagen beachtet?
- Erforschen neuer möglicher Indikationen.
  - Haben Arzneimittel zusätzliche vorteilhafte Eigenschaften?
- Krankheitsepidemiologie.
  - Welche Indikationen sollten wie aggressiv behandelt werden, um Folgeschäden zu vermeiden? (z. B. Bluthochdruck und Schlaganfall)?
  - Was ist das Grundrisiko gewisser Krankheiten bei den zukünftigen Anwendern eines Arzneimittels?

Literatur

Gordis L. Epidemiology. 5. Aufl., Elsevier, Inc (Saunders), Philadelphia 2014

Hill AB. The environment and disease: association or causation. Proc R Soc Med, 58: 295–300, 1965

Jick H, Rodriguez LA, Pérez-Gutthann S. Principles of epidemiologic research on adverse and beneficial drug effects. Lancet, 352: 1767–1770, 1998

Rothman KJ. Epidemiology – An Introduction. 2. Aufl., Oxford University Press, Inc, New York 2012

Rothman KJ, Greenland S, Lash TL. Modern Epidemiology. 3. Aufl., Lippincott Williams & Wilkins, Philadelphia 2008

Strom BL, Kimmel SE, Hennessy S. Pharmacoepidemiology. 5. Aufl., Wiley-Blackwell, Chichester 2012

Vandenbroucke JP. Observational Research, Randomised Trials, and Two Views of Medical Science. PLOS Med, 5: 339–343, 2008

Der letzte Zugriff auf die im Text genannten Websites erfolgte am 03.04.2016.

12 Evidenzbasierte Medizin

Eva Susanne Dietrich

Die Anzahl therapeutischer Konzepte und Behandlungsmöglichkeiten ist heute in der Medizin so groß wie nie zu vor. Fast täglich kommen neue wissenschaftliche Erkenntnisse hinzu, sodass die Auswahl und Differenziertheit an Therapien beständig zunimmt.

Parallel hierzu stellen neue Studien etablierte Therapiestandards infrage, und positive Schlussfolgerungen in Fachartikeln stehen vielfach im Widerspruch zu eher ernüchternden Studienergebnissen.

Medizinisches Wissen ist damit mehr als bisher hinterfragbar geworden. Behauptungen zum Nutzen von Therapien müssen durch Argumente ersetzt werden, die von der einschlägigen medizinischen Literatur untermauert sind. Deshalb besteht ein großer Bedarf an:

- Aufarbeitung und Nutzung des weltweit verfügbaren Wissens,
- Hilfestellung bei der Priorisierung der verfügbaren Therapieoptionen,
- Optimierung der Behandlungsergebnisse,
- Reduzierung einer unbegründeten Variationsbreite in den Behandlungsergebnissen,
- verlässlichen Wegweisern für eine sinnvolle Ressourcenallokation.

Hierbei kann die evidenzbasierte Medizin weiterhelfen.

Zitate

„Die meisten Glaubenslehrer verteidigen ihre Sätze nicht, weil sie von der Wahrheit derselben überzeugt sind, sondern weil sie diese Wahrheit einmal behauptet haben." Georg Christoph Lichtenberg.

„Je populärer eine Idee, desto weniger denkt man über sie nach, und desto wichtiger ist es also, ihre Grenzen zu untersuchen." Paul Karl Feyerabend.

12.1 Definition und Aufgabe

Unter **evidenzbasierter Medizin** versteht man den Ansatz, Patienten gemäß der besten zur Verfügung stehenden Evidenz individuell zu versorgen. Unter Evidenz versteht man dabei Informationen aus wissenschaftlichen Untersuchungen und von Experten, die einen Sachverhalt, wie z. B. die Wirksamkeit eines Arzneimittels, erhärten oder widerlegen. Der Begriff der evidenzbasierten Medizin wurde erstmals 1996 von David Sackett definiert (siehe Kasten).

DEFINITION Die **evidenzbasierte Medizin** (nach Sackett) ist der gewissenhafte, ausdrückliche und vernünftige Gebrauch der gegenwärtig besten externen, wissenschaftlichen Evidenz für Entscheidungen in der medizinischen Versorgung individueller Patienten. Unter evidenzbasierter Medizin (evidence based medicine) oder evidenzbasierter Praxis (evidence based practice) im engeren Sinne versteht man eine Vorgehensweise des medizinischen Handelns, individuelle Patienten auf der Basis der besten zur Verfügung stehenden Daten zu versorgen. Diese Technik umfasst die systematische Suche nach der relevanten Evidenz in der medizinischen Literatur für ein konkretes klinisches Problem, die kritische Beurteilung der Validität der Evidenz nach klinisch epidemiologischen Gesichtspunkten, die Bewertung der Größe des beobachteten Effekts sowie die Anwendung dieser Evidenz auf den konkreten Patienten mithilfe der klinischen Erfahrung und der Vorstellungen der Patienten.

Evidenzbasierte Medizin sieht somit explizit vor, auch Patientenpräferenzen und klinische Erfahrung mit in die Therapieentscheidung einzubeziehen.

12.2 Vorgehensweise

Die methodischen Grundlagen für die evidenzbasierte Medizin finden sich in der klinischen Epidemiologie.

Ein Vorgehen nach der evidenzbasierten Medizin beinhaltet fünf Schritte:

- Formulierung einer suchtauglichen Fragestellung (**Frage formulieren**, ▸ Kap. 12.2.1),
- Recherche von internationaler Literatur, die für den individuellen Fall relevant ist (**Evidenz suchen**, ▸ Kap. 12.2.2),
- Beurteilung der Literatur hinsichtlich ihrer Validität, d. h. der Zuverlässigkeit der in ihr dargestellten Erkenntnisse und Aussagen (**Evidenz bewerten**, ▸ Kap. 12.2.3),
- Überprüfung der Anwendbarkeit der gefundenen Erkenntnisse im individuellen Fall (**Relevanz bewerten** und **Evidenz** in die **Entscheidungsfindung integrieren**, ▸ Kap. 12.2.4),
- Bewertung des eigenen Handelns (▸ Kap. 12.2.5).

12.2.1 Frage formulieren

Zu vielen klinischen Fragestellungen existiert eine große Menge wissenschaftlicher Literatur. Es ist daher erforderlich, die Frage präzise zu formulieren und in fünf Ebenen aufzuteilen. Eine Hilfe dabei gibt das **PICOS-Schema** (siehe Kasten).

PICOS-Schema

- P: Der Patient und sein Problem,
- I: Die Intervention bzw. Behandlung,
- C: Der Comparator bzw. die Alternativmaßnahme (auch: keine Behandlung ggf. möglich),
- O: Das Outcome, d. h. das Behandlungsergebnis (z. B. Mortalität, Lebensqualität),
- S: Das Studiendesign.

12.2.2 Evidenz suchen

Der klassische Weg der Informationsbeschaffung umfasst die Recherche in Lehrbüchern, das Lesen von Fachzeitschriften, den Besuch von Fortbildungen, Gespräche mit Kollegen oder auch eine unsystematische Suche im Internet. Dabei ist jedoch nicht gewährleistet, dass die gesamte Evidenz zu einer Fragestellung entdeckt wird. Eine strukturierte Informationsbeschaffung ist daher eine zentrale Säule der evidenzbasierten Medizin.

Die Recherche sollte Originalarbeiten (Primärliteratur; z. B. Publikationen, Studienberichte) und Übersichtsarbeiten (Sekundärliteratur; z. B. Metaanalysen, systematische Übersichtsarbeiten) umfassen. Näheres zur Literaturrecherche und Informationsquellen wird in ▸ Kap. 6 beschrieben.

12.2.3 Evidenz bewerten

Im nächsten Schritt sind zu bewerten:

- Validität des Studiendesigns,
- Interventionseffekt,
- Nutzen-Risiko-Relation,
- Relevanz der gefundenen Evidenz.

Die **Validität** ist ein Gütekriterium für die Zuverlässigkeit einer wissenschaftlichen Aussage. Die **interne Validität** erlaubt dabei Rückschlüsse, ob die beobachteten Effekte durch unerwünschte Störgrößen beeinflusst wurden, wie fehlende Verblindung oder divergierende Patientencharakteristika, Beobachtungszeiträume oder Studienabbrecherzahlen in den Behandlungsarmen. Die **externe Validität** (oder Generalisierbarkeit) beschreibt hingegen, ob sich die Resultate der Studie zum einen für die Population verallgemeinern lassen, für die die Studie konzipiert wurde, und zum anderen über das konkrete „Setting" der Studie hinaus auf andere Populationen, Designs, Instrumente, Orte, Zeiten und Situationen übertragen lassen.

Die evidenzbasierte Medizin zieht für eine Bewertung bevorzugt randomisierte kontrollierte Studien (RCT) heran, da diese die valideste Basis für die Bewertung einer Ursache-Effekt-Beziehung zwischen Behandlung und Therapieergebnis darstellen. Sie haben sich als Goldstandard in der Mehrzahl jener Fragestellungen erwiesen, bei denen es darum geht, Nutzen und Risiken von neuen wie alten Therapien – insbesondere im Bereich der Pharmakotherapie – zu bewerten. Die evidenzbasierte Medizin ist jedoch nicht auf randomisierte kontrollierte Studien und Metaanalysen begrenzt.

In der Bewertung der Evidenz ergibt sich unter Berücksichtigung medizinischer, technischer und statistischer Methoden eine Rangfolge der erkenntnistheoretischen Qualität von Informationen. Zur Klassifikation wurden in den letzten Jahren weltweit unterschiedliche Systeme entwickelt, die jedoch weitgehend auf eine fünfstufige Systematik zurückgreifen. Die **Evidenzgrade** des Oxford Centre for Evidence-based Medicine sind in ◘ Tab. 12.1 dargestellt.

Manche Experten empfehlen, nur die beste verfügbare Evidenz heranzuziehen. Existiert eine randomisierte kontrollierte Studie, so sind demnach Kohortenstudien zur gleichen Fragestellung zu vernachlässigen, auch wenn sie zu anderen Ergebnissen kommen. Andere Experten empfehlen generell auch eine Einbeziehung von Studien mit schwächerem Design, wobei diese geringer zu gewichten und mögliche Verzerrungen (Bias) zu berücksichtigen sind.

Die Einteilung von Untersuchungen nach Evidenzgraden bildet jedoch nur unvollständig die Qualität und Validität der jeweiligen Studie ab. So können die Randomisierung nicht vollständig zufällig, die Verblindung für den Behandler leicht auflösbar und die Untersu-

12

Tab. 12.1 Evidenzgrade. Gültig für Evidenz zu Therapie, Prävention, Ätiologie und unerwünschten Wirkungen

Grad	Studien
1a	Systematische Übersichtsarbeiten auf der Basis methodisch hochwertiger, homogener randomisierter kontrollierter Studien
1a	Metaanalysen auf der Basis methodisch hochwertiger randomisierter kontrollierter Studien mit starker Heterogenität
1b	Einzelne ausreichend große, methodisch hochwertige randomisierte kontrollierte Studien mit engem Konfidenzintervall
1b	Einzelne ausreichend große, methodisch hochwertige randomisierte kontrollierte Studien mit weitem Konfidenzintervall
1c	„All or none" randomisierte kontrollierte Studien[1]
2a	Systematische Übersichtsarbeiten von homogenen Kohortenstudien
2a	Systematische Übersichtsarbeiten von Kohortenstudien mit starker Heterogenität
2b	Einzelne Kohortenstudie oder qualitativ geringwertige randomisierte kontrollierte Studien
2c	Kohortenstudien, ökologische Studien
3a	Systematische Übersichtsarbeit von homogenen Fall-Kontroll-Studien
3a	Systematische Übersichtsarbeit von Fall-Kontroll-Studien mit starker Heterogenität
3b	Einzelne Fall-Kontroll-Studie
4	Fall-Serien und qualitativ geringwertige Kohorten- und Fall-Kontroll-Studien
5	Expertenmeinung ohne detaillierte kritische Bewertung oder basierend auf physiologischen Fakten, Laborforschung oder Grundprinzipien

[1] Alle Patienten verstarben, bevor die Behandlung verfügbar war und einige überleben jetzt, oder einige Patienten starben, bevor die Behandlung verfügbar war, und alle überleben jetzt.

chungsgruppe sehr klein oder selektiert sein, etc (▸Kap. 8.4). Eine vergleichende Kohortenstudie kann daher unter Umständen eine höhere Validität aufweisen als eine randomisierte kontrollierte Studie, sofern erstere ein hochwertiges Design und letztere größere methodische Mängel aufweist.

In den letzten Jahren verbreitet sich daher eine differenziertere Betrachtung der Evidenz in Anlehnung an das **GRADE-System**. Auch GRADE (Grading of Recommendations Assessment, Development and Evaluation) weist den RCT die stärkste Evidenz zu. Es arbeitet jedoch mit der Erstellung von Evidenzprofilen. Bei diesen wird z. B. berücksichtigt, wie die Studien geplant und umgesetzt wurden, wie viele Patienten die Studie abgebrochen haben, wie viele am Follow-up teilnahmen, welche Bias oder Confounder die Studienergebnisse beeinflusst haben könnten oder wie verblindet wurde (www.gradeworkinggroup.org/index.htm). Darüber hinaus werden bereits Nutzen und Risiken abgewogen, und es wird bewertet, welche Endpunkte für die Bewertung des Nutzens relevant sind. Die Ergebnisse werden in standardisierten Tabellen dargestellt.

12.2.4 Relevanz bewerten und Entscheidungen treffen

Im nächsten Schritt geht es um die Berücksichtigung der Evidenz in der ärztlichen oder pharmazeutischen Praxis. Es stellen sich die Fragen:

- Kann die gefundene Evidenz bei der vorliegenden klinischen Fragestellung helfen?
- Liefern die gefundenen Studien Erkenntnisse zu Wirksamkeit bzw. Nutzen und unerwünschten Ereignissen?
- Betrachten sie patientenrelevante Endpunkte?
- Wurden sie bei einer repräsentativen Patientenpopulation durchgeführt?

Studien mit eng definierter Fragestellung sind oft methodisch hochwertig und interessant, beantworten aber vielfach nicht die Frage, die Arzt oder Apotheker zu beantworten haben: Sie vergleichen gegen eine nicht relevante Alternativtherapie, die Betrachtungsdauer ist zu kurz, die Patienten sind nicht repräsentativ (Alter, Komorbidität, Geschlecht, Historie), Problemen der Adhärenz wird nicht Rechnung getragen, es wird eine abweichende Dosierung verwendet oder unerwünschte Ereignisse werden nicht detailliert berichtet.

Vielfach schließen Studien Patienten aus, bei denen ein Therapieerfolg weniger wahrscheinlich ist. Dies geschieht in 50 % der Studien zu psychotropen Substanzen sogar noch nach der Randomisierung. Manche Studien betrachten auch die Wirksamkeit von Arzneimitteln bei hospitalisierten statt ambulanten Patienten. Auch sind Studien, die z. B. ein Schmerzmittel mit Placebo statt mit anderen Arzneimitteln oder einer nichtmedikamentösen Therapie vergleichen, in der Praxis vielfach wenig hilfreich. Das Gleiche gilt für Studien, in denen hohe Dosierungen eingesetzt bzw. die Arzneimittel über einen unüblich langen Zeitraum gegeben wurden. Es ist daher nicht immer einfach bzw. möglich, die gefundene Evidenz direkt in Entscheidungsprozesse einzubeziehen. Die Entscheidung wird jedoch in den meisten Fällen auf eine validere Basis gestellt.

HTA			
Gesundheitseffekte	**Werte**	**Kosten**	**Organisation**
▪ technische, biologische, physikalische u. a. Eigenschaften ▪ Sicherheit ▪ Wirksamkeit ▪ Nutzen ▪ Bedeutung für den Gesundheitszustand der betroffenen Patientengruppe	▪ soziale Akzeptanz ▪ Ethik ▪ Verteilungsgerechtigkeit ▪ Zugang ▪ Patientenpräferenzen	▪ Preise ▪ Folgekosten ▪ Kosteneffektivität ▪ Wirtschaftlichkeit ▪ Konsequenzen für die Gesamtausgaben	▪ rechtliche Rahmenbedingungen ▪ Organisationsstruktur ▪ Versorgungskontext ▪ Leitlinien ▪ Personal ▪ Compliance/Adhärenz ▪ Handhabung ▪ Vergütungssystem
Systematische Übersichtsarbeiten, pharmakoökonomische Studien, Versorgungsstudien, Register, Modelle, Primärdaten, Leitlinien, epidemiologische Daten etc.			

Abb. 12.1 Säulen und mögliche Inhalte eines HTA-Berichts. **HTA** Health Technology Assessment

12.2.5 Das eigene Handeln bewerten

Wie oben dargestellt, wird die identifizierte Literatur nur selten passgenau den individuellen Fall abbilden und die wünschenswerte Qualität aufweisen. Dennoch ist es meist Erfolg versprechender, sie in Verbindung mit der eigenen Erfahrung als Grundlage des Handelns heranzuziehen, als nur „aus dem Bauch heraus" zu therapieren. Eine gewisse Unsicherheit wird jedoch bleiben. Daher ist es von größter Relevanz, nach der Therapieentscheidung den Fall nicht ad acta zu legen, sondern sorgfältig zu verfolgen:

- Tritt der erwartete Therapieerfolg auch tatsächlich ein?
- Bewegen sich die unerwünschten Ereignisse im erwarteten Rahmen?
- Kommt der Patient mit der Therapie zurecht?
- War die Therapiewahl die Richtige?

Zu einem festgelegten Zeitpunkt sollte daher eine Nachkontrolle erfolgen. Im Fall von verordneten Arzneimitteln kann dies telefonisch oder durch eine Nachuntersuchung beim Arzt geschehen. Bei vorausgegangener Empfehlung eines Arzneimittels durch den Apotheker sollte dieser den Patienten spätestens beim nächsten Kontakt zum Erfolg der Therapie befragen.

12.3 Health Technology Assessments (HTA)

Während der Arzt im Rahmen einer evidenzbasierten Therapie selbst die entscheidungsrelevanten Fakten zusammenträgt, ist in **Health Technology Assessments** (HTA) bereits eine Vielzahl von Daten und Informationen aufbereitet. Unter einem HTA versteht man eine umfassende und systematische Bewertung neuer oder bereits etablierter medizinischer Verfahren. Dies umfasst sowohl Arzneimittel, Medizinprodukte oder Hilfsmittel, als auch medizinische und chirurgische Verfahren oder institutionelle Strukturen, in denen die Versorgung erbracht wird. Untersucht werden Kriterien wie Wirksamkeit, Sicherheit und Kosten, jeweils unter Berücksichtigung sozialer, rechtlicher und ethischer Aspekte (Abb. 12.1).

Das Ergebnis eines HTA wird i. d. R. als HTA-Bericht veröffentlicht. Dieser kann sowohl als Entscheidungshilfe bei gesundheitspolitischen Fragestellungen dienen, als auch Leistungserbringer bei der Wahl einer geeigneten Versorgungsmaßnahme unterstützen (siehe Kasten).

HTA-Berichte

- liefern Informationen für die Zulassung von Arznei- und Hilfsmitteln,
- unterstützen politische Entscheidungen über die Verwendung der finanziellen Mittel im Gesundheitswesen,
- unterstützen bei der Erstellung von Leistungskatalogen und Ausgabenplanung,
- helfen Krankenhäusern und anderen Institutionen bei der Entscheidung über die Anschaffung neuer Technologien,
- informieren Dienstleister im Gesundheitswesen über die korrekte Anwendung von Maßnahmen bei bestimmten Gesundheitsproblemen,

- helfen Herstellern im Gesundheitsmarkt bei der Entscheidung über die Entwicklung und Vermarktung ihrer Produkte,
- geben Investoren und Technologiefirmen eine Entscheidungsgrundlage für Investitionen in Firmen, Technologien, Dienstleistungen und andere strategische Unternehmensentscheidungen.

Der Begriff „Technology Assessment" wurde zum ersten Mal im Jahr 1965 im US-Kongress erwähnt und umfasste Transportwesen, Verkehr, Energie, Ernährung, Rüstung und Raumfahrt. Zwischen 1970 und 1980 entstanden erste Konzepte zur Bewertung von Technologien im Gesundheitswesen. Das erste Gremium, das sich konkret mit Technologiebewertungen im Gesundheitswesen auseinandersetzte, war das Congressional Office of Technology Assessment (OTA), welches 1972 in den USA gebildet wurde. Seine Aufgabe war die Sammlung von Daten und die Information der Politiker. Ab Mitte der 1980er Jahre führten auch europäische Regierungen derartige nationale Programme ein. Erste HTA-Agenturen wurden in Frankreich (Committee for Evaluation and Diffusion of Innovative Technologies, CEDIT) und Schweden gegründet (The Swedish Council on Technology Assessment in Health Care, SBU). Andere Länder, wie die Niederlande und Großbritannien (National Institute for Health and Clinical Excellence, NICE), folgten nach.

Parallel dazu fand eine stetige Internationalisierung und Vernetzung der HTA-Einrichtungen statt. Die International Society of Technology Assessment in Health Care (ISTAHC), das International Network of Agencies for Health Technology Assessment (INAHTA) und seit 2006 das European Network for Health Technology Assessment (EUnetHTA) fördern die internationale Zusammenarbeit und den Informationsaustausch von Institutionen, die HTA-Berichte erstellen oder nutzen, sowie eine systematische Standardisierung und Weiterentwicklung der Methoden.

Auch in Deutschland wurde die HTA-Entwicklung sehr stark von der Politik gefördert. 1994 wurde das Büro für Technikfolgenabschätzung beim Deutschen Bundestag gegründet. 1995 wurde im Rahmen einer Förderinitiative des Bundesministeriums für Gesundheit ein HTA-Programm eingerichtet und im Sozialgesetzbuch V (SGB V) verankert. 2000 wurde die Deutsche Agentur für HTA des DIMDI (Deutsches Institut für Medizinische Dokumentation und Information), **DAHTA@DIMDI**, gegründet. Sie ist dem Bundesgesundheitsministerium nachgeordnet, betreibt ein Informationssystem zu HTA und führt ein Programm zur Erstellung von HTA-Berichten durch.

Darüber hinaus kommt dem **Institut für Qualität und Wirtschaftlichkeit im Gesundheitswesen (IQWiG)** eine besondere Rolle zu, da es mit seinen Gutachten die Grundlage für etliche leistungsrechtliche Entscheidungen – u. a. zur Erstattungsfähigkeit und zu den Preisen von Arzneimitteln – liefert (▸ Kap. 12.4.2).

12.4 EbM in der Praxis

Nicht jeder, der eine Therapiewahl für sich oder andere zu treffen hat, ist in der Lage – aufgrund Ausbildung oder Zeitbudget – nach den Vorgaben der evidenzbasierten Medizin Evidenz zu recherchieren, zu sichten und darauf basierend eine rationale Entscheidung zu treffen. Aber auch wenn die verfügbare Evidenz bereits in gut aufbereiteter Form als systematische Übersichtsarbeit oder HTA-Bericht zur Verfügung steht, wird sie nicht ohne Weiteres überall umgesetzt. Die Implementierung von evidenzbasiertem Wissen erfolgt daher oft weit langsamer als die Generierung neuer Erkenntnisse.

12.4.1 Leitlinien

Fachgesellschaften, staatliche Institutionen oder auch Gruppen von Leistungserbringern erarbeiten Leitlinien, um den handelnden Personen (z. B. Arzt und Apotheker) evidenzbasierte Entscheidungen zu erleichtern.

Leitlinien sollen eine Empfehlung der effektivsten und wirtschaftlichsten medizinischen Maßnahmen für definierte Indikationen bereitstellen und die größtmögliche Akzeptanz bei den Anwendern erreichen, um eine messbare Verbesserung der Gesundheitsversorgung zu bewirken.

Leitlinien

- Sind systematisch entwickelte Entscheidungshilfen über die angemessene Vorgehensweise bei speziellen gesundheitlichen Problemen,
- stellen den Konsens dar, der nach einem definierten, transparent gemachten Vorgehen mehrerer Experten aus unterschiedlichen Fachbereichen und Arbeitsgruppen (ggf. unter Berücksichtigung von Patienten) zu bestimmten Vorgehensweisen in der Gesundheitsversorgung erzielt wurde,
- sind wissenschaftlich begründete und praxisorientierte Handlungsempfehlungen,
- sind Orientierungshilfen im Sinne von „Handlungs- und Entscheidungskorridoren", von denen in begründeten Fällen abgewichen werden kann oder sogar muss,
- werden regelmäßig auf ihre Aktualität hin überprüft und ggf. fortgeschrieben,
- geben den Stand des Wissens zum Zeitpunkt der „Drucklegung" wieder.

Aufgaben der Leitlinien

- Die gesundheitliche Versorgung der Bevölkerung sichern und verbessern,
- Ärzte motivieren, eine wissenschaftlich begründete und ökonomisch angemessene Vorgehensweise unter Berücksichtigung der Bedürfnisse und Einstellungen der Patienten zu wählen,
- unnötige und überholte medizinische Maßnahmen und Kosten vermeiden helfen,
- unerwünschte Qualitätsschwankungen in der Versorgung verringern,
- die Spanne der Handlungsoptionen auf die besten und kosteneffektiven eingrenzen, um allen Patienten die gleiche Chance für eine gute Versorgung zu geben,
- gewährleisten, dass Therapieentscheidungen nicht ausschließlich intuitiv bzw. auf Grund der internen Evidenz (persönliches Wissen und Erfahrung) getroffen werden,
- die Öffentlichkeit über notwendige und allgemein übliche ärztliche Maßnahmen bei speziellen Gesundheitsrisiken und Gesundheitsstörungen informieren,
- Therapieentscheidungen transparenter und gegenüber Dritten darlegungsfähig machen.

Leitlinien können einerseits zur Identifizierung und Abschaffung unwirksamer, veralteter und kostenintensiver Verfahren benutzt werden. Umgekehrt können sie neue Verfahren und Therapien, die aufgrund ihrer Evidenz in einer Leitlinie empfohlen werden, stärker ins Bewusstsein der Dienstleister rücken und damit zu Kostenanstiegen führen.

Ethische, ökonomische, gesetzliche und andere Aspekte müssen in die Erarbeitung der Empfehlungen einfließen, da sie maßgeblich die Umsetzbarkeit der Leitlinien bestimmen. Leitlinien zeigen zudem eher Wirkung, wenn sie an lokale Rahmenbedingungen, Versorgungsstrukturen und Ressourcen angepasst werden.

Leitlinien beziehen sich eher auf den „durchschnittlichen" Patienten als auf ein spezielles Individuum. Aus diesem Grund können Leitlinien das fundierte klinische Urteil nicht ersetzen, sondern sollen auch Ausnahmen benennen und Hinweise zur Berücksichtigung der Wünsche des Patienten geben.

Entwicklung von Leitlinien

Die Erarbeitung, Distribution und Implementierung von Leitlinien sind zeit- und kostenaufwendig. Leitlinien sollten daher vor allem für Bereiche erstellt werden, die sehr kostenintensiv sind oder starke Qualitätsdefizite aufweisen. In vielen Ländern oder Institutionen findet eine zentrale Priorisierung der Leitlinienprojekte statt. Diese berücksichtigt:

- die Häufigkeit von Gesundheitsproblemen,
- Ungleichheiten im Gesundheitsbereich,
- den Verdacht auf Unter-, Über- oder Fehlversorgung,
- Schwankungen bei der Bereitstellung und der Qualität der Versorgung,
- die Entwicklung neuer Technologien,
- die Evidenzlage in den Handlungsfeldern; insbesondere Änderungen der Evidenzlage,
- den ökonomischen Aufwand des Handlungsfelds.

Häufig beschließen jedoch Experten einer ärztlichen Fachgruppe oder Fachgesellschaft dezentral und individuell die Aktualisierung oder Neuerstellung von Leitlinien zu einer bestimmten Fragestellung.

Von Leitlinien zu beantwortende Fragen

- Welche Evidenz belegt, dass die Maßnahme die Behandlungsergebnisse, wie Morbidität, Mortalität, Patientenzufriedenheit oder Lebensqualität, beeinflusst?
- Bei welchen Patientengruppen existiert die größte Chance für positive Effekte bzw. das größte Risiko für das Auftreten unerwünschter Ereignisse?
- Was ist über die Effekte unterschiedlicher Anwendungshäufigkeiten, Dauer, Dosierung und Intensität der Therapie bekannt?
- Welche Optionen bei der Organisation und Bereitstellung der Maßnahmen können einen Effekt auf den Nutzen, Schaden und die Kosten der Maßnahme haben?
- Welche Nutzeneffekte, Schaden und Kosten können von alternativen Maßnahmen und Behandlungspfaden inklusive aufmerksamem Abwarten erwartet werden?

Alle Organisationen, deren Tätigkeiten durch die Leitlinien beeinflusst werden können oder die eine andere Legitimation haben, einen Einfluss auf die Leitlinien zu nehmen, sollten in die Leitlinienerarbeitung mit einbezogen werden. Eine Leitliniengruppe sollte aus sechs bis zwölf Personen bestehen und interdisziplinär zusammengesetzt sein, um ein konstruktives Diskutieren und Arbeiten zu ermöglichen.

In Deutschland koordiniert seit 1995 die **Arbeitsgemeinschaft der Wissenschaftlichen Medizinischen Fachgesellschaften** (AWMF) die Entwicklung von medizinischen Leitlinien für Diagnostik und Therapie der einzelnen Fachgesellschaften. Sie wurde 1962 gegründet und ist der deutsche Dachverband von über 170 wissenschaftlichen Fachgesellschaften aus allen Gebieten der Medizin (zusammen rund 180 000 Mitglieder).

Tab. 12.2 Empfehlungsgrade in Leitlinien der Arzneimittelkommission der Deutschen Ärzteschaft

Grad	Definition
↑↑	Aussage (z. B. zur Wirksamkeit) wird gestützt durch mehrere adäquate, valide klinische Studien (z. B. randomisierte kontrollierte klinische Studien) bzw. durch valide Metaanalysen oder systematische Reviews randomisierter kontrollierter klinischer Studien. Positive Aussage gut belegt.
↑	Aussage (z. B. zur Wirksamkeit) wird gestützt durch zumindest eine adäquate, valide klinische Studie (randomisierte kontrollierte klinische Studie). Positive Aussage belegt.
↓↓	Negative Aussage (z. B. zu Wirksamkeit oder Risiko) wird gestützt durch eine oder mehrere adäquate, valide klinische Studien (z. B. randomisierte kontrollierte klinische Studien), durch valide Metaanalysen bzw. systematische Reviews randomisierter kontrollierter klinischer Studien. Negative Aussage gut belegt.
↔	Es liegen keine sicheren Studienergebnisse vor, die eine günstige oder schädigende Wirkung belegen. Dies kann begründet sein durch das Fehlen adäquater Studien, aber auch durch das Vorliegen mehrerer, aber widersprüchlicher Studienergebnisse.

Besonders zu erwähnen sind an dieser Stelle auch die Therapieempfehlungen der **Arzneimittelkommission der Deutschen Ärzteschaft** (AkdÄ). Sie berät seit 1952 als wissenschaftlicher Fachausschuss der Bundesärztekammer diese in allen Fragen zur medikamentösen Behandlung und Arzneimittelsicherheit und dient in gleicher Funktion der Kassenärztlichen Bundesvereinigung.

Formulierung der Empfehlungen

Leitlinien können in Textform, als Tabellen, klinische Algorithmen und als Kombination dieser Elemente dargestellt werden. Sie sollten einfach und klar formuliert sein und den Bezug der Empfehlungen zur zugrunde liegenden Evidenz und deren Qualität darstellen.

In der Regel werden den Empfehlungen **Empfehlungsgrade** zugeordnet, mit denen die Quantität und Qualität der verfügbaren Evidenz sowie die Richtung und ggf. Größe des Effekts einer Maßnahme abgebildet werden. Ein Beispiel für die Einteilung von Empfehlungsgraden zeigt Tab. 12.2. Während die Evidenzgrade die Güte der Evidenz kennzeichnen, geben die Empfehlungsgrade einen Hinweis auf die Stärke der Empfehlung, welche die Leitliniengruppe aus der vorliegenden Evidenz nach kritischer Bewertung abgibt.

Über die Evidenzlage hinaus berücksichtigen die Empfehlungen meist jedoch auch praktische Aspekte, wie die Notwendigkeit, Anwendbarkeit, den Preis oder die Kosteneffektivität einer therapeutischen Maßnahme.

Leitlinien sollen einfach (checklistenartig), aber auch umfassend sein. Sie sollen die Diagnostik, Indikation, Gegenindikation, Therapie einschließlich adjuvanter Maßnahmen und Nachbehandlung enthalten.

Implementierung von Leitlinien

Leitlinien sollten verschiedene Zielgruppen ansprechen und in entsprechenden Formaten verfügbar sein (Patientenversion, Leitlinie im Kitteltaschenformat, Checklisten, Praxishilfen, Software, Fortbildungsmaterialien, etc.).

Eine passive Verbreitung (Versendung per Post oder Email an Adressaten) führt i. d. R. nicht zur Umsetzung der Leitlinie. Maßnahmen, die eine aktive Auseinandersetzung des Adressaten mit den Inhalten der Leitlinie erforderlich machen, sind effektiver, jedoch auch teurer. Ein Audit, Feedback und die Einbindung von Meinungsbildnern können die Umsetzungsraten erhöhen. Auch persönliche Informationsgespräche und Erinnerungen sind i. d. R. wirksam. Zur Sicherung einer maximalen Wirkung sollten verschiedene Verbreitungs- und Implementierungsstrategien miteinander kombiniert werden.

Lokal entwickelte Leitlinien werden vielfach konsequenter umgesetzt, da die Zielgruppe in die Entwicklung eingebunden war und diese Vorgaben nicht als praxisferne Reglementierung und Bevormundung empfindet, sondern sich stärker mit den Inhalten identifiziert. Allerdings erreichen die Vorgaben selten das Qualitätslevel S3 oder S2 (Tab. 12.4) und sind damit vielfach von der Gruppendynamik und weniger von der existenten Evidenz dominiert.

Auf nationaler und lokaler Ebene sollten positive und negative Anreize (berufliche, organisatorische, finanzielle, gesetzliche, etc.) gesetzt werden. Grundsätzlich sollten Leitlinien ein wesentlicher Bestandteil der Ausbildung und Weiterbildung von Angehörigen der Gesundheitsberufe sein.

Verbindlichkeit von Leitlinien

Im Gegensatz zu **Richtlinien** sind Leitlinien Orientierungshilfen im Sinne von Handlungs- und Entscheidungskorridoren, von denen in begründeten Fällen abgewichen werden kann oder sogar muss. Dies kann in der individuellen Fallkonstellation begründet sein. Je besser die Empfehlung durch wissenschaftliche Evidenz belegt ist, desto präziser sollte die Begründung für ein Abweichen sein. Aber auch Patientenrechte und die Berufspflichten der Leistungserbringer können ein Abweichen erfordern, z. B. wenn eine Leitlinie eine Therapie empfiehlt, die nach dem SGB V als unwirtschaftlich gilt und der Arzt sie daher i. d. R. nicht oder zumindest zurückhaltend verordnen sollte.

Leitlinien stellen keine gesetzlichen Regelungen dar, können jedoch rechtliche Bedeutung haben oder erlangen, wenn sie z. B. vor Gericht als sogenannte Hilfsnormen angewendet werden, um im Fall eines ärztlichen Fehlverhaltens oder einer Fehlbehandlung zu einem Urteil zu gelangen.

Evaluation von Leitlinien

Leitlinien sollten wesentliche **Indikatoren** benennen, die sich zur Evaluation ihrer Wirksamkeit eignen. Die Wirkung der Leitlinie auf die Gesundheitsversorgung und den Krankheitsverlauf ist zu untersuchen (◘ Tab. 12.3).

Es sind klare Strategien und Verantwortlichkeiten bei der Aktualisierung und Fortschreibung einer Leitlinie festzulegen. Wird die angestrebte Wirkung nicht erzielt oder liegt neue relevante Evidenz vor, sollte die Leitlinie auch vor dem Zeitpunkt, der für eine Aktualisierung vorgesehen ist, überarbeitet werden.

Bewertung der Qualität einer Leitlinie

Leitlinien werden nach dem System der AWMF in drei Entwicklungsstufen von S1 bis S3 eingeteilt, wobei S3 die höchste Qualitätsstufe ist (◘ Tab. 12.4). Die Einstufung orientiert sich an internationalen Klassifizierungen.

Auf der Website der AWMF sind die Leitlinien deutscher Fachgesellschaften mit Angabe der Entwicklungsstufe abrufbar (www.awmf-online.de).

Die Qualität von Leitlinien ist sehr heterogen. 1998 wurde daher ein deutschsprachiges Leitlinien-Clearing-Verfahren etabliert, im Rahmen dessen wichtige Leitlinien anhand von Qualitätskriterien, die vom **Ärztlichen Zentrum für Qualität in der Medizin (ÄZQ)** festgelegt wurden, bewertet, gute Leitlinien entsprechend gekennzeichnet, die Fortschreibung der Leitlinien überwacht und über die Leitlinien informiert wird.

In den letzten Jahren hat der Anteil von S2/3-Leitlinien kontinuierlich zugenommen und es finden sich zunehmend Kooperationen zwischen Leitliniengruppen, EbM- und HTA-Instituten sowie zwischen unterschiedlichen Disziplinen.

12.4.2 Leistungsrechtliche Entscheidungen

Aufgrund der seit Jahrzehnten weltweit steigenden Kosten im Arzneimittelbereich mussten Mechanismen gefunden werden, um den Einsatz von Arzneimitteln nach der Zulassung zu steuern oder eine rationale Preisbildung zu bewirken. Würde man neue Maßnahmen

◘ **Tab. 12.3** Beispiel für Indikatoren aus dem Disease-Management-Programm (DMP) zu Asthma bronchiale. Nach Kassenärztliche Vereinigung Bremen 2013

Indikator	Definition
Qualitätssicherungsziel	Erhöhung des Anteils geschulter Patientinnen und Patienten
Qualitätssicherungsindikator	Anteil der eingeschriebenen Patientinnen und Patienten, die an einer empfohlenen Asthma-Schulung teilgenommen haben, bezogen auf alle eingeschriebenen Patientinnen und Patienten, denen eine Schulung empfohlen wurde
Zielwert	≥ 70 %

◘ **Tab. 12.4** Entwicklungsstufen von Leitlinien nach AWMF und Faktoren, die die Validität von Leitlinien beeinflussen. Nach Grimshaw et al. 1995, Kirchner und Ollenschläger 2002

Validität der Leitlinie	Beschreibung	Evidenzsynthese	Zusammensetzung des Leitliniengremiums	Leitlinienentwicklung
S1	Von einer Expertengruppe im informellen Konsens erarbeitet.	Expertenmeinung	Eine Gruppe	Informeller Konsens
S2e	Eine formale Evidenz-Recherche hat stattgefunden.	Systematische Übersichtsarbeit	Einige betroffene Gruppen	Evidenzbasiert
S2k	Eine formale Konsensfindung hat stattgefunden.	Expertenmeinung, unsystematische Übersichtsarbeit	Einige betroffene Gruppen	Formaler Konsens
S3	Leitlinie mit zusätzlichen/allen Elementen einer systematischen Entwicklung (Logik-, Entscheidungs- und Nutzen-Analyse, Bewertung der klinischen Relevanz wissenschaftlicher Studien)	Systematische Übersichtsarbeit	Alle maßgeblichen Gruppen	Evidenzbasiert und formaler Konsens

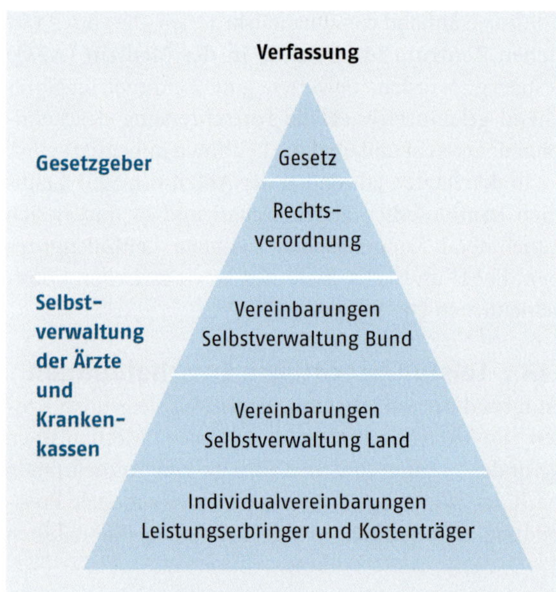

Abb. 12.2 Ebenen der leistungsrechtlichen Regulierung

allein aufgrund ihres hohen Preises oder fehlender finanzieller Mittel nicht in den Leistungskatalog der Krankenversicherungen aufnehmen, so käme dies einer Rationierung gleich. Die Methoden der evidenzbasierten Medizin können dabei helfen, die Bedeutung einer Maßnahme für die Versorgung der Patienten zu bewerten.

Eine wichtige Aufgabe hierbei hat der **Gemeinsame Bundesausschuss (G-BA)**, das oberste Beschlussgremium der gemeinsamen Selbstverwaltung von Ärzten, Zahnärzten, Psychotherapeuten, Krankenhäusern und Krankenkassen in Deutschland. Der G-BA bestimmt in Form von Richtlinien den Leistungskatalog der Gesetzlichen Krankenversicherung (GKV) für etwa 70 Millionen Versicherte und legt somit fest, welche Leistungen der medizinischen Versorgung zu Lasten der GKV erbracht werden dürfen. Der G-BA steht unter der Rechtsaufsicht des Bundesministeriums für Gesundheit (BMG), ist aber keine nachgeordnete Behörde. Rechtsgrundlage für die Arbeit des G-BA ist das fünfte Buch des Sozialgesetzbuches (SGB V).

Den gesundheitspolitischen Rahmen der medizinischen Versorgung in Deutschland gibt das Parlament durch Gesetze vor. Auftrag des G-BA ist es, innerhalb dieses Rahmens einheitliche und verbindliche Vorgaben für die konkrete Umsetzung in der Praxis zu beschließen. In dieser Funktion wird der G-BA auch „kleiner Gesetzgeber“ genannt, der durch die Sozialwahlen und den Gesetzesauftrag des Parlaments legitimiert ist. Die durch den G-BA beschlossenen Richtlinien haben den Charakter untergesetzlicher Normen und sind für alle gesetzlich krankenversicherten Menschen aber auch für die maßgeblichen Akteure der GKV, wie Ärzte, Krankenkassen oder Krankenhäuser, rechtlich bindend (Abb. 12.2).

Neben der Entwicklung diverser Richtlinien gemäß § 92 Abs. 1 SGB V zu Arzneimitteln, Heilmitteln, Früherkennung oder Qualitätssicherung hat der G-BA die Aufgabe, die inhaltlichen Anforderungen von **Disease-Management-Programmen (DMP)** genauer zu bestimmen. DMP sind strukturierte Behandlungsprogramme für chronisch kranke Menschen. Mit ihrer Hilfe sollen der sektorenübergreifende Behandlungsablauf und die Qualität der medizinischen Versorgung chronisch kranker Patientinnen und Patienten verbessert werden.

Im Jahr 2004 hat der G-BA im Auftrag des Gesetzgebers über eine Stiftung das **Institut für Qualität und Wirtschaftlichkeit im Gesundheitswesen (IQWiG)** als unabhängige, wissenschaftliche Institution errichtet. Im Auftrag des G-BA bewertet das Institut den medizinischen Nutzen, die Qualität und die Wirtschaftlichkeit von Leistungen in der GKV anhand des aktuellen medizinischen Wissensstands. Das IQWiG untersucht diagnostische und therapeutische Verfahren bei ausgewählten Krankheiten sowie den Nutzen von Arzneimitteln. Arbeitsgrundlage für diese sogenannten **Nutzenbewertungen** ist die evidenzbasierte Medizin (▸ Kap. 13). Seit dem 01.01.2011 bewertet der G-BA außerdem im Rahmen der **frühen Nutzenbewertung** nach **§ 35a SGB V** innerhalb von drei Monaten nach Marktzulassung eines neuen Arzneimittels, ob ein gegebenenfalls behaupteter Zusatznutzen gegenüber der zweckmäßigen Vergleichstherapie anerkannt wird. (▸ Kap. 13.5). Bei seinen Entscheidungen berücksichtigt der G-BA stets den aktuellen Stand der medizinischen Erkenntnisse und untersucht den diagnostischen oder therapeutischen Nutzen, die medizinische Notwendigkeit und die Wirtschaftlichkeit einer Leistung, um den Pflichtkatalog der Krankenkassen festzulegen.

Darüber hinaus bewertet das IQWiG die Qualität von Leitlinien und gibt allgemeinverständliche Patienteninformationen heraus. Durch die Abgabe von wissenschaftlichen Expertisen unterstützt das Institut den G-BA bei der Wahrnehmung seiner gesetzlichen Aufgaben. IQWiG und G-BA sind zwei voneinander unabhängige Organisationen, die jeweils eigenständig arbeiten. Die Nutzenbewertungen des IQWiG sind für den G-BA wichtige Entscheidungshilfen und müssen nach dem Willen des Gesetzgebers in die Richtlinien mit einfließen. Sie nehmen die abschließende Entscheidung des G-BA aber nicht vorweg.

12.4.3 Weitere Anwendungsbereiche

Weitere Anwendungsbereiche der evidenzbasierten Medizin sind:

- die Erarbeitung von Patienteninformationen,
- die Festlegung von Satzungsleistungen der Krankenkassen (z. B. Primärprävention nach § 20 SGB V oder Modellvorhaben nach § 63 SGB V),

- Arzneimittellisten in Krankenhäusern,
- Fortbildungen,
- Qualitätszirkel.

12.5 Probleme und Risiken

Die evidenzbasierte Medizin ist in der Vergangenheit insbesondere bei vielen Ärzten aber auch bei der pharmazeutischen Industrie auf starke Kritik gestoßen.

Kritik an der evidenzbasierten Medizin

So hätten Ärzte „ohnehin schon immer" eine adäquate Therapieauswahl getroffen. Eine gute Beweisführung sei in vielen Bereichen der Medizin nicht durchführbar oder zu umständlich. Fast alle ärztlichen Handlungen, die komplett unstrittig sind, seien nicht evidenzbasiert und würden es nie sein. So helfen z. B. Umschläge mit essigsaurer Tonerde als Hausmittel gegen Fieber, obwohl diese noch keinem Doppelblindversuch unterworfen wurden. Erfahrung, individuelle Entscheidungen und Emotionen würden bei der EbM nicht oder zu wenig anerkannt.

Vielfach ist diese Kritik Folge einer Fehlinterpretation von evidenzbasierter Medizin als „Kochbuchmedizin" oder Ausdruck einer fehlenden Bereitschaft, von einer rein empirisch geprägten Therapie abzurücken. Im Fall der Industrie drückt sie die Furcht vor Umsatzeinbußen durch Negativbewertungen seitens des G-BA aus. In der Tat existieren jedoch auch bei objektiver Betrachtung einige Probleme bei der Anwendung der evidenzbasierten Medizin.

Gibt es keine Evidenz für den Nutzen einer Maßnahme, so bedeutet dies nicht, dass die Maßnahme keinen Nutzen hat. Im Leistungsrecht wird der fehlende Nachweis zwar vielfach für eine Leistungseinschränkung herangezogen, da die Evidenzlage eines der objektivsten Bewertungskriterien ist, die zur Verfügung stehen. Diese Vorgehensweise kann jedoch zu einer Benachteiligung von Maßnahmen führen, für die keine Lobby existiert, die Studien initiieren kann.

In Folge kann besonders der Einsatz von teuren Spezialmaßnahmen oder teuren Arzneimitteln Impulse bekommen, da für diese oft bessere Studien vorliegen als für ältere, preiswerte Therapien. Für Arzneimittel, bei denen die Patente schon lange abgelaufen sind, existiert meist ein zu geringes ökonomisches Interesse der Hersteller, entsprechende Studien durchzuführen. Außerdem sind Fach- und Krankenhausärzte oft stärker an der Teilnahme an aufwendigen Studien interessiert als Hausärzte. Evidenzbasierte Medizin kann damit zu einer schnelleren Verbreitung teurer Verfahren im Gesundheitswesen beitragen.

Auch die Umsetzung von Leitlinien kommt nur mühsam voran. In einer Studie mit 800 Berliner Hausärzten wandten nur 40 % Leitlinien an. 22 % der Ärzte hatten sich noch nie mit einer Leitlinie auseinandergesetzt (Kunz 2007). In der HYDRA-Studie gaben nur 31 % der 2000 befragten Ärzte konkrete Leitlinien zur Therapie des Diabetes mellitus an, an denen sie sich orientieren würden (Wagner et al. 2004). Deutsche Ärzte griffen in einer Studie zur Nutzung eines Leitlinienportals zwar zu 63 % auf dieses zu, nutzten es jedoch nur zu 40 % für Therapieentscheidungen (Butzlaff et al. 2002). Wenn diese Studien auch nur auf Stichproben beruhen, so deuten sie doch auf ein mögliches Problem bei der Umsetzung von Therapiestandards hin, das weltweit eine wichtige Rolle in der Versorgung spielt.

Die Gründe hierfür sind vielfältig (siehe Kasten). Leider mangelt es vielen Leitlinien an Praxisbezug, es gibt vielfach mehrere Empfehlungen zu einer Indikation, und diese sind von sehr unterschiedlicher Qualität und je nach Herkunftsland oder auch Autoren häufig widersprüchlich.

Hindernisse bei der Anwendung von Leitlinien

- Geringe Überzeugung, dass die Anwendung der Empfehlung dem Patienten nutzen wird,
- Vergesslichkeit des Arztes,
- widersprüchliche Meinung von Experten,
- unterschiedliche Auffassungen von Praxispartnern,
- wahrgenommene Widersprüche zwischen Erfahrung und Leitlinieninhalten,
- Zeit- und Ressourcenknappheit,
- geringer Bekanntheitsgrad und eingeschätzte Seriosität der empfehlenden Organisation,
- keine/kaum Spezialisierung des Arztes,
- überdurchschnittliches Arztalter,
- geringe Anzahl von der Leitlinie betroffene Patienten,
- Praxis in ländlichem/kleinstädtischen Raum,
- Einzelpraxis,
- keine Teilnahme an Qualitätszirkeln.

Stehen keine Leitlinien zur Verfügung, kommt es vor, dass Berufsgruppen unterschiedliche Auffassungen über den relativen Nutzen verschiedener Behandlungsformen vertreten. Im Allgemeinen ist es einfach, eine Reihe wissenschaftlicher Publikationen anzuführen, die den eigenen Standpunkt untermauern, und solche zu ignorieren, die dazu im Widerspruch stehen. Zu einer ähnlichen Situation kann es kommen, wenn Leitlinien von unterschiedlichen Interessengruppen ohne entsprechende Systematik erstellt werden. Diese Gefahr ist in besonderem Maß bei Leitlinien der Klassifikation S1 und S2k gegeben.

Zwar sind Maßnahmen zur Sicherung der Leitlinienqualität sowie zur Förderung ihrer Implementierung in Europa weit verbreitet. Praktikable und gut koordinierte Ansätze wurden bisher jedoch nur in wenigen Ländern entwickelt. Eine lokale Anpassung überregionaler Leitlinien ist noch immer die Ausnahme. Die verschiedensten Organisationen kümmern sich unkoordiniert um Leitlinien, dadurch kann es regional zu unterschiedlichen Empfehlungen und Therapievorgaben kommen. Vorbildlich sind hier die Nationalen Versorgungsleitlinien von Bundesärztekammer, AWMF und Kassenärztlicher Bundesvereinigung (KBV). Sie werden in einem institutionsübergreifenden Prozess in S3-Qualität erstellt, berücksichtigen auch Leitlinien anderer Länder sowie die finanziellen Rahmenbedingungen der GKV und stellen die Grundlage für Disease-Management-Programme dar. Außerdem liegen zu ihnen Praxishilfen wie Kitteltaschenversionen oder Patienteninformationen vor.

12.6 EbM und Apotheker(innen)

EbM wird in Apotheken eine zunehmende Rolle spielen. Zum einen, weil evidenzbasierte leistungsrechtliche Regelungen unmittelbar die Abgabe von Arzneimitteln in der Apotheke beeinflussen und Apotheker die Gründe für Änderungen in der Erstattung dem Patienten auch inhaltlich erläutern können sollten.

Zum anderen wird sich die Therapiewahl der Ärzte sowohl im Krankenhaus als auch im niedergelassenen Bereich zunehmend an der Studienlage und an Leitlinien orientieren. Auch hier sollte der Apotheker in der Lage sein, dem Patienten bei Bedarf qualifizierte Hintergrundinformationen zur Verordnungsentscheidung des Arztes oder zum Kauf rezeptfreier Arzneimittel zu geben.

In der Ausbildung und Praxis bedeutet dies für Pharmazeuten, dass neben der chemischen Struktur, Pharmakodynamik und -kinetik auch vertiefte und valide Kenntnisse des patientenbezogenen Nutzens einer Therapie stärker in den Fokus rücken. Um den Patienten sachgerecht aufzuklären und mit dem Arzt auf gleicher Augenhöhe diskutieren zu können, sollte der Apotheker die jeweilige Studienlage mit ihren Stärken und Schwächen und die relevanten Leitlinien kennen.

Nur dann wird er über die reine Arzneimittellogistik und -distribution hinaus auch weiterhin ein Arzneimittelfachmann bleiben.

12.7 Fallbeispiel

Die Mutter eines siebenjährigen Jungen kommt in die Apotheke und berichtet, dass es in der Schule Probleme gäbe. Sie habe gehofft, dass er durch die Einschulung ein wenig ruhiger werde. Aber nun habe die Klassenlehrerin darauf hingewiesen, dass ihr Sohn den Unterrichtsablauf massiv störe. Eine Freundin habe ihr berichtet, dass ihr eigener Sohn schon eine Weile lang Arzneimittel einnähme, die Probleme in der Schule verschwunden wären und es auch zu Hause weniger Auseinandersetzungen gäbe.

Sie habe mit ihrem Kinderarzt darüber gesprochen. Doch der habe gesagt, sie solle noch einige Wochen abwarten und erläutert, dass die Arzneimittel ein gewisses Suchtpotenzial hätten und zu Entwicklungsstörungen führen könnten. Im Internet habe sie nun von einem neuen Arzneimittel gelesen, das in Amerika bei vielen Kindern und auch Studierenden eingesetzt werde, kein Suchtpotenzial habe und außerdem die Schulleistungen der Kinder enorm verbessere. Sie bittet ihre Apothekerin um eine Einschätzung, ob das neue Arzneimittel vielleicht eine Möglichkeit sei, ihrem Sohn den Schulalltag zu erleichtern.

Die Apothekerin bietet ihr an, sich kundig zu machen und ihr am nächsten Tag eine Rückmeldung zu geben. Da die Zeit knapp ist, beschränkt sie sich bei ihrer Recherche auf einige einschlägige Quellen: Sie sucht auf den Leitlinienseiten der AWMF nach aktuellen Leitlinien, checkt die Seiten des IQWiG auf entsprechende Bewertungen und sieht nach, ob der G-BA eine leistungsrechtliche Regelung getroffen hat, die der Arzt ggf. berücksichtigen muss. Außerdem sieht sie die Fachinformation auf wichtige Informationen hin durch.

Sie findet u. a. in der Fachinformation den generellen Hinweis, dass sich die Diagnose einer **ADHS (Aufmerksamkeitsdefizit-Hyperaktivitäts-Störung)** nicht allein auf das Vorhandensein eines oder mehrerer Symptome stützen darf. Außerdem besitzt das fragliche Arzneimittel nur für Kinder eine Zulassung, bei denen das Ansprechen auf eine zuvor erhaltene Behandlung mit Methylphenidat als klinisch unzureichend angesehen wird. Es ist darüber hinaus dem Betäubungsmittelgesetz unterstellt, da ihm ähnlich wie Methylphenidat ein entsprechendes Missbrauchs- und Abhängigkeitspotenzial unterstellt wird.

Die Apothekerin findet auf der Seite der AWMF lediglich eine Leitlinie der Deutschen Gesellschaft für Kinder- und Jugendpsychiatrie und -psychotherapie, deren Gültigkeit bereits abgelaufen ist, die nur den Entwicklungsstand S1 hat und in der das Arzneimittel nicht genannt wird. Allerdings hat sich der G-BA im Rahmen der frühen Nutzenbewertung bereits mit dem Arzneimittel beschäftigt und festgestellt, dass ein Zusatznutzen gegenüber der zweckmäßigen Vergleichstherapie nicht belegt sei. Aus Sicht eines Patienten wäre das erst einmal kein Grund gegen eine Verordnung. Deshalb sieht sich die Apothekerin die Begründung des G-BA und des IQWiG für diese Entscheidung genauer an. Danach hätte die vorgelegte Studie nicht den Anforderungen genügt. Das Arzneimittel sei im Rahmen einer therapeutischen Gesamtstrategie, wie psychologischen, pädagogischen oder sozialen Maßnahmen, zugelassen. In der Studie wurde jedoch ausschließlich die Arzneimitteltherapie betrachtet. Außerdem war die vorgelegte Studie zu kurz, um das Langzeitansprechen und auch mittel- und langfristige unerwünschte Wirkungen bei einer chronischen Erkrankung wie ADHS zu erfassen. Dem Dossier ist außerdem zu entnehmen, dass das Arzneimittel den Appetit der Patienten stärker als die Vergleichsmedikation reduziert, was zu Wachstumsstörungen führen kann.

Die Apothekerin fasst die zentralen Informationen stichwortartig für ihr Feedback an die Mutter des Jungen zusammen und druckt ergänzend eine Patienteninformation des IQWiG zu dem Arzneimittel aus, die sie der Mutter am nächsten Tag zur Verfügung stellt.

Literatur

Arbeitsgemeinschaft der Wissenschaftlichen Medizinischen Fachgesellschaften (AWMF). Methodische Empfehlungen. Leitlinie für Leitlinien. http://leitlinien.net, 2004

Butzlaff M, Floer B, Koneczny N et al. Netzbasierte Leitlinien im Praxistest. Beurteilung und Nutzung von evidenzbasierten und netzgestützten Leitlinien durch Allgemeinärzte und hausärztlich tätige Internisten. Z Arztl Fortbild Qualitatssich, 96: 127–133, 2002

Dietrich ES, Jopp R, Schreier U et al. Kosten einer leitliniengerechten Arzneimitteltherapie in Deutschland. Gesundh ökon Qual manag, 10: 35–43, 2005

Ellis J, Mulligan I, Rowe J et al. Inpatient general medicine is evidence based, A-Team, Nuffield Department of Clinical Medicine. Lancet, 346: 407–410, 1995

Hart D (Hrsg). Klinische Leitlinien und Recht. Nomos Verlagsgesellschaft mbH & Co. KG, Baden-Baden 2005

Hasenbein U, Wallesch CW. Was ist Leitlinienkonformität? Theoretische und methodische Überlegungen zu einem aktuellen Konzept der Versorgungsforschung und Qualitätssicherung. Gesundheitswesen, 69: 427–437, 2007

Hasenbein U, Wallesch CW, Räbiger J. Ärztliche Compliance mit Leitlinien. Ein Überblick vor dem Hintergrund der Einführung von Disease-Management-Programmen. Gesundh ökon Qual manag, 8: 363–375, 2003

Institut für Qualität und Wirtschaftlichkeit im Gesundheitswesen (IQWiG). Allgemeine Methoden. Version 4.2. www.iqwig.de, 2015

Kunz AU. Leitlinien in der Medizin: Anwendung, Einstellungen und Barrieren – Eine Befragung Berliner Hausärzte. www.aezq.de/mdb/edocs/pdf/schriftenreihe/schriftenreihe27.pdf, 2007

Kunz R, Ollenschläger G, Raspe HH et al. Lehrbuch Evidenzbasierte Medizin in Klinik und Praxis. 2. Aufl., Deutscher Ärzte Verlag GmbH, Köln 2007

Melander H, Ahlqvist-Rastad J, Meijer G et al. Evidence b(i)ased medicine-selective reporting from studies sponsored by pharmaceutical industry: review of studies in new drug applications. BMJ, 326: 1171–1173, 2003

Ollenschläger G, Kopp I. Nationale Versorgungsleitlinien von BÄK, AWMF und KBV. Med Klin, 102: 383–387, 2007

Sackett DL, Rosenberg WMC, Gray JAM et al. Evidence based medicine: what it is and what it isn't. BMJ, 312: 71–72, 1996

Smith R. Where is the wisdom? The poverty of medical evidence. BMJ, 303: 798–799, 1991

Wagner N, Pittrow D, Kirch W et al. Leitlinienorientierung deutscher Hausärzte bei der Diagnostik und Therapie der arteriellen Hypertonie und des Diabetes mellitus. Soz Praventivmed, 49: 261–268, 2004

Der letzte Zugriff auf die im Text genannten Websites erfolgte am 03.04.2016.

13 Nutzenbewertung

Thomas Müller-Bohn, Ulrich Jaehde

Die Wirksamkeit gehört zu den drei Kriterien, die ein Arzneimittel für die Zulassung erfüllen muss (Qualität, Wirksamkeit, Unbedenklichkeit). Den Nachweis der **Wirksamkeit** erbringt der pharmazeutische Unternehmer im Rahmen von klinischen Studien (▸Kap. 8). Diese werden unter klar definierten Bedingungen und mit selektierten Patientengruppen durchgeführt, welche die Wirklichkeit nicht vollständig abbilden können. Nicht zuletzt wegen des zunehmenden Kostendrucks im Gesundheitswesen wird daher zunehmend die Frage gestellt, welchen **Nutzen** die Patienten unter Alltagsbedingungen von einer bestimmten Arzneimitteltherapie haben. In Deutschland ist seit 2004 das Institut für Qualität und Wirtschaftlichkeit im Gesundheitswesen (**IQWiG**) damit betraut, den Nutzen von Arzneimitteln zu bewerten. Die Aufgaben des IQWiG werden in ▸Kap. 12.4.2 und ▸Kap. 13.5 genauer erläutert.

DEFINITION Der Begriff **Nutzenbewertung** bezeichnet den gesamten Prozess der Evaluation medizinischer Interventionen hinsichtlich ihrer kausal begründeten positiven und negativen Effekte im Vergleich mit einer klar definierten anderen Therapie, einem Placebo (oder einer andersartigen Scheinbehandlung) oder keiner Behandlung. Dabei werden Nutzen- und Schadenaspekte zunächst endpunktbezogen evaluiert und dargestellt. Darüber hinaus ist eine gemeinsame Würdigung der endpunktbezogenen Nutzen- und Schadenaspekte möglich, sodass beispielsweise ein endpunktbezogener „geringerer Schaden" (im Sinne einer Verringerung von Nebenwirkungen) bei Betrachtung der Effekte auf alle anderen Endpunkte in die abwägende Feststellung eines „Zusatznutzens" münden kann (IQWiG 2015).

Während bei der Zulassung die Frage interessiert, ob ein Arzneimittel überhaupt wirksam ist, geht es bei der Nutzenbewertung demnach um den Vorteil für die Patienten im Vergleich zu anderen Therapien. Die Nutzenbewertung kann für vielfältige Zwecke eingesetzt werden, insbesondere:

- zur Festlegung von Therapiestandards oder Leitlinien,
- für Entscheidungen über die Erstattungsfähigkeit von Therapieverfahren oder Arzneimitteln,
- als Teil komplexer Verfahren zur Preissetzung für Arzneimittel,
- als Hilfestellung bei therapeutischen Entscheidungen.

Ein Arzneimittel kann nur in Verbindung mit einer bestimmten Anwendungsweise bei einer bestimmten Indikation bewertet werden. Dabei wird nicht der Nutzen des Arzneimittels, sondern der Nutzen dieser Therapie ermittelt, auch wenn dies üblicherweise als Nutzenbewertung von Arzneimitteln bezeichnet wird. Der Apotheker erhält durch Nutzenbewertungen eine wissenschaftliche Grundlage zur Auswahl und Empfehlung von Arzneimitteln für den individuellen Patienten und kann auf diese Weise Arzt und Patient bei Therapieentscheidungen evidenzbasiert unterstützen.

13.1 Nutzenbegriff

Mit dem Begriff **Nutzen** werden kausal begründete positive Effekte, mit dem Begriff **Schaden** werden kausal begründete negative Effekte einer medizinischen Intervention auf patientenrelevante Endpunkte bezeichnet (IQWiG 2015).

Bei diesem vom IQWiG verwendeten Nutzenbegriff steht der **patientenrelevante medizinische Nutzen**, dem der mögliche Schaden gegenübergestellt wird, im Mittelpunkt der Nutzenbewertung. Da sich der Nutzen auf den Patienten beziehen soll, werden Untersuchungen zur Beeinflussung **patientenrelevanter Endpunkte** herangezogen. Dies sind:

- Mortalität,
- Morbidität (Beschwerden und Komplikationen),
- gesundheitsbezogene Lebensqualität.

Ergänzend können der interventions- und erkrankungsbezogene Aufwand und die Patientenzufriedenheit einbezogen werden (IQWiG 2015). Für die Bewertung können Erfolgsraten oder zusammengesetzte Bewertungen aus mehreren Endpunkten genutzt werden.

Damit unterscheidet sich der Begriff „Nutzen" von den Begriffen Wirkung, Wirksamkeit und Effizienz (siehe Kasten).

■ **DEFINITION** Die **Wirkung (effect)** ist ein pharmakologischer Begriff, z. B. Senkung des Blutdrucks von gesunden Probanden um einen bestimmten Wert über eine bestimmte Zeit.

Die **Wirksamkeit (efficacy, Wirksamkeit unter Idealbedingungen)** bezeichnet das Erreichen eines Therapieziels unter Studienbedingungen, z. B. Erreichen eines Zielblutdrucks bei Hypertonikern mit bestimmten Ein- und Ausschlusskriterien.

Der **Nutzen (effectiveness, Wirksamkeit unter Alltagsbedingungen)** bezeichnet die Verbesserung patientenrelevanter Endpunkte unter Alltagsbedingungen, z. B. Senkung des Herzinfarktrisikos, Erhöhung der Lebensqualität.

Die **Effizienz (efficiency)** bezeichnet einen möglichst hohen Nutzen bei gleichen Kosten oder möglichst geringe Kosten bei gleichem Nutzen (bestmöglicher Ressourceneinsatz, ökonomisches Prinzip).

Der Begriff „Nutzen" wird jedoch im Gesundheitswesen in unterschiedlichen Zusammenhängen verwendet, wobei jeweils andere Aspekte des Begriffs in den Vordergrund rücken. Im Rahmen der Arzneimittelbewertung kommt der Nutzen einerseits im Zusammenhang mit der **Nutzen-Risiko-Abwägung** und andererseits mit der **Kosten-Nutzen-Bewertung** vor. Solche unterschiedlichen Gegenüberstellungen zum Nutzen betonen verschiedene Aspekte des Nutzens:

- Die **Nutzen-Risiko-Bewertung** oder -Abwägung ist ein Teil der arzneimittelrechtlichen Zulassung (▸ Kap. 9). Die erwünschten Wirkungen des Arzneimittels sollen in einem angemessenen Verhältnis zu den möglichen unerwünschten Wirkungen stehen. Dieses Zulassungskriterium wird auch als **Unbedenklichkeit** eines Arzneimittels bezeichnet.
- Eine andere Gegenüberstellung findet bei pharmakoökonomischen Analysen zur Entscheidung über die Erstattungsfähigkeit von Arzneimitteln statt (▸ Kap. 14.6.2). Diese Untersuchungen werden meist als **Kosten-Nutzen-Bewertung** bezeichnet, womit dann allerdings (anders als in ▸ Kap. 14.3.4) ein Sammelbegriff für die pharmakoökonomischen Analyseformen gemeint ist. Dabei stehen die positiven klinischen und subjektiven Effekte des Arzneimitteleinsatzes den Kosten des Einsatzes gegenüber. In pharmakoökonomische Analysen sollten auf der Nutzen-Seite nur positive Nettoeffekte eingehen, also Therapieergebnisse, die um unerwünschte Effekte bereinigt sind (Nutzen minus Schaden), weil nur so die Ergebnisse verschiedener Therapien verglichen werden können.

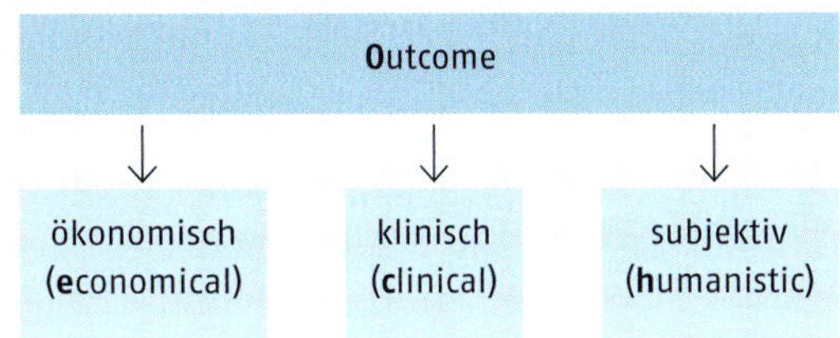

○ **Abb. 13.1** Das ECHO-Modell. Nach Kozma et al. 1993

In Anlehnung an den Begriff **Outcome** als Sammelbegriff für Therapieergebnisse jeder Art sind auch beim Nutzen zu unterscheiden:

- klinische Aspekte,
- subjektive Aspekte,
- ökonomische Aspekte.

Damit sind als zu untersuchende Ziele von Studien gemäß dem **ECHO-Modell** (The Economic, Clinical und Humanistic Outcomes Model) klinische, subjektive und ökonomische Endpunkte zu betrachten (○ Abb. 13.1), wobei in einer einzelnen Studie auch verschiedenartige Endpunkte untersucht werden können (Kozma et al. 1993, Gunter 1999).

Im weiteren gesundheitsökonomischen Zusammenhang enthält der Begriff Nutzen – im Einklang mit dem üblichen Gebrauch in der Ökonomie – stets eine Bewertung der betrachteten Endpunkte aus der Perspektive des Betroffenen oder eines Beauftragten und ist damit subjektiv geprägt.

Alle Methoden zur Ermittlung des Nutzens einer Arzneitherapie zielen auf statistisch signifikante Ergebnisse für eine Patientenpopulation mit einer bestimmten Indikation. Dies schließt jedoch nicht aus, dass ein einzelner Patient von einer Therapie profitiert, die im Durchschnitt keinen größeren Nutzen als eine Vergleichstherapie bietet.

13

13.2 Klinische Endpunkte

Ausgangspunkt für jede Nutzenbewertung sind trotz der oben genannten Einschränkungen zunächst die Ergebnisse aus randomisierten klinischen Studien.

Dabei ist stets die Frage zu stellen, inwieweit die Ergebnisse in den Alltag übertragen werden können und welche gemessenen Zielgrößen sich als Endpunkte im Rahmen einer Nutzenbewertung eignen. Berücksichtigt werden in erster Linie Endpunkte, die zuverlässig und direkt konkrete Änderungen des Gesundheitszustands abbilden. Steht dabei die medizinische Beurteilung des Gesundheitszustands im Anschluss an eine Intervention im Vordergrund, spricht man von **klinischen Endpunkten**.

Typische Beispiele für finale bzw. „wahre" klinische Endpunkte sind:

- Erfolgsrate (Responderrate): Anteil der Patienten, bei denen die Intervention erfolgreich war,
- Komplikationsrate: Anteil der Patienten, bei denen eine bestimmtes unerwünschtes gesundheitliches Ereignis eingetreten ist,
- Sterberate (Mortalität): Anteil der Patienten, die in einem bestimmten Zeitraum verstorben sind,
- Verlängerung der Überlebenszeit bei lebensbedrohlichen Erkrankungen,
- Verkürzung der Krankheitszeit bei kurzfristigen Erkrankungen.

Wenn diese Endpunkte nicht bzw. nicht in überschaubaren Zeiträumen bestimmt werden können, ist eine Nutzenbewertung auch anhand valider Surrogatendpunkte möglich (▸ Kap. 13.2.3).

13.2.1 Number needed to treat

Um den Nutzen einer Arzneimitteltherapie anhand klinischer Endpunkte zu bewerten, ist es wichtig, die im Rahmen von klinischen Studien gemessenen Effekte in geeigneter Form quantitativ darzustellen. Dieses geschieht häufig anhand der Maße RR, RRR, ARR und NNT, die im Folgenden vorgestellt werden sollen.

Als Beispiel soll ein Schadensereignis, z. B. ein Myokardinfarkt, dienen, das es durch eine Intervention zu vermeiden gilt. Bezeichnet man die Ereignisrate in der Verumgruppe der Studie als experimentelle Ereignisrate (EER) und die Ereignisrate in der Kontrollgruppe als Kontrollereignisrate (CER) kann der Quotient als **relatives Risiko (RR)** bezeichnet werden:

$$RR = \frac{EER}{CER}$$ Gleichung 13.1

Die **relative Risikoreduktion (RRR)** durch die medizinische Intervention kann dann wie folgt berechnet werden:

$$RRR = \frac{CER - EER}{CER} = 1 - RR$$ Gleichung 13.2

Die Maße RR und RRR beziehen das Basisrisiko (Grundanfälligkeit), also z. B. das individuelle Risiko, einen Myokardinfarkt zu erleiden, nicht ein. Für die Nutzenbewertung kann dies jedoch von großer Bedeutung sein (siehe Praxisbeispiel).

Daher sollte für eine Nutzenbewertung die **absolute Risikoreduktion (ARR)** als absolute Differenz beider Ereignisraten betrachtet werden:

$$ARR = |CER - EER|$$ Gleichung 13.3

Die **number needed to treat** (NNT) ist dann der Reziprokwert (Kehrwert) der absoluten Risikoreduktion:

$$NNT = \frac{1}{ARR}$$ Gleichung 13.4

DEFINITION Die **NNT (number needed to treat)** ist die Anzahl der Patienten, die mit der jeweils untersuchten Therapie behandelt werden müssen, damit bei einem Patienten das gewünschte Therapieergebnis erreicht werden kann. Je nach Fragestellung der Studie kann dieses Therapieergebnis z. B. die Heilung einer Krankheit oder die Verhinderung eines Schadensereignisses sein.

Die NNT bildet eine vielfach einsetzbare, indikationsunabhängige und intuitiv verständliche Maßeinheit. Sie vermittelt den Patienten, die die gleichen Therapieaussichten wie die Studienteilnehmer haben, einen Eindruck von den Erfolgsaussichten. Je niedriger die NNT ist, desto erfolgreicher ist die Behandlung. Eine NNT von 1 würde bedeuten, dass eine Behandlung bei jedem Patienten erfolgreich ist. In diese Größenordnung kommen z. B. einige Antibiotika.

Praxisbeispiel

Individuelle Nutzenbewertung eines Arzneimittels zur Prophylaxe kardiovaskulärer Ereignisse anhand der NNT

Im Rahmen einer klinischen Studie mit einem neuen Arzneimittel zur Prophylaxe kardiovaskulärer Ereignisse wird in der Verumgruppe ein RR von 50 % im Vergleich zur Kontrollgruppe ermittelt. Dieses Arzneimittel bringt einem Patienten mit einem kardiovaskulären Risiko von 40 % in den nächsten zehn Jahren (bei Vorliegen mehrerer Risikofaktoren wie z. B. Rauchen, Hypertonie, hohes Alter) einen höheren Nutzen als einem Patienten mit einem Risiko von nur 4 %. Der höhere Nutzen für den ersten Patienten kann durch eine höhere ARR (20 %) und eine niedrigere NNT (5) im Vergleich zum zweiten Patienten (ARR = 2 % und NNT = 50) quantifiziert werden.

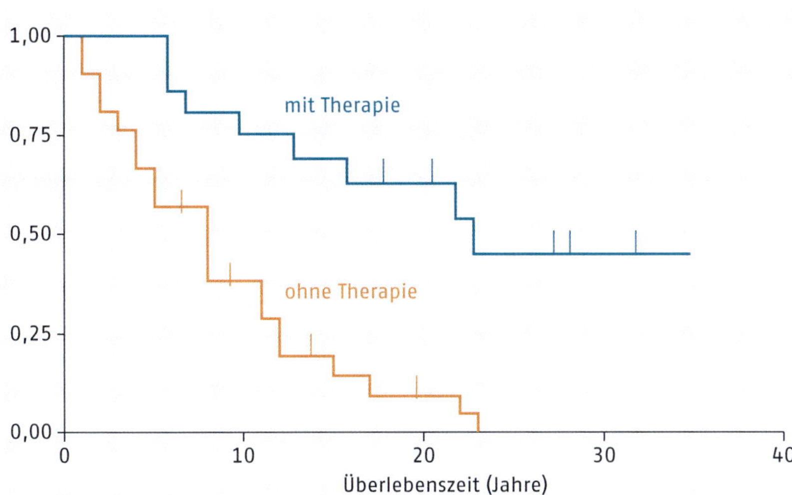

Abb. 13.2 Kaplan-Meier-Plot. Überlebenswahrscheinlichkeit in Abhängigkeit von der Zeit mit und ohne Arzneimitteltherapie (vertikale Striche: zensierte Überlebenszeiten)

Die NNT eignet sich auch für den **Vergleich verschiedener Therapien**. Allerdings müssen dabei immer folgende Kriterien beachtet werden:

- Zielgröße,
- Vergleichsbehandlung, z. B. Placebo oder ein anderes Arzneimittel,
- Dauer der Behandlung.

Sind die oben genannten Kriterien nicht gleich, können verschiedene Therapien nicht ohne Weiteres auf der Grundlage von NNT-Werten verglichen werden.

Analog zur NNT wird mit der **number needed to harm (NNH)** das Risiko unerwünschter Wirkungen ausgedrückt. Die NNH ist die Anzahl der Patienten, bei deren Behandlung zu erwarten ist, dass bei einem dieser Patienten eine unerwünschte Wirkung bzw. die spezielle jeweils erfasste unerwünschte Wirkung eintritt. Analog zur NNT ist die NNH auf die verschiedensten Arten unerwünschter Wirkungen anwendbar und bildet damit ebenfalls eine vielfältig einsetzbare Darstellungsweise. Sie ist ein gut vermittelbares Maß für die Wahrscheinlichkeit unerwünschter Wirkungen. Je kleiner die NNH ist, desto größer ist die Gefahr für eine unerwünschte Wirkung.

13.2.2 Überlebensraten als Endpunkte

Zur Beurteilung klinischer Interventionen werden in der Medizin häufig sogenannte **Überlebenszeiten** betrachtet. Dies betrifft Merkmale, die durch ein Anfangs- und ein Enddatum charakterisiert sind. Die Überlebenszeit ist dann jeweils die Zeitspanne zwischen beiden Daten, z. B. die Zeitspanne zwischen der Diagnose einer Erkrankung (Anfangsdatum) und dem Tod (Enddatum). Doch können so nicht nur Todesfälle betrachtet werden. Andere Beispiele sind die Liegezeit im Krankenhaus oder die Zeitdauer ohne Krankheitssymptome.

Aus derartigen Daten kann nun eine Überlebenswahrscheinlichkeit (Überlebensrate) in Abhängigkeit von der Zeit S(t) (survival) berechnet werden (siehe Kasten).

DEFINITION Unter der **Überlebensrate S(t)** wird der Anteil an Patienten verstanden, deren Überlebenszeit länger als t ist.

Wenn das Endereignis am Stichtag der Auswertung noch nicht eingetreten ist oder ein Patient ab einem bestimmten Tag nicht weiter beobachtet werden kann, kann für die Auswertung nur ein unterer Grenzwert für die nicht bekannte tatsächliche Überlebenszeit herangezogen werden. Man spricht dann von **zensierter Überlebenszeit.**

Ein Verfahren, mit dem zensierte Überlebenszeiten sinnvoll einbezogen werden können, ist das **Schätzverfahren von Kaplan und Meier**. Auf diese Weise kann z. B. der Einfluss einer bestimmten Arzneimitteltherapie auf die Überlebenszeit quantifiziert werden (Abb. 13.2). Auch Vergleiche zweier Arzneimittel bzw. Therapien sind auf diese Weise möglich.

Die Datenanalyse erfolgt häufig mithilfe des **Log-Rang-Tests** (log rank test). Mit diesem nicht parametrischen Verfahren kann statistisch überprüft werden, ob das Mortalitätsrisiko in zwei oder mehr Gruppen verschieden ist (Ziegler et al. 2007).

13.2.3 Surrogatendpunkte

Die „wahren" klinischen Endpunkte, wie die Mortalität, sind oft nur schwer oder nicht in einem überschaubaren Zeitraum messbar. Als Alternative bieten sich **Surrogatendpunkte** an, die als Ersatz für einen patientenrelevanten Endpunkt dienen sollen. Typische Surrogatendpunkte sind **Biomarker**, die routinemäßig bestimmt werden können.

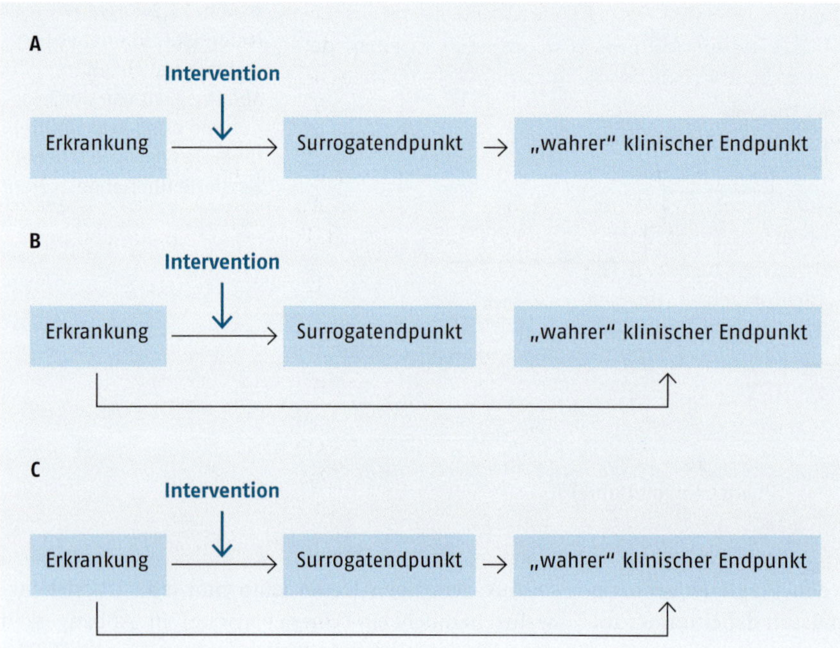

Abb. 13.3 Ein geeigneter Surrogatendpunkt ist prädiktiv für den „wahren" klinischen Endpunkt (A). Zielgrößen bzw. Biomarker, die sich zwar durch die Intervention verändern, aber den „wahren" klinischen Endpunkt nicht (B) oder nicht allein (C) widerspiegeln, sind als Surrogatendpunkte ungeeignet.

Unterschied: Biomarker und Surrogatendpunkt

Biomarker sind objektiv messbare Größen, die (patho)physiologische Prozesse oder pharmakologische Wirkungen widerspiegeln. Ist ein Biomarker prädiktiv für einen patientenrelevanten Endpunkt, so kann er als **Surrogatendpunkt** verwendet werden.

Beispiele für potenzielle Surrogatendpunkte sind:

- Senkung der Viruslast zur Reduktion der Morbidität und Mortalität von HIV-Patienten,
- Senkung der LDL-Cholesterolkonzentrationen bei Patienten zur Senkung des Risikos für kardiovaskuläre Ereignisse,
- Tumorremission zur Senkung der Mortalität bei Krebspatienten.

Wegen der praktischen Vorteile im Umgang mit Surrogatendpunkten besteht die Gefahr, dass sie gegenüber wahren klinischen Endpunkten bevorzugt herangezogen werden. Im Interesse der Aussagekraft der Studie sollten Surrogatendpunkte aber nur eingesetzt werden, wenn der Aufwand zur Erhebung wahrer klinischer Endpunkte nicht zu rechtfertigen ist. Außerdem müssen Surrogatendpunkte validiert sein. Nur Surrogatendpunkte, die prädiktiv für wahre klinische Endpunkte sind, können zur Nutzenbewertung herangezogen werden. (Abb. 13.3).

13.2.4 Scoresysteme

Viele Krankheiten sind nicht durch einen einzelnen Biomarker oder durch ein Leitsymptom zu beschreiben, sondern stellen sich klinisch als komplexes Bild verschiedener Symptome dar. Die Symptome können bei verschiedenen Patienten unterschiedlich stark ausgeprägt sein, sodass die Betrachtung eines einzelnen Symptoms nicht aussagekräftig für Vergleiche zwischen den Betroffenen wäre. Um die Beeinträchtigungen durch solche Krankheiten objektiv auswertbar und damit für klinische Studien zugänglich zu machen, werden Fragebögen mit Fragen nach vielfältigen Symptomen verwendet. In Abhängigkeit von den möglichen Antworten auf einzelne Fragen werden Punktwerte vergeben und die Punktzahlen für die Fragen addiert. Die so ermittelten Punktesummen werden als **scores** bezeichnet. Die Zahl der Punkte kann als Maß für die Schwere der Beeinträchtigung oder der Erkrankung dienen und als zusammengesetzter Endpunkt für klinische Studien verwendet werden. Ein solcher Score vermittelt ein umfassenderes Bild als die Untersuchung einzelner Symptome und täuscht keine Verbesserung vor, wenn die Vorteile bei einem Symptom mit Nachteilen bei einem anderem Symptom verbunden sind. So kann mit nur einer Maßzahl als Endpunkt ein breites Symptomenspektrum erfasst werden. Scoresysteme sind besonders zur Erfassung des Schweregrads von Krankheiten geeignet, die zu verschiedenartigen Symptomen oder Beeinträchtigungen führen können, z. B. in der Dermatologie.

13.3 Subjektive Endpunkte

Traditionell wird der Therapieerfolg in klinischen Studien durch Ärzte bewertet, weil den Patienten vielfach die nötigen Fachkenntnisse fehlen. Sogar die Lebenszeit oder deren Verlängerung sind keine abschließenden Wertmaßstäbe, da sie die Perspektive des Patienten ignorieren. Daher werden in Studien zunehmend auch **subjektive Endpunkte** erfasst. Dazu gehören v. a. die Lebensqualität und die Zufriedenheit der Patienten. Beide gehören zu den patientenberichteten Endpunkten (siehe Kasten).

DEFINITION Die von Patienten selbst dokumentierten Therapieergebnisse werden unter dem Sammelbegriff **patient-reported outcomes (PRO, patientenberichtete Endpunkte)** zusammengefasst. Gemäß dem Methodenpapier des IQWiG sollen auch dafür Instrumente verwendet werden, die sich für den Einsatz in klinischen Studien eignen (IQWiG 2015). PRO umfassen die subjektiven Endpunkte und eine Teilmenge der klinischen Endpunkte, z. B. Symptome oder unerwünschte Arzneimittelwirkungen. Der Begriff ist von den **patientenrelevanten Endpunkten** zu unterscheiden, die weit mehr als die PRO umfassen, weil auch viele Größen, die nicht von den Patienten selbst dokumentiert werden, für ihre Gesundheit relevant sein können.

13.3.1 Lebensqualität

Wenn eine Therapie die Lebensqualität verbessern soll, steht die Wissenschaft vor der Herausforderung, die Lebensqualität als subjektiv geprägte Größe objektiven Untersuchungen zugänglich zu machen. Für die Bewertung des Nutzens von Arzneimitteltherapien ist die Erfassung der Lebensqualität insbesondere dann bedeutsam, wenn bei anderen Endpunkten keine beachtlichen Unterschiede zur Therapie mit den bisher verwendeten Arzneimitteln festzustellen sind.

Die **Lebensqualität (quality of life, QoL)** ist ein multidimensionales Konzept, das objektiv ermittelbare Tatsachen und das subjektive Erleben dieser Tatsachen durch den Patienten in verschiedenen Bereichen umfasst. Bei gesundheitsbezogenen Fragestellungen wird nur die **gesundheitsbezogene Lebensqualität (health-related quality of life, HRQoL)** betrachtet. Dazu gehören:

- körperliche Symptome,
- psychisches Wohlbefinden,
- kognitive Fähigkeiten,
- soziale Sicherheit,
- Rollenfunktion.

Für die Messung der Lebensqualität gibt es keine verbindliche Auflistung der Bestimmungsgrößen. Daher existieren sehr vielfältige Methoden, die teilweise unterschiedliche Aspekte erfassen und diese unterschiedlich gewichten.

An Instrumente zur Messung der Lebensqualität werden die gleichen Anforderungen wie an andere Messmethoden gestellt. Dies sind insbesondere:

- **Objektivität:** Das Ergebnis soll vom Betrachter unabhängig sein.
- **Reliabilität:** Das Ergebnis soll zuverlässig und reproduzierbar sein, also nicht zufällig schwanken.
- **Interne Validität:** Das Ergebnis soll aussagekräftig für die zu untersuchende Größe sein.
- **Externe Validität:** Das Ergebnis soll übertragbar auf die Grundgesamtheit sein.

Die Methoden zur Messung der Lebensqualität können anhand verschiedener Kriterien unterschieden werden, insbesondere in **psychometrische** und **nutzentheoretische Lebensqualitätsinstrumente**.

Psychometrische Instrumente

Bei psychometrischen Verfahren werden Probanden nach gesundheitlichen Zuständen oder Beeinträchtigungen gefragt, die in Skalen oder vorgegebene Antwortmöglichkeiten eingetragen werden. So geben die Probanden nur Auskunft über ihren Gesundheitszustand, bewerten diesen aber nicht im Vergleich zu anderen Zuständen. Eine Maßzahl für die Lebensqualität ergibt sich erst im Zusammenhang mit einer Gewichtung der Antworten, die zuvor einheitlich durch Dritte bestimmt wird.

Psychometrische Lebensqualitätsinstrumente bestehen typischerweise aus **Fragebögen** mit vielfältigen Fragen zur Lebensqualität. Viele sind als Scoresysteme (▸ Kap. 13.2.4) gestaltet. Die zahlreichen Instrumente können in verschiedene Gruppen eingeteilt werden.

Zunächst sind die **Profilinstrumente** oder **Indexinstrumente** zu nennen. Bei Profilinstrumenten werden einzelne Dimensionen getrennt erfasst, um der Multidimensionalität der Lebensqualität gerecht zu werden. Damit soll ein differenziertes Profil erstellt werden, das z. B. körperliche, psychische und soziale Aspekte unterscheidet. Dagegen werden die Antworten auf vielfältige Fragen bei Indexinstrumenten zu einem Zahlenwert aggregiert. Im Gegensatz zu den Profilinstrumenten sollen die Indexinstrumente einen einzelnen und damit gut vergleichbaren Wert liefern und auf differenziertere Informationen verzichten. Auch die Ergebnisse von Profilinstrumenten werden oft zu einem Indexwert aggregiert, sodass sie zusätzlich als Indexinstrumente dienen. Ein Beispiel ist der Dermatologische Lebensqualitäts-Fragebogen (siehe Kasten auf der nächsten Seite).

Darüber hinaus gibt es **krankheitsspezifische** oder **generische Instrumente**. Die Fragen in krankheitsspezifischen Instrumenten sollen die zu erwartenden Beeinträchtigungen bei dieser Krankheit möglichst differenziert erfassen und damit auch kleine Unterschiede der Lebensqualität erkennbar machen. Solche Instrumente können nur für die betreffende Krankheit eingesetzt werden, weil sie erhebliche Beeinträchtigungen, die bei anderen Krankheiten auftreten, möglicherweise überhaupt nicht berücksichtigen. Dagegen können generische Instrumente bei allen Probanden eingesetzt werden. Ihre Fragen sind so allgemein formuliert, dass sie alle wesentlichen Beeinträchtigungen erfassen, aber Details unberücksichtigt lassen. Sie ermöglichen Vergleiche der Lebensqualität bei unterschiedlichen Erkrankungen. Einige generische Instrumente sind so weit verbreitet, dass ihr Bekanntheitsgrad für ihre weitere Verwendung spricht. Bei der Auswahl eines geeigneten Instruments ist daher zwischen der Bekanntheit und der Eignung für die Erfassung des jeweils interessierenden Aspekts der Lebensqualität abzuwägen.

Dermatologischer Lebensqualitäts-Fragebogen (DLQI)

Im DLQI werden z. B. folgende Fragen gestellt:

- Wie sehr hat Ihre Haut in den vergangenen sieben Tagen gejuckt, war wund, hat geschmerzt oder gebrannt?
- Wie sehr hat Ihre Hauterkrankung Sie in den vergangenen sieben Tagen verlegen oder befangen gemacht?
- Wie sehr hat Ihre Hauterkrankung es Ihnen in den vergangenen sieben Tagen erschwert, sportlich aktiv zu sein?

Antwortmöglichkeiten sind jeweils „sehr", „ziemlich", „ein bisschen", „überhaupt nicht" und bei einigen Fragen „Frage betrifft mich nicht".

Die zehn Fragen des Fragebogens sollen Aussagen zu den Dimensionen „Symptome", „Tägliche Aktivitäten", „Freizeit, Sport", „Arbeit, Schule", „Beziehungen" und „Therapie" ermöglichen, um ein Profil der Beeinträchtigungen zu gewinnen. Aus allen Antworten zusammen wird ein Indexwert für die Gesamtbeeinträchtigung erstellt, sodass dieselben Fragen in die **Profil- und** in die **Indexbewertung** eingehen. Die quantitative Bewertung der Antwortmöglichkeiten und die Gewichtung der Fragen bei der Indexbildung sind einheitlich festgelegt, sie erfolgen nicht durch die Patienten. Der DLQI ist ein **krankheitsspezifischer Fragebogen** für Hauterkrankungen. In generischen Fragebögen werden dagegen allgemeinere Fragen, z. B. nach Schmerzen jeder Art, nach Ängstlichkeit oder nach der Fähigkeit zur Teilnahme am alltäglichen Leben gestellt.

Ferner sind die Instrumente mit **ordinalen** oder **kardinalen Skalen** zu nennen. Die Antwortmöglichkeiten für Fragen nach verschiedenen Aspekten der Lebensqualität können als ordinale oder kardinale Skalen gestaltet werden. Ordinale Skalen führen zwar zu einer Rangfolge bei der Bewertung verschiedener Zustände, aber nur aus kardinalen Skalen ergeben sich quantitativ erfassbare Unterschiede.

Schließlich gibt es noch die Befragung zur **Selbst-** oder zur **Fremdeinschätzung**. Die Fragebögen werden meist den betroffenen Patienten zur Selbsteinschätzung ihres Gesundheitszustands vorgelegt. Einige Patientengruppen, insbesondere kleine Kinder und Demenzkranke, können jedoch keine aussagekräftigen Antworten geben. In diesen Fällen werden die Fragebögen den Betreuungspersonen zur Fremdeinschätzung der Patienten vorgelegt. Die Unterscheidung zwischen Selbst- und Fremdeinschätzung darf nicht mit der Unterscheidung zwischen psychometrischen und nutzentheoretischen Instrumenten verwechselt werden.

Aufgrund der Vielfalt der Verfahren ist nicht sichergestellt, dass gleiche Zustände mit unterschiedlichen Verfahren gleich bewertet werden, doch werden enge Korrelationen zwischen den Instrumenten angestrebt. Stellvertretend für eine große und ständig wachsende Anzahl psychometrischer Lebensqualitätsinstrumente sind in ◘ Tab. 13.1 einige Beispiele dargestellt.

Nutzentheoretische Instrumente

Bei nutzentheoretischen Instrumenten entsteht unmittelbar ein Zahlenwert als Ergebnis. Dabei bewerten die Probanden ihre Lebensqualität selbst, ohne detaillierte Auskünfte über ihren Gesundheitszustand zu geben.

Die wichtigsten nutzentheoretischen Lebensqualitätsinstrumente sind:

- Standardspiel (standard gamble),
- Time-trade-off-Verfahren,
- Rating-scale-Verfahren.

DEFINITION Das **Standardspiel (standard gamble)** ist eine modellhafte Entscheidungssituation, in der Probanden vor eine fiktive Wahl zwischen zwei Alternativen gestellt werden: eine bestimmte gesundheitliche Beeinträchtigung dauert lebenslang an oder es findet eine Behandlung statt, die mit einer bestimmten Wahrscheinlichkeit zur sofortigen vollständigen Heilung und anderenfalls zum sofortigen Tod führt.

Dies ist beim Standardspiel nur eine fiktive Frage, doch ist eine solche Entscheidung vor gefährlichen Operationen durchaus realistisch. Beim Standardspiel wird die unterstellte Wahrscheinlichkeit für den Behandlungserfolg und damit einhergehend die entgegengesetzte Wahrscheinlichkeit für den Tod in der Fragestellung

Tab. 13.1 Beispiele für psychometrische Lebensqualitätsinstrumente

Bezeichnung	Typ	Zusammenfassung
Short Form 36 (SF-36)	Generisches Profilinstrument	Vergleich zum Vorjahr plus 35 Fragen in acht Subskalen und zwei Summenskalen (körperlich, psychisch)
EQ-5 D (früher EuroQol)	Generisches Profilinstrument, oft zu einem Indexwert aggregiert	Fünf Fragen mit jeweils drei Antwortmöglichkeiten; zusätzlich rating scale möglich
Nottingham Health Profile	Generisches Profilinstrument	38 Ja-Nein-Fragen aus sechs Themen
Dermatology Life Quality Index (DLQI)	Spezifisches Index- und Profilinstrument für Hautkrankheiten	Zehn Fragen aus sechs Dimensionen ergeben einen Indexwert
Freiburger Fragebogen zur Lebensqualität bei Dermatosen (FLQA-d)	Spezifisches Index- und Profilinstrument für Hautkrankheiten	54 Fragen in sechs Subskalen plus vier visuelle Analogskalen ergeben einen Indexwert
European Organization for Research and Treatment of Cancer Quality of Life Questionnaire (EORTC QLQ-C 30)	Spezifisches Indexinstrument für Krebserkrankungen mit ergänzenden Modulen für verschiedene Organsysteme	Grundversion: 28 Fragen mit vier Antwortmöglichkeiten plus zwei Fragen nach allgemeinem Befinden
St. George's Respiratory Questionnaire (SGRQ)	Spezifisches Index- und Profilinstrument für Asthma	76 Fragen aus drei Dimensionen

variiert bis zu der Wahrscheinlichkeit, bei der der Proband zwischen den beiden Alternativen indifferent ist, sich also nicht entscheiden kann. Diese Wahrscheinlichkeit ist ein quantitatives Maß für die Beeinträchtigung, die der Proband bei der angenommenen dauerhaften gesundheitlichen Beeinträchtigung empfindet. Nimmt der Proband eine hohe Sterbewahrscheinlichkeit bei der Behandlung in Kauf, wird die Beeinträchtigung als besonders schwer empfunden und umgekehrt.

Ausgehend von allgemeinen Annahmen zum vernünftigen Verhalten bei Unsicherheit über das Eintreten künftiger Ereignisse entwickelten von Neumann und Morgenstern (1947) ein mathematisches Axiomensystem, das notwendige Eigenschaften eines rationalen Nutzenkonzepts angibt. Dazu gehört ein Axiom über die Messbarkeit, dessen Struktur dem Standardspiel entspricht. Demnach misst das Standardspiel definitionsgemäß den Nutzen.

Ein wesentliches Problem bei der Anwendung des Standardspiels ist, dass viele Probanden eine unklare Vorstellung von Wahrscheinlichkeitsangaben haben und daher unangemessene Antworten geben. Dieser Nachteil wird beim **Time-trade-off**-Verfahren vermieden. Beim Time-Trade-off für **chronische Erkrankungen** stehen die Probanden vor der fiktiven Wahl zwischen einer bestimmten Lebensdauer mit einer bestimmten gesundheitlichen Beeinträchtigung oder einer kürzeren Lebensdauer ohne diese Beeinträchtigung. Beim Time-Trade-off für **akute Erkrankungen** stehen die Probanden vor der fiktiven Wahl zwischen

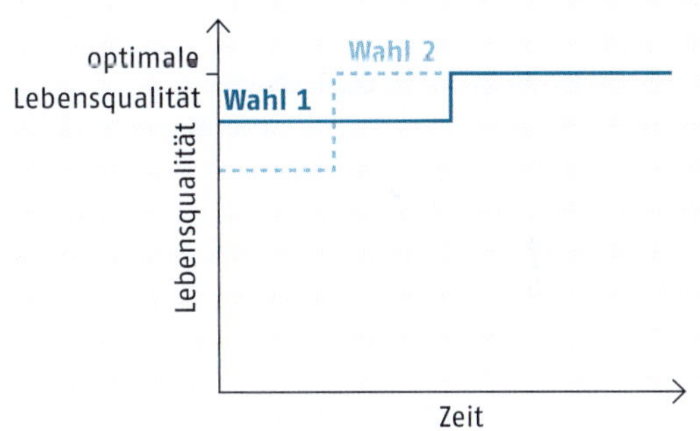

Abb. 13.4 Time-Trade-off bei akuten Erkrankungen. Nach Drummond et al. 2005

einer lang andauernden Gesundheitsbeeinträchtigung und einer kürzeren, aber stärkeren Beeinträchtigung (Abb. 13.4). Die unterstellte Zeitdifferenz wird variiert und dient als quantitatives Maß für die Beeinträchtigung. Eine solche Zeitangabe ist im Vergleich zur Wahrscheinlichkeit beim Standardspiel besser vorstellbar.

Das dritte nutzentheoretische Lebensqualitätsinstrument ist das **Rating-scale**-Verfahren. Dabei wird den Probanden eine visuelle Analogskala (VAS) von 0 bis 100 vorgelegt, wobei 0 für den Tod und 100 für vollständige Gesundheit steht. Die Probanden sollen ihre jeweilige gesundheitsbezogene Lebensqualität als Zahl zwischen 0 und 100 angeben.

Alle drei Verfahren führen zu quantitativen Maßen für die gesundheitsbezogene Lebensqualität, bewertet

13

Tab. 13.2 Beispiele für Endpunkte bei verschiedenen Indikationen

Krankheitsbild	Surrogatendpunkte	Klinische Endpunkte	Subjektive Endpunkte	Ökonomische Endpunkte
Hypertonie	Blutdruck	Myokardinfarkt, Schlaganfall, Mortalität	Lebensqualität	Kosten pro verringertem mmHg Blutdruck, Kosten pro gerettetem Lebensjahr
Hyperlipidämie	LDL-Cholesterol-Konzentration	Angina pectoris, Herzinfarkt, Mortalität	Lebensqualität	Kosten pro vermiedenem Myokardinfarkt, Kosten pro Änderung des LDL-Cholesterol
Diabetes mellitus	HbA_{1c}, Blutglucose	Retinopathie, Nephropathie, Mortalität	Lebensqualität	Kosten pro Änderung des HbA_{1c}, Kosten pro vermiedener Nierentransplantation
Asthma bronchiale	FEV_1, Peak flow	Exazerbation, Mortalität	Lebensqualität, Körperliche Leistungsfähigkeit	Kosten pro symptomfreiem Tag

anhand der Präferenzen der Probanden, aber ohne differenzierte Angaben zu unterschiedlichen Aspekten der Lebensqualität. Es wird mitunter eine feste Beziehung zwischen den drei Verfahren unterstellt, weil sie alle gleichermaßen den subjektiv empfundenen Nutzen messen würden. Aufgrund empirischer Ergebnisse erscheint dies jedoch fragwürdig.

13.3.2 Patientenzufriedenheit

Von der Lebensqualität ist die **Patientenzufriedenheit** zu unterscheiden. Die Patientenzufriedenheit wird als umfassendes multidimensionales Konzept verstanden, das weit über die Gesundheitssituation des Patienten hinausgeht. Sie schließt die Zufriedenheit des Patienten mit der Behandlung in allen Aspekten ein. Zu den Dimensionen der Patientenzufriedenheit im Krankenhaus werden daher neben den Therapieergebnissen auch z. B. Zugänglichkeit, Bequemlichkeit, Informationsvermittlung, Gebäudebeschaffenheit, adäquate und kontinuierliche Versorgung, Bürokratie, Kompetenz und die Berücksichtigung der individuellen psychosozialen Situation gezählt. Noch umfassender ist der Begriff der **Lebenszufriedenheit**, der nicht nur die Gesundheit, sondern alle Lebensbereiche umfasst, z. B. Partnerschaft, Familie, Einkommen, Beruf und Wohnsituation.

13.4 Ökonomische Endpunkte

Klinische und subjektive Endpunkte können auch erhebliche ökonomische Bedeutung haben. So ist z. B. die Verlängerung der Lebensdauer der Patienten für die Wertschöpfung in einer Volkswirtschaft relevant. Im engeren Sinne werden aber als **ökonomische Endpunkte** direkte und indirekte Kosten (▸ Kap. 14.2.4) in Beziehung zu verbesserten Endpunkten verstanden, z. B. Kosten pro vermiedenem Myokardinfarkt. In Tab. 13.2 sind Beispiele für geeignete Endpunkte bei verschiedenen Indikationen zusammengestellt.

Besonders bei der Erfassung ökonomischer Endpunkte muss die Perspektive der Untersuchung berücksichtigt werden (▸ Kap. 14.2.5). Daraus ergibt sich die inhaltliche Reichweite der zu erfassenden Effekte. Denn einige Einsparungen betreffen nur einzelne Beteiligte und sind daher nur aus deren Perspektive relevant. Bei Einsparungen an einer Stelle können an anderer Stelle sogar höhere Kosten anfallen. So verringert eine ambulant durchführbare Arzneimitteltherapie gegenüber einer stationär durchgeführten Therapie die Krankenhauskosten und wahrscheinlich auch die gesamten Kosten für das Gesundheitssystem, aber sie erhöht die Arzneimittelkosten im ambulanten Bereich, der bei der Krankenhausversorgung gar nicht betroffen wäre. In einer isolierten Betrachtung des ambulanten Sektors wären dann keine Einsparungen zu verzeichnen. Dies verdeutlicht, wie wichtig die Wahl der Studienperspektive ist und welche Fehlentscheidungen aus verengten Betrachtungen entstehen können. Zu einer umfassenden Betrachtung gehören außer der Krankenversorgung auch die Folgen für die Pflege und die Berufstätigkeit des Patienten. Eine umfassende Darstellung ökonomischer Endpunkte im Rahmen von Kosten-Nutzen-Bewertungen ist in ▸ Kap. 14 zu finden.

13.5 Frühe Nutzenbewertung

Im Mittelpunkt der institutionellen Nutzenbewertung von Arzneimitteln bzw. -therapien in Deutschland stehen der **Gemeinsame Bundesausschuss (G-BA)** und das **Institut für Qualität und Wirtschaftlichkeit im**

Gesundheitswesen (IQWiG; ▸Kap. 12.4.2). Der G-BA trifft rechtlich verbindliche Entscheidungen mit beträchtlichen Konsequenzen für die Gesetzliche Krankenversicherung (GKV) und nutzt bei manchen Aufgaben die wissenschaftlichen Ergebnisse des IQWiG. Die Nutzenbewertungen für Arzneimittel durch das 2004 gegründete IQWiG dienten zunächst vorrangig als Grundlagen für die vom G-BA erstellte **Arzneimittelrichtlinie**. Diese regelt Verordnungsausschlüsse und Leistungseinschränkungen für GKV-Patienten und enthält Therapiehinweise als Grundlage für Behandlungsstrategien. Da sich Nutzenbewertungen letztlich auf Arzneitherapien und nicht auf Arzneimittel beziehen, können für verschiedene Anwendungsgebiete eines Arzneimittels unterschiedliche Regelungen gelten.

Bis Ende 2010 konnten die Arzneimittelhersteller in Deutschland – anders als in den meisten anderen Ländern – die Preise für patentgeschützte Arzneimittel frei wählen. Daraufhin wurde mit dem Arzneimittelmarktneuordnungsgesetz (AMNOG) 2011 ein neues Verfahren zur sogenannten **frühen Nutzenbewertung** eingeführt, das in anschließende obligatorische Preisverhandlungen mündet. Der politische Hintergrund für die Einführung dieses Verfahrens war, Einfluss auf die Preise patentgeschützter Arzneimittel zu nehmen. Doch das Bewertungsverfahren richtet sich nur auf den Nutzen und ist keine vergleichende pharmakoökonomische Bewertung von Kosten und Nutzen, wie sie in ▸Kap. 14 beschrieben wird.

Diese Nutzenbewertung wird als „früh" bezeichnet, weil sie bereits bei der Markteinführung eines neuen Arzneimittels stattfindet. Zu diesem Zeitpunkt liegen noch keine Erfahrungen aus der alltäglichen Anwendung vor, doch besteht großes Interesse an einer baldigen Bewertung. Das 2011 eingeführte Verfahren zur frühen Nutzenbewertung unterscheidet sich insbesondere in zwei Aspekten von allen früheren politischen Maßnahmen zur Beeinflussung der Ausgaben für Arzneimittel in Deutschland:

- Erstmals richtet sich eine Maßnahme direkt auf die Preise patentgeschützter Arzneimittel.
- Erstmals gilt ein auf Kosteneinsparungen zielender Eingriff in den Arzneimittelmarkt nicht nur für die GKV, sondern auch für die Private Krankenversicherung (PKV).

Allerdings wird die frühe Nutzenbewertung auch als Maßnahme zur besseren Transparenz der Arzneimittelversorgung begründet.

Institutionelle Nutzenbewertungen in Deutschland richten sich auf den **Zusatznutzen** der bewerteten Arzneitherapie in Relation zu einer Vergleichstherapie. Das Ergebnis der Bewertung hängt daher stark von der Auswahl der Vergleichstherapie ab. Dies ist ein weiterer großer Unterschied der Nutzenbewertung zur Bewertung bei der arzneimittelrechtlichen Zulassung. Denn bei der Zulassung geht es erstens um andere Bewertungskriterien und zweitens werden diese unabhängig von den Eigenschaften anderer Produkte bewertet.

13.5.1 Ablauf

Die Rechtsgrundlage der frühen Nutzenbewertung bildet § 35a SGB V. Einzelheiten ergeben sich aus der Arzneimittel-Nutzenbewertungsverordnung (AM-NutzenV) und der Verfahrensordnung des G-BA. Das Verfahren wird seit Anfang 2011 für alle erstattungsfähigen Arzneimittel mit neuen Arzneistoffen und bei neuen Anwendungsgebieten für bereits eingeführte Arzneimittel durchgeführt, jedoch nicht bei pharmazeutisch-technologischen Innovationen. Die ursprünglich geplante Bewertung patentgeschützter Arzneimittel, die Ende 2010 bereits im Handel waren, wurde später abgeschafft.

Spätestens zur Markteinführung muss der Hersteller ein **Dossier** über das Arzneimittel einreichen. Dieses Dossier muss aufgrund § 35a (1) SGB V insbesondere Angaben enthalten über:

- zugelassene Anwendungsgebiete,
- den medizinischen Nutzen,
- den medizinischen **Zusatznutzen im Verhältnis zur zweckmäßigen Vergleichstherapie**,
- die Patienten(gruppen) mit therapeutisch bedeutsamem Zusatznutzen,
- die Kosten der Therapie für die GKV,
- Anforderungen an eine qualitätsgesicherte Anwendung des Arzneimittels.

Im Regelfall beauftragt der G-BA das IQWiG mit der Nutzenbewertung auf der Grundlage des Herstellerdossiers. Innerhalb von drei Monaten erstellt und veröffentlicht das IQWiG seine Bewertung. Der pharmazeutische Unternehmer kann dazu Stellung nehmen. Spätestens nach weiteren drei Monaten beschließt der G-BA über die Nutzenbewertung und ist dabei nicht an das Ergebnis des IQWiG gebunden. In ○ Abb. 13.5 ist das Verfahren der frühen Nutzenbewertung schematisch dargestellt.

13.5.2 Inhaltliche Bewertung

Für die Nutzenbewertung ist neben den rechtlichen Bestimmungen das Methodenpapier des IQWiG maßgeblich (IQWiG 2015). Ein zentraler Aspekt der Bewertung ist die Wahl der sogenannten **zweckmäßigen Vergleichstherapie**. Diese muss für die jeweilige Indikation zugelassen sein. Bei manchen Bewertungen werden für verschiedene Anwendungsgebiete eines Arzneimittels unterschiedliche Vergleichstherapien herangezogen. Wenn Studien in Teilindikationen aufgespalten werden, sinkt jedoch ihre Aussagekraft, weil jeweils kleinere

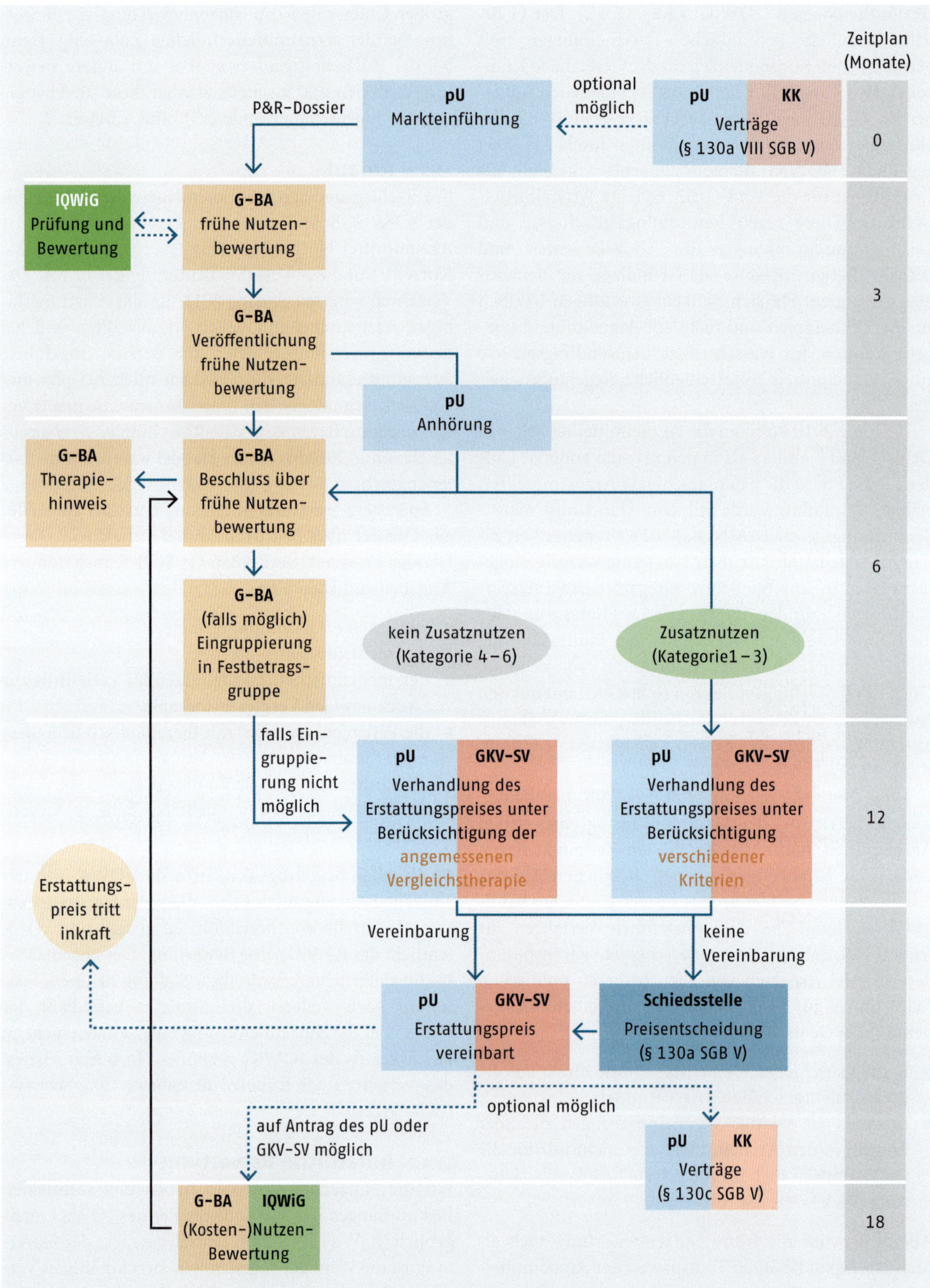

Abb. 13.5 Ablauf der frühen Nutzenbewertung mit neuen Arzneistoffen nach § 35a SGB V. **G-BA** Gemeinsamer Bundesausschuss, **GKV-SV** Spitzenverband der gesetzlichen Krankenversicherungen, **IQWiG** Institut für Qualität und Wirtschaftlichkeit im Gesundheitswesen, **KK** Krankenkassen, **P&R** Pricing & Reimbursement, **pU** pharmazeutischer Unternehmer. Nach Pfannkuche 2011

Patientenzahlen pro Teilindikation anstelle aller Studienteilnehmer betrachtet werden. Zugleich werden an die Nachweise für den postulierten Zusatznutzen hohe Ansprüche gestellt. Als Maßstab für ihre Aussagekraft dienen die **Evidenzgrade** der **evidenzbasierten Medizin** (▸ Kap. 12.2.3). Für Nutzenaspekte, die in Studien mit hohem Evidenzgrad nicht darstellbar sind, insbesondere zum Umgang des Patienten mit dem Arzneimittel (ease of use), ist ein Nachweis daher oft nur schwer zu führen.

Als Ergebnis der Bewertung wird eine von sechs Stufen des **Zusatznutzens** gemäß § 5 (7) AM-NutzenV festgestellt:

- **erheblicher Zusatznutzen**: nachhaltige und gegenüber der zweckmäßigen Vergleichstherapie bisher nicht erreichte große Verbesserung des therapierelevanten Nutzens (z. B. Heilung, erheblich verlängertes Überleben, weitgehende Vermeidung schwerer UAW);
- **beträchtlicher Zusatznutzen**: gegenüber der zweckmäßigen Vergleichstherapie bisher nicht erreichte deutliche Verbesserung des therapierelevanten Nutzens (z. B. Abschwächung schwerer Symptome, moderat verlängertes Überleben, relevante Vermeidung schwerer UAW);
- **geringer Zusatznutzen**: gegenüber der zweckmäßigen Vergleichstherapie bisher nicht erreichte moderate und nicht nur geringfügige Verbesserung des therapierelevanten Nutzens (z. B. Verringerung nicht schwerer Symptome, relevante Vermeidung von UAW);
- **nicht quantifizierbarer Zusatznutzen**;
- **kein Zusatznutzen**;
- **geringerer Zusatznutzen** als bei der zweckmäßigen Vergleichstherapie.

Zur Abgrenzung dieser Kategorien hat das IQWiG differenzierte Kriterien erarbeitet, die auch quantitative Maßstäbe enthalten (IQWiG 2015). Vom Ausmaß des Zusatznutzens ist die Sicherheit zu unterscheiden, mit der dieses Ergebnis angenommen werden kann (**Ergebnissicherheit**). Diese ergibt sich aus den zugrunde liegenden Nachweisen, insbesondere der Anzahl der Studien und ihrer statistischen Aussagekraft. Falls ein (erheblicher, beträchtlicher oder geringfügiger) Zusatznutzen anerkannt wird, unterscheidet das IQWiG daher zusätzlich, ob nur ein **Anhaltspunkt**, ein **Hinweis** oder sogar ein **Beleg** für den Zusatznutzen vorliegt (IQWiG 2015). Für verschiedene Indikationsbereiche eines Arzneimittels können dabei unterschiedliche Ergebnisse festgestellt werden. In den anschließenden Preisverhandlungen muss jedoch ein einheitlicher Preis für das Arzneimittel unabhängig von seiner Anwendung gefunden werden.

Zusätzlich zu den nutzenbezogenen Aussagen muss das Dossier Angaben zu den direkten Kosten (▸ Kap. 14.2.4) des Arzneimittels für die GKV enthalten. Dies zielt auf eine summarische Kostenbetrachtung im Sinne einer Ausgaben-Einfluss-Analyse (▸ Kap. 14.3.6), aber nicht auf eine vergleichende pharmakoökonomische Analyse, bei der einzelne Kosten- und Nutzenaspekte einander direkt gegenüber gestellt werden, ab (▸ Kap. 14).

13.5.3 Konsequenzen

Arzneimittel ohne Zusatznutzen

Wenn der G-BA keinen Zusatznutzen gegenüber der Vergleichstherapie feststellt, wird das Arzneimittel in eine **Festbetragsgruppe** mit pharmakologisch-therapeutisch vergleichbaren Arzneimitteln eingeordnet (▸ Kap. 14.6.1). Damit erstattet die GKV für dieses Arzneimittel höchstens den Festbetrag, aber der Hersteller ist im Prinzip in der Preisgestaltung frei. Da sich der Festbetrag typischerweise an nicht mehr patentgeschützten Vergleichsprodukten orientiert, ist damit im Regelfall nur ein Preis auf dem Niveau für patentfreie Arzneimittel durchsetzbar. Falls keine passende Festbetragsgruppe für ein neues Arzneimittel ohne Zusatznutzen existiert, muss der Preis so festgelegt werden, dass für die Kostenträger keine höheren Kosten als bei der Vergleichstherapie entstehen.

Arzneimittel mit Zusatznutzen

Falls ein Zusatznutzen festgestellt wird, ist der Hersteller bei seiner Preisbildung für 12 Monate frei. In dieser Zeit verhandelt der Hersteller mit dem GKV-Spitzenverband – der Dachorganisation der GKV – über einen Erstattungsbetrag, der ab dem 13. Monat nach Markteinführung auch für die PKV gilt. Falls die Verhandlungsparteien keine Einigung erzielen, entscheidet eine Schiedsstelle. Wenn der Hersteller die Ergebnisse dieses Verfahrens nicht akzeptiert, kann er das Arzneimittel in Deutschland vom Markt nehmen. Falls eine Verhandlungspartei die Entscheidung der Schiedsstelle infrage stellt, kann das IQWiG mit einer **Kosten-Nutzen-Bewertung** beauftragt werden. Im Gegensatz zur frühen Nutzenbewertung ist die Kosten-Nutzen-Bewertung eine vergleichende pharmakoökonomische Analyse, bei der Kosten und Nutzen der Therapie einander gegenüber gestellt werden (▸ Kap. 14).

Ausnahmen

Für Arzneimittel, die zur Behandlung eines seltenen Leidens gemäß Verordnung (EG) Nr. 141/2000 des Europäischen Parlaments und des Rates vom 16. Dezember 1999 zugelassen sind (**orphan drugs**), gilt der Zusatznutzen als belegt. Es ist jedoch über das Ausmaß des Zusatznutzens zu entscheiden. Sofern der Jahresumsatz mit einem solchen Arzneimittel unter 50

Millionen € liegt, gelten für den pharmazeutischen Unternehmer Erleichterungen bei der Erstellung des Dossiers. Arzneimittel mit einem Jahresumsatz unter einer Million € können von der frühen Nutzenbewertung befreit werden.

Literatur

Drummond MF, Sculpher MJ, Torrance GW et al. Methods for the economic evaluation of health care programmes. 3. Aufl., Oxford University Press, Oxford, New York 2005

Fayers PM, Hays R. Assessing quality of life in clinical trials: Methods and practice. 2. Aufl., Oxford University Press, Oxford 2005

Gunter MJ. The role of the ECHO model in outcomes research and clinical practice improvement. Am J Manag Care, 5 (Suppl. 4): S 217–24, 1999

Institut für Qualität und Wirtschaftlichkeit im Gesundheitswesen (IQWiG). Allgemeine Methoden. Version 4.2. www.iqwig.de, 2015

Kozma CM, Reeder CE, Schulz RM. Economic, clinical, and humanistic outcomes: a planning model for pharmacoeconomic research. Clin Ther, 15: 1121–1132, 1993

Ravens-Sieberer U, Cieza A (Hrsg). Lebensqualität und Gesundheitsökonomie in der Medizin. Ecomed, Landsberg 2000

Von Neumann J, Morgenstern O. Theory of games and behaviour. Princeton University Press, Princeton 1947

Ziegler A, Lange S, Bender R. Überlebenszeitanalyse: Eigenschaften und Kaplan-Meier-Methode. Dtsch Med Wochenschr, 132: e36–48, 2007

Ziegler A, Lange S, Bender R. Überlebenszeitanalyse: Der Log-Rang-Test. Dtsch Med Wochenschr, 132: e39–41, 2007

Der letzte Zugriff auf die im Text genannten Websites erfolgte am 03.04.2016.

14 Pharmakoökonomie

Thomas Müller-Bohn

14.1 Begriff und Zielsetzung

Unter dem Begriff Gesundheitsökonomie werden vielfältige ökonomische Fragestellungen zusammengefasst, die in einer inhaltlichen Beziehung zum Gesundheitswesen stehen.

■ **DEFINITION** Die **Gesundheitsökonomie** ist eine heterogene wirtschaftswissenschaftliche Teildisziplin. Zu ihren Inhalten gehören sowohl das Gesundheitswesen als System mit seinen Beziehungen zwischen Patienten, Leistungserbringern, Krankenversicherungen und Staat als auch betriebswirtschaftliche Aspekte der Gesundheitsversorgung und -finanzierung.

Einen Teil der Gesundheitsökonomie bildet die **Pharmakoökonomie**, die meist als Sammelbegriff für ökonomische Fragestellungen zu Arzneimitteln verstanden wird. Dazu gehören empirische Beobachtungen des Arzneimittelmarktes, die Organisation der Arzneimittelversorgung und insbesondere die ökonomische Bewertung des Arzneimitteleinsatzes mithilfe pharmakoökonomischer Evaluationen, die den wesentlichen Inhalt dieses Kapitels bilden. Pharmakoökonomische Studien identifizieren, messen und vergleichen die Kosten, d. h. den Ressourcenverbrauch, und die klinischen, wirtschaftlichen und menschlichen Folgen der Arzneitherapie (Bootman et al. 2004). Diese Studien sind wichtige Bestandteile von Health Technology Assessments (HTA). Als HTA wird eine umfassende Studienform bezeichnet, die kurz- und langfristige Konsequenzen der Anwendung einer Behandlungsmethode untersucht (▸Kap. 12.3).

■ **MERKE** Gegenstand pharmakoökonomischer Betrachtungen sind niemals einzelne Patienten, sondern immer grundsätzliche Entscheidungen in Bezug auf Patientenpopulationen, z. B. über die Erstattungsfähigkeit einer Therapie oder den angemessenen Preis eines Arzneimittels.

Pharmakoökonomische Studien bilden die methodische Grundlage für die wirtschaftlich begründete Auswahl von Arzneimitteln oder Therapieverfahren. Sie haben die Beurteilung der Effizienz (efficiency) der jeweiligen Maßnahme zum Ziel (▸Kap. 14.2.1). Darin liegt auch die Bedeutung der Pharmakoökonomie für die pharmazeutische Praxis. Hintergrund für die wirtschaftliche Bewertung der Arzneimittelanwendung ist die Knappheit der zur Finanzierung verfügbaren Mittel. Die Ökonomie, die allgemein als Wissenschaft vom Umgang mit knappen Mitteln verstanden werden kann, verspricht rationale Antworten zur Lösung der daraus resultierenden Probleme.

Zur Beschreibung von **Knappheitsphänomenen** werden Geldeinheiten verwendet. Geld ist demnach nicht nur ein Zahlungsmittel, sondern auch ein für wissenschaftliche Zwecke nutzbares Maß für die Knappheit von Gütern.

Die Knappheit der Mittel gewinnt speziell im Gesundheitswesen immer mehr an Bedeutung, denn der medizinische und pharmazeutische Fortschritt ermöglicht zunehmend aufwendigere und teurere Behandlungsverfahren auch gegen Krankheiten, für die es früher keine Therapiemöglichkeiten gab. Dagegen wachsen die verfügbaren Geldmittel kaum, weil sie in den meisten Gesundheitssystemen durch einkommensabhängige Beiträge der Krankenversicherten oder aus öffentlichen Haushalten finanziert werden. Die Schere zwischen medizinisch möglichen und finanzierbaren Maßnahmen geht immer weiter auseinander. Die naheliegende Antwort ist die **Rationalisierung** der Abläufe, um durch bessere Organisation oder geeignete Auswahl von Behandlungsverfahren Kosten zu sparen. Je mehr diese Möglichkeiten ausgeschöpft werden, umso stärker drängt sich die **Rationierung** von Gesundheitsleistungen auf. Für Arzneimittel und andere Therapieverfahren muss dann nachgewiesen werden, dass sie für die Patienten nützlich sind und ihr Nutzen in einem angemessenen Verhältnis zu den Kosten steht. Dies führt nicht immer zu belastenden Eingriffen in das

Gesundheitswesen, sondern kann auch eine Chance sein, Erfolg versprechenden Therapieverfahren zu einem schnellen Durchbruch zu verhelfen, auch wenn sie vordergründig teurer erscheinen.

Wirtschaftswissenschaftlicher Hintergrund der ökonomischen Bewertung von Arzneimitteln und Therapien ist das **ökonomische Prinzip**, das als Maximal- oder Minimalprinzip formuliert werden kann. Diese Überlegungen beruhen auf dem Grundsatz des „homo oeconomicus", was besagt, dass das Individuum grundsätzlich nach rationalen Gesichtspunkten handelt und seinen Nutzen maximieren will. Das **Maximalprinzip** fordert, mit festgelegten Mitteln einen möglichst großen Erfolg zu erzielen. Nach dem **Minimalprinzip** soll ein festgelegter Erfolg mit möglichst geringen Mitteln erreicht werden.

14.2 Grundlagen

14.2.1 Klinische und pharmakoökonomische Studien

In kontrollierten klinischen Studien wird versucht, den Effekt des zu untersuchenden Arzneimittels so gut wie möglich von Störgrößen abzutrennen. Dazu wird eine künstliche Studienumgebung mit unrealistischen Versorgungsbedingungen und selektierten Patienten geschaffen, die nur das zu testende Arzneimittel anwenden (▸ Kap. 8). Solche Studien zielen auf eine möglichst große **interne Validität**, also eine gute Aussagekraft über das getestete Produkt oder Verfahren unter den jeweiligen Untersuchungsbedingungen, ab. Im Gegensatz zu dieser typisch naturwissenschaftlichen Vorgehensweise beabsichtigen die gesellschaftswissenschaftlich angelegten pharmakoökonomischen Studien, eine möglichst große **externe Validität**, also eine gute Übertragbarkeit von der Studienpopulation auf die Grundgesamtheit aller mit dem jeweiligen Arzneimittel zu behandelnden Patienten, zu erreichen. Im Mittelpunkt klinischer Studien steht die **Wirksamkeit unter Idealbedingungen (efficacy)**, also der maximal mögliche Effekt eines Arzneimittels. Dagegen sollen pharmakoökonomische Studien die **Wirksamkeit unter Alltagsbedingungen (effectiveness)** berücksichtigen (▸ Kap. 13). Die Lücke zwischen Efficacy und Effectiveness wird „effectiveness gap" genannt. Aus der Gegenüberstellung der therapeutischen Endpunkte und der Kosten der Behandlung ergibt sich die **Effizienz (efficiency)** als ökonomisches Beurteilungskriterium. Effizient ist eine Maßnahme, die mit vorgegebenen Ressourcen das beste Ergebnis oder ein vorgegebenes Ergebnis mit den geringsten möglichen Mitteln erzielt (ökonomisches Prinzip, ▸ Kap. 14.1).

Pharmakoökonomische Studien sollten dafür möglichst realistisch angelegt sein. **Naturalistische randomisierte Studien**, also Studien, in denen Patientengruppen mit unterschiedlichen Therapien in realen Versorgungssituationen über sehr lange Zeiträume verglichen werden, sind jedoch kaum durchführbar oder bezahlbar. Daher sind in der Pharmakoökonomie **entscheidungsanalytische Studien** weit verbreitet, die Daten aus unterschiedlichen Quellen miteinander verbinden und dabei Modelle für die Versorgungssituation verwenden (▸ Kap. 14.5). Beim verbreiteten **Piggy-Back-Verfahren** werden zusätzlich zu einer klinischen Studie Daten gesammelt, welche nachher zu pharmakoökonomischen Auswertungen genutzt werden. Angesichts der unterschiedlichen Anforderungen an klinische und pharmakoökonomische Studien kann dies allerdings oft problematisch sein. In anderen Fällen gehen Daten aus mehreren klinischen Studien in pharmakoökonomische Berechnungen ein. Die Anforderungen an pharmakoökonomische Untersuchungen sind vielfach ohne **Modelle** (▸ Kap. 14.5) nicht zu erfüllen, aber die Qualität solcher Studien hängt von der Aussagekraft der Daten und von der Konzeption der Modelle ab. Als Kriterien für die Qualität pharmakoökonomischer Modelle gelten (Greiner 2007):

- Transparenz,
- interne Konsistenz,
- Reproduzierbarkeit,
- Interpretierbarkeit,
- Analyse der Unsicherheiten.

▫ Tab. 14.1 fasst die Unterschiede zwischen kontrollierten klinischen und idealtypischen pharmakoökonomischen Studien zusammen.

14.2.2 Vergleichende Studienkonzepte

Pharmakoökonomische Untersuchungen sind typischerweise vergleichende Studien in zweifacher Hinsicht. Einerseits wird ein zu untersuchendes, meist neues Arzneimittel mit einem etablierten Referenzarzneimittel verglichen, andererseits werden Therapieergebnisse und Therapiekosten miteinander verglichen. Die Therapieergebnisse werden in der Pharmakoökonomie unter dem Sammelbegriff **outcome** zusammengefasst (▸ Kap. 13.1). Die pharmakoökonomischen Analysenkonzepte unterscheiden sich insbesondere hinsichtlich der Auswahl und Bewertung der Therapiefolgen. Die Therapiekosten umfassen die gesamten Kosten der Behandlung für den jeweils betrachteten Kostenträger bzw. aus der gewählten Perspektive, also nicht nur die Ausgaben für das jeweils untersuchte Arzneimittel.

Das Grundkonzept pharmakoökonomischer Studien lässt sich gemäß ▫ Abb. 14.1 grafisch darstellen. In pharmakoökonomischen Analysen werden Kosten und Endpunkte verschiedener (Arznei-)Therapien verglichen. Die Endpunkte sollen den Nutzen der Therapie

Tab. 14.1 Unterschiede zwischen kontrollierten klinischen und pharmakoökonomischen Studien

Parameter	Kontrollierte klinische Studie	Pharmakoökonomische Studie
Studienziel	Wirksamkeit unter Idealbedingungen (efficacy)	Effizienz (efficiency)
Betrachteter Arzneimitteleffekt	Wirksamkeit unter Idealbedingungen (efficacy)	Wirksamkeit unter Alltagsbedingungen (effectiveness)
Studiendesign	Kontrolliert, randomisiert, doppelblind	Offen, randomisiert
Arzneimitteleinsatz und Begleitmedikation	Meist ein Arzneimittel, kontrolliert	Ggf. mehrere Arzneimittel im Zusammenhang, nicht kontrolliert
Vergleichsarzneimittel	Meist Placebo	Vorzugsweise Standardmedikation
Fallzahl	Ausgelegt auf Nachweis klinischer Endpunkte	Ausgelegt auf Repräsentativität
Auswahl der Patienten	Restriktiv, selektiert	Breit, repräsentativ
Behandlungsumgebung	Kontrolliert, mit besonderer Betreuung, gute Adhärenz	Nicht kontrolliert, normale Versorgungssituation, weniger gute Adhärenz
Studiendauer	Ausreichend zum Nachweis klinischer Endpunkte	Möglichst lang, idealerweise über die gesamte Erkrankungsdauer
Konzeption	Orientiert an interner Validität	Orientiert an externer Validität

repräsentieren (Nutzenbegriff, ▸Kap. 13). Wenn das zu testende Arzneimittel im Vergleich zum Referenzarzneimittel einen höheren Nutzen bei geringeren Kosten bietet, stellt sein Einsatz eine **dominante Strategie** dar und bedarf keiner weiteren pharmakoökonomischen Betrachtung (Abb. 14.1, Quadrant links oben). Im umgekehrten Fall, bei höheren Kosten und geringerem Nutzen, ist es klar unterlegen und daher abzulehnen (Quadrant rechts unten). Bei geringerem Nutzen und geringeren Kosten wären weitergehende Betrachtungen möglich, werden aber üblicherweise nicht angestellt, weil keine Mühen unternommen werden, um eine etablierte Therapie durch ein weniger wirksames Verfahren

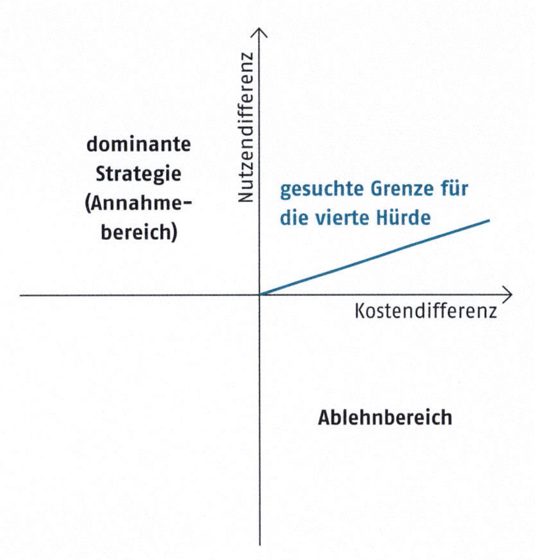

Abb. 14.1 Kosten-Wirksamkeits-Ebene (cost-effectiveness plane). Ursprungspunkt des Koordinatensystems = Behandlung mit Vergleichstherapie, Abszisse = Therapiekosten, Ordinate = Nutzen; jeweils bezogen auf die Vergleichstherapie

zu ersetzen (Quadrant links unten). Wenn aber ein höherer Nutzen mit höheren Kosten verbunden ist, sind weitere pharmakoökonomische Analysen erforderlich, um zu untersuchen, welcher Gegenwert für die zusätzlichen finanziellen Mittel zu erhalten ist (Quadrant rechts oben). Hier liegt das Haupteinsatzgebiet der Pharmakoökonomie.

Das Ergebnis einer pharmakoökonomischen Untersuchung kann wesentlich von der Auswahl der Vergleichstherapie abhängen. Diese sollte möglichst die bei der jeweiligen Indikation etablierte Standardmedikation sein.

> **Value for money**
> **Value for money** gilt als ein Leitmotiv für die Pharmakoökonomie. Sie ist keine reine Kostenbetrachtung, sondern ein Vergleich zwischen Kosten und Nutzen. Dabei soll der sonst oft nur in klinischen Zusammenhängen verständliche Vorteil eines Arzneimittels ökonomischen Bewertungen zugänglich gemacht werden.

14.2.3 Inkrementelle Betrachtung und Grenzwerte

Aufgrund des vergleichenden Konzepts pharmakoökonomischer Studien müssen in diesen Studien nicht die gesamten Kosten oder alle Therapieergebnisse ermittelt werden, sondern jeweils nur die Veränderungen gegenüber der Vergleichstherapie. Dies wird als **inkremen-**

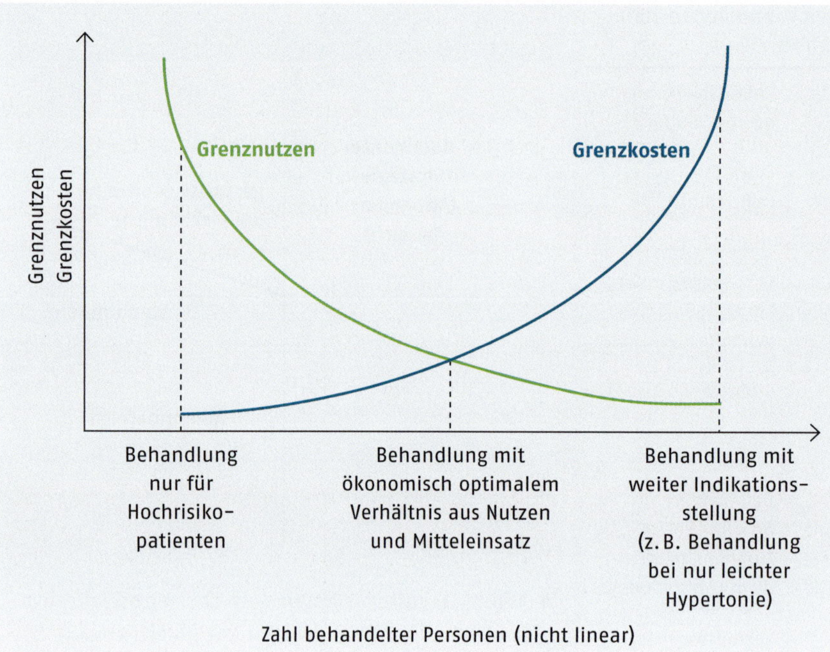

Abb. 14.2 Grenzkosten- und Grenznutzenkurve (dargestellte Kurvenverläufe stellen Trends für den grundsätzlichen Zusammenhang dar und sind nicht das Ergebnis pharmakoökonomischer Studien). Nach Dietrich 2002

telle Betrachtung bezeichnet, bei der jeweils Differenzen der Kosten und der Therapieergebnisse (Nutzen) miteinander verglichen werden. Daher müssen in pharmakoökonomischen Studien nur diejenigen Aspekte der Therapie erfasst werden, die sich zwischen den beiden betrachteten Therapien unterscheiden. Dies vereinfacht die Studien oft wesentlich. So interessieren z. B. beim Vergleich von zwei Antibiotika, die ambulant und peroral verabreicht werden, nicht die Kosten, die der Patient beim Besuch in der Arztpraxis verursacht, weil sie bei beiden Therapien in gleicher Höhe anfallen und damit nicht entscheidungsrelevant sind. Kann aber ein Antibiotikum ambulant und das Vergleichsprodukt nur unter stationärer Beobachtung verabreicht werden, unterscheiden sich die Behandlungsabläufe wesentlich. Dann müssen auch die Kosten des Krankenhausaufenthalts im Vergleich zur ambulanten Behandlung berücksichtigt werden.

Ein ähnlicher Gedanke wie beim Vergleich zweier Therapien kommt bei **Grenzwertbetrachtungen** zum Tragen. Darin wird untersucht, welche Folgen die Veränderung einer Größe um eine kleinstmögliche Einheit hat. Auch hier geht es also um den Vergleich von Differenzen. Dieses allgemein anwendbare Prinzip lässt sich besonders anschaulich anhand der Produktionstheorie verdeutlichen (siehe Kasten).

Grenzwertbetrachtung

Bei der Produktion von Gütern sind die **Grenzkosten (Marginalkosten)** diejenigen Kosten, die durch die Herstellung einer **einzelnen zusätzlichen Einheit** verursacht werden. Beispielsweise verursacht eine geringfügige Vergrößerung einer Charge bei der Herstellung von Tabletten nur geringe zusätzliche Kosten für die zusätzlichen Arznei- und Hilfsstoffe. Werden dagegen die durchschnittlichen Kosten der hergestellten Tabletten ermittelt, gehen auch die feststehenden Kosten, z. B. für die Konzeption der Rezeptur, die Qualitätssicherung der Ausgangsstoffe und die Reinigung der Tablettenmaschine, die sogenannten Fixkosten, ein. Daher hängen die Durchschnittskosten der Tabletten wesentlich von der Gesamtzahl der hergestellten Tabletten ab. Dieser Unterschied zwischen Grenzwerten (Marginalwerten) und Durchschnittswerten gilt auch für andere Größen wie den Ertrag wirtschaftlicher Tätigkeiten oder den Nutzen therapeutischer Maßnahmen. Der Gegenbegriff zu den **Fixkosten** sind die **variablen Kosten**. Dies sind die Kosten, die von der Produktionsmenge abhängen.

Bei einer Grenzwertbetrachtung wird das **Prinzip des abnehmenden Grenznutzens** (Erstes Gossen'sches Gesetz) deutlich, das in der Ökonomie vielfach beobachtet werden kann. Danach nimmt der Nutzen, den eine zusätzliche Einheit eines Gutes in einer bestimmten Situation stiftet, mit der Anzahl der bereits konsumierten Einheiten des Gutes ab (Abb. 14.2). So kann

z. B. die Blutdrucksenkung bei Patienten mit besonders hohem Blutdruck viele kardiovaskuläre Ereignisse verhindern, während eine umfangreiche Medikation weiter Bevölkerungskreise mit mäßigem Bluthochdruck auch vorteilhaft ist, aber voraussichtlich nicht mehr in gleichem Maß wie bei den besonders stark betroffenen Patienten. Daher sinkt der Nutzen für jede zusätzlich behandelte Patientengruppe (Grenznutzen) mit immer geringerem Blutdruck, während die Kosten für jede zusätzlich behandelte Patientengruppe (Grenzkosten) steigen, weil diese tendenziell immer mehr Patienten enthält. Das günstigste Verhältnis zwischen Kosten und Nutzen besteht am Schnittpunkt der Grenzkosten- und Grenznutzenkurve.

14.2.4 Kosten

In der Pharmakoökonomie hat sich eine Einteilung der Kosten in direkte, indirekte und intangible Kosten etabliert. Direkte und indirekte Kosten können jeweils in medizinische und nichtmedizinische Kosten gegliedert werden.

1. **Direkte** Kosten werden durch die Behandlung selbst verursacht. Dazu gehören z. B. die Kosten für Krankenhausaufenthalte, Operationen, ärztliche Behandlung, Arzneimittel, Gebrauch medizinischer Geräte, Pflege, Rehabilitation und Nachsorge.
2. **Indirekte** Kosten:
   - Kosten des Patienten und seiner Angehörigen, die nur in einem mittelbaren Zusammenhang mit der Krankheit stehen, z. B. für Haushaltshilfen,
   - **Volkswirtschaftliche** Kosten bezeichnen die Einbußen an wirtschaftlicher Leistung, die durch die Arbeitsunfähigkeit eines Patienten während seiner Krankheit verursacht werden.
3. **Intangible** Kosten (pretium doloris) sind Belastungen der Patienten durch Leiden, Schmerzen oder Verlust an Lebensqualität, die als nicht messbar gelten. Sie werden meist nicht als Kosten, sondern stattdessen in Form vermiedener Leiden oder Schmerzen oder gewonnener Lebensqualität auf der Seite des Nutzens berücksichtigt.

MERKE Für die Berücksichtigung sehr langer Ausfallzeiten, z. B. bei Frühverrentung wegen schwerer Erkrankungen, konkurrieren zwei Bewertungsmethoden: Beim **Humankapitalansatz** wird ein Produktivitätsverlust über den gesamten Ausfallzeitraum unterstellt, beim **Friktionskostenansatz** dagegen nur für eine kurze Friktionsperiode. So wird die Zeit genannt, bis eine neue Arbeitskraft gefunden und eingearbeitet ist. Wegen der großen Ermessensspielräume bei der Ermittlung der indirekten Kosten gilt es als Qualitätsmerkmal pharmakoökonomischer Studien, die Auswertungen jeweils mit und ohne indirekte Kosten vorzunehmen.

Diese Kosteneinteilung stellt eine spezielle pharmakoökonomische Betrachtungsweise dar. In einer betriebswirtschaftlich geprägten Definition werden Kosten dagegen als „bewerteter **Verzehr von Gütern und Dienstleistungen** zur Erstellung der betrieblichen Leistungen einer Abrechnungsperiode bzw. einer Produktionseinheit“ (Kistner 1981) beschrieben. Das bedeutet:

- Kosten stehen immer einer **Leistung** gegenüber. Sie können damit auch als Orientierungsgröße für den Wert der erbrachten Leistung dienen.
- Kosten sind immer ein **Produkt aus Mengen und Preisen**. Jede Ermittlung von Kosten beruht daher auf einer vorherigen Erfassung von Mengen.

Die verbrauchten Mengen von Gütern und Leistungen werden als **Ressourcenverbrauch** bezeichnet. Die Mengen müssen mit Preisen bewertet werden, um zu den Kosten zu gelangen. Es gilt als Qualitätskriterium pharmakoökonomischer Untersuchungen, nicht nur Kostendaten, sondern auch die ihnen zugrunde liegenden Ressourcenverbräuche in Mengeneinheiten anzugeben. Für die Bewertung kommen in Betracht:

- Marktpreise,
- administrierte Preise,
- Opportunitätskosten.

Marktpreise entstehen durch freie Preisbildung aufgrund von Angebot und Nachfrage. Da nahezu alle Märkte für Gesundheitsgüter in den Industriestaaten durch staatliche Einflüsse reguliert sind, stehen für pharmakoökonomische Zwecke praktisch keine Marktpreise zur Verfügung.

Nahezu alle Preise für Gesundheitsleistungen werden durch Vorschriften beeinflusst oder sogar unmittelbar durch Verwaltungsvorgänge festgelegt. Solche Preise werden als **administrierte Preise** bezeichnet. Die Preise für Arzneimittel kommen teilweise auf marktwirtschaftlicher Grundlage, aber unter vielfältigen administrativen Einflüssen zustande. Administrierte Preise sind für die Kostenträger, die diese Preise bezahlen müssen, durchaus relevant, aber sie drücken nicht die Knappheit des Gutes aus und haben damit einen wesentlichen Teil ihrer ökonomischen Aussagekraft verloren. Da die Regelungen zur Bildung administrierter Preise von der Gestaltung der Versorgungs- und Krankenversicherungssysteme abhängen und sich zwischen verschiedenen Staaten stark unterscheiden, sind die Ergebnisse solcher Bewertungen zwischen verschiedenen Gesundheitssystemen kaum vergleichbar.

Eine eher theoretische Bewertungsalternative bilden die **Opportunitätskosten** einer Maßnahme. Dies ist der entgangene Nutzen der nächstbesseren Alternative, die nicht mehr realisiert werden kann, weil die knappen Ressourcen für die betrachtete Maßnahme eingesetzt wurden.

14.2.5 Perspektiven

Die Konzeption einer pharmakoökonomischen Untersuchung und die Auswahl der für die jeweils zu unterstützende Entscheidung relevanten Kosten und Ergebnisgrößen hängen wesentlich von der Perspektive der Betrachtung ab. Ideal erscheint die **gesamtgesellschaftliche Perspektive**, die alle Betroffenen einschließt. Studien, die auf Einsparungen für die Kostenträger im Gesundheitswesen ausgerichtet sind, betrachten dagegen eher die **Perspektive der Sozialversicherungssysteme** oder nur **der Krankenversicherung**. Weitere Aspekte der Perspektive sind das betrachtete Land bzw. Gesundheitssystem und die Unterscheidung ambulanter und stationärer Versorgung.

14.2.6 Diskontierung

Viele Ereignisse, die in pharmakoökonomischen Untersuchungen erfasst werden, finden erst lange nach dem Zeitpunkt der Therapieauswahl statt. Im Zusammenhang mit chronischen Erkrankungen sind Betrachtungshorizonte von vielen Jahren oder sogar Jahrzehnten erforderlich, die nur durch Modelle dargestellt werden können. Künftige Ereignisse werden aber von Menschen als weniger bedeutsam im Vergleich zu gleichen Ereignissen in der Gegenwart bewertet. So wird der Gewinn eines Sachpreises heute höher bewertet, als wenn der Gewinn erst in einem Jahr vereinnahmt werden könnte. Auch künftige Kosten werden heute geringer bewertet. Das Maß dieser Geringschätzung der Zukunft ist eine **Zeitpräferenzrate**, die mit einem **Zinssatz** ausgedrückt werden kann. Die Umrechnung eines künftigen Wertes in einen entsprechenden heutigen Wert mithilfe des Zinssatzes wird **Abzinsung** oder **Diskontierung** genannt. Ein Betrag W_n, der in n Jahren zu zahlen ist oder dann vereinnahmt wird, besitzt mit dem Zinssatz r heute den Gegenwartswert GW:

$$GW = W_n \cdot (1 + r)^{-n} \qquad \text{Gleichung 14.1}$$

Dies gilt nicht nur für in Geldeinheiten gemessene (monetäre) Größen, sondern auch für die Endpunkte, die in klinischen oder physikalischen Einheiten gemessen werden. Daher müssen alle Größen, die in pharmakoökonomischen Untersuchungen erfasst werden und ein Jahr oder mehr vom Bezugszeitpunkt entfernt liegen, auf diesen Bezugszeitpunkt, meist auf die Gegenwart, diskontiert werden. Aus Praktikabilitätsgründen werden dafür alle Zeitpunkte jeweils auf ganze Jahre gerundet. Die Wahl eines angemessenen Zinssatzes kann dabei problematisch sein.

Zinssatz

Pharmakoökonomische Leitlinien enthalten teilweise unterschiedliche Empfehlungen zur Diskontierung, oft werden Zinssätze von 3–6 % empfohlen, also r = 0,03 bis r = 0,06. Wenn jahrzehntelange Zeiträume betrachtet werden, wirkt sich die Wahl des Zinssatzes oft stärker auf das Ergebnis aus als die meisten anderen Größen, die in pharmakoökonomische Studien eingehen.

14.3 Analysenformen

In ▸Kap. 14.2.2 bleibt offen, in welchen Größen und Einheiten der Nutzen gemessen wird. Die Auswahl der Ergebnisgröße bildet einen wichtigen Unterschied zwischen den verschiedenen Konzepten pharmakoökonomischer Analysen (◘ Tab. 14.2). Die nachfolgend vorgestellten Analysenformen dürfen nicht mit den Formen der Studiendurchführung oder Datenerhebung verwechselt werden.

Die englischen und deutschen Bezeichnungen der Analysenformen sind feststehende Begriffe. Wörtliche Übersetzungen der Begriffskomponenten sind irreführend. Der Begriff **Kosten-Nutzen-Analyse** wird im allgemeinen Sprachgebrauch als Sammelbegriff für alle pharmakoökonomischen Analysenformen gebraucht, bezeichnet in der pharmakoökonomischen Fachsprache aber nur eines dieser Konzepte. Entsprechendes gilt für die **cost-effectiveness analysis**, die im amerikanischen Sprachgebrauch allgemein für alle Konzepte, hier aber nur für ein Konzept steht.

14.3.1 Kosten-Minimierungs-Analyse

Die einfachste Form der vergleichenden pharmakoökonomischen Analyse ist die **Kosten-Minimierungs-Analyse (cost-minimization analysis)**. Sie darf nur verwendet werden, wenn die ermittelten Endpunkte bei der Anwendung der beiden verglichenen Therapien gleich oder zumindest gleichwertig sind. Das Konzept der Kosten-Minimierungs-Analyse kann also nur ex post (im Nachhinein) gewählt werden, wenn diese Voraussetzung sichergestellt werden konnte. Dann werden nur die Kosten der zwei Therapiealternativen verglichen. Die Therapie, die zu den geringeren Kosten führt, ist zu bevorzugen.

14.3.2 Kosten-Effektivitäts-Analyse

Die häufigste Form der vergleichenden pharmakoökonomischen Analyse ist die **Kosten-Effektivitäts-Analyse (cost-effectiveness analysis)**. Dabei werden die Konsequenzen der Arzneimittelanwendung mit nur einem Wirksamkeitsmaß ausgedrückt. Dies erleichtert die

Datenerfassung und die Ergebnisdarstellung, verengt jedoch die komplexen Arzneimittelwirkungen auf nur eine Zielgröße und wird damit dem Arzneimittel möglicherweise nicht gerecht. Die Aussagekraft einer Kosten-Effektivitäts-Analyse hängt daher wesentlich von der Auswahl des Wirksamkeitsmaßes ab (siehe Kasten).

Wirksamkeitsmaße

Das Wirksamkeitsmaß einer Kosten-Effektivitäts-Analyse kann ein Surrogatendpunkt oder ein finales Maß sein (▸Kap. 13.2). **Finale Maße** drücken einen unmittelbar vom Patienten erlebbaren Effekt aus. Typischerweise sind dies gewonnene Lebenszeit bei lebensverkürzenden Erkrankungen oder vermiedene Krankheitszeit bei kurzfristigen Erkrankungen. **Surrogatendpunkte** erfassen die Krankheit dagegen nur indirekt, sind aber oft besser messbar als finale Maße. Beispiele für Surrogatendpunkte sind der Blutdruck und diverse Labordaten.

Das Ergebnis einer Kosten-Effektivitäts-Analyse wird meist in inkrementeller Darstellung, wie in ◦Gleichung 14.2, formuliert, wobei ΔK die Kostendifferenz und ΔE die Ergebnisdifferenz, jeweils zwischen den beiden Therapiealternativen oder Arzneimitteln, sind. Im Fall des rechten oberen Quadranten in ◦Abb. 14.1 sind beide Differenzen positiv. Nur dieser Fall interessiert hier. In der Kosten-Effektivitäts-Analyse wird ermittelt, welche zusätzlichen finanziellen Mittel aufgewendet werden müssen, um einen bestimmten therapeutischen Vorteil gegenüber der Vergleichsbehandlung zu erzielen. Der Quotient in ◦Gleichung 14.2 wird daher als **inkrementeller Kosten-Wirksamkeits-Quotient (incremental cost-effectiveness ratio, ICER)** bezeichnet, der den erzielbaren „value for money" vermittelt:

$$ICER = \frac{\Delta K}{\Delta E} \qquad \text{Gleichung 14.2}$$

Diese Betrachtung ist jedoch kein Werturteil, ob der Vorteil diesen Mitteleinsatz wert ist, sondern kann nur eine sachliche Grundlage für ein solches Werturteil bilden. Eine Kosten-Effektivitäts-Analyse erlaubt damit allein noch keine Vorteilhaftigkeitsentscheidung zwischen zwei Therapien. Am häufigsten werden die Kosten nach den gewonnenen Lebensjahren berechnet. Damit ist es möglich, sehr unterschiedliche Verfahren und Arzneimittel miteinander zu vergleichen.

14.3.3 Kosten-Nutzwert-Analyse

Verlängerte Lebenszeit oder verkürzte Krankheitszeit gelten als aussagekräftige Wirksamkeitsmaße für Kosten-Effektivitäts-Analysen, dabei bleibt aber die Lebens-

◻ **Tab. 14.2** Größen und Einheiten in pharmakoökonomischen Analysenformen

Analyseform	Endpunkte	Kosten
Kosten-Minimierungs-Analyse	Entfällt	Für alle Analysenkonzepte: Geldbetrag, z. B. in € oder $
Kosten-Effektivitäts-Analyse	Klinische oder physikalische Größen	
Kosten-Nutzwert-Analyse	Zusammengesetzte Größe aus Lebensdauer und Lebensqualität, meist QALY	
Kosten-Nutzen-Analyse	Nutzen ausgedrückt als Geldbetrag, z. B. in € oder $	

qualität der Patienten unberücksichtigt. Dieser wesentliche Nachteil der Kosten-Effektivitäts-Analyse entfällt bei der **Kosten-Nutzwert-Analyse (cost-utility analysis)**. In der Kosten-Nutzwert-Analyse wird ein komplexes Wirksamkeitsmaß verwendet, das die Angabe einer Zeitdauer mit der gesundheitsbezogenen Lebensqualität des Patienten während dieser Zeit verknüpft. Insofern kann die Kosten-Nutzwert-Analyse auch als Spezialfall der Kosten-Effektivitäts-Analyse mit einem solchen besonderen Wirksamkeitsmaß gesehen werden. Eine Kosten-Nutzwert-Analyse ist nur sinnvoll, wenn sich die verglichenen Therapien hinsichtlich der Folgen für die Lebensqualität nennenswert unterscheiden.

Als Maß, das die Zeit und die Lebensqualität miteinander verbindet, hat sich das **quality-adjusted life year (QALY, qualitätsbereinigtes Lebensjahr)** durchgesetzt. Bei konstanter Lebensqualität ist es als Produkt der Lebenszeit mit einem dimensionslosen Lebensqualitätsindex definiert. Dieser Index kann Werte zwischen null und eins annehmen, wobei null für den Tod und eins für die bestmögliche gesundheitsbezogene Lebensqualität steht. Die allgemeine Berechnung, die auch bei schwankender Lebensqualität anzuwenden ist, erfolgt gemäß ◦Gleichung 14.3 mit i als Lebensqualitätsindex, t als Zeit, T als Betrachtungshorizont und QALY in Jahren.

$$QALY = \int_{t=0}^{T} i(t)\, dt \qquad \text{Gleichung 14.3}$$

QALY sind als Fläche unter einer Kurve zu interpretieren, die den Lebensqualitätsindex im Zeitverlauf darstellt. Ein Lebensjahr mit der größtmöglichen gesundheitsbezogenen Lebensqualität wird dabei ebenso als ein QALY gewertet wie zwei Jahre mit jeweils der halben möglichen Lebensqualität. Das größte Problem bei der Anwendung dieses Konzepts ist, die Werte des Lebensqualitätsindexes zu ermitteln. Dazu existieren verschiedene Methoden (▸Kap. 13.3.1), die oft zu stark abweichenden Ergebnissen führen. Kosten-Nutzwert-Analysen sollten daher mit Vorsicht interpretiert werden.

Das Ergebnis einer Kosten-Nutzwert-Analyse wird analog zur Kosten-Effektivitäts-Analyse als zusätzliche Kosten pro gewonnenem QALY dargestellt. So entsteht ein ausdrucksstarkes Maß für das Verhältnis zwischen Kosten und Nutzen einer Therapie. Dies darf aber nicht als feststehende Eigenschaft eines Arzneimittels missverstanden werden, denn es werden hier nicht absolute Kosten pro QALY, sondern jeweils zusätzliche Kosten pro gewonnenem QALY im Vergleich zu einer Referenztherapie angegeben. Das Ergebnis hängt damit von der Wahl des Vergleichs ab.

Die Ergebnisdarstellung in Form zusätzlicher Kosten pro gewonnenem QALY ermöglicht den Vergleich beliebiger Arzneimittel oder medizinischer Verfahren zu unterschiedlichsten Zielen mit einem einheitlichen Maß. Aufgrund der unterschiedlichen Methoden zur Ermittlung der Lebensqualität können den Ergebnissen allerdings unterschiedliche Studienkonzepte zu Grunde liegen, was in den Ergebnissen nicht mehr zum Ausdruck kommt. Dessen ungeachtet werden solche Vergleiche vielfach in sogenannten **league tables** zusammengestellt, die verschiedene Maßnahmen anhand der zusätzlichen Kosten pro gewonnenem QALY in eine Reihenfolge ökonomischer Vorteilhaftigkeit bringen. Dabei werden auch so unterschiedliche Maßnahmen wie Präventionsprogramme, Arzneimittelanwendungen und Operationen miteinander verglichen. Dahinter steht die Vorstellung, dass alle Maßnahmen im Gesundheitswesen um die gleichen Finanzmittel konkurrieren, weil sie alle auf die Gesunderhaltung oder Heilung von Menschen gerichtet sind und von denselben Kostenträgern bezahlt werden. Daher sollte versucht werden, mit den vorhandenen begrenzten Mitteln getreu dem ökonomischen Prinzip möglichst viel gesundheitlichen Nutzen zu erzielen. Das QALY wird als universelles Maß für diesen gesundheitlichen Nutzen verstanden.

■ **MERKE** Häufig wird der Versuch diskutiert, eine Grenze für die gerade noch akzeptablen Kosten pro gewonnenem QALY festzulegen. Dann sollten Gesundheitsleistungen bis zu dieser Grenze solidarisch finanziert werden, aber nicht darüber hinaus, weil die Mittel an anderer Stelle mehr gesundheitlichen Nutzen stiften könnten. Dies würde aber auch bedeuten, dass neue Methoden unterhalb dieser Grenze unmittelbar als nützlich anerkannt würden. Eine solche Grenze ergibt sich nicht zwangsläufig aus dem ökonomischen Konzept der Kosten-Nutzwert-Analyse. Es kann nur versucht werden, eine solche Grenze aus anderen Werteinschätzungen herzuleiten, aber dies wäre stets ein Werturteil (▸Kap. 14.6).

14.3.4 Kosten-Nutzen-Analyse

Während eine Kosten-Nutzwert-Analyse eine Entscheidung über die Vorteilhaftigkeit einer Therapie gegenüber einer Vergleichsmaßnahme nur in Verbindung mit einer normativ festzulegenden Grenze ermöglicht, ist dies bei einer **Kosten-Nutzen-Analyse** (im engeren Sinn, **cost-benefit analysis**) auch ohne eine solche Grenze möglich. Der auffälligste Unterschied der Kosten-Nutzen-Analyse zu den anderen Konzepten ist die Angabe der Ergebnisgröße in Geldeinheiten. Das Ergebnis einer Kosten-Nutzen-Analyse wird als Differenz aus dem zusätzlichen Nutzen und den zusätzlichen Kosten im Vergleich zur Referenztherapie angegeben. Ergibt sich eine positive Differenz, ist die untersuchte Therapie gegenüber der Referenz vorteilhaft.

Das Problem dieser Vorgehensweise ist, den Nutzen einer Therapie in Geldeinheiten anzugeben. Dazu dient eine **Zahlungsbereitschaftsanalyse (willingness-to-pay analysis)**, die direkt oder indirekt angestellt werden kann. Bei indirekten Zahlungsbereitschaftsanalysen wird aus dem Verhalten von Menschen geschlossen, welche Zahlungen sie leisten, um eine mögliche Gesundheitsgefährdung abzuwenden, oder welche Zahlungen sie für solche Gefährdungen fordern, z. B. als Gehalt für gefährliche Berufe. Bei direkten Zahlungsbereitschaftsanalysen werden Probanden gefragt, wie viel sie für eine bestimmte Verbesserung ihres Gesundheitszustands, für eine bestimmte Therapie oder für eine Versicherung für einen bestimmten Krankheitsfall bezahlen würden. Dabei wird nicht tatsächlich Geld verlangt, sondern eine hypothetische Situation unterstellt. Verschiedene Befragungstechniken können zu unterschiedlichen Ergebnissen führen, zumal es den Probanden oft schwerfällt, ihre Wertvorstellungen in einem Geldbetrag auszudrücken. Daher wird die Kosten-Nutzen-Analyse (im engeren Sinn) nur selten eingesetzt.

Die Kosten-Nutzen-Analyse soll die Verbesserung der allgemeinen Wohlfahrt (**welfarism**) der Betroffenen messen, während alle anderen vorgestellten Analysenformen nur eine spezielle gesundheitsbezogene Wohlfahrt (**extra welfarism**) berücksichtigen. Mit QALY können nur gesundheitsbezogene Vorteile erfasst und auch nur Handlungsempfehlungen für eine Konkurrenz gesundheitsbezogener Maßnahmen um dieselben Finanzmittel abgeleitet werden. Bei der Angabe einer Zahlungsbereitschaft setzt ein Proband die untersuchte Gesundheitsleistung dagegen in ein Verhältnis zu allen anderen Verwendungsmöglichkeiten des Geldes wie Konsum oder Sparen. Kosten-Nutzen-Analysen versprechen damit nicht nur Antworten auf die Frage, wie das Geld innerhalb des Gesundheitswesens zu verteilen ist, sondern auch im Vergleich zu allen anderen Verwendungsmöglichkeiten. Außerdem stützen sich die Ergebnisse auf die Werturteile von Probanden und ermöglichen so eine **Allokationsentscheidung** anhand der Präferenzen der Betroffenen, was dieser Analysenform eine ethisch überzeugende Grundlage gibt. Dessen ungeachtet wird die Kosten-Nutzen-Analyse gerade wegen der Bewertung der Gesundheit in Geldeinheiten von ökonomischen Laien oft als ethisch problematisch kritisiert.

Beispiel

Pharmakoökonomische Analysenformen

Beim Vergleich blutdrucksenkender Arzneimittel wäre der Blutdruck ein Surrogatendpunkt, ein aussagekräftiger patientenrelevanter Endpunkt wäre die Mortalität. Wenn zwei blutdrucksenkende Arzneimittel die gleichen Effekte auf die Mortalität haben, können sie in einer **Kosten-Minimierungs-Analyse** hinsichtlich ihrer Kosten verglichen werden. Wenn sie unterschiedlich auf die Mortalität wirken, ist eine weitergehende Analyse erforderlich, vorzugsweise eine **Kosten-Effektivitäts-Analyse** mit der Mortalität als Endpunkt. Falls die beiden Arzneimittel darüber hinaus unterschiedlich auf die Lebensqualität der Patienten wirken, bietet sich eine **Kosten-Nutzwert-Analyse** an. In einer **Kosten-Nutzen-Analyse** (im engeren Sinne) würden die Behandlungskosten mit der Zahlungsbereitschaft der Patienten für die zu erwartenden Vorteile an Lebensdauer und Lebensqualität verglichen. In einer **Krankheitskostenanalyse** könnten z. B. die gesamten Behandlungskosten für alle Bluthochdruckpatienten ermittelt werden, dabei werden die therapeutischen Ergebnisse jedoch nicht berücksichtigt.

14.3.5 Krankheitskostenanalyse

Die **Krankheitskostenanalyse (cost-of-illness study)** ist keine vergleichende pharmakoökonomische Untersuchung. Es werden nur die Kosten addiert, die in einem Staat oder in einem Teil des Gesundheitswesens als Folge einer bestimmten Erkrankung entstehen. Diese Kosten werden nicht mit einem Ergebnismaß verglichen. Isoliert betrachtet, vermittelt eine solche Analyse nur einen Eindruck von den gesamtwirtschaftlichen Folgen einer Erkrankung, woraus aber keine Handlungsempfehlung folgt. Der Wert von Krankheitskostenanalysen liegt mehr in ihrer Verwendung als Bestandteil umfassenderer Betrachtungen. Sie können bei der Modellbildung für andere Analysen, als Datenquelle oder zur Ermittlung des Ressourcenbedarfs bei der Bestimmung von Pauschalhonoraren hilfreich sein.

14.3.6 Ausgaben-Einfluss-Analyse

Eine **Ausgaben-Einfluss-Analyse (budget-impact analysis)** ermittelt die Wirkung einer (Arzneimittel-)Therapie auf das Budget der Kostenträger. Diese Budgetwirkung hängt vom Preis und von der Menge der eingesetzten Arzneimittel ab (Schellhorn et al. 2013). Die Menge wiederum ergibt sich aus der Anzahl der Patienten, die die Therapie erhalten werden, und damit aus der Abgrenzung des Anwendungsgebiets. Doch werden die Ausgaben nicht mit einem Nutzenmaß verglichen. Daher ist eine Ausgaben-Einfluss-Analyse keine vergleichende pharmakoökonomische Bewertung.

14.4 Sensitivitätsanalyse

Viele Größen, die in pharmakoökonomische Untersuchungen oder Modelle eingehen, sind unsicher, weil sie nicht genau zu erfassen sind, sich ändern können oder auf Annahmen beruhen. Es ist z. B. unsicher, welcher Zinssatz die Geringschätzung künftiger Werte angemessen ausdrückt und wie Ergebnisse klinischer Studien auf reale Versorgungssituationen übertragbar sind. **Sensitivitätsanalysen** untersuchen die Folgen dieser Unsicherheit auf eine (pharmako-)ökonomische Studie und die daraus abgeleiteten Entscheidungen (ISPOR 2003). Da pharmakoökonomische Studien auf die Auswahl eines vorteilhaften Arzneimittels zielen, wird in Sensitivitätsanalysen geprüft, bei welchen Annahmen die zuvor ermittelte Entscheidung für ein bestimmtes Arzneimittel aufrechterhalten bleibt und in welchen Fällen sie zugunsten einer Alternative geändert würde. Die ursprünglichen Annahmen werden als **Basisfall** bezeichnet. Nach der Art der Variation des Basisfalls werden verschiedene Formen der Sensitivitätsanalyse unterschieden:

- **Univariate (one-way)** und **multivariate (multi-way)** Sensitivitätsanalysen: Es werden für eine (univariat) oder mehrere (multivariat) eingehende Größen jeweils vom Basisfall abweichende Annahmen getroffen, die begründet werden sollten. So lässt sich im Idealfall ermitteln, welche eingehende Größe entscheidungsrelevant ist, also die Entscheidung für oder gegen eine Alternative bestimmt.
- In einer **Schwellenwertanalyse (threshold-analysis)** wird ermittelt, bei welchem Wert der eingehenden Größe beide Alternativen gleichwertig sind.
- Die **Szenarioanalyse** ist eine multivariate Sensitivitätsanalyse, bei der die eingehenden Größen nicht beliebig variiert, sondern jeweils plausible Kombinationen von Merkmalsausprägungen gebildet werden.
- Die **Extremwertanalyse (analysis of extremes)** ist ein Spezialfall der Szenarioanalyse, bei dem alle eingehenden Größen jeweils so verändert werden, dass sie entweder zu Gunsten oder zu Ungunsten einer Alternative wirken. Eine Alternative, die sogar im ungünstigsten Fall vorteilhaft ist, wirkt sehr überzeugend.

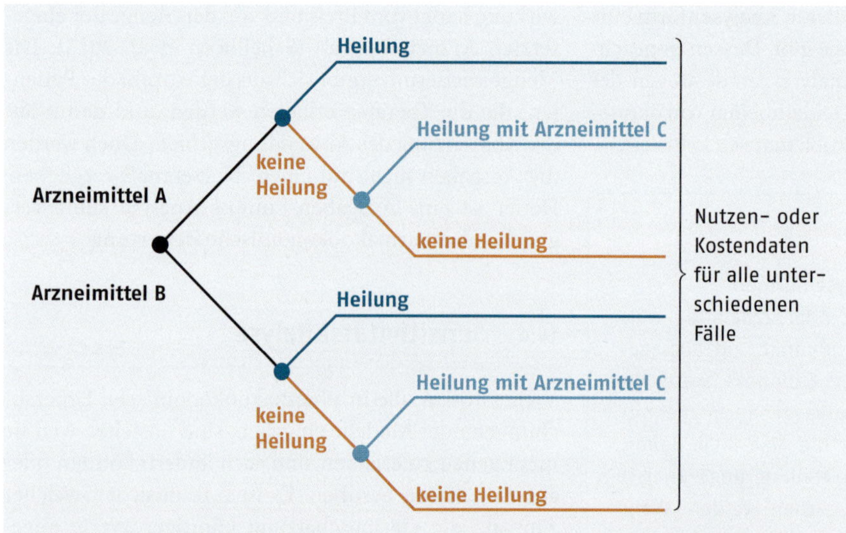

Abb. 14.3 Entscheidungsbaum

- **Deterministische** und **probabilistische** Sensitivitätsanalysen: In deterministischen Analysen werden zählbare Variationen untersucht. Die Anzahl der Variationen kann von einigen wenigen bei univariaten Sensitivitätsanalysen bis zu Tausenden bei aufwendigeren Verfahren reichen. Dagegen werden in probabilistischen Analysen nicht einzelne alternative Ausprägungen, sondern Wahrscheinlichkeitsverteilungen für die unsicheren Werte angenommen. In pharmakoökonomischen Studien wird dafür häufig eine **Monte-Carlo-Simulation** eingesetzt (▸Kap. 14.5.3).

Sensitivitätsanalysen gelten als wesentliches Qualitätsmerkmal für pharmakoökonomische Studien. Oft ist es sinnvoll, mehrere Formen der Sensitivitätsanalyse miteinander zu kombinieren.

14.5 Methoden der Modellierung

Aus der Vielfalt der Methoden zur Modellierung werden beispielhaft einige wichtige Konzepte vorgestellt. Bei **deterministischen Modellen** sind die alternativen Verlaufsmöglichkeiten und Endzustände zählbar. Liegen dagegen für eine oder mehrere Eingangsgrößen des Modells Wahrscheinlichkeitsverläufe anstelle zählbarer Werte vor, entsteht ein **probabilistisches (stochastisches) Modell**.

14.5.1 Entscheidungsbaum

Entscheidungsbäume bilden eine Grundstruktur vieler pharmakoökonomischer Modelle. Ein **Entscheidungsbaum** ist eine grafische Darstellung einer logischen Struktur von Entscheidungen bei Unsicherheit, die alle relevanten Entscheidungsalternativen, ihre Ergebnisse und ihre **Eintrittswahrscheinlichkeiten** angibt (ISPOR 2003). Das Modellhafte liegt dabei insbesondere in der Vereinfachung der Realität auf sehr wenige Entscheidungsmöglichkeiten und Geschehensverläufe. Der Verlauf des Geschehens (Abb. 14.3) wird üblicherweise von der Wurzel (hier links dargestellt) zu den Ästen des Baums (hier rechts dargestellt) verfolgt und verläuft über Entscheidungs- und Ereignisknoten. Bei Entscheidungsknoten stehen zwei oder mehr Alternativen zur Auswahl, z. B. verschiedene Arzneimittel (wie bei der Wurzel im abgebildeten Entscheidungsbaum). Bei Ereignisknoten treten verschiedene Ereignisse, wie Heilung, Verbesserung oder unerwünschte Arzneimittelwirkungen, ein, zu denen jeweils eine Wahrscheinlichkeitsangabe als Teil des Modells gehört. So entstehen vielfältige Verzweigungen. Jeder endständige Ast des Baums steht für einen Verlauf des Geschehens mit einem Ergebnis, zu dem Kosten und Therapieergebnisse gehören können. Durch **„Zurückfalten"** von den endständigen Ästen zu den Entscheidungsknoten können die Ergebnisse unterschiedlicher Alternativen ermittelt und verglichen werden. Die Daten für die Zielgrößen wie QALY oder Kosten ergeben sich als Summe der Ergebnisse verschiedener Verläufe des Geschehens, die jeweils mit ihren Eintrittswahrscheinlichkeiten gewichtet werden.

In Entscheidungsbäumen führt jede Variation des Verlaufs des Geschehens zu neuen Ästen, die sich ihrerseits weiter verzweigen. Besonders bei langfristigen Verläufen ist die dadurch entstehende Komplexität ein Nachteil.

14.5.2 Markov-Modell

Als Alternative bietet sich das **Markov-Modell** an. Dabei werden verschiedene mögliche Zustände, hier typischerweise Gesundheitszustände, betrachtet, die ein Patient im Verlauf des Geschehens annehmen kann. Jedem Zustand werden Ergebnisse, wie Kosten, Lebensqualität oder klinische Daten, für jeweils eine betrachtete Periode zugeschrieben. Außerdem enthält ein solches Modell Angaben, mit welcher Wahrscheinlichkeit der Patient in der nächsten Periode in dem Zustand verbleibt oder in einen bestimmten anderen Zustand wechselt. Die Realität wird damit auf eine begrenzte Zahl von Zuständen und zeitlichen Veränderungen reduziert. Die ○ Abb. 14.4 zeigt ein sehr einfaches Beispiel mit den drei Zuständen gesund, krank und tot. Zu jedem Pfeil gehört eine Übergangswahrscheinlichkeit für den Wechsel zwischen den Zuständen bzw. für den Verbleib in einem Zustand am Ende einer Periode.

Die Besonderheit der Markov-Modelle liegt in der **Markov-Eigenschaft**, die besagt, dass die Übergangswahrscheinlichkeiten nur von dem jeweils betrachteten Ausgangszustand, aber nicht vom bisherigen Verlauf des Geschehens abhängt. Es heißt daher, ein Markov-Modell habe „kein Gedächtnis". Diese Eigenschaft bildet den wesentlichen Unterschied zu den Entscheidungsbäumen und verringert die Komplexität der Markov-Modelle. Dies begründet die Vorteile der Markov-Modelle insbesondere für die Modellierung langfristiger Abläufe. Durch Variationen des Prinzips können allerdings Modelle erstellt werden, die partiell Aspekte des bisherigen Geschehens berücksichtigen.

14.5.3 Monte-Carlo-Simulation

Ein in pharmakoökonomischen Analysen verbreitetes probabilistisches Modell ist die **Monte-Carlo-Simulation**. Dafür werden viele virtuelle Patienten zufällig erzeugt, deren Eigenschaften statistisch ebenso verteilt sein sollten wie in der realen Grundgesamtheit, für die eine Empfehlung abgeleitet werden soll. Für die virtuellen Patienten werden jeweils Handlungsverläufe angenommen, wie sie sich aus den Wahrscheinlichkeiten für Erfolge oder Misserfolge der betrachteten Therapien ergeben. Als Resultat entsteht ein breites Spektrum von Behandlungsergebnissen. Daraus kann ermittelt werden, welcher Anteil der Patienten sich auf jeweils unterschiedliche Bereiche im Sinne der ○ Abb. 14.1 verteilt und welches Arzneimittel demnach vorteilhaft ist. Monto-Carlo-Simulationen werden oft zur Sensitivitätsanalyse genutzt.

14.5.4 Discrete-Choice-Experimente

Pharmakoökonomische Evaluationen zielen darauf ab, das gesundheitliche Outcome von Therapien zu bewerten, um ökonomische Betrachtungen zu ermöglichen. Eine große Herausforderung dabei ist, die **Präferenzen** der Patienten oder der Gesellschaft gegenüber verschiedenen gesundheitlichen Konsequenzen zu ermitteln. Eine Alternative zur Ermittlung solcher Präferenzen gegenüber den gängigen Evaluationsverfahren bilden **Discrete-Choice-Experimente**. Dabei müssen sich Probanden in paarweisen Vergleichen zwischen hypothetischen Alternativen entscheiden. Diese Auswahlentscheidungen können als Ergebnis der Präferenzen der Probanden gegenüber den Eigenschaften der zur Auswahl gestellten Alternativen interpretiert werden. Mit statistischen Verfahren können die Präferenzen aus den Auswahlentscheidungen hergeleitet werden. Das Konzept ist in der mikroökonomischen Nachfragetheorie begründet. Es ist als Methode zur Ermittlung von Präferenzen anerkannt und wird im Rahmen des Marketings schon lange genutzt. In der Gesundheitsökonomie versprechen Discrete-Choice-Experimente einen Ansatz zur Gewichtung patientenrelevanter Endpunkte und zur Ermittlung quantitativer Nutzendaten als Alternative zu QALY (Mühlbacher et al. 2012).

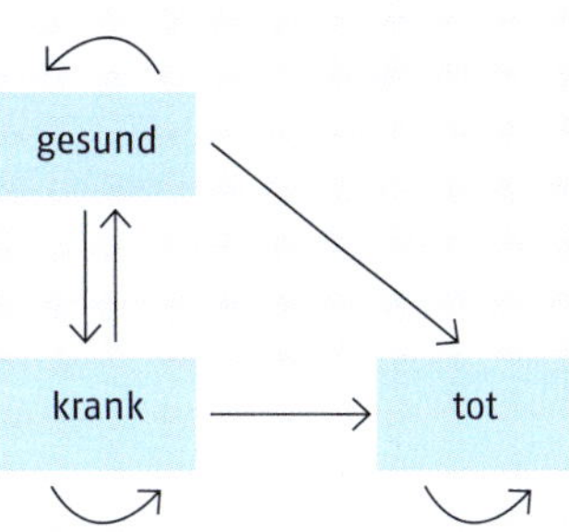

○ **Abb. 14.4** Markov-Modell mit den drei Zuständen gesund, krank und tot

14.6 Pharmakoökonomie in der Praxis

14.6.1 Maßnahmen auf der Grundlage von Preisvergleichen

Maßnahmen zur Senkung der Ausgaben der Krankenversicherungen für Arzneimittel können auf die Verringerung der Preise oder der Mengen der angewendeten Arzneimittel abzielen. In Deutschland dominieren preisorientierte Eingriffe in den Arzneimittelmarkt. Die meisten Sparmaßnahmen dieser Art sind Zwangsabschläge, Erstattungshöchstgrenzen oder indirekte Anreize zu Preissenkungen, in anderen Ländern auch Preisvorgaben durch Behörden oder aufgrund von ausländischen Vergleichspreisen. Der ökonomische Hintergrund von Erstattungsgrenzen besteht typischerweise nur in simplen Preisvergleichen zwischen wirkstoffgleichen Arzneimitteln, aber nicht in vergleichenden pharmakoökonomischen Bewertungen, in die auch der Nutzen eingehen würde.

In Deutschland werden etliche Sparmaßnahmen bei Arzneimitteln immer wieder verändert, aber **Festbeträge** sind lange etabliert. Festbeträge sind Preisobergrenzen für Arzneimittel, die von den gesetzlichen Krankenkassen erstattet werden. Verordnet ein Arzt ein Arzneimittel, dessen Preis über seinem Festbetrag liegt, muss der Versicherte selbst den Differenzbetrag zahlen. Die Festbeträge wurden zunächst nur für nicht patentgeschützte Arzneimittel angewendet. Doch können auch patentgeschützte Arzneimittel in eine **Festbetragsgruppe** eingeordnet werden, wenn bei der **frühen Nutzenbewertung** kein Zusatznutzen festgestellt wurde (▸Kap. 13.5).

Festbetragsgruppen

Bei den Festbetragsgruppen werden **drei Stufen** unterschieden:

- Stufe 1: wirkstoffgleiche Arzneimittel,
- Stufe 2: Arzneimittel, die pharmakologisch und therapeutisch vergleichbare Wirkstoffe, insbesondere mit chemisch verwandter Struktur, enthalten,
- Stufe 3: Arzneimittelkombinationen, die hinsichtlich ihrer therapeutischen Wirkung vergleichbar sind.

Welche Arzneimittel unter die Festbetragsregelung fallen, entscheidet der Gemeinsame Bundesausschuss (G-BA).

14.6.2 Maßnahmen für neue Arzneimittel

Da bei patentgeschützten Arzneimitteln keine Preise im Wettbewerb verglichen werden können, sind neue Arzneimittel das typische Einsatzgebiet für pharmakoökonomische Bewertungen. Dazu dienen oft Bestandteile von Health Technology Assessments (HTA, ▸Kap. 12.3) als Entscheidungsgrundlage (Greiner 2007). Um solche Studien bewerten und vergleichen zu können, sind einheitliche Methoden und Qualitätsstandards hilfreich, wie sie in Leitlinien formuliert sind (siehe Kasten). Dabei steht das Interesse an baldigen Ergebnissen in einem Widerspruch zu dem Anspruch, realistische Daten aus dem Patientenalltag zu erheben, der naturgemäß erst nach der Zulassung zu beobachten ist.

Der stärkste Markteingriff ist die behördliche Entscheidung, ob ein Arzneimittel oder Therapieverfahren durch gesetzliche Krankenversicherungen oder einen nationalen Gesundheitsdienst erstattet wird. Eine solche Prüfung der Wirtschaftlichkeit von Arzneimitteln nach ihrer Zulassung wird als **„vierte Hürde"** bezeichnet. Die sozialrechtliche Frage der Erstattungsfähigkeit ist streng von der arzneimittelrechtlichen Frage der Verkehrsfähigkeit zu unterscheiden, über die bei der Zulassung anhand der drei „Hürden" Qualität, Wirksamkeit und Unbedenklichkeit entschieden wird. Neben der Erstattungsfähigkeit ist die Frage nach dem erstatteten Preis bedeutsam. Daher gibt es in vielen Ländern ausführliche Regelungen zur Preisbildung, die mit der Bewertung der Erstattungsfähigkeit verknüpft sein können.

Als erstes Land forderte Australien 1993 einen Nachweis der Wirtschaftlichkeit anhand pharmakoökonomischer Studien als Voraussetzung für die Erstattung

Pharmakoökonomische Leitlinien

Auf der Internetseite der International Society for Pharmacoeconomics and Outcomes Research (ISPOR; www.ispor.org) können länderspezifische **pharmakoökonomische Leitlinien** von internationalen öffentlichen Instituten abgerufen werden, die als Grundlage für die Durchführung von pharmakoökonomischen Analysen im jeweiligen Land empfohlen werden. Auch die ISPOR selbst entwickelt Leitlinien zu pharmakoökonomischen Themen. Für Deutschland haben die Deutsche Gesellschaft für Klinische Pharmakologie und Therapie (DGKPT; Brecht et al. 1995) und die „Hannover Consensus Group" solche Leitlinien veröffentlicht. Letztere sind an internationale Leitlinien angelehnt und stehen seit 2007 in der dritten Version zur Verfügung (Von der Schulenburg et al. 2007). Das IQWiG hat ein eigenes Regelwerk für ein spezielles Verfahren geschaffen, das in einem Abschnitt des allgemeinen Methodenpapiers des Instituts beschrieben wird (IQWIG 2015).

durch den nationalen Gesundheitsdienst. Seitdem wurden in vielen Ländern Bewertungsverfahren als Voraussetzung für die Erstattungsfähigkeit eingeführt, doch werden pharmakoökonomische Studien dabei in sehr unterschiedlichem Umfang berücksichtigt. Das für England und Wales zuständige „National Institute for Clinical Excellence" (NICE) wird international besonders aufmerksam betrachtet und gilt als Prototyp eines Instituts für die pharmakoökonomische Bewertung von Arzneimitteln.

Obwohl in vielen Ländern das Verhältnis von Kosten und einer Ergebnisgröße betrachtet wird, gibt es zumeist keine verbindlichen Regeln über einen absoluten Schwellenwert für die Erstattung von Arzneimitteltherapien. In der internationalen pharmakoökonomischen Literatur werden oft zusätzliche Kosten von etwa 50 000 € oder 50 000 US$ pro zusätzlichem QALY als Grenzen für wirtschaftlich akzeptable Therapien diskutiert.

Anstelle pharmakoökonomischer Untersuchungen sind in vielen Ländern Nutzenbewertungen oder Preisverhandlungen, alleine oder kombiniert, vorgeschrieben. Dies gilt seit 2011 auch in Deutschland mit der frühen Nutzenbewertung (▸Kap. 13.5). In einigen Ländern orientiert sich die Preisbildung an Referenzpreisen anderer Länder, aber dieses Verfahren kann nicht in zu vielen Ländern angewendet werden, weil die Preisbildungssysteme dann zu oft gegenseitig aufeinander Bezug nehmen würden. Da viele europäische Länder auf die deutschen Preise Bezug nehmen, sind die Arzneimittelhersteller an der Preisbildung in Deutschland besonders interessiert.

Eine Fortentwicklung der Preisverhandlungen sind erfolgsabhängige oder **anreizorientierte Verträge**, die in einigen Ländern üblich sind. Dabei werden zwischen den Kostenträgern und den pharmazeutischen Unternehmern Verträge geschlossen, die z. B. die Gesamtausgaben für ein bestimmtes Arzneimittel in einem Zeitraum begrenzen oder eine Rückzahlung des Arzneimittelpreises bei Therapieversagen (z. B. Organabstoßung nach Transplantation bei einem Immunsuppressivum) vorsehen. Dies begrenzt die Kosten unmittelbar (**cost-sharing**) oder es verringert die Unsicherheit der Kostenträger über die Kostenentwicklung (**risk-sharing**).

Als Alternative zu einem indikationsübergreifenden Schwellenwert entwickelte das IQWiG in Deutschland ein Konzept auf der Grundlage einer indikationsspezifischen **Effizienzgrenze** (o Abb. 14.5).

Bei einer **Kosten-Nutzen-Bewertung** durch das IQWiG werden Kosten und Nutzen aller Therapien für eine bestimmte Indikation ermittelt. Die effizienten Therapien, d. h. die Therapien, die nicht durch billigere und zugleich bessere Therapien dominiert werden, bilden dabei die Effizienzgrenze (IQWiG 2015). Aus der Fortschreibung dieser Grenze wird ein zusatznutzenbereinigter Erstattungspreis ermittelt. Aus den Ergebnissen von Sensitivitätsanalysen ergibt sich dabei ein Korridor für Preisverhandlungen. Dieses Verfahren ist für den Fall vorgesehen, dass eine Schiedsstellenentscheidung nach der frühen Nutzenbewertung angefochten wird (▸ Kap. 13.5.1).

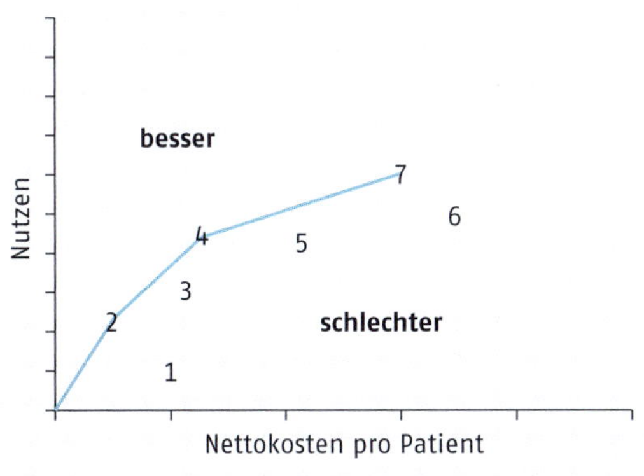

o **Abb. 14.5** Vollständige theoretische Effizienzgrenze nach IQWiG. Die Effizienzgrenze teilt die Kosten-Nutzen-Ebene in zwei Areale: ein besseres mit höherer und ein schlechteres mit niedrigerer Effizienz. IQWiG 2015

Literatur

Bootman JL, Townsend RJ, McGhan WF. Introduction to pharmacoeconomics. In: Bootman JL, Townsend RJ, McGhan WF (Hrsg). Principles of pharmacoeconomics. 3. Aufl., Harvey Whitney Books Company, Cincinnati 2004

Brecht JG, Jenke A, Köhler ME et al. Empfehlungen der Deutschen Gesellschaft für Klinische Pharmakologie und Therapie zur Durchführung und Bewertung pharmakoökonomischer Studien. MedKlin, 90: 541–546, 1995

Breyer F, Zweifel PS, Kifmann M. Gesundheitsökonomik. 6. Aufl., Springer Verlag, Berlin 2012

Dietrich ES. Grundlagen der Pharmakoepidemiologie und Pharmakoökonomie. Govi-Verlag, Eschborn 2002

Drummond MF, Sculpher MJ, Torrance GW et al. Methods for the economic evaluation of health care programmes. 3. Aufl., Oxford University Press, Oxford 2005

Greiner W. Die Rolle der Pharmakoökonomie zur Ressourcenallokation im Gesundheitswesen – Überblick und Implikationen für Deutschland. Gesundh ökon Qual manag, 12: 51–56, 2007

Gyrd-Hansen D. Looking for willingness to pay (WTP) threshold for a QALY – Does it make sense? – A critical view. Proceedings of the ISPOR 9th Annual European Congress, 28–31, Kopenhagen, Dänemark 2006

Institut für Qualität und Wirtschaftlichkeit im Gesundheitswesen (IQWiG). Allgemeine Methoden. Version 4.2, www.iqwig.de, 2015

International Society for Pharmacoeconomics and Outcomes Research (ISPOR). Health care cost, quality, and outcomes: ISPOR Book of terms. Lawrenceville 2003

Kistner KP. Produktions- und Kostentheorie. Physica-Verlag, Würzburg, Wien 1981

Lüngen M. Überblick über die Methoden der Gesundheitsökonomie. In: Institut für Gesundheitsökonomie und Klinische Epidemiologie der Universität zu Köln. Studien zu Gesundheit, Medizin und Gesellschaft, 4, 2007

Mühlbacher AC, Bethge S, Tockhorn A. Präferenzmessung im Gesundheitswesen: Grundlagen von Discrete-Choice-Experimenten. Gesundh ökon Qual manag, 17: 159–172, 2012

Müller-Bohn T, Ulrich V. Pharmakoökonomie. Wissenschaftliche Verlagsgesellschaft Stuttgart, 2000

Schellhorn H, Zerwes U, Rosery H. Budget Impact in der frühen Nutzenbewertung. Gesundh ökon Qual manag, 18: 180–185, 2013

Von der Schulenburg JM, Greiner W et al. Deutsche Empfehlungen zur gesundheitsökonomischen Evaluation – Dritte und aktualisierte Fassung des Hannoveraner Konsens. Gesundh ökon Qual manag, 12: 285–290, 2007

Zentner A, Busse R. Internationale Standards der Kosten-Nutzen-Bewertung. Gesundh ökon Qual manag, 11: 368–373, 2006

Der letzte Zugriff auf die im Text genannten Websites erfolgte am 03.04.2016.

Teil D
Therapieindividualisierung

15 Dosisindividualisierung

Charlotte Kloft, Ulrich Jaehde

DEFINITION **Dosisindividualisierung** bedeutet die Gabe einer maßgeschneiderten Dosierung an jeden einzelnen Patienten aufgrund einer **messbaren Größe.** Diese muss mit den Wirkungen in einem bekannten Zusammenhang stehen.

Das Ziel jeder Arzneimitteltherapie ist eine effektive und sichere Behandlung. Verabreicht man allerdings eine **Standarddosis** eines Arzneimittels, so sprechen häufig nicht alle Patienten optimal an. Der Grund sind zahlreiche individuelle Einflussfaktoren, die diese Variabilität bedingen (Tab. 15.1).

Die insgesamt zu beobachtende Variabilität in erwünschten und unerwünschten Wirkungen lässt sich unterteilen in:

- **interindividuelle Variabilität**, d.h. Unterschiede zwischen verschiedenen Patienten (z.B. altersbedingt, geschlechtsbedingt),
- **intraindividuelle Variabilität**, d.h. Unterschiede bei einem einzelnen Patienten (z.B. sein sich ändernder Krankheitszustand).

Die Bedeutung der Variabilität lässt sich veranschaulichen, wenn man die Häufigkeit, mit der erwünschte und unerwünschte Wirkungen auftreten, in Abhängigkeit von der applizierten Dosis betrachtet. Allgemein treten erwünschte und unerwünschte Wirkungen mit steigender Dosis häufiger in Erscheinung (Abb. 15.1). Von großer Bedeutung ist allerdings das Verhältnis zwischen erwünschten und unerwünschten Wirkungen, das im Folgenden anhand von drei Beispielen erläutert wird:

- Fall A: Im ersten Fall führt eine ausreichend hohe Arzneistoffdosis bei allen Patienten zu erwünschten und nur in Ausnahmefällen zu unerwünschten Effekten.
- Fall B: Es werden zunehmend unerwünschte Effekte relevant; bei mittlerer Dosis zeigen z.B. nur ca. 70% einen erwünschten Effekt, gleichzeitig aber auch ca. 20% unerwünschte Wirkungen.

Tab. 15.1 Wichtige Faktoren mit Einfluss auf die Arzneimittelwirkung

Einflussfaktoren	Grundlagen, Details
Demografische Faktoren: Alter, Geschlecht, Gewicht, Größe, Körperoberfläche, Körperzusammensetzung (z.B. Adipositas)	▸Kap. 23, ▸Kap. 24
Nieren- und Leberfunktion	▸Kap. 1, ▸Kap. 21
Genetische Disposition	▸Kap. 4, ▸Kap. 16
Komedikation (z.B. Arzneimittelinteraktionen)	▸Kap. 17
Weitere Faktoren	
Adhärenz, Non-Adhärenz	▸Kap. 32
Lebensumstände (z.B. Schwangerschaft)	▸Kap. 22
Lebensgewohnheiten (z.B. Zigaretten-, Alkoholkonsum)	–
Krankheitsstadium, Begleiterkrankungen (z.B. Herzinsuffizienz)	▸Kap. 21
Nahrungszusammensetzung (z.B. fetthaltige Nahrung), Ernährungszustand (z.B. Fasten, Malnutrition)	▸Kap. 5

- Fall C: Im Extremfall, wie z.B. für klassische Zytostatika, „überholen" ab einer bestimmten Arzneistoffmenge die unerwünschten Wirkungen die erwünschten in ihrer Häufigkeit. Gleichzeitig bleibt ein hoher Anteil an Patienten ohne Therapieerfolg.

Eine Dosisindividualisierung zur Verringerung der Variabilität, d.h. mehr erwünschte und gleichzeitig weniger unerwünschte Wirkungen, ist demnach für die dargestellten Fälle B und C, nicht oder nur unter bestimmten Umständen für A (z.B. hohe Arzneimittel-

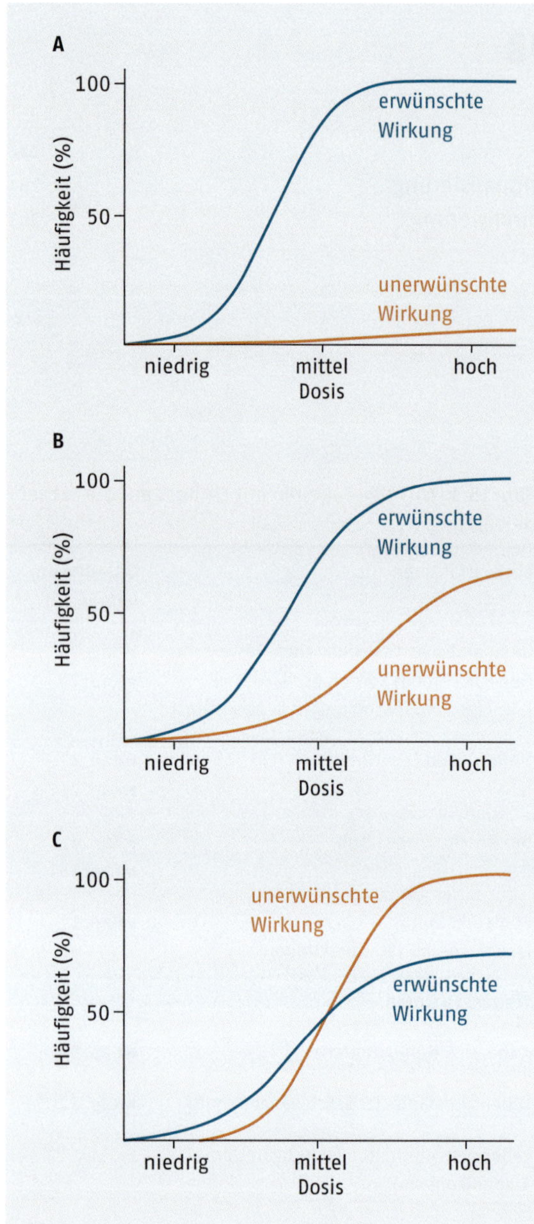

Abb. 15.1 Abhängigkeit der Patientenanzahl mit erwünschten und/oder unerwünschten Wirkungen von der Dosis

kosten), sinnvoll. Auf diese Weise kann bei möglichst vielen Patienten ein Therapieerfolg mit akzeptablen unerwünschten Wirkungen erreicht werden.

15.1 Dosierungsstrategien

Zur Festlegung von Dosierungsschemata lassen sich verschiedene Strategien unterscheiden. In jedem Fall muss zuerst ein dem Patienten individuell angepasstes Therapieziel definiert werden.

15.1.1 Empirische Dosierung

Die einfachste und im klinischen Alltag am häufigsten eingesetzte Methode ist die empirische Dosierung. Sie gründet sich auf Empfehlungen (z. B. Arzneimittelfachinformationen oder Dosierungstabellen), der allgemeinen und persönlichen klinischen Erfahrung des Arztes und führt zur Festlegung eines Dosierungsschemas, nach dem der Patient behandelt wird (Abb. 15.2, A). Diese Empfehlungen basieren größtenteils auf Ergebnissen klinischer Phase-I- und -II-Studien der Arzneimittelentwicklung und stellen i. d. R. Durchschnittswerte aus Untersuchungen an einem kleineren, homogene(re)n Kollektiv dar.

Spätere Dosierungsänderungen können entweder:

- **pragmatisch** aufgrund des klinischen Bilds des Patienten, z. B. Dosiserhöhung bei nicht eintretender erwünschter Wirkung bzw. Dosisreduktion nach Auftreten unerwünschter Wirkungen, oder
- **individuell** mithilfe von Feedback-Kontrollen (▸ Kap. 15.1.3) erfolgen.

Empirische Dosierung und pragmatische Therapieanpassung bezeichnet man daher **nicht** als Dosisindividualisierung.

15.1.2 Adaptive Dosierung aufgrund patientenspezifischer Faktoren

Die adaptive Dosierungsstrategie aufgrund patientenspezifischer Faktoren kann dann angewendet werden, wenn ein bekannter Zusammenhang zwischen einer bestimmten **Zielgröße** (z. B. Arzneistoffkonzentration im Blut, messbarer pharmakodynamischer Parameter) und einer erwünschten oder unerwünschten Wirkung besteht. Gleichzeitig werden **patientenspezifische Faktoren** (z. B. Alter) zur Dosisberechnung berücksichtigt, die diese Zielgröße beeinflussen. Adaptive Dosierung bedeutet, zuerst den gewünschten Wert für die Zielgröße festzulegen, bei dem sich eine bestimmte Wirkung einstellen soll. Danach muss der patientenspezifische Einfluss auf die Zielgröße quantifiziert werden, um ein dem einzelnen Patienten angepasstes Dosierungsschema zu erstellen (Abb. 15.2, B).

Adaptive Dosierung nach Leberfunktion

Zur Prophylaxe epileptischer Anfälle (erwünschte Wirkung) wird eine bestimmte Plasmakonzentration eines Antikonvulsivums (Zielgröße) benötigt, die durch Leberfunktionseinschränkungen (patientenspezifischer Faktor) beeinflusst wird. Die adaptive Dosierung berücksichtigt die verminderte Elimination, sodass die erwünschte Plasmakonzentration erreicht wird, die epileptische Anfälle unterdrückt.

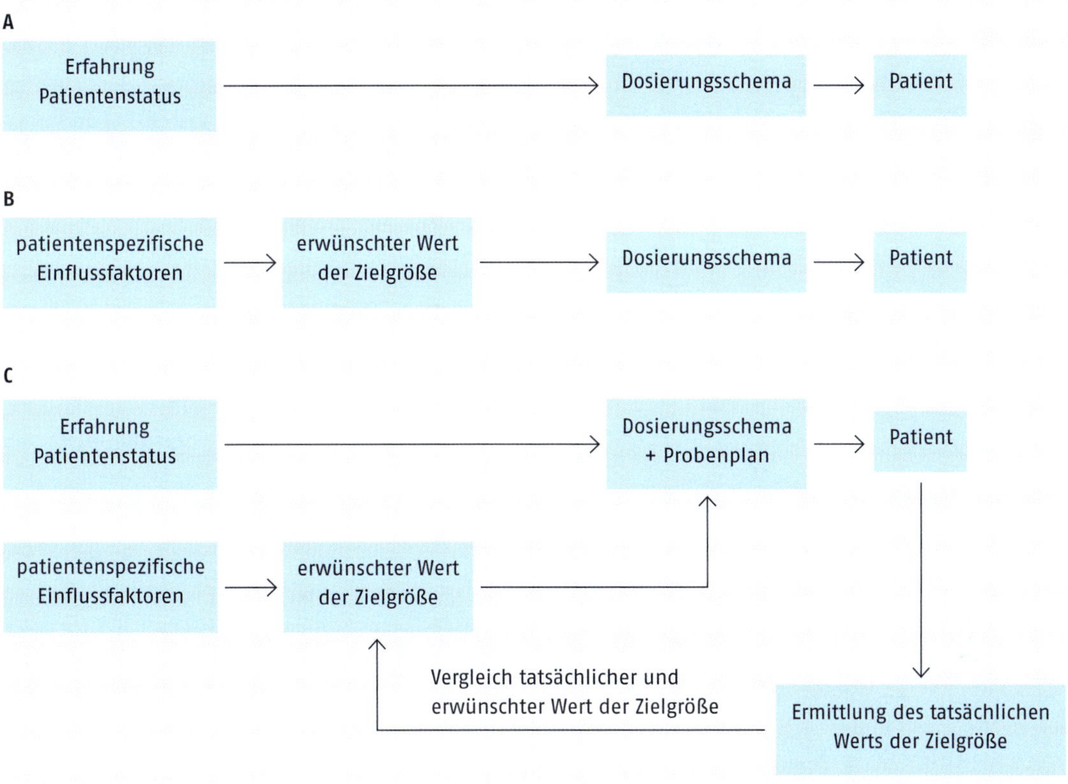

Abb. 15.2 Dosierungsstrategien. A Empirische Dosierung, B adaptive Dosierung aufgrund patientenspezifischer Faktoren, C adaptive Dosierung mittels Feedback-Kontrolle

15.1.3 Adaptive Dosierung mittels Feedback-Kontrolle

Die anspruchsvollste Dosierungsstrategie führt mithilfe von **Feedback-Kontrollen** zu individuellen Dosierungsschemata. Die erste Dosierung kann hierbei entweder empirisch (▸ Kap. 15.1.1) oder adaptiv aufgrund patientenspezifischer Faktoren (▸ Kap. 15.1.2) festgelegt werden. In beiden Fällen wird nach Gabe der ersten Dosis bzw. mehrerer Dosen anhand eines festgelegten Probenentnahmeschemas der individuelle Wert für die Zielgröße (tatsächlicher Wert der Zielgröße) ermittelt. Differieren tatsächlicher und erwünschter Wert für die Zielgröße, wird das Dosierungsschema angepasst (Abb. 15.2, C). Dieser Regelkreis mit Rückkopplung kann so lange fortgesetzt werden, bis der erwünschte Wert für die Zielgröße erreicht ist. Das Potenzial dieser ausgereiften Strategie für eine maßgeschneiderte Patientendosierung wird in der Praxis häufig unterschätzt (▸ Kap. 15.3.5).

Zielgrößen können pharmakodynamischer (z. B. Blutdruck) oder pharmakokinetischer (z. B. Plasmakonzentration) Natur sein, was in den folgenden Abschnitten näher erläutert werden soll. Großen Einfluss kann auch die genetische Disposition haben, was in ▸ Kap. 16 näher erläutert wird.

15.2 Pharmakodynamische Dosisindividualisierung

Zur pharmakodynamischen Dosisindividualisierung muss sich die auftretende Wirkung in einer **messbaren Größe**, z. B. einem biochemischen Parameter, niederschlagen, für die als Zielgröße ein erwünschter Wert festgelegt werden muss. Mithilfe dieser Größe kann adaptiv aufgrund patientenspezifischer Faktoren (▸ Kap. 15.1.2) und mittels Feedback-Kontrollen (▸ Kap. 15.1.3) dosiert werden.

Voraussetzungen für eine Dosierung nach diesem Prinzip sind:

- Die Dosis steht mit der auftretenden Wirkung in einer bekannten Beziehung.
- Es darf keine Latenzphase zwischen dem Eintritt der Wirkung und der Messgröße existieren.
- Die Zielgröße muss quantifizierbar und für den Einsatz in der Praxis routinemäßig messbar sein.

Da bei der Dosierung nach pharmakodynamischer Zielgröße ein **direkter** Zusammenhang zwischen Dosis und Wirkung ausgenutzt wird, ist sie zur Dosisindividualisierung am besten geeignet. Momentan gibt es jedoch nur wenige Möglichkeiten, eine adäquate phar-

Tab. 15.2 Therapeutische International Normalized Ratios (INR) für verschiedene Indikationen

Indikation	INR-Bereich
Prophylaxe tiefer venöser Thrombosen	2,0–2,5
Hüftchirurgie und Operationen von Femurfraktionen (bei längerer Immobilisation)	2,0–3,0
Therapie (rezidivierender) tiefer venöser Thrombosen, Lungenembolien und TIA (transitorische ischämische Attacken)	2,0–3,0
Prophylaxe und/oder Behandlung einer Thromboembolie bei Vorhofflimmern oder Herzklappenersatz	2,0–3,0
Rezidivierende Lungenembolien, arterielle Erkrankungen einschließlich Myokardinfarkt, arterieller Bypass, Herzklappenersatz	2,5–3,5

makodynamische Zielgröße zu definieren und klinisch zu nutzen. Beispiele finden sich in folgenden Arzneistoffklassen (Zielgröße in Klammern): Antidiabetika (Blutglucosekonzentration), Antihypertonika (Blutdruck), Antikoagulanzien (INR).

15.2.1 Vitamin-K-Antagonisten

Vitamin-K-Antagonisten hemmen die Vitamin-K-abhängige Synthese einiger Gerinnungsfaktoren und werden zur Behandlung und Langzeitprophylaxe gegen die Entwicklung und Ausdehnung von Thromben eingesetzt. Die pharmakodynamische Zielgröße, nach der die Dosierung erfolgt, ist der **Quickwert** in Prozent bzw. seine auf das WHO-Thromboplastinreagenz standardisierte Größe, die **International Normalized Ratio** (**INR**, dimensionslos), die zunehmend in der Praxis verwendet wird. Häufig werden beide Werte ermittelt. Der INR- bzw. Quick-Wert charakterisiert die aktuelle Gerinnungsfähigkeit des Blutes (Referenzbereich: INR 1,25–0,9 bzw. Quickwert 70–120 %; ▸ Kap. 1.10.2). Je kleiner der Quickwert bzw. größer die INR, desto langsamer gerinnt das Blut. Für jede Indikation wird nun ein bestimmter Zielbereich angestrebt, um das Risiko einer Thromboembolie, aber auch gleichzeitig von Blutungen zu minimieren (◘ Tab. 15.2).

Vor der Behandlung werden der tatsächliche INR-Wert und seine Differenz zum erwünschten festgestellt. Als Einflussfaktoren gelten Alter, Nieren- und Leberfunktion sowie Gesundheitszustand, d. h. bei älteren, niereninsuffizienten, geschwächten oder Leberzirrhosepatienten muss die Dosis gesenkt werden. Die angestrebte prozentuale Verminderung und die Einflussfaktoren begründen die individuelle Initialdosis für die ersten Tage. Diese wird heute nicht mehr so hoch gewählt, um das Risiko von (zerebralen) Blutungen zu senken und damit ein abruptes Absetzen oder eine drastische Dosisreduktion zu umgehen. Es ist zu beachten, dass innerhalb der ersten Behandlungstage INR-Werte wenig aussagekräftig sind, da die Wirkung auf der Hemmung der Synthese von Gerinnungsfaktoren beruht. Diese sind zu Beginn der Therapie noch vorhanden und werden mit unterschiedlicher Geschwindigkeit im Körper abgebaut. Deshalb wird zur weiteren Dosisoptimierung erst der nach einigen Therapietagen bestimmte INR-Wert herangezogen. Mithilfe der täglichen, nach erfolgreicher Einstellung wöchentlichen Ermittlung des INR-Wertes können ggf. weitere Dosisanpassungen vorgenommen werden (adaptive Dosierung mittels Feedback-Kontrolle, ▸ Kap. 15.1.3). Auf diese Weise können auch Interaktionen mit anderen komedizierten Arzneistoffen und deren Absetzen kontrolliert werden. Dafür empfiehlt sich eine genaue Dokumentation in einem Antikoagulations-Journal, in dem die angestrebten und gemessenen INR-Werte sowie die Dosierung eingetragen werden.

Patienten, die von einem Team aus Ärzten und Apothekern geschult wurden, können ihren INR-Wert zu Hause oder sogar unterwegs (aus Kapillarblut) mit einem Messgerät in kurzer Zeit bestimmen. Wie Studien zeigten, liegen ihre INR-Werte deutlich häufiger im gewünschten Zielbereich. Zudem mussten geschulte Patienten seltener wegen thromboembolischer Komplikationen im Krankenhaus behandelt werden.

Zunehmend wird auch die Einbeziehung des Genotyps des Targetenzyms Vitamin-K-Epoxidreduktase (VKORC1) und des metabolisierenden Enzyms CYP2C9 bei der Dosisindividualisierung von Vitamin-K-Antagonisten diskutiert (▸ Kap. 16.2.6).

Praxisbeispiel

Dosierung von Phenprocoumon

Ein 45 Jahre alter, nieren- und lebergesunder Patient soll wegen rezidivierenden tiefen Venenthrombosen (Zielbereich: INR von 2,0–3,0) mit Phenprocoumon behandelt werden. Vor Therapiebeginn beträgt seine INR 1,3. Aus der Differenz zwischen gemessenem und angestrebtem INR-Wert und den Einflussfaktoren ergibt sich eine Dosis von täglich 9 mg Phenprocoumon für die ersten zwei bis drei Tage. Weitere Dosisanpassungen hängen vom jeweiligen INR-Wert ab: liegt dieser innerhalb des Zielbereichs, so werden 3 mg Phenprocoumon täglich verabreicht. Ist der Zielbereich noch nicht erreicht, beträgt die tägliche Dosis 4,5 mg, bzw. ist der gemessene INR-Wert bereits höher als der angestrebte Zielbereich, sind es 1,5 mg.

15.2.2 Antidiabetika

Antidiabetika werden bei Patienten mit Typ-1- (absoluter Insulinmangel) oder Typ-2-Diabetes-mellitus (relativer Insulinmangel) eingesetzt. Ziel ist, die Blutglucosekonzentration trotz absoluten oder relativen Insulinmangels auf die physiologischen Werte bzw. das Profil eines Gesunden einzustellen, d.h. sowohl Hypo- als auch Hyperglykämien zu vermindern und diabetesassoziierte Spätkomplikationen, wie Mikro-, Makroangiopathie und Polyneuropathie, zu verhindern. Die im Folgenden vorgestellten Prinzipien gelten für Antidiabetika allgemein, sollen aber zur Verdeutlichung am Beispiel von **Insulin** dargestellt werden.

Pharmakodynamische Zielgröße ist die **Blutglucosekonzentration**. Sie ist für diesen Zweck ein nahezu idealer Parameter, da sie schnell, einfach und zuverlässig bestimmbar ist und im Zusammenhang mit den auftretenden Wirkungen steht (für Insulin u.a. verbesserte Aufnahme von Glucose in die Zellen, erhöhter Umbau zu Glykogen; für andere Antidiabetika z.B. Verminderung der Glucosekonzentration in der Leber; gesteigerte Insulinsekretion aus Pankreaszellen). Als zusätzliche Zielgrößen für die Therapie werden auch der HbA_{1c}-Wert oder die Uringlucosekonzentration herangezogen. Im Folgenden soll im Detail auf die Blutglucosekonzentration als pharmakodynamische Zielgröße eingegangen werden.

Der gemessene Glucosewert kann direkt für eine individuelle Dosierung genutzt werden (intensivierte konventionelle Insulintherapie). Mit den auftretenden Wirkungen und den Spätkomplikationen werden Glucosekonzentrationen zu verschiedenen Messzeitpunkten in Zusammenhang gebracht: nüchtern, nach Mahlzeiten bzw. vor dem Schlafengehen. Die angestrebten Zielgrößen/-bereiche sind in ◘ Tab. 15.3 aufgeführt. Die Nüchtern-Blutglucosekonzentration ist die in der Praxis am häufigsten benutzte und am leichtesten zu bestimmende Messgröße. Nüchtern bedeutet eine Zeitdauer ohne Nahrungsaufnahme von acht Stunden. Hohe Nüchtern-Blutglucosekonzentrationen werden mit einem erhöhten Risiko, eine Mikroangiopathie zu entwickeln, in Verbindung gebracht, d.h. es besteht eine signifikant höhere Gefahr zu einer Retinopathie und Nephropathie. Aktuellere Studien legen nahe, dass die postprandiale maximale Blutglucosekonzentration für die Langzeitprognose (Risiko kardiovaskulärer Erkrankungen) ebenfalls ein aussagekräftiger Parameter ist. Allerdings gibt es hier noch keinen allgemein gültigen Standard für den Zeitpunkt nach Beginn oder Ende einer Hauptmahlzeit, an dem die Messung vorgenommen werden soll.

Ein häufig vernachlässigter Aspekt in der Bewertung der Messergebnisse ist die Matrix der Glucosebestimmung. Im Allgemeinen wird von der Messung der Blutglucosekonzentration gesprochen, ohne genaue Angabe der Probenmatrix. In arteriellen Gefäßen ist die Glucosekonzentration generell höher als in venösen Gefäßen, da Glucose in der Peripherie in die Zellen aufgenommen wird. Die Differenz ist v.a. von der Glucosekonzentration abhängig, d.h. vom zeitlichen Abstand zur Nahrungsaufnahme. Im Folgenden werden die alleinigen Begriffe „Blut" bzw. „Plasma" mit venösem Blut bzw. venösem Plasma gleichgesetzt, da rein arteriell gewonnenes Blut bzw. Plasma selten zur Glucosebestimmung herangezogen wird.

◘ **Tab. 15.3** Zielgrößen bzw. -bereiche in der Diabetestherapie (Konzentration im Kapillarblut)

Parameter	Zielbereich
Blutglucosekonzentration (nüchtern)	90–120 mg/dl (5,0–6,7 mmol/l)
Blutglucosekonzentration (postprandial)	130–160 mg/dl (7,2–8,9 mmol/l)
Blutglucosekonzentration vor dem Schlafengehen	110–140 mg/dl (6,1–7,8 mmol/l)

Die Plasmakonzentration beträgt bei Erwachsenen mit physiologischen Hämatokritwerten von 45–55 % etwa das 1,15-Fache der Blutkonzentration. Eine Glucosekonzentration von 126 mg/dl im Plasma entspricht also 110 mg/dl im Blut. Untersuchungen von gleichzeitig in Blut und Plasma gemessenen Glucosekonzentrationen bestätigen diese Differenz (siehe Kasten).

Blut- und Plasmaglucosekonzentration

Ursache für die Unterschiede sind die unterschiedlichen Verteilungsräume für Glucose in den Matrices. Glucose verteilt sich nahezu vollständig im gesamten Plasmavolumen, im Blut aber nur im wässrigen Anteil, d.h. im Plasma und im wässrigen Anteil der Zellen. Im Blut existiert also ein Raum, in dem sich Glucose nicht verteilt. Das Konzentrationsmessergebnis aus einem bestimmten Blutvolumen, das die homogene Verteilung einer Substanz zugrunde legt, nimmt also „fälschlicherweise" ein zu hohes Volumen an und liefert damit zu „niedrige" Werte. Daher muss beim direkten Vergleich der Messwerte beider Matrices die Glucosekonzentration um den Faktor von 15 % korrigiert werden.

Bei Glucosebestimmungen in **Kapillarblut**, einer Mischung aus arteriellem und venösem Blut, sind die Verhältnisse noch komplexer, da hier der zeitliche Abstand zur Nahrungsaufnahme eine große Rolle spielt. Folgende Faustregeln in Abhängigkeit von der jeweiligen Glucosekonzentration haben sich in der Praxis bewährt:

- Die Glucosekonzentration in Kapillarblut entspricht im Nüchternzustand in etwa der im (venösen) Blut bzw. liegt ca. 15 % unter der im (venösen) Plasma.
- Postprandial bis fünf Stunden entspricht sie in etwa der im (venösen) Plasma bzw. liegt ca. 15 % über der im (venösen) Blut.

Die einzelnen Insulindosen für einen Patienten richten sich nach den Ergebnissen der Glucose-Bestimmungen sowie nach geplanter körperlicher Aktivität und Kohlenhydrataufnahme.

Exemplarisch wird die pharmakodynamische Dosisindividualisierung am Beispiel der **intensivierten konventionellen Insulintherapie (ICT)** vorgestellt, die sich am physiologischen Insulinsekretionsverlauf eines Nichtdiabetikers orientiert. Bei diesem physiologisch orientierten Therapieansatz ist die Insulindosis variabel und wird an den individuellen Bedarf angepasst. In den meisten Fällen wird die ICT nach dem **Basal-Bolus-Konzept** durchgeführt. Dabei werden zur Abdeckung des Basalbedarfs ein- bis zweimal täglich Verzögerungsinsulin und nach Bedarf Normalinsulin als Bolus vor oder zu den Hauptmahlzeiten, abhängig vom Insulintyp, verabreicht (**o** Abb. 15.3). Insgesamt werden somit die Insulindosen den jeweiligen Mahlzeiten und Verhältnissen angepasst und nicht umgekehrt wie bei der konventionellen Therapie (CT). Bei der ICT wird der prandiale vom basalen Insulinbedarf abgekoppelt, sodass schnell auf wechselnden Insulinbedarf reagiert werden kann. Folgende Voraussetzungen müssen gegeben sein:

- motivierter, optimal geschulter Patient,
- Blutglucose-Selbstkontrolle mit einem geeigneten Messgerät,
- kontinuierliche Betreuung.

Die Einstellung erfolgt folgendermaßen: Der individuelle Insulin-**Basalbedarf** wird durch einen Fastentag, der **Bolusbedarf** durch eine individuelle Insulinsensitivitätsbestimmung ermittelt.

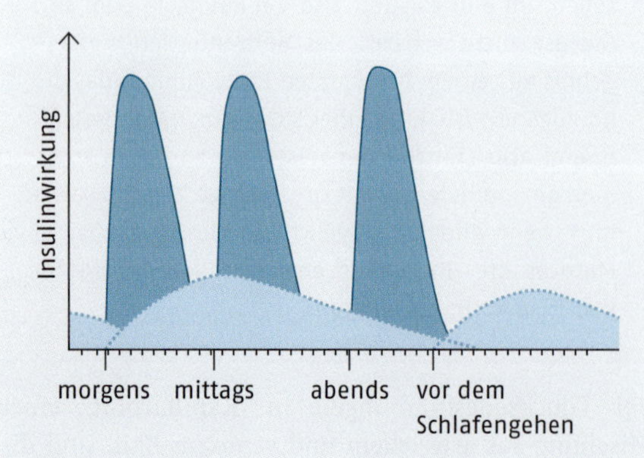

o Abb. 15.3 Intensivierte konventionelle Insulintherapie (ICT): Dosierungsschema mit zweimal täglich appliziertem Verzögerungsinsulin (Basal, hellblau) und – nach Bedarfsermittlung – dreimal täglich appliziertem Normalinsulin (Bolus, dunkelblau)

Ermittlung des Insulin-Basalbedarfs: Der Patient erhält nur eine Dosis Basalinsulin nach folgender Faustregel:

- neu einzustellender Patient:

$$\text{Insulindosis (IE)} = 0{,}28 \cdot \text{KG (kg)} \qquad \text{Gleichung 15.1}$$

- bereits nach CT behandelter Patient:

$$\text{Insulindosis (IE)} = 0{,}35 \cdot \text{Gesamtdosis Insulin der CT (IE)} \qquad \text{Gleichung 15.2}$$

Innerhalb der nächsten 24 Stunden darf der Patient keine kalorische Nahrung zu sich nehmen. Tritt in dieser Zeit keine Hypoglykämie auf, ist die Basaldosis richtig gewählt. Die Basaldosis sollte 50 % der gesamten täglich zu applizierenden Insulindosis nicht überschreiten, um schleichend eintretende protrahierte Hypoglykämien zu vermeiden.

Ermittlung des Insulin-Bolusbedarfs: Dafür muss zunächst die individuelle Insulinsensitivität (Einflussfaktor) festgestellt werden. Dabei wird wegen tageszeitlich unterschiedlicher Insulinsensitivität zu verschiedenen Tageszeiten ermittelt, um wie viel mg/dl die Blutglucosekonzentration durch eine Insulineinheit (IE) gesenkt wird (üblicher Bereich: 30–50 mg/dl bzw. 1,7–2,8 mmol/l). Die Insulindosis in IE ergibt sich aus der Differenz aus aktueller präprandialer Blutglucosekonzentration, geplantem Bedarf und dem Zielwert. Dabei ist zu beachten, dass die lineare Beziehung zwischen Senkung der Blutglucosekonzentration und IE nur bis zu einem Wert von 300 mg/dl (16,7 mmol/l) gilt. Die Blutglucosekonzentration sollte viermal täglich kontrolliert werden: vor den Hauptmahlzeiten und spätabends. Gerade zu Beginn einer Therapie kann sich die Insulinsensitivität ändern. Daher sollten alle zwei bis drei Monate der HbA_{1c}-Wert und zu folgenden Zeiten die Blutglucosekonzentration bestimmt werden: morgens nüchtern, 60–90 min nach dem Frühstück sowie vor und 60–90 min nach dem Abendessen.

Besonders gut lässt sich das Prinzip der ICT mit **Insulinpumpen** umsetzen (siehe Kasten).

Insulinpumpen

Die derzeit verfügbaren Insulinpumpen werden nach dem Prinzip der ICT programmiert. Inzwischen sind auch Pumpensysteme mit kontinuierlichem Glucosemonitoring verfügbar, mit denen eine optimierte Dosierung mittels Feedback-Kontrolle möglich ist.

15.3 Pharmakokinetische Dosisindividualisierung

In vielen Fällen steht **keine** routinemäßig messbare pharmakodynamische Zielgröße zur Verfügung. Besteht aber eine Beziehung zwischen Pharmakokinetik und Pharmakodynamik einer Substanz, kann der angestrebte therapeutische Effekt über eine definierte **pharmakokinetische Zielgröße** (z.B. C_{max}, AUC) als **Surrogat** (Ersatzgröße) gesteuert werden. Das zugrunde liegende Konzept lässt sich folgendermaßen veranschaulichen:

Wird eine einheitliche Dosis an alle Patienten verabreicht, beobachtet man aufgrund der intra- und interindividuellen Variabilität von Resorptions-, Verteilungs- und Eliminationsprozessen sehr unterschiedliche Plasmakonzentrations-Zeit-Profile. Für die pharmakodynamische Variabilität sind jedoch neben den pharmakokinetischen Prozessen weitere Faktoren (z.B. Rezeptorendichte und -empfindlichkeit) von Bedeutung, sodass diese höher ist als die pharmakokinetische Variabilität (○ Abb. 15.4, A).

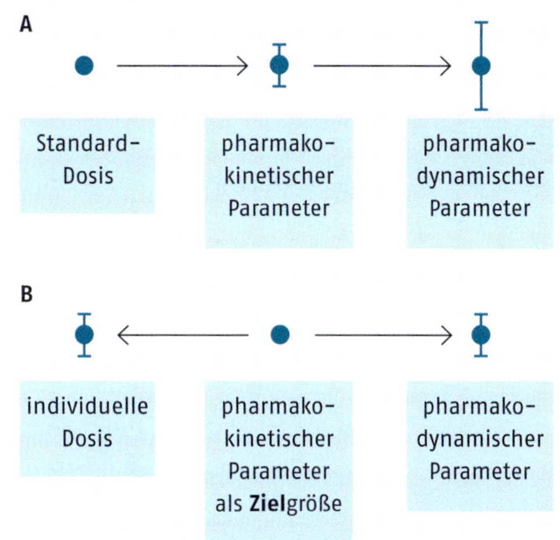

○ **Abb. 15.4** A Pharmakodynamische Variabilität nach Gabe einer Standarddosis, B Herabsetzung der pharmakodynamischen Variabilität durch pharmakokinetische Dosisindividualisierung

■ **MERKE** Kennt man die individuellen Einflüsse des Patienten auf die pharmakokinetische Größe und die Beziehung zwischen pharmakokinetischer Größe und Effekt **quantitativ**, kann der pharmakokinetische Parameter als messbare **Zielgröße** festgelegt und seine Variabilität minimiert werden.

Nach diesem Prinzip erhält jeder Patient eine auf ihn zugeschnittene Dosis, mit der sich auch die pharmakodynamische Variabilität deutlich vermindert. Die auftretenden erwünschten und/oder unerwünschten Wirkungen werden somit besser kontrolliert (○ Abb. 15.4, B).

Oftmals ist nicht nur ein einzelner Einflussfaktor (z.B. Körpergewicht) für die Variabilität verantwortlich. Für eine optimale Dosisanpassung müssen möglichst viele individuelle Faktoren und deren quantitativer Einfluss auf die pharmakokinetische Zielgröße ermittelt werden. Es gibt zahlreiche Konzepte zur pharmakokinetischen Dosisindividualisierung. Im Folgenden werden ausgewählte Strategien näher erläutert. Wichtige Gleichungen zur pharmakokinetischen Dosisindividualisierung sind zusätzlich in Anhang C zusammengestellt.

15.3.1 Dosierung nach Körpergewicht und Körperoberfläche

Die Individualisierung eines Dosierungsschemas wird häufig auf der Grundlage von Körpergewicht oder Körperoberfläche vorgenommen. In diesem Kapitel werden die in der Praxis häufig verwendeten Bestimmungsmethoden dieser patientenspezifischen Faktoren und deren Auswirkungen auf pharmakokinetische Parameter und individuelle Dosierungen beschrieben.

Individuelle Dosierungen auf der Grundlage des **Körpergewichts** werden entweder mithilfe des tatsächlichen Körpergewichts (KG) oder des Idealkörpergewichts (IKG) vorgenommen, wenn das Gewicht einen großen Einfluss auf Verteilung bzw. Elimination von Arzneistoffen hat. Das IKG bezeichnet dasjenige Körpergewicht, das bei adipösen Patienten (BMI > 30 kg/m^2; ▸ Kap. 5) den überschüssigen Fettanteil außer Acht lässt. Zur Abschätzung des IKG aus der Körpergröße existieren mehrere empirische Gleichungen, da das Ausmaß des individuellen Übergewichts in Bezug auf einen „Normalgewichtigen" seines Alters, Geschlechts, seiner Körpergröße und Statur schwierig zu ermitteln ist. Am häufigsten werden die Formeln nach Devine benutzt (1974, umgerechnet auf metrisches Maß):

Gleichung 15.3

Frauen:

$$IKG\,(kg) = 45{,}5\,kg + 0{,}91\frac{kg}{cm}\cdot(cm\ Körpergröße - 152\,cm)$$

Gleichung 15.4

Männer:

$$IKG\,(kg) = 50\,kg + 0{,}91\frac{kg}{cm}\cdot(cm\ Körpergröße - 152\,cm)$$

Bei Patienten mit normaler Konstitution erhöht sich mit zunehmendem KG das Verteilungsvolumen (V) eines Arzneistoffs mit geringer Bindung an endogene Strukturen. Da sich jedoch gleichzeitig die Wasser-, Muskel- und Fettgewichtsanteile verschieben, besteht kein linearer Zusammenhang zwischen KG und V.

Folglich muss bei adipösen Patienten mit Änderungen des auf das KG standardisierten Verteilungsvolumens (d. h. V in l/kg KG) gerechnet werden.

Praxisbeispiel

Dosierung von Diazepam bei Adipositas

Die Dosierungsprinzipien bei Adipositas sollen anhand des lipophilen Arzneistoffs Diazepam konkretisiert werden. Durch seine bevorzugte Verteilung ins Fettgewebe nimmt bei stark Übergewichtigen das absolute Verteilungsvolumen (V in l) um den Faktor 3,2, das relative (V in l/kg KG) um den Faktor 2,1 zu. Eine Standarddosis in Milligramm bzw. eine Dosisindividualisierung über lKG ließe die Verteilung ins zusätzliche Körperfett außer Acht. Diazepam wäre demnach zu niedrig dosiert. Die Dosis muss folglich auf der Grundlage des tatsächlichen KG (d. h. als Dosis in mg/kg KG) berechnet werden.

Ein weiteres Beispiel für die Berücksichtigung der Fettverteilung bei der Dosierung sind Aminoglykoside. Die Vorgehensweise bei dieser Arzneistoffgruppe wird in ▸ Kap. 15.3.5 erläutert.

Für Dosierungen anhand der individuellen **Körperoberfläche** (KOF) werden fast ausschließlich die nach der Du-Bois-Formel konstruierten Nomogramme zur KOF-Abschätzung benutzt (Du Bois und Du Bois 1916). Diese Formel basiert allerdings auf Untersuchungen an lediglich neun Erwachsenen zu Beginn des 20. Jahrhunderts (○ Abb. 15.5):

Gleichung 15.5

$$\text{KOF}\,(\text{m}^2) = \text{KG}\,(\text{kg})^{0{,}425} \cdot \text{Körpergröße}\,(\text{cm})^{0{,}725} \cdot 0{,}007184 \left(\frac{\text{m}^2}{\text{kg} \cdot \text{cm}}\right)$$

Diese Beziehung, die sowohl das Körpergewicht als auch die Körpergröße berücksichtigt, errechnet eine Durchschnitts-KOF für Erwachsene von 1,73 m^2. Da Kinder andere Proportionen und deshalb eine im Verhältnis größere KOF aufweisen (▸ Kap. 23), existieren andere Gleichungen.

Hintergrund für die Dosierung mithilfe der KOF sind empirische Beobachtungen, wonach die KOF mit vielen physiologischen Parametern, wie Grundumsatz, Organgröße und -leistung, korreliert (z. B. Herzleistung und damit Organdurchblutung). Daraus wird gefolgert, dass die Gesamtclearance (CL) mit der KOF in Beziehung steht, was bis heute für viele Arzneistoffe nicht belegt werden konnte. Obwohl dieses Vorgehen von vielen kritisiert wird bzw. gegenteilige Ergebnisse zum Zusammenhang zwischen KOF und CL vorliegen, ist die KOF-bezogene Dosierung von Zytostatika derzeit noch Standard.

Insgesamt bieten diese Methoden, die wegen der einfachen Bestimmungsmöglichkeiten im klinischen Alltag sehr populär sind, meist nur einen ersten Anhaltspunkt für individuelle Dosierungen. Andere patientenspezifische Faktoren müssen **zusätzlich** in Betracht gezogen werden, um die Variabilität der pharmakokinetischen Parameter zu senken (□ Tab. 15.1).

15.3.2 Dosierung nach Organfunktion

Einschränkungen einer Organleistung (z. B. Herz, Niere, Leber) können Änderungen in pharmakokinetischen Prozessen zur Folge haben. Detaillierte Beschreibungen zu den klinischen Konsequenzen einer Funktionsstörung finden sich in ▸ Kap. 21. Da bei einer **Nierenfunktionseinschränkung** konkrete individuelle Dosierungsstrategien existieren, werden diese im Folgenden ausführlich erläutert.

Für Arzneistoffe, die vorwiegend unverändert renal eliminiert werden, bestimmt der Grad der Nierenfunktionseinschränkung (patientenspezifischer Einflussfaktor) die individuelle Dosierung. Die Ausscheidungsleistung und -geschwindigkeit werden verlangsamt. Bei wiederholter Gabe einer Standarddosis des Arzneistoffs besteht durch Kumulation die Gefahr einer Überdosierung. Die Dosis bzw. das Dosierungsschema können durch Berechnung eines individuellen Korrekturfaktors (Q′) angepasst werden (**Methode nach Dettli**, 1983).

Herleitung des individuellen Korrekturfaktors Q′

Verschiedene Gleichungen wurden entwickelt, die auf folgenden Grundlagen basieren:

Der individuelle Korrekturfaktor (Q′) beschreibt das Verhältnis der Eliminationsgeschwindigkeitskonstanten von Nierenkranken (k_e') zu Nierengesunden (k_e):

Gleichung 15.6

$$Q' = \frac{k_e'}{k_e}$$

- k_e' setzt sich aus der nichtrenalen (k_{nr}) und der renalen Eliminationsgeschwindigkeitskonstanten (k_r) zusammen:

Gleichung 15.7

$$k_e' = k_{nr} + k_r$$

- Es wird angenommen, dass sich die nichtrenale Elimination (k_{nr}) bei Niereninsuffizienz nicht ändert, was in der Realität nicht immer zutrifft.
- Die renale Elimination (k_r) steht über eine Proportionalitätskonstante α in linearem Zusammenhang mit der glomerulären Filtrationsrate (GFR). In der Praxis wird die GFR des Patienten häufig über seine Kreatinin-Clearance (CL_{Cr}, Bestimmung ▸ Kap. 21.2.3) abgeschätzt.

Daraus folgt für die Gesamtelimination k_e':

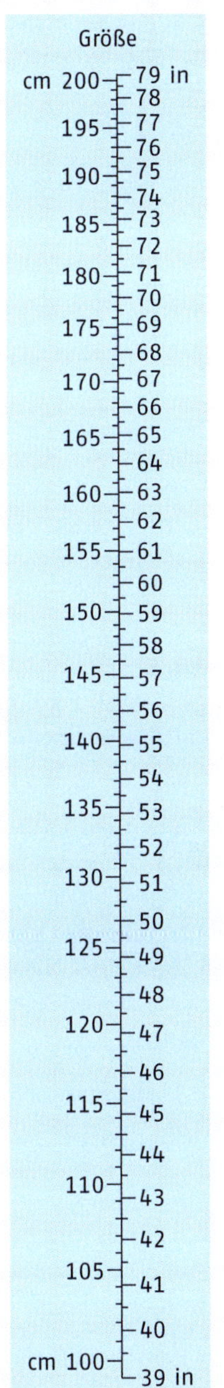

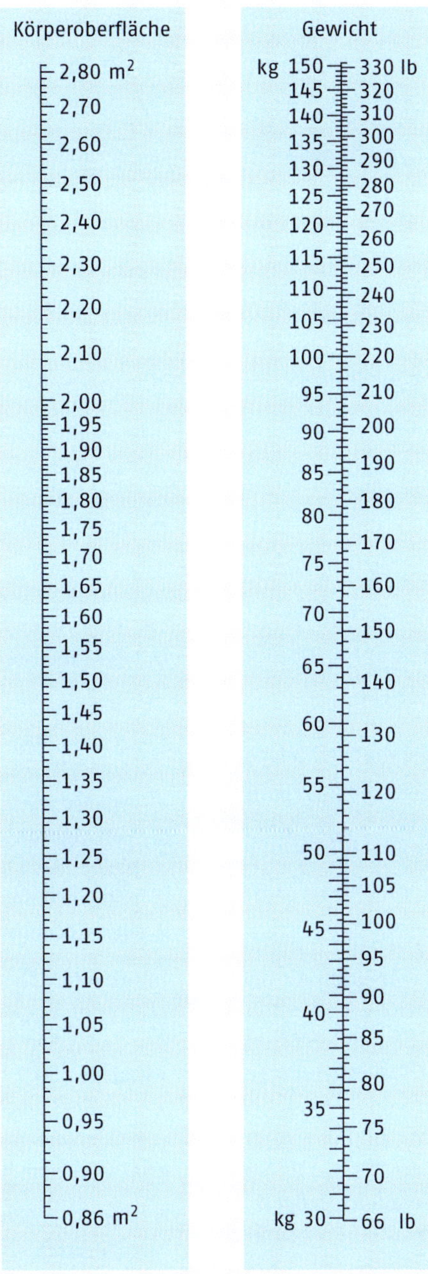

Abb. 15.5 Nomogramm zur Abschätzung der Körperoberfläche nach Du Bois und Du Bois (1916): Eine Gerade wird von der Körpergröße auf der linken Skala zum Körpergewicht auf der rechten Skala gezogen, der Schnittpunkt mit der mittleren Skala ergibt eine Abschätzung der Körperoberfläche.

$$k_e{}' = k_{nr} + \alpha \cdot CL_{Cr} \qquad \text{Gleichung 15.8}$$

und für den individuellen Korrekturfaktor aus Gleichung 15.6:

$$Q' = \frac{k_{nr}}{k_e} + \frac{\alpha \cdot CL_{Cr}}{k_e} \qquad \text{Gleichung 15.9}$$

Darüber hinaus wird das Verhältnis von k_{nr} zu k_e als Q_0 definiert. Q_0 entspricht dem Anteil, den Anuriker (Personen, die < 100 ml Urin in 24 h ausscheiden) noch ausscheiden können. Somit ergibt sich für Q′:

$$Q' = Q_0 + \frac{\alpha \cdot CL_{Cr}}{k_e} \qquad \text{Gleichung 15.10}$$

Um Gleichung 15.10 anzuwenden, werden benötigt:

- der nichtrenal ausgeschiedene Anteil Q_0 (aus Tabellen oder auffindbar unter www.dosing.de),
- die Eliminationsgeschwindigkeitskonstante (k_e) von Nierengesunden; häufig ist die Eliminationshalb-

15

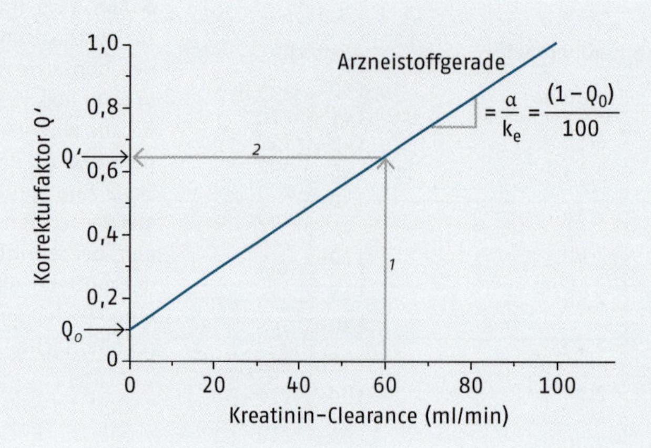

Abb. 15.6 Nomogramm zur Ermittlung des individuellen Korrekturfaktors Q´ bei Niereninsuffizienz. Nach Dettli 1983

wertszeit auffindbar (z. B. in Fachinformationen), aus der sich k_e errechnen lässt:

$$k_e = \frac{\ln 2}{t_{½}} \quad \text{Gleichung 15.11}$$

- die Kreatinin-Clearance des Patienten.

Die Steigung (α/k_e) kann entweder grafisch oder rechnerisch abgeschätzt werden, sodass zwei prinzipielle Möglichkeiten der Bestimmung von Q´ bestehen, die im Folgenden erläutert werden.

Grafische Bestimmung von Q´

Die grafische Bestimmung von Q´ erfolgt mithilfe von Nomogrammen (Abb. 15.6). Die für jeden Arzneistoff charakteristische Gerade erhält man durch Verbindung der Datenpunkte eines Patienten ohne Nierenfunktion ($Q' = Q_0$ bei $CL_{Cr} = 0$) und eines Patienten mit gesunder Niere ($Q' = 1$ bei $CL_{Cr} = 100$ ml/min). Nach Ermittlung der Kreatinin-Clearance des zu therapierenden Patienten wird eine vertikale Linie bis zur für jeden Arzneistoff charakteristischen Geraden gezogen. Von diesem Schnittpunkt aus bildet man eine Waagerechte zur Ordinate und kann dort den individuellen Korrekturfaktor Q´ ablesen.

Rechnerische Bestimmung von Q´

Um Q´ rechnerisch zu bestimmen, wird die Steigung der Geraden analog zur oben beschriebenen grafischen Bestimmung durch das Steigungsdreieck $\frac{(1-Q_0)}{100}$ abgeschätzt:

$$Q' = Q_0 + \frac{(1-Q_0)}{100} \cdot CL_{Cr} \quad \text{Gleichung 15.12}$$

Auf der Website „www.dosing.de" der Universität Heidelberg steht auch ein Online-Rechner für die Q´-Bestimmung zur Verfügung.

Individuelle Dosierung mithilfe von Q´

Die Dosis und/oder das Dosierungsintervall τ können mit dem Korrekturfaktor Q´ individuell berechnet werden:

- Dosisreduktion bei gleich bleibendem Dosierungsintervall durch Multiplikation der Dosis eines Nierengesunden mit Q´,
- Verlängerung des Dosierungsintervalls bei gleich bleibender Dosis durch Division von τ eines Nierengesunden durch Q´ oder
- eine Kombination aus beiden Möglichkeiten.

Im weiteren Therapieverlauf sollte u. U. die Plasmakonzentration überwacht und die Dosis ggf. angepasst werden (adaptive Dosierung mittels Feedback-Kontrolle, ▸Kap. 15.1.3).

Um die Gleichungen und Grafiken zur Bestimmung von Q´anzuwenden, müssen bestimmte Voraussetzungen erfüllt sein bzw. angenommen werden, z. B.:

- Der Arzneistoffkonzentrations-Zeit-Verlauf lässt sich durch ein Ein-Kompartiment-Modell beschreiben.
- Die Elimination folgt einer Kinetik erster Ordnung.
- Andere Prozesse wie systemische Verfügbarkeit, Proteinbindung und Verteilung bleiben durch die Nierenerkrankung unverändert.

In den meisten Fällen können diese Annahmen gemacht werden. Weichen die Verhältnisse jedoch stark ab, müssen u. U. komplexere Gleichungen herangezogen werden (Rowland und Tozer 2011).

15.3.3 Dosierung bei extrakorporaler Elimination

Bei Patienten, deren Nieren wegen Versagens nicht mehr in der Lage sind, Stoffwechselendprodukte in ausreichendem Maß auszuscheiden, müssen zusätzliche Maßnahmen zur Elimination ergriffen werden, z. B. eine Hämodialyse oder Hämofiltration. Dies geschieht durch künstlichen Abtransport von gelösten Substanzen durch eine semipermeable Membran außerhalb des Körpers. In diesem Kapitel sollen nur die Auswirkungen der Hämodialyse – im folgenden Text Dialyse genannt – auf die Dosierung erläutert werden. Auf die Hämodialyse allgemein sowie andere Nierenersatzverfahren wird in ▸ Kap. 21.2.4 eingegangen.

Die Gesamtclearance während der Dialyse (CL_{+D}) setzt sich aus der körpereigenen Gesamtclearance (CL) und der (künstlichen) Dialyseclearance (CL_D) zusammen:

$$CL_{+D} = CL + CL_D \qquad \text{Gleichung 15.13}$$

Wird ein Arzneistoff während der Dialyse über den Dialysator ausgeschieden ($CL_D > 0$), muss ggf. nach der Dialyse eine **Substitutionsdosis (SD)** verabreicht werden, um einen zuvor festgelegten Wert einer pharmakokinetischen Zielgröße, z. B. C^{ss}, zu erreichen.

Diese Substitutionsdosis wird durch die Dialyseeffizienz bestimmt, die von vielfältigen Faktoren (▸ Kap. 21.2.4) abhängt. Zur Charakterisierung der Dialyseeffizienz muss die individuelle Dialyseclearance ermittelt werden. Von den verschiedenen Methoden sind solche vorzuziehen, die eine direkte Konzentrationsbestimmung im Dialysat einschließen, z. B.:

$$CL_D = \frac{Q_D + C_{D\ post}}{C_{a\ mid}} \qquad \text{Gleichung 15.14}$$

wobei Q_D den Dialysatfluss, $C_{D\ post}$ die Konzentration im Dialysat nach Abschluss der Dialyse und $C_{a\ mid}$ die arterielle Plasmakonzentration zur Halbzeit der Dialyse darstellen.

Daraus errechnet sich die Eliminationsgeschwindigkeitskonstante während der Dialyse (k_{e+D}):

$$k_{e+D} = \frac{CL + CL_D}{V} \qquad \text{Gleichung 15.15}$$

Zu beachten ist, dass k_{e+D} von der **körpereigenen** und der **Dialyseclearance** abhängig ist und nicht nur die Dialyse-Eliminationsgeschwindigkeitskonstante selbst darstellt.

Dem Patienten muss nach Ende der Dialyse **nur die Arzneistoffmenge** zugeführt werden, **die neben seiner körpereigenen Elimination durch die Dialyse zusätzlich** ausgeschieden wird. Die Substitutionsdosis (SD) wird mithilfe folgender Gleichung ermittelt:

$$SD = C_{p\ prä} \cdot V \cdot \left(e^{-k_e \cdot t_D} - e^{-k_{e+D} \cdot t_D}\right) \qquad \text{Gleichung 15.16}$$

Darin bedeuten $C_{p\ prä}$ die Plasmakonzentration vor der Dialyse und t_D die Dialysedauer. Voraussetzung für die Anwendung dieser Methode ist ein monoexponentieller Konzentrations-Zeit-Verlauf während der Dialyse.

15.3.4 Dosierung nach Ziel-AUC

Für einige Arzneistoffe (z. B. Zytostatika) konnte gezeigt werden, dass der auftretende Effekt eines Arzneistoffs besser mit der im Körper über den gesamten Zeitraum anwesenden Konzentration (d. h. Exposition, AUC) in Beziehung steht als mit der Konzentration zu einem bestimmten Zeitpunkt (z. B. C_{max}). Aus der Verknüpfung von patientenspezifischen Faktoren und dem Erreichen bzw. Verhindern einer bestimmten Wirkung, die in Beziehung mit der Arzneistoff-Exposition steht, ist das Konzept der **Ziel-AUC** (target AUC) entstanden. Diese „optimale" AUC beinhaltet also größtmögliche Wirksamkeit bei vertretbarer Toxizität und resultiert in einer individuellen Dosierung.

Für das Zytostatikum Carboplatin ist es z. B. gelungen, aufgrund von patientenspezifischen Einflussfaktoren und pharmakokinetischen Eigenschaften adaptive Dosierungsrichtlinien zu erstellen. Für die Substanz wurden Zusammenhänge zwischen AUC und dosislimitierender Toxizität (Myelosuppression, insbesondere Thrombozytopenie) gefunden. Folgende patientenspezifische Faktoren werden bei der Dosisfindung berücksichtigt:

- **Glomeruläre Filtrationsrate (GFR):** Da die Substanz vorwiegend renal ausgeschieden wird, ist die Gesamtclearance (und damit die AUC) eng mit der GFR (gemessen als ^{51}Cr-EDTA-Clearance oder CL_{Cr}) des Patienten verknüpft (○ Abb. 15.7, A).
- **Zytostatikavorbehandlung:** Da die Beziehung zwischen AUC und Thrombozytopenie von der Vorbehandlung des Patienten mit myelosuppressiven Zytostatika abhängt, werden bei vorbehandelten Patienten geringere Ziel-AUC-Werte angestrebt (○ Abb. 15.7, B).
- **Mono- oder Kombinationstherapie:** Die Thrombozytopenie hängt weiterhin davon ab, ob Carboplatin allein oder in Kombination mit weiteren (myelosuppressiven) Zytostatika (z. B. Paclitaxel) verabreicht wird. Bei einer Monotherapie kann ein höherer Ziel-AUC-Wert akzeptiert und gewählt werden.

Ausgehend von diesen Erkenntnissen ist eine Gleichung zur Berechnung der individuellen Dosis von Carboplatin entwickelt worden (Calvert et al. 1989). Diese Dosis führt zu einer bestimmten Ziel-AUC, mit

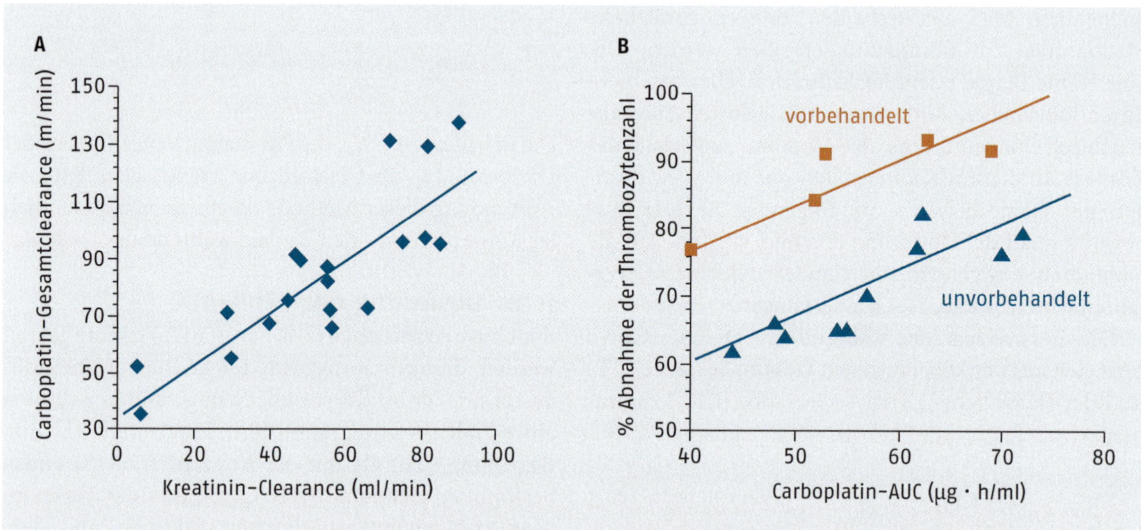

Abb. 15.7 A Zusammenhang zwischen Kreatinin-Clearance und Carboplatin-Gesamtclearance, B Zusammenhang zwischen Carboplatin-AUC und Abnahme der Thrombozytenzahl. Nach Egorin et al. 1984

Tab. 15.4 Dosisberechnung für Carboplatin in Monotherapie. Nach Calvert et al. 1989

Vorbehandlung	Ziel-AUC (mg · min/ml)	GFR (ml/min)	Dosis (mg)
Keine	7	140	1155
	7	100	875
	7	70	665
Moderat	6	140	990
	6	100	750
	6	70	570
Stark	5	140	825
	5	100	625
	5	70	475

der eine inakzeptable Toxizität gerade noch vermieden werden kann:

Gleichung 15.17

$$D\,(mg) = \text{Ziel-AUC}\,(mg \cdot min/ml) \cdot (GFR\,(ml/min) + 25)$$

Es ist zu beachten, dass die errechnete Dosis in Milligramm vorliegt und damit – anders als in der Onkologie üblich (▸Kap. 20.1.3) – unabhängig von der Körperoberfläche ist. Diese Gleichung gilt jedoch nur für Erwachsene.

Voraussetzung für die Anwendung dieser Strategie in der klinischen Praxis ist die genaue Bestimmung der Patienten-GFR und die Festlegung der Ziel-AUC. Die zu applizierende Dosis kann dann leicht mithilfe von Taschenrechnern, Tabellen oder speziellen Schieblehren ermittelt werden.

Tab. 15.4 zeigt, dass die Carboplatindosis in einer Monotherapie unter Berücksichtigung der individuellen Faktoren (Vorbehandlung, GFR von 70–140 ml/min) bis um das 2,5-Fache differieren kann!

15.3.5 Therapeutisches Drug Monitoring (TDM)

Eine häufig praktizierte Form der pharmakokinetischen Dosisindividualisierung ist das Therapeutische Drug Monitoring (TDM). Das Konzept des TDM entspricht weitgehend der unter ▸Kap. 15.1.3 erläuterten adaptiven Dosierung mittels Feedback-Kontrolle. Der Ablauf des TDM ist in Abb. 15.8 schematisch dargestellt. Die erste Dosierung wird empirisch oder adaptiv festgelegt. TDM beinhaltet immer die Messung von Plasmakonzentrationen unter der Therapie und eine Berechnung der individuellen pharmakokinetischen Parameter, die i. d. R. mit spezialisierter Computer-Software (z. B. MwPharm®, Precise PK®, TCIWorks®, www.tdmx.eu) durchgeführt wird. Mithilfe dieser Information über die individuelle Pharmakokinetik und damit über den tatsächlichen Wert der pharmakokinetischen Zielgröße können dann Dosierungsberechnungen (▸Kap. 3.3) vorgenommen werden. Eine Übersicht über die therapeutischen Konzentrationsbereiche ausgewählter Arzneistoffe ist in Anhang B zu finden.

MERKE Eine Dosierungsanpassung im Rahmen des TDM sollte niemals ohne Berücksichtigung des klinischen Gesamtbilds (Krankheitszustand, evtl. beobachtete unerwünschte Wirkungen) vorgenommen werden.

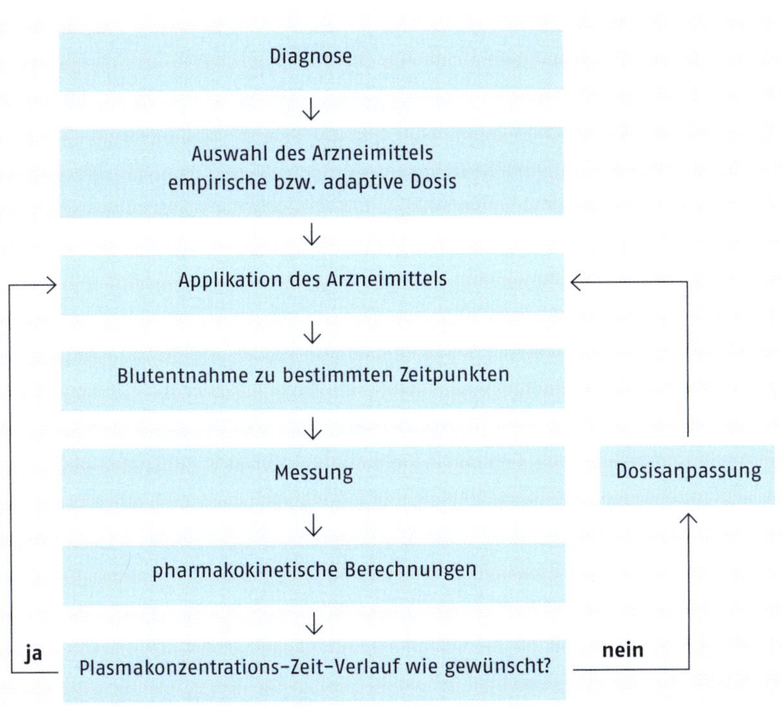

Abb. 15.8 Ablauf des Therapeutischen Drug Monitoring

Voraussetzungen

Da der zeitliche und finanzielle Aufwand für ein TDM beträchtlich ist, wird es nur unter bestimmten Voraussetzungen durchgeführt. Ein TDM ist immer dann sinnvoll, wenn eine Verbesserung der Therapieeffektivität und/oder -sicherheit zu erwarten ist. Dies ist i. d. R. der Fall, wenn der eingesetzte Arzneistoff folgende Eigenschaften aufweist:

- eine enge therapeutische Breite,
- eine hohe interindividuelle Variabilität der Pharmakokinetik,
- ein bekannter Zusammenhang zwischen Pharmakokinetik und Pharmakodynamik,
- keine Möglichkeit von Routinebestimmungen geeigneter pharmakodynamischer Zielgrößen (▸ Kap. 15.2).

Tab. 15.5 enthält Arzneistoffe, die diese Kriterien erfüllen und für die häufig ein TDM praktiziert wird. Besonders hervorzuheben sind Aminoglykoside, Vancomycin, Immunsuppressiva, Antiepileptika, Psychopharmaka, Theophyllin und einige Zytostatika. Die verwendeten Dosierungsstrategien für die einzelnen Substanzen sind v. a. von deren pharmakokinetischen Besonderheiten abhängig. Das TDM von Aminoglykosiden, Theophyllin und Phenytoin wird nachfolgend im Detail erläutert. Für die anderen Substanzen sei an dieser Stelle auf weiterführende Literatur verwiesen.

Darüber hinaus wird man bei vulnerablen, d. h. problematischen Patientengruppen wie Früh- und Neugeborenen (▸ Kap. 23) oder Patienten mit eingeschränkter Organfunktion (▸ Kap. 21) eher ein TDM in Erwägung ziehen als bei unproblematischen Patienten.

Aminoglykoside

Bedeutung. Aminoglykoside spielen trotz ihrer hohen Toxizität immer noch eine wichtige Rolle in der Behandlung lebensbedrohlicher Infektionen, insbesondere mit gramnegativen Aerobiern. Sie erfüllen sämtliche Kriterien für den Einsatz eines TDM. Sowohl Unwirksamkeit der Therapie (u. U. mit Todesfolge) als auch Toxizität (schwere Oto- und Nephrotoxizität) dürfen nicht riskiert werden. Das TDM leistet einen wichtigen Beitrag, dieses Risiko zu minimieren.

Pharmakokinetik, Pharmakodynamik. Nach intravenöser Applikation verteilen sich Aminoglykoside v. a. im Extrazellulärraum. Aus dem Gastrointestinaltrakt werden sie praktisch nicht resorbiert. Die Plasmaproteinbindung ist mit ca. 10 % sehr gering. Die Elimination erfolgt zu 85–95 % unverändert durch glomeruläre Filtration in der Niere. Aminoglykoside weisen eine lineare Pharmakokinetik auf, d. h. die AUC steigt proportional mit zunehmender Dosis.

Die Plasmakonzentrationen stehen im Wesentlichen sowohl mit der erwünschten als auch den unerwünschten Wirkungen in Zusammenhang. Für Patienten mit gramnegativer Sepsis und Harnwegsinfektionen sollten z. B. Gentamicin-Maximalkonzentrationen (C_{max}) von mindestens 5 µg/ml, bei Patienten mit gramnegativer Pneumonie sogar 8–10 µg/ml erreicht werden. Das

Tab. 15.5 Arzneistoffe, für die häufig ein Therapeutisches Drug Monitoring praktiziert wird (Auswahl)

Arzneistoffgruppe	Arzneistoff
Antiarrhythmika	Amiodaron
Antiasthmatika	Theophyllin
Antibiotika	Aminoglykoside, Vancomycin
Antiepileptika	Carbamazepin, Ethosuximid, Phenobarbital, Phenytoin, Primidon, Valproinsäure
Herzwirksame Glykoside	Digitoxin, Digoxin
HIV-Therapeutika	Nicht-nukleosidische Reverse-Transkriptase-Inhibitoren, Proteaseinhibitoren
Immunsuppressiva	Ciclosporin, Tacrolimus
Psychopharmaka	Amisulprid, Amitriptylin, Clomipramin, Clozapin, Desipramin, Imipramin, Lithium, Nortriptylin, Olanzapin
Zytostatika	Busulfan, Fluorouracil, Methotrexat

Risiko einer Nephro- bzw. Ototoxizität ist erhöht, wenn die Plasmaminimalkonzentrationen (C_{min}) von Gentamicin, Tobramycin und Netilmicin 2 µg/ml und von Amikacin 10 µg/ml übersteigen.

Einflussfaktoren. Folgende patientenspezifische Faktoren haben Einfluss auf die Pharmakokinetik von Aminoglykosiden:

- **Nierenfunktion:** Ein großer Teil der pharmakokinetischen Variabilität (45–90 %) von Aminoglykosiden kann auf die Nierenfunktion zurückgeführt werden. In vielen Studien konnte die Abhängigkeit der Eliminationsgeschwindigkeit von der Kreatinin-Clearance gezeigt werden.
- **Lebensalter:** Die Gesamtclearance von Aminoglykosiden nimmt mit zunehmendem Lebensalter ab. Früh- und Neugeborene weisen ein größeres Verteilungsvolumen pro kg Körpergewicht auf, da der Anteil des Extrazellulärraums am Körpervolumen größer ist als bei Erwachsenen.
- **Fieber:** Fieber kann die Elimination von Aminoglykosiden aufgrund physiologischer Veränderungen beschleunigen (erhöhte glomeruläre Filtrationsrate durch erhöhten renalen Blutfluss).
- **Körpergewicht:** Aminoglykoside verteilen sich nur wenig in das Fettgewebe, sodass das Verteilungsvolumen im Wesentlichen vom Idealkörpergewicht abhängt (▸Kap. 15.3.1). Bei fettleibigen Patienten spielt jedoch die Verteilung in die Extrazellulärflüssigkeit des Fettgewebes eine Rolle, die dann berücksichtigt werden muss (Berechnung der Initialdosis).
- **Geschlecht:** Frauen weisen ein kleineres Verteilungsvolumen pro kg Körpergewicht auf als Männer.
- **Verbrennungszustände:** Zahlreiche physiologische Prozesse sind nach schweren Verbrennungen verändert. Bei Aminoglykosiden ist insbesondere der vergrößerte Extrazellulärraum in der akuten Phase (vergrößertes Verteilungsvolumen) und die erhöhte glomeruläre Filtrationsrate in der hypermetabolischen Phase (erhöhte renale Clearance) von Bedeutung.
- **Aszites:** Das Verteilungsvolumen der Aminoglykoside ist bei Patienten mit Aszites erheblich größer, was sich ebenfalls durch den vergrößerten Extrazellulärraum erklären lässt.
- **Mukoviszidose:** Patienten mit schwerer Mukoviszidose weisen oft ein größeres Verteilungsvolumen und eine höhere Gesamtclearance auf. Insbesondere die Variabilität dieser Parameter ist erhöht.

Zielgröße. In der Praxis finden Minimal- und Maximalkonzentrationen der Aminoglykoside im Plasma als Zielgrößen Verwendung (▫Tab. 15.6).

Übliche Dosierungsberechnungen sollen im Folgenden am Beispiel von Gentamicin näher erläutert werden. Ähnliche Dosierungsstrategien wurden auch für andere Aminoglykoside etabliert.

Berechnung der Initialdosis. Die Initialdosis wird i. d. R. aufgrund des Körpergewichts und der Kreatinin-Clearance errechnet (◦Abb. 15.9).

Bei adipösen Patienten muss jedoch die Verteilung in die Extrazellulärflüssigkeit des Fettgewebes berücksichtigt werden, da sonst eine zu niedrige Initialdosis berechnet würde. Deshalb wird zunächst das sogenannte Dosierungskörpergewicht (DKG) aus dem Idealkörpergewicht (IKG) und dem tatsächlichen Körpergewicht (KG) berechnet (zur Berechnung des IKG ▸Kap. 15.3.1):

$$\mathrm{DKG} = \mathrm{IKG} + 0{,}4\,(\mathrm{KG} - \mathrm{IKG}) \qquad \text{Gleichung 15.18}$$

Im nächsten Schritt kann dann das individuelle Verteilungsvolumen abgeschätzt werden:

$$V\,(\mathrm{l}) = 0{,}26\,(\mathrm{l/kg}) \cdot \mathrm{DKG}\,(\mathrm{kg}) \qquad \text{Gleichung 15.19}$$

Als zweiter pharmakokinetischer Parameter wird die individuelle Eliminationsgeschwindigkeitskonstante (k_e) aus der Kreatinin-Clearance (CL_{Cr}) berechnet (allgemeine Gleichung: ◦Gleichung 15.8):

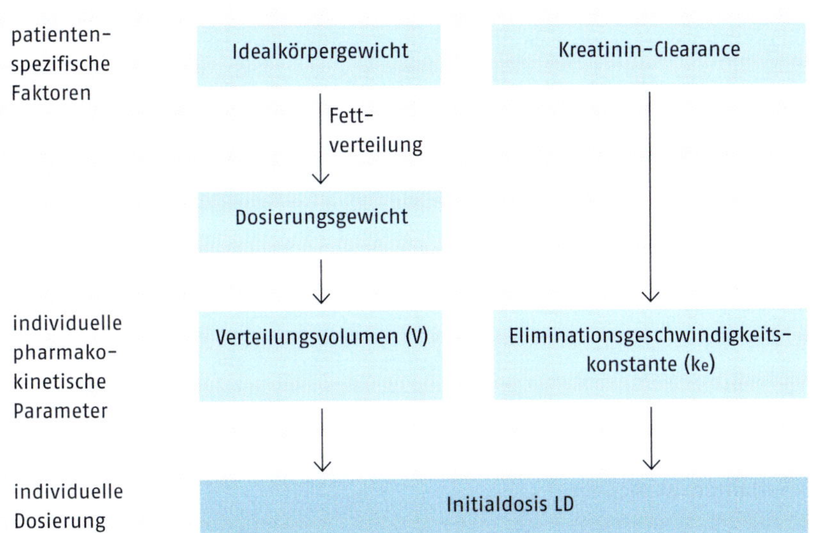

Abb. 15.9 Berechnung der Initialdosis von Aminoglykosiden mithilfe der patientenspezifischen Faktoren Idealkörpergewicht und Kreatinin-Clearance

Tab. 15.6 Zielmaximal- und -minimalkonzentrationen von Aminoglykosiden. Nach Schumacher 1995

Aminoglykosid	Ziel-C_{max}[1] (mg/l)	Ziel-C_{min} (mg/l)
Gentamicin	5–10	0,5– < 2
Tobramycin	5–10	0,5– < 2
Netilmicin	6–10	0,5–2
Amikacin	15–35	5–10

[1] Gilt nicht für die sogenannte „Einmaldosierung" (siehe Kasten S. 250)

$$k_e\,(h^{-1}) = 0{,}0024 \cdot CL_{Cr}\,(ml/min) + 0{,}01$$ Gleichung 15.20

Die Initialdosis (LD) kann bei einer Infusionsdauer T nun wie folgt berechnet werden:

$$LD = \frac{C_{max} \cdot k_e \cdot V \cdot T}{1 - e^{-k_e \cdot T}}$$ Gleichung 15.21

Dabei stellt C_{max} die Maximalkonzentration dar, die man erreichen möchte. Die Elimination während der Infusion wird bei der Berechnung berücksichtigt (Nenner).

Berechnung der Erhaltungsdosis. Zunächst muss das Dosierungsintervall τ mit C^{ss}_{max} als gewünschter Maximalkonzentration, C^{ss}_{min} als gewünschter Minimalkonzentration und der Infusionsdauer T berechnet werden (▸ Kap. 3.3.1):

$$\tau = \frac{\ln C^{ss}_{max} - \ln C^{ss}_{min}}{k_e} + T$$ Gleichung 15.22

Nachdem das berechnete Dosierungsintervall in ein praktikables Intervall umgewandelt wurde (▸ Kap. 3.3.1), kann die Erhaltungsdosis (MD) wie folgt berechnet werden:

$$MD = C^{ss}_{max} \cdot k_e \cdot V \cdot T \cdot \frac{1 - e^{-k_e \cdot \tau}}{1 - e^{-k_e \cdot T}}$$ Gleichung 15.23

Die Gleichung ist eine für die intravenöse Kurzinfusion abgewandelte Form der in ▸ Kap. 3.3.2 erläuterten Berechnung der Erhaltungsdosis.

Praxisbeispiel

Berechnung einer Initialdosis von Gentamicin

Ein 63 Jahre alter Patient wird mit einer lebensbedrohlichen Lungenentzündung eingeliefert. Er wiegt 75 kg und ist 176 cm groß. Seine nach Cockcroft-Gault abgeschätzte Kreatinin-Clearance beträgt 84 ml/min. Die Infusionsdauer wird mit 1 h festgelegt. Mit welcher Dosis soll die Gentamicintherapie begonnen werden, wenn eine Maximalkonzentration von 10 µg/ml (Tab. 15.6) gewünscht wird?

Aus den vorgegebenen Daten errechnen sich ein Dosierungskörpergewicht von 73 kg, ein Verteilungsvolumen von 19 l, eine Eliminationsgeschwindigkeitskonstante von 0,21 h^{-1} und schließlich eine Initialdosis von 211 mg. Eine praxisgerechte Empfehlung wäre eine Initialdosis von 200 mg.

Dosierungsanpassungen. Während der Therapie können nun mithilfe von gemessenen Plasmakonzentrationen V und k_e für den jeweiligen Patienten individuell bestimmt werden. Die Probenentnahmezeiten sollten sorgfältig gewählt werden. Bewährt haben sich Entnahmezeiten 30 min nach Infusionsende und kurz vor

15

Gabe der nächsten Infusion. Probenentnahmezeiten und Infusionszeiten müssen in jedem Fall genau dokumentiert werden. Für die pharmakokinetische Auswertung wird i. d. R. ein Ein-Kompartiment-Modell angenommen. Folgende Verfahren finden Anwendung:

- lineare Regression nach Logarithmieren der Konzentrationen (mindestens drei Messpunkte, mit Taschenrechner durchführbar).
- nichtlineare Regression (mindestens drei Messpunkte, Computer erforderlich).
- nichtlineare Regression nach der Bayes-Methode unter Einbeziehung von Populationsdaten (nur wenige Messpunkte, spezielle Computer-Software erforderlich).

Einzelheiten zu den genannten Verfahren werden in ▸Kap. 3.2.1 erläutert. Mithilfe der aus den gemessenen Konzentrationen berechneten pharmakokinetischen Parameter k_e und V lassen sich Dosierungsintervall und Erhaltungsdosis, z. B. mithilfe der ◦Gleichung 15.22 und ◦Gleichung 15.23, individuell optimieren. Die Konzentrationsbestimmungen sollten in vorher festzulegenden Zeitabständen wiederholt werden, insbesondere wenn sich Einflussfaktoren ändern.

Einmaldosierung von Aminoglykosiden

Bei Aminoglykosiden wird häufig die sogenannte Einmaldosierung praktiziert, d. h. die einmal tägliche Applikation der gesamten Tagesdosis. Damit werden höhere Maximalkonzentrationen als bei der Mehrfachdosierung pro Tag erreicht. In verschiedenen Studien konnte gezeigt werden, dass bei gleicher antibakterieller Wirksamkeit die Toxizität abnimmt. Die unveränderte Effektivität der Therapie wird v. a. durch einen postantibiotischen Effekt (PAE) erklärt, d. h. dass Aminoglykoside auch dann noch antibakteriell wirken, wenn die Konzentration unterhalb der Minimalen Hemmkonzentration (MHK) liegt (▸Kap. 19.3.6). Es besteht ein weitgehender Konsens darüber, dass die Einmaldosierung bei Erwachsenen in der Therapie gramnegativer Infektionen eingesetzt werden kann, jedoch nur dann, wenn keine die Therapie verkomplizierenden Faktoren vorliegen, wie z. B. Schwangerschaft, Verbrennungen, schwere Nieren- und Leberinsuffizienz, Neutropenie oder Myokarditis. In diesen Fällen sollte eine Mehrfachdosierung pro Tag mit TDM praktiziert werden.

Theophyllin

Bedeutung. Wegen seiner bronchodilatierenden und auch antiinflammatorischen Wirkung wird Theophyllin noch immer in der Dauertherapie des Asthma bronchiale und der chronisch-obstruktiven Atemwegserkrankung, aber auch teilweise in der akuten Therapie von Asthmaanfällen eingesetzt. Die Bedeutung von Theophyllin hat jedoch deutlich abgenommen. Insbesondere die geringe therapeutische Breite, aber auch eine hohe Variabilität der Gesamtclearance machen Theophyllin zu einem Kandidaten für das TDM. Bei Überdosierung können z. T. schwer wiegende unerwünschte Wirkungen auftreten. Dazu zählen Tachykardie, Arrhythmien, Tremor und Konvulsionen. Die Durchführung des TDM bei allen mit Theophyllin behandelten Patienten wird zunehmend infrage gestellt. Bei Problempatienten und bei Patienten mit bekannten Einflussfaktoren ist ein TDM jedoch sinnvoll.

Pharmakokinetik, Pharmakodynamik. Nach Applikation wird Theophyllin per os nahezu vollständig resorbiert. Schnell freisetzende Arzneiformen und eine Vielzahl von Retardzubereitungen stehen zur Verfügung. Theophyllin verteilt sich im gesamten Körperwasser, das Verteilungsvolumen beträgt 0,5 l/kg. Die Plasmaproteinbindung ist mit ca. 40 % relativ gering. Die Elimination erfolgt nur zu einem geringen Ausmaß durch unveränderte renale Exkretion (10–15 %), der größte Teil wird metabolisiert (85–90 %). Die bronchodilatierende Wirkung von Theophyllin ist stark konzentrationsabhängig. Eine Konzentration von 5–15 mg/l reicht i. d. R. für eine erfolgreiche Bronchodilatation aus. Übersteigt die Plasmakonzentration 20 mg/l, treten häufig Übelkeit und Erbrechen auf, bei noch höheren Konzentrationen erhöht sich die Wahrscheinlichkeit von kardialen Wirkungen (insbesondere bei C > 40 mg/l) und Konvulsionen (insbesondere bei C > 50 mg/l).

Einflussfaktoren. Während die interindividuelle Variabilität des auf das Körpergewicht normierten Verteilungsvolumens von Theophyllin relativ gering ist, beeinflussen zahlreiche Faktoren die Metabolisierung und damit die Gesamtclearance:

- **Lebensalter:** Neugeborene weisen eine deutlich geringere, Kleinkinder eine höhere Gesamtclearance als Erwachsene auf. Bei Erwachsenen nimmt die Gesamtclearance mit zunehmendem Lebensalter ab.
- **Zigarettenrauchen:** Polyzyklische Kohlenwasserstoffe im Tabakrauch führen zu einer Induktion metabolisierender CYP-Enzyme (v. a. des Isoenzyms 1A2) und damit zu einer beschleunigten Elimination.
- **Leberzirrhose:** Bei Patienten mit Leberzirrhose ist die Gesamtclearance von Theophyllin deutlich reduziert.
- **Dekompensierte Herzinsuffizienz:** Liegt eine dekompensierte Rechtsherzinsuffizienz bzw. ein Cor pulmonale vor, muss mit einer geringeren Gesamtclearance gerechnet werden. Als Ursache werden eine verminderte hepatische Sauerstoffzufuhr und eine daraus resultierende Beeinträchtigung der Leberenzyme angenommen.

- **Akute Infektion:** Der Einfluss von akuten Infektionen auf die Elimination von Theophyllin ist noch nicht vollständig geklärt. Es gibt Berichte über eine Hemmung der Theophyllinmetabolisierung bei akuten viralen Infektionen durch vermehrte Bildung von Interferonen bzw. bei Sepsis in Anwesenheit von Endotoxinen gramnegativer Bakterien.
- **Mukoviszidose:** Mukoviszidose-Patienten weisen eine erhöhte Gesamtclearance von Theophyllin auf.
- **Andere Arzneistoffe:** Zahlreiche Interaktionen mit Theophyllin sind beschrieben. Beispielsweise wird die Metabolisierung von Theophyllin durch Phenobarbital und Phenytoin beschleunigt, durch Cimetidin, Ciprofloxacin und Erythromycin gehemmt (▸Kap. 17).

In ◘ Tab. 15.7 sind die wichtigsten Faktoren mit Einfluss auf die Gesamtclearance zusammengestellt.

Zielgröße. In der Regel werden Plasmakonzentrationen zwischen 5 und 15 mg/l angestrebt.

Berechnung der Initialdosis. Zur Akuttherapie von Bronchospasmen werden intravenöse oder schnell freisetzende perorale Zubereitungen verwendet. Die Initialdosis (LD) kann aus dem durchschnittlichen Verteilungsvolumen (0,5 l/kg), der gewünschten Zielkonzentration (C_{Ziel}) und der evtl. durch Vorbehandlung gemessenen Ausgangskonzentration (C_{Init}) wie folgt berechnet werden:

$$LD = \frac{(C_{Ziel} - C_{Init}) \cdot V}{F} \quad \text{Gleichung 15.24}$$

Dabei kann für die systemische Verfügbarkeit F bei Theophyllin i. d. R. ein Wert von 1 angenommen werden. Wird eine Zielkonzentration von 10 mg/l gewünscht und liegt keine Vorbehandlung vor ($C_{Init} = 0$), so ergibt sich eine Initialdosis von 5 mg/kg Theophyllin.

Praxisbeispiel

Berechnung eines Theophyllin-Dosierungsschemas

Ein 58 Jahre alter Patient mit einer dekompensierten Herzinsuffizienz und einem Körpergewicht von 74 kg wird wegen eines schweren Asthmaanfalls in die Klinik eingeliefert und soll mit Theophyllin intravenös behandelt werden. Der Patient wurde noch nicht mit Theophyllin behandelt. Angestrebt wird eine mittlere Plasmakonzentration von 12 mg/l. Wie hoch sollten Initialdosis (Bolusinjektion) und Erhaltungsdosis (Dauerinfusion) gewählt werden?

Mit den beschriebenen Rechenverfahren ergibt sich ein Verteilungsvolumen von 37 l (0,5 l/kg), eine Gesamtclearance von 1184 ml/h (16 ml/h/kg), eine Initialdosis von 444 mg und eine Erhaltungsdosis von 14,2 mg/h Theophyllin.

◘ **Tab. 15.7** Quantitativer Einfluss patientenspezifischer Faktoren auf die Gesamtclearance von Theophyllin. Nach Winter 1994

Patientenspezifischer Faktor	Clearance-Korrekturfaktor[1]
Zigarettenrauchen	1,6
Leberzirrhose	0,5
Dekompensierte Herzinsuffizienz, Cor pulmonale	0,4
Akute virale Infektion, Sepsis	0,5
Mukoviszidose	1,5
Phenobarbital-Behandlung	1,3
Phenytoin-Behandlung	1,6
Cimetidin-Behandlung	0,6
Ciprofloxacin-Behandlung	0,7
Erythromycin-Behandlung	0,75

[1] Zur Multiplikation mit der durchschnittlichen Gesamtclearance von 40 ml/h/kg

Berechnung der Erhaltungsdosis. Bevor Plasmakonzentrationen des einzelnen Patienten vorliegen, kann die Erhaltungsdosis mithilfe der durchschnittlichen Gesamtclearance (▸Kap. 3.3.2) berechnet werden. Bekannte Einflussfaktoren können einbezogen werden, wie in ◘ Tab. 15.7 angegeben (Multiplikation mit CL). Für eine gewünschte mittlere Steady-State-Konzentration (C_{av}^{ss}) ergibt sich:

$$\frac{MD}{\tau} = \frac{C_{av}^{ss} \cdot CL}{F} \quad \text{Gleichung 15.25}$$

Diese Gleichung eignet sich sowohl für die intravenöse Dauerinfusion (mit MD/τ als Infusionsgeschwindigkeit) als auch für die Applikation per os. Allerdings muss bei letzterer besonders auf eine praxisgerechte Dosierung (Berücksichtigung „patientenfreundlicher" Applikationszeiten, verfügbare Arzneiformen) geachtet werden.

Dosierungsanpassungen. Liegen erste Plasmakonzentrationen vor, können die pharmakokinetischen Parameter individuell abgeschätzt werden. Im Gegensatz zu den Aminoglykosiden reicht bei Theophyllin in der Praxis häufig **eine** Konzentration nach Applikation von Theophyllin aus. Die Probenentnahmezeiten sollten nach Möglichkeit nicht innerhalb der ersten drei Stunden nach p. o. Applikation gewählt werden, damit die Beeinflussung der Ergebnisse durch z. B. nahrungsbedingte Resorptionsschwankungen minimal ist. Die

Auswertung erfolgt dann über eine Kurvenanpassung nach Bayes unter Einbeziehung von Populationsdaten. Mithilfe der Kurvenanpassung kann nun durch Simulation der Plasmakonzentrations-Zeit-Kurve ein neues, für den Patienten optimales Dosierungsschema definiert werden (siehe Kasten).

Praxisbeispiel

Simulation des Plasmakonzentrationsverlaufs von Theophyllin

Abb. 15.10 zeigt den Fall eines 71-jährigen Rauchers. Die gemessenen Plasmakonzentrationen (am 20.05. 6,5 und am 22.05. 6,8 mg/l) sind noch niedriger als auf der Grundlage der Populationsgesamtclearance für Raucher (1,6·40 = 64 ml/h/kg) erwartet wurde (Abb. 15.10, A). Die Kurvenanpassung führt die Informationen aus der Population und die Beobachtungen zusammen (Abb. 15.10, B). Die individuelle Gesamtclearance beträgt 106 ml/h/kg, was evtl. darauf zurückgeführt werden kann, dass der Patient zusätzlich Alkoholiker ist (chronischer Alkoholgenuss induziert ebenfalls metabolisierende Enzyme, v. a. von CYP2E1). Es ist nun möglich, retrospektiv den wahrscheinlichsten Verlauf der Plasmakonzentrations-Zeit-Kurve zu simulieren und den zukünftigen Verlauf, insbesondere bei einer evtl. vorzunehmenden Dosisanpassung, vorherzusagen.

Das **weitere Vorgehen** hängt insbesondere von folgenden **Kriterien** ab:

- Abweichung des gemessenen Wertes von der Vorhersage (hier: Populationsdaten),
- potenziellen Veränderungen der bekannten Einflussfaktoren unter der Therapie (hier z. B. Änderung des Zigarettenkonsums).

Ist eines dieser Kriterien erfüllt, sollte nach kurzer Zeit die Plasmakonzentration erneut bestimmt werden und unter Einbeziehung der neuen Information eine Kurvenanpassung nach der Bayes-Methode (▸ Kap. 3.2.1) vorgenommen werden. In größeren Zeitabständen sollte erst kontrolliert werden, wenn die Einstellung des Patienten akzeptabel ist, d. h. dass die tatsächlich beobachteten Plasmakonzentrationen (Zielgröße) gut mit den vorhergesagten übereinstimmen.

Phenytoin

Bedeutung. Obwohl seine Bedeutung abnimmt, ist Phenytoin immer noch ein wichtiges Antiepileptikum, das v. a. bei einfachen und komplex fokalen sowie generalisierten tonisch-klonischen Anfällen (Grand mal) eingesetzt wird. Außerdem findet es bei digitalisinduzierten Arrhythmien und bei neurogenen Schmerzzuständen Anwendung. Zahlreiche unerwünschte Wirkungen sind beschrieben, darunter v. a. Wirkungen auf das Nervensystem, wie z. B. Nystagmus, Ataxie, Bewusstseins- und Denkstörungen sowie Koma. Weitere unerwünschte Wirkungen bei einer Dauertherapie sind Gingiva-Hyperplasie, Hirsutismus sowie ein Mangel an Folaten und Vitamin D. Die enge therapeutische Breite sowie eine nichtlineare Pharmakokinetik (s. u.) sind die wesentlichen Gründe für die Anwendung des TDM zur Dosisindividualisierung von Phenytoin. Auch bei anderen Antiepileptika, wie z. B. Carbamazepin, Ethosuximid, Phenobarbital, Valproinsäure, kann ein TDM hilfreich sein.

Pharmakokinetik, Pharmakodynamik. Phenytoin wird wegen seiner geringen Löslichkeit nach peroraler Applikation langsam, aber nahezu vollständig resor-

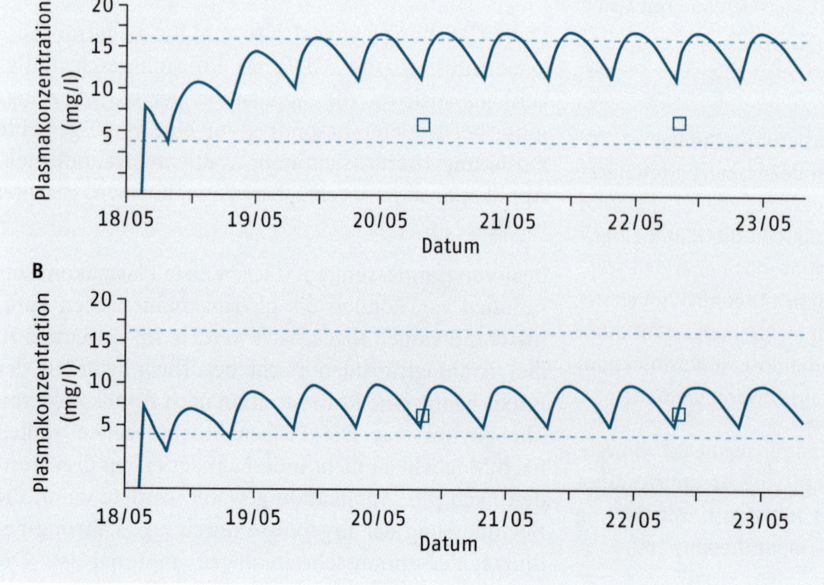

Abb. 15.10 Simulierter Verlauf der Plasmakonzentrationen von Theophyllin bei einem 71-jährigen Raucher. A Ohne Einbeziehung der gemessenen Konzentrationen (□), ausschließlich Berücksichtigung von Populationsmittelwerten, hier von Rauchern, B nach Durchführung einer pharmakokinetischen Datenanalyse unter Anwendung der Bayes-Methode (Berücksichtigung von Populationsmittelwerten und Messwerten, ▸ Kap. 3.2)

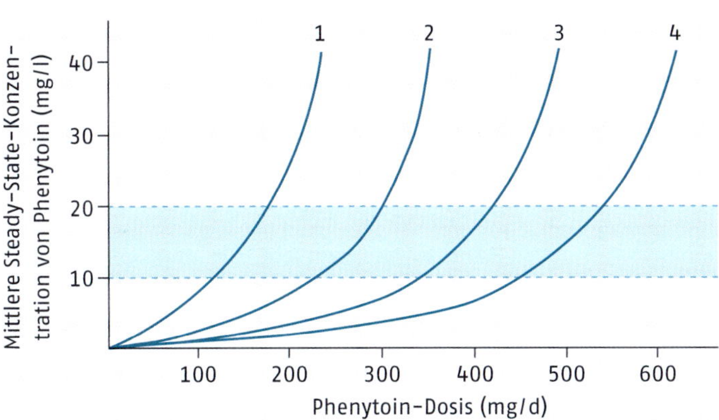

Abb. 15.11 Mittlere Steady-State-Plasmakonzentrationen von Phenytoin in Abhängigkeit von der applizierten Tagesdosis für vier verschiedene Patienten (1–4): Patient 1 weist die geringste, Patient 4 die höchste Eliminationsleistung auf. Für alle Patienten ist die Spanne für die optimale Tagesdosis äußerst klein, da die Kurven bereits im therapeutischen Bereich sehr steil verlaufen. Nach Winter 1994

biert. Die maximalen Plasmakonzentrationen treten bei schnell freisetzenden Arzneiformen eineinhalb bis sechs Stunden nach Applikation auf. Dabei hängen die Resorptionsgeschwindigkeit und die systemische Verfügbarkeit wesentlich von der Partikelgröße in den verschiedenen Arzneiformen ab. Das Verteilungsvolumen von Phenytoin beträgt bei Erwachsenen im Schnitt 0,65 l/kg. Phenytoin liegt im Plasma zu 90–95 % an Plasmaproteine gebunden vor. Weniger als 5 % der Substanz wird unverändert renal ausgeschieden, der größte Teil wird metabolisiert. Die Metabolisierung von Phenytoin ist bereits bei therapeutischen Konzentrationen sättigbar, d. h. die Gesamtclearance nimmt mit zunehmender Konzentration ab, die Halbwertszeit zu (nichtlineare Pharmakokinetik, ▸ Kap. 3.1.5). Dosiserhöhungen können daher zu einem überproportionalen und häufig nicht vorhersehbaren Anstieg der Plasmakonzentrationen führen (Abb. 15.11). Gesamtclearance und Halbwertszeit sind somit auch zeitabhängig und können für Phenytoin nicht als konstante Größen angegeben werden. Die Elimination von Phenytoin kann am besten mithilfe der Michaelis-Menten-Konstante (k_m, Plasmakonzentration bei halbmaximaler Eliminationsgeschwindigkeit) und der maximalen Eliminationsgeschwindigkeit (V_{max}) charakterisiert werden. Der Zusammenhang zwischen CL, k_m und V_{max} wird durch folgende Gleichung beschrieben:

$$CL = \frac{V_{max}}{k_m + C}$$ Gleichung 15.26

k_m liegt i. d. R. zwischen 1 und 15 mg/l, V_{max} zwischen 100 und 1000 mg/d, woraus die hohe interindividuelle Variabilität deutlich wird.

Die antikonvulsive Wirkung ist konzentrationsabhängig: Etwa die Hälfte der Patienten mit Plasmakonzentrationen > 10 mg/l und etwa 90 % der Patienten mit Plasmakonzentrationen > 15 mg/l zeigen eine geringere Häufigkeit epileptischer Anfälle. Für einige unerwünschte Wirkungen wurde ebenfalls eine Abhängigkeit von der Plasmakonzentration gezeigt: Ein Nystagmus wird häufig bei einer Plasmakonzentration > 20 mg/l beobachtet, Ataxie tritt bei Konzentrationen > 30 mg/l, Denkstörungen treten bei Konzentrationen > 40 mg/l auf. Für andere unerwünschte Wirkungen, wie z. B. Gingiva-Hyperplasie und Folatmangel, konnte bisher kein Zusammenhang zwischen Konzentration und Wirkung nachgewiesen werden.

Einflussfaktoren. Die Pharmakokinetik von Phenytoin weist eine hohe interindividuelle Variabilität auf, die durch zahlreiche Einflussfaktoren verursacht wird:

- **Lebensalter:** Die Elimination (k_m, V_{max}) von Phenytoin ist deutlich vom Lebensalter abhängig. k_m ist bei Kindern und älteren Patienten höher als bei Erwachsenen, was auf eine geringere Affinität von Phenytoin zu den metabolisierenden Enzymen hindeutet. V_{max} (in mg/kg/d) nimmt nach sechs Monaten mit zunehmendem Lebensalter ab (Tab. 15.8). Bei Früh- und Neugeborenen ist V_{max} geringer als bei Kleinkindern. Außerdem weisen diese Patienten ein größeres Verteilungsvolumen (in l/kg) auf.
- **Chronische Niereninsuffizienz:** Patienten mit chronischer Niereninsuffizienz (insbesondere bei einer Kreatinin-Clearance < 10 ml/min) können niedrigere Plasma-Albuminkonzentrationen aufweisen. Zudem kann die Bindungsaffinität von Phenytoin zu Albumin beeinträchtigt sein. Durch diese Änderungen kann die ungebundene Fraktion (f_u) im Plasma bis auf 0,3 (normal: 0,1) ansteigen.
- **Chronische Lebererkrankungen:** Bei Patienten mit chronischen Lebererkrankungen sind zwei gegenläufige Effekte zu unterscheiden. Die Gesamtclearance kann bei diesen Patienten durch eine Abnahme der intrinsischen Clearance vermindert sein. Sie kann aber auch erhöht sein, da chronische Leberer-

Tab. 15.8 Eliminationsparameter von Phenytoin in Abhängigkeit vom Lebensalter. Angegeben werden Mittelwerte und Standardabweichungen. Murphy 1993

Gruppe	Alter (Jahre)	k_m (mg/l)	V_{max} (mg/kg/d)
Kinder	0,5–4	6,6 ± 4,2	14,0 ± 4,3
	4–7	6,8 ± 3,5	10,9 ± 3,5
	7–10	6,5 ± 3,0	10,1 ± 2,6
Jugendliche	10–16	5,7 ± 2,7	8,3 ± 2,8
Erwachsene	18–59	4,3 ± 3,5	7,4 ± 3,0
Ältere Patienten	>59	5,8 ± 2,3	7,4 ± 3,0

Tab. 15.9 Einfluss verschiedener Faktoren auf die Eliminationskinetik von Phenytoin. Nach Tozer und Winter 1992

Effekt	Mögliche Ursache	Beispiele
V_{max} ↑	Enzyminduktion	Gleichzeitige Gabe von Enzyminduktoren
V_{max} ↓	Geringere Enzymaktivität	Leberzirrhose
k_m ↑	Kompetitive Hemmung	Gleichzeitige Gabe von Enzyminhibitoren
k_m ↓	Erhöhte ungebundene Fraktion	Niedrigere Plasma-Albuminkonzentration

krankungen häufig auch verminderte Plasma-Albuminkonzentrationen zur Folge haben. Da Phenytoin ein „Low Extraction Drug" ist, steigt durch eine erhöhte ungebundene Fraktion die Gesamtclearance an (▸ Kap. 3.1.3).

- **Adipositas:** Wegen seiner relativ hohen Lipophilie verteilt sich Phenytoin gut in das Fettgewebe. Adipöse Patienten weisen daher häufig ein größeres Verteilungsvolumen auf.
- **Andere Arzneistoffe:** In der Literatur findet man eine Vielzahl von Interaktionen mit Phenytoin. Die Resorption von Phenytoin kann z. B. durch Antazida beeinträchtigt werden. Hemmstoffe der Cytochrom-P450-Isoenzyme CYP2C9 und CYP2C19, wie z. B. Amiodaron, Fluconazol, Fluvoxamin und Isoniazid, verlangsamen die Elimination von Phenytoin. Induktoren, wie z. B. Phenobarbital, beschleunigen sie. Phenytoin induziert die Metabolisierung vieler anderer Arzneistoffe durch Induktion der Cytochrom-P450-Isoenzyme CYP1A2, CYP2C9, CYP2C19, CYP2D6 und CYP3A4.

Der Einfluss verschiedener Faktoren auf die Eliminationsparameter k_m und V_{max} ist in ◘ Tab. 15.9 zusammengestellt.

Zielgröße. Bei Erwachsenen, Kleinkindern und Säuglingen, die älter als drei Monate sind, werden Plasmakonzentrationen zwischen 10 und 20 mg/l angestrebt. Für Früh- und Neugeborene werden häufig niedrigere Zielkonzentrationen (zwischen 6 und 14 mg/l) verwendet.

In besonderen Fällen, z. B. bei einer Hypoalbuminämie, kann es sinnvoll sein, die ungebundenen Phenytoin-Konzentrationen im Plasma zur Dosisindividualisierung heranzuziehen. In diesem Fall liegt der therapeutische Bereich zwischen 1 und 2 mg/l.

Berechnung der Initialdosis. Zur akuten Behandlung eines Status epilepticus (intravenöse Gabe) und zur schnellen Aufsättigung zu Beginn einer Dauertherapie sollte eine Initialdosis (LD) verabreicht werden. Diese kann, wie bei Theophyllin (○ Gleichung 15.24), aus dem durchschnittlichen Verteilungsvolumen (hier: 0,65 l/kg), der gewünschten Zielkonzentration (C_{Ziel}) und der evtl. durch Vorbehandlung gemessenen Ausgangskonzentration (C_{Init}) wie folgt berechnet werden:

$$LD = \frac{(C_{Ziel} - C_{Init}) \cdot V}{F \cdot S} \qquad \text{Gleichung 15.27}$$

F kann als eins angenommen werden, S ist der Korrekturfaktor beim Einsatz von Phenytoin-Natrium (0,92). Bei einem 70 kg schweren Erwachsenen, einer Zielkonzentration von 15 mg/l und ohne Vorbehandlung (C_{Init} = 0) ergibt sich z. B. eine Initialdosis von 741,8 mg Phenytoin-Natrium (682,5 mg Phenytoin).

Bei intravenöser Applikation ist zu beachten, dass die Applikation langsam bzw. schrittweise erfolgen muss (max. 25 mg/min bzw. 100 mg alle 5 min), da sonst zu hohe Konzentrationen potenziell toxischer Lösungsvermittler, z. B. Propylenglykol, erreicht werden. Auch bei peroraler Applikation empfiehlt sich eine Aufteilung der Initialdosis auf kleinere Dosen von 200–400 mg, die im 2-Stunden-Intervall gegeben werden. Auf diese Weise kann die Häufigkeit von Übelkeit und Erbrechen nach Gabe von Phenytoin reduziert werden.

Es sei darauf hingewiesen, dass die **Initial**dosis bei veränderter Proteinbindung i. d. R. nicht angepasst werden muss. Zwar ist bei verminderter Albuminkonzentration das Verteilungsvolumen größer, aber da auch die für die Wirkung ausschlaggebende ungebundene Plasmakonzentration zunächst proportional erhöht ist, ist keine höhere Initialdosis erforderlich.

Berechnung der Erhaltungsdosis. Die gängige Praxis, mit einer Erhaltungsdosis von 300 mg/d zu beginnen, ist wegen der hohen interindividuellen Variabilität der erreichten Plasmakonzentrationen nicht zu empfehlen. Bevor Plasmakonzentrationen des einzelnen Patienten vorliegen, kann eine individuelle Erhaltungsdosis mithilfe der durchschnittlichen k_m- und V_{max}-Werte je nach Lebensalter (Tab. 15.8) berechnet werden. Für eine gewünschte mittlere Steady-State-Konzentration ergibt sich folgende Erhaltungsdosis:

$$\frac{MD}{\tau} = \frac{C_{av}^{ss} \cdot V_{max}}{F \cdot S \cdot (k_m + C_{av}^{ss})}$$ Gleichung 15.28

Die Gleichung stellt eine Kombination von Gleichung 15.25 (Berechnung der Erhaltungsdosis von Theophyllin) und Gleichung 15.26 (Abhängigkeit der CL von k_m, V_{max} und der Plasmakonzentration) dar. Bei der Auswahl der mittleren Steady-State-Konzentrationen sollte beachtet werden, dass aufgrund der nichtlinearen Pharmakokinetik bei höheren Werten die Wahrscheinlichkeit überproportional steigt, dass der therapeutische Bereich überschritten wird. Deshalb ist eine angestrebte mittlere Steady-State-Konzentration von 10–12 mg/l wesentlich sicherer als eine Konzentration im mittleren bzw. oberen therapeutischen Bereich (> 15 mg/l). Besonders vorsichtig sollte bei vorliegender Hypoalbuminämie und terminaler Niereninsuffizienz (s. u.) dosiert werden. Auf eine praxisgerechte Dosierung ist insbesondere bei peroraler Applikation zu achten (vgl. Theophyllin).

Übliche Erhaltungsdosen liegen bei 3–7 mg/kg/d für Erwachsene, 5–15 mg/kg/d für Kinder und 3–5 mg/kg/d für Neugeborene.

Praxisbeispiel

Berechnung eines Phenytoin-Dosierungsschemas

Bei einem 45 Jahre alten Epileptiker soll eine Dauertherapie mit Phenhydan®-Tabletten (enthalten 100 mg Phenytoin) begonnen werden. Der Patient wiegt 78 kg. Angestrebt wird zunächst eine mittlere Steady-State-Plasmakonzentration von 12 mg/l. Wie hoch sollten Initial- und Erhaltungsdosis gewählt werden?

Mit den beschriebenen Rechenverfahren ergibt sich eine Initialdosis von 7,8 mg/kg (608 mg) und eine Erhaltungsdosis von 5,4 mg/kg/d (421 mg/d). Praxisgerechte Dosen wären z. B. 600 mg (Initialdosis, z. B. 3 × 200 mg, alle 2 h) und 400 mg/d (Erhaltungsdosis, z. B. 2 × 200 mg/d).

Nach Beginn der Therapie müssen die Patienten genauestens auf erwünschte und unerwünschte Wirkungen hin beobachtet werden. Im Vordergrund stehen dabei die Senkung der Anfallshäufigkeit (erwünschte Wirkung) und die unerwünschten zentral nervösen Wirkungen. Dabei sollte beachtet werden, dass es ein bis zwei Wochen dauern kann, bis sich ein Steady-State eingestellt hat.

Dosierungsanpassungen. Bei Auffälligkeiten, aber auch routinemäßig nach drei bis vier Tagen, sollte die Plasmakonzentration von Phenytoin bestimmt werden, um zu kontrollieren, ob die Konzentrationen evtl. zu hoch oder zu niedrig sind. Mithilfe einer weiteren Kontrollmessung im Steady-State (nach ein bis zwei Wochen) können dann die pharmakokinetischen Parameter individuell abgeschätzt werden. Die Auswahl der Probenentnahmezeit ist unproblematisch, da die Fluktuation der Plasmakonzentration von Phenytoin wegen der langsamen Resorption niedrig ist. Die Auswertung kann über eine Kurvenanpassung nach Bayes unter Einbeziehung von Populationsdaten erfolgen (► Kap. 3.2.1). Durch Simulation der Plasmakonzentrations-Zeit-Kurve kann dann ein geeigneteres Dosierungsschema definiert werden (vgl. Theophyllin). Bei guter Einstellung sollte schließlich bei stationären Patienten alle ein bis zwei Wochen, bei ambulanten Patienten alle zwei bis sechs Monate eine erneute Messung der Plasmakonzentration und ggf. eine Dosisanpassung erfolgen.

Patienten mit Hypoalbuminämie und terminaler Niereninsuffizienz. Bei diesen Patienten kann die Plasmaproteinbindung von Phenytoin deutlich verändert sein (s. o.). Hier empfiehlt sich eine Dosisindividualisierung auf der Grundlage der ungebundenen Phenytoin-Konzentrationen im Plasma, für die ein therapeutischer Bereich zwischen 1 und 2 mg/l angestrebt wird. Da die ungebundene Konzentration jedoch in der klinischen Praxis meistens nicht bestimmt wird, wurden Umrechnungsverfahren etabliert, mit denen eine veränderte Plasmaproteinbindung mithilfe der i. d. R. routinemäßig bestimmten Plasma-Albuminkonzentration abgeschätzt werden kann. Das Verhältnis zwischen ungebundener Plasmakonzentration (C_u) und der Gesamt-Plasmakonzentration (C) ergibt sich aus der ungebundenen Fraktion (f_u) wie folgt:

$$C_u = f_u \cdot C$$ Gleichung 15.29

Wie bereits erwähnt, beträgt f_u beim Phenytoin normalerweise etwa 0,1.

Bei Patienten mit **Hypoalbuminämie** ist f_u erhöht. Damit die ungebundene Konzentration nicht zu hoch ist, müssten in diesem Fall geringere Ziel-Plasmakonzentrationen angestrebt werden. Dies würde allerdings bedeuten, dass für jeden Patienten ein anderer therapeutischer Bereich zu definieren wäre.

In der Praxis wird daher nicht die Zielgröße angepasst, sondern die gemessenen Plasmakonzentrationen (C_{gem}) werden umgerechnet. Über die Albuminkonzentration im Plasma (Alb, in g/dl) können die Plasmakonzentrationen berechnet werden, die sich bei „normaler" Plasmaproteinbindung eingestellt hätten (C_{norm}):

$$C_{norm} = \frac{C_{gem}}{0{,}2 \cdot Alb + 0{,}1}$$ Gleichung 15.30

Diese Vorgehensweise, d. h. die Verwendung von C_{norm}, erlaubt die Benutzung sämtlicher Gleichungen und Populationsdaten, die für eine normale Plasmaproteinbindung beschrieben sind.

Für Patienten mit **terminaler Niereninsuffizienz** (i. d. R. bei einer Kreatinin-Clearance < 10 ml/min) sollte eine modifizierte Gleichung verwendet werden:

$$C_{norm} = \frac{C_{gem}}{0{,}1 \cdot Alb + 0{,}1}$$ Gleichung 15.31

Diese Gleichung berücksichtigt neben der verminderten Albuminkonzentration auch die geringere Bindungsaffinität von Phenytoin zu Albumin bei diesen Patienten.

Praxisbeispiel

Terminale Niereninsuffizienz: Dosierung von Phenytoin

Eine 58 Jahre alte Patientin wird wegen häufig auftretender Grand-mal-Anfälle mit 300 mg/d Phenytoin behandelt. Sie hat eine terminale Niereninsuffizienz und bekommt dreimal pro Woche eine Hämodialyse. Ihre Albuminkonzentration im Plasma beträgt 3,1 g/dl. Mithilfe eines Therapeutischen Drug Monitorings wird eine mittlere Steady-State-Konzentration von 4,8 mg/l bestimmt. Ist eine Dosiserhöhung notwendig?

Nach Gleichung 15.31 würde sich bei normaler Proteinbindung bei dieser Patientin eine mittlere Steady-State-Konzentration von 11,7 mg/l einstellen. Wenn die Grand-mal-Anfälle mit dieser Dosierung gut kontrolliert werden, müsste keine Dosiserhöhung vorgenommen werden.

Anmerkung: Da Phenytoin nur geringfügig dialysiert wird, ist auch aus diesem Grund keine Dosisanpassung erforderlich.

Literatur

Burton ME, Shaw LM, Schentag JJ et al. Applied pharmacokinetics & pharmacodynamics. 4. Aufl., Lippincott Williams & Wilkins, Philadelphia, Baltimore 2006

Calvert AH, Newell DR, Gumbrell LA et al. Carboplatin dosage: prospective evaluation of a simple formula based on renal function. J Clin Oncol, 7: 1748–1756, 1989

Dettli L. Drug dosage in renal failure. In: Gibaldi M, Prescrott L (Hrsg). Handbook of clinical pharmacokinetics. ADIS Press, 261–276, New York 1983

Devine BJ. Gentamicin therapy. Drug Intell Clin Pharm, 8: 650–655, 1974

Du Bois D, Du Bois EF. A formula to estimate the approximate surface area if height and weight be known. Arch Intern Med, 17: 863–871, 1916

Murphy JE. Clinical pharmacokinetics (Pocket reference). 5. Aufl., ASHP, Inc, Bethesda 2011

Rowland M, Tozer TN. Clinical pharmacokinetics and pharmacodynamics: concepts and applications. 4. Aufl., Lippincott Williams & Wilkins, Philadelphia, Baltimore 2011

Winter ME. Basic clinical pharmacokinetics. 5. Aufl., Lippincott Williams & Wilkins, Philadelphia, Baltimore 2010

Der letzte Zugriff auf die im Text genannten Websites erfolgte am 03.04.2016.

16 Pharmakogenetische und Pharmakogenomische Therapieindividualisierung

Thorsten Lehr, Julia Stingl

Die Therapieauswahl und die Anpassung der Dosis basierend auf patientenspezifischen Eigenschaften, wie Alter, Geschlecht oder Organfunktion, sind etablierte Methoden zur Individualisierung der Arzneimitteltherapie (▸Kap. 15). Die Entschlüsselung des menschlichen Genoms und das verbesserte molekulare Verständnis von Krankheiten haben den genetischen und genomischen Biomarkern (▸Kap. 4) in den letzten Jahren eine bedeutende Rolle in der Therapieindividualisierung zukommen lassen. Oftmals wird dieser Ansatz als **personalisierte Medizin** bezeichnet. Dabei bezeichnet dieser Begriff eigentlich eine für einen Patienten maßgeschneidertes Arzneimittel, beispielsweise einen Impfstoff, der aus dem Tumor des Patienten gewonnen wurde. Der Begriff **stratifizierte Arzneimitteltherapie** beschreibt das Konzept eher, wobei **Stratifizierung** (lat. stratum: Schicht, facere: machen) in der Medizin bedeutet, dass über genetische und genomische Biomarker Subpopulationen von Patienten definiert werden, für die jeweils angepasste Therapieschemata erarbeitet werden (○Abb. 16.1).

Für die Anpassung der Therapie kann dies ganz konkret bedeuten, dass für einen Teil der Population die Therapie komplett ungeeignet ist, da beispielsweise mit einem Therapieversagen oder dem Auftreten einer schwerwiegenden unerwünschten Arzneimittelwirkung zu rechnen ist (Szenario 1). In diesem Fall ist eine alternative Therapie zu wählen. Diese Art der Anpassung ist meist bei Veränderungen in den Zielstrukturen notwendig und sie ist unabhängig von der vorhandenen Arzneistoffkonzentration (▸Kap. 16.2, Abacavir, Maraviroc, Trastuzumab). Man spricht in diesem Fall auch von **prädiktiven Biomarkern** (▸Kap. 15), da das Ansprechen einer Therapie vorausgesagt wird.

Alternativ kann es auch angebracht sein, die Dosierung oder das Dosierungsintervall der Standardtherapie anzupassen (erhöhen/vermindern; Szenario 2). Dies kommt vor allem vor, wenn genetische Varianten die Pharmakokinetik oder Pharmakodynamik beeinflussen (▸Kap. 16.2, Codein, Vitamin-K-Antagonisten). Ein theoretisches Szenario für zwei Patienten ist in ○Abb. 16.2 aufgezeigt.

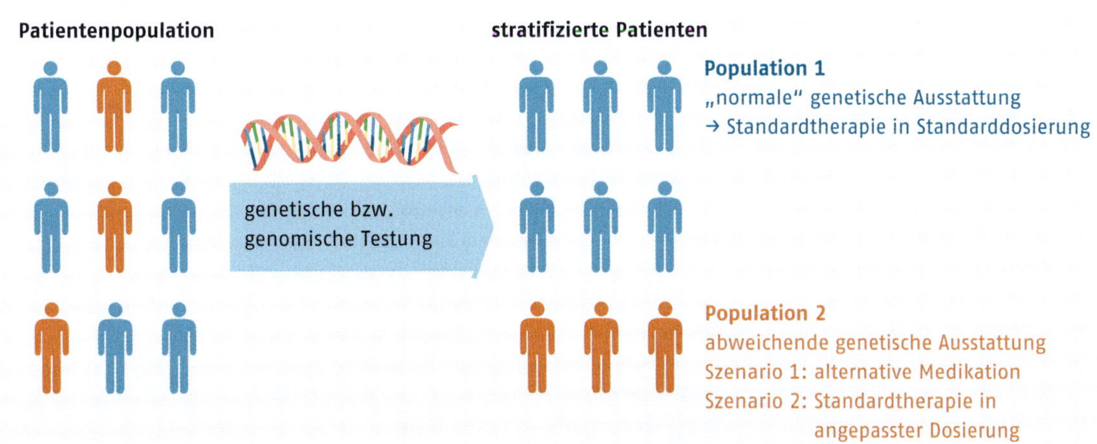

○ **Abb. 16.1** Stratifizierte Arzneimitteltherapie. Patienten werden aufgrund genetischer oder genomischer Biomarker in verschiedene Populationen aufgeteilt und erhalten unterschiedliche Therapien.

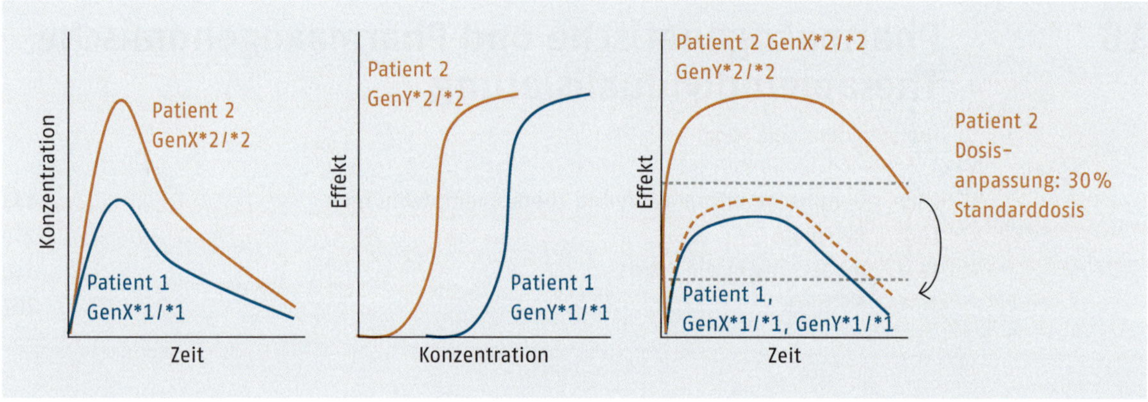

Abb. 16.2 Einfluss genetischer Polymorphismen auf die Pharmakokinetik und Pharmakodynamik von zwei Beispielpatienten, die beide die gleiche Dosis erhalten haben. Gepunktete Linie (rechts): therapeutischer Bereich

Zwei Patienten mit unterschiedlicher genetischer Ausstattung erhalten die identische Dosis. Patient 1 ist homozygot bezüglich des Wildtyps von Gen X*1/*1 und zeigt ein erwartetes Plasmakonzentrations-Zeitprofil (Abb. 16.2, links). Patient 2 ist homozygot bezüglich der Mutation in Gen X*2/*2 und zeigt deutlich erhöhte Plasmakonzentrationen im Vergleich zu Patient 1. Ursachen könnten beispielsweise ein langsamer (poor) Metabolisierer(PM)-Status in einem metabolisierenden Enzym, z. B. CYP2D6 oder ein nichtfunktioneller Arzneistofftransporter, z. B. OATP1B1, sein. Zusätzlich ist Patient 2 homozygot bezüglich einer Mutation im pharmakodynamischen Ziel-Gen Y*2/*2 (Abb. 16.2, Mitte). Der Patient zeigt dadurch eine erhöhte Sensitivität gegenüber dem Arzneistoff, z. B. bei Mutationen des VKORC1-Gens (Vitamin-K-Epoxidreduktase). Aus einer Kombination von modifizierten pharmakokinetischen und pharmakodynamischen Eigenschaften ergeben sich deutlich stärkere Wirkungen (erhöhte Plasmakonzentrationen, erhöhte Sensitivität) über die Zeit (Abb. 16.2, rechts). Diese befinden sich weit oberhalb des therapeutischen Bereichs (gestrichelte Linien). Es ist daher mit unerwünschten Arzneimittelwirkungen zu rechnen. Bei einer Dosisreduktion der Standardtherapie auf 30 % der Standarddosis zeigt Patient 2 einen vergleichbaren Effektverlauf wie Patient 1 mit einer Standarddosis.

16.1 Genetische Information und Therapieempfehlungen

Für die meisten auf dem Markt befindlichen Arzneimittel sind pharmakogenetische Daten in der Literatur beschrieben. Eine Auswertung aus dem Jahr 2006 über die Top 200 der verschreibungspflichtigen Arzneimittel im Jahr 2004 in den USA hat ergeben, dass bereits für 71 % dieser Arzneimittel pharmakogenetische Daten in der Literatur publiziert sind (Zineh et al. 2006). Es ist davon auszugehen, dass sich diese Zahl bis zum heutigen Tag deutlich erhöht hat. Die Umsetzung dieser Erkenntnisse in Therapieempfehlungen oder in die Fachinformation geht allerdings unterschiedlich schnell voran und zeigt starke regionale Unterschiede. Die amerikanische Zulassungsbehörde FDA spielt hierbei eine Vorreiterrolle und hat seit der Implementierung der sogenannten „Critical Path Initiative“ im Jahr 2004 die Entwicklung der stratifizierten Arzneimitteltherapie signifikant vorangetrieben.

Auf der Homepage der FDA sind Arzneistoffe gelistet, die in der amerikanischen Fachinformation einen Hinweis auf pharmakogenomische Biomarker beinhalten; im Jahr 2015 waren 145 Arzneistoffe gelistet. Wie Abb. 16.3 zeigt, fallen die meisten der Arzneistoffe in das Therapiegebiet Onkologie (30 %), psychiatrische Erkrankungen (17 %) oder Infektionskrankheiten (13 %). Die meisten der beschriebenen Gene kodieren Proteine, die Einfluss auf die Pharmakokinetik nehmen, wobei CYP2D6 und CYP2C19 mit > 30 % derzeit den größten Anteil ausmachen (Abb. 16.3). Die Informationen sind in den USA an unterschiedlichen Stellen in der Fachinformation zu finden. Meist kommen sie im Abschnitt „Klinische Pharmakologie“ und „Warnungen“ vor.

In deutschen Fachinformationen sind viele dieser Informationen noch nicht implementiert. Bei 19 Arzneistoffen ist eine Therapieindividualisierung basierend auf Biomarker-Messungen inzwischen obligatorisch (Tab. 16.1): Die meisten Arzneistoffe (16 von 19) werden im Bereich der Onkologie eingesetzt.

Die große Lücke zwischen „Erkenntnis“ und „Umsetzung“ wurde von vielen erkannt. Daher haben sich verschiedene Arbeitsgruppen gegründet, die an der Umsetzung der pharmakogenetischen/pharmakogenomischen Informationen in die Praxis arbeiten. Zum einen ist die **Dutsch Pharmacogenetics Working Group (DPWG)** zu nennen. Sie wurde von der Royal Dutch Association for the Advancement of Pharmacy

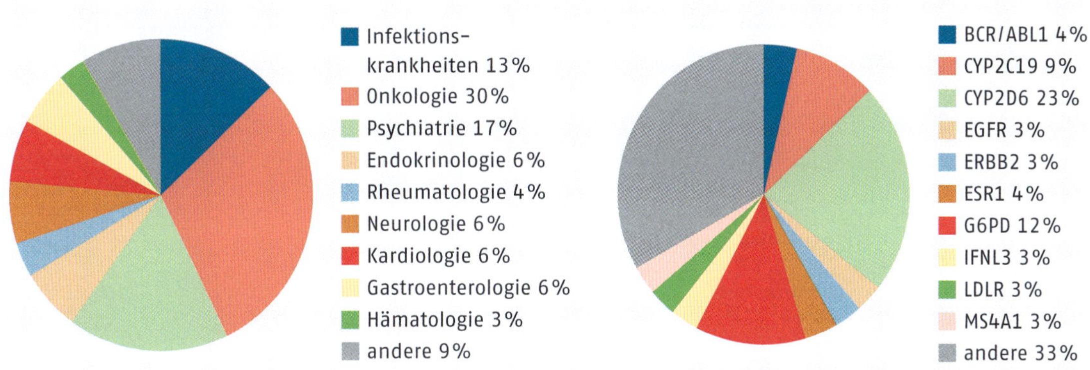

Abb. 16.3 Häufigkeitsverteilung pharmakogenomischer Biomarker der FDA-Biomarkerliste nach Indikationsgebiet und betroffenem Gen.

gegründet. Im Jahr 2011 hat sie für viele Arzneistoffe Dosierungsempfehlungen basierend auf genetischen Informationen herausgegeben (Swen et al. 2011). International aktiv und transparent arbeitend ist das **Clinical Pharmacogenetics Implementation Consortium (CPIC).** Dieses hat sich zum Ziel gesetzt, evidenzbasiert Leitlinien für die klinische Implementierung von pharmakogenetischen Tests zu erarbeiten (Relling und Klein 2011) und diese unter www.pharmgkb.org frei zugänglich zu veröffentlichen. 2015 waren dort Dosierungsleitlinien für 66 Arzneistoffe publiziert. Eine Übersicht gibt ◻ Tab. 16.2. Teilweise existieren mehrere Leitlinien von verschiedenen Fachgesellschaften für einen Arzneistoff. Pro Jahr erscheinen in etwa 5–10 neue Leitlinien. Die Zeitdauer von Erscheinen der Leitlinie bis zur ersten Überarbeitung ist mit ca. 2 Jahren auffallend kurz. Dies reflektiert den rasanten Erkenntniszugewinn auf dem Gebiet der Pharmakogenetik und Pharmakogenomik.

16.2 Beispiele

In diesem Kapitel sind einige Beispiele für eine pharmakogenetische und pharmakogenomische Therapieindividualisierung detaillierter beschrieben. Für eine umfassendere Beschreibung der Individualisierung verweisen wir auf die aktuelle Fachliteratur.

16.2.1 Abacavir

Abacavir ist ein nukleosidischer Reverse-Transkriptase-Inhibitor (NRTI) zur Behandlung von Patienten mit HIV-Infektion. Abacavir hemmt kompetitiv die virale Transkriptase und unterdrückt dadurch das Umschreiben der viralen RNA in DNA, bevor diese in das Wirtsgenom eingebaut wird. Abacavir wird meist in Kombination mit anderen HIV-Arzneimitteln eingesetzt, hat eine hohe Bioverfügbarkeit (83 %) und wird über Alkoholdehydrogenasen und Glucuronosyltransferasen rasch metabolisiert. Die Eliminationshalbwertzeit wird mit ca. 1,5 Stunden angegeben.

Abacavir wird meist gut vertragen. Die größte Limitation in der Therapie ist eine Abacavir-Hypersensitivitätsreaktion. Sie tritt bei 5–8 % aller Patienten innerhalb der ersten 6 Wochen der Behandlung auf. Während einer Hypersensitivitätsreaktion treten mindestens zwei der folgenden Symptome auf: Fieber, Ausschlag, gastrointestinale Beschwerden, Erschöpfung, Husten oder Atemnot. Die Symptome verschlimmern sich, wenn die Behandlung fortgeführt wird. Nach Auftreten von Hypersensitivitätsreaktionen und einem Absetzen von Abacavir sind die Symptome innerhalb von 72 Stunden reversibel. Eine Wiederaufnahme der Behandlung ist kontraindiziert, da es zu anaphylaktischen Reaktionen kommen kann.

Verschiedene Studien konnten zeigen, dass das Vorhandensein des HLA-B*57:01 Allels mit der Abacavir-Hypersensitivitätsreaktion assoziiert ist. HLA-B ist ein Teil der Haupthistokompatibilitätskomplex-Genfamilie, lokalisiert auf Chromosom 6 und in ▸ Kap. 4 ausführlich besprochen. Die HLA-B*57:01 Prävalenz variiert sehr zwischen Ethnizitäten: die Häufigkeit ist am geringsten in afrikanischen und asiatischen Populationen. In manchen dieser Populationen ist dieses Allel gar nicht vorhanden. Bei Europäern liegt die Häufigkeit bei 5–7 %.

In der prospektiven, doppelblinden, randomisierten PREDICT-1 Studie wurden 1956 Patienten vor Abacavirgabe auf das Vorhandensein des HLA-B*57:01 Allels untersucht (Mallal et al. 2008). Im Test-Arm der Studie wurden HLA-B*57:01 positive Patienten von der Abacavirbehandlung ausgeschlossen, im Kontrollarm dagegen eingeschlossen. Die HLA-B*57:01 negativen Patienten im Test-Arm zeigten keine einzige Hypersensitivitätsreaktionen im Vergleich zum Kontrollarm mit 2,7 %. Diese eindrucksvollen Ergebnisse führten im Jahr 2008 zu einer „Black-Box-Warning" der FDA und einer Ergänzung der Fachinformation über das hohe

Tab. 16.1 Obligatorische pharmakogenetische und pharmakogenomische Tests in der Arzneimitteltherapie

Arzneistoff	Handelsname (Bsp.)	Therapiegebiet	Diagnostik seit	Obligatorische Diagnostik	Gen, Protein
Angeborene Variation					
Abacavir	Ziagen®	Infektiologie (HIV-Infektion)	2008	Arzneimittelüberempfindlichkeit	HLA-B*57:01
Ivacaftor		Stoffwechsel	2012	Wirksamkeit	CFTR (G551D)
Maraviroc	Celsentri®	Infektiologie (HIV-Infektion)	2007	Wirksamkeit	CCR5 (32 Delta)
Erworbene Variation im Tumor(genom): Mutation					
Anastrozol	Arimidex®	Onkologie (Brustkrebs)	1996	Wirksamkeit	ER
Arsentrioxid	Trisenox®	Onkologie (akute Promyelozytenleukämie)	2002	Wirksamkeit	PML/RAR
Cetuximab	Erbitux®	Onkologie (Darmkrebs)	2008	Wirksamkeit	KRAS
Dasatinib	Sprycel®	Onkologie (chronisch myeloische Leukämie, CML)	2006	Wirksamkeit bzw. molekular definierte Pathologie	Philadelphia-Chromosom bzw. Bcr/Abl-Translokation
Erlotinib		Onkologie (Lungenkrebs)	2011	Wirksamkeit	EGFR
Exemestan	Aromasin®	Onkologie (Brustkrebs)	1999	Wirksamkeit	ER und PgR
Fulvestrant	Faslodex®	Onkologie (Brustkrebs)	2004	Wirksamkeit	ER
Gefitinib	Iressa®	Onkologie (Lungenkrebs)	2009	Wirksamkeit	EGFR
Imatinib	Glivec®	Onkologie (chronisch-myeloische Leukämie, CML; akute lymphoblastische Leukämie, ALL)	2001	Wirksamkeit bzw. molekular definierte Pathologie	Ph-Chromosom
Lapatinib	Tyverb®	Onkologie (Brustkrebs)	2008	Wirksamkeit	HER2/neu
Letrozol	Femara®	Onkologie (Brustkrebs)	1997	Wirksamkeit	ER & PgR
Nilotinib	Tasigna®	Onkologie (chronisch-myeloische Leukämie, CML)	2007	Wirksamkeit bzw. molekular definierte Pathologie	Philadelphia-Chromosom
Panitumumab	Vectibix®	Onkologie (Darmkrebs)	2007	Wirksamkeit	KRAS
Toremifen	Fareston®	Onkologie (Brustkrebs)	1996	Wirksamkeit	ER
Trastuzumab	Herceptin®	Onkologie (Brustkrebs, Magenkrebs)	2000	Wirksamkeit	HER2/neu-Überexpression
Vemurafenib	Zelboraf®	Onkologie (Melanom)	2012	Wirksamkeit	BRAF

Tab. 16.2 Leitlinien zur pharmakogenetischen und pharmakogenomischen Therapieindividualisierung

Arzneistoff	Gen	Arbeitsgruppen
Abacavir	HLA-B	CPIC, DPWG
Acenocoumarol	CYP2C9, VKORC1	DPWG
Allopurinol	HLA-B	CPIC, PRO
Amitriptylin	CYP2C19, CYP2D6	CPIC, DPWG
Aripiprazol	CYP2D6	DPWG
Atomoxetin	CYP2D6	DPWG
Azathioprin	TPMT	CPIC, DPWG
Boceprevir	IFNL3	CPIC
Capecitabin	DPYD	CPIC, DPWG
Carbamazepin	HLA-A, HLA-B	CPIC, PRO
Carvedilol	CYP2D6	DPWG
Citalopram	CYP2C19	DPWG
Clomipramin	CYP2C19, CYP2D6	CPIC, DPWG
Clopidogrel	CYP2C19	CPIC, DPWG
Clozapin	CYP2D6	DPWG
Codein	CYP2D6	CPIC, DPWG, PRO
Desipramin	CYP2D6	CPIC
Doxepin	CYP2C19, CYP2D6	CPIC, DPWG
Duloxetin	CYP2D6	DPWG
Escitalopram	CYP2C19	DPWG
Esomeprazol	CYP2C19	DPWG
Flecainid	CYP2D6	DPWG
Fluorouracil	DPYD	CPIC, DPWG
Flupentixol	CYP2D6	DPWG
Glibenclamid	CYP2C9	DPWG
Gliclazid	CYP2C9	DPWG
Glimepirid	CYP2C9	DPWG
Hormonelle Kontrazeptiva	F5	DPWG
Imipramin	CYP2C19, CYP2D6	CPIC, DPWG
Irinotecan	UGT1A1	DPWG
Ivacaftor	CFTR	CPIC
Lansoprazol	CYP2C19	DPWG
Mercaptopurin	TPMT	CPIC, DPWG
Metoprolol	CYP2D6	DPWG
Mirtazapin	CYP2D6	DPWG
Moclobemid	CYP2C19	DPWG
Nortriptylin	CYP2D6	CPIC, DPWG
Olanzapin	CYP2D6	DPWG
Omeprazol	CYP2C19	DPWG
Oxycodon	CYP2D6	DPWG
Pantoprazol	CYP2C19	DPWG
Paroxetin	CYP2D6	DPWG
Peginterferon alfa-2a	IFNL3	CPIC
Peginterferon alfa-2b	IFNL3	CPIC
Phenprocoumon	CYP2C9, VKORC1	DPWG
Phenytoin	CYP2C9, HLA-B	CPIC, DPWG
Propafenon	CYP2D6	DPWG
Rabeprazol	CYP2C19	DPWG
Rasburicase	G6PD	CPIC
Ribavirin	HLA-B, IFNL3	CPIC, DPWG
Risperidon	CYP2D6	DPWG
Sertralin	CYP2C19	DPWG
Simvastatin	SLCO1B1	CPIC
Tacrolimus	CYP3A5	DPWG
Tamoxifen	CYP2D6	DPWG
Tegafur	DPYD	CPIC, DPWG
Telaprevir	IFNL3	CPIC
Thioguanin	TPMT	CPIC, DPWG
Tramadol	CYP2D6	DPWG
Trimipramin	CYP2C19, CYP2D6	CPIC
Venlafaxin	CYP2D6	DPWG
Voriconazol	CYP2C19	DPWG
Warfarin	CYP2C9, VKORC1	CPIC
Zuclopenthixol	CYP2D6	DPWG

DPWG Dutch Pharmacogenetics Working Group, **CPIC** Clinical Pharmacogenetics Implementation Consortium, **PRO** andere professionelle Arbeitsgruppen

Risiko der HLA-B*57:01 assoziierten Hypersensitivitätsreaktion. Abacavir ist eines der wenigen Arzneimittel, für das die FDA ein genetisches Screening und das Nichtinitiieren der Therapie in Patienten mit HLA-B*57:01 Allelen empfiehlt. Diese Empfehlungen sind ebenfalls in der deutschen Fachinformation zu finden. Das CPIC hat den Empfehlungen ebenfalls zugestimmt (Martin et al. 2014). Patienten mit mindestens einem positiven HLA-B*57:01 Allel sollten auf eine alternative Therapie umsteigen. HLA-B*57:01 negative Patienten können die Abacavir-Therapie beginnen, sollen aber vor allem während der Initialphase auf Hypersensitivitätsreaktionen überwacht werden. Beim Auftreten der Symptome sind ein Absetzen von Abacavir und ein Wechsel auf einen alternativen Arzneistoff impliziert.

Der Test auf das HLA-B*57:01 Allel hat eine hohe Richtig-Negativ-Rate mit > 99 %, d. h. das Allel ist sehr gut geeignet, um Patienten ohne HLA-B*57:01 eine „sichere" Therapie mit Abacavir zu empfehlen. Diese hohe Richtig-Negativ-Test-Rate für das HLA-B*57:01 Allel geht jedoch mit einem schlechten positiven Vorhersagewert von ca. 50 % einher, d. h. die Hälfte der Patienten mit einem erkannten HLA-B*5701 Allel würde die Behandlung mit Abacavir verwehrt werden, obwohl sie wahrscheinlich keine Hypersensitivitätsreaktion zeigen würden. Unter Berücksichtigung des Schweregrades der Hypersensitivitätsreaktion, der relativ geringen Häufigkeit von HLA-B*57:01 (5–7 % in Kaukasiern) und des Vorhandenseins von sehr guten Behandlungsalternativen ist der schwache positive Vorhersagewert akzeptabel. Es bleibt abzuwarten, ob weitere Faktoren die Vorhersagekraft in der Zukunft noch verbessern können.

16.2.2 Maraviroc

Der CCR5-Corezeptor-Antagonist Maraviroc ist in Kombination mit anderen antiretroviralen Substanzen zur Behandlung von HIV-Patienten zugelassen. Die meisten anderen antiretroviralen Arzneistoffklassen sind im Inneren der vom HI-Virus befallenen Wirtszelle aktiv und hemmen dort die Vermehrung des Virus, z. B. Nukleosidische- bzw. Nicht-Nukleosidische Reverse-Transkriptase-Inhibitoren und Proteaseinhibitoren. Maraviroc wirkt hingegen an der Wirtszelloberfläche.

Zum Eintritt in die Wirtszelle des Virus ($CD4^+$-T-Helferzelle) dockt dieser an zwei Rezeptoren auf der Oberfläche an, den CD4-Rezeptor und einen Corezeptor. Die Zelle verfügt über zwei verschiedene Corezeptoren, die vom HI-Virus benutzt werden, den CCR5- und den CXCR4-Rezeptor. Maraviroc bindet selektiv an den CCR5-Rezeptor und verhindert so das Andocken des HI-Virus an die Zelloberfläche, die nachfolgende Fusion der Virushülle mit der Zellmembran und das Freisetzen der viralen Erbsubstanz in das Zellinnere. Maraviroc hemmt nur das Andocken von HI-Viren, die den CCR5-Corezeptor benutzen. Daher kann es nur bei Patienten eingesetzt werden, die mit einem sogenannten CCR5-tropischen Virus infiziert sind. Bis zu 90 % der Neuinfektionen sind durch CCR5-trope HI-Viren verursacht und zu Beginn einer Infektion sind meist nur diese Viren präsent. Innerhalb der ersten fünf Jahre nach der Infektion zeigen ca. 50 % der Patienten das Auftreten eines Virustyps, der CXCR4 als Corezeptor verwenden kann, wobei der Mechanismus nicht vollständig geklärt ist.

Vor Beginn der Maraviroc-Behandlung muss deshalb bei jedem Patient mithilfe eines sogenannten Tropismus-Tests festgestellt werden, ob er mit einem CCR5-, CXCR4- oder einem CCR5/CXCR4-dual-tropischen Virus infiziert ist. Die positive Testung auf CCR5-trope HI-Viren ist eine notwendige Voraussetzung zur Initialisierung der Therapie und in den deutschen und amerikanischen Fachinformationen vorgeschrieben.

16.2.3 Trastuzumab

Trastuzumab (Herceptin®) ist ein rekombinanter humanisierter monoklonaler IgG1-Antikörper gegen den menschlichen epidermalen Wachstumsfaktor 2 (HER2). Er bindet mit hoher Affinität und Spezifität an die Subdomäne IV, eine Juxtamembranregion in der extrazellulären Domäne von HER2. Die Bindung von Trastuzumab an HER2 inhibiert das ligandenunabhängige HER2-Signal und verhindert die proteolytische Spaltung dieser extrazellulären Domäne, ein Aktivierungsmechanismus von HER2. Dementsprechend hemmt Trastuzumab die Proliferation menschlicher Tumorzellen, die HER2 überexprimieren. Eine Überexpression von HER2 ist bei 20–30 % aller primären Mammakarzinome zu beobachten und wurde auch bei 7–34 % aller Magenkarzinome nachgewiesen. Trastuzumab ist entsprechend für die Behandlung des Mammakarzinoms im Frühstadium und des metastasierenden Mammakarzinoms sowie zur Behandlung des metastasierenden Magenkarzinoms zugelassen. Trastuzumab soll nur zur Behandlung von Patienten angewendet werden, deren Tumore das HER2-Protein überexprimieren oder eine HER2-Genamplifikation aufweisen, die durch eine validierte Untersuchungsmethode ermittelt wurde.

Eine HER2-Überexpression muss durch eine immunhistochemische Untersuchung (IHC) fixierter Tumorblöcke diagnostiziert werden. Eine HER2-Genamplifikation kann mittels Fluoreszenz-in-situ-Hybridisierung (FISH) oder Chromogen-in-situ-Hybridisierung (CISH) fixierter Tumorblöcke diagnostiziert werden. Patienten sind nur dann für eine Therapie mit Trastuzumab geeignet, wenn sie eine starke HER2-Überexpression aufweisen (IHC-Einstufung 3+), oder

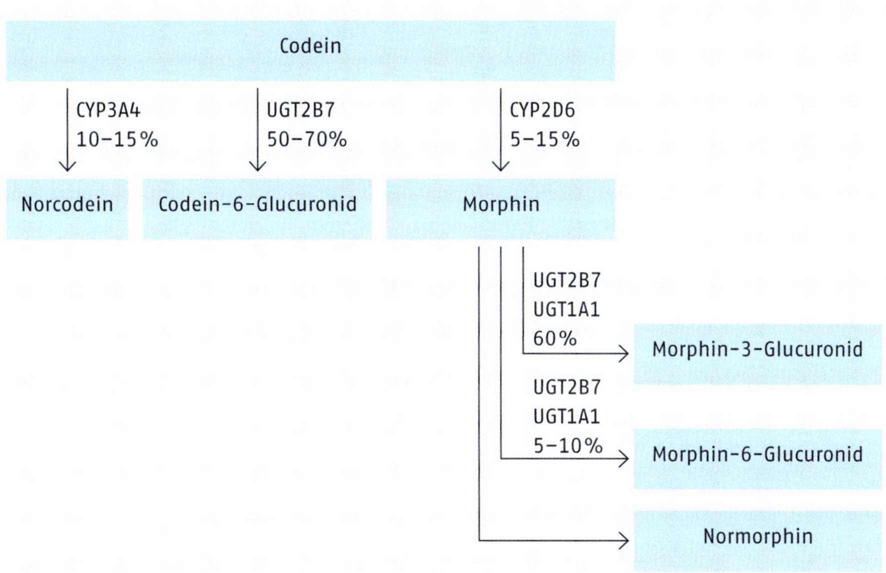

Abb. 16.4 Metabolismus von Codein. Nach Crews et al. 2014

wenn ein positives FISH- oder CISH-Ergebnis vorliegt. Die Testung muss in spezialisierten Laboratorien mit validierten Testmethoden durchgeführt werden, um zuverlässige und reproduzierbare Ergebnisse zu erhalten. Untersuchungen haben gezeigt, dass die Rate für falsch-positive HER2-Testung bei bis zu 30 % der untersuchten Proben lag, nachdem sie in einem spezialisierten Zentrallabor nachvermessen wurden. Das bedeutet in der Praxis, das im schlimmsten Fall bis zu 30 % der Patienten eine Therapie mit Trastuzumab initiieren, aber nicht davon profitieren. Falsch-negative Testungen wurden sehr selten nachgewiesen.

Sind die richtigen Patienten für die Therapie identifiziert worden, zeigt Trastuzumab eine hervorragende Wirksamkeit. Eine im Jahr 2011 publizierte Metaanalyse der Cochrane Collaboration an 11 991 Patientinnen mit Mammakarzinom hat beispielsweise ergeben, dass unter Trastuzumab-Behandlung die Überlebensrate signifikant besser waren (Moja et al. 2012). Die Studie hat allerdings auch ein erhöhtes Risiko für Kardiotoxizität ergeben, deren Mechanismus noch ungeklärt ist. Daher soll die Herzfunktion bei Patienten, die für die Trastuzumab-Therapie infrage kommen, sowohl vor Behandlungsstart als auch während der Behandlung stetig überprüft werden. Die Behandlung von Patienten mit einer Herzinsuffizienz muss sorgfältig abgewogen werden.

16.2.4 Codein

Codein ist ein Arzneistoff aus der Klasse der Opioide und kann bei der Schmerztherapie im Rahmen des WHO-Stufenschemas als Analgetikum der Stufe II eingesetzt werden. Aufgrund der relativ geringen analgetischen Potenz im Vergleich zu anderen Klasse II-Analgetika (z. B. Tilidin) bei gleichzeitig vorhandenem Nebenwirkungsprofil gilt Codein für die Schmerztherapie nicht als Mittel der ersten Wahl. Codein wird als Antitussivum eingesetzt, es besitzt aber auch antidiarrhöische und sedierende Effekte.

Die perorale Bioverfügbarkeit von Codein ist hoch (ca. 90 %). Codein wird hauptsächlich über UGT2B7 zu Codein-6-Glucuronid und über CYP3A4 zu Norcodein metabolisiert (Abb. 16.4). Beide Metaboliten sind pharmakologisch inaktiv. Zu etwa 5–15 % wird das Codein über CYP2D6 in den analgetisch deutlich aktiveren Metabolit Morphin umgewandelt. Dieser Umwandlungsschritt über das hoch polymorphe CYP2D6-Enzym (▸ Kap. 4) ist für das stark unterschiedliche therapeutische Ansprechen verantwortlich. Die Beziehung zwischen dem CYP2D6-Metabolisierer-Status und der Morphinbildung ist sehr gut beschrieben. In CYP2D6-PM (poor metabolizer) sind reduzierte Morphinkonzentrationen und eine Verringerung der analgetischen Wirkung im Vergleich zu CYP2D6-EM (extensive metabolizer) aufgezeigt worden.

Der CYP2D6-UM-Status (ultra-rapid metabolizer) dagegen führt zu erhöhten Morphinkonzentrationen, welche auch schon bei niedrigen Codein-Dosen zur bekannten Morphin-assoziierten Toxizität führen können. In einer Studie mit 12 UM-Probanden war die Morphin-AUC gegenüber den 11 EM-Probanden um 45 % erhöht. Der Hinweis auf den CYP2D6-Polymorphismus ist in deutschen Fachinformationen reflektiert. Eine exakte Dosierungsempfehlung wird allerdings nicht gegeben.

Die CPIC-Leitlinie sieht für CYP2D6-UM-Patienten vor, Codein nicht zu verwenden, da es zu Intoxikationen kommen kann (Crews et al. 2014). Für CYP2D6-

PM-Patienten wird ebenfalls von einer Codein-Anwendung abgeraten, da aufgrund der niedrigen Morphinkonzentrationen keine ausreichende analgetische Wirkung zu erwarten ist. In beiden Fällen wird auf Morphin oder ein Nichtopioid als Alternativtherapie verwiesen. Von Tramadol, Hydrocodon und Oxycodon wird als Alternative abgeraten, da diese Substanzen ebenfalls über CYP2D6 metabolisiert werden. Patienten mit einem CYP2D6-IM-Status (intermediate metabolizer) wird die reguläre Dosis empfohlen, bei Nichtansprechen wird allerdings ein Wechsel der Therapie empfohlen.

Die CPIC-Leitlinie empfiehlt ebenfalls Vorsicht bei stillenden Müttern, da Codein und Morphin in die Muttermilch übergehen. Inzwischen wurde europaweit eine Warnung der EMA ausgesprochen, wonach Codein aufgrund der Gefahr des schnellen Metabolismus zu Morphin über CYP2D6 nicht bei Kleinkindern verwendet werden soll. In Deutschland wurde diese Warnung vom BfArM 2013 in einem Rote-Hand-Brief an alle Ärzte und Apotheker versandt. Die Mengen an Morphin sind normalerweise gering und hängen bei gestillten Kindern von der Dosis der Mutter ab. Nichtsdestotrotz wurden in einigen Fallberichten in der Muttermilch von stillenden Müttern mit einem CYP2D6-UM-Status hohe Morphinkonzentrationen nachgewiesen, die zu tödlichen Atemlähmungen im Säugling geführt haben. Eine Codeinanwendung in der Stillzeit sollte daher vor allem bei unbekanntem CYP2D6-Metabolisierungsstatus nicht erfolgen.

16.2.5 Clopidogrel

Clopidogrel ist ein Prodrug, welches durch Biotransformation in den aktiven Metaboliten umgewandelt wird. Dieser hemmt irreversibel den $P2RY_{12}$-Rezeptor und damit die Thrombozytenaggregation über die Lebensdauer der Thrombozyten (ca. 10 Tage). Nur etwa 15 % von Clopidogrel wird über verschiedene CYP-Enzyme (CYP1A2, CYP2B6, CYP2C9, CYP2C19 und CYP3A4/5) in den aktiven Metaboliten umgewandelt. Die restlichen 85 % werden durch Esterasen hydrolysiert und dadurch inaktiviert. Clopidogrel wird zur Prävention atherothrombotischer Ereignisse angewendet.

In einer großen 2009 veröffentlichten Studie wurde in 2208 Patienten der Einfluss genetischer Polymorphismen in relevanten Genen (*ABCB1*, *CYP3A5*, *CYP2C19*, *P2RY12* und *ITGB3*) auf die Clopidogrel-Wirksamkeit untersucht (Simon et al. 2009). Vor allem Patienten mit einem nichtfunktionellen CYP2C19 Enzym, gekennzeichnet durch eine Kombination von zwei nichtfunktionellen Allelen (*2,*3,*4, oder *5), zeigten ein signifikant schlechteres Ansprechen auf die Clopidogrel-Therapie, d.h. eine signifikant höhere Anzahl an Schlaganfällen, Myokardinfarkten oder Todesfällen.

In der Ende 2013 überarbeiteten CPIC-Leitlinie sind diese Erkenntnisse berücksichtigt (Scott et al. 2013). Patienten mit einem CYP2C19-PM-Status (*2/*2, *2/*3, *3/*3) wird von einer Clopidogrel-Therapie abgeraten, da mit einem erhöhten Risiko für kardiovaskuläre Ereignisse zu rechnen ist. Es wird empfohlen, auf alternative Therapien wie z.B. Prasugrel oder Ticagrelor umzusteigen. Diese Empfehlung wird auch für CYP2C19-IM (*1/*2, *1/*3, *2/*17) ausgesprochen. Für CYP2C19-EM und -IM wird die übliche Clopidogrel-Dosis empfohlen.

Prospektive Studien, welche den Nutzen einer Patientenstratifizierung untermauern, existieren noch nicht. Eine Dosisindividualisierung basierend auf dem CYP2C19-Metabolisiererstatus des Patienten erscheint aufgrund des Prodrug-Prinzips und der veröffentlichten Daten sinnvoll.

16.2.6 Vitamin-K-Antagonisten

Vitamin-K-Antagonisten (VKA) sind peroral verfügbare gerinnungshemmende Arzneistoffe, welche die Vitamin-K-Epoxidreduktase (VKORC1) hemmen. Dadurch steht weniger Vitamin K in reduzierter Form zur Verfügung und die Koagulationsfaktoren II, VII, IX und X werden ebenfalls verringert gebildet, wodurch es zu einer Verlangsamung der Blutgerinnung kommt. Vitamin-K-Antagonisten werden eingesetzt für die primäre und sekundäre Thromboembolieprophylaxe von venösen Thromboembolien, pulmonaren Embolien, Schlaganfällen bei nichtvalvulärem Vorhofflimmern, Herzklappenpatienten und zur Reduzierung der Sterblichkeit nach Myokardinfarkten.

Es sind verschiedene Vitamin-K-Antagonisten verfügbar, wobei Warfarin (Coumadin®) der weltweit am häufigsten eingesetzte VKA ist. In Deutschland wird vorwiegend Phenprocoumon (Marcumar®) angewendet. Beide Substanzen verhalten sich ähnlich, allerdings hat Phenprocoumon eine deutlich längere Halbwertszeit (ca. 150 h) im Vergleich zu Warfarin (37–50 h). Beide Substanzen werden hauptsächlich über CYP2C9 und CYP3A4 metabolisiert. Die meisten Studien wurden bisher mit Warfarin durchgeführt. Es gibt keine Studie, welche die therapeutische Äquivalenz der beiden Substanzen aufzeigt. Es wird angenommen, dass Studienergebnisse mit Warfarin auf Phenprocoumon übertragbar sind.

Vitamin-K-Antagonisten sind in ihrer Anwendung weit verbreitet, gehören jedoch zu den am schwierigsten zu dosierenden und überwachenden Arzneimitteln. In den USA steht Warfarin an vierter Stelle der Verursacher für UAW. Zwischen verschiedenen gut eingestellten Warfarin-Patienten können die Erhaltungsdosen von 9 mg/Woche bis zu 120 mg/Woche variieren. Die Ursachen für die Variabilität in der anzuwendenden Dosis und den UAW sind vielfältig. Zum einen haben

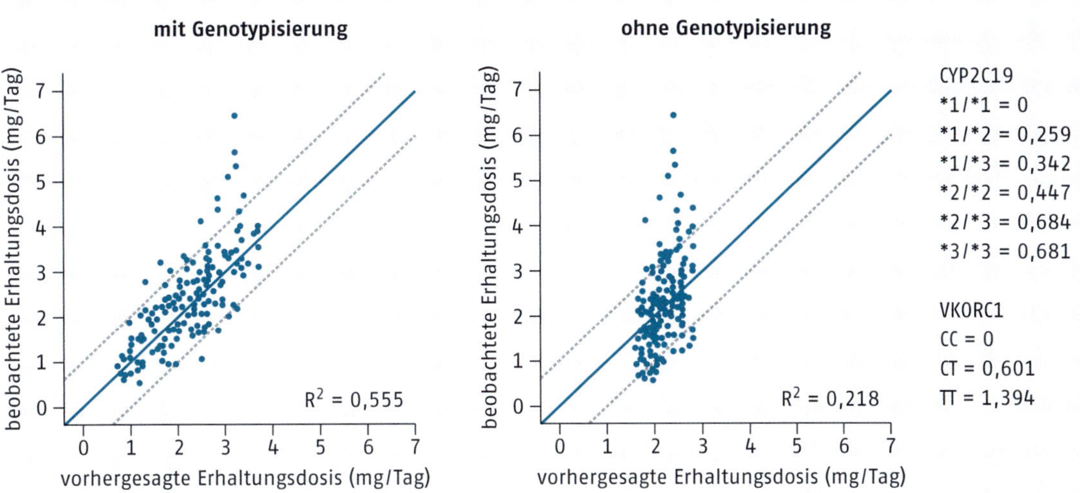

Abb. 16.5 Algorithmus zur Bestimmung der individuellen Phenprocoumon-Erhaltungsdosis basierend auf genetischen Informationen, demografischen Faktoren und Komedikation. Der Algorithmus sagt die beobachtete optimale patientenindividuelle Erhaltungsdosis unter Berücksichtigung der genetischen Faktoren deutlich besser voraus im Vergleich zu einem Algorithmus ohne genetische Faktoren. Die schwarze Linie symbolisiert die Ursprungsgerade. Gestrichelte Linien symbolisieren eine Abweichung von ± 1 mg/Tag. Nach Van Schie et al. 2011

Vitamin-K-Antagonisten einen sehr engen therapeutischen Bereich (▸Kap. 15.2.1). Außerdem sind genetische Polymorphismen bekannt, welche einen signifikanten Einfluss auf die Variabilität der Erhaltungsdosis haben (Johnson et al. 2011). Die *2- und *3-Formen des polymorphen CYP2C9-Enzyms, welches für die Elimination der Vitamin-K-Antagonisten verantwortlich ist, tragen durch ihren signifikanten Aktivitätsverlust zu einer verlangsamten Elimination bei. Zusätzlich gibt es im *VKORC1*-Gen noch eine wichtige Punktmutation in der Promotorregion, welche signifikant mit einer höheren Sensitivität und einer Dosisreduktion assoziiert ist. Das Enzym CYP4F2 ist an der Inaktivierung und Degradation von Vitamin K, Vitamin E, Arachidonsäuren, und Leukotrien B_4 beteiligt. Es spielt daher eine wichtige Rolle in der Regulation von Entzündungen, Blutdruck sowie der Verfügbarkeit der Vitamine E und K. Die Variante CYP4F2*3 hat in neuen Studien konsistent einen geringen, aber signifikanten Effekt auf die verabreichte Erhaltungsdosierung von Warfarin und Acenocoumarol gezeigt.

Für Warfarin und Phenprocoumon wurden mittels multivariater linearer Regressionsanalysen Dosierungsalgorithmen entwickelt, welche genetische Informationen (VKORC1- und CYP2C9-Varianten), Umgebungsfaktoren (Komedikation, Diät, etc.) und demografische Faktoren (Alter, Geschlecht, Körpergewicht, Ethnizität, Zielindikation, Ziel-INR, etc.) berücksichtigt hatten. Das Ziel war die Entwicklung eines prädiktiven Modells für die Ermittlung der optimalen Dosis während der Therapieinitialisierung – einer besonders kritische Phase, bei der es häufig zu Blutungen kommt. Die Analysen wurden retrospektiv durchgeführt basierend auf Studien mit Patienten in stabiler Antikoagulation. Die entwickelten Algorithmen enthalten bis zu zwölf Variablen.

Für Warfarin sind verschiedene Algorithmen entwickelt worden. Der Algorithmus nach Gage et al. ist unter www.warfarindosing.com verfügbar (Gage et al. 2008) und laut eines FDA-Reviews einer der besten Algorithmen. Er wurde mit Daten von 1015 Patienten entwickelt und prospektiv in 292 Patienten getestet. Der Algorithmus beschreibt 57 % der Variabilität in der Warfarin-Dosis nach erfolgreicher Einstellung in Kaukasiern und 31 % der Variabilität in Afroamerikanern. Im Jahr 2011 wurde der erste Algorithmus für Phenprocoumon mit Daten von 624 Patienten entwickelt (Van Schie et al. 2011):

Gleichung 16.1

$$\begin{aligned}&\text{Erhaltungsdosis}\,(\text{mg/Woche})\\&= 2{,}874 - \text{CYP2C9} - \text{VKORC1} - 0{,}015 \cdot \text{Alter (Jahre)}\\&+ 0{,}026\,(\text{Frauen}) + 0{,}011 \cdot \text{Größe (cm)} +\\&0{,}008 \cdot \text{Gewicht (kg)} - 0{,}345\,(\text{Amiodaron})\end{aligned}$$

Mit diesem Algorithmus kann die Vorhersage der optimalen patientenindividuellen Phenprocoumon-Erhaltungsdosis durch die Berücksichtigung genetischer Informationen bezüglich CYP2C9 und VKORC1 verbessert werden (Abb. 16.5).

Ende 2013 wurden die Ergebnisse von drei großen randomisierten klinischen Studien veröffentlicht, welche untersuchten, ob die Verwendung Genotypgestützter Dosierungsalgorithmen einen Vorteil gegenüber einer „klassischen Therapieinitialisierung“ nach den in ▸Kap. 15.2 beschriebenen Prinzipien bei Vitamin-K-Antagonisten bringt (Kimmel et al. 2013, Pirmohamed et al. 2013, Verhoef et al. 2013). Als Endpunkt wurde die Zeit im therapeutischen Bereich (meist INR zwischen 2 und 3) nach 12 Wochen untersucht. Die erwartete Überlegenheit in der Genotyp-unterstützten Dosierungsfindung wurde in diesen Studien nicht bestätigt. Es wurden nur marginale Verbesserungen in allen drei Studien gegenüber der Vergleichsgruppe festgestellt. Diese Ergebnisse haben die Frage nach dem ökonomischen Nutzen aufgeworfen. Abschließend bleibt festzuhalten, dass der Zusatznutzen einer Genotyp-unterstützten Therapieindividualisierung bei Vitamin-K-Antagonisten unklar ist und in der Routine momentan (noch) nicht empfohlen werden kann. Es bleiben Verfeinerungen der Algorithmen (z. B. Berücksichtigung von CYP4F2) und weitere Subanalysen dieser wichtigen Studien abzuwarten, bevor diese Einschätzung ggf. revidiert werden kann.

16.3 Umsetzung in die Praxis

In den vorangegangen Abschnitten wurde gezeigt, dass es bereits eine Reihe von Arzneistoffen gibt, für die eine Therapieindividualisierung aufgrund pharmakogenetischer und pharmakogenomischer Biomarker infrage kommt, bzw. dass für einige wenige Arzneistoffe eine Testung sogar zwingend vorgeschrieben ist. Bei der praktischen Umsetzung in den klinischen Alltag ergeben sich einige Fragen, wie z. B. die Frage nach den gesetzlichen Rahmenbedingungen und den Bezugsquellen für die Tests.

16.3.1 Gendiagnostikgesetz

Am 01. Februar 2010 ist das **Gendiagnostikgesetz (GenDG)** in Deutschland in Kraft getreten. Das Gesetz regelt genetische Untersuchungen und anschließende Analysen sowie den Umgang mit den gewonnenen genetischen Proben und Daten. Auch wenn der Begriff „Gen“ verwendet wird, beinhaltet es ebenfalls Analysen an nichtkodierenden DNA-Abschnitten. Es gilt für Untersuchungen zu medizinischen Zwecken und zur Klärung der Abstammung sowie für den Versicherungsbereich und das Arbeitsleben. Ausdrücklich nicht erfasst von den Regelungen werden der Forschungsbereich, Vorschriften über Strafverfolgung und der Infektionsschutz.

Grundsätzlich gilt, dass nur genetisch untersucht werden darf, wer ausdrücklich und schriftlich gegenüber der verantwortlichen ärztlichen Person **eingewilligt** hat. Ein Widerruf ist jederzeit möglich, auch mündlich. Der **Arztvorbehalt** regelt, dass genetische Untersuchungen und Beratungen nur von Ärzten durchgeführt werden dürfen, die sich dafür qualifiziert haben. Angeboten werden muss die Beratung nach diagnostischen Untersuchungen sowie vor und nach prädiktiven Tests.

Das Gesetz verbietet, dass **Versicherungsunternehmen** von ihren Kunden eine genetische Untersuchung oder bereits gewonnene genetische Daten verlangen dürfen. Dies gilt jedoch nur bis zu einer bestimmten Höhe der Versicherungssumme. Werden bei Lebensversicherungen, Berufs- und Erwerbsunfähigkeitsversicherungen sowie bei Pflegerentenversicherungen Leistungen von mehr als 300 000 Euro oder 30 000 Euro Jahresrente vereinbart, müssen genetisch diagnostizierte Risiken angezeigt werden. Das Gesetz schützt prinzipiell davor, dass ein Beschäftigungsverhältnis von einer genetischen Diagnose abhängig gemacht wird. Der **Arbeitgeber** darf genetische Untersuchungen einfordern, wenn im Rahmen arbeitsmedizinischer Vorsorgeuntersuchungen geklärt werden soll, ob bestimmte Tätigkeiten bei dem Beschäftigten mit hoher Wahrscheinlichkeit zu schwerwiegenden Erkrankungen führen könnten.

Testergebnisse müssen grundsätzlich auf Verlangen der Betroffenen jederzeit unverzüglich **vernichtet** werden. Für den Umgang mit genetischen Proben allerdings, aus denen die Daten gewonnen werden, gilt eine weniger strenge Regelung. Solche Proben können nach Zustimmung der Person auch für Forschungszwecke verwendet werden.

16.3.2 Genetische Tests

Hat sich der Patient zur Durchführung eines genetischen Tests entschieden, gibt es verschiedene Möglichkeiten, diesen durchzuführen. Viele klinisch-chemische Labore bieten die Bestimmung genetischer Polymorphismen an. Auch humangenetische Einrichtungen können kontaktiert werden. Die DNA-Proben des Patienten werden meist vom Arzt direkt an das Labor versandt.

Inzwischen gibt es auch die Möglichkeit, Gentests als Medizinprodukte über die **Apotheke** zu beziehen. Zurzeit existieren verschiedene Geschäftsmodelle:

- **Spezielle Genotypisierung** für bestimmte Arzneistoffe bzw. Arzneistoffklassen (z. B. Clopidogrel, Statine), z. B. die Testreihe „Therapiesicherheit“ (www.stada-diagnostik/therapiesicherheit), basierend auf einer Blutprobe, die in der Arztpraxis entnommen wird.
- **Umfassende Genotypisierung** für ca. 30 arzneimittelrelevante Gene (www.stratipharm.de), basierend auf einer Speichelprobe, die mit einem Wattestäbchen in der Apotheke oder in der Arztpraxis genommen werden kann. Bei diesem Konzept stehen für die ärztliche Beratung bei den Anbieterfirmen ange-

stellte Ärzte zur Verfügung, welche die Tests offiziell anordnen können und die Beratung übernehmen. Die Daten stehen dann für die Individualisierung zukünftiger Arzneimitteltherapien des Patienten zur Verfügung.

Interessierte können ihr DNA-Untersuchungsmaterial auch direkt an Labore schicken, wo dieses analysiert wird. Diese Tests werden als **Direct-to-Consumer-Tests (DTC)** bezeichnet und über das Internet vertrieben. Die Ergebnisse werden auf einem Webportal bereitgestellt. Ursprünglich wurden dort individuelle Risikofaktoren für Erkrankungen (z. B. Alzheimer, Diabetes) basierend auf der genetischen Ausstattung analysiert. Zusätzlich wurden Empfehlungen für die Arzneimitteltherapie (z. B. Abacavir, Clopidogrel, Warfarin) gegeben. Nach einer Abmahnung durch die FDA Ende 2013 dürfen die individuellen Krankheitsrisiken und Empfehlungen für Arzneimittel nicht mehr bereitgestellt werden, da keine ausreichende Aufklärung durchgeführt wurde. Viele Firmen existieren aber weiterhin und bieten zum einen Ahnenforschung und ethnische Ursprungsforschung an. Zusätzlich werden die Rohdaten der genomweiten Analyse zur Verfügung gestellt. Theoretisch könnten diese Daten verwendet werden, um wie in ▸ Kap. 4 beschrieben, die Phänotypen abzuleiten. Dies ist allerdings sehr aufwendig und ohne bioinformatische Unterstützung schwer durchführbar. Es bleibt abzuwarten, wie sich das dynamische Feld der genetischen Tests weiterentwickelt.

16.4 Ausblick

Die Therapieindividualisierung basierend auf pharmakogenetischen und pharmakogenomischen Biomarkern schreitet rasant voran. In den letzten Jahren wurden viele Anstrengungen unternommen, um die breite wissenschaftliche Basis auch in konkrete Handlungsempfehlungen umzuwandeln. Zahlreiche Leitlinien zum Umgang mit diversen Biomarkern wurden veröffentlicht und deren Quantität und Qualität wird weiter zunehmen. Jedoch sind stratifizierte Arzneimitteltherapien, von wenigen Ausnahmen abgesehen, noch nicht in der klinischen Praxis angekommen. Die Gründe hierfür sind vielfältig. Ein wichtiger Aspekt sind die in vielen Fällen fehlenden prospektiven Studien, um die zugehörigen Biomarker zu validieren. Viele Biomarker und die entsprechenden Dosisanpassungen sind aufgrund der pharmakokinetischen und pharmakodynamischen Eigenschaften der Arzneimittel rational ableitbar. Im Rahmen der evidenzbasierten Medizin muss aber auch in diesen Fällen eine Bestätigung in prospektiven Studien erbracht werden. Dies ist nicht immer einfach, zum einen aus ethischen Gesichtspunkten, zum anderen, weil die Fallzahlen in den Studien, die notwendig wären, um einen harten Endpunkt signifikant nachzuweisen, teilweise schwer zu erreichen sind.

Weiterhin muss bedacht werden, dass genetische Faktoren nur eine von vielen Einflussgrößen auf die individuellen Unterschiede bei der Arzneimittelwirkung sind. Von Bedeutung sind hier auch das Alter des Patienten, das Gewicht und Geschlecht, aber auch Krankheit (insbesondere Leber-, Nieren-, Herzerkrankungen) oder eine Schwangerschaft. Zusätzlich können auch der Lebensstil, der Konsum von Genussmitteln wie Zigaretten und Alkohol sowie die Ernährung zu Veränderungen des Arzneimittelstoffwechsels und der Arzneimittelwirkung führen (▸ Kap. 17.5.2). Arzneimittelwechselwirkungen müssen berücksichtigt werden, aber auch Wechselwirkungen zwischen Arzneimitteln und Nahrungsstoffen. All diese Faktoren sind zurzeit weitgehend unberücksichtigt, wenn es um pharmakogenetische und pharmakogenomische Therapieindividualisierung geht. Es wird in Zukunft sehr wichtig sein, diese Vielzahl an Faktoren multivariat bei der Entscheidungsfindung zu berücksichtigen. Dies ließe sich beispielsweise durch die Verwendung pharmakometrischer Modelle (▸ Kap. 3) bewerkstelligen.

Das Grundkonzept der stratifizierten Arzneimitteltherapie ist auch aus pharmakoökonomischer Sichtweise verlockend. Durch höhere Ansprechraten in Kombination mit niedrigeren Behandlungskosten sollten sich Kosten im Gesundheitswesen einsparen lassen. In der Praxis bedeutet es aber auch, dass zusätzlich Testmethoden bezahlt werden müssen und viele der Biomarker treten nur mit einer geringen Häufigkeit in der Population auf. Das bedeutet, dass in einem solchen Fall viele Patienten getestet werden müssen, bevor ein einzelner profitiert. All diese Betrachtungen sollten in pharmakoökonomische Studien aufgenommen werden. Bedauerlicherweise existieren bisher kaum Untersuchungen, die den Nutzen der relevanten Biomarker nachweisen. Dies wird eine Hauptaufgabe sein, um solchen Tests letztendlich Erstattungsfähigkeit zu attestieren und sie damit einer breiten Öffentlichkeit zugänglich zu machen.

Literatur

Crews KR, Gaedigk A, Dunnenberger HM et al. Clinical Pharmacogenetics Implementation Consortium guidelines for cytochrome P450 2D6 genotype and codeine therapy: 2014 update. Clin Pharmacol Ther, 95: 376–382, 2014

FDA. Table of Pharmacogenomic Biomarkers in Drug Labeling. www.fda.gov/drugs/scienceresearch/researchareas/pharmacogenetics/ucm083378.htm

Gage BF, Eby C, Johnson JA et al. Use of pharmacogenetic and clinical factors to predict the therapeutic dose of warfarin. Clin Pharmacol Ther, 84: 326–331, 2008

Johnson JA, Gong L, Whirl-Carrillo M et al. Clinical Pharmacogenetics Implementation Consortium Guidelines for CYP2C9 and VKORC1 genotypes and warfarin dosing. Clin Pharmacol Ther, 90: 625–629, 2011

Kimmel SE, French B, Kasner SE et al. A pharmacogenetic versus a clinical algorithm for warfarin dosing. N Engl J Med, 369: 2283–2293, 2013

Mallal S, Phillips E, Carosi G et al. HLA-B*5701 screening for hypersensitivity to abacavir. N Engl J Med, 358: 568–579, 2008

Martin MA, Hoffman JM, Freimuth RR et al. Clinical Pharmacogenetics Implementation Consortium Guidelines for HLA-B Genotype and Abacavir Dosing: 2014 update. Clin Pharmacol Ther, 95: 499–500, 2014

Moja L, Tagliabue L. Balduzzi S et al. Trastuzumab containing regimens for early breast cancer. Cochrane Database Syst Rev 2014, 4: CD006243, 2014

Pirmohamed M, Burnside G, Eriksson N et al. A randomized trial of genotype-guided dosing of warfarin. N Engl J Med, 369: 2294–2303, 2013

Relling MV, Klein TE. CPIC: Clinical Pharmacogenetics Implementation Consortium of the Pharmacogenomics Research Network. Clin Pharmacol Ther, 89: 464–467, 2011

Scott SA, Sangkuhl K, Stein CM et al. Clinical Pharmacogenetics Implementation Consortium guidelines for CYP2C19 genotype and clopidogrel therapy: 2013 update. Clin Pharmacol Ther, 94: 317–323, 2013

Simon T, Verstuyft C, Mary-Krause M et al. Genetic determinants of response to clopidogrel and cardiovascular events. N Engl J Med, 360: 363–375, 2009

Swen JJ, Nijenhuis M, de Boer A et al. Pharmacogenetics: from bench to byte – an update of guidelines. Clin Pharmacol Ther, 89: 662–673, 2011

Van Schie RM, Wessels JA, le Cessie S et al. Loading and maintenance dose algorithms for phenprocoumon and acenocoumarol using patient characteristics and pharmacogenetic data. Eur Heart J, 32: 1909–1917, 2011

Verhoef TI, Ragia G, de Boer A et al. A randomized trial of genotype-guided dosing of acenocoumarol and phenprocoumon. N Engl J Med, 369: 2304–2312, 2013

Zineh I, Pebanco GD, Aquilante CL et al. Discordance between availability of pharmacogenetics studies and pharmacogenetics-based prescribing information for the top 200 drugs. Ann Pharmacother, 40: 639–644, 2006

Der letzte Zugriff auf die im Text genannten Websites erfolgte am 03.04.2016.

17 Arzneimittelinteraktionen

Jörg Brüggmann, Christoph Ritter

17.1 Definition und Aufgabe

Werden zwei und mehr Arzneimittel gleichzeitig eingenommen, kann es durch eine gegenseitige Beeinflussung zu Veränderungen der jeweiligen, individuellen Wirkungen kommen, man spricht von **Arzneimittelinteraktionen.** Grundsätzlich können Interaktionen dabei in der pharmakokinetischen Phase (Freisetzung, Resorption, Verteilung, Metabolisierung, Exkretion) und/oder der pharmakodynamischen Phase (Wirkort, Rezeptor) des Arzneimittels auftreten. Dementsprechend werden **pharmakodynamische** und **pharmakokinetische Interaktionen** unterschieden (o Abb. 17.1). Physikochemische In-vitro-Interaktionen werden als Inkompatibilitäten bezeichnet und sollen hier nicht näher beschrieben werden. Sowohl pharmakokinetische als auch pharmakodynamische Interaktionen können zu einer **Wirkungsverstärkung** mit der Folge von unerwünschten Arzneimittelwirkungen bis hin zur Intoxikation oder zu einer **Wirkungsabschwächung** bis hin zur Wirkungslosigkeit führen. Beides steht dem therapeutischen Ziel häufig entgegen, kann aber im Einzelfall sinnvoll und therapeutisch gezielt eingesetzt werden.

Neben den klassischen **Arzneimittel-Arzneimittel-Interaktionen** (▸Kap. 17.2, ▸Kap. 17.3) ist in der klinischen Praxis auch die Veränderung der Arzneimittelwirkungen durch die gleichzeitige Nahrungsaufnahme einschließlich der Genussmittel Alkohol und Tabakrauch von wesentlicher Bedeutung. Solche **Arzneimittel-Nahrungsmittel-Interaktionen** können grundsätzlich alle Prozesse der pharmakokinetischen Phase beeinflussen. Von wesentlicher Bedeutung ist dabei die Veränderung der Resorptionsquote und damit der Bioverfügbarkeit durch die gleichzeitige Nahrungsaufnahme. Alkohol und Tabakrauch bewirken bei chronischer Zufuhr eine Induktion der mikrosomalen Leberenzyme, die damit den oxidativen, Cytochrom-P450-abhängigen Abbau von gleichzeitig verabreichten Arzneistoffen beschleunigen. Auch die Beeinflussung von Laborparametern durch die gleichzeitige Arzneimittelgabe gehört zu den unerwünschten Wirkungen und muss beachtet werden (**Arzneimittel-Labordaten-Interaktionen**). Hierbei können Arzneistoffe aus den verschiedensten Indikationsgruppen sowohl durch ihre chemischen als auch pharmakodynamischen Effekte bestimmte Labortests oder auch In-vivo-Diagnostika stören und damit die Ergebnisse verfälschen. Die chronische, hochdosierte

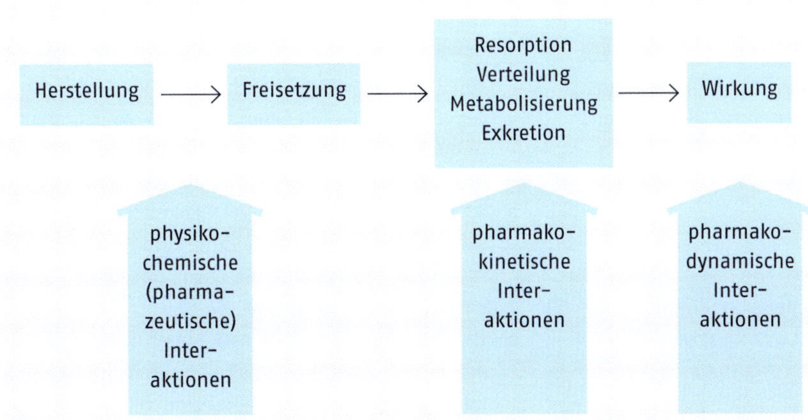

o **Abb. 17.1** Möglichkeiten der Arzneimittelinteraktionen

Gabe von Ascorbinsäure beeinflusst durch ihre Redoxeigenschaften den Nachweis von Glucose im Blut und Urin. Bei der elektrochemischen Nachweismethode, z. B. in Handgeräten, können damit falsch erhöhte Werte entstehen. Der Cystatin-C-Wert, als Parameter zur Bestimmung der exkretorischen Nierenfunktion kann bei einer hochdosierten Glucocorticoid-Therapie falsch erhöhte Werte aufweisen.

Als gesichert kann heute gelten, dass mit der Zahl der eingenommenen Arzneistoffe die Häufigkeit von Nebenwirkungen überproportional zunimmt. Dieser Anstieg ist nur mit dem Auftreten von nebenwirkungsinduzierenden Interaktionen zu erklären. Die Vielzahl der im Handel befindlichen Arzneimittel und die oft erforderliche Polypragmasie bei der Anwendung vergrößern die Interaktionsproblematik. Dennoch sind, betrachtet man die nachfolgend dargestellten prinzipiellen Mechanismen und die betroffenen Arzneimittelgruppen, Art und Zahl der wirklich klinisch relevanten Interaktionen durchaus überschaubar (▸ Kap. 17.6).

17.2 Pharmakodynamische Interaktionen

Pharmakodynamische Interaktionen sind dadurch gekennzeichnet, dass die interagierenden Wirkstoffe entweder **direkt** durch den Angriff am gleichen Rezeptor (kompetitiv) oder aber **indirekt** durch Angriff an gleichen oder unterschiedlichen Erfolgsorganen und Regelkreisen (funktionell) sich gegenseitig in ihrer Wirkung verstärken (**Synergismus**) oder abschwächen (**Antagonismus**).

17.2.1 Kompetitiver Synergismus und Antagonismus

Ein **kompetitiver Synergismus** liegt vor, wenn die gleichzeitige Gabe von zwei oder mehreren Arzneistoffen durch die Wirkung an einem gemeinsamen Rezeptor zu einem größeren Gesamteffekt führt als durch die Summe der Einzelwirkungen.

Der **kompetitive Antagonismus** hingegen resultiert aus einer reversibel oder irreversibel verlaufenden Verdrängungsreaktion am gleichen Rezeptor und hat damit die Wirkungsabschwächung oder Wirkungsaufhebung eines der Interaktionspartner zur Folge (siehe Kasten).

Interaktionen

Durch kompetitiven Synergismus

- Der kompetitive Synergismus peripher angreifender **Muskelrelaxanzien** mit **Aminoglykosiden** führt zu einer Verstärkung der neuromuskulären Blockade der Muskelrelaxanzien.
- Die gleichzeitige Einnahme von **Johanniskrautextrakten** und **Serotonin-Reuptake-Hemmern (SSRI)** kann Symptome eines Serotonin-Syndroms (Schwitzen, Verwirrtheit, Blutdruckschwankungen) hervorrufen. Aus der verstärkten Hemmung der Serotoninaufnahme resultiert eine Überstimulation von Serotoninrezeptoren im ZNS (ein echter kompetitiver Synergismus liegt nicht vor).

Durch kompetitiven Antagonismus

- **Naloxon** und **Naltrexon** wirken als Opioidrezeptor-Antagonisten und führen damit zur Aufhebung der analgetischen und atemdepressiven Effekte der **Opioid-Analgetika.**
- **Flumazenil** hebt als Benzodiazepinantagonist die Wirkungen der **Benzodiazepine** auf.
- **Vitamin K** antagonisiert in höherer Dosierung (250–500 µg über mehrere Tage) die blutgerinnungshemmenden Eigenschaften der **Cumarinderivate.**

17.2.2 Funktioneller Synergismus und Antagonismus

Beim **funktionellen Synergismus** liegt eine Wirkungsverstärkung vor, die aus dem Effekt zweier Arzneistoffe an unterschiedlichen Angriffspunkten im Organismus resultiert.

Beim **funktionellen Antagonismus** schwächen sich die Effekte der Interaktionspartner dadurch ab, dass sie an unterschiedlichen Rezeptoren oder biologischen Systemen angreifen. Die gleichzeitige Gabe der im Kasten genannten Arzneistoffe führt zu einem funktionellen Synergismus oder Antagonismus.

Interaktionen

Durch funktionellen Synergismus

- **β-Sympatholytika** verstärken den hypoglykämischen Effekt von **Insulin** sowie von **Sulfonylharnstoffen** und maskieren die adrenerg vermittelten Gegenreaktionen der Hypoglykämie. Auch werden durch Betablocker die kardiodepressiven Wirkungen von **Verapamil** und **Diltiazem** verstärkt. Besonders mit Verapamil kann es zu Überleitungsstörungen mit AV-Block, Bradykardie, Herzinsuffizienz und schwerer Hypotonie kommen.
- **Schleifen-** und **Thiaziddiuretika** verstärken durch vermehrte Kaliumausscheidung und einer resultierenden Hypokaliämie die Wirkung der **herzwirksamen Glykoside.**
- **Thrombozytenaggregationshemmer** (ASS, Clopidogrel, Prasugrel, Ticagrelor) können in Kombination mit **oralen Antikoagulanzien** (Phenprocou-

mon, Rivaroxaban, Apixaban, Dabigatran) zu einer additiven blutgerinnungshemmenden Wirkung führen. Dies tritt verstärkt im Rahmen einer dualen Plättchenhemmung bei der Kombination zweier Thrombozytenaggregationshemmer (ASS plus ein ADP-P2Y-Hemmer) mit peroral applizierten Antikoagulanzien auf.

Durch funktionellen Antagonismus

- **Kaliumsparende Diuretika** und **ACE-Hemmer** schwächen durch eine Erhöhung der Kaliumkonzentrationen die Wirkung der **herzwirksamen Glykoside** ab.
- **Acetylsalicylsäure** und andere **nichtsteroidale Antirheumatika** hemmen vermutlich die Synthese vasodilatorischer Prostaglandine, der periphere Gefäßwiderstand steigt und die Wirkung der **ACE-Hemmer** und **AT_1-Antagonisten** nimmt ab.

17.3 Pharmakokinetische Interaktionen

Interaktionen, die in der pharmakokinetischen Phase, also während der Passage des Arzneistoffs durch den Körper zum Wirkort auftreten, führen zu erniedrigten oder erhöhten **Arzneistoff-Plasmakonzentrationen**. Die veränderten Konzentrationen im Plasma sind dabei ursächlich für die interaktionsbedingten unerwünschten Arzneimittelwirkungen (Wirkungsverstärkung, Wirkungsabschwächung) verantwortlich.

17.3.1 Resorption

Interaktionen im Bereich der Arzneistoffresorption können die Resorptionsquote und/oder die Resorptionsgeschwindigkeit beeinflussen. Beides hat Einfluss auf die Bioverfügbarkeit des Arzneimittels und damit auf Wirkungsintensität und Wirkungseintritt.

Die folgenden Mechanismen lassen sich unterscheiden:

- **Komplexbildung** von Arzneistoffen mit Calcium-, Magnesium-, Aluminium- und Eisen-Ionen sowie mit Polyphenolgerbstoffen kann zu stabilen, schwer resorbierbaren Komplexen (Löslichkeit) und damit zu eingeschränkter Resorption führen.
- **Adsorption** von Arzneistoffen an Ionenaustauscher (Colestyramin, Colestipol) oder Antazida kann ebenfalls der Grund für eine verringerte Resorptionsquote sein.
- **pH-Wert-Erhöhungen** im Magen und oberen Darmbereich, z. B. bedingt durch Antazida, H_2-Antagonisten oder Protonenpumpenhemmer, können bei gleichzeitig verabreichten Arzneistoffen, die als schwache Säuren oder Basen reagieren, den Dissoziationsgrad, die Lösungsgeschwindigkeit und damit die Resorption negativ beeinflussen.
- **Funktionsveränderungen des Gastrointestinaltrakts** durch Schädigung der Darmflora und/oder der Darmschleimhaut, der Durchblutung, der Passagezeit oder des Stoffwechsels können, je nach Effekt, das Resorptionsverhalten von Arzneistoffen verbessern oder verschlechtern.

Als klinisch bedeutsam sind dabei insbesondere die Wechselwirkungen anzusehen, die eine deutliche Verringerung oder Erhöhung der resorbierten Arzneistoffmenge zur Folge haben und damit auch zu veränderten klinischen Effekten führen. Die Beeinflussung der Resorptionsgeschwindigkeit ohne wesentliche Verringerung der AUC ist klinisch i. d. R. von geringerer Relevanz. Als Interaktionspartner sind in diesem Zusammenhang nicht nur Arzneimittel, sondern auch die gleichzeitig aufgenommene Nahrung von Bedeutung. Im Folgenden sowie unter ▸Kap. 17.5.2 sind weitere Hinweise zu den Mechanismen und relevante Beispiele aufgeführt.

Interaktionen durch Resorptionsveränderungen

- **Ketoconazol**, **Itraconazol** und **Posaconazol** werden nur bei niedrigen pH-Werten im Magen (pH $< 3{,}5$) gut gelöst und anschließend in den oberen Darmabschnitten resorbiert. Die gleichzeitige Gabe von pH-Wert erhöhenden Substanzen (**Antazida, H_2-Antagonisten, Protonenpumpenhemmern**) verringert die resorbierte Arzneistoffmenge. Bei einem Magen-pH von 6,0 ist die Bioverfügbarkeit von Ketoconazol um 95 % vermindert.
- **Colestyramin** und **Colestipol** binden **Cumarinderivate, herzwirksame Glykoside** sowie **Schilddrüsenhormone** und verringern dadurch die resorbierte Arzneistoffmenge. Durch Bindung an Gallensäuren wird zusätzlich die Rückresorption, insbesondere von **Digitoxin**, aus dem enterohepatischen Kreislauf herabgesetzt, sodass sich die Halbwertszeit deutlich verkürzt. Eine wichtige Voraussetzung für die klinische Relevanz dieser Interaktion ist die geringe therapeutische Breite der von den Anionenaustauschern gebundenen Pharmaka.
- **Captopril, Levothyroxin, Isoniazid** und **Rifampicin** weisen bei gleichzeitiger Nahrungszufuhr signifikant niedrigere Resorptionsquoten auf und sollen 30 Minuten bis eine Stunde vor den Mahlzeiten eingenommen werden.
- **Trizyklische Antidepressiva** und **Neuroleptika** bilden infolge ihres basischen Stickstoffatoms mit

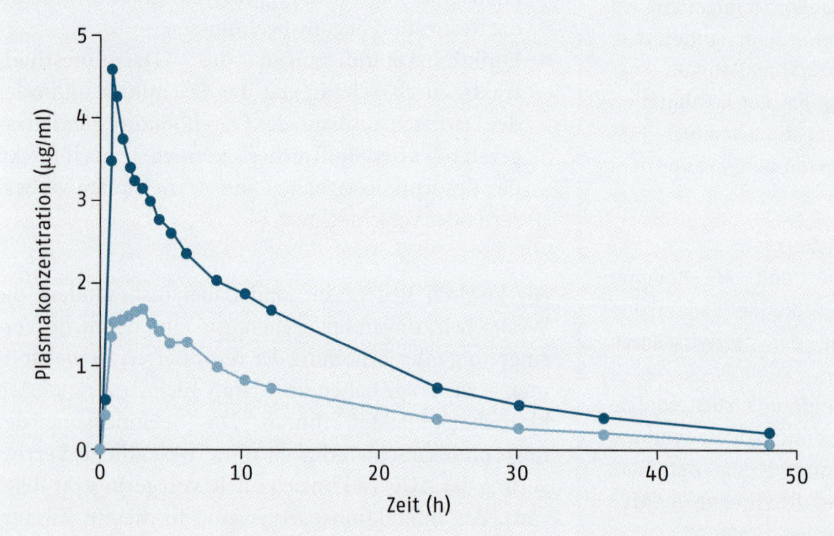

o Abb. 17.2 Plasmakonzentrationen des Fluorchinolons Pefloxacin mit (●) und ohne (●) gleichzeitige Gabe von Magnesium-Aluminium-Hydroxid. Jaehde et al. 1994

Gerbstoffen vom Polyphenoltyp in Schwarztee Komplexe, die intestinal nur schlecht resorbiert werden und zu signifikant erniedrigten Plasmakonzentrationen führen können.

- **Cefuroximaxetil** und **Ciclosporin** weisen bei gleichzeitiger Nahrungszufuhr eine signifikant höhere Resorption auf und sollen während oder direkt nach der Mahlzeit eingenommen werden.
- **Fluorchinolone** bilden mit polyvalenten Kationen wie **Aluminium, Magnesium, Calcium** und **Eisen** Chelatkomplexe. Dies führt zu einer signifikant verminderten Resorption, sodass ein zeitlicher Abstand von mindestens zwei Stunden bei der Einnahme von Antazida, Mineralstoff- und Eisenpräparaten eingehalten werden sollte. o Abb. 17.2 zeigt diesen Effekt anhand der Plasmakonzentrations-Zeitkurven am Beispiel der gleichzeitigen Gabe des Fluorchinolons Pefloxacin und einem magnesium- bzw. aluminiumhydroxidhaltigen Antazidum.
- **Bisphosphonate (Alendronsäure, Risedronsäure)** bilden bei gleichzeitiger Einnahme mit polyvalenten Kationen stabile, schwer resorbierbare Komplexe. Die Einnahme von Antazida, Mineralstoff- und Eisenpräparaten sowie von calciumhaltigen Nahrungsmitteln ist innerhalb von zwei Stunden vor und nach der Arzneimitteleinnahme zu vermeiden.

17.3.2 Verteilung

Interaktionsmöglichkeiten im Bereich der Verteilung bestehen insbesondere durch die gegenseitige Verdrängung von Pharmaka aus der Plasmaproteinbindung. Dabei hängt es von der Affinität zur Bindungsstelle und der Konzentration der beteiligten Substanzen ab, welcher Stoff in welchem Ausmaß verdrängt wird. Die verdrängenden Stoffe werden als **Displacer** bezeichnet.

Eine klinische Bedeutung besteht i. d. R. nur dann, wenn:

- die Proteinbindung > 95 % ist,
- der Arzneistoff eine **geringe therapeutische Breite** besitzt,
- der Arzneistoff ein **kleines Verteilungsvolumen** aufweist,
- renale und/oder hepatische Ausscheidungsstörungen bestehen.

Häufig ist mit einer raschen Umverteilung der ungebundenen Substanz ins Gewebe und einer erhöhten Metabolisierung und Exkretion zu rechnen, sodass es letztendlich zu keinem Anstieg der Plasmakonzentration des freien Arzneistoffs und damit zu keiner Wirkungsverstärkung kommt (o Abb. 17.3). Interaktionsbeispiele mit klinischer Relevanz, die ausschließlich auf einer gegenseitigen Verdrängung von Pharmaka aus der Plasmaproteinbindung beruhen, sind derzeit nicht beschrieben.

17.3.3 Metabolisierung

Die Metabolisierung von Arzneistoffen in der Leber erfolgt ganz wesentlich als Oxidationsreaktion (Phase-I-Reaktion) durch die Cytochrom-P450-Familie der Monooxygenasen. Interaktionen im Zusammenhang mit der hepatischen Metabolisierung haben ihre Ursachen in einer Hemmung des Metabolismus durch **Enzyminhibition** oder in einer Erhöhung der Verstoffwechselungskapazität als Folge einer **Enzyminduktion** (o Abb. 17.4). Substanzen mit einem hohen First-Pass-Effekt sind damit eher von solchen Interaktionen betroffen. Bei **Enzyminhibition** kommt es zur kompetitiven Hemmung der metabolisierenden Isoenzyme. Die

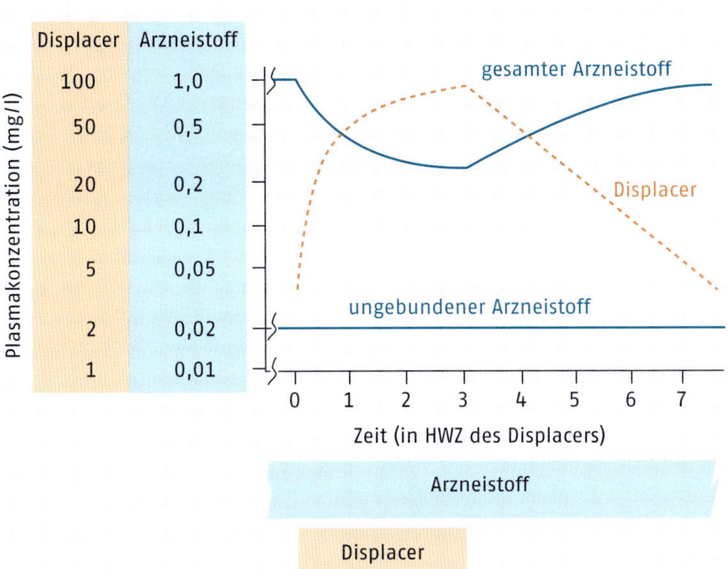

Abb. 17.3 Einfluss der Verdrängung eines Arzneistoffs aus der Plasmaproteinbindung auf die Plasmakonzentrationen. Rowland und Tozer 1995

17

Tab. 17.1 Für den Arzneistoffmetabolismus wichtige Cytochrom-P450-Isoenzyme und ihre Substrate, Hemmstoffe und Induktoren (Fettdruck: starke Hemmstoffe)

Isoenzym	Substrat	Hemmstoff	Induktor
1A2	Theophyllin, Coffein, Clozapin, Imipramin, Propranolol, Haloperidol	**Fluvoxamin, Ciprofloxacin**	Benzpyrene im Tabakrauch
2C8	Tolbutamid	**Gemfibrozil**	Rifampicin
2C9	Warfarin, Phenytoin, Tolbutamid, Diclofenac, Piroxicam, Ibuprofen, Tamoxifen, Carbamazepin	**Fluconazol**, Amiodaron	Rifampicin
2C19	Omeprazol, Lansoprazol, Diazepam, Proguanil	**Fluconazol**, Omeprazol, Lansoprazol	Rifampicin
2D6	Flecainid, Propafenon, alle trizyklischen Antidepressiva, die meisten Neuroleptika und selektiven Wiederaufnahme-Hemmer, Codein	**Chinidin, Fluoxetin, Bupropion**, Duloxetin, Sertralin	
2E1	Ethanol, Enfluran, Halothan	Disulfiram	Isoniazid, Ethanol
3A4	Ciclosporin, Clarithromycin, Erythromycin, Nifedipin, Nitrendipin, Felodipin, Ondansetron, Ranolazin, Lovastatin, Atorvastatin, Sildenafil, Apixaban, Rivaroxaban	**Ketoconazol, Itraconazol, Clarithromycin, Telithromycin, Indinavir, Ritonavir, Posaconazol**, Fluconazol, Verapamil, Erythromycin, Aprepitant Furanocumarine im Grapefruitsaft	Rifampicin, Phenytoin, Hyperforin im Johanniskrautextrakt, Carbamazepin, Barbiturate, Bosentan

daraus resultierende verringerte Metabolisierungskapazität kann als Ergebnis der Interaktion zu einer erhöhten Plasmakonzentration des Substrats mit entsprechenden klinischen Reaktionen führen.

Wichtige Cytochrom-P450-Isoenzyme sind zusammen mit ihren **Substraten, Hemmstoffen und Induktoren** in Tab. 17.1 aufgeführt. Dabei kann eine Substanz in Abhängigkeit von ihrer Affinität zum Isoenzym und der Geschwindigkeit des Umsatzes sowohl Substrat als auch Hemmstoff sein. Der Effekt tritt relativ rasch auf, setzt aber aufgrund des Mechanismus der kompetitiven Hemmung eine hohe Konzentration des Inhibitors voraus, die in vivo oftmals nicht erreicht wird. Deshalb sind Substanzen mit langer Halbwertszeit und/oder Arzneistoffe mit gemeinsamen Verstoffwechselungswegen von den Interaktionen besonders betroffen.

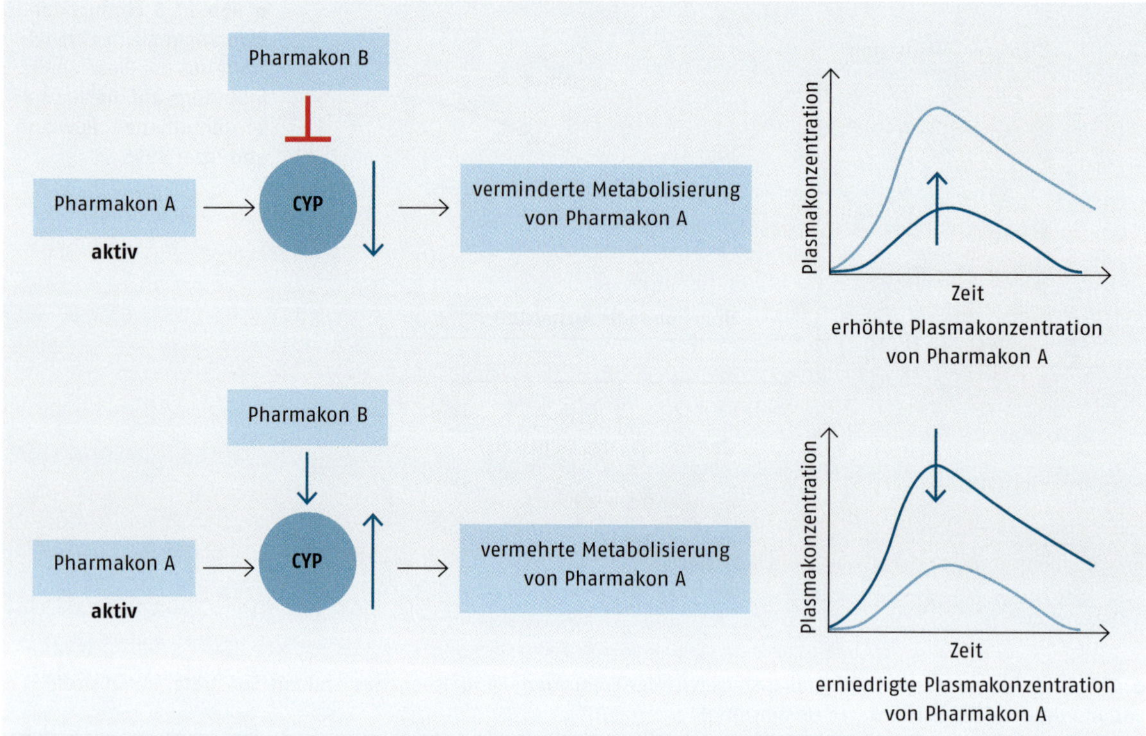

Abb. 17.4 Veränderungen der Arzneistoffmetabolisierung durch Hemmung (oben) und Induktion (unten) des CYP-Systems, bedingt durch Pharmakon B, führen zu erhöhten oder erniedrigten Plasmakonzentrationen des Substrats, Pharmakon A. Brüggmann und Ravati 2010

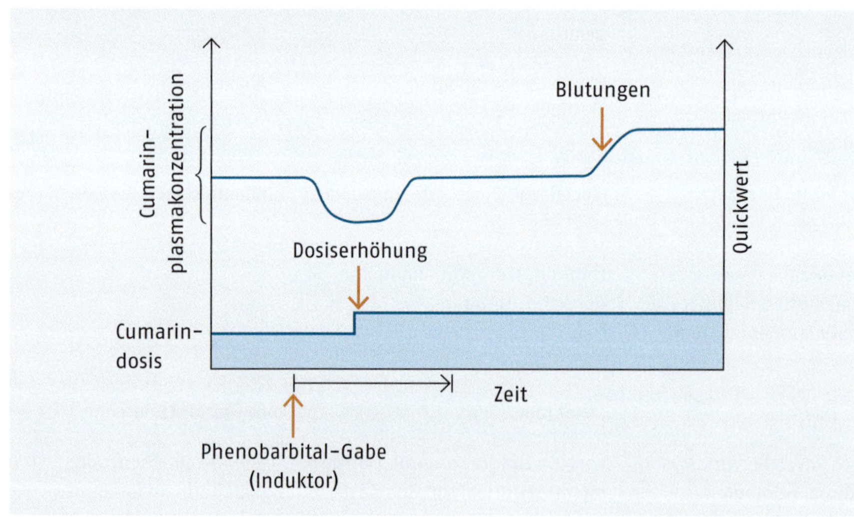

Abb. 17.5 Interaktion durch Enzyminduktion am Beispiel von Cumarin und Phenobarbital. Kahl und Mutschler 1981

Die **Enzyminduktion** durch Xenobiotika basiert nach den bisherigen Erkenntnissen auf einer vermehrten Bildung mikrosomaler Leberenzyme, wobei neben der Cytochrom P450 abhängigen Oxidation auch die Deacetylierung, Glykosidhydrolyse und Glucuronidierung (Phase-II-Reaktionen) als Stoffwechselwege betroffen sein können. Durch die erforderliche Neusynthese von Funktionsproteinen setzt dieser Effekt nach einigen Tagen verzögert ein und klingt nur langsam, innerhalb von Tagen bis Wochen, wieder ab. Die Latenzzeit bis zum Auftreten von klinischen Effekten liegt bei drei bis sieben Tagen nach Ansetzen des Enzyminduktors. Klinisch ist zu beachten, dass nach Gabe eines Induktors ein anderer Arzneistoff aufgrund des möglicherweise beschleunigten Abbaus in seiner Dosierung erhöht werden muss. Klinische Effekte können sich zusätzlich auch dann einstellen, wenn der Induktor abgesetzt wird und damit die Metabolisierungsgeschwindigkeit wieder sinkt. Der Arzneistoff kann dann bei unverändert hoher Dosierung toxische Wirkungen auslösen (Abb. 17.5, Abb. 17.6). Prodrugs können im Rahmen einer Interaktion vermehrt

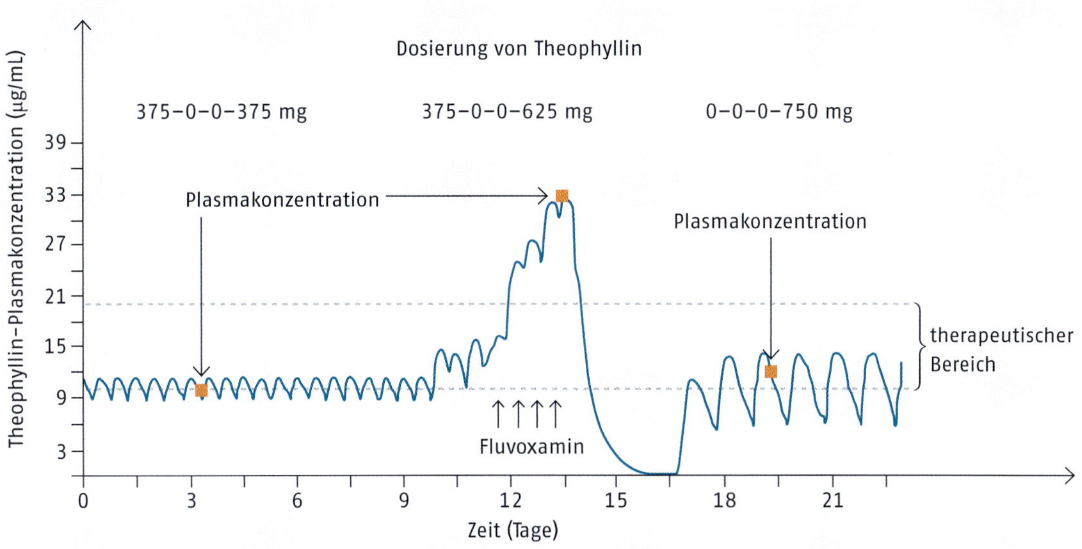

Abb. 17.6 Plasmakonzentration von Theophyllin vor, während und nach der Gabe von Fluvoxamin. Lorenz et al. 1996

und beschleunigt in die eigentliche Wirksubstanz umgesetzt werden, sodass eine Wirkungsverstärkung resultiert.

Interaktionen

Durch Enzyminhibition

- **Amiodaron** und **Cotrimoxazol (Sulfamethoxazol)** hemmen den oxidativen Metabolismus der **Cumarinderivate** und von **Phenytoin** und verstärken damit deren Wirkung.
- **Fluvoxamin** hemmt den oxidativen Metabolismus von **Theophyllin** und erhöht damit dessen Plasmakonzentration. Abb. 17.6 zeigt den Effekt dieser Enzyminhibition im Rahmen einer Kasuistik.
- **Die Fluorchinolone Ciprofloxacin** und **Norfloxacin** hemmen den oxidativen Metabolismus von **Theophyllin** und erhöhen damit dessen Plasmakonzentration.
- **Die Azol-Antimykotika Itraconazol** und **Posaconazol** hemmen den oxidativen Metabolismus von **Ciclosporin** und **HMG-CoA-Reduktase-Hemmern** mit Ausnahme von Fluvastatin. Die resultierende erhöhte Ciclosporintoxizität hat insbesondere eine eingeschränkte Nierenfunktion zur Folge. Die erhöhten Plasmakonzentrationen der HMG-CoA-Reduktase-Hemmer können zu Myopathien (Rhabdomyolyse) und daraus resultierend zu Nierenversagen führen. Durch die Hemmung von CYP3A4 und des Transporters P-Glykoprotein können die Plasmakonzentrationen der Faktor Xa-Inhibitoren Rivaroxaban und Apixaban erhöht sein, wodurch das Blutungsrisiko steigt.
- **Clarithromycin** und **Erythromycin**, hemmen den oxidativen Metabolismus von **Ranolazin.** Die erhöhte Plasmakonzentration kann zu Herzrhythmusstörungen in Form von ventrikulären Tachykardien (Torsade des pointes) führen. Bei gleichzeitiger Gabe von Makroliden (außer Azithromycin) wurden erhöhte Plasmakonzentrationen von **Lovastatin**, **Simvastatin** und **Atorvastatin** bzw. ihrer Metaboliten gefunden. Es besteht die Gefahr von Myopathien.

Durch Enzyminduktion

- **Carbamazepin, Phenytoin, Rifampicin, Hyperforin in Johanniskrautextrakten** und **Ethanol (chronisch)** sind potente Enzyminduktoren der mikrosomalen Leberenzyme und können ihren eigenen Metabolismus sowie den der nachfolgend aufgeführten Substanzen induzieren und somit deren beschleunigten Abbau bewirken: **Cumarine, Ciclosporin, Digitoxin, Doxycyclin, Azol-/Triazolantimykotika, hormonale Kontrazeptiva, Sulfonylharnstoffe, Rivaroxaban, Apixaban, Dabigatran.**
- Chronisch zugeführter **Tabakrauch (Benzpyrene)** induziert ebenfalls das CYP-System und erhöht damit die hepatische Clearance von **Theophyllin**.

17.3.4 Exkretion

Werden Arzneistoffe oder ihre Metaboliten renal ausgeschieden, so können Arzneimittelinteraktionen auftreten (siehe Kasten) bei der:

- glomerulären Filtration,
- aktiven tubulären Sekretion,
- tubulären Rückresorption.

Bei der glomerulären Filtration kann die **Verdrängung eines Arzneistoffs aus der Plasmaproteinbindung** durch einen anderen zu einer erhöhten Filtrationsrate führen. Andererseits kann die **glomeruläre Filtrationsrate** durch Arzneistoffe beeinträchtigt werden, sodass die Exkretion vorwiegend renal ausgeschiedener Arzneistoffe verzögert wird und es dadurch zur Kumulation mit möglicherweise toxischen Wirkungen kommt. Interaktionen im Bereich der aktiven tubulären Sekretion sind auf die **Konkurrenz zweier Pharmaka um den aktiven Transporter** zurückzuführen, während Wechselwirkungen bei der tubulären Rückresorption auf **pH-Veränderungen des Harns** basieren.

Bei der gleichzeitigen Gabe von **Probenecid** mit Betalactam-Antibiotika oder Ciprofloxacin kommt es zur Konkurrenz um den aktiven Transport bei der tubulären Sekretion in der Art, dass die Exkretion der Antibiotika gehemmt wird und damit höhere Antibiotikakonzentrationen erreicht werden. Dieser Effekt wurde früher therapeutisch genutzt, hat aber in der klinischen Praxis heute keine Bedeutung mehr.

Interaktionen bei der Exkretion

- Die chronische Gabe von **NSAR** kann durch die Hemmung der Prostaglandinsynthese die Nierenfunktion beeinträchtigen und zu einer verringerten Exkretion von **Lithium, Methotrexat** oder **Ciclosporin** führen, was in einer gesteigerten Toxizität dieser Arzneistoffe resultiert.
- **Metformin** wird über einen tubulären Basentransporter (▸Kap. 17.4.2) sezerniert, sodass dessen Ausscheidung durch basische Arzneistoffe wie **H_2-Antagonisten, Katecholamine, Triamteren** oder **Morphin** verzögert werden kann und dementsprechend das Risiko für eine Lactazidose erhöht wird.

17.4 Arzneimittelinteraktionen und aktive Transportprozesse

Aktive Transportsysteme können die Verfügbarkeit eines Arzneistoffs im Körper bestimmen, was sowohl durch **aktive Aufnahme der Substanzen** als auch durch **aktiven Auswärtstransport** geschehen kann. Diese Transportsysteme werden v. a. in **Geweben mit Ausscheidungs- und Barrierefunktion** gefunden, so in den Epithelzellen des Intestinaltrakts, in Leberzellen, in Tubuluszellen der Niere, sowie in der Plazenta und in der Blut-Hirn-Schranke (**o** Abb. 17.7).

Viele dieser Transportproteine besitzen eine hoch konservierte ATP-Bindungsdomäne, die für die Transportfunktion unerlässlich ist und der Proteinfamilie ihren Namen **ATP-binding-cassette(ABC)-Transporter** gegeben hat. Deren **physiologische Aufgabe** ist es, Substanzen unter Energieverbrauch aus dem Innenraum der Zelle nach außen zu transportieren und dadurch die **Zelle vor Fremdstoffen oder körpereigenen toxischen Substanzen zu schützen**. Inzwischen wurden zahlreiche Arzneistoffe gefunden, die durch ABC-Transporter transportiert werden. Zusätzlich konnten Arzneistoffe identifiziert werden, welche die Aktivität des Transporters entweder durch Enzyminduktion oder durch Hemmung modifizieren können. Daraus ergeben sich auch auf der Ebene der Transportproteine Möglichkeiten für Interaktionen.

17.4.1 P-Glykoprotein

P-Glykoprotein ist ein ABC-Transporter und das am besten charakterisierte Transportsystem für Arzneistoffe. Das **Substratspektrum** von P-Glykoprotein umfasst zahlreiche und strukturell sehr unterschiedliche Arzneistoffe und Arzneistoffgruppen. Transportierte Arzneistoffgruppen von klinischer Bedeutung beinhalten zahlreiche Zytostatika, einige HIV-Protease-Hemmer, Antiarrhythmika, Herzglykoside, Calciumkanalblocker, Immunsuppressiva, Corticosteroide, sowie Antibiotika.

Darüber hinaus existieren Arzneistoffe, welche die Bildung von **P-Glykoprotein induzieren** oder die **Aktivität** des **Transportproteins hemmen** können. Das Tuberkulosetherapeutikum **Rifampicin** wirkt als starker Enzyminduktor und führt zu einer verstärkten Expression und damit zu einer gesteigerten Aktivität von P-Glykoprotein. In ◻ Tab. 17.2 sind klinisch relevante Interaktionen unter Beteiligung von P-Glykoprotein aufgeführt.

Nur wenige Arzneistoffe wie Digoxin, Talinolol oder Dabigatran werden exklusiv durch P-Glykoprotein transportiert, der größte Anteil an Arzneistoffen wird zusätzlich durch CYP3A4 und andere metabolisierende Enzyme eliminiert. Daher wirkt sich eine Wechselwirkung mit Hemmstoffen und Induktoren unterschiedlich auf die Pharmakokinetik der betroffenen Arzneistoffe aus.

Wird **Digoxin** etwa peroral appliziert, überwiegen die Effekte eines Hemmstoffs auf das intestinal exprimierte P-Glykoprotein, was zu einem höheren Anstieg der Plasmakonzentrationen innerhalb der Resorptionsphase führt, ohne dass spätere Eliminationsprozesse

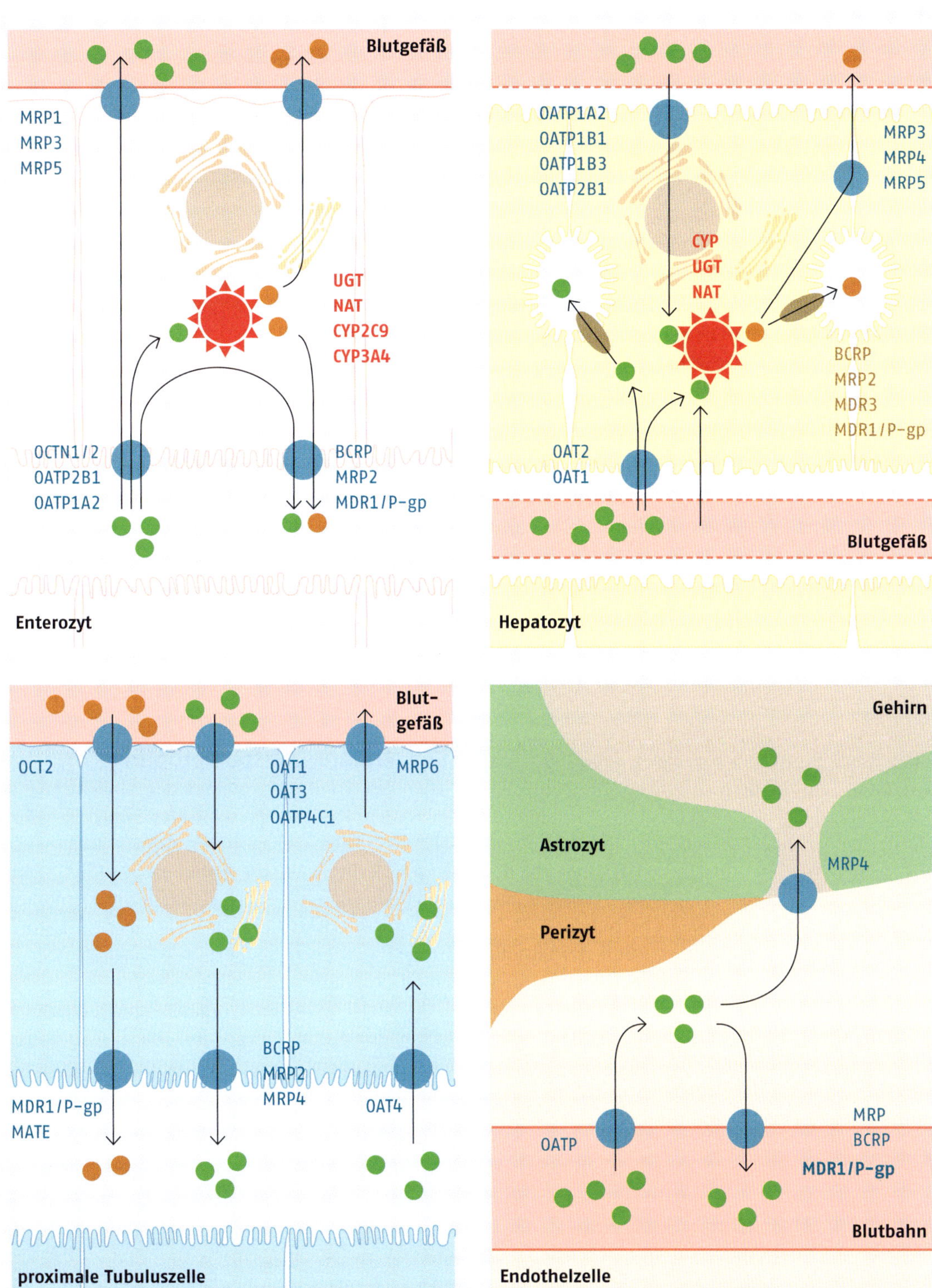

Abb. 17.7 Expression von Transportproteinen und Ausrichtung des Arzneimitteltransports in Epithelzellen des Darms (oben links), in Hepatozyten der Leber (oben rechts), in proximalen Tubulusepithelzellen der Niere (unten links) und in Endothelzellen der Blut-Hirn-Schranke (unten rechts)

Tab. 17.2 Klinisch relevante Arzneimittelinteraktionen, die durch eine Hemmung oder Induktion von P-Glykoprotein verursacht werden. Marchetti et al. 2007

Substrate	Mechanismus	Effekt	Modulatoren
Hemmung			
Digoxin, Talinolol, Dabigatran, Loperamid	Hemmung von P-Glykoprotein in Darm, Niere und Blut-Hirn-Schranke	Erhöhte maximale Plasmakonzentrationen und Bioverfügbarkeit, verringerte renale und intestinale Clearance, gesteigerte (zentrale) Toxizität	Chinidin, Valspodar
Docetaxel, Paclitaxel, Saquinavir, Tacrolimus, Ciclosporin	Hemmung von P-Glykoprotein und CYP3A4 in Darm und Leber	Erhöhte maximale Plasmakonzentrationen und Bioverfügbarkeit, verringerte hepatische und intestinale Clearance, gesteigerte Toxizität	Clarithromycin, Erythromycin, Itraconazol, Ciclosporin, Ritonavir, Verapamil
Induktion			
Digoxin, Talinolol	Induktion von P-Glykoprotein im Darm	Erniedrigte maximale und minimale Plasmakonzentrationen und Bioverfügbarkeit, gesteigerte intestinale Clearance	Johanniskraut
Ciclosporin, Indinavir, Tacrolimus	Induktion von P-Glykoprotein und CYP3A4 in Darm und Leber	Erniedrigte maximale Plasmakonzentrationen und Bioverfügbarkeit, gesteigerte Gesamtclearance	Rifampicin

betroffen sind. Typischerweise bleibt daher auch die Halbwertszeit unverändert. Ähnliche Mechanismen spielen auch bei der gleichzeitigen Gabe von Rifampicin eine Rolle: hierbei wird insbesondere durch Steigerung der Expression von intestinalem P-Glykoprotein der resorbierte Anteil des Digoxins reduziert, renale Eliminationsprozesse sind dagegen wenig betroffen.

Anders verhält es sich dagegen, wenn Arzneistoffe zusätzlich über CYP-Enzyme metabolisiert werden. Dann werden neben Mechanismen der Resorption auch Eliminationsprozesse beeinflusst, welche die entsprechende Modulation der Pharmakokinetik weiter verstärken. So können die mittleren Steady-State-Plasmakonzentrationen von **Tacrolimus** unter einer gleichzeitigen Gabe von Itraconazol auf fast das Doppelte ansteigen. Da in diesem Falle beide Arzneistoffe intravenös appliziert wurden, ist davon auszugehen, dass insbesondere die Hemmung hepatischer Eliminationsprozesse wie die Metabolisierung durch CYP3A4 und eine Hemmung der intestinalen Ausscheidung über P-Glykoprotein durch Itraconazol für den Anstieg der Plasmakonzentrationen verantwortlich sind.

Der jeweilige Anteil der einzelnen Stoffwechselprozesse muss somit für jede Interaktionssituation individuell abgeschätzt werden.

17.4.2 Andere Transportproteine

Neben den Transportproteinen der ABC-Familie wurden weitere Transportproteine identifiziert. Eine insbesondere für den Transport von Arzneimitteln wichtige Gruppe stellt dabei die **Solute-carrier(SLC)-Familie** dar. Hierbei handelt es sich ebenfalls um Membranproteine, die ihre Aktivität aber nicht aus dem Verbrauch von ATP gewinnen, sondern ihre Substrate über Konzentrationsgradienten transportieren.

OATP1B1 (OATP-C, organic anion transporting polypeptides) gehört der Familie SLC21 an und stellt einen Na^+-unabhängigen Aufnahmetransporter dar. OATP1B1 wird in hohem Maß in der Leber gebildet und ist speziell in der zu den Blutkapillaren gerichteten Membran der Hepatozyten lokalisiert, von wo Arzneistoffe in die Leber aufgenommen werden. Unter den Substraten von OATP1B1 befinden sich Digoxin, Rifampicin sowie HMG-CoA-Reduktase-Hemmer (Statine). Insbesondere für Statine sind zahlreiche klinisch relevante Wechselwirkungen beschrieben, deren Mechanismus u. a. auf einer Hemmung der Aktivität von OATP1B1 beruht. Am Anstieg der AUC-Werte von Rosuvastatin, Pravastatin, Simvastatin oder Lovastatin um das Zweifache, sowie von Cerivastatin um das 5,6-Fache unter gleichzeitiger Gabe von Gemfibrozil ist wahrscheinlich ein solcher Mechanismus beteiligt. Auch den Wechselwirkungen zwischen Statinen und Ciclosporin kann eine Hemmung der hepatischen Auf-

Tab. 17.3 Klinisch relevante Interaktionen unter Beteiligung von Transportproteinen der SLC-Familie. Nach König et al. 2013

Transportproteine	Substrate	Mechanismus	Effekt	Modulatoren
Intestinale OATP	Fexofenadin, Celiprolol, Aliskiren, Pravastatin	Hemmung	Erniedrigte maximale Plasmakonzentrationen und Bioverfügbarkeit	Grapefruitsaft, Orangensaft
Hepatische OATP	Rosuvastatin, Pravastatin	Hemmung	Erhöhte maximale Plasmakonzentrationen und Bioverfügbarkeit	Ciclosporin, Gemfibrozil
Renale Anionentransporter (OAT)	Furosemid, Methotrexat	Hemmung	Erhöhte maximale Plasmakonzentrationen und Bioverfügbarkeit, reduzierte renale Clearance	Probenecid
Renale Kationentransporter (z. B. OCT)	Metformin, Ranitidin, Dofetilid, Pindolol, Procainamid	Hemmung	Erhöhte maximale Plasmakonzentrationen und Bioverfügbarkeit, reduzierte renale Clearance	Cimetidin, Trimethoprim

nahme durch OATP1B1 zugrunde liegen, was besonders durch die Wechselwirkung mit Rosuvastatin deutlich wird, das kaum verstoffwechselt wird und auch ansonsten nicht als Substrat anderer Transportproteine beschrieben ist.

Hauptsächlich in der Niere findet man Transportproteine der SLC22-Familie. Hierbei handelt es sich um **Transporter organischer Anionen** (organic anion transporters, **OAT**) oder **Kationen** (organic cation transporters, **OCT**). Beide Arten von Transportproteinen werden an der basolateralen Memban proximaler Tubuluszellen exprimiert und sind wesentlich an der Aufnahme von Substanzen in die Nierenepithelzellen und der Sekretion in das Tubuluslumen beteiligt. Während OAT den erleichterten Transport von einer großen Breite an schwach sauren Arzneistoffen ermöglichen, stellen heterozyklische, leicht basische Arzneistoffe typische Substrate für OCT dar. Damit handelt es sich bei den organischen Anionen- und Kationentransportern um eben jene Zielstrukturen, die für die oben beschriebenen Wechselwirkungen im Rahmen der Exkretion verantwortlich sind (▸ Kap. 17.3.4).

Weitere klinisch relevante Interaktionen unter Beteiligung von Transportern der SLC-Familie sind in Tab. 17.3 aufgeführt.

Solche Interaktionen können auch klinisch genutzt werden (siehe Praxisbeispiel).

Praxisbeispiel

Eine klinisch genutzte Interaktion

Bei **Cidofovir** handelt es sich um ein nukleosidisches Virustatikum, das zur Therapie von Cytomegalievirus-Infektionen bei immungeschwächten Patienten eingesetzt wird. Die dosislimitierende Toxizität besteht in einer Nierenschädigung, die dadurch zustande kommt, dass Cidofovir durch einen schnellen Transport von der Blutseite in die Nierenepithelzelle gelangt und nur langsam über den Bürstensaum in den Urin abgegeben wird. Eine gleichzeitige Gabe von **Probenecid** verhindert die Aufnahme in die Nierenzellen, die Substanz wird nur noch glomerulär filtriert und die Toxizität wird somit drastisch reduziert. Die Gabe von Probenecid zur Prophylaxe einer Nierenschädigung durch Cidofovir ist inzwischen klinischer Alltag.

17.5 Weitere Arzneimittelinteraktionen

17.5.1 Interaktionen topischer Arzneimittel

Die bisher behandelten Interaktionen beruhen auf der Grundlage, dass die interagierenden Arzneistoffe systemisch zur Wirkung gelangen. Es darf aber nicht außer Acht gelassen werden, dass auch Arzneistoffe, die für eine lokale Anwendung bestimmt sind, zu systemischen Interaktionen führen können. Dies kann insbesondere dann geschehen, wenn Arzneistoffe an Körperregionen mit nennenswertem Resorptionsvermögen angewandt werden. Zu diesen gehören sicherlich die Schleimhäute des Mundes und des Gastrointestinaltrakts, die Lunge, sowie das Auge.

Das Antimykotikum **Miconazol** wird in Salben- oder Gelform topisch zur Therapie lokaler Infektionen, etwa von oralen Candidosen, eingesetzt. Gelangen nennenswerte Mengen von Miconazol in den systemischen

Kreislauf, kann seine **enzymhemmende Eigenschaft** mit der Konsequenz zum Tragen kommen, dass der Abbau von gleichzeitig gegebenen Substraten für die Cytochrom-P450-3A-Isoenzyme behindert wird. Eine klinisch relevante Interaktion ist in zahlreichen Fallberichten und klinischen Studien mit **Warfarin** oder **Acenocoumarol** beschrieben, bei der die gleichzeitige topische Applikation von Miconazol zu einer signifikanten Verringerung der Koagulation und damit zu einem deutlich erhöhten Blutungsrisiko führte.

Die geringe systemische Wirkung **lokal applizierter Glucocorticoide** zur Therapie des Asthma bronchiale und von chronisch entzündlichen Darmerkrankungen rührt weniger daher, dass die Arzneistoffe bei inhalativer Applikation aus der Lunge bzw. bei enteraler Applikation aus dem Darm schlecht resorbiert werden, sondern ist in deren **relativ kurzer Halbwertszeit** von wenigen Stunden begründet. Dies wird durch eine schnelle und effektive Metabolisierung dieser Substanzen durch Cytochrom-P450-Enzyme in der Leber verursacht. Wird der Metabolismus durch gleichzeitig verabreichte Hemmstoffe der Cytochrom-P450-Enzyme verzögert, kann es zu einer nennenswerten systemischen Verfügbarkeit mit einem entsprechenden Risiko der für Glucocorticoide typischen unerwünschten Wirkungen kommen.

Eine systemische Wirkung ist auch bei der **lokalen Anwendung von Arzneistoffen am Auge** möglich. Da nur ein geringer Teil des Arzneistoffs in das Auge selbst penetriert, sind die Arzneiformen für das Auge entsprechend hoch dosiert. Hinzu kommt, dass ein durchschnittlicher Tropfen der Arzneiform das Aufnahmevermögen des Auges deutlich überschreitet. Der überschüssige Anteil gelangt über die Tränenkanäle zu den Nasenschleimhäuten, wo der Arzneistoff schließlich unter Umgehung des First-Pass-Effekts der Leber die Zirkulation erreicht. Der so systemisch verfügbar gewordene Anteil des Arzneistoffs unterliegt denselben Möglichkeiten für Interaktionen wie ein per se systemisch wirksamer Arzneistoff und kann entsprechend in seinem Abbau beeinflusst oder durch ähnlich wirkende Arzneistoffe in seiner Wirkung modifiziert werden. Arzneistoffgruppen, die an klinisch relevanten Interaktionen beteiligt sind, sind vor allem Betablocker, adrenerge Glaukomtherapeutika und topische Glucocorticoide.

17.5.2 Interaktionen mit Genussmitteln und Nahrungsbestandteilen

Nahrung und Genussmittel können mit der Wirkung eines Arzneistoffs interagieren. Dabei kann allein schon die An- oder Abwesenheit der Nahrung zum Zeitpunkt der Einnahme eines Arzneimittels je nach den physikochemischen Eigenschaften des Arzneistoffs einen großen Einfluss auf die Resorption und Verfügbarkeit des Arzneistoffs haben. So findet man etwa eine **erhöhte Bioverfügbarkeit** von Spironolacton, Hydrochlorothiazid, Hydralazin, Cefuroximaxetil, Nitrofurantoin, Griseofulvin, Ciclosporin und Montelukast bei gleichzeitiger Zufuhr von Nahrung. Auch modifiziert freisetzende Arzneiformen von Theophyllin können mit fettreichen Mahlzeiten **Dose-Dumping-Effekte** aufweisen, d. h. es kommt zur Freisetzung und Resorption von großen Mengen an Arzneistoff in kürzester Zeit. Bei lipophilen Betablockern wie Metoprolol, Propranolol oder Labetalol werden Enzyme des First-Pass-Effekts durch gleichzeitige Zufuhr von Nahrung gehemmt und so die Bioverfügbarkeit dieser Substanzen erhöht. Andererseits wird die Resorption von Arzneistoffen wie Acebutolol, Nadolol, Captopril, Acetylsalicylsäure, Ketoprofen, Tacrin, Selegilin, Erythromycin, Azithromycin, Isoniazid, Rifampicin, Levodopa und Levothyroxin durch Nahrungsaufnahme reduziert. Ballaststoffe beeinflussen insbesondere die Resorption von Digoxin, Lovastatin, Penicillin und Metformin. Mehrwertige Kationen komplexieren Tetracycline und Fluorchinolone. Die Resorption von Bisphosphonaten (Alendronsäure, Risedronsäure) wird durch Nahrung vollständig gehemmt, daher müssen diese nüchtern und ausschließlich mit Wasser eingenommen werden.

Besonders große Bedeutung kommt diesen nahrungsbedingten Einflüssen bei der Einnahme von **Tyrosinkinasehemmern** zu. Diese stehen zur peroralen Applikation zur Verfügung und werden regelmäßig und kontinuierlich über lange Zeiträume zur Therapie von Tumorerkrankungen verabreicht. Viele dieser Arzneistoffe weisen eine geringe Hydrophilie auf. Daher kann ihre Löslichkeit durch fettreiche Nahrung deutlich verändert werden. Zugleich wird die Resorption einiger Tyrosinkinasehemmer durch das bei der Freisetzung herrschende pH-Milieu beeinflusst. Typischerweise verringert sich die Löslichkeit bei steigenden pH-Werten und damit der resorbierbare Anteil, von der gleichzeitigen Gabe säurereduzierender Arzneistoffe sollte unter diesen Bedingungen abgesehen werden. ◘ Tab. 17.4 zeigt eine Übersicht über wichtige Tyrosinkinasehemmer mit ihren Löslichkeitseigenschaften, dem Ausmaß der Modulation durch Nahrung und Empfehlungen zur Einnahme.

Aber auch einzelne **Bestandteile von Nahrungs- und Genussmitteln** sind durchaus in der Lage, die Wirkung von Arzneistoffen über verschiedene Mechanismen zu beeinflussen. Der Konsum von **Alkohol** etwa kann zu einer **Wirkverstärkung zentral dämpfender Arzneistoffe** führen, umgekehrt hemmen bestimmte Antibiotika wie Cephalosporine, Ketoconazol, Metronidazol oder Griseofulvin den Abbau des aus Ethanol entstehenden Acetaldehyds, sodass dieser kumuliert und zu einem **Alkoholunverträglichkeitssyndrom** mit stärksten vegetativen Reaktionen führt. **Tabakrauchen**

Tab. 17.4 Einfluss von pH-Milieu und fetthaltiger Nahrung auf Löslichkeit und Bioverfügbarkeit von Tyrosinkinasehemmern und entsprechende Empfehlungen zur Einnahme dieser Arzneistoffe

Tyrosinkinase-hemmer	pH-abhängige Löslichkeit	Einfluss gleichzeitiger Nahrungszufuhr	Empfehlung zur Einnahme
Afatinib	–	Verringerte Verfügbarkeit (um 39 %)	Nicht mit Nahrung
Bosutinib	+	Gesteigerte Bioverfügbarkeit (um das 1,7-Fache)	Mit Nahrung
Crizotinib	–	–	Mit oder ohne Nahrung
Dabrafenib	(+)	Verringerte Bioverfügbarkeit (um 31 %) und verzögerte Resorption	Nicht mit Nahrung
Dasatinib	+	–	Mit oder ohne Nahrung
Erlotinib	+	(+)	Nicht mit Nahrung
Gefitinib	+	–	Mit oder ohne Nahrung
Imatinib	–	–	Zum Essen (zur Reduktion gastrointestinaler Irritationen)
Lapatinib	+	Gesteigerte Bioverfügbarkeit (bis zum 4-Fachen)	Nicht mit Nahrung
Nilotinib	–	Gesteigerte Bioverfügbarkeit (um 82 %)	Nicht mit Nahrung
Ponatinib	(+)	–	Mit oder ohne Nahrung
Sorafenib	–	Verringerte Bioverfügbarkeit (um 30 %)	Nicht mit Nahrung (bzw. keine stark fetthaltige Nahrung)
Sunitinib	–	–	Mit oder ohne Nahrung
Vandetanib	–	–	Mit oder ohne Nahrung
Vemurafenib	?	Gesteigerte Bioverfügbarkeit (bis zum 4,7-Fachen nach Einmalgabe; Verhalten im Steady-State unbekannt)	Mit oder ohne Nahrung (aber nicht dauerhaft auf nüchternen Magen, da zu geringe Bioverfügbarkeit)

– kein Einfluss,
+ Einfluss vorhanden,
(+) nicht explizit untersucht, ein Einfluss wird dennoch erwartet,
? keine Angaben

oder der **übermäßige Genuss von stark gegrillten Fleischprodukten** kann eine **Induktion der Cytochrom-P450-1A-Isoenzyme** (verursacht durch Benzpyrene) bewirken, was klinisch besonders bei Asthma-Patienten auffällt, die mit Theophyllin behandelt werden. In etlichen klinischen Studien konnte gezeigt werden, dass Raucher für ihre Asthmatherapie eine signifikant höhere Dosis an Theophyllin benötigen als vergleichbare Nichtraucher. Nahrungsmittel mit einem hohen Gehalt an **Vitamin K** können durch Kompetition die Wirksamkeit von Cumarinderivaten verringern und ein erhöhtes Thromboserisiko hervorrufen.

Die am besten untersuchte Interaktion zwischen einem Arzneistoff und einem Nahrungsbestandteil stellt aber die Interaktion mit **Grapefruitsaft** dar. Bestimmte **Furanocumarine** des Grapefruitsafts (wahrscheinlich Bergamottin und Derivate) bilden **irreversible Komplexe mit CYP3A4** in den Zellen des Darmepithels und führen zu einem gerichteten Abbau des Enzyms in den Enterozyten. Dies resultiert in einer Hemmung der präsystemischen Metabolisierung von Substraten des CYP3A4. Diese Hemmung besteht so lange, bis neues Enzym nachgebildet wurde und kann dementsprechend mehrere Tage andauern. Besonders Arzneistoffe mit einer hohen Affinität für CYP3A4 sind von dieser Interaktion betroffen. In Tab. 17.5 ist das Ausmaß der Interaktion mit Grapefruitsaft für verschiedene Arzneistoffe dargestellt.

Tab. 17.5 Anstieg der peroralen Bioverfügbarkeit von Arzneistoffen bei gleichzeitiger Einnahme von Grapefruitsaft. Nach Herrlinger und Klotz 2001

Arzneistoff	Mittlerer Anstieg der AUC (Bereich)
Simvastatin	16-fach (9,0–37,7)
Lovastatin	15-fach (5,7–26,3)
Atorvastatin	2,5-fach
Buspiron	9,2-fach (3,0–20,4)
Felodipin	2,9-fach
Nitrendipin	2,3-fach
Nisoldipin	2-fach (0,8–6,8)
Nifedipin	1,5-fach
Amlodipin	1,2-fach
Midazolam	1,5-fach
Saquinavir	1,5-fach
Carbamazepin	1,4-fach
Ciclosporin	1,6-fach

17.6 Klinische Relevanz von Interaktionen

Nicht alle Interaktionen, die theoretisch auf pharmakodynamischer oder pharmakokinetischer Ebene auftreten können, führen automatisch zu entsprechend klinisch relevanten Symptomen. Dieses hängt von mehreren Faktoren ab, die **pharmakologischen Aspekte des Arzneistoffs**, die **Konstitution des Patienten** sowie das **Therapieregime** einschließen. Ein hohes Risiko für klinisch relevante Interaktionen besitzen Arzneistoffe:

- mit gleichen pharmakodynamischen Zielorganen,
- mit einer steilen Dosis-Wirkungs-Kurve,
- mit einer engen therapeutischen Breite,
- mit einer problematischen und schlecht vorhersagbaren Pharmakokinetik,
- mit einer langen Halbwertszeit bzw. Wirkdauer und langsamer Elimination,
- die Inhibitoren oder Induktoren der hepatischen Metabolisierung sowie extrahepatischer Transportsysteme darstellen,
- deren Metabolisierung und Wirkung pharmakogenetische Unterschiede aufweisen.

Als **Risikopatienten** können solche mit hohem biologischem Alter, Polymedikation, Leber- oder Nierenfunktionsstörungen und anderen die Resorption beeinträchtigenden Grunderkrankungen, wie rezidivierende Durchfälle oder Erbrechen, angesehen werden. Zusätzlich kann die individuelle genetische Ausstattung eines Patienten hinsichtlich metabolisierender Enzyme (langsame und schnelle Metabolisierer, ▸Kap. 4) zur Ausbildung von Interaktionen beitragen. Bezüglich des Therapieregimes sind **Langzeittherapien** wegen der Gefahr des Nichtbeachtens von Wirkungsschwankungen, die durch andere Arzneimittel, Nahrungsmittel oder Begleiterkrankungen ausgelöst werden können, besonders für unerwünschte Wirkungen durch Interaktionen prädestiniert. Außerdem erhöht sich das Risiko, wenn mehrere Ärzte an einer Verordnung beteiligt sind oder wenn der Patient unkritisch zusätzlich frei verkäufliche Arzneimittel einnimmt.

Im folgenden Kasten ist eine Auswahl von klinisch relevanten Arzneimittelinteraktionen zusammengestellt.

Pharmakokinetische Interaktionen mit klinischer Relevanz

- Dabigatran + P-Glykoprotein-Inhibitoren (Itraconazol, Dronedaron),
- Carbamazepin, Faktor Xa-Inhibitoren + CYP3A4-Inhibitoren (Itraconazol, Clarithromycin, Indinavir),
- Phenprocoumon + CYP2C9-Inhibitoren (Fluconazol, Amiodaron),
- ACE-Hemmer + kaliumsparende Diuretika (Triamteren, Eplerenon, Spironolacton),
- Statine + CYP3A4-Inhibitoren (Itraconazol, Clarithromycin), außer Fluvastatin, Pravastatin,
- L-Thyroxin, Rifampicin + gleichzeitige Nahrungsaufnahme,
- Fluorchinolone, Bisphosphonate + mehrwertige Kationen,
- SSRI, Faktor Xa-Inhibitoren + Johanniskrautextrakte.

17.7 Fallbeispiele

Die vom klinischen Pharmazeuten durchgeführte **Arzneimittelanamnese** ist eine effiziente Möglichkeit, Arzneimittelinteraktionen im klinischen Alltag zu erkennen.

Die Durchführung der Arzneimittelanamnese lässt sich in die vier folgenden Arbeitsschritte gliedern:

- Auswahl der Patienten,
- Erfassung der arzneimittelrelevanten Daten,
- Bearbeitung der erfassten Daten,
- Dokumentation und Weitergabe der Ergebnisse.

Arzneimittelanamnese

Datum:		Alter: 51		
Name:	NN	☐ Niereninsuffizienz		☐ Raucherin
Pat.-Nr.:		☐ Leberinsuffizienz		☐ sonstige

derzeitige Medikation	aktuelle Dosierung
Tagonis Filmtabl. 40 mg	1–0–0–0
Laif 900 mg Tabl.	1–0–0–0

o Abb. 17.8 Arzneimittelanamnese Fall 1

Nachfolgend sind Fallbeispiele, die in der Klinik bearbeiteten Arzneimittelanamnesen entstammen, aufgeführt (aus Brüggmann und Ravati 2010).

17.7.1 Pharmakodynamische Interaktion

Eine 51-jährige Patientin ist zur Behandlung einer endogenen Depression seit Jahren auf den selektiven Serotonin-Wiederaufnahme-Hemmer Paroxetin (Tagonis®) eingestellt. Im Rahmen der Selbstmedikation nimmt sie zusätzlich ein hochdosiertes Johanniskrautpräparat (Laif®) ein. In der Institutsambulanz der psychiatrischen Abteilung klagt sie über starkes Schwitzen, Übelkeit und Schwindel. Die diensthabende Ärztin fordert in der Apotheke eine Arzneimittelanamnese an (o Abb. 17.8).

Die Kombination von Serotonin-Wiederaufnahme-Hemmern mit Johanniskrautextrakten kann zu erhöhten Serotoninkonzentrationen im Gehirn führen und damit die Symptome eines sogenannten **Serotonin-Syndroms** hervorrufen. Schwitzen, Diarrhö, Übelkeit, Blutdruckschwankungen, Verwirrtheit und Tremor können die Folge sein. Das Syndrom beruht auf einer Überstimulation von Serotonin-Rezeptoren im ZNS.

Während der Behandlung mit Serotonin-Reuptake-Hemmern soll kein Johanniskrautpräparat eingenommen werden. Es besteht die Gefahr, dass sich innerhalb von Stunden oder Tagen ein toxisches Serotonin-Syndrom ausbildet (die Inhaltsstoffe Hypericin und Hyperforin des Johanniskraut-Trockenextrakts hemmen in vitro die Serotonin-Aufnahme). Aufgrund der bereits vorhandenen unerwünschten Wirkungen sollte das Johanniskrautpräparat abgesetzt werden. Die Symptome bilden sich i.d.R. innerhalb von 24 Stunden zurück.

17.7.2 Pharmakokinetische Interaktion

Ein 55-jähriger epileptischer Patient ist auf Carbamazepin (Tegretal®) eingestellt. Nach einer Gefäßoperation erhält er in der Klinik peroral Phenprocoumon (Marcumar®) als Antikoagulans. Sehr hohe Dosen des Cumarinderivats (2½ Tabletten) erhöhen den INR-Wert dabei nur unzureichend auf 1,93. Der Patient ist alkoholkrank (o Abb. 17.9).

Die gerinnungshemmende Wirkung der Antikoagulanzien vom Cumarintyp kann durch Carbamazepin und chronisch zugeführten Alkohol abgeschwächt werden. Carbamazepin und chronisch zugeführter Alkohol induzieren die mikrosomalen Leberenzyme, die die Cumarinderivate metabolisieren (CYP2C9 und CYP3A4). Der beschleunigte Abbau führt zu kürzeren Halbwertszeiten und niedrigeren Plasmakonzentrationen von Phenprocoumon.

Der Effekt der Enzyminduktion wird aufgrund der notwendigen Proteinsynthese erst nach Tagen bis Wochen wirksam und kann nach dem Absetzen noch tagelang anhalten.

Die Blutgerinnungsparameter sind engmaschig zu kontrollieren. Die Dosierung von Phenprocoumon muss entsprechend dieser Werte ggf. weiter angehoben werden. Auf Änderungen in der Medikation und der Alkoholzufuhr ist zu achten.

17.7.3 Pharmakokinetische Interaktion und Transportproteine

Ein 71-jähriger Patient leidet seit Jahren an einer chronischen Herzinsuffizienz und nimmt deshalb regelmäßig Metildigoxin (Lanitop®) ein. Aufgrund eines anhaltenden akuten pulmonalen bakteriellen Infektes im Rahmen einer virusbedingten Erkältungskrankheit erhält er bereits seit zehn Tagen das Makrolid Clarithromycin (Klacid® Pro). Am Sonntag sucht er den Notdienst des Krankenhauses auf und klagt über Schwindel, Farbensehen, Übelkeit und „Herzstolpern" (o Abb. 17.10).

Die Einnahme von Makroliden kann bei 10–15 % der digitalisierten Patienten bereits nach einigen Tagen

Arzneimittelanamnese

Datum:		Alter: 55		
Name:	NN	☐ Niereninsuffizienz		☐ Raucher
Pat.-Nr.:		☐ Leberinsuffizienz		☒ **alkoholkrank**

derzeitige Medikation	**aktuelle Dosierung**
Tegretal 400 retard Tabl.	1 – 0 – 1 – 0
Dulcolax Drag.	0 – 0 – 0 – 2
Marcumar Tabl. (3 mg)	2½ Tabl. Quickwert = 40 % (INR = 1,93)

o Abb. 17.9 Arzneimittelanamnese Fall 2

Arzneimittelanamnese

Datum:		Alter: 71		
Name:	NN	☐ Niereninsuffizienz		☐ Raucher
Pat.-Nr.:		☐ Leberinsuffizienz		☐ sonstige

derzeitige Medikation	**aktuelle Dosierung**
Lanitop Tabl.	1½ – 0 – 0 – 0
Klacid Pro Filmtabl. 250 mg	1 – 0 – 0 – 1

o Abb. 17.10 Arzneimittelanamnese Fall 3

zu einer verstärkten Digoxin-Wirkung mit der Gefahr einer Digoxin-Intoxikation führen. Dabei stehen Herzrhythmusstörungen im Mittelpunkt der Symptome. Übelkeit, Schwindel, Müdigkeit, Farbensehen und Gesichtsfeldausfälle sind weitere typische Anzeichen. Durch Makrolide steigt die Plasmakonzentration von Digoxin. Dieses wurde bislang der Abtötung des Darmbakteriums *Eubacterium lentum* zugeschrieben. Der Keim baut einen Teil des herzwirksamen Glykosids bereits im Darm ab, sodass die Abtötung zu erhöhten Plasmakonzentrationen führen kann. Aber nur bei wenigen Patienten kommt dieses Bakterium im Dickdarm vor. Nach neuesten Untersuchungen ist die Hemmung des intestinalen P-Glykoproteins durch Makrolide der wahrscheinlich bedeutendere Mechanismus. P-Glykoprotein ist in der apikalen/luminalen Membran zahlreicher Epithel- und Endothelzellen lokalisiert und entfernt Wirkstoffe aus dem Zellplasma und/oder aus der apikalen Membran. Die physiologische Funktion von P-Glykoprotein ergibt sich somit offenbar in der Abwehr von Xenobiotika. Die Transporteffekte sind mit denen der Metabolisierung vergleichbar.

Bei digitalisierten Patienten, die mit Makroliden behandelt werden, muss verstärkt auf Überdosierungserscheinungen durch das herzwirksame Glykosid geachtet werden. Bei der relativ hohen Erhaltungsdosis von 1½ Tabletten ist eine Dosisreduktion in Erwägung zu ziehen. Ein Wechsel des Antibiotikums kann unter der Annahme, dass die Hemmung des P-Glykoproteins die entscheidende Bedeutung hat, sinnvoll sein. Nach vorliegenden Untersuchungen tritt die Interaktion bei Amoxicillin möglicherweise nicht auf.

Literatur

Ammon HPT. Arzneimittelneben- und -wechselwirkungen. 4. Aufl., Wissenschaftliche Verlagsgesellschaft Stuttgart, 2001

Anderson PO, Knoben JE, Troutman WG. Handbook of clinical drug data. 10. Aufl., McGraw-Hill, New York 2001

Aronson JK. Meyler's Side Effects of Drugs. 16. Aufl., Elsevier, Amsterdam 2015

Brüggmann J. Arzneimittelanamnese durch den Krankenhausapotheker: Beispiele und Erfahrungen. PZ Prisma, 2: 51–56, 1995

Brüggmann J, Ravati A. Optimale Arzneimittelberatung. 3. Aufl., Govi-Verlag, Eschborn 2010

Endres CJ, Hsiao P, Chung FS et al. The role of transporters in drug interactions. Eur J Pharm Sci, 27: 501–517, 2006

Herrlinger C, Klotz U. Drug metabolism and drug interactions in the elderly. Best Pract Res Clin Gastroenterol, 15: 897–918, 2001

König J, Müller F, Fromm MF. Transporters and drug-drug interactions: important determinants of drug disposition and effects. Pharmacol Rev, 65: 944–966, 2013

Leibovitch ER, Deamer RL, Sanderson LA. Food-drug interactions. Careful drug selection and patient counseling can reduce the risk in older patients. Geriatrics, 59: 19–22, 2004

Marchetti S, Mazzanti R, Beijnen JH et al. Clinical relevance of drug-drug and herb-drug interactions mediated by the ABC-transporter ABCB1 (MDR1, P-glycoprotein). Oncologist, 12: 927–941, 2007

Mutschler E, Geisslinger G, Kroemer HK, Menzel S, Ruth P. Mutschler Arzneimittelwirkungen. 10. Aufl., Wissenschaftliche Verlagsgesellschaft, Stuttgart 2013

Pfeifer S. Pharmakokinetische Interaktionen zwischen Nahrungs- und Arzneimitteln. PZ Prisma, 2: 125–131, 1995

Ritter C. Pharmakokinetisch relevante Arzneimittelinteraktionen erkennen und vermeiden. Med Monatsschr Pharm, 32: 364–374, 2009

Ritter C. Wechselwirkungspotenzial von Fruchtsäften. Dtsch Apoth Ztg, 148: 5612–5622, 2008

Verspohl EJ. Interaktionen: Einführung mit Rezeptbeispielen aus der Praxis. 5. Aufl., Deutscher Apotheker Verlag, Stuttgart 2011

Won CS, Oberlies NH, Paine MF. Mechanisms underlying food-drug interactions: Inhibition of intestinal metabolism and transport. Pharmacol Ther, 136: 186–201, 2012

18 Ernährungstherapie

Stefan Mühlebach, Roland Radziwill, Frank Dörje

18.1 Grundlagen der klinischen Ernährung

Unter klinischer Ernährung versteht man eine medizinisch indizierte Ernährung in Ergänzung oder als Ersatz zur spontanen peroralen Nahrungszufuhr. Ziel der klinischen Ernährung ist die optimale ernährungsmedizinische Versorgung des Patienten, um einer bestehenden oder drohenden Mangel- oder Fehlernährung des Patienten durch aktive Ernährungsintervention entgegenzuwirken. Mangelernährung ist ein unabhängiger Risikofaktor für Morbidität und Mortalität, der durch klinische Ernährung signifikant reduziert wird; sie entsteht wenn ein qualitatives und/oder quantitatives Ungleichgewicht zwischen Nahrungszufuhr und Nahrungsbedarf besteht. Verschiedene Methoden/Arten der Ernährung stehen zur Verfügung. Neben der spontanen peroralen Nahrungsaufnahme – der Ernährung mit Normalkost – kommt eine Zusatznahrung mit bilanzierter Trinknahrung oder eine vollständige klinische Ernährung in Betracht. Die klinische Ernährung kann **enteral** über Sonden, **parenteral** (intravenös) oder kombiniert durchgeführt werden. Patienten können heute – auch langfristig – komplett künstlich ernährt werden. Die Ernährungsintervention als basistherapeutische Maßnahme trägt auch zur Verbesserung der subjektiven Lebensqualität (quality of life, QoL) des Patienten und zum Gesamttherapieerfolg bei. Einzelne Nahrungsbestandteile haben neben dem Charakter Nahrungsmittel auch Bedeutung für spezifische Ernährungszwecke (foods for **par**ticular **nut**raceutical purposes, PARNUT), die durch sogenannte health claims belegt sind. Werden sie zur Behandlung oder Beeinflussung von Erkrankungen verwendet, spricht man von **pharmaceutical nutrition** und **nutraceuticals**. Nahrungsmittel, die neben der ernährungsphysiologischen Bedeutung auch zur Gesunderhaltung oder Prävention von Erkrankungen dienen, werden als **Functional Food** (z. B. Vitamine) bezeichnet. Sie werden als Nahrungsmittelzusätze oder -ergänzungen verwendet (o Abb. 18.1).

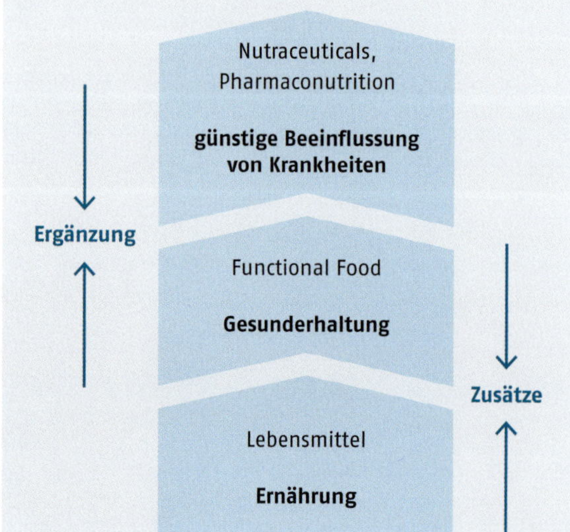

o **Abb. 18.1** Nahrungsmittelergänzungen und -zusätze

18.2 Indikationen und Entscheidungsalgorithmus

■ **MERKE** Das wesentliche Ziel einer enteralen und/oder parenteralen Ernährungstherapie liegt in der rechtzeitigen Behandlung einer bestehenden oder drohenden Mangelernährung.

Patienten müssen grundsätzlich klinisch ernährt werden, wenn eine spontane perorale Ernährung nicht in ausreichendem Maß erfolgt. Die **parenterale Ernährung** ist dann indiziert, wenn eine ausreichende enterale Nahrungszufuhr nicht möglich ist und/oder die gastrointestinale Digestion und Resorption schwer gestört sind (z. B. funktionelles Nahrungsaufnahmedefizit des Darms, Kurzdarm-Syndrom). Die **enterale Ernährung** mit Ernährungssonden ist als sicheres, physiologisches und ökonomisches Ernährungsverfahren grundsätzlich vorzuziehen.

Generell gilt, dass die enterale und die parenterale Ernährung keine konkurrierenden Arten der klinischen Ernährung sind, sondern sich ergänzen. Beide Verfahren sind mit Vor- und Nachteilen behaftet. Für beide gibt es in der klinischen Routine primäre Einsatzgebiete. Nicht selten werden enterale und parenterale Ernährung überlappend oder sequentiell eingesetzt.

18.2.1 Indikationen

Enterale Ernährung

Bestehende oder drohende Mangelernährung (über die nächsten 10 Tage ohne adäquate perorale Ernährung, d. h. < 60–75 % der Sollzufuhr) bei Patienten mit funktionsfähigem Gastrointestinaltrakt (Digestion und Resorption), z. B.:

- Bewusstseinsstörungen,
- entzündliche Darmerkrankungen ohne notwendige Darmruhigstellung,
- Kachexie bzw. Wasting-Syndrom,
- neurogene Schluckstörungen,
- operative Eingriffe oder Stenosen im Bereich des Oropharynx oder des Ösophagus,
- präoperativ bei Wahleingriffen und Malnutrition,
- postoperativ, evtl. überlappend mit der parenteralen Ernährung, wenn die Patienten mehr als fünf bis zehn Tage nicht essen können,
- Traumapatienten (Verbrennungen, Schädel-Hirn-Trauma).

Parenterale Ernährung

Bestehende oder drohende Mangelernährung (über die nächsten 10 Tage ohne adäquate perorale Ernährung, d. h. < 60–75 % der Sollzufuhr) bei Patienten mit nicht funktionstüchtigem Gastrointestinaltrakt bzw. vorliegender Kontraindikation zur enteralen Ernährung, z. B.:

- Kurzdarm-Syndrom (langfristig bei Resektionsgrad > 80–90 %, dies entspricht < 1 m Rest-Dünndarm),
- totale Obstruktion (Tumor),
- schwere Motilitätsstörungen,
- perioperativ bei schwerer Malnutrition und ungenügender enteraler Resorption (Knochenmarktransplantation etc.),
- schwere Strahlenenteritis.

18.2.2 Kontraindikationen

Enterale Ernährung

- Enterokutane Fisteln,
- Blutungen des Gastrointestinaltrakts,
- mechanischer oder paralytischer Ileus,
- unstillbares Erbrechen,
- persistierende Diarrhö,
- Ablehnung der aktiven Ernährungstherapie durch den Patienten.

Parenterale Ernährung

- Funktionstüchtiger Gastrointestinaltrakt,
- Ablehnung der aktiven Ernährungstherapie durch den Patienten.

Welche Ernährungsart (partiell oder vollständig, enteral und/oder parenteral) und welche Nährsubstratlösung bzw. Zufuhrtechnik gewählt werden soll, hängt u. a. vom Funktionszustand des Gastrointestinaltrakts, der Grunderkrankung und der angenommenen Dauer der notwendigen Ernährungstherapie ab. Einen **klinischen Entscheidungsalgorithmus** zur Ernährungstherapie zeigt ○ Abb. 18.2.

18.3 Enterale Ernährung

Vorteile der enteralen Ernährung sind die direkte trophische Wirkung auf Darm und Darmflora sowie geringere Kosten. Diese kommen auch bei einer kombinierten enteralen und parenteralen Ernährung zum Tragen.

Sonden- und Trinknahrungen sind im Gegensatz zu den parenteralen Nährlösungen keine Arzneimittel, sondern Lebensmittel. Sie müssen der Richtlinie 1999/21/EG der Kommission vom 25. März 1999 über diätetische Lebensmittel für besondere medizinische Zwecke entsprechen. In dieser Richtlinie werden Mindest- und Höchstmengen pro Tag für Mineralstoffe, Spurenelemente und Vitamine bei bilanzierten Diäten für Säuglinge, Kinder von ein bis zehn Jahren und Erwachsene festgelegt. Die Richtlinie enthält keine Regelungen zur Zufuhr von Energie und Nährstoffen (Protein, Kohlenhydrate, Fett und Ballaststoffe). Für Gesunde gibt es dazu Empfehlungen z. B. der Deutschen Gesellschaft für Ernährung (DGE). Grundsätzlich kann bei Bedarfsanpassung an Krankheiten und Stoffwechselstörungen von den Vorgaben der Diätverordnung und den Empfehlungen abgewichen werden.

Da die Peristaltik im Dünndarm auch nach abdominalchirurgischen Eingriffen schon nach einigen Stunden wieder eintritt, ist anzustreben, den Patienten, soweit keine Kontraindikationen bestehen, so bald wie möglich postoperativ enteral zu ernähren, um deren Vorteile möglichst früh auszuschöpfen. Als günstig hat sich auch eine präoperative Gabe von schnell resorbierbaren Glucoselösungen bis zwei Stunden vor Operation erwiesen, um die Insulinausschüttung nochmals zu stimulieren und postoperativ frühzeitig eine enterale oder perorale Ernährung zu ermöglichen.

Obwohl Sonden- und Trinknahrungen als Diätetika für besondere medizinische Zwecke dem Lebensmittel-

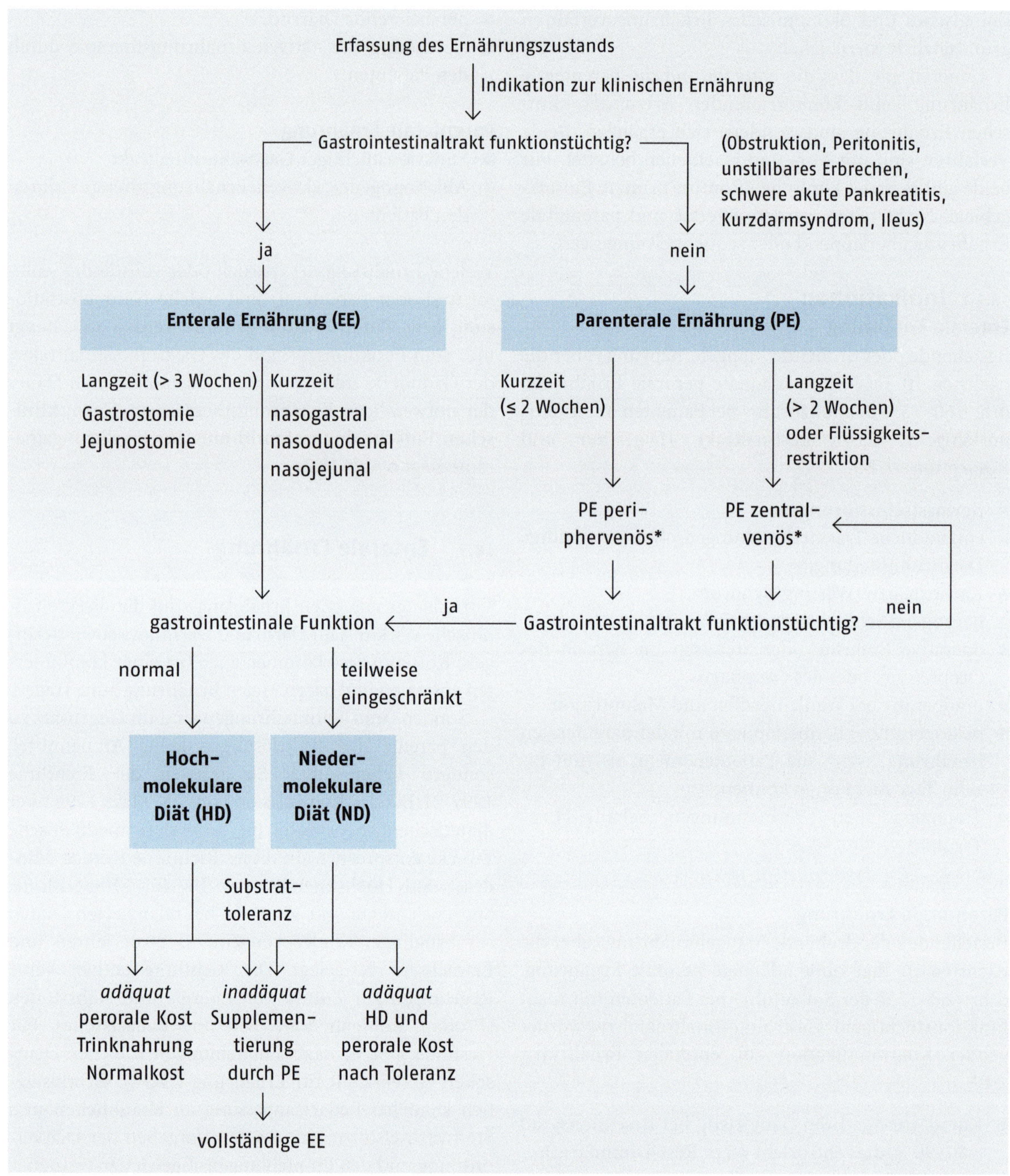

Abb. 18.2 Klinischer Entscheidungsalgorithmus zur Wahl der Ernährungsart und der speziellen Applikationstechnik. *Die Auswahl der Nährlösung sollte unter Berücksichtigung der Stoffwechsellage, der Organfunktionen, des Bedarfs und der Venenverträglichkeit erfolgen. Nach ASPEN 2002

recht unterliegen, sind sie doch unter bestimmten Bedingungen verordnungsfähig. Näheres ist in Deutschland in der G-BA-Richtlinie über die Verordnung von Arzneimitteln in der vertragsärztlichen Versorgung (Arzneimittel-Richtlinie) geregelt.

18.3.1 Substrate

Proteine

In der Regel ist Milcheiweiß der Grundbestandteil der Proteinkomponente in den enteralen Diäten, v. a. Casein. Daneben wird auch Sojaprotein eingesetzt, das bei Milcheiweißallergie eine wichtige Rolle spielt. Eine Allergie auf Milcheiweiß kommt etwa drei- bis vierfach so häufig vor wie eine Allergie auf Sojaprotein. Die biologische Wertigkeit der beiden Proteine ist in etwa gleich.

■ **DEFINITION** Die **biologische Wertigkeit** gibt an, wie viel Gramm Körperstickstoff durch 100 g resorbierten Nahrungsstickstoff ersetzt oder gebildet werden können. Abhängig ist sie im Wesentlichen von der Menge und Relation der essenziellen Aminosäuren. Ei und Milch sind besonders hochwertig.

Früher ging man davon aus, dass nur einzelne Aminosäuren resorbiert werden können, d. h. Proteine bis zu ihren Einzelbausteinen im Verdauungstrakt abgebaut werden müssen. Inzwischen weiß man, dass auch Oligopeptide wie Di-, Tri- und Tetrapeptide, z. T. sogar besser als freie Aminosäuren, resorbiert werden. Die Resorption der Oligopeptide erfolgt über ein von Aminosäurecarriern unabhängiges Transportsystem aus dem Dünndarm.

Gegenüber Aminosäuremischungen bieten Peptiddiäten zusätzlich den Vorteil der geringeren Osmolarität und des besseren Geschmacks. In Spezialdiäten werden heute auch ausgewählte Aminosäuren als pharmakologische Substrate zugesetzt, wie Arginin und Glutamin.

Kohlenhydrate

Als Grundbestandteil der Kohlenhydrate in den enteralen Sondennahrungen dient Maisstärke, da sie glutenfrei ist. Daher können diese Diäten auch bei Zöliakie-Patienten eingesetzt werden. Da Stärke aber technologische Probleme beim Erhitzen bzw. Sterilisieren aufweist, wird sie einer partiellen enzymatischen Hydrolyse unterworfen. Dabei entsteht ein Gemisch aus Mono-, Di-, Oligo- und Polysacchariden. Eine Fraktion davon sind die **Maltodextrine**, definiert als Kohlenhydrate mit einem Dextroseäquivalent von 3–20 in Deutschland bzw. 0–20 in Europa. Das Dextroseäquivalent gibt die Summe aller reduzierenden Gruppen, berechnet als Glucose, an. Daneben wird praktisch unverdauliche „Polydextrose“ eingesetzt, ein Kondensationsprodukt aus Glucose, Sorbit und Citronensäure, sowie Inulin, eine Oligofructose. Die Sondennahrungen sind heute fast alle lactosefrei bzw. streng lactosearm, sodass sie auch bei Patienten mit Lactoseintoleranz gegeben werden können. Dies gilt nicht grundsätzlich für die neueren Trinknahrungen, sodass hier der Lactosegehalt jeweils überprüft werden muss.

Fette

Als Fettkomponenten werden hauptsächlich **LCT-Fette** (long chain triglycerides, typischerweise C_{16}-C_{18} Fette) aus pflanzlichen Ölen und **MCT-Fette** (middle chain triglycerides, C_6-C_8 Fette) verwendet (◘ Tab. 18.6). LCT führen dem Körper die essenziellen, mehrfach ungesättigten Fettsäuren Linolsäure (Ω-6-Fettsäure) und Linolensäure (Ω-3-Fettsäure) zu. MCT haben den Vorteil, dass sie auch bei Fettverwertungsstörungen unabhängig von Gallensäuren resorbiert und unabhängig von Carnitin in den Mitochondrien verbrannt werden. Durch sie kann eine höhere Energiedichte der Nahrung erzielt werden. Nachteil der MCT-Fette ist ihre höhere Osmolarität und die fehlende Essenzialität. Als weitere Fettsäuren werden immer häufiger mehrfach ungesättigte, antiinflammatorisch wirkende Ω-3-Fettsäuren als Bestandteile von Fischölen (C_{20-5}, Eicosapentaensäure, EPA oder C_{22-6}, Docohexaensäure, DHA) eingesetzt. Von Bedeutung sind auch einfach ungesättigte Fettsäuren, z. B. Monoen-Fettsäuren vom Typ der Ölsäure (C_{18-1}), die in Olivenöl in hoher Konzentration vorhanden sind.

Ballaststoffe

Ballaststoffe sind Kohlenhydrate pflanzlichen Ursprungs (Polysaccharide und Lignin), die im Dünndarm nicht enzymatisch abgebaut werden und daher den Dickdarm erreichen. Sie werden in zwei große Gruppen eingeteilt, die nicht wasserlöslichen, wie Cellulose, Hemicellulose und Lignin, sowie die wasserlöslichen Ballaststoffe Inulin, Pektine und Schleimstoffe. Die erste Gruppe erhöht über ihre Fähigkeit, Wasser zu binden, das Stuhlvolumen und die Transitzeit im Kolon. Die Zweite wird durch die Darmflora verstoffwechselt und zu kurzkettigen Fettsäuren, v. a. Essig-, Propion- und Buttersäure, abgebaut, die den Enterozyten und Kolonozyten als Nährsubstrate dienen und möglicherweise für die Expression verschiedener Proteine zur Mucosabildung von Bedeutung sind. Gleichzeitig wird die Bakterienmasse im Dickdarm erhöht. Als günstig hat sich ein ausgewogenes Verhältnis der Ballaststoffgruppen herausgestellt.

Prä- und Probiotika

Prä- und Probiotika sollen die Darmflora in Richtung erwünschter Keime verändern sowie die Adhäsion potenziell pathogener Keime im Kolon verhindern. **Präbiotika**, v. a. Inulin und Fructooligosaccharide, werden als von Darmbakterien verstoffwechselbare Ballaststoffe in enteraler Nahrung eingesetzt, um Durchfälle zu verhindern. **Probiotika** sind v. a. apathogene Bakterien und z. T. Hefen, die die Magen-Darm-Passage überleben und das Kolon besiedeln können. **Synbiotika** (Probiotika + Ballaststoffe) scheinen zu einer Reduktion postoperativer Infektionen bei Transplantationen bzw. Polytraumata zu führen.

18.3.2 Einteilung der Sondennahrung

Die Sondennahrung wird in hochmolekulare (früher auch als Nährstoff definiert bezeichnet) und niedermolekulare Diäten (früher auch als chemisch definiert bezeichnet) eingeteilt, oder alternativ in Standardnahrung und Spezialnahrung.

Hochmolekulare Nahrung

Diese Diäten sind aus hochmolekularen Bausteinen, d. h. Proteinen, Kohlenhydraten und Fetten aufgebaut. Standarddiäten, mit oder ohne Ballaststoffe, entsprechen in ihrer Nährstoffrelation einer von Ernährungswissenschaftlern auch für den Gesunden empfohlenen Nahrung. Sie haben einen Anteil von etwa 55 % Kohlenhydraten, 30 % Fetten und 15 % Proteinen. Für ihre Verwertung erfordern sie einen mehr oder weniger intakten Gastrointestinaltrakt. Die Kaloriendichte beträgt i. d. R. 1–1,5 kcal/ml, und die Osmolarität liegt bei etwa 300–400 mosmol/l. Bei einer Zufuhr von 1500 kcal dieser Nahrung ist der Mineralstoff-, Vitamin- und Spurenelementbedarf des Gesunden gedeckt. Mehr als 90 % der Patienten können mit diesen Standarddiäten ernährt werden. Auch für Säuglinge und Kleinkinder gibt es speziell zusammengesetzte Standardnahrungen. Sie unterscheiden sich von der üblichen Diät v. a. im reduzierten und modifizierten Aminosäuregehalt und in der verminderten Energiedichte. Hochmolekulare Nahrungen werden auch häufig als Supplement-Trinknahrung in einer breiten Geschmackspalette angeboten.

Niedermolekulare Nahrung

Diese niedermolekularen Diäten werden auch als Elementar- oder Oligopeptiddiäten bezeichnet. Hierbei liegen die Nährstoffe enzymatisch gespalten als Oligomere und z. T. als Monomere vor. Sie sind kohlenhydratreich und fettarm sowie ballaststofffrei. Sie benötigen zur Resorption keinen intakten Dünndarm und keine hydrolytischen Digestionsenzyme mehr, sondern können in einem relativ kurzen Darmabschnitt von ca. einem Meter schnell und komplett resorbiert werden. Aufgrund ihrer kleinen Bausteine sind diese Diäten hyperosmolar und nicht geruchs- und geschmacksneutral. Nur wenige Indikationen sind für den Einsatz niedermolekularer Diäten noch akzeptiert, z. B.:

- schwere Verdauungs- und Resorptionsstörungen (z. B. bei chronisch entzündlichen Darmerkrankungen, AIDS-assoziierte Diarrhöen),
- Ernährungsaufbau nach langfristiger parenteraler Ernährung bzw. Hungern,
- Kurzdarm-Syndrom.

Spezialdiäten

Auf dem Markt gibt es neben den Standarddiäten modifizierte Diäten, die bei bestimmten Erkrankungen vorteilhaft sein sollen. Die Einsatzgebiete der meisten dieser Diäten basieren auf theoretischen Überlegungen und sind als Diätetika klinisch kaum doppelblind, randomisiert und prospektiv geprüft. Ihre Bedeutung hat stark abgenommen, nachdem zum 01.10.2005 eine Änderung der Arzneimittelrichtlinie in Kraft getreten ist. Um überhaupt noch verordnungsfähig zu sein, wurden sie zu Standardnahrungen umdeklariert und der Preis meist auf den einer Standardnahrung reduziert.

Diabetiker z. B. benötigen keine besondere Sondenkost, worauf von den Diabetesgesellschaften immer wieder hingewiesen wird. Die Standardnahrung muss bei ihnen jedoch langsam, evtl. mittels einer Pumpe, gegeben werden. Die Zufuhrgeschwindigkeit sollte 100–125 ml/h nicht überschreiten. Der Anteil an schnell resorbierbaren kurzkettigen Zuckern sollte möglichst gering sein. Eine Erhöhung des Fettsäureanteils kann günstig sein. Nachdem Diabetikernahrung nicht mehr im Handel sein darf, wurde diese von der Industrie teilweise in Nahrung für Patienten mit Glucosetoleranzstörungen umbenannt.

Kohlenhydratreiche, fett- und ballaststofffreie Trinknahrung ist bedeutsam für die präoperative Ernährung bis zwei Stunden vor dem Eingriff.

Immunonutrition

Sinnvoll kann bei richtigem, vor allem präoperativen Einsatz die sogenannte Immunonutrition sein. Über den Zusatz bestimmter Substrate, wie Arginin, Ribonukleotide, Ω-3-Fettsäuren mit und ohne Glutaminzusatz, soll eine Immunmodulation bewirkt werden. Für diese Sondennahrungen gibt es relativ gute Studien hinsichtlich des Nutzens, doch wurden sie kaum gegen Normal- bzw. Trinknahrung geprüft. Ausreichende Daten gibt es für Patienten mit viszeralchirurgischen Eingriffen, v. a. bei präoperativer Gabe an Patienten mit Malnutrition(-srisiko), wenn die Ernährungstherapie mindestens fünf bis sieben Tage vor der Operation begonnen wird.

18.3.3 Trinknahrung

Die Trinknahrung, die ein Bindeglied zwischen der normalen Ernährung und der enteralen Sondennahrung darstellt, dient hauptsächlich der Zufuhr zusätzlicher Energie und sollte möglichst vollbilanziert und bedarfsdeckend sein. Daneben werden noch proteinreiche **Zusatznahrungen (ONS, oral nutritional supplements)** zum Proteinaufbau in der Rekonvaleszenzphase oder bei kachektischen Patienten angeboten. Die höherkalorischen Nahrungen können v. a. bei Tumorpatienten im Zustand der Anorexie sinnvoll sein. Trinknahrung ist bei vermindertem Vermögen der ausreichenden Energieaufnahme mit natürlichen Nahrungsmitteln verordnungsfähig. Der Stellenwert der Trinknahrung nimmt auf Kosten der Sondennahrung zu, da Patienten, die schlucken können, die fehlenden Nährstoffe und Energie nicht über Sonde zugeführt werden muss.

Um geschmackliche Abwechslung für den Patienten zu erreichen, gibt es herzhafte Suppen- und Cremevarianten sowie energiereiche „Fruchtgetränke“.

Die Deutsche Gesellschaft für Ernährungsmedizin (DGEM) hat einen Algorithmus zum rationalen Einsatz von Trinknahrung verabschiedet (o Abb. 18.3). Trinknahrung kann auch bei parenteral ernährten Patienten, die noch schlucken können, parallel verabreicht und verordnet werden.

18.3.4 Qualitätsanforderungen

Sowohl unter ernährungsphysiologischen als auch unter qualitativen Gesichtspunkten bei der Herstellung werden an die enterale Nahrung vielfältige Anforderungen gestellt, z. B.:

- Verwendung biologisch hochwertiger Proteine,
- Elektrolyte, Vitamine und Spurenelemente gemäß Empfehlungen und EU-Richtlinie,
- Gluten-, Purin- und Lactosefreiheit (Lactosefreiheit gilt nicht mehr uneingeschränkt für neuere Produkte aus dem Bereich der Trinknahrung und muss daher grundsätzlich geprüft werden),
- nährstoffschonende Herstellung und Verpackung,
- Keimfreiheit und garantierte Stabilität,
- Osmolarität < 400 mosmol/l,
- Homogenität, gute Fließeigenschaften, geeignete Viskosität,
- geschmacksneutrale Sondenvariante zur Verhinderung von Geschmackssensationen beim Aufstoßen,
- geschmacklich abwechslungsreiche Varianten bei Trinknahrung, die heute teilweise deutlich in der Konsistenz verändert ist (creme- bzw. musartig).

18.3.5 Applikationsformen

Zum Einbringen der Ernährungssonden werden heute hauptsächlich drei Verfahren angewandt: der Zugang über die Nase, die perkutan endoskopische Gastrostomie (PEG) und die Feinnadelkatheter-Jejunostomie (FKJ). Die Lage der Sonde kann gastral oder jejunal sein.

Lage der Ernährungssonden

Der Patient profitiert bei **gastraler** Lage von der weiter bestehenden Reservoirfunktion des Magens. Sie erlaubt es jede Form der Sondenkost als Bolus auch ohne Pumpe zu geben (Toleranz und Verdünnung vor dem pylorusgesteuerten Transfer in den Dünndarm). Hauptnachteil einer gastralen Sonde ist die Gefahr der Aspiration der Nahrung mit dem Risiko einer Aspirationspneumonie. Es wird daher grundsätzlich empfohlen, den Oberkörper und Kopf des Patienten während der Nahrungszufuhr mindestens in eine 30°-Lage zu bringen.

Über **jejunale** Sonden kann schon früh postoperativ ernährt werden, da im Gegensatz zur mehrtägigen Erschlaffung des Magens und des Kolons die Peristaltik des Dünndarms innerhalb von Stunden wieder vorhanden ist. Darüber hinaus ist die Aspirationsgefahr reduziert.

Nachteil dabei ist, dass man mittels Pumpe ernähren muss, da das physiologische Reservoir Magen nicht besteht und entsprechend dosiert werden muss, obwohl der Dünndarm hierfür mit der Zeit eine gewisse Toleranz entwickelt.

Nasale Sonden

Nasale Sonden sind preisgünstig und am einfachsten zu legen. Die korrekte Lage sollte mittels Durchleuchtung nachgewiesen werden. Sie sind für die kurzfristige Therapie i. d. R. die Sonden der Wahl. Als Fremdkörper führen sie aber zu Missempfindungen und Reizungen der Nasenflügel sowie der Schleimhäute des Nasen-Rachen-Raums und des Ösophagus. Für die Dauertherapie stellen sie ein kosmetisches Problem dar, obwohl durchaus monatelang über eine nasogastrale Sonde ernährt werden kann. Durch eine Schienung des Ösophagus und die Behinderung des Ösophagussphinkters ist die Aspirationsgefahr erhöht. Als Sondenmaterial wird heute nur noch Polyurethan und Silikon verwendet. Aus den preisgünstigen PVC-Sonden werden die Weichmacher in kurzer Zeit herausgelöst, wodurch die Sonde steif wird und es vermehrt zu Druckgeschwüren kommt.

Perkutane endoskopische Gastrostomie (PEG)

Falls absehbar ist, dass ein Patient über einen Zeitraum von länger als zwei bis drei Wochen zumindest teilweise enteral ernährt werden muss, ist heute die perkutane endoskopische Gastrostomie (PEG) das Verfahren der Wahl. In o Abb. 18.4 ist das Standardverfahren der Fadendurchzugsmethode skizziert. Vorteilhaft ist, dass die Sonde endoskopisch in Lokalanästhesie gelegt werden kann und kein großer operativer Aufwand notwendig ist. Durch die sich innerhalb von Tagen ausbildende Fistel ist es möglich, direkt eine neue Sonde zu legen, falls sie gewechselt werden muss. Falls die enterale Ernährung nicht mehr benötigt wird, schließt sich die Fistel nach Entfernen der PEG-Sonde innerhalb kurzer Zeit von selbst. Es ist auch möglich, über diesen Zugang endoskopisch eine dünne jejunale Sonde zu legen (**Jet-PEG** = Jejunal tube through PEG). Da die PEG einfach zu pflegen und für die Umwelt nicht sichtbar ist, ist sie auch das Verfahren der Wahl für die **heimenterale**

18

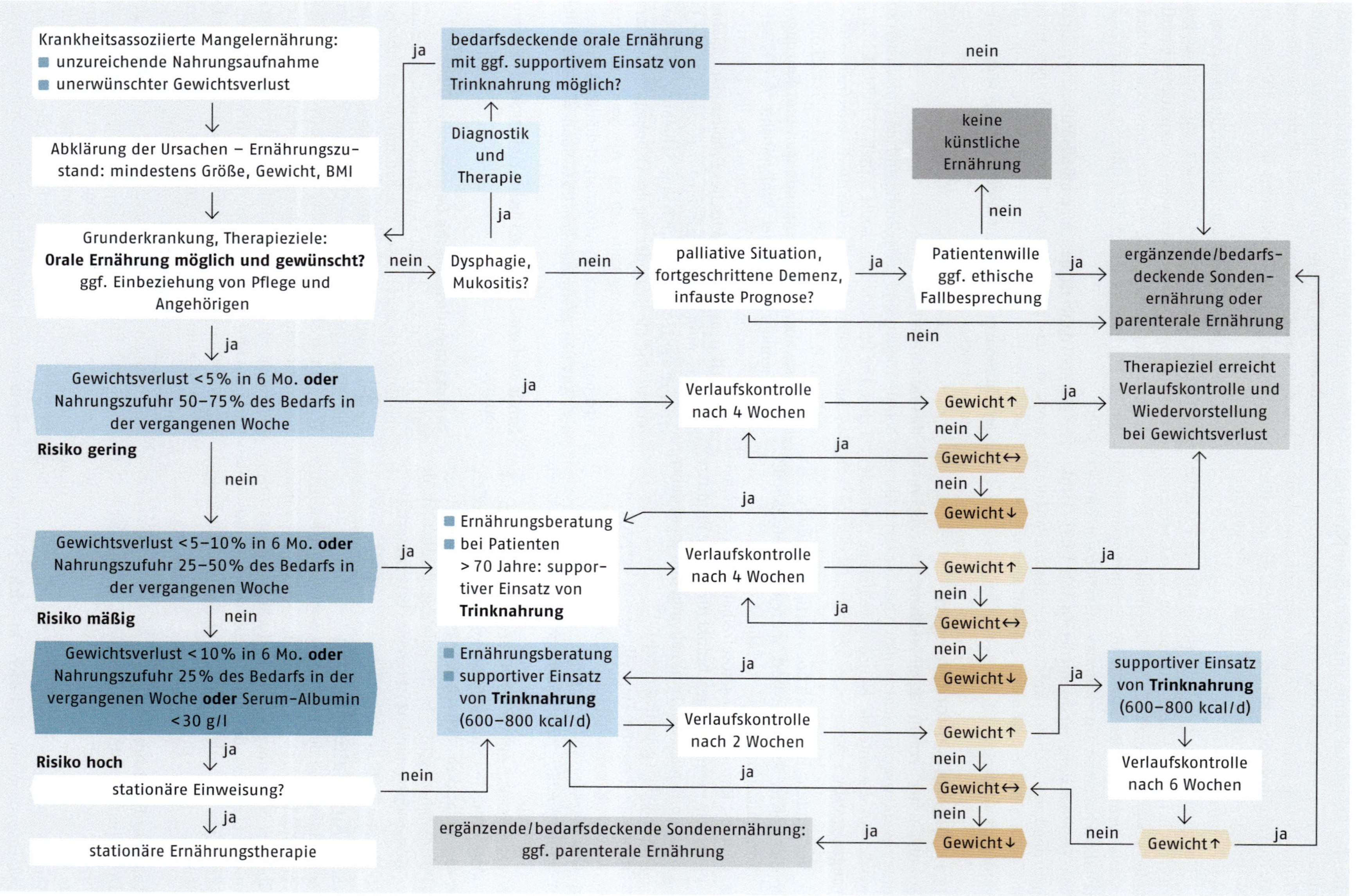

Abb. 18.3 Algorithmus zum supportiven Einsatz von Trinknahrung im ambulanten Sektor. DGEM, Weimann et al. 2012

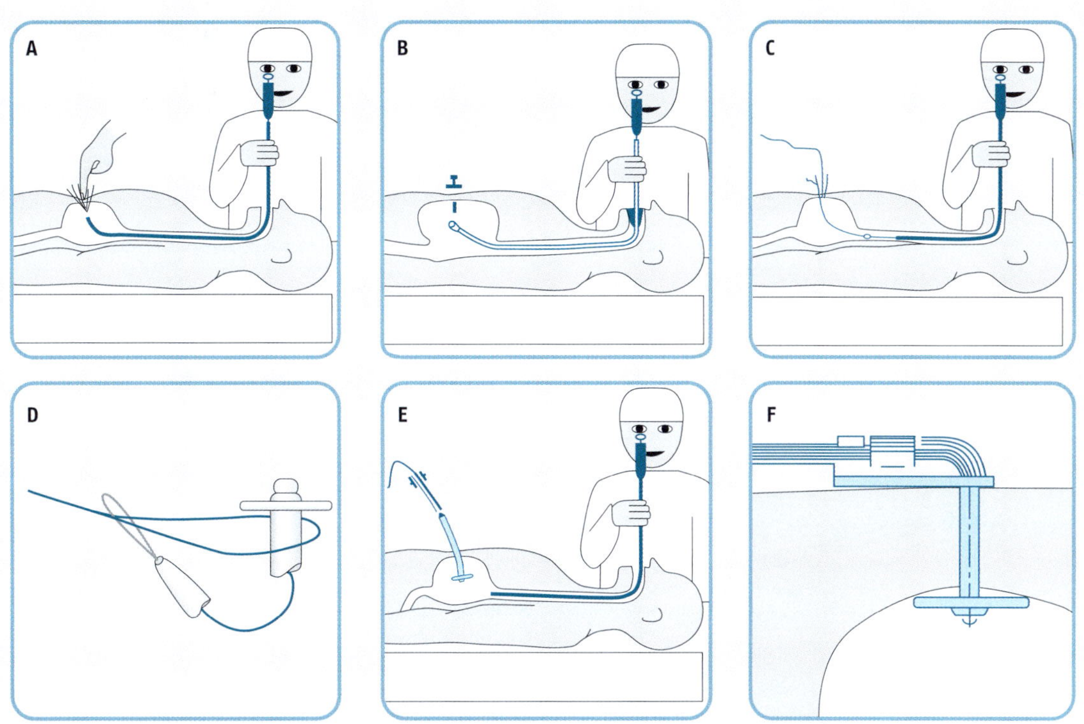

o Abb. 18.4 Platzierung einer PEG mithilfe der Fadendurchzugsmethode. **A** Der Patient wird gastroskopiert und der Magen mit Luft überbläht; Festlegung der Punktionsstelle durch Diaphanoskopie. **B** Einführen der Punktionskanüle und Zurückziehen der Punktionsnadel. **C** Führungsfaden von außen in den Magen einführen und mit der Fremdkörperzange aus dem Mund herausziehen. **D** Katheter mit dem Faden verknoten. **E** Katheter durch Rachen, Ösophagus und Magen sowie die Bauchwand ziehen. **F** Innere Halteplatte legt sich an die Magenwand an. Katheter wird mit der äußeren Halteplatte auf der Bauchdecke fixiert.

Ernährung sowohl für den mobilen Patienten als auch für den Pflegefall.

Schwieriger zu legen ist die direkte PEJ (perkutane endoskopische Jejunostomie), die den Vorteil eines großen Lumens gegenüber einer JET-PEG hat.

Feinnadelkatheter-Jejunostomie (FKJ)

Da das Legen einer Feinnadelkatheter-Jejunostomie (FKJ) ein operativer Eingriff ist, spielt sie v. a. im abdominalchirurgischen Bereich eine Rolle. Sie wird zur frühen enteralen Ernährung am Ende der Operation angelegt. Hierbei wird durch eine Kanüle ein Katheter 6–10 cm durch die Mucosa der Darmwand geschoben, bevor er im Darmlumen endet. Die kanülierte Darmschlinge wird anschließend mittels zweier Nähte am Peritoneum fixiert. Dieser Eingriff verlängert die Operation nur um wenige Minuten. Nach Ende der jejunalen Ernährung kann der Katheter ohne Aufwand einfach herausgezogen werden. Die FKJ ist eine ideale Voraussetzung für eine frühe enterale Ernährung, da direkt in den Dünndarm unter Umgehung des postoperativ paralysierten Magens ernährt werden kann (o Abb. 18.5).

Weitere Möglichkeiten einer Sondenlage sind in o Abb. 18.6 aufgeführt.

18.3.6 Ernährungsaufbau

Postoperativ bzw. nach längerer Nahrungskarenz, Hungern oder totaler parenteraler Ernährung muss man die (enterale) Nahrungszufuhr langsam steigern, da der Gastrointestinaltrakt nicht in der Lage ist, sofort eine normale Nahrungsmenge zu verkraften. Auch ist die metabolische Toleranz der Nahrung eingeschränkt (Risiko eines potenziell nicht beachteten **Refeeding-Syndroms**). Das Refeeding-Syndrom ist durch Verschiebung von Elektrolyten bei Beginn einer Ernährung von mangelernährten Patienten potenziell lebensbedrohlich. Man steigert daher die Substratmenge langsam und geht bei Unverträglichkeit eine Stufe zurück oder macht eine Nahrungspause und gibt nur Flüssigkeit über die Sonde und supplementiert Elektrolyte entsprechend dem Bedarf. Beispielhaft ist ein Schema für den Aufbau bei kontinuierlicher bzw. bei Bolusapplikation in ◘ Tab. 18.1 aufgeführt. Es sollte, außer bei Dialysepatienten, um hier die Energiedichte entsprechend der erlaubten Flüssigkeitszufuhr anzupassen, nur flüssige Sondenkost eingesetzt werden. Aber auch für Dialysepatienten gibt es inzwischen hochkalorische, elektrolytreduzierte flüssige Nahrungen. Bei Umstellung von einer parenteralen auf eine enterale Ernährung

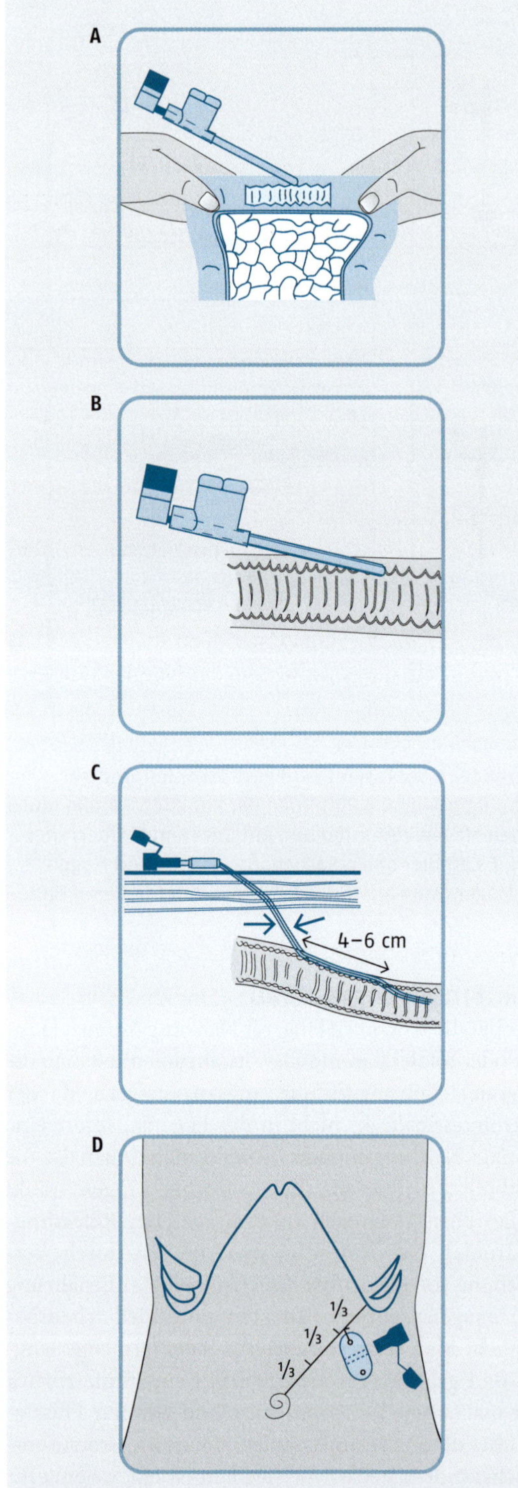

Abb. 18.5 Feinnadelkatheter-Jejunostomie. **A** Mithilfe einer Kanüle wird ein kleinlumiger Katheter eingelegt. **B** Die Nadel wird einige Zentimeter durch die Submukosa geführt und danach ins Darmlumen vorgeschoben. **C** Durch die Nadel wird der Katheter eingelegt und die Kanüle entfernt. **D** Anschließend wird die Darmschlinge am Peritoneum fixiert.

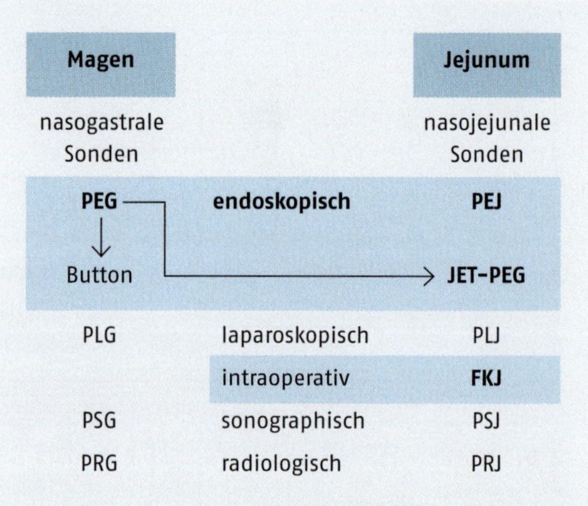

Abb. 18.6 Möglichkeiten der Anlage von enteralen Sondensystemen. **P** perkutan, **G** Gastrostomie, **J** Jejunostomie, **Jet-PEG** Jejunal tube through **PEG**. Nach Löser 2003

Tab. 18.1 Beispiel für einen Nahrungsaufbau bei der Sondenernährung von Erwachsenen (Bolus, diskontinuierlich und kontinuierlich).

Applikation	Dosierung
Bolusapplikation (über 15–30 min)	
1. Stufe	3 × 100 ml
2. Stufe	6 × 100 ml
3. Stufe	6 × 200 ml
4. Stufe	6 × 300 ml
5. Stufe	4–5 × 500 ml
Kontinuierliche Applikation	
1. Stufe	20 ml/h
Folgende Tage	Steigerung um 20 ml/h bis 75–150 ml/h

sollte erstere in dem Maß langsam ausgeschlichen werden, in dem die Sondennahrung aufgebaut wird. Bewährt hat sich ein Zeitraum von vier bis fünf Tagen, wobei die enterale Nahrung pro Stufe um 500 kcal, i. d. R. 500 ml, gesteigert wird. Um die Osmolarität zu verringern und damit die Verträglichkeit zu steigern, kann die Nahrung zu Beginn mit stillem oder frisch abgekochtem Wasser verdünnt werden.

Bei der Sondenernährung wird ab einer Energiemenge von 1500 kcal der übliche Tagesbedarf an Nährstoffen einschließlich Vitaminen und Spurenelementen gedeckt. Der darüber hinaus durch die Nahrung nicht gedeckte tägliche Flüssigkeitsbedarf von rund 2,5 l beim Erwachsenen muss durch Gabe zusätzlicher Flüssigkeit per os, über Sonde oder i. v. ergänzt werden. Am besten geeignet für die Gabe über Sonde ist abgekochtes Leitungswasser oder stilles Mineralwasser.

Es gibt drei Möglichkeiten, die Sondennahrung zu applizieren. Weit verbreitet, aber häufig in der Aufbauphase schlecht toleriert, ist die **Bolusapplikation** mittels einer (Blasen-)Spritze. Dabei wird die Nahrung portionsweise in relativ kurzer Zeit durch die Sonde appliziert.

Besser ist das **diskontinuierliche Verfahren** mittels Schwerkraft, z. T. auch unterstützt durch Pumpen. Dabei wird die Nahrung mit einer Geschwindigkeit von bis zu 500 ml/h zugeführt. Diese beiden Verfahren sind aber nur bei gastraler Verabreichung der Sondenkost möglich. Sie sind die physiologischeren Formen, da bei ihnen die Reservoirfunktion des Magens ausgenutzt und durch den Dehnungsreiz die Peristaltik im oberen Gastrointestinaltrakt initiiert wird. Vorsicht ist bei beiden Verfahren geboten um eine Aspiration und das Dumping-Syndrom, eine Sturzentleerung des Mageninhalts mit vegetativen Folgeerscheinungen wie Völlegefühl, Oberbauchschmerzen, Tachykardie und Blutdruckanstieg zu verhindern.

Die **kontinuierliche Sondenernährung** führt zu den geringsten Nebenwirkungen. Sie sollte mittels einer Pumpe durchgeführt werden und kann für alle Formen bei der sondenvermittelten Ernährung eingesetzt werden. Die Flussgeschwindigkeit liegt im Bereich von 25–150 ml/h in einem Zeitraum von mindestens 16 Stunden. Diese Form der Nahrungszufuhr wird auch bei der minimalenteralen Ernährung gewählt. Hierbei werden 10–20 ml Sondennahrung/h kontinuierlich jejunal, neben einer parenteralen Ernährung zugeführt, um die enterale Kapazität zur Digestion und Resorption der Nahrung auch bei parenteral ernährten Patienten auszuschöpfen und die Integrität der Mucosa zu erhalten (Darmzotten-Ernährung; ▸ Kap. 18.4).

Bei jeder Unterbrechung der Nahrungszufuhr muss die Sonde gründlich mit frisch abgekochtem Wasser oder stillem Mineralwasser gespült werden (mind. 40 ml entsprechend dem Leervolumen der Sonde), um ein Verstopfen zu vermeiden.

18.3.7 Komplikationen

Die enterale Sondenernährung ruft zwar nur selten schwere Nebenwirkungen hervor, subjektiv belastend sind aber für den Patienten und das Pflegepersonal die hohe Inzidenz von Durchfällen, die v. a. zu Beginn der Ernährung bei einem großen Teil der Patienten auftreten. Es können mechanische, metabolische und gastrointestinale Komplikationen auftreten:

Die **mechanischen** Komplikationen, wie Sondendislokation, Drucknekrosen, Fremdkörpergefühl und Sondenverstopfung lassen sich durch Wahl eines geeigneten Sondenmaterials, eine adäquate Pflege oder das Legen einer PEG-Sonde ausschalten oder zumindest minimieren. Das Fremdkörpergefühl führt dazu, dass sich viele Patienten, z. T. unbewusst im Schlaf, die nasale Sonde ziehen.

Eine **metabolische** Beeinträchtigung der Stoffwechsellage während einer enteralen Ernährung muss nicht zwangsläufig von der enteralen Diät herrühren, sondern kann auch durch die Grundkrankheit oder verabreichte Arzneimittel verursacht sein. Daher sollte der Patient regelmäßig überwacht werden (Körpergewicht, Hydratation, Stuhlfrequenz, Stuhlkonsistenz, Laborparameter). Beachtet werden muss neben der Blutglucose-Konzentration v. a. der Wasserhaushalt, da die Flüssigkeitszufuhr über die Nahrung nicht ausreicht. Es kann leicht zu Dehydratation und damit zum **Tubefeeding-Syndrom** kommen, denn nur etwa 80 % der Sondennahrung besteht aus Flüssigkeit, der Rest sind feste Nahrungsbestandteile.

Zu den **gastrointestinalen** Komplikationen zählt auch die gefährlichste Nebenwirkung, die Aspiration von Sondennahrung, woraus sich eine Pneumonie entwickeln kann. Sie tritt v. a. bei gastraler Ernährung und bei nicht intubierten, bewusstseinsgetrübten Patienten ohne Hustenreflex auf. Die anderen gastrointestinalen Nebenwirkungen sind hauptsächlich subjektiv belastend:

- Übelkeit,
- Erbrechen,
- Durchfälle,
- Blähungen,
- Obstipation.

Vor allem die bei bis zu 40 % der Patienten zeitweise auftretenden Diarrhöen sind häufig durch Anwendungsfehler bedingt, die sich vermeiden lassen. Häufige Fehler sind:

- zu hohe Osmolarität, auch durch die Zugabe von flüssigen Arzneimitteln, vor allem als Saft oder Sirup,
- zu große Portionen,
- zu schnelle Verabreichung,
- zu kalte Sondennahrung,
- hygienisch falsche Lagerung der Nahrung (zu warm, geöffnet),
- falsch platzierte Sonden,
- falsch gewählte Indikation.

Auch nicht ernährungsbedingte Ursachen wie die Wirkungen eines Arzneistoffs oder die Grunderkrankung können für Durchfälle verantwortlich sein.

18.3.8 Überwachung der Nahrungszufuhr

Eine regelmäßige Gewichtskontrolle zu Beginn einer Sondennahrung mindestens monatlich, danach vierteljährlich ist verpflichtend. Daneben sollen die Elektrolyte sowie das Albumin regelmäßig überwacht werden,

◘ Tab. 18.2 Geeignete und weniger geeignete Arzneiformen für die Gabe über eine Sonde

Eignung	Arzneiform
Geeignet	▪ Flüssige perorale Arzneiformen, z. B. Tropfen, Säfte (cave: Osmolarität, Alkohol), ▪ Brausetabletten und -granulate, ▪ feste perorale nicht retardierte Darreichungsformen: Tabletten, Dragees, ▪ Hartgelatinekapseln
Weniger geeignet	▪ Weichgelatinekapseln, ▪ magensaftresistent überzogene feste perorale Darreichungsformen, ▪ parenterale Darreichungsformen
Meist ungeeignet	▪ Retardformulierungen

im ersten Jahr mindestens alle drei Monate, danach zumindest jährlich.

18.3.9 Arzneimittelgabe über eine Sonde

Im Bereich Arzneimitteltherapie ist weniger oft mehr. Es muss vor Gabe von Arzneimitteln abgeklärt werden, ob der Patient diese Medikation überhaupt benötigt. Des Weiteren muss geprüft werden, ob er nicht trotz (teilweiser) Sondenernährung noch schlucken kann!

Manchmal kann es in Abstimmung mit Arzt und Patient notwendig sein, andere Zugangswege und Arzneiformen zu versuchen:

- rektale Arzneiformen,
- nasale Arzneiformen,
- sublinguale oder bukkale Arzneiformen,
- transdermale Systeme,
- parenterale Arzneiformen.

Grundsätzlich treten zwischen der Sondennahrung und Arzneimitteln die gleichen Interaktionen auf, die auch zwischen normaler Nahrung und Arzneimitteln zu beachten sind. Gastrointestinale Passage und Resorptionsgeschwindigkeit werden i. d. R. verändert sein.

Die verschiedenen Darreichungsformen sind unterschiedlich für die Gabe über die Sonde geeignet (◘ Tab. 18.2). Am günstigsten sind immer flüssige perorale Arzneiformen, wobei die hohe Osmolarität gerade von kohlenhydrathaltigen Säften bzw. Sirupen beachtet werden muss. Sie müssen vor Gabe zur Reduktion der Tonizität verdünnt werden, um Diarrhöen zu vermeiden. Feste perorale Darreichungsformen können nicht unzerstört über die Sonde gegeben werden. Sie müssen zuerst durch Zermörsern zerkleinert (Tabletten, Dragees) oder geöffnet (Kapseln) werden, bevor sie in Wasser suspendiert gegeben werden. Bei nicht retardierten Filmtabletten ist eine Verabreichung bei enteral ernährten Patienten meist ohne Probleme möglich, falls der Wirkstoff nach Zerstörung der Arzneiform stabil bleibt.

Bei Retardformulierungen sind Arzneimittel auf Basis von Retardpellets am geeignetsten, da auch bei Suspension in Wasser die Retardwirkung erhalten bleibt. Die Pellets quellen aber mit der Zeit an und können dadurch die Sonde verstopfen, insbesondere die englumigen jejunalen Sonden. Daher muss, ein ausreichender Sondendurchmesser vorausgesetzt, eine zügige Zufuhr und ein gründliches Nachspülen gefordert werden. Bei anderen Retardierungsformen wird durch das Zermörsern i. d. R. die Retardierung zerstört.

Parenterale Darreichungsformen sind nur bedingt geeignet, da sie häufig eine hohe Osmolarität besitzen, bei Substanzen mit hohem First-Pass-Effekt sehr gering dosiert sind, und z. T. andere Stoffe oder schlecht resorbierbare Salze enthalten können.

Das Vorgehen bei der Arzneimittelgabe über Sonde ist im folgenden Kasten zusammengefasst.

Vorgehensweise bei Arzneimittelgabe über Sonde

- Stoppen der Sondennahrung,
- Spülen der Sonde mit (stillem) Wasser,
- Gabe des Arzneimittels – zermörsert – in Wasser suspendiert, verschiedene Arzneimittel nacheinander,
- Spülen der Sonde mit (stillem) Wasser,
- erneuter Start der Sondennahrung.

18.4 Parenterale Ernährung

Parenterale Ernährung (PE) erlaubt eine kurz- oder langfristige Nahrungszufuhr unter Umgehung des Gastrointestinaltrakts. Sie kann eine ungenügende enterale Nahrungsabsorption kompensieren, etwa als Folge eines nicht mehr ausreichend funktionierenden Darms bzw. eines nicht mehr zugänglichen Gastrointestinaltrakts oder enzymatisch versursachter Resorptionsstörungen. Sie ersetzt bzw. ergänzt die enterale Ernährung, um das Ernährungsziel zu erreichen.

Voraussetzung für die Durchführung einer effizienten parenteralen Ernährung ist das Vorliegen der Substrate in geeigneter, intravenös applizierbarer und verwertbarer Form, ein entsprechender Venenzugang (Katheter) und eine kontrollierbare Zufuhr mithilfe von Pumpen. Der Stoffwechsel, in Abhängigkeit der Erkrankung des Patienten, muss eine Nahrungsverwertung erlauben. Die Zusammensetzung der parenteralen

Tab. 18.3 Bestandteile einer vollständigen parenteralen Ernährung (üblicher Tagesbedarf bei hospitalisierten Erwachsenen. Nach Koletzko et al. 2007

Stoffgruppe	Nährstoff
Makronährstoffe	
Energiestoffe (20–30 kcal/kg KG)	Kohlenhydrate (4 kcal/g, Glucose): üblich 75(–50) % des Energiebedarfs, Fette (9 kcal/g): 25(–50) % des Energiebedarfs: ▪ langkettige Triglyceride (LCT): pflanzlich[1], aus Fisch[2] C_{18}, C_{20}, C_{22} ▪ mittelkettige Triglyceride (MCT): pflanzlich C_8–C_{10} (gesättigt), ▪ mehrfach ungesättigte Fettsäuren (PUFA)[1, 2], ▪ einfach ungesättigte Fettsäuren (MUFA): Ölsäure, ▪ strukturierte Triglyceride mit verschiedenen Fettsäuren
Baustoffe (≤ 1,5 g/kg KG)	Protein (1 g Protein ≈ 0,16 g N): Grundbedarf 0,8 g/kg: ▪ essenzielle Aminosäuren: Isoleucin, Leucin, Lysin, Methionin, Cystein, Phenylalanin, Tyrosin, Threonin, Tryptophan, Valin, Histidin, ▪ semiessenzielle Aminosäuren (in Abhängigkeit von Alter, Erkrankung, Bedarf): Arginin, Glutamin, Histidin, Taurin, ▪ nichtessenzielle Aminosäuren
Elektrolyte (Tagesbedarf für Erwachsene)	Natrium (60–150 mmol), Kalium (40–100 mmol), Calcium (2,5–7,5 mmol), Magnesium (4–12 mmol), Phosphat (10–30 mmol)
Wasser (30–40 ml)	
Mikronährstoffe[3]	
Spurenelemente	Chrom, Eisen, Kupfer, Mangan, Molybdän, Selen, Zink, Fluor, Iod
Vitamine	Fett- und wasserlösliche Vitamine

[1] Linol-, Linolensäure,
[2] EPA (Eicosapentaensäure), DHA (Docosahexaensäure),
[3] gemäß „recommended dietary allowances" (RDA); Mehrbedarf bei Trauma, Sepsis, Verbrennung, z. B. durch oxidativen Stress: Vit. C, Zn, Se

Ernährung (Regime) muss dem Bedarf und der metabolischen Verwertbarkeit entsprechen.

Bei der **parenteralen Ernährung** entfallen physiologische Regulationen der gastrointestinalen Nährstoffaufnahme über mechanische, sensorische, biologische (Flora) und endokrine (Gastrin, Cholecystokinin, etc.) Mechanismen. Bei einer totalen PE (TPE) fehlt auch eine enterale Zottenernährung. Durch eine zusätzliche minimale enterale Ernährung wird angestrebt, die Zottenatrophie mit reduzierter gastrointestinaler Barriere-Funktion und einer möglichen bakteriellen Translokation zu verhindern. Die hauptsächlichen Risiken der PE sind:

- metabolisch (Bedarf, Toleranz der Nahrungsstoffe),
- infektiös (Zubereitung und Katheterhandhabung),
- mechanisch (Instabilität der parenteralen Mischung; Inkompatibilitäten) bedingt.

Sie erfordern eine restriktive und strenge Indikationsstellung (Abb. 18.2) und einen interdisziplinären Ansatz unter Einbezug der pharmazeutischen Expertise (routiniertes Ernährungsteam; nutrition support team).

18.4.1 Substrate

Hochmolekulare Energieträger oder Proteine müssen bei der PE als Glucose, Triglyceride und Aminosäuren vorliegen, um **im Intermediärstoffwechsel verwertbar zu sein**. Ebenso müssen Elektrolyte, Wasser, Vitamine und Spurenelemente in den benötigten Mengen zugeführt werden, da die Aufnahmeregulation des Darms wegfällt (Tab. 18.3). Die Applikation erfolgt kontinuierlich (Dauerinfusion) oder intermittierend (zyklische Infusion über mehrere Stunden). Zusammen mit einer notwendigen Volumenrestriktion auf 20–30 ml/kg KG/Tag resultieren stark hypertone Mischungen (>> 600–800 mosmol/l), die zentralvenös als sterile Lösungen zugeführt werden müssen.

Kohlenhydrate

Eine wesentliche Bedeutung bei der diskontinuierlichen Zufuhr kommt der Kapazitätsgrenze zur **Glucoseoxidation** zu. Sie liegt bei Erwachsenen bei 4–5 g/kg/24 h resp. 0,20–0,25 g/kg/h (maximal 400 g/Tag) und terminiert die Infusionsdauer einer PE; für einen 75 kg Patienten wird eine Infusionsdauer von 13–15 Std. benötigt. Die parenterale Zufuhr von 50–75 % des

18

Nichtstickstoff-Energiebedarfs in Form von Glucose ist sinnvoll. Die Glucose wird als hochkonzentrierte, stark hypertone Infusionslösung zugeführt. Für 250 g Glucose, entsprechend rund 1000 kcal, in 2 l wäre damit schon eine Osmolalität von 600–700 mosmol/l ohne weitere Zusätze gegeben, was die notwendige zentralvenöse Zufuhr einer PE aufzeigt (Thrombophlebitis-Risiko).

Bei der Verbrennung von Glucose entstehen große Mengen an CO_2. Der **respiratorische Quotient (RQ)**, d. h. das Volumenverhältnis zwischen gebildetem CO_2 und benötigtem O_2 beträgt bei Glucose 1, für eine reine Fettoxidation liegt er bei 0,7. Beim beatmeten Patienten ist deshalb ein fetthaltiges Ernährungsregime für die Reduktion einer assistierten Ventilation günstig. Überhöhte Glucosezufuhr führt zu Hyperglykämie, osmotischer Diurese und Triglycerid-Bildung (Fettleber).

Zuckeraustauschstoffe wie Fructose, Xylit und Sorbit sind obsolet, da sie zur Energiegewinnung ebenfalls über „Glucose-Stoffwechselwege" (Glykolyse-, Pyruvat- oder Pentosephosphatstoffwechsel) verwertet werden. Die metabolische Kapazität für diese Ersatzstoffe ist geringer als für Glucose. Im Einzelfall können sie schwerwiegende unerwünschte Wirkungen zeigen (Sorbit- und Fructoseintoleranz, Oxalatbildung mit Nierensteinbildung bei Xylit, stärkere osmotische Wirkung, etc.).

Fette

LCT (long chain triglycerides). Die Verfügbarkeit verträglicher und sicherer Fettemulsionen war eine wesentliche Voraussetzung zur erfolgreichen Durchführung einer vollständigen parenteralen Ernährung in den 1960iger Jahren. Dabei werden Triglyceride natürlicher Herkunft (Sojaöl, Baumwollsaatöl, Olivenöl, Fischöl) mittels **Phospholipid-Emulgatoren** (Eigelb-Lecithinen) zu sterilen, fein verteilten chylomikronenähnlichen Emulsionen verarbeitet. Der mittlere Teilchendurchmesser der LCT-Emulsionen liegt bei 300–400 nm. Aufgrund der zur Emulgierung benötigten Phospholipide stellen i. v. Lipidemulsionen auch wichtige **Phosphatlieferanten** dar. Pro Liter einer üblicherweise 20%igen (200 g/l) Triglyceridemulsion werden durch den Emulgator ca. 15 mmol Phosphat zugeführt (12 g Lecithin; Phosphatidylcholin), was einen erheblichen Beitrag zum Bedarf darstellt.

Im Gegensatz zu Glucose-Lösungen sind diese O/W-Fettemulsionen sehr kaloriendichte, aber isotone und praktisch pH-neutrale Flüssigkeiten, die auch peripher gut zugeführt werden können. Neben der Funktion des Energieträgers dienen LCT der Zufuhr **mehrfach ungesättigter, essenzieller Ω-6- und Ω-3-Fettsäuren** (polyunsaturated fatty acids, PUFA). Der Körper kann keine Doppelbindungen in Ω-6- oder Ω-3-Position einfügen.

Strukturierte Lipide. Das Verhältnis von Ω-3- zu Ω-6-PUFA liegt bei Sojaöl bei 0,15 und bei Fischöl bei >5 (◘ Tab. 18.4). Während Ω-6-Fettsäuren entzündungsfördernd und immunsuppressiv wirken, ist dies bei Ω-3-Fettsäuren gerade umgekehrt. Durch gezielte Herstellung gemischter Triglyceride (Ω-6-LCT, Ω-3-LCT und -MCT) entstehen „nutraceuticals" mit entsprechend unterschiedlicher Stoffwechselbeeinflussung.

Monoen-Fettsäuren. Ein weiterer Weg zur Reduktion der unphysiologisch hohen Zufuhr mehrfach ungesättigter Ω-6-Fettsäuren (Linolsäure) mit dem Risiko einer erhöhten Lipidperoxidation erfolgt heute durch parenterale Fettemulsionen mit Ölsäure (Ω-9-Monoensäure). Diese ist im Olivenöl in hoher Konzentration vorhanden und die klinischen Daten belegen eine sichere Anwendung.

Aminosäuren

Aminosäuren sind primär als **Baustoffe** für die Proteinsynthese notwendig. Im Hungerzustand ist die verfügbare Proteinreserve lebensentscheidend (1 kg Muskel ca. 200 g Protein, ca. 30 g Stickstoff, ca. 65 g Harnstoff). Die obligate Gluconeogenese bei Abwesenheit exogener Zufuhr erfordert beim Erwachsenen ca. 37 g Protein pro Tag. Im Postaggressionstoffwechsel hat daher die externe Zufuhr von Glucose einen proteinsparenden Effekt. Während für den Gesunden eine Proteinzufuhr von ca. 0,8 g/kg/Tag genügt, ist bei erwachsenen Patienten mit Hypermetabolismus eine Zufuhr bis zu 1,5(–2) g/kg/Tag erforderlich und sinnvoll. Bei parenteraler Ernährung wird die Aminosäurenzufuhr, im Gegensatz zur enteralen Ernährung, i. d. R. zwar nicht energiemäßig angerechnet, aber deklariert (kcal), was bei gleichzeitig verabreichter enteraler Ernährung (EE) berücksichtigt werden muss. Einige Autoren empfehlen jedoch 20 % der Aminosäurenenergie einzuberechnen, da dieser Anteil an Aminosäuren nicht in den Proteinstoffwechsel einfließt.

Die **biologische Wertigkeit** einer Proteinzufuhr hängt vom Verhältnis zwischen essenziellen und nicht essenziellen Aminosäuren ab. Mit dem verbesserten Verständnis über pathophysiologische Vorgänge bei unterschiedlichen Krankheitsbildern ist allerdings die traditionelle Zuordnung in essenzielle und nicht essenzielle Aminosäuren modifiziert worden.

Folgende Aminosäuren sind in einem bestimmten Lebensalter oder bei Erkrankungen bedingt essenziell:

- Histidin: essenziell bei Kindern und bei längerer parenteraler Ernährung beim Erwachsenen, Bedeutung bei urämischen Patienten,
- Arginin (◘ Tab. 18.7),

Tab. 18.4 Relative Fettsäuren-Zusammensetzung von intravenös applizierbaren Lipidemulsionen zur parenteralen Ernährung (Auswahl). Nach Schneider 2010

Verhältnis C-Atome zu Anzahl ungesättigter Bindungen	Intralipid® (LCT Soja)	Lipofundin® (LCT-MCT 1:1)	Omegaven® (Fischöl)	Clinoleic® (Olivenöl)	Structolipid® (LCT-MCT 2:1)
6:0	–	< 2	–	–	–
8:0	–	30 (Caprylsäure)	–	–	24
10:0	–	19	–	–	10
12:0	–	< 1	1	–	< 1
14:0	< 1	< 1	6	< 1	< 1
16:0	11 (Palmitinsäure)	6	10	14	8
16:1 (9)[1]	< 1	–	9	1	< 1
18:0	4 (Stearinsäure)	2	1	3	3
18:1 (9)[1]	22	1	8 (Ölsäure)	60	16
18:2 (6)[1]	54	35	2 (Linolsäure)	18	34
18:3 (3)[1]	7	6	1 (Linolensäure)	2	4
18:4 (6)[1]	–	–	6 (Stearidonsäure)	–	–
20:4 (6)[1]	< 1	–	2 (Arachidonsäure)	< 1	< 1
20:5 (3)[1]	–	–	24 (EPA)	–	–
22:6 (3)[1]	< 1	–	28 (DHA)	< 1	< 1
Verhältnis $(3)_a$:$(6)_a$	**1:7**	**1:6**	**8:1**	–	**1:8**

[1] Position der ersten Doppelbindung

- Taurin: Erniedrigte Taurinkonzentrationen bei Kindern, Frühgeborenen und chronischer Niereninsuffizienz,
- Cystein: Bei parenteraler Ernährung scheint die Bildung aus Methionin in der Leber nur eingeschränkt möglich,
- Glutamin (Tab. 18.7).

18.4.2 Das All-in-One-System (AiO)

Die Zufuhr einer totalen parenteralen Ernährung (TPE) erfolgt **zentralvenös**. Kurzfristig und ergänzend zu enteraler Ernährung kann eine partielle parenterale Ernährung (PPE), die Zufuhr mit Mischungen geringerer Tonizität (≤ 800 mosmol/l), periphervenös durchgeführt werden. Die Anwendung der parenteralen Ernährung geschieht heute meist als sogenannte All-in-One-Mischung (AiO), die angepasst an den individuellen Bedarf als Ready-to-Use-Gemisch aus den Einzelkomponenten unter aseptischen Bedingungen hergestellt (**compounding**) oder aus industriell vorgefertigten, stabilen **Mehrkammerbeutelsystemen**, denen zusätzlich Elektrolyte, Spurenelemente oder Vitamine unter Beachtung der Good Manufacturing Practice (GMP), Kompatibilität und Stabilität zugesetzt werden (Abb. 18.7).

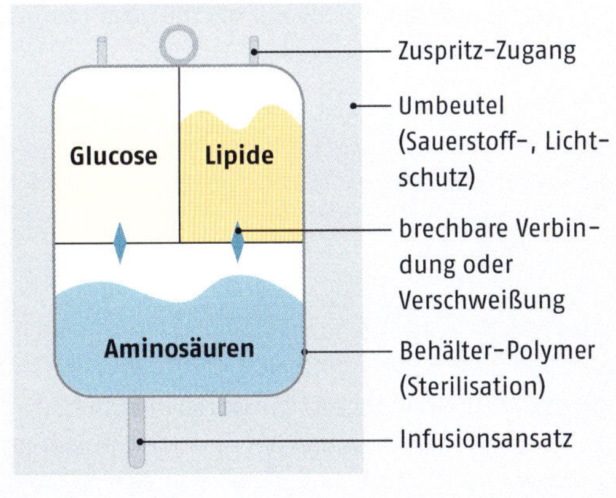

Abb. 18.7 Das All-in-One-System (AiO). Industrielle AiO-Vormischungen (3 Kammerbeutel). Mühlebach 2005

Bei fetthaltigen Mischungen spricht man von 3-in-1-, bei fettfreien von 2-in-1-AiO-Mischungen. Als

Behältermaterial sind bei Erwachsenen Kunststoffmischbeutel aus weichmacherfreien Polylaminaten im Einsatz.

AiO-System

Vorteile

AiO-Mischungen haben die Nachteile der klassischen Komponentenzufuhrsysteme weitgehend eliminiert und sind deshalb die Formulierung der Wahl:

- Klinisch **effizient** und **sicher:** – gleichzeitige Zufuhr aller benötigten Bestandteile – erhöhte metabolische Toleranz und Stabilität durch gleichmäßige und kontinuierliche Zufuhr – dokumentierte und pharmazeutisch überprüfte Zubereitung, Aufbewahrung und Anwendung,
- **einfach und bequem handhabbar** für Verordnende, Pflege und Patient (Standardisierung, klare Lager- und Anwendungsrichtlinien, für die Heimernährung geeignet),
- **geringes mikrobielles Kontaminationsrisiko** wegen aseptischer Ready-to-Use Zubereitung unter Laminar-Airflow (LAF) und geringerer Manipulation bei der Anwendung,
- **geringere Komplikationsrate durch Inkompatibilitäten** durch dokumentierte Stabilitäts- und Kompatibilitätsangaben,
- **patientenspezifische und -individualisierte Zusammensetzung möglich** (Frühgeborene, Kinder, Langzeitpatienten),
- **kosteneffektiv:** günstiges Aufwand-Ertragsverhältnis – geringer Pflegeaufwand, Materialeinsparungen – Rationalisierung und Effizienzsteigerung durch zentralen Zubereitungsservice und Standardisierung – gut überprüfbarer Einsatz durch Nominalverordnung.

Nachteil

- Schlecht geeignet als Vehikel für Arzneimittel und Elektrolytzusätze (komplexes und wenig stabiles Gemisch von bis zu 50 Komponenten).

Das AiO-System hat sich zur PE bei Erwachsenen durchgesetzt, auch Dank industrieller Mehrkammersysteme, die zur parenteralen Standardernährung beim Erwachsenen im Krankenhaus heute meist verwendet werden. Aber auch im ambulanten Bereich spielen die Mehrkammersysteme inzwischen eine dominierende Rolle, vor allem bei der supplementierenden PE.

Um längerfristig lagerfähige, industrielle AiO-Mischungen zu erhalten, werden Mehrkammerbeutel mit separaten Glucose-, Aminosäuren- und Lipid-Komponenten hergestellt. Zudem werden Umbeutel verwendet, die einerseits die Sterilisation dieser Mehrkammerbeutel erlauben, andererseits als Barriere gegen Sauerstoff, Licht und Wasserverlust dienen, und damit die Stabilität dieser industriellen „Vormischungen“ gewährleisten. Ihre Zusammensetzung erlaubt insbesondere die kurzfristigere parenterale Ernährung im Krankenhaus. Für spezifische Anforderungen ist jedoch ein individuelles Mischen (Compounding) erforderlich. In der Neonatologie verwendet man an Stelle der Beutel häufig Infusionsspritzen mit bis zu 50 ml Inhalt. Die Zufuhr erfolgt i. d. R. pumpenassistiert über einen nach Möglichkeit reservierten Schenkel eines zentralen mehrlumigen Katheters. Für eine längerfristige heimparenterale Ernährung werden tunnelierte Verweilkatheter oder Port-Systeme eingesetzt.

Ready-to-Use-Zubereitung und Anwendung

Die Handhabung dieser komplexen Arzneiformen (disperse, metastabile Systeme mit bis zu 50 Bestandteilen, aseptische Ready-to-Use-Zubereitung) erfordert pharmazeutische Expertise im Ernährungsteam, um die Produktqualität, aber auch die sichere Anwendung zu garantieren. Wegen des großen infundierten Volumens und der langen Applikationsdauer müssen solche Infusionsarzneimittel strenge qualitative (pharmazeutische) Anforderungen erfüllen. Insbesondere die **aseptische Zubereitung** und die **physiko-chemische Stabilität** solcher komplexer AiO-Mischungen erfordern entsprechende Infrastruktur (z. B. GMP-konforme Einrichtungen mit LAF, Laboruntersuchungsmöglichkeiten) und Fachexpertise. Fachlich-organisatorische Vorgaben müssen eingehalten werden und eine behördlich abgenommene pharmazeutische aseptische Herstellungsabteilung muss vorhanden sein. PC-gestützte Abfüllsysteme sind hilfreich und wichtig für die Inprozess-Überprüfung. Der Herstellungsprozess muss einer (regelmäßigen) Validierung unterzogen werden und wird behördlich inspiziert. Nationale Arzneibücher geben dazu rechtlich bindende Vorschriften (GMP und die Qualitätsanforderungen für Kleinherstellungen mit geeigneter Dokumentation und Risiko-Abschätzung). (Inter-)Nationale Fachgesellschaften haben Leitlinien erarbeitet (siehe Kasten) oder bieten akkreditierte Fortbildungskurse an. Sie tragen dazu bei, dass neben der Arzneimittelsicherheit (Produkt) auch die Medikationssicherheit (Prozess) garantiert werden kann. Ready-to-Use-Zubereitung und Compounding werden aber zunehmend von spezialisierten Zentren mit dem entsprechend ausreichenden Umfang solcher Zubereitungen und Herstellungen übernommen.

Leitlinien für die AiO-Zubereitung

- Dokumentation und Protokollierung der Herstellung,
- Herstellung möglichst unmittelbar vor Anwendung (Stabilität),
- Standardisierung (minimale Zahl routinemäßig verfügbarer AiO-Mischungen),
- Verhinderung von Inkompatibilitäten durch – Festlegung der Reihenfolge und Auswahl der Zumischungen (z. B. Calcium und Magnesium in der Aminosäurelösung werden mit organischem Phosphat in der Glucoselösung gemischt; Lipid wird erst ganz zum Schluss beigegeben) – keine gleichzeitige Zumischung von (katalytisch wirkenden) Spurenelementen und Vitaminen (Stabilität, z. B. Vit. C und Eisen),
- Definition von Maximalmengen ausgewählter und ausgetesteter Zusätze zu AiO-Mischungen (z. B. Elektrolyte, evtl. Insulin),
- vollständige und korrekte Beschriftung (Zufuhrart; Anwendungsdatum, Dosis der Komponenten, Volumen, Patientenname, Herstellungscode, Aufbewahrung, Verfalldatum, Zusätze),
- Aufbewahrung unter Lichtschutz, bei 2–8 °C, eventuell in Sekundärverpackung zur Reduktion des Gasaustausches (Luft-Sauerstoff und oxidative Zersetzung); lipidfreie Mischungen lassen sich im Gegensatz zu lipidhaltigen zur Lagerung einfrieren,
- Anwendungsvorschriften (Patienten-, Produktidentifikation, Applikationsdauer, Aufbewahrung, Verfalldaten, etc.).

Qualitätssicherung

Die Stabilität kompletter Ready-to-Use-Mischungen ist im Gegensatz zu industriell vorgefertigten Mehrkammersystemen meist auf wenige Tage eingeschränkt. Gründe dafür sind:

- aseptische, nicht endsterilisierte Zubereitung,
- kritische Gesamtelektrolytkonzentrationen häufig an der Grenze der Löslichkeit (Phosphat, Calcium, Magnesium, etc.),
- limitierte Fettemulsionsstabilität infolge interagierender Komponenten (Lecithinemulgator mit mehrwertigen Kationen, kationischen Bestandteilen und dadurch bedingter Emulsionsdestabilisation mit Aufrahmen oder Brechen der O/W-Emulsion),
- chemische Instabilität (Zersetzung von Vitaminen, Lipidperoxidation, Hydrolysen, etc.).

Aus pharmazeutischer Sicht ist eine vollständige **Dokumentation** mit der Möglichkeit einer Chargenrückverfolgung wesentlich. Neben den Inprozesskontrollen erlaubt die visuelle oder mikroskopische Prüfung (Homogenität der Emulsion, Ausfällungen oder Verfärbungen), die Bestimmung des pH-Werts und der Elektrolytkonzentration sowie die Gewichtserfassung als Schlussprüfung bei solchen Mischungen eine einfache, häufig ausreichende **Qualitätskontrolle.** Klar formulierte Herstellungsvorschriften und Arbeitsanweisungen, überprüfte Hygieneanforderungen und funktionstüchtige Geräte helfen, die Qualität der Produkte hochzuhalten. **Aufbewahrungs- und Anwendungsrichtlinien** ergänzen die Qualitätssicherungsmaßnahmen auf Benutzerseite. Durch die **Standardisierung** der parenteralen Ernährung für den initialen und auch kurzfristigen Therapiebedarf im Krankenhaus ist bereits mit zwei bis drei verschiedenen AiO-Mischungen der Großteil des Bedarfs beim Erwachsenen abgedeckt. Für solche Standards können weitergehende Stabilitätsdaten erhoben werden, um die Produkt- und Therapiequalität zu verbessern. Diese Standards können auch durch industrielle Mehrkammerbeutel erfüllt werden.

Die geringe Zahl von Patienten mit Langzeit-PE zu Hause, die dafür notwendige Infrastruktur und die notwendige Erfahrung und Organisation auch in der Zusammenarbeit mit einem Krankenhaus sind Gründe, weshalb nur wenige Anbieter einen solchen pharmazeutischen **i. v. Zubereitungsservice** anbieten, der in die interdisziplinäre Ernährungsbetreuung der Patienten im stationären und ambulanten Bereich eingebettet sein muss (Schnittstellen-Management).

18.4.3 Ernährungsaufbau

Eine parenterale Ernährung soll wie die enterale Ernährung mit Blick auf die metabolische Toleranz (Hyperglykämie, Refeeding-Syndrom) durch **Steigerung der Zufuhr** erfolgen. Das Metabolisierungsvermögen des Organismus für die zugeführten Nährsubstrate ist zu überprüfen (Postaggressionsstoffwechsel). Eine initiale Halbierung der benötigten Zufuhr zur Stoffwechseladaption ist häufig sinnvoll, evtl. beginnt man auch mit hochkonzentrierten Glucoselösungen. Elektrolyte und Flüssigkeitsvolumen müssen parallel und entsprechend einem engmaschigen Monitoring korrigiert werden.

Initial ist auch eine **Fettstoffwechselstörung** abzuklären. Obwohl selten, wären erhöhte Triglycerid-Blutwerte > 10 mmol/l Grund für eine Reduktion der Fettzufuhr auf den essenziellen Bedarf, d. h. mindestens 50–100 g intravenöses Lipid mit entsprechendem Gehalt an essenziellen Fettsäuren einmal pro Woche.

Wird die parenterale Ernährung nach dem Aufbau und zur Vorbereitung auf eine Langzeit-TPE zu Hause zyklisch über 12–14 Stunden verabreicht, sollten die letzten 30–60 Minuten der Zufuhr mit Halbierung des Zufuhrvolumens pro Zeit durchgeführt werden, damit

Tab. 18.5 (Labor-)Überwachung bei einer parenteralen Ernährung. Nach Koletzko et al. 2007

Parameter	Ausgangswert	Beginn (1. Tag)	1. Woche (täglich)	1. Monat (wöchentlich)	Ab 2. Monat (in der Regel monatlich)
Albumin, Gesamteiweiß		+			+
Alkalische Phosphatase, Bilirubin		+		+	+
Blutglucose		+	+	+	o
Differentialblutbild		+		+	o
Elektrolyte (Phosphat!)		+	+	+	o
Gewicht, Ernährungszustand	+	+		+	+
Kreatinin, Harnstoff		+		+	+
Parathormon	+				o
Blutgerinnung, INR (International Normalized Ratio)	+	+			o
Transferrin (Eisenbindung)					o
Triglyceride (≤ 5–10 mmol/l)		+		+	+
Spurenelemente Vitaminstatus (selektiv)	o				o

o bei Bedarf

eine **Adaption der Insulinsekretion** ermöglicht wird (Verhinderung einer Hypoglykämie).

Aktuelle Untersuchungen, etwa beim Intensivpatienten, zeigen, dass die unzureichende Messbarkeit und entsprechend fehlende Werte zum aktuellen Ernährungsbedarf die Anwendung einer PE oft zu lange verzögern. Entsprechend wird eine inadäquate Ernährung mit entsprechend schlechterem Outcome für den Patienten zu lange gegeben (Berger 2014).

18.4.4 Überwachung

Zur routinemäßigen Überwachung gehört die Erfassung möglicher Komplikationssymptome: Hyperglykämie, Körpertemperatur (Infektionen), Atmung, Blutdruck und Puls, Ödembildung und Wohlbefinden des Patienten. In der Langzeitbehandlung sind Auswirkungen auf Organe und den Intermediärstoffwechsel zu beachten (Leber, Niere (Oxalatsteine), Knochenmineralisation etc.).

Eine regelmäßige Erfassung des Ernährungszustands ist für die Verlaufskontrolle wichtig. Zu Beginn einer parenteralen Ernährung und in geeigneten Intervallen sind Labordaten nützlich und notwendig, **Checklisten** sind hilfreich (Tab. 18.5).

18.4.5 Kompatibilität mit Arzneimitteln

Zur vereinfachten Therapie wäre es oft wünschenswert, parenterale Ernährung als Trägermischung für Arzneimittel zu nutzen. Wegen der komplexen Formulierung erfordert dies i. d. R. eine vertiefte Abklärung von Stabilität und Kompatibilität, z. T. sogar der Wirksamkeit. Grundsätzlich ist eine PE kein geeignetes Vehikel für Arzneimittel, denn die Wechselwirkungen mit möglicher Zersetzung, Ausfällung, Adsorption an den Behälter, Emulsionsdestabilisierung, pH-Veränderungen, etc. sind im Einzelfall schwer voraussehbar und aus Literaturangaben schwierig extrapolierbar, da Produkte, trotz gleicher Wirkstoffe, in ihren physikalisch-chemisch Eigenschaften erheblich variieren können und die Zusammensetzung der AiO-Mischung auch unterschiedlich ist; entsprechende Laboruntersuchungen sind dann nötig. Eine separate Gabe von parenteraler Ernährung und Arzneimitteln (Kurzinfusionen) ist die Grundregel. Allenfalls können bei vorhandenem Mehrlumenkatheter gleichzeitig parenterale Ernährung und Arzneimittel verabreicht werden, da im Blut eine direkte Inkompatibilität zwischen PE-Bestandteilen und Arzneistoffen unwahrscheinlicher und die Austrittsstellen der Einzellumen zueinander versetzt vorliegen. Einige spezifische Hinweise:

Insulin wird beim instabilen Patienten vorteilhaft separat und aus Sicherheitsgründen mittels Pumpe verabreicht (reduziertes Hypoglykämie-Risiko). Insulin hat auch die Eigenschaft an Behälter- oder Infusionsmaterialien zu adsorbieren, was die korrekte Dosierung im AiO-Beutel bei metabolisch instabilen Patienten erschwert.

Tab. 18.6 (Nicht energetische) Eigenschaften von Fettsäuren

MCT-Fette	Ω-3-Fettsäuren (in LCT)	Ω-6-Fettsäuren (in LCT)
Nicht essenziell	Teilweise essenziell (α-Linolensäure)	Teilweise essenziell (Linolsäure)
Reiner Energieträger	Energieträger, Struktur- und Funktionseigenschaften	Energieträger, Struktur- und Funktionseigenschaften
Benötigen keine Lipase zur Resorption	Lipase/Galle nötig zur Resorption	Lipase/Galle nötig zur Resorption
Schnelle Oxidation zu Ketonkörpern (ohne Carnitin)	Oxidation carnitinabhängig	Oxidation carnitinabhängig
Keine Anreicherung in Leber und Fettgewebe	Anreicherung im retikuloendothelialen System möglich	Anreicherung im retikuloendothelialen System möglich
Immunologisch neutral	Ausgangssubstanzen für Eicosapentaen- und Docosahexaensäure, Ausgang für Prostanoide der 3er-Serie, Ausgang für Leukotriene der 5er-Serie, kaum immunsuppressiv und kaum entzündungsfördernd	Ausgangssubstanz für Arachidonsäure, Ausgang für Prostanoide der 2er-Serie, Ausgang für Leukotriene der 4er-Serie, immunsuppressiv und entzündungsfördernd
Kaum therapeutische Eigenschaften	Günstig bei Autoimmunerkrankungen	Günstig bei Transplantation

18

Heparin ist meist inkompatibel und sollte nicht in der PE verabreicht werden. Die heute übliche subkutane Thromboseprophylaxe mit niedermolekularem Heparin ist therapeutisch eine geeignete Alternative bei parenteraler Antikoagulation. Die routinemäßige Spülung von i. v. Kathetern mit Heparin ist der mechanischen Spülung mit NaCl nicht überlegen und wird auch wegen des Risikos einer HIT (heparininduzierte Thrombozytopenie) nicht empfohlen.

Elektrolyte, insbesondere mehrwertige Kationen, wirken häufig destabilisierend auf die AiO-Emulsion (verringertes Zeta-Potenzial zwischen den emulgierten Fetttröpfchen).

18.5 Neuere Entwicklungen in der klinischen Ernährung

In der Ernährungstherapie zeichnet sich in den letzten Jahren eine Reihe von interessanten Entwicklungen ab.

Eine parallele **frühzeitige, eventuell auch niederdosierte (10–20 ml/h) enterale Ernährung** beim kritisch Kranken erlaubt, die meist vorhandene intestinale (Rest-)Funktion und die physiologische Nahrungszufuhr zu nutzen. Die kombinierte enterale und parenterale Ernährung ist eine sich sinnvoll ergänzende Ernährungsform. Auch die Beeinflussung der bakteriellen Translokation sowie der Gesamtkörperinflammation (Systemisches inflammatorisches Response-Syndrom, SIRS) und Sepsis steht zur Debatte. Dies gilt ebenso für die durch enterale Ernährung postulierte Erhaltung einer intakten Darmschleimhaut.

In der **begleitenden Ernährungstherapie bei Tumorpatienten mit Kachexie** kann die parenterale Ernährung eine sinnvolle Maßnahme zur Verbesserung der Lebensqualität und Toleranz der Tumortherapie darstellen; sie sollte aber in der Sterbephase nicht mehr eingesetzt werden. Wichtig ist die Vermeidung einer Überernährung, da bei Kachexie häufig auch eine starke Resistenz zur Substrataufnahme besteht. Auch Nutraceuticals mit möglicher Beeinflussung von Zytokinen und Mediatoren, wie TNF-α, IL-6, PIF (Proteolyse-inhibierender Faktor), sind Gegenstand von Untersuchungen.

Ausgewählte **Ernährungssubstrate** zur **Modulation der Immun- und Entzündungsreaktion** sind ebenfalls Gegenstand von Forschung und werden unter den Bezeichnungen „pharmacological nutrition", „immunonutrition" und „immunopharmacology" diskutiert (Tab. 18.6 und Tab. 18.7). Generell gilt, dass das ernährungstherapeutische Konzept der Immunmodulation als ein Bestandteil der Ernährungsstrategie verstanden werden muss, in der die metabolischen ebenso wie die immunologischen Bedürfnisse des Patienten evidenzbasiert zu berücksichtigen sind.

18.6 Praktische Durchführung der klinischen Ernährung

18.6.1 Ernährungsrichtlinien im Krankenhaus

Die klinische Ernährung hat den Schritt von einer nur den Stoffwechsel unterstützenden Maßnahme zu einem

Tab. 18.7 (Nicht energetische) Eigenschaften von Arginin, Glutamin und Nukleotiden

Arginin	Glutamin	Nukleotide, Nukleinsäuren
Bedingt essenziell	Bedingt essenziell, im Blut und Gesamtkörperpool, quantitativ am stärksten, vertretene Aminosäure	Bedingt essenziell
Sekretionsanregend (Insulin, IGF, Prolaktin, Wachstumshormon)	Ammoniakshuttle (Gln ↔ Glu), Aminogruppendonator zur Biosynthese von Aminosäuren und Purinen/Pyrimidinen	–
Präkursor für Wachstumsfaktoren	Energiesubstrat für schnell proliferierende Zellen (Enterozyten, Lymphozyten)	–
Präkursor für Stickstoffmonoxid (NO wirkt auch zytotoxisch)	Präkursor für Glutathion	–
Trophische Wirkung	Trophische Wirkung	Trophische Wirkung
Förderung der Wundheilung	Regulation der IL-2-Produktion und der NK-Zellen wird stimuliert	–
Steigerung der zellulären Immunantwort	Steigerung der zellulären Immunantwort	Steigerung der zellulären Immunantwort
Entzündungsreaktion gesteigert	Geringer hemmender Einfluss auf die Entzündungsreaktion	Kaum Einfluss auf Entzündungsparameter

IGF Insulin-like growth factor, **NK-Zellen** natürliche Killerzellen

eigenständigen **therapeutischen Prinzip** vollzogen. Die richtige Erfassung und adäquate Behandlung mangelernährter oder von Malnutrition bedrohter Patienten ist von großer Bedeutung und betrifft eine große Patientenzahl nicht nur im Krankenhaus (▸ Kap. 5). Für die klinische Ernährung stehen eine Vielzahl von Produkten und Zufuhrtechniken zur Auswahl. Eine falsch durchgeführte klinische Ernährung ist von Komplikationen begleitet, die die Morbidität und Mortalität und damit die Gesundheitskosten (length of hospital stay, LOS) nachhaltig beeinflussen. Trotzdem hat die klinische Ernährung in Europa noch nicht den Status eines eigenständigen medizinischen Faches und erfordert im Sinne des Ausbildungsauftrags öffentlicher Krankenhäuser **Schulung und Instruktion** der Beteiligten, bis hin zu den Patienten und deren Angehörigen.

Für die Behandlung der Malnutrition im Krankenhaus ergibt sich somit die Notwendigkeit eines routinemäßigen Screenings der Patienten und einer angemessenen Behandlung: **strukturiert** und **standardisiert** ist die Ernährungstherapie unter Einbezug des Ernährungsteams und im Sinne von „seamless care" in der Weiterführung der Ernährungsbehandlung über das Krankenhaus hinaus anzustreben.

Aus der Sicht des Krankenhausapothekers stehen dabei die Produkte der klinischen Ernährung im Apothekensortiment und deren rationaler Einsatz im Blickpunkt. Sie sollten sinnvoll selektioniert und in ihrem Einsatz definiert und nachverfolgt werden.

- Selektion und Dokumentation der Produkte (restriktives Sortiment),
- Festlegung, Instruktion und Überprüfung der im Krankenhaus gültigen Standards der klinischen Ernährung,
- Schaffung und Mitarbeit im interdisziplinären Ernährungsteam,
- organisatorische und inhaltliche Qualitätssicherung,
- pharmakoökonomische Dokumentation (Kosten-Nutzen- und Kosten-Effektivitäts-Analysen).

Wichtige Websites mit Empfehlungen zur Ernährungstherapie

- DGEM (Deutsche Gesellschaft für Ernährungsmedizin): www.dgem.de,
- AKE (Österreichische Arbeitsgemeinschaft für Klinische Ernährung): www.ake-nutrition.at,
- GESKES (Gesellschaft für Klinische Ernährung der Schweiz): www.geskes.ch,
- ESPEN (European Society for Clinical Nutrition and Metabolism): www.espen.org,
- ASPEN (American Society for Parenteral and Enteral Nutrition): www.nutritioncare.org.

Einen wichtigen Schritt zur Standardisierung stellt die Einführung und Durchsetzung von allgemein gültigen **Ernährungsrichtlinien oder Ernährungspfaden** im einzelnen Krankenhaus dar, vergleichbar mit anderen Richtlinien zur Therapie oder Hygiene. Sie müssen aktuell und in der Praxis anwendbar sein (z. B. Checklisten). Ernährungspfade sollten sektorübergreifend formuliert sein und den Wechsel der Versorgungsstufen zwischen stationärem und ambulantem Bereich berücksichtigen. Als Referenzen zur Erarbeitung sind Empfehlungen internationaler und nationaler Fachgruppen der klinischen Ernährung heranzuziehen (siehe Kasten).

Inhaltlich sollten solche Richtlinien die im folgenden Kasten genannten Punkte umfassen.

Checkliste Ernährungsrichtlinien

- Allgemeine Grundsätze und Definitionen,
- Aufgabe und Funktion der Ernährungsspezialisten und ihre Erreichbarkeit (Ernährungsteam),
- Indikationen und Kontraindikationen zur enteralen und parenteralen Ernährung,
- Verabreichungsmöglichkeiten:
  - enteral (Sondentechnik, Trink- und Sondennahrungen, Applikation),
  - parenteral (Formen, Verabreichungswege und -systeme, Nährlösungen),
- verfügbare Ernährungsprodukte,
- Erfassung des Ernährungszustands,
- Ernährungsbedarf und Verordnung,
- Betreuung und Pflege der Patienten inkl. der Zufuhrsysteme:
  - Nahrungsaufbau,
  - Überwachung (Labordaten) und Anpassungen (Insulinbedarf etc.),
  - Sonden-, Stoma- und Katheterpflege,
- Kompatibilität mit Arzneimitteln,
- Komplikationen und Maßnahmen,
- prästationärer Ernährungsaufbau,
- ambulante Ernährung (Ernährung zu Hause),
  - Vorgehensweise und Verantwortlichkeiten beim Übergang von der stationären zur ambulanten Ernährung,
  - Patienteninformation und -instruktion,
- Organisation und Kontaktstellen,
- Anhänge (Checklisten),
- Literatur.

Prospektive Untersuchungen zeigen, dass nach Einführung neuer Standards mit festgelegten Ernährungsregimen und definiertem Produktsortiment Rationalität und Qualität der Ernährung günstig zu beeinflussen sind. Solche Richtlinien müssen erarbeitet, instruiert und adaptiert werden, um Aktualität und Wirksamkeit zu besitzen:

- weniger infektiöse Zwischenfälle bei der PE; frühere Sepsisraten von 18–35 % bei PE sind heute auf 0–4 % zurückgegangen, bedingt durch strikte aseptische Herstellung in der Apotheke bzw. durch den Einsatz von Dreikammerbeuteln, verbesserte Kathetermaterialien und rigoroser Asepsis bei Einführung und Pflege der Zufuhrkatheter und der Zufuhr der PE),
- weniger Komplikationen mit Kathetern und Sonden,
- weniger metabolische Komplikationen wie Hyper- und Hypoglykämie oder Diarrhö (bei falscher oder ungeeigneter parenteraler oder enteraler Indikation und Zufuhr),
- weniger pharmazeutische, stabilitätsbedingte Probleme durch definierte und überprüfte Arzneimittelzusätze (Inkompatibilitäten),
- optimiertes Monitoring der Patienten durch Festlegung wichtiger Laboruntersuchungen,
- Kostenreduktion durch Festlegung von Art, Dauer und Indikation der verschiedenen klinischen Ernährungsformen.

18

18.6.2 Das Ernährungsteam und die Rolle des Apothekers

Klinische Ernährung stellt ein **klassisch interdisziplinäres Gebiet** dar, das in den letzten rund 50 Jahren durch Entwicklungen in der klinischen und der Grundlagenforschung sowie durch neue technische Möglichkeiten im Bereich der Patientenüberwachung und Ernährungsform (Sonden- und Kathetermaterialien, Ernährungsprodukte, Applikationssysteme inkl. AiO-Mischbeutel) revolutioniert worden ist. Ein interdisziplinärer Zugang erlaubt, den mangelernährten Patienten optimal zu erfassen und zu betreuen und somit Effizienz und Sicherheit der klinischen Ernährung zu verbessern. Das Ernährungsteam umfasst den ärztlichen, den pharmazeutischen und den Pflegedienst sowie die Ernährungsberatung. Seine Hauptaufgabe besteht in der Erkennung, Verhinderung und Therapie der Mangelernährung sowie in der Festlegung und Überprüfung von Richtlinien und Standards sowie deren Einhaltung. Es ist aber auch Ansprechpartner des Patienten, insbesondere in der Ernährung zu Hause.

Die Art und **Interventionsweise** dieser Teams können verschieden ausgestaltet sein. Die ersten Daten aus den USA in den 70er- und 80er-Jahren zeigten die Effizienz der Teams, die die klinische Ernährung vollständig übernahmen, d. h. von der Erfassung des Ernährungszustands bis zur Verordnung, Anwendung und Überwachung. Daten aus Europa zeigen eine größere Effizienz primär durch Setzen der Standards und dem Erfassen der Ernährungsqualität und nur noch fallweise bei Problemfällen. Die Bedeutung des Ernährungsteams liegt somit insbesondere darin, Richtlinien zur klinischen Ernährung festzulegen, zu überprüfen und zu aktualisieren.

Die **Rolle des klinisch tätigen Apothekers** im Ernährungsteam ergibt sich aus seiner Funktion, seiner Ausbildung und seinem Spezialwissen. Traditionell ist der Krankenhausapotheker in die Produktevaluation und -selektion involviert. Ebenso ist bei der parenteralen Ernährung die Herstellung und Ready-to-Use-Zubereitung von AiO-Mischungen seine unbestrittene Domäne. Fragen zur Medikation und deren Verabreichung bei klinischer Ernährung sind ebenfalls sein primäres Aufgabengebiet.

Mit einer vermehrt **patientenorientierten Tätigkeit** sind folgende **pharmazeutischen Aktivitäten** möglich oder gefragt:

- Vorschläge zur Wahl spezifischer Ernährungsprodukte und Vermittlung entsprechender Information,
- zeitgerechte Beschaffung durch Einkauf oder Herstellung,
- Hilfestellung zur korrekten Begleitmedikation,
- Abklärung physiko-chemischer Kompatibilitäten und Stabilitäten für mögliche Beimischungen, z. B. Arzneimittel,
- Hinweise und Richtlinien für den Umgang mit Ernährungsprodukten, z. B. Aufbewahrung, Zufuhr,
- Erhebung und Erfassung von Verbrauchszahlen,
- Mitarbeit in Studien und in der Evaluation der Arzneimittel (Datenerfassung von der Ernährungsbeurteilung bis zu unerwünschten Wirkungen beim Patienten etc.),
- koordinierende Funktionen, insbesondere bei der Versorgung heimernährter Patienten (Vorschläge zur Zusammensetzung der klinischen Ernährung und deren Anpassung, Registerführung und Patientendokumentation),
- krankenhausinterne Schulung der Mitarbeiter (Richtlinien/Standards/Pfade) und der Patienten (Schnittstelle stationär-ambulant),
- Tätigkeit im Gebiet angewandte Entwicklung und Validierung zum Thema klinische Ernährung (Qualitätszirkel, Produktsicherheit und -effizienz),
- eventuell Leitung des Ernährungsteams.

18.6.3 Ambulante Ernährung

Während für einen Großteil der Patienten im Krankenhaus eine klinische Ernährung nur befristeten Charakter hat, ist für einzelne Patienten eine **Langzeiternährung** notwendig. Sowohl enteral wie auch parenteral ist dies mit den heute verfügbaren Materialien und Produkten über Jahre möglich. Auch bei aufwendiger Ernährung, z. B. mit Spezialsonden ins Jejunum, sowie bei parenteraler Ernährung ist es aus psychologischen, ökonomischen und therapeutischen Überlegungen sinnvoll, den Patienten aus stationärer Behandlung nach Hause zu entlassen. Die Voraussetzung dazu ist, dass der Patient und seine Angehörigen in der Lage sind, die Ernährung selbständig durchzuführen und die notwendige Infrastruktur (Lagermöglichkeiten, Wohnverhältnisse, Betreuung durch krankenhausexterne Dienste) sowie die langfristige ärztliche, pharmazeutische und pflegerische Betreuung gegeben sind. Eine Reihe von Standards und Empfehlungen dazu liegen vor.

Ausgehend von dieser Situation ergeben sich zwei grundsätzlich unterschiedliche Modelle. Das eine involviert das Krankenhaus und damit das **öffentliche Gesundheitswesen**, das zweite überlässt diesen Bereich weitgehend **privaten Anbietern** und der Industrie. Prospektiv erhobene Zahlen zur Effizienz und Sicherheit solcher Organisationen sind nötig. Lokale oder nationale Register der erfassten Patienten könnten folgende Fragen beantworten:

- vergleichende Kontrolle der Qualität der ambulanten Ernährung durch verschiedene Anbieter,
- Verteilung der Verordnungen für enterale und parenterale Ernährung zu Hause,
- Trends bei den Indikationen zur klinischen Ernährung und deren Outcome,
- Anteil der Patienten in einem palliativen oder terminalen Stadium (Krebspatienten),
- Dauer und Kosten der Ernährung und Komplikationen.

Die ambulante klinische Ernährung stellt ein taugliches Modell dar, effektiv Gesundheitskosten einzusparen oder optimal einzusetzen, wenn eine entsprechende Indikations- und Qualitätskontrolle etabliert ist. Für den Apotheker im Krankenhaus, aber auch in der öffentlichen Apotheke, ist die klinische Ernährung eine **spezielle berufliche Herausforderung**, die ihm erlaubt, fachspezifisches pharmazeutisches Wissen interdisziplinär und zum Nutzen des Patienten einzusetzen.

18.7 Fallbeispiel

18.7.1 Beschreibung

A.D., ein 25-jähriger Mann, Größe 180 cm, aktuelles Gewicht 71 kg, BMI ca. 22 kg/m^2, wird als akuter Notfall von seinem Hausarzt in das Krankenhaus eingewiesen. Seine Krankengeschichte ist bis vor wenigen Monaten unauffällig gewesen. Er hatte mit zehn Jahren eine Radiusfraktur rechts und mit 17 Jahren wurde er appendektomiert. Die **aktuelle Anamnese** ergibt:

- seit vier Monaten Durchfälle, zuletzt sechs- bis siebenmal pro Tag, wässrig ohne Blutbeimengungen,

- innerhalb der letzten ca. sechs Monate 12 kg Gewichtsabnahme (von 83 auf 71 kg),
- seit zwei Tagen Bauchschmerzen, zunächst im rechten Unterbauch zu lokalisieren, zuletzt krampfartig im gesamten Abdomen,
- Übelkeit, vor zwei Stunden auch kräftig erbrochen.

Die **klinischen Befunde** lauten nach eingehender Untersuchung wie folgt:

- klinische Untersuchung des Abdomen mit gummiartiger Bauchdecke: diffus druckdolent, Maximum im rechten Unterbauch,
- Sonographie: verdickte Darmschlinge im rechten Unterbauch, dem Colon ascendens und Ileum zuzuordnen, flüssigkeitsgefüllte Darmschlingen (Dünndarm) mit Pendelperistaltik, keine freie Flüssigkeit, keine abszesstypischen Strukturen,
- Abdomenübersicht in Linksseitenlage: keine freie Luft, einzelne Dünndarmspiegel und stehende Schlingen im Sinne eines Subileus,
- Ösophago-Gastro-Duodenoskopie: ohne pathologischen Befund,
- Koloskopie: hämorrhagische Kolitis mit ausgestanzten Ulzerationen und Granulationspolypen im Kolon ascendens und Coecum, die Ileocoecalklappe ist entzündlich stenosiert und zeigt Fibrinbeläge, das terminale Ileum kann nicht eingesehen werden; histologisch sind Epitheloidzellgranulome nachweisbar,
- Labordaten: mäßig erhöhte Entzündungsparameter (C-reaktives Protein 5,6 mg/dl, Blutsenkungsgeschwindigkeit 25 mm/h, Leukozyten $8{,}1 \cdot 10^9$/l), sonst Normalwerte.

Es wird die **Diagnose** akuter Morbus Crohn mit beginnendem Ileus auf Grund einer Stenose vermutlich im terminalen Ileum gestellt und ein konservatives, zuwartendes Vorgehen beschlossen. Der Patient erhält einen Steroidstoß mit dem Ziel eines Rückgangs der akuten Entzündung und dem Abschwellen der Stenose. Langfristig wird eine remissionserhaltende immunsuppressive Therapie mit Azathioprin geplant. Eine Operation ist nur bei zunehmender Ileussymptomatik mit Ausbilden eines manifesten Ileus vorgesehen.

Mittelfristig ist bei unzureichendem Ansprechen der immunsuppressiven Therapie eine Ileocoecalresektion in Erwägung zu ziehen.

18.7.2 Fragen und Antworten

Frage 1

- Warum ist bei diesem Patienten, trotz eines aktuellen BMI von 22 kg/m² (Normalbereich 20–25 kg/m²), eine sofortige klinische Ernährung indiziert?

Antwort zu Frage 1

Aufgrund der angegebenen Gewichtsabnahme von mehr als 14 % innerhalb der letzten sechs Monate und der Dauer der Symptome (Diarrhö seit vier Monaten) ist von einem energetischen Mangel, wenn nicht sogar von einer Mangelernährung auszugehen. Diese sollte auch im Hinblick auf eine drohende Operation schnell ausgeglichen werden. Mangelernährte Patienten sind immunsupprimiert und haben eine erhöhte postoperative Komplikationsrate. Daher sollte bei elektiven Eingriffen grundsätzlich präoperativ der Nährstoffmangel ausgeglichen werden. Da der Patient diesen anscheinend nicht selbst ausgleichen kann (Gewichtsabnahme ist ungewollt unter normalen Lebensbedingungen eingetreten), ist eine künstliche Ernährung indiziert.

Frage 2

- Ist bei diesem Patienten eine enterale Ernährung indiziert?

Antwort zu Frage 2

Eine enterale Ernährung ist bei Ileussymptomatik zunächst kontraindiziert, deshalb beginnt man mit einer parenteralen Ernährungstherapie. Zum Ausgleich der schon manifesten Katabolie (Abbau von Körpermasse) ist in diesem Fall eine totale parenterale Ernährung nötig. Eine hypokalorische parenterale Ernährung wäre nur dann sinnvoll, wenn die Katabolie noch nicht eingetreten, aber für einige Tage überbrückend in kritischen Krankheitssituationen verhindert werden soll.

Frage 3

- Ab welchem Zeitpunkt sollte man mit einem enteralen Ernährungsaufbau beginnen und wie wird er durchgeführt?

Antwort zu Frage 3

Ist die kritische Darmpassagestörung abgeklungen, kann überlappend mit einer enteralen, zunächst ballaststofffreien Nahrung begonnen werden. Wenn der Patient normal schlucken kann, sind Trinknahrungen vorzuziehen, zunehmend ergänzt durch normale Kost.

Frage 4

- Erstellen Sie einen Ernährungsplan für eine total parenterale Therapie. Welche Fette kämen infrage?

Antwort zu Frage 4
Beginn mit einer totalen parenteralen Ernährung. Die Berechnungen erfolgen mit dem Ausgangsgewicht, das gleichzeitig das Sollgewicht ist. Die Angaben geben jeweils den Bedarf für 24 Stunden an (Tab. 18.8).

Frage 5

- Ab welchem Zeitpunkt ist eine Supplementierung von Vitaminen und Spurenelementen notwendig?

Tab. 18.8 Vorschlag einer totalen parenteralen Therapie für A. D.

Substrat	Dosierungsberechnung
Aminosäuren	1 g/kg KG (0,8–1,5 g/kg KG) → 83 g → entspricht 830 ml 10 %iger Aminosäurelösung
Energie	Grundumsatz (Harris-Benedict) + 10 % 1942 kcal + 194 = 2136 kcal
Energieträger	Kohlenhydrate und Fette im Verhältnis 2:1–1:1, Glucose maximal 5 g/kg KG, maximale Tagesdosis 400 g, Fettemulsionen maximal 2 g/kg KG
Glucose	83 kg × 5 g/kg = 415 g → max. 400 g = 1600 kcal, entspricht 2 × 1000 ml 20 %iger bzw. 1 × 1000 ml 40 %iger Glucoselösung
Fette	Demnach müssen durch Fette mindestens 536 kcal abgedeckt werden: 536 kcal geteilt durch 9 g/kcal = 59,6 g → 300 ml einer 20 %igen Fettemulsion
Flüssigkeitszufuhr	30 (20–40) ml Wasser/kg KG; ca. 2500 ml, bei Fieber, intestinalen Flüssigkeitsverlusten etc. entsprechend mehr je nach klinischer Kontrolle und ZVD (zentraler Venendruck), Ziel bei intakter Nierenfunktion: Urinausscheidung mindestens 1000–1500 ml/24 h
Elektrolyte	Natrium: 0,5–1,5 mmol/kg KG, Kalium: 0,3–1,0 mmol/kg KG, Calcium-, Chlorid-, Phosphat-, Magnesiumsubstitution je nach Labormesswerten, Cave: bei Verwendung von Vollelektrolytlösungen wird bei ausgeglichener Flüssigkeitsbilanz zu viel Natrium zugeführt
Vitamine	Sofortige Substitution entsprechend dem Tagesbedarf
Spurenelemente	Sofortige Substitution entsprechend dem Tagesbedarf

Antwort zu Frage 5
Bei ausreichend ernährten Patienten ist normalerweise erst nach fünf bis sieben Tagen die Supplementierung von Vitaminen und Spurenelementen notwendig. Bei einem Ernährungsmangel, aber auch bei sehr alten Patienten sollte man aber vom ersten Tag an Vitamine und Spurenelemente zusammen mit der klinischen Ernährung geben.

Da in diesem Fall von einer kurzfristigen TPE (weniger als sechs Wochen) auszugehen ist, keine zu berücksichtigende Stoffwechselstörung vorliegt und die Nieren- und Leberfunktion normal sind, sollte sich der Ernährungsplan an den praktischen Gegebenheiten ausrichten und die vor Ort vorhandenen Infusionslösungen benutzt werden. Dabei können kleinere Abweichungen in Zusammensetzung, Energiegehalt oder Konzentration durchaus in Kauf genommen werden.

Frage 6

- Welche Möglichkeiten gibt es bei dieser kurzzeitigen parenteralen Ernährung für den Patienten ein einfaches und praktikables TPE-Regime zusammenzustellen?

Antwort zu Frage 6
Da bei einer TPE kürzer als sechs Wochen hauptsächlich die Bilanzierung der Elektrolyte und der Flüssigkeitsbedarf kritisch ist, können die Makrobestandteile über ein Mehrflaschensystem (Beispiel 1, spielt heute nur noch eine untergeordnete Rolle), einen Zwei- bzw. Dreikammerbeutel (Beispiel 2) oder einen eigenen AiO-Standardbeutel (Beispiel 3) gegeben werden:

Beispiel 1
- 2 × 1000 ml 3,5 %ige Aminosäurenlösungen mit Elektrolyten und Glucose 125 g,
- jeweils 1 Ampulle mit tagesbedarfsdeckenden Spurenelementen und Vitaminen,
- 1 × 500 ml 20 %ige LCT-Fettemulsion,
- 1 × 1000 ml 10 %ige Glucose,
- Elektrolytsubstitution nach Bedarf.

Beispiel 2
- 2 l Zweikammerbeutel mit 80–100 g Aminosäuren, bis zu 300 g Glucose und Elektrolyten, 500 ml LCT-Fettemulsion 20 %ig
- oder 2 l Dreikammerbeutel,

- jeweils 1 Ampulle tagesbedarfsdeckende Vitamine und Spurenelemente,
- zusätzlich 500–1000 ml 5 %ige Glucose, alternativ Ringerlactat bzw. -acetatlösung,
- Elektrolytsubstitution nach Bedarf.

Beispiel 3

- All-in-One (Compounding),
- Volumen: 2075 ml,
- Glucose: 350 g,
- Aminosäuren: 100 g,
- Stickstoff N: 16 g,
- Fett (LCT, LCT/MCT-Mischung oder Olivenöl basiert): 75 g,
- Natrium: 100 mmol, Kalium: 60 mmol, Calcium: 4 mmol, Magnesium: 5 mmol, Phosphat: 25 mmol, Chlorid: 159 mmol,
- Energie: 2075 kcal,
- jeweils 1 Ampulle tagesbedarfsdeckende Vitamine und Spurenelemente.

Nach zehn Tagen hat sich die Darmfunktion soweit normalisiert, dass mit einer enteralen Ernährung begonnen werden kann. Diese erfolgt überlappend und unter entsprechender Reduktion der parenteralen Ernährung. Ein schrittweiser Aufbau der enteralen Kost gewöhnt den Darm wieder an die digestiven und absorptiven Funktionen (Regeneration der Zotten/Schleimhaut, Änderung der Motorik) und erleichtert die gewünschte spätere normale Nahrungszufuhr.

Frage 7

- Ist die Anlage einer PEG indiziert?

Antwort zu Frage 7

Da versucht werden soll, dem Patienten möglichst bald wieder Normalkost zu verabreichen, ist eine PEG nicht indiziert. Nur falls abzusehen ist, dass eine enterale Ernährung länger als drei Wochen dauern wird, sollte man diesen Eingriff vornehmen. Befürchtungen einer Fistelbildung durch die Anlage einer PEG haben sich nicht bestätigt. Nach einer Operation dürfte mit einer enteralen Kost bei intakter Anastomosennaht am dritten postoperativen Tag begonnen werden, Flüssigkeit kann schon vorher gegeben werden. Besteht langfristig ein unzureichendes Ansprechen der immunsuppressiven Therapie (fehlende Remission, Steroidabhängigkeit), ist ein Versuch mit einer künstlichen enteralen Ernährung mit Remissionsraten bis zu 60 % angezeigt.

Frage 8

- Welche Art der Sondenkost würden Sie zum Ernährungsaufbau bei diesem Patienten einsetzen?

Antwort zu Frage 8

Bei Patienten mit einem akuten Schub eines Morbus Crohn hat sich der Einsatz von ballaststofffreier Sondennahrung bewährt. Chemisch definierte Kost ist außer bei Kurzdarmsyndrom bzw. Fisteln im terminalen GIT nicht indiziert. Bei Fisteln im Dünndarm und oberen Kolon muss parenteral bis zum Verschluss der Fistel ernährt werden. Mit dem Nachlassen der Entzündungszeichen kann aber auf eine ballaststoffhaltige Nahrung übergegangen werden.

Frage 9

- Und wie würden Sie bei der enteralen Ernährungstherapie vorgehen?

Antwort zu Frage 9

Bei Anwendung einer enteralen Kost (als Trinknahrung oder über Sonde) empfiehlt sich folgendes Vorgehen:

Energiebedarf: wie bei TPE ca. 2500 kcal/24 h. Cave: Overfeeding, daher in der Regel nach unten abrunden.

Sondenkost: initial vollbilanzierte, hochmolekulare ballaststofffreie Sondenkost, Energiedichte 1 kcal/ml, Oligopeptidsondenkost i. d. R. nicht erforderlich. Ziel: 5 × 500 ml Sondenkost.

Flüssigkeitsbedarf: minimal 2500 ml, Ziel ist eine Urinausscheidung von mindestens 1000–1500 ml/24 h. 100 ml Sondenkost entsprechen ca. 80 ml freier Flüssigkeit, 2500 ml entsprechen 2000 ml freier Flüssigkeit, dementsprechend muss noch ein halber Liter, besser noch ein Liter Flüssigkeit (kohlensäurefreies Mineralwasser) zugegeben werden.

Da eine vollbilanzierte Sondenkost alle Mineralien, Vitamine und Spurenelemente enthält (Tagesbedarf bei 1500 kcal gedeckt), muss keine zusätzliche Substitution erfolgen.

Frage 10

- Erstellen Sie ein Aufbauschema für die enterale Ernährung. Ist bei diesem Patienten besondere Vorsicht geboten?

18

Antwort zu Frage 10

a) Der enterale Nahrungsaufbau kann gemäß dem in ◘ Tab. 18.1 für die Bolus-Applikation beschriebenen Stufenschema vorgenommen werden. Entsprechend dem Aufbau der enteralen Ernährung erfolgt ein stufenweiser Abbau der TPE, sodass die Kalorienmenge gleich bleibend 2500 kcal/24 h ergibt. Ab Tag 4 wird die Hälfte der Energie enteral zugeführt.
b) Bei Morbus-Crohn-Patienten kann es zu Beginn leicht zu Diarrhö bzw. anderen gastrointestinalen Problemen kommen. Daher muss gegebenenfalls der enterale Nahrungsaufbau langsamer durchgeführt werden.

Der Patient erhält zunächst eine nasogastrale Sonde. Er verträgt die Nahrung bis zum vierten Tag gut. Am folgenden Tag (Tag 15 nach Aufnahme) treten Diarrhöen auf und der Patient klagt über Bauchkrämpfe.

Frage 11

- Was empfehlen Sie in dieser Situation?

Antwort zu Frage 11

Bei Unverträglichkeitsreaktionen wie Übelkeit oder Diarrhöen, Pausieren der Nahrung, 24 Stunden nur Flüssigkeitsgabe, dann eine Stufe tiefer erneut beginnen. Meist ist es auch ausreichend, statt einer 24-stündigen Nahrungskarenz die enterale Ernährung fortzusetzen und nur im Aufbauschema eine Stufe zurück zu gehen.

Nachdem sich die Situation des Patienten nach einer eintägigen Nahrungskarenz gebessert hat, wird mit der enteralen Ernährung wieder auf Stufe 4 begonnen. Bei guter Verträglichkeit ist ein Umstieg auf eine ballaststoffreiche Sondenkost (20–30 g/d) indiziert. Nach vollständigem enteralen Ernährungsaufbau am Tag 20 wird mit dem Patienten seine Situation ausführlich besprochen. Es wird beschlossen, keine PEG zu legen. Er erhält zusätzlich Trinknahrung und beginnt einige Tage später mit dem Essen geringer Mengen von Normalkost. Die Zufuhr der enteralen Ernährung wird schrittweise herabgesetzt. Am Tag 30 wird die Nasensonde gezogen. Das Gewicht des Patienten beträgt 73 kg.

Frage 12

- Hätte es eine Alternative zur Ernährung mittels einer nasogastralen Sonde gegeben?

Antwort zu Frage 12

Da die Schluckfunktion des Patienten zu jeder Zeit vorhanden war, hätte mit der Verabreichung von Trinknahrung sofort begonnen werden können und ein überlappender Kostaufbau stattfinden können. Die Adaptation an eine Normalkost gelingt hierdurch meist frühzeitiger.

Sechs Monate später stellt sich der Patient wieder im Krankenhaus vor, da er seit einigen Tagen wieder Bauchschmerzen und eine Diarrhö hat. Er hat verminderten Appetit. Sein Gewicht beträgt 71 kg. Es wird wieder ein akuter Schub des Morbus Crohn unter Therapie mit Azathioprin diagnostiziert. Die Corticoidtherapie ist vor drei Monaten beendet worden. Er erhält erneut Glucocorticoide. Es wird beschlossen, dem Patienten eine PEG zu legen.

Frage 13

- Welche ernährungstherapeutischen Empfehlungen würden Sie diesem Patienten geben?

Antwort zu Frage 13

Zu Beginn sollte der Patient total enteral mit nährstoffdefinierter Nahrung ernährt werden. Ein langsamer Kostaufbau ist nicht notwendig, da er zum Zeitpunkt der PEG-Anlage noch normal gegessen hat. Der Patient sollte aber angehalten werden, so früh wie möglich wieder einen Teil seiner Nahrung oral zu sich zu nehmen. Über die PEG sollte er sich die fehlende Energie zuführen. Sie kann ebenfalls für die Ernährung bei einem neuen Schub benutzt werden.

Literatur

Alwood MC, Hardy G, Sizer T. Roles and functions of the pharmacist in the nutrition support team. Nutrition, 12: 63–64, 1996

Berger MM. The 2013 Arvid Wretlind Lecture: Evolving concepts in parenteral nutrition. Clin Nutr, 33: 563–570, 2014

Bischoff SC, Arends J, Dörje F et al. S3-Leitlinie der Deutschen Gesellschaft für Ernährungsmedizin (DGEM) in Zusammenarbeit mit der GESKES und der AKE. Künstliche

Ernährung im ambulanten Bereich. Aktuel Ernahrmed, 38: e101-e154, 2013

Dibb M, Teubner A, Theis V et al. Review article: the management of long-term parenteral nutrition. Aliment Pharmacol Ther 2013, 37: 587–603

Driscoll DF. Stability and compatibility assessment techniques for total parenteral nutrition admixtures: setting the bar according to pharmacopeial standards. Curr Opin Clin Nutr Metab Care, 8: 297–303, 2005

Driscoll DF. Lipid injectable emulsions: 2006. Nutr Clin Pract, 21: 381–386, 2006

Genton L, Mühlebach S, Dupertuis YM et al. Ergonomic and economic aspects of total parenteral nutrition. Curr Opin Clin Nutr Metab Care, 9: 149–154, 2006

Hardy G, Ball P, McElroy B. Basic principles for compounding all-in-one parenteral nutrition admixtures. Curr Opin Clin Nutr Metab Care, 1: 291–296, 1998

Hofer M, Pozzi A, Joray M et al. Safe refeeding management of anorexia nervosa inpatients: an evidence-based protocol. Nutrition, 30: 524–530, 2014

Kasper H, Burghardt W. Ernährungsmedizin und Diätetik, 12. Aufl., Urban & Fischer bei Elsevier, München 2014

Kreymann G, Schütz T, Weimann A (Hrsg). DGEM-Leitlinien Enterale und Parenterale Ernährung. Kurzfassung. Thieme Verlag, Stuttgart 2007

Mühlebach S. Practical aspects of multichamber bags for total parenteral nutrition. Curr Opin Clin Nutr Metab Care, 8: 291–295, 2005

Mühlebach S, Deuster S. Chemisch-physikalische Inkompatibilitäten parenteral verabreichter Arzneimittel. In: Schweizerische Gesellschaft für Pharmakologie und Toxikologie (Hrsg). Grundlagen der Arzneimitteltherapie. 16. Aufl., Documed, 234–239, Basel 2005

Naylor CJ, Griffiths RD, Fernandez RS. Does a multidisciplinary total parenteral nutrition team improve patient outcomes? A systematic review. JPEN J Parenter Enteral Nutr, 28: 251–258, 2004

Sobotka L, Allison SP, Fürst P, Meier R et al (Hrsg). Basics in clinical nutrition. 4. Aufl., Galén Publisher, Prag 2011

Tangvik RJ, Tell GS, Eisman JA et al. The nutritional strategy: four questions predict morbidity, mortality and health care cost. Clin Nutr, 33: 634–641, 2014

Task Force for the Revision of Safe Practices for Parenteral Nutrition. Safe practices for parenteral nutrition. J Parenter Enteral Nutr, 28: S39-S70, 2004

Wanten G, Calder PC, Forbes A. Managing adult patients who need home parenteral nutrition. BMJ, 342: d1447, 2011

Weimann A, Schütz T, Fedders M et al (Hrsg). Ernährungsmedizin – Ernährungsmanagement – Ernährungstherapie. Ecomed Medizin 2013

Weimann A, Schütz T, Lipp T et al. Supportiver Einsatz von Trinknahrung in der ambulanten Versorgung von erwachsenen Patienten – ein Algorithmus. Aktuel Ernährungsmed, 37: 282–286, 2012

Weimann A, Breitenstein S, Breuer JP et al. S3-Leitlinie der Deutschen Gesellschaft für Ernährungsmedizin (DGEM) in Zusammenarbeit mit der GESKES, der AKE, der DGCH, der DGAI und der DGAV. Klinische Ernährung in der Chirurgie. Aktuel Ernährungsmed, 38: e155–e197, 2013

Wong C, Lucas B, Wood D. Patients' experience with home parenteral nutrition: Literature review. Eur J Hosp Pharm, 22: 51–55, 2015

Der letzte Zugriff auf die im Text genannten Websites erfolgte am 03.04.2016.

19 Antiinfektive Therapie

Hartmut Krüpe-Silbersiepe, Roland Radziwill, Ines Otto-Karg

Infektionskrankheiten verbreiteten in der Vergangenheit Angst und Schrecken, da der Mensch ihnen beinahe hilflos ausgeliefert war. Regelmäßig überzogen sie als Seuchen, wie Pest oder Cholera, die Welt. Nicht umsonst wird die Pest, neben Krieg, Hungersnot und Tod, als einer der apokalyptischen Reiter in der Kunst dargestellt. Die Einführung der **antiinfektiven Chemotherapie** führte zu einer deutlichen Zunahme der Lebenserwartung. Infektionen durch neue Erreger, wie das human immunodeficiency virus (HIV), oder mehrfach resistente Krankenhauskeime (VRE: vancomycinresistente Enterokokken, MRGN: multiresistente gramnegative Erreger) führen jedoch immer noch oder wieder dazu, dass v.a. prädisponierte, z.B. multimorbide alte oder immunsupprimierte Patienten, an Infektionskrankheiten sterben. Infektionskrankheiten sind auch heute weltweit die häufigste Todesursache. In Deutschland gelten bei etwa 14 % der Sterbefälle Infektionen als Todesursache.

Antibiotika stellen eine der umsatzstärksten Arzneimittelgruppen dar, vor allem im Krankenhaus. Die Arbeitsgruppe GERMAP als eine Initiative des Bundesamts für Verbraucherschutz und Lebensmittelsicherheit, der Paul-Ehrlich-Gesellschaft für Chemotherapie und der Abteilung für Infektiologie der Universität Freiburg erstellt regelmäßig Berichte mit Verbrauchsdichten von Antiinfektiva in Deutschland. ○ Abb. 19.1 zeigt die Verbrauchsdichte 2011 in den verschiedenen Bundesländern, ○ Abb. 19.2 zeigt die ambulante Verordnungsdichte in Abhängigkeit vom Lebensalter.

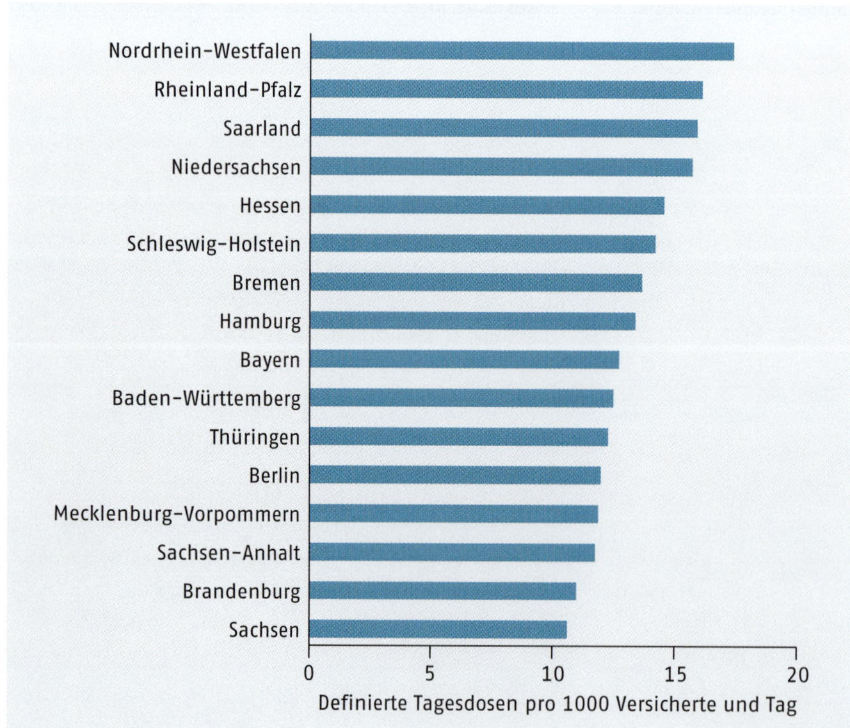

○ **Abb. 19.1** Antibiotikaverordnungsdichte in Definierten Tagesdosen (DDD) pro 1000 Versicherte und Tag im Jahr 2011 nach Bundesländern. GERMAP-Bericht 2012

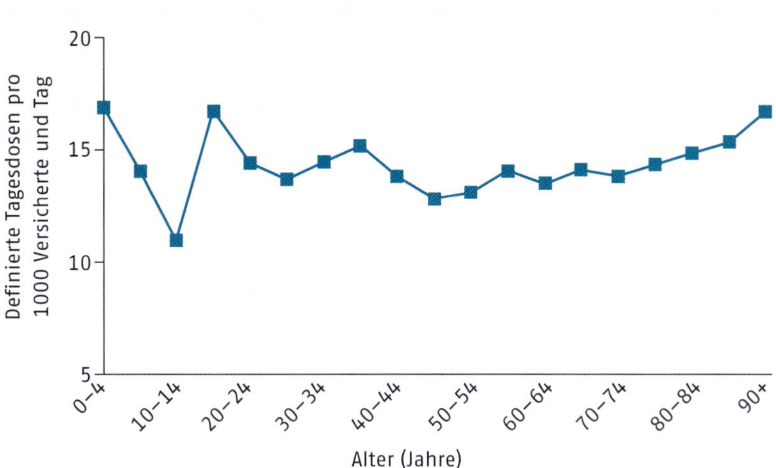

Abb. 19.2 Antibiotikaverordnungsdichte in definierten Tagesdosen (DDD) pro 1000 Versicherte und Tag in Abhängigkeit vom Alter im Jahr 2011. GERMAP-Bericht 2012

Im Krankenhaus stehen nicht die Tagestherapiekosten, sondern die Kosten für die Gesamttherapie des Patienten im Mittelpunkt des Interesses. Im ambulanten Bereich ist, neben dem therapeutischen Erfolg, die Verkürzung der Arbeitsausfallszeit das wichtigste Zielkriterium für eine erfolgreiche Antibiotikatherapie. Um es mit der Paul-Ehrlich-Gesellschaft für Chemotherapie e. V. auszudrücken: **Mit Antibiotika sparen, nicht an Antibiotika sparen** (Positionspapier zur Antibiotika-Therapie in der Klinik).

19.1 Besonderheiten der antiinfektiven Therapie

19.1.1 Immunsystem

Eine Infektion bedeutet, dass Erreger die verschiedenen Abwehrmechanismen des Organismus überwunden haben. Dazu zählen die mechanischen Barrieren, also Haut und Schleimhaut, die inflammatorische Immunantwort sowie die spezifischen und unspezifischen zellulären und humoralen Abwehrvorgänge.

Antibiotika haben beim Abtöten der Erreger nur eine unterstützende Funktion, der Großteil der Infektionsbekämpfung wird vom Immunsystem vorgenommen. Seine Bedeutung ist daran zu erkennen, dass bei immunsupprimierten Patienten, z. B. HIV-Infizierten und neutropenischen Patienten, eine dauerhafte Ausheilung einer Infektion nur schwer möglich ist.

Da Antibiotika also im Allgemeinen das Immunsystem nur unterstützen, ist bei vielen Infektionskrankheiten eine kürzere Therapiedauer, als noch vor Jahren empfohlen, möglich. Nachdem die meisten Keime in kurzer Zeit durch das Antibiotikum abgetötet worden sind, führt die körpereigene Abwehr zur völligen Ausheilung der Infektion.

Bei der Abtötung von Bakterien können Zellwandbestandteile freigesetzt werden, die als Endotoxine den Inflammationsprozess über eine vermehrte Zytokinausschüttung bei einer Sepsis verstärken können. Bei gramnegativen Erregern sind es Lipopolysaccharide und Lipooligosaccharide, bei grampositiven lösliche Peptidoglykane, welche aber schwächer als die Endotoxine der gramnegativen Bakterien wirken.

Inzwischen gibt es Hinweise, dass nicht alle Antibiotika in gleichem Maß zu einer Endotoxinausschüttung führen bzw. einige diese Toxine sogar binden können. Am kritischsten müssen Betalactame gesehen werden, die an das Penicillin bindende Protein 3 (PBP-3) binden. Dies sind v. a. Penicilline, Aztreonam und die meisten Cephalosporine der dritten Gruppe (z. B. Ceftazidim, Cefotaxim, Ceftriaxon), nicht aber Cefepim. Carbapeneme, die an PBP-2 binden, führen zu keiner kritischen Endotoxinbildung, da vor Abtötung der Bakterien kugelige Sphäroblasten und nicht wie bei den PBP-3 bindenden Betalactamen lange Filamente gebildet werden. Auch Betalactamase-Inhibitoren scheinen die Bildung von Sphäroblasten zu induzieren. Inwieweit diese Freisetzung von Endotoxinen zu einer erhöhten Letalität bei septischen Patienten führt, ist noch nicht abschließend geklärt.

19.1.2 Hygiene

Desinfektionsmaßnahmen, die die Übertragung der Bakterien von Mensch zu Mensch verhinderten, führten im 19. Jahrhundert zu einer massiven Reduktion von Seuchen sowie von nosokomialen Infektionen und damit zu einem Absenken der Mortalität. Am wichtigsten war die konsequente Händehygiene, die auch heute noch der Angelpunkt jeder erfolgreichen Maßnahme ist.

Hygiene ist medizinische Primärprävention! Eine ihrer wichtigsten Aufgaben ist das Erkennen, die Ver-

19

hütung und Bekämpfung von Infektionskrankheiten durch epidemiologische Untersuchungen und durch die Einführung von Präventivmaßnahmen seuchen- und krankenhaushygienischer Art. Die Infektionsepidemiologie hilft, die Kenntnisse über Entstehung, Verbreitung und Verteilung einer Infektionskrankheit innerhalb der Bevölkerung zu vertiefen. Denn nur auf dieser Grundlage können hygienische Maßnahmen ergriffen werden, um die Zahl der Neuinfektionen einzudämmen.

Ein solcher Maßnahmenkatalog beinhaltet Sterilisations- und Desinfektionsverfahren, operative und pflegerische Techniken, ein organisatorisches Management der Ver- und Entsorgung sowie gegebenenfalls Isolationsmaßnahmen. Dies wird in den Hygieneplänen abteilungsspezifisch zusammengestellt. Auch der sinnvolle Einsatz von Antibiotika gehört in diesen Katalog, obwohl eine antibiotische Therapie ein korrektes Hygienemanagement nicht ersetzen, sondern allenfalls unterstützen kann. Besondere Bedeutung erlangen die Hygienepläne beim Auftreten von multiresistenten Erregern.

Darüber hinaus müssen das Personal laufend fortgebildet und die angeordneten Maßnahmen überwacht werden. Der Erfolg muss durch regelmäßige mikrobiologische Untersuchungen, Infektionsstatistiken und Überprüfung der Organisationsabläufe kontrolliert werden. Gegebenenfalls müssen die Hygienevorschriften angepasst werden.

19.1.3 Rationale Antibiotikatherapie

DEFINITION Unter **rationaler Antibiotikatherapie** versteht man den akzeptierten, Richtlinien folgenden Einsatz von Antibiotika unter Berücksichtigung des klinischen Zustands des Patienten, der epidemiologischen Daten, aber auch im Hinblick auf eine mögliche zukünftige Resistenzentwicklung sowie unter pharmakoökonomischen Aspekten.

Bei einer rationalen Antibiotikaauswahl spielen das Wissen über das zu erwartende Erregerspektrum der Infektion, die lokalen epidemiologischen Daten zur Resistenz, die Potenz und Pharmakokinetik des Antibiotikums sowie der Zustand des Patienten und die Kosten der Therapie eine Rolle.

Der bewusste und gezielte Einsatz dieser Arzneimittelklasse ist die Voraussetzung dafür, dass auch in Zukunft noch Chemotherapeutika zur Verfügung stehen, um multimorbide, immunsupprimierte Schwerstkranke erfolgreich therapieren zu können.

Die rationale Anwendung von Antibiotika darf sich aber nicht allein auf die Therapie am Menschen beziehen, sondern muss gleichermaßen für die Tierhaltung gelten. In der Viehzucht sollten bei für den Verzehr gedachten Tieren keine Antibiotikaklassen zum Einsatz kommen, die auch in der Humanmedizin angewandt werden. Man muss davon ausgehen, dass sich durch den Verzehr des Fleisches vorbehandelter Tiere im menschlichen Gastrointestinaltrakt resistente Keime entwickeln können. Dadurch kann die Wirksamkeit ganzer Antibiotikaklassen in der Humanmedizin infrage gestellt werden.

Vor allem resistente Enterokokken können über Fleischprodukte aus Tiermastbetrieben den Menschen erreichen. Vancomycinresistente Enterokokken (VRE) sind wahrscheinlich u. a. durch den Einsatz von Avoparcin in der Tiermast „gezüchtet" worden. Wie sich ein Verbot von Antibiotika zur „Leistungsförderung" auswirkt, zeigt gerade dieses Antibiotikum sehr gut. Nachdem Avoparcin in Deutschland 1996 verboten wurde (in Europa im April 1997), ging die Anzahl der VRE im Schlachtgeflügel von 100 % 1995 auf etwa 25 % Ende 1997 zurück. Dies bedingte auch einen Rückgang der VRE beim Menschen, nachgewiesen im Stuhl von gesunden nicht hospitalisierten Probanden in Sachsen-Anhalt, von ca. 12 % 1994/95 auf 3,3 % Ende 1997.

Aus dem GERMAP-Bericht 2012 geht hervor, dass insgesamt 1706 t Antibiotika als Grundsubstanz im Jahr 2011 für die Tierhaltung abgegeben wurden, davon 1619 t an Tierärzte. Am häufigsten wurden Tetracycline (566 t), Penicilline (498 t), Sulfonamide (162 t) und Makrolide (145 t) verordnet.

Zurzeit sind zwei parallele Entwicklungen festzustellen:

1. Es treten nach Jahren der Stabilität vermehrt **resistente Bakterienstämme** auf, wie methicillinresistente Staphylokokken, penicillinresistente Pneumokokken, vancomycinresistente Enterokokken sowie multirestente gramnegative Erreger, die gegen 3 (MRGN 3) bzw. 4 (MRGN 4) Antibiotikaklassen resistent sind. Zudem findet bei immunsupprimierten Patienten häufig eine Verschiebung von Infektionen mit virulenten sensiblen Bakterienstämmen zu weniger virulenten, aber resistenten Stämmen statt. Beispielhaft seien atypische Mykobakterien genannt.
2. **Virale Erkrankungen und Pilzinfektionen** bei Risikopatienten im Krankenhaus spielen eine immer größere Rolle.

19.1.4 Antibiotic-Stewardship-Programme

In den letzten 20 Jahren beobachtet man eine zunehmende Resistenzentwicklung bei Bakterien, gleichzeitig werden weniger neue Antibiotika entwickelt. Die Behandlung von bakteriellen Infektionskrankheiten wird durch den Anstieg an antimikrobiell resistenten Erregern zunehmend erschwert, die Folgen sind neben längeren Behandlungsdauern und Krankenhausaufenthalten zusätzliche Belastungen der Patienten durch eine verzögerte oder nicht eintretende Heilung der Infektion.

Als wesentliche Ursache für die Zunahme von Multiresistenzen bei bakteriellen Infektionserregern wird ihre Selektion durch die Gabe von antiinfektiven Chemotherapeutika gesehen. Ein rationaler Umgang bei der Antiinfektivaanwendung ist daher ein wesentlicher Kontrollmechanismus zur Resistenzvermeidung. Das Problem wird auch auf politischer Ebene zunehmend wahrgenommen, wie die Positionspapiere der EU-Kommission 2001 und 2010 zeigen. In Deutschland wurde vom Bundesministerium für Gesundheit (BMG) 2011 das Positionspapier DART unter Einbindung von Humanmedizin und Veterinärmedizin, Tierhaltung und Lebensmittelindustrie veröffentlicht, in dem verschiedene Meilensteine mit dem Ziel der Eindämmung der Resistenzentwicklung formuliert wurden. Dazu gehören unter anderem die Überwachung des Antibiotika-Einsatzes, ein Frühwarnsystems für Resistenzen, die Reduktion der Resistenzen durch leitliniengerechte Diagnostik und Therapie und ein rationaler Einsatz von Antiinfektiva. Auch die Änderung des Infektionsschutzgesetzes 2012 (IfSG) dient der Verbesserung der Qualität des Antibiotikamanagements. Gemäß § 23 Absatz 4 des IfSG sind Einrichtungen des Gesundheitswesens zukünftig verpflichtet, Daten zu Antibiotikaverbrauch, Infektionserregern und Resistenz zu erheben, diese unter Berücksichtigung der lokalen Resistenzsituation zu bewerten und entsprechende Schlussfolgerungen daraus zu ziehen und diese umzusetzen.

2005 zeigte eine Arbeit der Cochrane-Library (Cochrane-Review) eine Übersicht zu verschiedenen Maßnahmenbündeln, die die Qualität der Antiinfektivaanwendungen in Krankenhäusern verbesserten, 2007 wurden dazu erstmals Empfehlungen der amerikanischen Fachgesellschaften ISDA (Infectious Diseases Society of America) und SHEA (Society for Healthcare Epidemiology of America) zur Entwicklung von sogenannten „ABS-Programmen in Krankenhäusern" veröffentlicht.

ABS, AMS

Antibiotic bzw. **antimicrobial Stewardship (ABS, AMS)** bedeutet frei übersetzt **Strategien zum rationalen Einsatz von Antiinfektiva.** Ziel ist dabei ein verantwortungsvoller und nachhaltiger Umgang mit Antibiotika, um ein optimales Behandlungsergebnis bei minimalen negativen Effekten zu erreichen.

Um ein ABS-Programm im Krankenhaus erfolgreich zu etablieren, ist vor allem ausgebildetes Fachpersonal notwendig. Außerdem müssen weitere Basisstrukturen vorhanden sein, die im Folgenden vorgestellt werden.

ABS-Team

Ein multidisziplinäres ABS-Team bestehend aus Infektiologen oder infektiologisch erfahrenen Ärzten, klinisch tätigen Apothekern (Fachapotheker für Klinische Pharmazie), klinischen Mikrobiologen (Facharzt für Mikrobiologie, Virologie und Infektionsepidemiologie) und Krankenhaushygieniker (Facharzt für Hygiene und Umweltmedizin) sollte das ABS-Programm am Krankenhaus etablieren, begleiten und umsetzen. Die Teammitglieder sollten die Ausbildung zum ABS-Experten absolviert haben, für ihre Aufgaben ein ausreichendes Zeitkontingent zur Verfügung gestellt bekommen (mindestens 0,5 Vollzeitstellen pro 250 Betten sind laut S3-Leitlinie „Strategien zur Sicherung rationaler Antibiotika-Anwendung im Krankenhaus" als notwendige Personalressource beschrieben worden) und durch die Krankenhausleitung unterstützt werden. Der Stand des ABS-Programmes sollte im Rahmen der klinikinternen Arzneimittelkommission oder einer Antibiotikakommission regelmäßig besprochen, ausgewertet und der Krankenhausleitung kommuniziert werden.

Das ABS-Team wendet eine Reihe von Maßnahmen und Strategien an, die für den nachhaltigen Erfolg von ABS-Programmen erforderlich sind und als **ABS-Kernstrategien** bezeichnet werden.

19

Daten zum Antibiotikaverbrauch

Für die Analyse der Ist-Situation zu Antibiotikaverbrauch, Erregern und deren Resistenzen müssen systematisch valide Daten für das Krankenhaus erhoben werden und verfügbar sein. Dazu gehören die mikrobiologische Resistenzstatistik, die Erregernachweise in Erstisolaten pro Station, Fachabteilung und Untersuchungsmaterial ebenso wie Patiententage und Fallzahlen. Die Daten sollten EDV-basiert vorliegen und in regelmäßigen Intervallen, zumindest einmal jährlich ausgewertet werden.

Hausinterne Vorgaben

Das ABS-Team erstellt und aktualisiert fortlaufend hausinterne Therapieempfehlungen und Behandlungspfade unter Berücksichtigung nationaler und internationaler Leitlinien und der lokalen Erreger- und Resistenzlage. Die Empfehlungen enthalten Vorgaben zur Substanzwahl je nach Indikation, zu Dosierung, Applikationsart und Anwendungsdauer. Diese internen Leitlinien sollten zumindest Empfehlungen zu den am häufigsten an der Einrichtung auftretenden Infektionskrankheiten enthalten, wie z. B. Pneumonie, Sepsis, Meningitis, Clostridium-difficile assoziierte Erkrankungen, Harnwegsinfekte und perioperative Antibiotikaprophylaxe. Eine Hausantiinfektivaliste und Angaben zu adäquater mikrobiologische Diagnostik sind ebenfalls sinnvolle Bestandteile der Empfehlungen. Diese Leitlinien werden von der hausinternen Arzneimittelkommission verabschiedet und haben verbindlichen Charakter.

Spezielle Freigaberegelungen für Zweitrang-Antiinfektiva oder als Reservesubstanzen definierte Substanzen können genutzt werden, um den Einsatz von Antiinfektiva zu steuern. Dazu kann die Restriktion beim Einsatz von Reserveantibiotika genutzt werden, indem z. B. bei diesen Substanzen eine individualisierte Anforderung mit Angaben zur Indikation gefordert wird und die Freigabe nur nach Prüfung durch die Krankenhausapotheke erfolgt. Ebenso kann auf diese Weise gezielt der Einsatz in bestimmten Bereichen gesteuert werden, indem z. B. unterschiedliche Freigaberegelungen für Reserve-Antiinfektiva wie Linezolid, Ceftazidim oder Tigecyclin auf „Normalstation" versus Intensivstation bestehen.

Informationsweitergabe

Die wiederholte Schulung, Information und Fortbildung der Anwender über die Leitlinien und deren Inhalte sind weitere wesentliche Bestandteile für ihre konsequente Anwendung und Akzeptanz. Die internen Leitlinien sollten elektronisch verfügbar sein. Bewährt haben sich auch Übersichten im Kitteltaschenformat oder Apps.

Umsetzung vor Ort

Die regelmäßige Präsenz des ABS-Teams auf Klinischen Visiten zu Antiinfektiva-Verordnung und -Anwendung ist unabdingbar für eine erfolgreiche Durchführung des ABS-Programms. Die Einhaltung der Empfehlungen bezüglich Substanzwahl, Dosierung, Applikationsform und Therapiedauer können hier vor Ort geschult, überprüft und diskutiert werden. Maßnahmen wie regelmäßige Visiten, Rückmeldung der Ergebnisse und Schulungen über die Beobachtungen an die Anwender erhöhen generell die Akzeptanz und Einhaltung der hausinternen Vorgaben.

Qualitätssicherung

Um den aktuellen Stand und letztendlich auch den Erfolg eines ABS-Programms abzubilden, muss das ABS-Team geeignete **Qualitätsindikatoren** festlegen, die für die einrichtungsspezifischen Schwerpunkte und Probleme repräsentativ sind. So kann die Qualität des ABS-Programms dokumentiert und geprüft werden. Als Qualitätsindikatoren können z. B. die Antiinfektiva-Verbrauchsdaten oder die Infektions- und Resistenzsurveillance-Daten dienen, aber auch die Kontrolle inwieweit z. B. die regelmäßige Aktualisierung der Leitlinien erfolgte oder infektiologische Visiten durchgeführt wurden.

Eine weitere Möglichkeit ist die Überprüfung der **Leitlinienadhärenz**, anhand beispielsweise folgender Punkte:

- Wurden die Empfehlungen der hausinternen Leitlinie bezüglich Substanzwahl, Dosierung und Therapiedauer befolgt?
- Stimmen Diagnose und Substanzwahl überein?
- Erfolgte eine adäquate mikrobiologische Diagnostik?
- Wurde nach Erregernachweis deeskaliert?
- wurde die vorgeschlagene Therapiedauer eingehalten?

Prinzipiell sollten die passenden Qualitätsindikatoren für die lokale Anwendung in der Einrichtung erhoben und geprüft werden. So bietet sich z. B. in einem Haus mit operativem Schwerpunkt an, zu überprüfen, inwieweit die Empfehlungen zur perioperativen Antibiotikaprophylaxe eingehalten werden oder z. B. bei intensivmedizinischer Behandlung die Fragestellung, ob bei Sepsisverdacht jeweils eine adäquate Blutkulturdiagnostik vor Therapie veranlasst wurde.

Fallen im Rahmen der infektiologischen Visiten Schwachstellen auf, sollten diese diskutiert werden. Nach dieser Intervention kann die Umsetzung dann als lokaler Qualitätsindikator überprüft werden.

Ergänzende ABS-Strategien

Die vorgestellten ABS-Kernstrategien können durch eine Reihe von weiteren Maßnahmen erweitert und ergänzt werden.

Spezielle **Software-Programme zur Therapieoptimierung** sind verfügbar, die z. B. schwerpunktmäßig die Deeskalation der initialen breiten empirischen Therapie überprüfen. Die EDV-basierte Antiinfektiva-Anforderung beispielsweise gibt die verordnete Substanz für einen bestimmten Zeitraum (z. B. für drei Tage) frei und erfordert dann eine erneute Evaluation der Indikation. Eine weitere Maßnahme ist die Kontrolle der Möglichkeit einer frühzeitigen Oralisierung der intravenösen Therapie, die Anpassung der Dosis und des Dosierungsintervalls unter Beachtung von Körpergewicht und der Organfunktionen (z. B. Nierenfunktion und Leberfunktion). Wenn die Möglichkeit eines Therapeutischen Drug Monitorings besteht, sollte dieses genutzt werden, vor allem bei kritisch Kranken (▸ Kap. 15.3.5).

Spezielle Regelungen bei der Übermittlung mikrobiologischer Befunde, z. B. im Sinne **selektiver Antibiogramme** sind eine weitere Möglichkeit der Therapiesteuerung. Hier muss eine enge Abstimmung mit der Mikrobiologie erfolgen, welche Substanzen bei welchen Erregern und für welche Fachabteilungen kommuniziert werden, da die Befunderstellung und die Beratungstätigkeit durch die Mikrobiologie hier aufwendiger als im Routineverfahren wird. Beispielsweise können hier ausschließlich die nach hausinternen Leitlinien als erste Therapieoption empfohlenen Substanzen angegeben werden und bei Empfindlichkeit des Erregers auf die Angabe der Ergebnisse der Resistenztestung von weiteren Antiinfektiva und den Reservesubstanzen verzichtet werden. Die Anwendung von selektiven Antibiogrammen setzt aber das Wissen der klinisch tätigen Ärzte voraus, wie ein entsprechendes Antibiogramm zu interpretieren ist, da hier nicht alle möglichen Therapieoptionen angegeben werden.

19.2 Mikrobiologische Diagnostik

Mikrobiologische Diagnostik ist Grundlage jeder antiinfektiven Chemotherapie, da sie Hinweise auf das Vorhandensein ätiologisch verantwortlicher Infektionserreger im repräsentativen Untersuchungsmaterial und deren Empfindlichkeit gegenüber Chemotherapeutika geben kann. Bei kulturellen Nachweismethoden bedarf es aber im Allgemeinen eines Zeitraums von ein bis zwei (drei) Tagen, da zur Anzüchtung, Subkultivierung, Identifizierung und Resistenzbestimmung eine Wachstumszeit der Bakterien von 12–16 h berücksichtigt werden muss. Erst danach kann eine diagnostische Fragestellung vollständig beantwortet werden.

Schnelldiagnostische Möglichkeiten (z. B. Mikroskopie nativer und gefärbter Präparate, Latexteste, molekularbiologische Verfahren mittels Polymerase-Kettenreaktion, Gen Sonden) können nur z. T. relevante Aussagen zur Ätiologie treffen. Auch dann sind wiederum nur im Einzelfall eindeutige Aussagen zur Antibiotikaempfindlichkeit auf empirischer Basis möglich.

Allerdings sollten die Möglichkeiten der automatisierten Analytik und der EDV-unterstützten Befunderstellung und des Befundtransfers zunehmend in Anspruch genommen werden.

19.2.1 Bedeutung für die antiinfektive Therapie

In vielen wichtigen klinisch-infektiologischen Situationen kommen die Ergebnisse der mikrobiologischen Diagnostik für eine sofort notwendige Therapie zu spät. Dies gilt bei:

- immunsupprimierten Patienten: während und nach antineoplastischer Chemotherapie, bei HIV-Infizierten, v. a. im Vollbild von AIDS,
- immunkompromittierten Patienten: Schwer- und Schwerstverletzte, nach langdauernden und/oder schweren operativen Eingriffen,
- immuninkompetenten Patienten: Frühgeborene, sehr alte Patienten oder Patienten mit Immundefekten,
- akuten Infektionskrankheiten mit schwerem Verlauf (z. B. Meningitis, Pneumonie).

Das Fehlen von Analysenergebnissen in der Phase der therapeutischen Entscheidungsfindung zieht eine notwendigerweise ungezielte Therapie nach sich. Um die initial ungezielte Therapieform rational durchzuführen, müssen mengenmäßig ausreichende, statistisch verwertbare Ergebnisse früherer mikrobiologischer Untersuchungen als Grundlage für Therapierichtlinien herangezogen werden. Diese dienen auch als Grundlage für die Aufdeckung von:

- epidemischen, hygienisch relevanten Risikozuständen (z. B. MRSA = **m**ethicillin**r**esistente **S**taphylococcus-**a**ureus-Stämme, synonym = **m**ulti**r**esistente **S**taphylococcus-**a**ureus-Stämme),
- seltenen Resistenzmechanismen (z. B. ESBL = **e**xtended-**s**pectrum-**b**eta-**l**actamases, MRGN = **m**ulti**r**esistente **g**ram**n**egative Erreger),
- Resistenzentwicklung einzelner Erreger oder Erregergruppen (z. B. VRE = **v**ancomycin**r**esistente **E**nterokokken),
- nosokomialen Infektionen.

Für die Qualitätssicherung in Mikrobiologie und Infektiologie sind sie ebenfalls eine wertvolle Grundlage.

Der ungezielte primäre Therapieversuch muss anhand der klinischen Situation des Patienten auf seine Wirksamkeit hin überprüft werden und ist im Bedarfsfall zu korrigieren. Die früher übliche Führung der Therapie kann die mikrobiologische Diagnostik (außer bei chronischen Infektionszuständen) nicht mehr übernehmen. Die heutigen Kenntnisse über die Entstehung und Ausbreitung nosokomialer Infektionen lassen jeden Aufenthaltstag im Krankenhaus als gesteigertes Infektionsrisiko erkennen. Ökonomische Gesichtspunkte erfordern eine kürzere Liegezeit des Patienten. Beides zusammen verstärkt den Zwang zur umgehend erfolgreichen Therapie und damit den Griff zu omnipotenten Arzneimitteln (Breitspektrum-Antibiotika).

19.2.2 Qualität der mikrobiologischen Diagnostik

Die Qualität der mikrobiologischen Diagnostik hängt sehr stark von der Qualität des **Untersuchungsmaterials** ab. Viele Materialien stammen aus Regionen mit einer „bunten physiologischen Bakterienflora", z. B. Haut, Mund-, Nasen- und Rachenraum, Darm und Teilen des Urogenitaltrakts. Bei unsachgemäßer Entnahme von Proben ist zu erwarten, dass nur ein Einblick in die Vielfalt der physiologischen Flora gewonnen wird und kein konkreter Hinweis auf die Ätiologie der Situation (◘ Tab. 19.1). Außerdem verändert sich die mikrobiologische Zusammensetzung einer Probe bei polymikrobiell bedingten Infektionen (z. B. Peritonitis), je länger der Transport (auch im Transportmedium) dauert (◘ Tab. 19.2, ◘ Tab. 19.3).

Da für viele Mikroorganismen der Mensch die „ökologische Nische" als Ergebnis einer Koevolution darstellt, sind sie außerhalb des menschlichen Biotops nur begrenzt überlebensfähig. Für andere, wie Umwelt- und

Tab. 19.1 Hinweise zur Entnahme repräsentativer Untersuchungsmaterialien

Material	Hinweis zur Entnahme
Sputum	Morgensputum (Auswurf) nach gründlicher Reinigung der Zähne und mehrmaligem Spülen des Mund-, Rachenraums mit kaltem Wasser, Speichelbeimengungen wegen der Gefahr der Kontamination durch die physiologische Flora vermeiden, gegebenenfalls Provokation durch Inhalation eines warmen, hypertonen Aerosols; andere Gewinnungsmöglichkeiten prüfen (Bronchoskopie, transtracheale Aspiration, Lungenpunktion, Lungenbiopsie, Trachealsekretaspiration, bronchoalveoläre Lavage)
Urin	Morgenurin, sonst mindestens drei Stunden nach der letzten Miktion, vor Beginn oder frühestens drei Tage nach Absetzen einer Antibiotikatherapie, bei Gewinnung Kontamination mit physiologischer Flora vermeiden, keine Entnahme aus Urinbeuteln bei Dauerkathetern
Blutkulturen	Vor Beginn einer Antibiotikatherapie oder vor der nächsten Antibiotikagabe, im Fieberanstieg, mehrere Kulturen pro Tag, z. B. bis zu sechs bei Endokarditisverdacht

Tab. 19.2 Überlebensfähigkeit anspruchsvoller Bakterien in Transportmedien

Keimart, Lagerungsdauer	Mit Transportmedium	Ohne Transportmedium
Streptococcus pneumoniae		
24 h	Nicht vermindert	Deutlich vermindert
48 h	Deutlich vermindert	Vollständig abgestorben
Bacteroides fragilis		
12 h	Etwas vermindert	Deutlich vermindert
24 h	Deutlich vermindert	Sehr stark vermindert
Bacteroides bivius		
6 h	Deutlich vermindert	Vollständig abgestorben
12 h	Vollständig abgestorben	Vollständig abgestorben

Tab. 19.3 Verschiebung der mikrobiologischen Zusammensetzung einer Probe durch Transportweg bzw. Zeit

Zeitpunkt	Eiter in Transportmedium	Eiter ohne Transportmedium
Sofort	Reichlich *Bacteroides thetaiotaomicron*, reichlich *Enterococcus faecalis*, mäßig *Pseudomonas aeruginosa*	Mäßig *Bacteroides thetaiotaomicron*, mäßig *Enterococcus faecalis*
Nach 24 h	Mäßig *Bacteroides thetaiotaomicron*, sehr reichlich *Pseudomonas aeruginosa*	Reichlich *Enterococcus faecalis*
Nach 72 h	Sehr reichlich *Pseudomonas aeruginosa*	Reichlich *Enterococcus faecalis*

Tab. 19.4 Hinweise zur Lagerung bzw. zum Transport repräsentativer Untersuchungsmaterialien

Material	Hinweis zur Lagerung
Sputum	Wenn nicht kurzfristig (innerhalb von 1–2 h) zu verarbeiten, ist Lagerung bei 4 °C bis 24 h möglich
Urin	Wenn nicht kurzfristig (innerhalb von 1–2 h) zu verarbeiten, ist Lagerung bei 4 °C bis zur Verarbeitung am gleichen Tag (!) möglich
Blutkulturen	Temperiert transportieren, bei längeren Standzeiten möglichst bei 37 °C lagern

Wasserkeime, trifft dies wieder nicht zu. Daher kann sich die quantitative wie qualitative Zusammensetzung der Probe derart verändern, dass Erreger diagnostisch im Vordergrund stehen, die ätiologisch mit dem Infektionsgeschehen wenig oder nichts zu tun haben. „Therapieversager" sind die Folge. Eine umgehende, mindestens aber kurzfristige Verarbeitung von mikrobiologischem Untersuchungsmaterial ist also zwingend notwendig (Tab. 19.4).

19.2.3 Identifizierung

Das Ergebnis der Identifizierung von Mikroorganismen aus Untersuchungsmaterialien ist eine wesentliche Information, um in Verbindung mit der Resistenzbestimmung eine optimale antibakterielle Therapie einzuleiten. Durch die bekannte Identität der Erreger ergeben sich wesentliche Hinweise auf Virulenz und Anzahl sowie die Qualität der pathogenen Eigenschaften. Außerdem lassen sich durch die Typisierung Verwandtschaften von isolierten Mikroorganismen feststellen und durch die Aufdeckung von Infektionsketten ggf. hygienische Maßnahmen einleiten.

Die Methoden zur Identifizierung sind vielfältig. In der Praxis werden v. a. **biochemische Verfahren** (Bunte Reihe) herangezogen, die die Stoffwechselfähigkeiten der verschiedenen Mikroorganismen untersuchen und damit eine Differenzierung bis auf die Spezies-Ebene ermöglichen. Miniaturisierung und Konfektionierung haben einen hohen Praktikabilitäts- und Qualitätsstandard erreicht, unabhängig davon, ob spezielle Systeme oder Mikrotiterplatten verwendet werden.

Eine völlig neuartige Methode zur Differenzierung von Bakterien und Pilzen erweitert aktuell die Möglichkeiten der mikrobiologischen Diagnostik. Durch **MALDI-TOF-MS** (Matrix-Assisted Laser Desorption/Ionisation-Time Of Flight-Massenspektrometrie) ist eine Analyse ribosomaler Proteine zur Identifizierung oben genannter Erreger möglich geworden. Dieses Verfahren ist wesentlich schneller als alle anderen bisher verfügbaren Möglichkeiten und kann damit zu einer erheblichen Beschleunigung des Erregernachweises beitragen.

Zur Identifizierung kann auch eine Resistenzbestimmung (▸ Kap. 19.2.4) mit herangezogen werden, da einige Erreger typische Resistenzmuster zeigen. Zur Interpretation der Ergebnisse ist einige Erfahrung erforderlich, da ähnliche Resistenzmuster bei verschiedenen und verwandten Stämmen sowie Verlust oder Erwerb von Resistenzdeterminanten auftreten können.

Die Vielfältigkeit phänotypischer (s. o.) aber auch genotypischer Verfahren (molekularbiologische Methoden, z. B. PCR – **p**olymerase **c**hain **r**eaction oder massenspektrometrische Verfahren) lässt eine detaillierte Darstellung in diesem Rahmen nicht zu.

19.2.4 Resistenzbestimmung

Die Aussagekraft der Resistenzbestimmungen ist begrenzt. Grundsätzlich sagen Resistenztestungen nur etwas über die Empfindlichkeit isolierter Erreger gegenüber einer Reihe von Antibiotika unter standardisierten In-vitro-Testbedingungen aus. Am Infektionsort können ganz andere physikochemische und mikrobiologische Bedingungen herrschen als im Reaktionsansatz. Der therapeutische Einsatz getesteter Arzneimittel hängt daher auch noch von vielen anderen üblicherweise nicht prüfbaren Bedingungen ab:

- pharmakologische bzw. pharmakokinetische Parameter: Verteilung, Elimination, Toxizität, Antagonismus,
- mikrobiologische Faktoren: Wirkung, Resistenzentwicklung,
- biologische Wirt-Erreger-Interaktionen,
- Epidemiologie.

Dennoch sind Antibiogramme i. d. R. eine durchaus brauchbare Unterstützung bei der Therapieentscheidung, da eine relativ gute Korrelation zwischen In-vitro-Empfindlichkeit und In-vivo-Wirksamkeit besteht. Es ist aber anzumerken, dass die einzelnen Resistenztestverfahren in ihrer Aussagekraft und routinemäßigen Einsetzbarkeit unterschiedlich zu bewerten sind.

Blättchen-Diffusions-Test

Der am meisten verwendete Blättchen-Diffusions-Test ist äußerst einfach und kostengünstig zu handhaben, besitzt jedoch ein hohes Fehlerpotenzial. Bei diesem Test werden mit Antibiotika beschickte Filterblättchen auf eine Agaroberfläche aufgelegt, die zuvor mit einem Bakterienstamm beimpft wurde. Durch radialsymmetrische Diffusion des Antibiotikums entsteht ein Konzentrationsgradient, wobei sich nach entsprechender Inkubation ein kreisförmiger **Hemmhof** je nach individueller Empfindlichkeit des Erregers ausbildet. Durch einen Vergleich der Hemmhofdurchmesser mit zuvor ermittelten minimalen Hemmkonzentrationen (MHK) des getesteten Keims in Form einer Regressionsanalyse werden die Kategorien sensibel, intermediär und resistent definiert.

Der Test lässt eine große Zahl von Fehlermöglichkeiten zu, z. B. durch fehlende Standardisierung des nach DIN empfohlenen Müller-Hinton-Mediums, ein falsches Inokulum sowie mangelhafte Lagerungsstabilität bestimmter Antibiotika. Dennoch ist er aufgrund seiner einfachen Handhabung und der geringen Kosten am weitesten verbreitet (**o** Abb. 19.3).

Epsilon-Test

Der ebenso einfach zu handhabende Epsilon-Test (Etest®) hat eine außerordentlich niedrige Störanfälligkeit. Für die Routinetestung ist sein Preis jedoch zu hoch. Bei diesem Test wird ein mit einem Antibiotikumgradienten beschickter Teststreifen auf eine zuvor mit einem Bakterienstamm beimpfte Agaroberfläche aufgelegt. Der Gradient bildet sich binnen kurzer Zeit auch im Agar aus, sodass man dann nach entsprechender Inkubation an einer auf der Oberfläche angebrachten Konzentrationsskala die jeweilige minimale Hemmkonzentration ablesen kann. Dieser Test ist das zurzeit beste Verfahren (**o** Abb. 19.4).

Mikrobouillon-Verdünnungstest

Dieser Test ist methodisch aufwendiger und kostenträchtiger als der Blättchen-Diffusions-Test, aber insgesamt gesehen im Kosten-Nutzen-Störanfälligkeitsverhältnis das zu empfehlende Verfahren, unabhängig davon, ob er als sog. **Break-Point-Verfahren** (zwei Konzentrationen, u. U. auch nur eine) oder als **Full-**

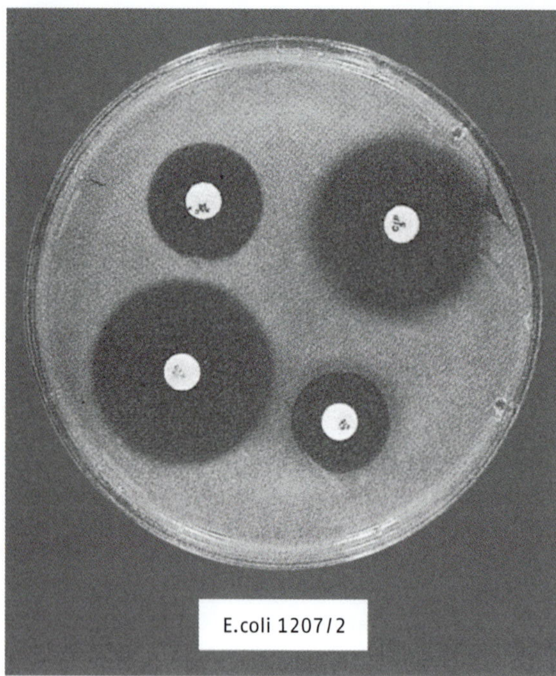

o Abb. 19.3 Blättchen-Diffusions-Test. Je nach Empfindlichkeit der zu testenden Erreger entsteht ein mehr oder weniger großer Hemmhof um das mit Antibiotikum beschickte Blättchen.

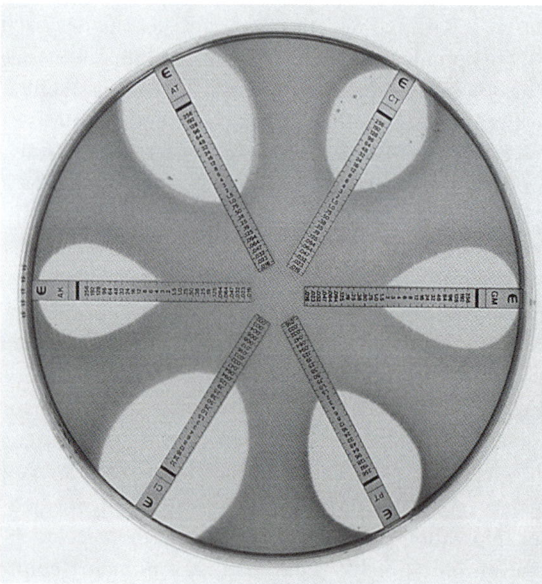

o Abb. 19.4 Epsilon-Test (Etest®). Die jeweiligen MHK-Werte sind an der Schnittstelle des elliptischen Hemmhofs mit dem Streifen abzulesen.

Range-Platte (bis zu zwölf Konzentrationen) verwendet wird.

Beim Mikrobouillon-Verdünnungstest werden Mikrotiterplatten mit geometrisch oder arithmetisch abnehmenden Antibiotikakonzentrationen beschickt, mit einer Bakteriensuspension beimpft und nach entsprechender Inkubation der Grenzwert des Bakterienwachstums abgelesen. Dabei ist die minimale Hemmkonzentration diejenige, bei der das Wachstum der Bakterien signifikant gemindert wird. Dieser Test ist von verschiedenen Herstellern (meist in lyophilisierter Form) voll konfektioniert erhältlich und kann automatisiert werden (o Abb. 19.5). Wird der Test als Break-Point-Verfahren durchgeführt, wird nicht die minimale Hemmkonzentration bestimmt, sondern nur die Zuordnung zu einer der Kategorien sensibel, intermediär und resistent, u. U. auch nur zu sensibel und resistent festgelegt.

Andere Testverfahren mit ähnlich methodischem Aufbau (z. B. der Mikrodilutionstest) haben sich in der Praxis nicht bewährt.

Vollautomatische Methoden basieren entweder auf der Analyse von Wachstumskurven und deren Beeinflussung durch Antibiotika oder automatisierten Ablesesystemen von Mikrobouillon-Verdünnungstests. In beiden Fällen gelingt es, durch den Einsatz hochempfindlicher optischer Systeme zur Trübungsmessung bzw. der Verwendung anderer Marker (z. B. fluoreszierender Substanzen) die Inkubationszeiten so zu senken, dass eine Ablesung von Resistenzdaten zur Empfindlichkeitsprüfung bzw. eine Analyse biochemischer Reaktionen zur Identifizierung von Erregern in wenigen Stunden möglich wird. Dadurch gelingt es in aller Regel, die zur Diagnostik notwendige Zeit um einen ganzen Tag zu verkürzen. Da sowohl schnell verfügbare Kenntnisse über die Identität des oder der Erreger als auch deren Antibiotikaempfindlichkeit für eine optimale, sprich kurative Therapie von ausschlaggebender Bedeutung sind, kommt einer Verteuerung der mikrobiologischen Diagnostik eine eher nachgeordnete Bedeutung zu. Dabei spielt neben der Verkürzung der Liegezeit der klinische Nutzen die entscheidende Rolle.

Anzumerken ist weiterhin, dass die meisten der verfügbaren Systeme mit einem Expertensystem kombiniert sind, das es ermöglicht, die ermittelten Ergebnisse mittels computergestützter Datenbanken in Interpretationshinweise und Kommentare umzusetzen. Dabei werden die mikrobiologischen Ergebnisse:

- **therapeutisch interpretiert**, d. h. zum mikrobiologischen Ergebnis kommen Hinweise auf mögliche Diskrepanzen zwischen In-vitro- und In-vivo-Wirkungen der Antibiotika hinzu, bzw.
- **therapeutisch kommentiert**, d. h. für spezielle klinische Situationen (z. B. Sepsis, Meningitis) werden optimale Therapiestrategien empfohlen.

Hinweise auf Betalactamasen(ESBL)-produzierende multiresistente gramnegative Erreger, die sich aus den Resistenzmustern ergaben, führten in der Vergangenheit hinsichtlich ihrer therapeutischen und/oder hygienischen Notwendigkeiten nicht immer zu einheitlichen Konsequenzen. Die Komplexität und Diversität der immer zahlreicher werdenden Betalactamasen erschwerte mehr und mehr eine relevante klinisch orientierte Betrachtung. Die Einteilung in **3 MRGN** (gegen drei Antibiotikagruppen resistente gramnegative Erreger) und **4 MRGN** (gegen 4) ist in der Empfehlung der Kommission für Krankenhaushygiene und Infektionsprävention (KRINKO) des Robert Koch-Instituts 2012 niedergelegt. Sie erleichtert ein abgestimmtes Vorgehen, um einer weiteren Verbreitung entgegenzuwirken. Dabei wird das Verhalten der isolierten Mikroorganismen gegenüber drei, respektive vier Antibiotikagruppen, die als primär bakterizide Therapeutika bei schweren Infektionen eingesetzt werden, bewertet (Acylureidopenicilline, Cephalosporine der 3. und 4. Generation, Carbapeneme und Fluorchinolone).

Zukunft der mikrobiologischen Diagnostika

Eine mikrobiologische Diagnostik auf der Basis eines schnellen, automatisierten, wissensbasierten Equipments ist bisher aufgrund ihrer Kosten nur begrenzt etabliert. Eine noch schnellere Diagnostik, wie sie in anderen Laborbereichen üblich ist, wird im mikrobiologischen Bereich allerdings unter Beibehaltung tradierter, nur optimierter Methoden nicht möglich werden. Die Direkterkennung von ätiologisch verantwortlichen Erregern aus dem Untersuchungsmaterial mittels Antigen-Antikörper-Reaktionen (limitierend ist allenfalls die Menge der vorhandenen Erreger), v. a. aber die Möglichkeiten der Molekularbiologie zur Erkennung der Identität und Empfindlichkeit von Erregern (wobei die Nukleinsäuren eines einzigen Pathogens ausreichen) werden die Zukunft der mikrobiologischen Diagnostik bestimmen.
Eine wichtige Rolle wird dabei die MALDI-TOF-Massenspektrometrie spielen, deren Möglichkeiten hinsichtlich der Erregerdifferenzierung aus Koloniematerial noch längst nicht ausgeschöpft sind. Der direkte Erregernachweis aus Patientenproben gelingt bisher nur teilweise (Blutkulturen, Urin). Die Bestimmung ausgewählter Antibiotikaresistenzen sowie Genotypisierungen zur Klärung epidemiologischer Fragestellungen sind weitere Optionen dieses Verfahrens.

19.3 Therapiekonzepte und -standards

Eine antibakterielle Therapie ist i. d. R. kurativ. Dennoch sollten durch einen rationalen Antibiotikaeinsatz die Ausgaben so niedrig wie möglich gehalten werden. Dies muss durch Behandlungsstrategien erfolgen, die von vornherein festlegen, wie bestimmte Infektionen therapiert werden sollen. Im Krankenhaus kann sich

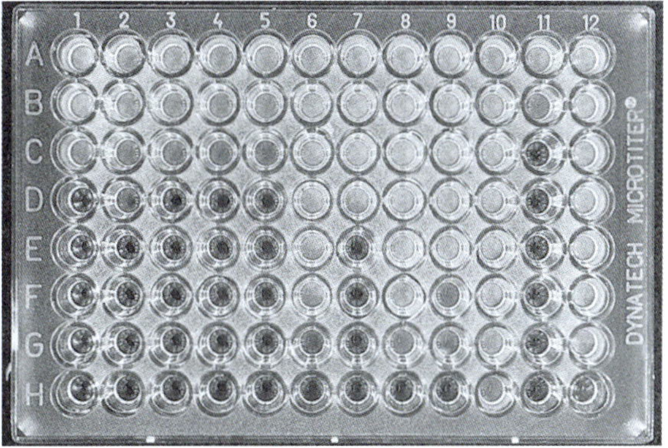

Abb. 19.5 Mikrobouillon-Verdünnungstest. In den Reihen 1–12 befinden sich unterschiedliche Antibiotika in von A nach H aufsteigender Konzentration. Eine signifikante Wachstumsminderung stellt den MHK-Wert dar.

ein unterschiedliches Vorgehen in den verschiedenen Fachabteilungen als günstig erweisen.

Als problematisch erweist sich im Krankenhaus, dass viele hochpotente Antibiotika (z. B. Piperacillin/Tazobactam, Cephalosporine der 3. Generation, Carbapeneme, Fluorchinolone) inzwischen patentfrei sind und die Tagestherapiekosten durch Generika stark reduziert worden sind. Hierdurch wird der Arzt dazu verleitet, zu schnell zu hochpotent zu therapieren.

Möglichkeiten im ambulanten Bereich liegen darin, die Indikation für eine antibakterielle Therapie streng zu stellen. Primäre Infektionen im Hals-Nasen-Rachen-Raum sind i. d. R. viral bedingt und bedürfen bei immunkompetenten jüngeren Patienten keiner Therapie mit Antibiotika.

Bei außerhalb des Krankenhauses erworbenen bakteriellen Infektionen ist der Einsatz der neueren, potenten, aber auch teuren Antibiotika, wie der Fluorchinolone oder der neuesten oralen Cephalosporine, i. d. R. nicht erforderlich. Die klassischen Antibiotika sind in Mitteleuropa bei diesen nicht lebensbedrohenden (banalen) Erkrankungen ausreichend, z. B. Penicillin V, Aminopenicilline + Betalactamase-Inhibitor, orale Basiscephalosporine, Doxycyclin, Cotrimoxazol und Makrolide. Dadurch wird gleichzeitig der Selektionsdruck reduziert sowie die Entstehung resistenter Stämme minimiert. Die neuen, hochpotenten, per os applizierbaren Antibiotika erlauben inzwischen die ambulante Therapie von schweren Infektionskrankheiten wie der ambulant erworbenen Pneumonie, die heute noch teilweise im Krankenhaus behandelt werden. Ihr Einsatz sollte aber auf diese Indikationen beschränkt bleiben.

Die alte Regel, bakterielle Infektionen mindestens 10–14 Tage antibakteriell zu therapieren, hat heute keine Gültigkeit mehr. Die Therapiedauer erstreckt sich von der Ein-Dosis-Therapie unkomplizierter Harnwegsinfektionen der Frau bis zu der monatelangen Therapie einer Tuberkulose. In Tab. 19.5 werden einige

Tab. 19.5 Strategien der Antibiotikatherapie

Strategie	Indikationen (Auswahl)	Vorteile
Kalkulierte Initialtherapie	(Nosokomiale) Pneumonie, Peritonitis, Sepsis, abwehrgeschwächte Patienten	Schnellere Verlegung von der Intensiv- auf die Normalstation, Verkürzung der Behandlungsdauer, Vermeidung von Komplikationen
Deeskalationstherapie	Wie kalkulierte Initialtherapie	Reduktion von unerwünschten Wirkungen, Reduktion von Drug Monitoring, Möglichkeit einer ambulanten Folgebehandlung bei geeigneter Antibiotikaauswahl
Perorale Therapie	Leichte bis mittelschwere Atemwegsinfektionen, Harnwegsinfektionen	Geringe Therapiekosten, geringer Personalaufwand, gute Akzeptanz, geringes Abfallaufkommen, ambulante (Weiter-)Behandlung
Sequenztherapie	Ambulant erworbene Pneumonien, leichte bis mittelschwere, Gallenwegsinfektion	Verkürzung der Gesamttherapie, Verkürzung der stationären Behandlung, in der zweiten Phase Vorteile der peroralen Therapie

Strategien beispielhaft aufgeführt, die nachfolgend erläutert werden.

19.3.1 Mono- und Kombinationstherapie

Mit den heute auf dem Markt befindlichen Antibiotika ist i. d. R. sowohl im ambulanten als auch im stationären Bereich eine erfolgreiche **Monotherapie** möglich. Während dies außerhalb des Krankenhauses auch aus Gründen der Adhärenz meistens befolgt wird, werden in der Klinik viel zu häufig Antibiotikakombinationen eingesetzt.

Ziel einer rationalen **Kombinationstherapie** ist es zum einen, eine Wirkungsverstärkung durch eine synergistische Wirkung zweier Antibiotika zu erzielen; genannt sei die Kombination von Betalactam-Antibiotika mit Aminoglykosiden bzw. Fluorchinolonen. Daneben wird versucht, durch eine Kombination therapeutische Lücken zu schließen, z. B. beim Neutropeniker, oder eine Resistenzentwicklung zu verzögern. Obwohl inzwischen diskutiert wird, mit neuen hochwirksamen Antibiotika eine Monotherapie bei Pseudomonasinfektionen, z. B. mit Ceftazidim und Cefepim, durchzuführen, sollte man heute immer noch eine Antibiotikakombination einsetzen, deren einer Partner ein pseudomonaswirksames Betalactam, der andere ein Aminoglykosid oder ein Fluorchinolon ist. Die Streptokokken-Endokarditis ist ein weiteres Beispiel für den zwingenden Einsatz einer Antibiotikakombination in der Initialtherapie, z. B. ein Penicillin und ein Aminoglykosid. Sinnvolle fixe Kombinationen sind weiterhin Cotrimoxazol (Sulfamethoxazol + Trimethoprim) und Penicilline + Betalactamase-Inhibitoren.

Obligat ist eine Kombinationstherapie weiterhin bei Tuberkulose und Lepra. Man setzt bei dieser Kombinationstherapie antimykobakterielle Chemotherapeutika mit unterschiedlichem Angriffsort und Wirkungsmechanismus ein, um Resistenzen zu vermeiden und auch Mykobakterien mit Resistenzen gegen ein oder zwei Tuberkulostatika mitzuerfassen.

Einen ähnlichen Ansatz hat heute die antivirale HIV-Therapie. Um die Resistenzbildung zu senken und gleichzeitig die Potenz der Therapie zu erhöhen, werden Kombinationen aus i. d. R. drei Virustatika der Klassen Reverse-Transkriptase-Hemmer und Protease-Inhibitoren eingesetzt (▸ Kap. 19.4.2).

19.3.2 Chemoprophylaxe

Für einen Einsatz von Antibiotika in der Prophylaxe gibt es definierte Indikationen. Dabei kann unterschieden werden zwischen:

- Infektions- bzw. Expositionsprophylaxe,
- Rezidivprophylaxe,
- Komplikationsprophylaxe mit der Sonderform perioperative Prophylaxe.

Einige gesicherte Indikationen werden nachfolgend beispielhaft angeführt.

Infektions- bzw. Expositionsprophylaxe

Gesichert ist der Wert einer Prophylaxe über Monate bei Kontaktpersonen von Patienten mit offener Tuberkulose, die tuberkulinnegativ sind, und bei Patienten unter Corticoidtherapie, die in der Vorgeschichte eine Tuberkuloseerkrankung durchgemacht haben (**Rezidivprophylaxe**). Das Standardprophylaktikum ist Iso-

Tab. 19.6 Operationstypen und Infektionshäufigkeit

Operationskategorie	Operationstyp	Infektionsrisiko
Sauber	Aseptische Operationen ohne Eröffnung des Gastrointestinaltrakts oder Respirationstrakts	1–2 %
Sauber-kontaminiert	Saubere Operationen mit Eröffnung des Gastrointestinaltrakts oder Respirationstrakts ohne Austritt von Inhalt	8–10 %
Kontaminiert	Operationen bei akuter Entzündung und/oder Entleerung von Hohlorganinhalt – Durchbrechen der Asepsis bei der Versorgung frischer Verletzung	15 %
Stark infiziert	Operationen bei Eiteransammlung, nach Perforation von Hohlorganen und alle Verletzungen	40 %

niazid. Die Meningokokken-Meningitis ist eine weitere Erkrankung, bei der, v.a. bei Kindern, eine **Umgebungsprophylaxe** mit Rifampicin oder bei Erwachsenen alternativ mit Fluorchinolonen über ein bis drei Tage empfohlen wird. Die Malaria stellt die klassische Form der **Expositionsprophylaxe** dar, bei der man sich, neben der Vermeidung von Stichen durch Anopheles-Mücken (Moskitonetz, Repellenzien), durch eine dem Aufenthaltsort entsprechende Chemoprophylaxe vor einer Infektion schützen kann.

Weitere Patientengruppen, die einer antibiotischen **Langzeitprophylaxe** bedürfen, sind AIDS-Patienten, Patienten mit Fieber nach einer Knochenmarktransplantation sowie in einer Neutropenie.

Rezidivprophylaxe

Erwähnt sei die Prophylaxe nach Infektionen wie rheumatischem Fieber, Endokarditis, Harnwegsinfektionen, Tuberkulose sowie bei HIV-Patienten die Dauerprophylaxe nach Pneumocystis-carinii-Infektion, nach Toxoplasmose sowie Infektionen mit Viren aus der Herpes-Gruppe.

Perioperative Prophylaxe

Etabliert ist eine perioperative Antibiotikaprophylaxe, die das Keimspektrum abdecken sollte, das am jeweiligen Operationsort häufig anzutreffen ist. Bei aseptischen Operationen ist eine generelle Prophylaxe nicht nötig, da sie neben unnötigen Kosten die Gefahr der Selektion resistenter Keime in sich birgt. Unterschieden wird nach Kontaminationsgrad der Wunde bzw. des Operationsgebiets (Tab. 19.6). In Tab. 19.7 ist das Erregerspektrum in den unterschiedlichen operativen Fächern aufgeführt.

Routinemäßig werden Cephalosporine der ersten und zweiten Gruppe ggf. in Kombination mit Metronidazol bzw. Aminopenicilline + Betalactamase-Inhibitoren eingesetzt. Bei Risikopatienten werden i.d.R. höherwertige Antibiotika eingesetzt (siehe Kasten).

In der Regel ist eine **einmalige Gabe des Antibiotikums** (single shot) bei Narkoseeinleitung ausreichend, um wirksame Gewebekonzentrationen während der Operation zu erreichen. Bei längeren Operationen kann eine zweite Dosis nach etwa vier Stunden gegeben werden. Außerhalb des Operationssaales ist keine weitere Gabe nötig, da durch eine perioperative Prophylaxe nur die während des Eingriffs von außen in den Körper eingedrungenen Keime abgetötet werden sollen. Eine Besiedelung von Drainagen kann durch eine Antibiotikagabe jedoch nicht verhindert werden.

Risikofaktoren für eine Wundinfektion

- Art und Dauer der Operation (jede Stunde verdoppelt sich die Wundinfektionsrate),
- Notfalleingriffe,
- Operateur und chirurgische Technik,
- intraoperative Komplikationen,
- Drainagen,
- Alter des Patienten (erhöhtes Risiko > 70 Jahre),
- Malnutrition,
- Adipositas,
- zusätzliche Erkrankungen (z.B. Tumor, Diabetes mellitus, HIV-Infektion),
- Entzündungen,
- Dauer des präoperativen stationären Aufenthalts,
- Voroperationen.

19.3.3 Initialtherapie

Die Kenntnis des Erregers anhand eines Antibiogramms ermöglicht eine gezielte, rationale Antibiotikatherapie. Das Spektrum des Antibiotikums sollte in diesem Fall so schmal wie möglich, aber so breit wie nötig sein. Diese Situation ist i.d.R., v.a. bei Therapiebeginn, nicht gegeben. Daher ist der Therapeut gezwungen, entweder **blind** oder besser, **kalkuliert** zu therapieren.

Blindtherapie

Wenn weder der Erreger bekannt ist noch nähere lokale Daten vorliegen, muss die Therapie unter Berücksichti-

Tab. 19.7 Erregerspektrum bei Wundinfektionen je nach Fachgebiet (in %). Daten des Krankenhausinfektions-Surveillance-Systems für den Zeitraum Januar 1997 bis Juni 2004. Die Summe muss nicht 100 % ergeben, weil bei einer Infektion bis zu vier Isolate erfasst werden können und nur die häufigsten Erregerspezies aufgeführt sind. Nach der Empfehlung der Kommission für Krankenhaushygiene und Infektionsprävention beim Robert Koch-Institut 2007

Isolate	Allgemein- und Thoraxchirurgie	Traumatologie, Orthopädie	Herzchirurgie	Gefäßchirurgie	Geburtshilfe
	2527	1631	714	431	653
S. aureus	11,4	42,7	39,6	39,0	19,8
Enterokokken	12,9	10,9	8,7	10,7	6,9
E. coli	22,6	4,1	2,7	6,7	4,4
P. aeruginosa	3,8	3,2	3,6	2,6	0,5
Klebsiella spp.	3,7	1,2	0,8	3,0	0,5
Koagulase neg. Staphylokokken	4,2	19,4	21,1	9,3	8,7
Enterobacter spp.	12,9	2,4	4,3	3,3	0,3
Streptokokken	4,8	4,8	1,5	5,3	6,4
Candida	1,4	0,2	0,5	0,2	0,1

gung der Erfahrungswerte über das zu erwartende Keimspektrum blind durchgeführt werden.

Anhaltspunkte liefert der Ausgangsort der Infektion, z. B.

- Kathetersepsis: Staphylokokken,
- Harnwegsinfektionen: *E. coli*,
- Infektionen nach Eingriffen im Kolon: Anaerobier-Beteiligung.

Auch aus dem Zeitpunkt des Auftretens einer Infektion lassen sich Rückschlüsse auf den Erreger ziehen. Zu Beginn eines Krankenhausaufenthalts sind weder das Auftreten von *Pseudomonas aeruginosa* noch von Sprosspilzen (*Candida* sp.) zu erwarten. Pseudomonaden treten, v. a. bei beatmeten Patienten, erst nach etwa fünf bis sieben Tagen, *Candida* sp. nach etwa 10–14 Tagen auf. Bei einer Blindtherapie wird man im ambulanten Sektor weniger breit und potent beginnen müssen als im Krankenhaus (v. a. auf Intensivstationen).

Kalkulierte Therapie

Kalkuliert ist eine antibiotische Therapie, wenn zwar kein Antibiogramm vorliegt, aber genügend epidemiologisches Material zum wahrscheinlichen Auftreten bestimmter Bakterien und deren Resistenzsituation vor Ort existiert. Diese Daten zu erhalten ist einer der wichtigsten Gründe, im Krankenhaus – auch außerhalb von Intensivstationen – und im ambulanten Bereich regelmäßig Erreger- und Resistenzbestimmungen durchzuführen. Die Paul-Ehrlich-Gesellschaft empfiehlt für die kalkulierte Initialtherapie von Intensivpatienten Antibiotika mit hoher Wirksamkeit und breitem Spektrum wie:

- Carbapeneme (z. B. Imipenem, Meropenem),
- Cephalosporine der dritten und vierten Generation (z. B. Ceftriaxon, Cefotaxim, Cefepim, Ceftazidim),
- Fluorchinolone (z. B. Ciprofloxacin, Levofloxacin, Moxifloxacin),
- durch Betalactamase-Inhibitoren „geschützte" Penicilline (z. B. Piperacillin/Tazobactam).

Deren anfänglicher Einsatz ist notwendig, da die Letalität des Intensivpatienten v. a. durch diese initiale Therapie beeinflusst wird. Ist diese inadäquat, steigt die Mortalität um den Faktor 2 bis 3. Die endgültige Auswahl vor Ort richtet sich dann aber nach der lokalen Erreger- und Resistenzsituation des Krankenhauses.

Nach Bestimmung des Keims ist die Therapie daran auszurichten. Aus der kalkulierten wird eine gezielte Therapie. Spricht der Patient innerhalb von drei Tagen nicht auf die Therapie an und liegt weiterhin kein Antibiogramm vor, muss das Antibiotikum gewechselt, ein weiteres zur Spektrumsverbreiterung hinzugefügt oder die Möglichkeit einer Pilzinfektion oder Virusinfektion erwogen werden. Wenn ein anderes Chemotherapeutikum eingesetzt wird, sollte es die Erregerlücken des ersten miterfassen. Gleichzeitig muss eine eventuelle Resistenz mitbeachtet werden. Aber auch an nicht mikrobielle Ursachen des Fiebers muss gedacht werden.

19.3.4 Eskalation und Deeskalation

Lange Zeit galt die Regel, mit einem Standardregime, das nicht zu breit oder hochpotent war, eine Therapie zu beginnen. Bei Nichtansprechen wurde das nächste Regime eine Stufe höher gewählt, man **eskalierte** die Therapie. Während dies im ambulanten Bereich bei Patienten mit intaktem Immunsystem weiterhin praktikabel ist, ist eine solche Vorgehensweise im Krankenhaus und v. a. auf Intensivstation unter ökonomischen Gesichtspunkten nicht sinnvoll, da die Patienten i. d. R. länger hospitalisiert wären und höhere Kosten verursachen würden, auch wenn die Therapie erfolgreich ist.

Aus diesem Grund wird heute empfohlen, zu **deeskalieren**. Die Anfangstherapie auf der Intensivstation ist breit und hochpotent, meist wird eine Kombinationstherapie mit einem Betalactam-Antibiotikum und einem Aminoglykosid oder einem Fluorchinolon durchgeführt. Bei Vorliegen des Antibiogramms wechselt man sofort auf eine gezielte Therapie. Im Allgemeinen wird die Verweildauer auf einer Intensivstation bei einem solchen Antibiotikamanagement verkürzt sein.

Wenn das klinische Bild eine Besserung zeigt, das Fieber und die Entzündungsparameter sich normalisieren, wird der Kombinationspartner abgesetzt, die Dosierung reduziert, auf ein schwächeres Antibiotikum oder auf eine Folgetherapie p. o. umgestellt (**Switch-Therapie**).

Der Wechsel der Therapie beim Zeichen der Besserung und nicht erst bei Ausheilung der Infektion ist eine Voraussetzung, dass keine Resistenzzunahme auftritt. Spätestens bei Verlegung eines Patienten von Intensiv- auf Normalstation sollte das Antibiotikaregime neu überdacht werden. Weitere praktizierte Möglichkeiten, um eine Resistenzentwicklung oder eine Selektion resistenter Erreger zu vermeiden, sind

- das Antibiotikaregime für die kalkulierte Initialtherapie auf der Intensivstation in regelmäßigen Abständen zu wechseln (**Rotation**) oder
- jeden Patienten mit einem anderen Regime zu therapieren (**Diversifikation**).

19.3.5 Sequenztherapie

Die Sequenztherapie ist eine Form der Deeskalation einer Antibiotikatherapie, bei der zum Zeitpunkt der Besserung des Gesundheitszustands des Patienten von einer parenteralen Therapie auf eine per os applizierbare umgestiegen wird.

Die klassische Form der Sequenztherapie ist die Fortführung der Therapie mit der gleichen Substanz, als Beispiele seien Aminopenicillin ± β Lactamase-Inhibitor, Cefuroxim bzw. Cefuroximaxetil und Fluorchinolone genannt. Es ist aber genauso möglich, von einem parenteralen Cephalosporin auf ein anderes umzusteigen. Wichtig ist nicht der Arzneistoff, der per os gegeben wird, sondern ob er ein vergleichbares Keimspektrum abdeckt, und ob die pharmakokinetischen Eigenschaften auf den Patienten und den Infektionsort abgestimmt sind.

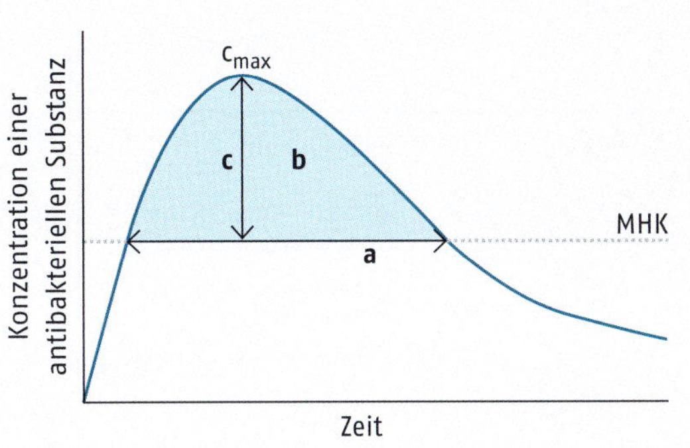

Abb. 19.6 Grafische Darstellung der pharmakodynamischen Parameter für antibakterielle Substanzen. **A** Zeitdauer mit einer Konzentration der antibakteriellen Substanz oberhalb der minimalen Hemmkonzentration (MHK), **B** Anteil der Fläche unter der Konzentrations-Zeit-Kurve, für den die Konzentration der antibakteriellen Substanzen oberhalb der MHK liegt, **C** Quotient aus maximaler Plasmakonzentration und MHK

Die Sequenztherapie bietet einige Vorteile, die im Rahmen einer rationalen Antibiotikatherapie genutzt werden sollten. Es ergeben sich durch den frühzeitigen Einsatz peroral applizierter Antibiotika Einsparungen im Bereich der Arzneimittelkosten, eine Arbeitsentlastung für das Pflegepersonal, eine Reduktion des Einmalmaterials und – nicht zu vergessen – vermeidet man Abfall. Der parenterale Zugang als Risiko für eine Infektion oder Phlebitis entfällt ebenfalls. Ein Patient mit peroraler Medikation kann auf jeden Fall auf eine Normalstation verlegt oder sogar nach Hause entlassen werden. Damit reduziert sich die Wahrscheinlichkeit einer nosokomialen Infektion.

Eine Sequenztherapie sollte aber nicht um ihrer selbst willen durchgeführt werden. Zu überlegen ist nämlich, ob nicht ganz auf eine weitere Antibiose verzichtet werden kann, da bei immunkompetenten Patienten die körpereigene Abwehr die wenigen noch vorhandenen Erreger eliminieren kann.

19.3.6 Bedeutung der Abtötungskinetik

Das antibakterielle Therapieregime sollte auch die Abtötungskinetik der Antibiotika berücksichtigen. Unterschieden wird eine **zeitabhängige** (Betalactam-Antibiotika) von einer **konzentrationsabhängigen Abtötung** (Aminoglykoside, Fluorchinolone). In Abb. 19.6 sind pharmakokinetische bzw. pharmakodynamische Parameter grafisch dargestellt, die mit der antibakteriellen Wirkung von Antibiotika korrelieren. Eine Zuordnung zu den einzelnen Stoffklassen kann Tab. 19.8 entnommen werden.

Tab. 19.8 Pharmakokinetisch bzw. pharmakodynamische Parameter, die mit der antibakteriellen Wirkung von Antibiotika korrelieren (nachgewiesen im Tierversuch)

Parameter	Antibiotikum
Verhältnis 24-h-AUC zu MHK	Fluorchinolone, Azithromycin, Tetracycline, Vancomycin, Quinupristin/Dalfopristin
Verhältnis C_{max} im Plasma zu MHK	Aminoglykoside, Fluorchinolone
Zeit über der MHK	Betalactam-Antibiotika, Makrolide, Clindamycin

Antibiotika mit zeitabhängiger Wirkung

Bei Anwendung dieser Antibiotika sollte die minimale Hemmkonzentration möglichst lange überschritten werden. Das bedeutet in der Therapie schwerster Infektionen eine mehrmalige tägliche Gabe, falls keine ausreichend lange Halbwertszeit wie bei Ceftriaxon vorliegt, oder sogar eine Dauerinfusion, z. B. von chemisch stabilen Betalactamen. Durch eine Erhöhung der maximalen Plasmakonzentration lässt sich hierbei kein besserer Erfolg erzielen. Diese Antibiotika haben außer den Carbapenemen keinen postantibiotischen Effekt.

Antibiotika mit konzentrationsabhängiger Wirkung

Bei den Antibiotika mit einer konzentrationsabhängigen Abtötung ist die initiale Maximalkonzentration ausschlaggebend. Hierbei ist es günstiger, hohe Dosen in längeren Dosierungsintervallen zu geben, um die MHK möglichst weit zu überschreiten (Spitzenkonzentration/MHK > 10). Wichtiger scheint aber, außer bei Aminoglykosiden, noch das Verhältnis der 24-h-AUC zur MHK zu sein. Für die Fluorchinolone sollte es > 125 sein.

Postantibiotischer Effekt

Die Begründung für die langen Dosierungsintervalle liegt im **postantibiotischen Effekt** dieser Substanzen. Dieser ist definiert als die Zeit, die Bakterien benötigen, um sich von der Einwirkung des Antibiotikums zu „erholen", also sich wieder vermehren zu können. Daneben spielt als weiterer Effekt die postantibiotische höhere Empfindlichkeit der Bakterien gegenüber der Phagozytose durch Leukozyten eine Rolle.

Gerade die Antibiotika mit konzentrationsabhängiger Abtötungskinetik sind als Kombinationspartner für die initiale antibakterielle Therapie geeignet und können bei Besserung schon nach wenigen Tagen wieder abgesetzt werden.

Beachtet werden müssen mögliche Veränderungen des Verteilungsvolumens für Antibiotika, v. a. bei Intensivpatienten. Diese lagern Wasser ein und haben daher einen größeren Verteilungsraum, der zu einer Reduzierung der Maximalkonzentration führt. Dies macht sich v. a. bei den Antibiotika bemerkbar, die eine konzentrationsabhängige Abtötungskinetik zeigen. Fluorchinolone und Aminoglykoside müssen daher höher dosiert werden. Da auch die Ausscheidungskinetik verändert ist, sollte bei dieser Patientengruppe für Aminoglykoside ein engmaschiges Therapeutisches Drug Monitoring durchgeführt werden (▸ Kap. 15.3.5).

19.3.7 Resistenz und Selektion

Die Gefahr der **Resistenzentstehung** unter einer antibiotischen Therapie ist allgemein anerkannt. Sie wird aber i. d. R. überschätzt. Wenn man sich die Resistenzraten der meisten Bakterien ansieht, stellt man fest, dass trotz des hohen und nicht immer korrekten Einsatzes an Antibiotika im Allgemeinen die Resistenzzunahme nicht so stark war wie befürchtet. Häufig stellen sich lokale Zunahmen der Resistenz als Artefakte heraus, da z. B. die mehrmalige Abnahme und Testungen von Isolaten eines Patienten durch das Auftreten von **Copy-Keimen** die Statistik beeinflussen können. Copy-Keime sind identische Keime eines Patienten, die in aufeinander folgenden Isolaten dieses Patienten gefunden wurden.

In letzter Zeit scheint sich, möglicherweise durch den Einsatz der neuen hochpotenten Antibiotika, die Resistenzsituation im Krankenhaus gerade bei Problemkeimen wie *Pseudomonas aeruginosa*, methicillinresistenten Staphylokokken, koagulasenegativen Staphylokokken und Enterokokken zu verschlechtern.

Erschwerend für die Therapie ist die Tatsache, dass bestimmte Antibiotika ein u. U. hohes **Induktionspotenzial** für Betalactamasen haben, die ihren wirkungsvollen Einsatz in kurzer Zeit zunichtemachen. So haben die Carbapeneme und v. a. Cefoxitin ein relativ hohes Induktionspotenzial. Auch beim Einsatz von Betalactamase-Inhibitoren kann dies eine Rolle spielen. Tazobactam, der neueste in der Kombination mit Piperacillin verfügbare Inhibitor, gilt als relativ schwacher Induktor im Vergleich zu den älteren Betalactamase-Inhibitoren Clavulansäure und Sulbactam. Daneben spielen aber auch die Dosis und die Dauer der Therapie eine Rolle. Je geringer die Dosierung und je länger die Therapiedauer, desto höher ist die Wahrscheinlichkeit, dass sich unter einer laufenden Therapie Resistenzen entwickeln. Dies ist ein weiterer Grund für eine deeskalierende Chemotherapie.

Das größere Problem einer antiinfektiösen Chemotherapie ist die **Selektion** resistenter Keime, die sich unter Therapie in der entstehenden ökologischen Nische vermehren können. Diese Bakterien sind nur schwer zu therapieren, da sie multiresistent sind oder trotz ihrer geringen Virulenz gegen die meisten Antibiotika primär resistent sind (*Acinetobacter, Pseudomonas* sp.). Auch können sich nach Zerstörung der natürlichen Keimflora in der neuen Umgebung nur schlecht zu therapierende Pilze ansiedeln. Bei Wegfall des Selektionsdrucks haben resistente Keime gegenüber empfindlichen Wildtypen nur eine geringe Wachstumschance und die ursprünglich sensiblen Keime nehmen wieder zu.

19.4 Ausgewählte Therapieempfehlungen

19.4.1 Pneumonien

Die Paul-Ehrlich-Gesellschaft für Chemotherapie (PEG) veröffentlicht regelmäßig Empfehlungen zum Einsatz von peroralen und parenteralen Antibiotika für die verschiedenen bakteriellen Infektionen beim Erwachsenen sowohl im ambulanten als auch im stationären Bereich. Meist werden mehrere Alternativen angeführt, die nicht immer für jeden Patienten gleich geeignet sind. Der Arzt muss also, vom Mikrobiologen und Apotheker beraten, das im Einzelfall optimale Antibiotikum unter kleinraumepidemiologischen und patientenindividuellen (Begleiterkrankungen, Ausscheidungsstörungen, Allergien) Gesichtspunkten auswählen. Therapieempfehlungen oder Leitlinien schränken die Therapiefreiheit des Arztes also nicht ein, sondern stellen sie auf ein rationales Fundament. Beispielhaft sollen hier die Empfehlungen zur Therapie der Pneumonie aufgezeigt werden.

Als entzündliche Erkrankung können Pneumonien durch beinahe alle Erreger hervorgerufen werden. Sie stellen auch heute noch ein therapeutisches Problem dar. Die Mortalität ambulant erworbener Pneumonien reicht je nach Alter und Grunderkrankungen der Patienten von 2–30 %. Bei nosokomialen Infektionen beträgt die Mortalität bis zu 50 %, meist aber durch die Ersterkrankung mit beeinflusst.

Ambulant erworbene Pneumonien

Im Allgemeinen ist eine Krankenhausaufnahme von jüngeren Patienten mit ambulant erworbener Pneumonie nicht notwendig (community acquired pneumonia, CAP). Die Infektion wird vorwiegend mit peroralen oder in Einzelfällen auch mit parenteralen Antibiotika therapiert. In ◘ Tab. 19.9 werden zwei Instrumente dargestellt, die zur Schweregradbestimmung und zur Entscheidung über eine Krankenhauseinweisung herangezogen werden können. Die Therapieempfehlungen der PEG (S3-Leitlinie „Tiefe Atemwegsinfektionen und Pneumonie bei Erwachsenen, ambulant erworben", 2009) für eine ambulante Therapie sind in ◘ Tab. 19.10 aufgeführt.

◘ **Tab. 19.9** CRB-65- und CURB-Index: Beide Scores werden berechnet durch die Addition eines Punkts für das Vorliegen jeweils eines der aufgelisteten Kriterien. Bei einem Index > 0 sollte die Notwendigkeit einer stationären Einweisung erwogen werden. Die neueste S3-Leitlinie der PEG empfiehlt (Empfehlungsgrad B) nur noch die Verwendung des CRB-65-Index sowohl in der Arztpraxis als auch in der Notaufnahme des Krankenhauses.

Index	Symptome
CRB-65-Index	▪ Atemfrequenz ≥ 30/min, ▪ diastolischer Blutdruck ≤ 60 mmHg, systolischer Blutdruck < 90 mmHg, ▪ Bewusstseinstrübung, ▪ Alter ≥ 65 Jahre
CURB-Index	▪ Atemfrequenz ≥ 30/min, ▪ diastolischer Blutdruck ≤ 60 mmHg, systolischer Blutdruck < 90 mmHg, ▪ Bewusstseinstrübung, ▪ Harnstoff-Stickstoff > 7 mmol/l

Nosokomiale Pneumonien

Unter nosokomialen Pneumonien (hospital acquired pneumonia, HAV) versteht man Hospitalinfektionen der unteren Atemwege, die sich frühestens 48 Stunden nach Aufnahme ins Krankenhaus entwickeln. Auch Pneumonien, die in den ersten Wochen bis Monaten nach Entlassung aus dem Krankenhaus auftreten, werden hierunter gerechnet.

Nosokomiale Pneumonien stellen die zweithäufigste Hospitalinfektion in den Industrieländern dar und sind die häufigste Todesursache unter den Krankenhausinfektionen. Besonders gefährdet sind beatmete Patienten. Sie haben hierfür ein Risiko von bis zu über 50 % bei längerer Verweildauer auf einer Intensivstation, da aufgrund der mangelnden Abwehrfunktion der Lunge und begünstigt durch mechanische Faktoren, wie endotracheale Tuben, die Kolonisation der Atemwege zunimmt (**Beatmungs-assoziierte Pneumonie, ventilator-associated pneumonia, VAP**).

Bei diesen Infektionen wird grundsätzlich parenteral therapiert. Die Therapie der nosokomialen Pneumonien hängt vom Risiko ab, dass multiresistente Erreger der Auslöser sind. Je nach Risikofaktoren wird die kalkulierte Therapie mit einem der in ◘ Tab. 19.11 empfohlenen Antibiotika begonnen. Nach Erregeridentifizierung kann auf eines mit schmalerem Wirkungsspektrum übergegangen werden. Der Erfolg der Therapie soll alle 2–3 Tage überprüft werden.

19.4.2 HIV-Therapie

Die Therapie eines HIV-Patienten stellt eine komplexe Herausforderung für Arzt und Patient dar. Da die Krankheit nicht geheilt, durch eine optimale Therapie jedoch ein Fortschreiten der Erkrankung um Jahre ver-

Tab. 19.10 Empfehlungen der PEG zur ambulanten Antibiotikatherapie bei ambulant erworbenen Pneumonien. Höffken et al. 2009

Antiinfektivum	Dosierung (pro Tag)	Therapiedauer
CAP ohne Risikofaktoren		
Mittel der Wahl: Aminopenicillin		
Amoxicillin	≥ 70 kg: 3 × 1 g p. o., < 70 kg: 3 × 0,75 g p. o.	5–7 Tage
Alternativen: Makrolide oder Tetracycline		
Azithromycin	1 × 500 mg p. o.	3 Tage
Clarithromycin	2 × 500 mg p. o. 3 Tage, anschließend 2 × 250 mg	5–7 Tage
Roxithromycin	1 × 300 mg p. o.	5–7 Tage
Tetracyclin, Doxycyclin	1 × 200 mg p. o. initial, > 70 kg: 1 × 200 mg p. o., < 70 kg: 1 × 100 mg p. o.	5–7 Tage
CAP mit Risikofaktoren		
Mittel der Wahl: Betalactam		
Amoxicillin/Clavulansäure	2 × 825/125 mg p. o.	5–7 Tage
Sultamicillin	2 × 0,75 g p. o.	5–7 Tage
Alternativen: Fluorchinolon[1]		
Levofloxacin	1 × 500 mg p. o.	5–7 Tage
Moxifloxacin	1 × 400 mg p. o.	5–7 Tage

[1] bei Therapieversagen oder Unverträglichkeit

zögert werden kann, muss eine den Leitlinien entsprechende individualisierte Therapie für den Patienten eingesetzt werden. Die heute angewandte **antiretrovirale Therapie (ART)** soll die Zahl der Viren im Blut (Viruslast), so weit wie möglich, am besten unter die Nachweisgrenze senken. Kann dies nicht erreicht werden, steigt das Risiko einer **Resistenzentwicklung** des HI-Viruses und damit eines Therapieversagens überproportional an. Die Prognose HIV-infizierter Patienten hat sich durch die ART erheblich verbessert und die Infektionsrate ist deutlich gesunken.

Um die Resistenzentwicklung zu minimieren und auch zu Beginn resistente Viren in ihrer Vermehrung zu stoppen, wird häufig eine Dreierkombination von antiretroviralen Substanzen eingesetzt (Tab. 19.12). Der Patient muss die Arzneimittel bis ans Lebensende konsequent einnehmen. Voraussetzung für den Therapieerfolg ist eine ausreichende **Adhärenz**, zu der auch der Apotheker mit geeigneten Maßnahmen (▸ Kap. 32) bei-

Tab. 19.11 Kalkulierte Antibiotikatherapie der nosokomialen Pneumonie. Dalhoff et al. 2012

Substanz	Dosierung (pro Tag)
Patienten ohne Risiko für multiresistente Erreger	
Aminopenicillin/Betalactamase-Inhibitor	
Ampicillin/Sulbactam	3 × 3 g
Amoxicillin/Clavulansäure	3 × 2,2 g
Oder Cephalosporin Generation 3a	
Ceftriaxon	1 × 2 g
Cefotaxim	3 × 2 g
Oder Carbapenem	
Ertapenem	1 × 1 g
Oder Fluorchinolon	
Moxifloxacin	1 × 400 mg
Levofloxacin	2 × 500 mg
Patienten mit Risiko für multiresistente Erreger	
Pseudomonaswirksames Betalactam	
Piperacillin/Tazobactam	3–4 × 4,5 g
Oder	
Cefepim	3 × 2 g
Ceftazidim	3 × 2 g
Oder	
Imipenem/Cilastatin	3 × 1 g
Meropenem	3 × 1 g
Doripenem	3 × 0,5–1 g
Plus Fluorchinolon	
Ciprofloxacin	3 × 400 mg
Levofloxacin	2 × 500 mg
Oder Aminoglykosid	
Gentamicin	1 × 3–7 mg/kg (C_{min} < 1 µg/ml)
Tobramycin	1 × 3–7 mg/kg (C_{min} < 1 µg/ml)
Amikacin	1 × 15–20 mg/kg (C_{min} < 4 µg/ml)
Bei MRSA-Verdacht plus Glykopeptid oder Oxazolidinon	
Vancomycin	2 × 15 mg/kg (C_{min}: 15–20 µg/ml)
Linezolid	2 × 600 mg

C_{min} minimale Plasmakonzentration

tragen kann. Auf der Homepage des Robert Koch-Institutes (www.rki.de) und der Deutschen AIDS-Gesellschaft (daignet.de) findet man die aktuellen Therapieempfehlungen sowie die zugelassenen Arzneimittel aufgelistet. Die neuesten epidemiologischen Daten sind hier ebenfalls verfügbar.

Aufgrund der hohen Morbidität und Mortalität nach Kontakt mit dem HI-Virus wird je nach Risikokonstellation eine **Postexpositionsprophylaxe (PEP)** empfohlen. Sie sollte jedoch innerhalb weniger Stunden beginnen, um möglichst wenigen Viren das Eindringen in eine Wirtszelle zu erlauben und damit den unumgänglichen Beginn des Infektionsprozesses zu verhindern. Die deutsch-österreichischen Empfehlungen zur postexpositionellen Prophylaxe einer HIV-Infektion fassen das Vorgehen und die therapeutischen Empfehlungen zusammen (www.daignet.de).

19.5 Einsatzgebiete antiinfektiver Substanzen

Antibiotika werden vielfach nach dem Motto eingesetzt: „Hilft es nichts, so schadet es auch nichts"! Das hat seinen Hintergrund in der Tatsache, dass Antibiotika eine Substanzgruppe mit vergleichsweise niedriger Nebenwirkungsrate darstellen. Zum Einsatz von Antibiotika gehört neben pharmazeutischen und pharmakologischen Kenntnissen aber auch spezielles mikrobiologisches Wissen über Krankheitserreger, deren natürliches Vorkommen (physiologische Bakterienflora) und deren natürliche oder erworbene Empfindlichkeit gegenüber Antibiotika. Je breiter der Einsatz von Antibiotika, desto schneller breiten sich resistente Erreger aus. Dies gilt v. a. dann, wenn durch einseitigen oder andauernden antibiotischen Selektionsdruck die durch Mutation oder Übertragung von Resistenzgenen entstandenen unempfindlichen Erreger aus der Masse der noch empfindlichen selektioniert werden. Es besteht z. B. der begründete Verdacht, dass die Ausbreitung von multiresistenten Staphylokokken (MRSA) in den letzten Jahren auf eine allzu häufige Verwendung von Fluorchinolonen zurückzuführen ist, der Anstieg der 4 MRGN wird auf die vermehrte Gabe von Carbapenenem zurückgeführt.

Die Auswirkungen einer Therapie auf das Erregerpotenzial des menschlichen Organismus bleiben verborgen. Die Entstehung und Übertragung von selektionierten, meist resistenteren, häufig auch virulenteren Erregern wird erst deutlich bei Häufung von Infektionen im Krankenhaus durch diese Erreger (**nosokomiale Infektionen**). Dies trifft für die korrekte Therapie mit Antibiotika hinsichtlich Dosierung wie auch Dauer ebenso zu wie für eine überflüssige antibiotische Maßnahme. Das Ziel muss daher sein, auch die notwendige Antibiose so kurz wie möglich durchzuführen, um diese Auswirkungen so gering wie möglich zu halten. Insbesondere darf die prophylaktische Gabe nur indikationsgerecht und kurzzeitig erfolgen.

Tab. 19.12 Empfohlene und alternative Kombinationen im Rahmen der antiretroviralen Therapie (ART) von HIV-infizierten Patienten. Nach Deutsche AIDS-Gesellschaft (DAIG) 2015

Kombinationspartner 1	Kombinationspartner 2
Nukleosid-/Nukleotidkombinationen empfohlen: ■ Tenofovir/Emtricitabin, ■ Abacavir/Lamivudin[1], **Alternative:** ■ Tenofovir + Lamivudin	**INI** **empfohlen:** ■ Dolutegravir, ■ Raltegravir, ■ Elvitegravir/c (+ TAF/FTC), **Alternative:** ■ Elvitegravir/c (+ TDF/FTC)
	NNRTI **empfohlen:** ■ Rilpivirin[2], **Alternative:** ■ Efavirenz[3]
	PI **empfohlen:** ■ Darunavir/r/c, ■ Atazanavir/r/c, **Alternative:** ■ Lopinavir/r

[1] Einsatz nach negativem Screening auf HLA-B*5701, Einsatz mit Vorsicht bei Plasmavirämie > 100 000 Kopien/ml und hohem kardiovaskulärem Risiko (Framingham-Score > 20 %/10 Jahre),
[2] Cave: nicht bei HIV-RNA > 100 000 Kopien/ml (keine Zulassung),
[3] kein Einsatz bei Schwangerschaft im ersten Trimenon (s. Schwangerschafts-Therapieleitlinien unter www.daignet.de),
/c: Boosting mit Cobicistat
/r: Boosting mit Ritonavir
INI: Integrase-Inhibitoren
NNRTI: nicht-nukleosidische Reverse-Transkriptase-Inhibitoren
TAF/FTC: Tenofovir-Alafenamid + Emtricitabin
TDF/FTC: Tenofovir-Disoproxilfumarat + Emtricitabin

19.5.1 Intensivstationen

In intensivtherapeutischen Bereichen machen die sich häufig schnell und dramatisch ändernden klinischen Situationen rasche Therapieänderungen nötig. Nur in wenigen Fällen liegt ein klarer Hinweis auf die Ätiologie vor. Selbstverständlich müssen in diesen Bereichen Arzneimittel mit hoher Wirksamkeit und breitem Spektrum neben allen anderen gelisteten Arzneimitteln grundsätzlich zur Verfügung stehen.

Sinnvoll ist es allerdings, Therapieschemata in Abhängigkeit vom Patientengut, dem Fachgebiet (operative, internistische oder pädiatrische Intensivstationen), dem Arsenal der durch die Arzneimittelkommission zugelassenen Arzneimittel sowie der epidemiologischen Situation zu erstellen.

Tab. 19.13 Multiresistente Erreger

Gruppe	Erreger
Enterobacteriaceen (ESBL)	*Klebsiella pneumoniae, Klebsiella oxytoca, Enterobacter cloacae, Serratia marcescens*
Nonfermenter (3 und 4 MRGN)	*Pseudomonas aeruginosa, Burkholderia cepacia, Stenotrophomonas maltophilia, Acinetobacter baumannii*
Staphylokokken (MRSA, MRSE)	*Staphylococcus aureus, Staphylococcus epidermidis*
Streptokokken (VRE)	*Enterococcus faecalis, Enterococcus faecium*
Pneumokokken	*Streptococcus pneumoniae,*
Mykobakterien	*Mycobacterium tuberculosis,* Mycobacterium other than tuberculosis (MOTT)

ESBL extended spectrum beta-lactamases,
MRSA/MRSE methicillin-/multiresistenter *Staphylococcus aureus/epidermis*,
VRE vancomycinresistente Enterokokken

Gezielte Rotation und Diversifikation (▸Kap. 19.3.4) von Arzneimittelgruppen sind neben Restriktion beim Einsatz die brauchbarsten Mittel, um eine Eindämmung von Resistenzausbreitungen zu erreichen. Starre Schemata mit Fixierung auf nur einzelne Arzneimittel sind dabei eher kontraproduktiv. Sequenztherapien sind eher begrenzt verwendbar, da z. B. eine perorale Folgetherapie aufgrund gestörter Resorptionsverhältnisse und des Fehlens einer größeren Anzahl verfügbarer und wirksamer Arzneimittel wenig sinnvoll erscheint.

Problematisch wird es, wenn sich in einzelnen Bereichen multiresistente Erreger ausbreiten (Tab. 19.13).

Die Therapiemöglichkeiten bei multiresistenten Bakterien sind stark eingeschränkt, Therapiealternativen reduzieren sich auf wenige Stoffklassen. So sind bei multiresistenten Enterobacteriaceen oft nur Carbapeneme einsetzbar, bei den 4 MRGN nur noch Colistin.

Bei multiresistenten Staphylokokken und Enterokokken bleibt nur die Gruppe der Glykopeptide (Vancomycin und Teicoplanin), aus der Gruppe der Streptogrammine das Quinupristin/Dalfopristin, sowie aus der Gruppe der Oxazolidinone das Linezolid.

Bei der sich immer mehr ausbreitenden Penicillinresistenz und der oft damit verbundenen Multiresistenz von Pneumokokken bleiben nur noch Glykopeptide, aus der Gruppe der Ansamycine das Rifampicin und u. U. noch Cephalosporine der 3. Generation übrig.

Bei vancomycinresistenten Enterokokken (*E. faecalis* und *E. faecium*) bleibt einzig aus der Gruppe der Oxazolidinone das Linezolid einsetzbar (für *E. faecium* auch noch das Quinupristin/Dalfopristin aus der Gruppe der Streptogrammine).

Es gibt aber schon Resistenzsituationen (speziell bei Mykobakterien), die eine rationale Therapie nicht mehr ermöglichen und an die „präantibiotische Ära" erinnern.

19.5.2 Normalstationen

Auf Normalstationen ist bei Patienten mit unkomplizierten leichteren bis mittelschweren Infektionen der generelle Einsatz von Arzneimitteln in Injektionsform mit stärkster Wirkung und breitestem Spektrum nur in Ausnahmefällen nötig. Auch aus Praktikabilitäts- und Kostengründen kann die Therapie oft auf einfache bis mittelpotente Arzneimittel beschränkt werden. Im Bedarfsfall ist eine weitere Testung mit Sonder- und Reservearzneimitteln vorzunehmen. Die grundsätzlichen Möglichkeiten einer primären peroralen Therapie ebenso wie die einer peroralen Folgetherapie (Sequenztherapie) sollten in jedem Fall sorgfältig geprüft werden. Im Übrigen bedarf es einer ausführlichen ärztlichen Begründung, warum ein hochpotentes Arzneimittel in einem speziellen Falle gegeben werden soll. Die Freigabe von Sonder- und Reservearzneimitteln aus der Krankenhausapotheke in Zusammenarbeit mit dem Mikrobiologen nur auf patientenbezogene Einzelanforderung erscheint durchaus sinnvoll.

19.5.3 Ambulanter Bereich

Im ambulanten Bereich werden im Allgemeinen leichtere Infektionen (z. B. Harn-, Atemwegs- und Wundinfektionen) therapiert, bei denen die Erreger gegenüber den meisten Antibiotika gut empfindlich sind. Resistenzprobleme wie im Krankenhaus spielen eine untergeordnete Rolle, ambulante Therapien bei mehrfachresistenten Erregern (Harn- und Atemwegsinfekte) sind noch selten. Da der Erregernachweis mit Resistenzbestimmung in vielen Fällen auch aus ökonomischen Gründen unterbleibt, darüber hinaus in anderen Fällen auch nicht erforderlich ist, muss kalkuliert unter Berücksichtigung von Infektionsort, möglichem Erregerspektrum und Resistenzsituation therapiert werden. In der Regel reichen für die Behandlung dieser Infektionskrankheiten Wirkstoffe wie Penicillin V, Aminopenicillin ± Betalactamase-Inhibitor, Doxycyclin und Cotrimoxazol aus. Auch Makrolide sowie in definiertem Einsatz Fluorchinolone und Cephalosporine, sind einsetzbar. Da es mittlerweile perorale Darreichungsformen von bisher nur parenteral verfügbaren Arzneimitteln gibt, bietet sich auch die Möglichkeit an, nach einer einmaligen parenteralen Gabe im Sinne einer Sequenztherapie per os weiter zu therapieren. Dabei können unterschiedliche Substanzgruppen Verwendung finden (▸Kap. 19.3.5). Der breite Einsatz hochwirksamer Antibiotika (vor allem peroraler Fluorchinolone) ist auch bei einer hohen Anspruchshaltung des Patienten meist nicht gerechtfertigt.

Eine ambulante parenterale antibiotische Therapie (APAT) von bestimmten bisher nur stationär zu therapierenden Infektionen ist bei Einsatz von nur einmal täglich (once daily) zu applizierenden Arzneistoffen, z. B. Teicoplanin, Ceftriaxon und einigen Fluorchinolonen, möglich. Dies kann auf folgende Fälle zutreffen:

- Patienten mit Endokarditis in stabiler Verfassung und hausärztlicher Überwachung,
- mobile Patienten mit Exazerbation einer chronischen Osteomyelitis in sonst gutem Allgemeinzustand,
- Patienten mit einer Neuroborreliose,
- u. U. auch pädiatrisch-onkologische Patienten bei fieberhaften Episoden.

Bei Wahl entsprechender Substanzen ist die Wirkung der Antibiose nicht geringer als bei Mehrfachdosierung und die Toxizität nicht höher. Die Belastung der Patienten sinkt ebenso wie die Kosten für Antibiotika, zusätzliche Diagnostik und Entsorgung von Verpackungsmaterial.

19.6 Fallbeispiel

19.6.1 Beschreibung

Der 69-jähriger Patient T. B. (75 kg, 171 cm, Raucher, COPD seit 30 Jahren) liegt seit zwei Wochen nach einem schweren Unfall mit Polytrauma im Krankenhaus. Am 14. Tag entwickelt er Temperaturen bis 38,9 °C. Klinisch ist der Patient tachypnoisch und beim Abhören der Lunge zeigen sich beidseits basal Rasselgeräusche. Wegen einer drohenden respiratorischen Erschöpfung wird der Patient am 15. Tag auf die Intensivstation verlegt. Im Fieberanstieg erfolgt die Abnahme von Blutkulturen und Trachealsekret.

Der Befund nach Röntgen-Thorax zeigt basale Infiltrate beidseits. Die Laborparameter sind in ◻ Tab. 19.14 aufgelistet.

Da ein Risiko für multiresistente Erreger besteht, wird der Patient kalkuliert antibiotisch mit Meropenem 1 g dreimal täglich und Ciprofloxacin 400 mg dreimal täglich therapiert.

Am Folgetag liegt das Ergebnis der Mikrobiologie vor. Als Erreger ist *Klebsiella pneumoniae* sowohl in der Blutkultur als auch im Trachealsekret nachgewiesen worden. Nach Antibiogramm sind die beiden eingesetzten Antibiotika sensibel.

Am 4. Tag ist die Temperatur auf 38,0 °C gefallen, das CRP beträgt 19,8 mg/dl, der Leukozytenwert liegt bei 11,7 G/l.

◻ **Tab. 19.14** Laborwerte an Tag 14 des Patienten T. B.

Laborwert	Normalbereich	Tag 14
Kreatinin (mg/dl)	< 1,1	0,6
Harnstoff (mg/dl)	17–43	37
CRP (mg/dl)	< 1,1	30,1
Leukozyten (G/l)	4,0–10,0	13,5
Erythrozyten (T/l)	4,4–5,9	5,4
Hämoglobin (g/dl)	13,0–18,0	15,0
Hämatokrit (%)	40–52	60
Thrombozyten (G/l)	150–450	309

G Giga (10^9), T Tera (10^{12})

19.6.2 Fragen und Antworten

Frage 1

- Welchen Vorschlag machen Sie dem Arzt bezüglich der antibakteriellen Therapie?

Antwort zu Frage 1

Es sollte deeskaliert werden, indem ein Kombinationspartner abgesetzt wird. In der Regel ist dies das Fluorchinolon bzw. das Aminoglykosid.

Im Rahmen einer Deeskalation wird Ciprofloxacin abgesetzt. Die Meropenem-Dosierung wird noch beibehalten. Der Patient wird auf eine Wachstation verlegt. Am Tag 7 hat der Patient noch eine leicht erhöhte Temperatur (37,4 °C), das CRP liegt bei 7,7 mg/dl, die Leukozytenzahl ist im hochnormalen Bereich (9,8 G/l). Der Patient wird auf eine Normalstation verlegt.

Frage 2

- Sollte die antibakterielle Therapie erneut verändert werden?

Antwort zu Frage 2

Es kann weiter deeskaliert werden, indem die Dosierung von Meropenem reduziert wird.

Bis zum 10. Tag wird der Patient mit Meropenem 500 mg dreimal täglich weitertherapiert und anschließend die Antibiotikatherapie abgeschlossen (Temperatur und Leukozyten normal, CRP 3,5 mg/dl).

Frage 3

- Welche anderen Möglichkeiten der antibakteriellen Therapie hätte es bei diesem Patienten gegeben?

Antwort zu Frage 3

a) Statt Meropenem wäre auch Imipenem/Cilastatin in der gleichen Dosierung oder Doripenem (3 × 0,5–1 g) möglich gewesen.
b) Ciprofloxacin hätte durch Levofloxacin (2 × 500 mg) ersetzt werden können.
c) Piperacillin/Tazobactam (3–4 × 4,5 g) plus Gentamicin/Tobramycin (Dosierung gestützt durch ein Therapeutisches Drug Monitoring) bzw. Fluorchinolon (s. o.).
d) Cefepim oder Ceftazidim (jeweils 3 × 2 g) plus Gentamicin/Tobramycin (Dosierung gestützt durch ein Therapeutisches Drug Monitoring) bzw. Fluorchinolon (s. o.).

Websites mit Empfehlungen zur antiinfektiven Therapie

- Deutsche AIDS-Gesellschaft (DAIG): www.daignet.de,
- Deutsche Gesellschaft für Infektiologie (DGI): www.dgi-net.de,
- Paul-Ehrlich-Gesellschaft (PEG): www.p-e-g.org,
- Robert Koch-Institut (RKI): www.rki.de.

Literatur

Ackermann G. Antibiotika und Antimykotika. 4. Aufl., Wissenschaftliche Verlagsgesellschaft Stuttgart, 2013

AkdÄ, Arzneimittelkommission der deutschen Ärzteschaft. Empfehlungen zur Therapie akuter Atemwegsinfektionen und der ambulant erworbenen Pneumonie. Arzneiverordnung in der Praxis, Band 40, 3. Aufl., 2013

Brodt HR. Stille – Antibiotika-Therapie. Klinik und Praxis der antiinfektiösen Behandlung. 12. Aufl., Schattauer Verlag, Stuttgart 2012

Burkhardt F. Mikrobiologische Diagnostik. 2. Aufl., Thieme Verlag, Stuttgart 2009

DAIG, Deutsche AIDS-Gesellschaft (federführend). Deutsch-Österreichische Leitlinie zur antiretroviralen Therapie der HIV-Infektion, Version 6. AWMF-Register-Nummer 055–001, 2015

DAIG, Deutsche AIDS-Gesellschaft (federführend). Deutsch-Österreichische Leitlinie zur Postexpositionellen Prophylaxe der HIV-Infektion. AWMF-Register-Nummer 055–004, 2013

Dalhoff K, Abele-Horn M, Andreas S. Epidemiologie, Diagnostik und Therapie erwachsener Patienten mit nosokomialer Pneumonie. S3-Leitlinie der Deutschen Gesellschaft für Anästhesiologie und Intensivmedizin e. V., der Deutschen Gesellschaft für Infektiologie e. V., der Deutschen Gesellschaft für Hygiene und Mikrobiologie e. V., der Deutschen Gesellschaft für Pneumologie und Beatmungsmedizin e. V. und der Paul-Ehrlich-Gesellschaft für Chemotherapie e. V. Pneumologie, 66: 707–765, 2012

Davey P, Brown E, Charani E et al. Interventions to improve antibiotic prescribing practices for hospital inpatients. Cochrane Database Syst Rev, 4: CD003543, 2013

Dellit TH, Owens RC, McGowan JE Jr. et al. Infectious Diseases Society of America and the Society for Healthcare Epidemiology of America guidelines for developing an institutional program to enhance antimicrobial stewardship. Clin Infect Dis, 44: 159–177, 2007

De With K, Allerberger F, Amann S. et al. Strategien zur Sicherung rationaler Antibiotika-Anwendung im Krankenhaus, S3-Leitlinie der Deutschen Gesellschaft für Infektiologie e. V. (federführend). AWMF-Register-Nummer 092–001, 2013

DGHM, Deutsche Gesellschaft für Hygiene und Mikrobiologie. Richtlinien für die mikrobiologische Testung. Gustav Fischer Verlag, Jena, Stuttgart 2002

Frank U, Meyer EA, Daschner F. Antibiotika am Krankenbett. 16. Aufl., Springer Verlag, Berlin, Heidelberg, New York 2013

Höffken G, Lorenz J, Kern W et al. Epidemiologie, Diagnostik, antimikrobielle Therapie und Management von erwachsenen Patienten mit ambulant erworbenen unteren Atemwegsinfektionen sowie ambulant erworbener Pneumonie – Update 2009. S3-Leitlinie der Paul-Ehrlich-Gesellschaft für Chemotherapie, der Deutschen Gesellschaft für Pneumologie und Beatmungsmedizin, der Deutschen Gesellschaft für Infektiologie und vom Kompetenznetzwerk CAPNETZ. Pneumologie, 63: e1–e68, 2009

Podbielski A, Mauch H, Herrmann M. MiQ – Qualitätsstandards in der mikrobiologisch-infektiologischen Diagnostik. München: Urban & Fischer bei Elsevier, 2013

RKI, Robert Koch-Institut. Empfehlungen der Kommission für Krankenhaushygiene und Infektionsprävention. www.rki.de

Vogel F, Bodmann, KF. Expertenkommission der Paul-Ehrlich-Gesellschaft. Empfehlungen zur kalkulierten parenteralen Initialtherapie bakterieller Erkrankungen bei Erwachsenen. Chemother J, 13: 46–105, 2004

Der letzte Zugriff auf die im Text genannten Websites erfolgte am 03.04.2016.

20 Onkologische Pharmazie

Irene Krämer

Krebs ist die zweithäufigste Todesursache und die mehr als 100 verschiedenen Krebserkrankungen (Neubildungen im ICD-10) sind mit einer hohen Morbidität verknüpft. Frauen versterben am häufigsten an Brustkrebs und Darmkrebs, Männer an Lungen- und Darmkrebs. Tumoren werden nach ihrer Herkunft im Wesentlichen in **Karzinome** (epitheliale Tumoren, z. B. Lungenkarzinom, Mammakarzinom) und **Sarkome** (mesenchymale Tumoren, z. B. Osteosarkome, Lymphome, Leukämien) unterschieden. Das Tumorstadium wird mit der TNM-Klassifikation beschrieben (◘ Tab. 20.1). Die Unterteilungen sind für jede Tumorentität spezifisch definiert.

Onkologische Pharmazie

Die **Onkologische Pharmazie** hat die Pharmazeutische Betreuung von Tumorpatienten und eine sichere, angemessene und kosteneffektive Antitumortherapie und Supportivtherapie zum Ziel. Dazu bedarf es spezifischer Kenntnisse und Fähigkeiten des Apothekers bezüglich der vielfältigen Arzneimitteltherapien zur Behandlung von Tumoren und zum spezifischen Umgang mit Tumorpatienten.

Die drei Säulen der Krebsbehandlung bilden die Chirurgie, die Strahlentherapie und die antineoplastische Arzneimitteltherapie. Neben der klassischen zytotoxischen Chemotherapie hat sich in den letzten Jahren die zielgerichtete (targeted oder molecular) Therapie gegen Tumorzellen mit monoklonalen Antikörpern (mAK) und spezifischen Signaltransduktionshemmern etabliert. Die Entwicklung der neuen Therapien hat bei einigen Tumorentitäten zu deutlich längeren Überlebenszeiten geführt. Die moderne Behandlung hat neben der Heilung zunehmend die Kontrolle des Tumorwachstums zum Therapieziel.

◘ **Tab. 20.1** TNM-Klassifikation der Tumorausdehnung

Parameter	Einteilung
Tumorgröße (T)	1–4 (T 1–3 i. d. R. auf das Organ begrenzt, 4 Organ überschreitend)
Befall der Lymphknoten (N; Nodes)	0 (keine) bis 2 (zunehmende Zahl und zunehmende Entfernung befallener Lymphknoten)
Nachweis von Metastasen (M)	0 (keine)/1 (Fernmetastasen z. B. Leber, Lunge, ZNS, Knochen)

20.1 Antineoplastische Chemotherapie

20.1.1 Pharmakologische Grundlagen

Jede Tumorerkrankung ist auf die Proliferation einer einzelnen, nicht eliminierten Genom-geschädigten primären Tumorzelle zurückzuführen. Die Schädigung betrifft genetische Strukturen, die das Zellwachstum regulieren. Die Entstehung des Tumors bedarf i. d. R. mehrerer mutationsbedingter Veränderungen (Mehrstufenmutation).

Strikte Kontrollen durch zelluläre Regulationsproteine verhindern normalerweise die Entwicklung DNA-geschädigter Zellen. Durch Mutation eines Protoonkogens (Genabschnitt, der Wachstumsaktivatoren kodiert) in ein aktiviertes Onkogen oder den Verlust eines Tumorsuppressorgens (Genabschnitt, der Wachstumsinhibitoren kodiert) kann es zur Fehlregulation der Kontrollmechanismen kommen. Aktivierte Onkogene führen zur Synthese permanent aktivierter Onkoproteine (z. B. Wachstumsfaktoren, Wachstumsfaktorrezeptoren, Proteinkinasen), die das Zellwachstum stimulieren. Mutationen in Tumorsuppressorgenen können zu Fehlfunktionen von Tumorsuppressorproteinen und damit fehlender Hemmung von Wachstumssignalen führen. Für eine Vielzahl von Tumorerkrankungen sind spezifische chromosomale Veränderungen (z. B. Genamplifikationen, Translokation des Protoon-

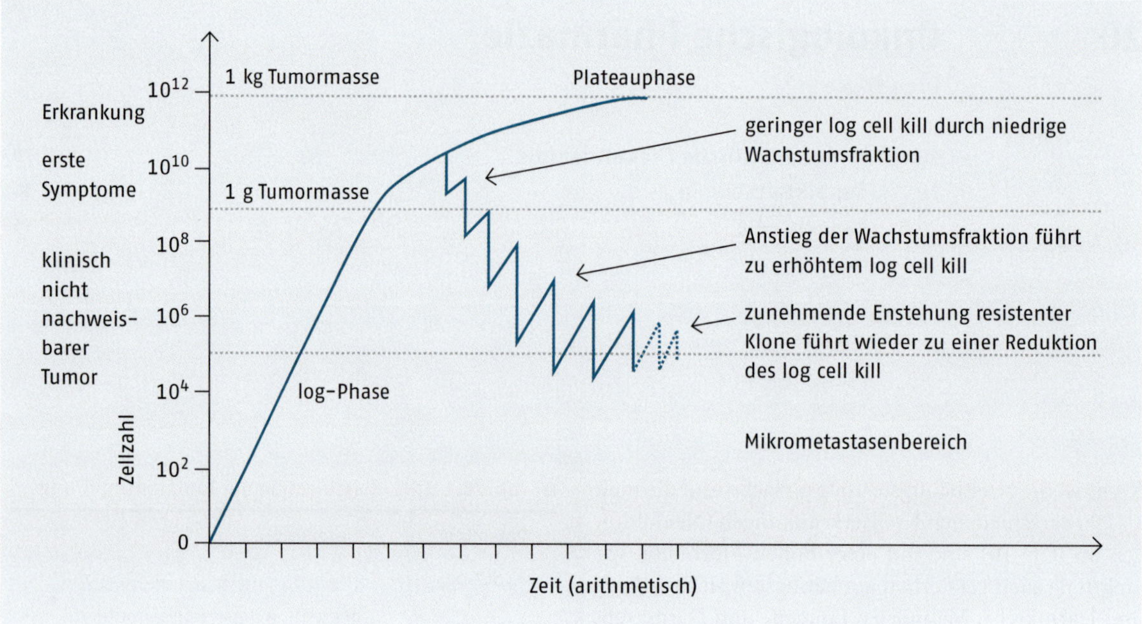

o Abb. 20.1 Gompertz-Wachstumskinetik in Relation zur Diagnose und Behandlung. Nach Zeller 1995

kogens) charakteristisch. Sie dienen als diagnostischer und prognostischer Parameter und stellen Zielstrukturen für die Arzneimitteltherapie dar. Zielgerichtete Zytostatika hemmen das Zellwachstum von Tumorzellen durch Bindung an tumorspezifische Oberflächenantigene (z. B. CD 20 auf B-Lymphozyten) und extrazelluläre Wachstumsfaktorrezeptoren (u. a. epidermal growth factor receptor, EGFR 1–4) oder Hemmung intrazellulärer Signaltransduktionskaskaden (u. a. Tyrosinkinasen). Sie induzieren Apoptose oder hemmen die gegenseitige Aktivierung von wachstumsregulatorisch wirksamen Kinasen.

Malignes Wachstum ist gekennzeichnet durch lokale Infiltration und die Fähigkeit zur Metastasierung. Das initiale Tumorwachstum ist exponentiell. Die absolute Tumorzellzahl nimmt zunächst langsam zu. Nach etwa 30 Zellteilungen (ca. 10^9 Zellen, Gewicht 1 g) ist der Tumor klinisch nachweisbar. Mit zunehmender Tumorgröße verringert sich die Wachstumsgeschwindigkeit und geht dann in eine Gleichgewichtsphase über. Diese Wachstumskinetik wird als **Gompertz-Kinetik** bezeichnet. Die größte Wachstumsgeschwindigkeit hat der Tumor bei einem Drittel seiner maximalen Größe. Danach nimmt die Zahl der proliferierenden Zellen im Verhältnis zur Gesamtzellzahl (Wachstumsfraktion) ab. Ursachen sind vermutlich die schlechter werdende Blutversorgung und das begrenzte Nährstoffangebot, die mit dem Tumorwachstum nicht Schritt halten können. Tumorzellen induzieren zur Verbesserung der Versorgungssituation die Gefäßneubildung (Angiogenese) im umgebenden Bindegewebe durch Freisetzung von vaskulären endothelialen Wachstumsfaktoren (VEGF). Die Hemmung der Angiogenese mit VEGF-Antikörpern (z. B. Bevacizumab) und Angiogenesehemmstoffen (z. B. Sorafenib, Sunitinib) hat sich bereits bei einigen soliden Tumoren als wirksames Therapieprinzip erwiesen.

Klassische Zytostatika greifen in den Wachstumszyklus (G1–M-Phase) einer Zelle ein. Sie haben die größte Wirksamkeit auf Zellen, die sich im Zellzyklus befinden. Dabei tötet die gleiche Dosis eines Zytostatikums eine konstante Fraktion von Tumorzellen ab. Es wird also ein konstanter Prozentsatz (log-Schritte) von Tumorzellen, nicht aber eine konstante absolute Zellzahl eliminiert. Dieser Befund ist als **log cell kill-Hypothese** bekannt und von großer Bedeutung für die Tumortherapie. Die Zellabtötung folgt einer Kinetik 1. Ordnung, die abgetötete Zellzahl wird immer kleiner (o Abb. 20.1). Um einen Rückfall zu verhindern, muss auch nach Erreichen einer klinischen Remission (Reduktion der Tumormasse) mit der gleichen Therapieintensität weiterbehandelt werden. Für die Kombination von Zytostatika konnte ein multiplikativer Effekt der Log-Cell-Kill-Rate gezeigt werden. Beispielsweise beträgt die Reduktionsrate 2 log für die Kombination zweier Zytostatikadosierungen mit jeweils der Reduktionsrate 1 log. Neben Art und Menge eines Zytostatikums scheint auch der Zeitraum, in dem eine bestimmte Dosis appliziert wird, für den Therapieerfolg von Bedeutung zu sein. Eine Verringerung der Dosisintensität (applizierte Menge eines Zytostatikums (in mg/m^2 Körperoberfläche, ▸Kap. 15.3.1) pro Zeiteinheit (Woche)) durch Verlängerung des Therapiezeitraums oder eine Dosisreduktion können danach zu einer Erhöhung der Rezidivrate führen.

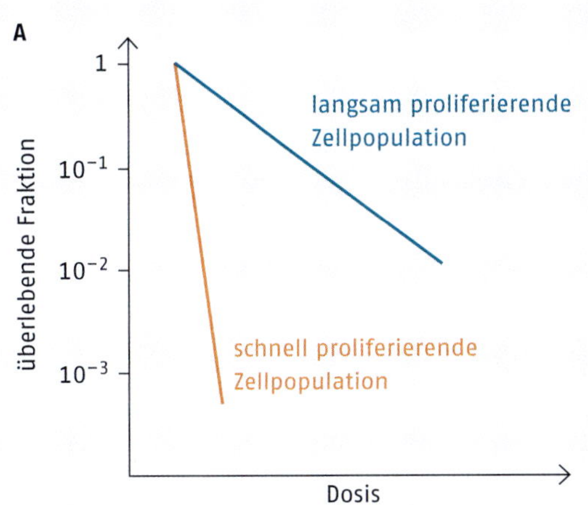

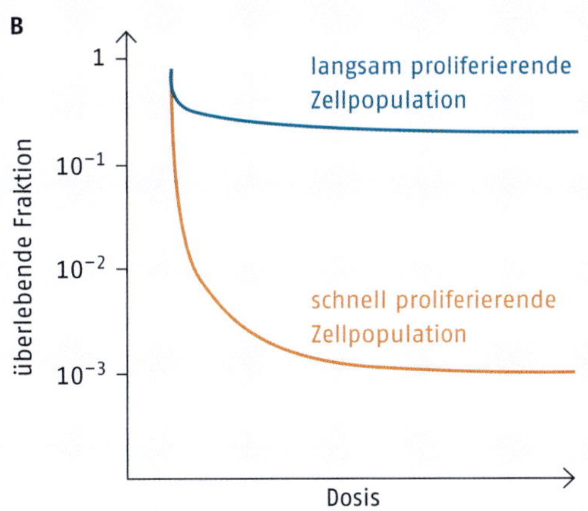

Abb. 20.2 Schematische Darstellung der Dosis-Wirkungskurven. **A** Phasenunspezifisch und **B** phasenspezifisch wirksamer Zytostatika

Erneutes Tumorwachstum trotz zeitgerechter Therapie ist auch mit der Resistenzentwicklung von Tumorzellen gegen die eingesetzten Zytostatika erklärbar. Die **Tumorresistenz** kann durch kinetische, genetische oder pharmakologische Mechanismen (siehe Kasten) bedingt sein.

Tumor-Resistenzmechanismen

Die **kinetische Resistenz** ist eine temporäre Resistenz, die durch verminderte Empfindlichkeit der Tumorzellen in bestimmten Zellzyklusphasen begründet ist. **Phasenspezifisch wirksame** Zytostatika wirken auf Zellen in bestimmten Zellzyklusphasen, z. B. Antimetaboliten in der S-Phase, Vincaalkaloide in der M-Phase. Die Dosis-Wirkungskurven dieser Zytostatika sind durch eine Plateauphase charakterisiert (Abb. 20.2, B). Die kinetische Resistenz kann durch sehr häufige Applikation oder kontinuierliche Infusion der Zytostatika überwunden werden. Bei **phasenunspezifisch wirksamen** Zytostatika (z. B. Alkylanzien, Anthracycline) verläuft die Dosis-Wirkungskurve als Reaktion 1. Ordnung. Die Steigung der Geraden ist abhängig von der Wachstumsgeschwindigkeit der Zellpopulation (Abb. 20.2, A). Die Wirkung dieser Zytostatika ist nicht abhängig vom Zeitpunkt und die fraktionierte Gabe einer bestimmten Dosis erbringt keine Wirkungssteigerung. Die Applikation erfolgt daher intermittierend in hohen Dosen. Zellen in der G_0 Phase sind gegenüber den meisten Zytostatika resistent. Hier wirksame Zytostatika, z. B. Bleomycin, Cisplatin, Nitrosoharnstoffe, werden als **zyklusunspezifisch wirksame** Zytostatika bezeichnet.

Die **genetische Resistenz** ist eine durch Mutation erworbene, bleibende Resistenz. Unterschieden wird die primäre oder intrinsische Resistenz von der sekundären oder unter Zytostatikatherapie erworbenen Resistenz. Die genetische Resistenz beruht auf biochemischen Resistenzmechanismen. Diese treten auch ohne Kontakt mit einem Zytostatikum mit einer bestimmten Wahrscheinlichkeit (Mutationsrate 10^{-5} bis 10^{-6}) auf. In langsam wachsenden Tumoren mit einem hohen Anteil an differenzierten Zellen und einer hohen Zellverlustrate ist mit einem höheren Anteil primär resistenter Zellklone zu rechnen als in schnell wachsenden Tumoren. Aus dieser Hypothese ist zu folgern, dass eine Zytostatikatherapie möglichst früh, in hoher Dosierung und als Kombinationschemotherapie erfolgen sollte. Besonders problematisch ist die **Mehrfach-** oder **pleiotrope Resistenz** (multidrug resistance, MDR). Das membranassoziierte Glykoprotein P170 (P-gp) wirkt als Effluxpumpe für Zytostatika unterschiedlichster Struktur.

Als **pharmakologische Resistenz** wird die verminderte Empfindlichkeit von Tumorzellen aufgrund ihrer anatomischen Lage, z. B. in ZNS und Hoden, oder der beschleunigten Metabolisierung infolge von Enzyminduktion bezeichnet.

20.1.2 Therapiekonzepte

In Kenntnis der pharmakologischen Grundlagen entwickelte sich aus der zunächst empirischen Monochemotherapie die gezielte **Kombinationschemotherapie** mit Wiederholung in regelmäßigen zeitlichen Abständen. Heute werden Kombinationen von zielgerichteten Therapien und klassischen Zytostatika erfolgreich eingesetzt (z. B. Cetuximab in Kombination mit Fluorouracil (5-FU)/Irinotecan oder 5-FU/Oxaliplatin beim Kolonkarzinom, Trastuzumab in Kombination mit Docetaxel beim Mammakarzinom). Weitere Kombinationspartner sind zytostatisch wirksame Hormone (z. B. Antihormone, Aromatasehemmer) bei hormonabhängig wachsenden Tumoren und Immuntherapeutika (z. B. Interferon, Interleukin 2). Biochemische Synergismen der Kombinationspartner, die erhöhte Wahrscheinlichkeit der Erfassung primär resistenter Klone und die Reduktion der Resistenzentwicklung sekundär resistenter Klone sind dafür die wichtigsten Gründe. Im Kasten sind einige Grundregeln der Kombinationschemotherapie zusammengestellt.

Grundregeln der Kombinationschemotherapie

- Die Wirksamkeit jedes Kombinationspartners gegen den zu behandelnden Tumortyp muss in einer Monotherapie nachgewiesen sein.
- Jede Einzelkomponente soll in möglichst hoher und damit effektiver Dosierung gegeben werden.
- Die Wirkung der Kombinationspartner soll möglichst auf unterschiedlichen Wirkungsmechanismen beruhen, um eine synergistische Wirkung zu erzielen.
- In der zeitlichen Abfolge der Einzelkomponenten sind Wirkungsmechanismen, z. B. Zellzahlreduktion mit phasenunspezifisch wirksamen Alkylanzien oder Anthracyclinen vor phasenspezifischen Antimetaboliten, sowie Interaktionen der Einzelkomponenten zu berücksichtigen. Eine Vorbehandlung mit Methotrexat erhöht die Fluorouracil-Wirkung, die Vorbehandlung mit Fluorouracil hemmt die Methotrexat-Wirkung.
- Das Toxizitätsprofil der Kombinationspartner soll möglichst unterschiedlich sein, um additive Organtoxizität zu vermeiden.
- Die Einzelkomponenten sollen möglichst nicht durch die gleichen Resistenzmechanismen inaktivierbar sein.

Die Behandlung des Tumors mittels Kombinationschemotherapie erfolgt in **kurativer** Intention mit dem Ziel der Heilung (langes krankheitsfreies Überleben) oder in **palliativer** Intention mit dem Ziel der Lebensverlängerung oder Symptomlinderung (Verbesserung der Lebensqualität). Unter „best supportive care" versteht man die rein symptomatische Therapie (z. B. Analgetika, adäquate Ernährung) mit Verzicht auf eine antineoplastische Arzneimitteltherapie. Der Erfolg der Behandlung wird an der Remission (Reduktion des Tumors) und deren Dauer gemessen. Zur Beurteilung der Tumorreduktion dienen die nachfolgenden standardisierten Begriffe:

- **Komplette Remission** (CR) bedeutet das Verschwinden aller nachweisbaren Tumorbefunde für mindestens vier Wochen.
- **No evidence of disease** ist der kompletten Remission gleichzusetzen.
- **Partielle Remission** (PR) bedeutet eine Reduktion der Tumormasse um mehr als 50 % für mindestens vier Wochen.
- **No remission** (NR) oder **no change** bedeutet keine Änderung der Tumorausdehnung über mindestens vier Wochen.
- **Progress** oder **progressive disease** bedeutet das Fortschreiten des Tumors unter Therapie.

Zur Verlaufskontrolle werden auch Anzahl und Größe der Metastasen, Tumormarker (z. B. AFP, β-hCG, PSA) und die Ergebnisse molekularbiologischer Untersuchungen bei hämatologischen Tumoren herangezogen. Die Veränderungen des **Allgemeinzustands** sind für die Remissionsbeurteilung ebenfalls von Bedeutung. Sie werden mit Skalensystemen, z. B. mit dem **Karnofsky-Index** oder dem **ECOG-Performance-Status**, quantifiziert (◘ Tab. 20.2 und ◘ Tab. 20.3).

Der Erfolg eines Therapiekonzepts wird anhand der Response-Rate, z. B. Zahl der kompletten Remissionen in der Patientenpopulation, dem progressionsfreien Überleben (progression free survival = PFS), der Zeit bis zum Fortschreiten des Tumors (time to progression), der mittleren Remissionsdauer (response duration) oder dem Gesamtüberleben (overall survival = OS) beurteilt. Für den Patienten selbst ist die Lebensqualität relevant und der Gewinn an Lebenszeit ohne Tumorsymptome und ohne Tumorbehandlung der eigentliche Therapieerfolg. Die **Fünfjahres-Überlebensrate** beschreibt den Anteil der Patienten die 5 Jahre nach Diagnosestellung noch am Leben sind. Diese ist für unterschiedliche Krebsarten sehr unterschiedlich (z. B. < 10 % bei Bauchspeicheldrüsenkrebs, > 90 % bei Hodenkrebs). Der Medianwert der Überlebenszeiten (Zeit bei der 50 % der Patienten verstorben sind) wird als mittleres Überleben bezeichnet.

Die Dokumentation der **therapiebedingten unerwünschten Wirkungen** stellt ebenfalls einen Endpunkt der Tumortherapie dar. Ein Standard zur einheitlichen Erfassung der akuten Toxizität der Tumortherapie wurde vom National Cancer Institute (USA) entwickelt und sollte zwecks Vergleichbarkeit stets genutzt werden. Die systematische Erfassung der **Common Terminology Criteria of Adverse Events** (CTCAE) erfolgt für die verschiedensten unerwünschten Wirkungen (z. B. hämatologisch, kardiovaskulär, gastrointestinal) immer abgestuft nach Schweregraden von 0 (keine), 1 (mild), 2 (mäßig), 3 (schwer), 4 (lebensbedrohlich) bis 5 (Tod); ◘ Tab. 20.4).

Bei den Therapiekonzepten werden verschiedene Indikationen und Phasen der Chemotherapie unterschieden (siehe Kasten).

Die Durchführung der Chemotherapie erfolgt nach sogenannten **Chemotherapieprotokollen** oder **Therapieschemata.** Darin sind die Zytostatikagaben nach

Tab. 20.2 Karnofsky-Index: Bewertung des Allgemeinzustands des Patienten

Karnofsky-Index	Allgemeinzustand
100 %	Beschwerdefrei, normale Aktivität
90 %	Geringe Krankheitszeichen, geringfügig verminderte Aktivität
80 %	Mäßige Krankheitszeichen, deutlich verringerte Aktivität
70 %	Selbstversorgung noch möglich, unfähig zu normaler Aktivität
60 %	Gelegentlich fremde Hilfe nötig
50 %	Häufig medizinische Pflege nötig
40 %	Behindert und pflegebedürftig
30 %	Krankenhausaufnahme notwendig
20 %:	Schwerkrank
10 %	Moribund
0 %	Tot

Tab. 20.3 ECOG-Performance-Status: Bewertung des Allgemeinzustands des Patienten

ECOG-Performance-Status	Allgemeinzustand
0	Normale uneingeschränkte Aktivität
1	Einschränkung bei körperlicher Anstrengung, gehfähig, leichte körperliche Arbeit möglich
2	Gehfähig, Selbstversorgung möglich, nicht arbeitsfähig, kann 50 % der Wachzeit aufstehen
3	Nur begrenzte Selbstversorgung möglich, 50 % und mehr der Wachzeit an Bett und Stuhl gebunden
4	Völlig pflegebedürftig, keinerlei Selbstversorgung möglich, völlig an Bett und Stuhl gebunden
5	Tot

Tab. 20.4 CTCAE-Klassifikation (Version 4.03) an ausgewählten Beispielen. NCI 2010

Kriterium	Grad 1	Grad 2	Grad 3	Grad 4	Grad 5
Anaphylaxie	–	–	Symptomatischer Bronchospasmus, ± Urtikaria, Allergie bedingtes Ödem/ Angioödem, Hypotension	Lebensbedrohliche Konsequenzen	Tod
Leukozyten (x 10^9/l)	< LLN –3,0	< 3,0–2,0	< 2,0–1,0	< 1,0	–
Übelkeit	Appetitlosigkeit ohne Veränderung der Essgewohnheiten	Eingeschränkte Nahrungsaufnahme ohne Gewichtsverlust, Dehydrierung oder Mangelernährung	Inadäquate orale Energie- oder Flüssigkeitszufuhr, künstliche Ernährung oder Hospitalisierung erforderlich	–	–
Erbrechen	1–2-mal/d	3–5-mal/d	≥ 6-mal/d, künstliche Ernährung oder Hospitalisierung erforderlich	Lebensbedrohliche Konsequenzen	Tod
Diarrhö	< 4 Stühle pro Tag	4–6 Stühle pro Tag oder mäßige Krämpfe	≥ 7 Stühle pro Tag, Inkontinenz, Hospitalisierung erforderlich	Lebensbedrohliche Konsequenzen	Tod
Orale Mukositis	Asymptomatisch oder milde Symptome	Moderate Schmerzen, Nahrungsaufnahme nicht beeinträchtigt	Starke Schmerzen, Nahrungsaufnahme beeinträchtigt	Lebensbedrohliche Konsequenzen	Tod
Haarausfall	Haarausfall < 50 %	Haarausfall ≥ 50 %	–	–	–

LLN Lower Limit of Normal (unterer Grenzwert des Referenzbereichs)

Tab. 20.5 Adjuvante Chemotherapie beim Mammakarzinom. Wiederholung Tag 22

Zytostatikum	Dosierung	Applikationsart	Applikationsschema	Tag
Fluorouracil	500 mg/m²	i. v.	Infusion über 0,5 h	Tag 1
Epirubicin	100 mg/m²	i. v.	Infusion über 0,5 h	Tag 1
Cyclophosphamid	500 mg/m²	i. v.	Infusion über 1 h	Tag 1

Formen der Chemotherapie

- **Adjuvante Therapie:** Chemotherapie nach potenziell kurativer Operation und/oder Bestrahlung zur Vermeidung eines Rezidivs; gesicherte Indikationen sind z. B. bestimmte Stadien des Mamma-, Kolon-, Rektumkarzinoms, Wilms-Tumor, Ewing-Sarkom,
- **Neoadjuvante Therapie:** Chemotherapie, die vor einer Operation oder Bestrahlung zur Reduktion der Tumormasse gegeben wird (z. B. bei Kopf-Hals-Tumoren),
- **Induktionstherapie:** hochdosierte Chemotherapie zur Erzielung einer kompletten Remission bei hämatologischen Tumoren,
- **Konsolidierungstherapie:** Wiederholung einer Induktionschemotherapie nach Erreichen der kompletten Remission bei hämatologischen Tumoren,
- **Erhaltungstherapie:** niedrigdosierte Chemotherapie über einen langen Zeitraum bei bestehender kompletter Remission bei hämatologischen Tumoren,
- **Hochdosistherapie:** dosiseskalierte, myeloablative Chemotherapie; diese Therapie ist so knochenmarktoxisch, dass ohne Ersatz von Blutstammzellen die hämatopoetische Regeneration unwahrscheinlich ist oder erst nach mehreren Monaten zu erwarten wäre. Im Anschluss an diese Therapie müssen autologe oder allogene Blutstammzellen aus Knochenmark oder Blut transfundiert werden (Knochenmarktransplantation, KMT; periphere Blutstammzelltransplantation, peripheral blood stem cell transplantation, PBSCT),
- **Mobilisierungstherapie:** tumorspezifische Chemotherapie in Kombination mit Zytokinen zur Stimulation der Hämatopoese, die mobilisierten Blutstammzellen sind durch die Expression des CD34-Antigens, einem immunologischen Stammzellmarker, charakterisiert und können durch Zellseparation aus dem Blut gewonnen werden,
- **Konditionierungstherapie:** Chemotherapie mit oder ohne Bestrahlung zur Vorbereitung auf die Knochenmarktransplantation oder Stammzelltransplantation u. a. mit der Zielsetzung der Immunsuppression.

Art, Dosierung, Applikationsform und zeitlicher Reihenfolge festgelegt, wie z. B. in Tab. 20.5 für eine adjuvante Chemotherapie beim Mammakarzinom dargestellt. Die Zytostatika werden mit ihren chemischen Kurzbezeichnungen (INN-Namen) angegeben. Zur Charakterisierung werden die Therapieschemata mit den Autorennamen oder mit **Akronymen** belegt. Die Akronyme entwickeln sich aus Abkürzungen für die eingesetzten Zytostatika (hier: FEC: F für Fluorouracil, E für Epirubicin, C für Cyclophosphamid). Etablierte Chemotherapieprotokolle können onkologischen Standardwerken oder der Originalliteratur entnommen werden. Üblicherweise wird die Therapie nach bewährten Standardprotokollen oder im Rahmen von Studienprotokollen durchgeführt. In Letzteren wird der Stellenwert eines Therapieschemas prospektiv randomisiert untersucht. Dabei handelt es sich meistens um überregionale Studien von nationalen (z. B. Deutsche Gesellschaft für Hämatologie und Onkologie, DGHO) oder internationalen Studiengruppen (z. B. European Organization for Research on Treatment of Cancer, EORTC). Maligne Tumoren im Kindesalter werden fast ausnahmslos gemäß bundesweiten Studienprotokollen behandelt. Besonders bei der Therapie mit kurativer Intention ist die Einhaltung der Therapieprotokolle von höchster Wichtigkeit. Nicht etablierte Therapieprotokolle sollen außerhalb von Studien nicht angewandt werden.

20.1.3 Dosierung

Zytostatika sollen in möglichst hoher und damit effektiver Dosis gegeben werden, die allerdings durch die Toxizität limitiert wird. Diese ist wie die Wirkung u. a. von der zeitlichen Abfolge der Applikationen abhängig. Die **maximal tolerable Dosis** eines Zytostatikums wird in Phase-I-Studien der Klinischen Prüfung an Patienten ermittelt und gilt für das geprüfte Applikationsschema.

Dosierung nach Körperoberfläche

Die Dosierung der Zytostatika erfolgt i. d. R. nach der **Körperoberfläche**, die aus dem aktuellen Körpergewicht in kg und der Körpergröße in cm nach einer empirischen Formel errechnet wird. Dabei hat sich die Formel von Du Bois und Du Bois (▸ Kap. 15.3.1) in der Praxis durchgesetzt. Die üblicherweise benutzten

Nomogramme beruhen fast ausnahmslos auf dieser Formel. Aus der im Therapieprotokoll festgelegten Dosierung pro m^2 Körperoberfläche (◘ Tab. 20.5) und der patientenindividuellen Körperoberfläche berechnet sich die individuelle Dosis.

Die Dosierung nach der Oberflächenregel ist eine **Konventionsmethode** in der Onkologie. Sie wurde mit dem Ziel eingeführt, bei jedem Patienten eine gleichartige Zytostatikaexposition und damit gleiche Effektivität und tolerable Toxizität zu erreichen, was jedoch bei vielen Zytostatika nicht zutrifft und daher immer wieder kritisiert wird (▸ Kap. 15.3.1). Allerdings sind speziesspezifische Unterschiede in Effektivität und Toxizität bestimmter Zytostatika geringer, wenn die Dosis auf die Körperoberfläche bezogen wird, sodass präklinische Ergebnisse leichter übertragbar sind.

Die Körperoberflächenregel ist im ersten Lebensjahr nicht anwendbar. In vielen pädiatrischen Protokollen wird daher für **Kinder** unter einem Jahr der auf kg Körpergewicht bezogenen Dosierung Vorrang gegeben. Die im Protokoll angegebene Dosierung pro m^2 Körperoberfläche wird dabei für ein Kind von 30 kg angenommen.

Generelle Dosisanpassungen aufgrund **fortgeschrittenen Alters** sind nicht angezeigt. Doch sind bei der Auswahl der Chemotherapieprotokolle die Komorbidität, die UAW und die Interaktionen mit der bestehenden Medikation des Patienten zu beachten. Aufgrund der demografischen Entwicklung und dem gehäuften Auftreten von Krebserkrankungen im höheren Alter werden auch zunehmend Therapiealgorithmen und Therapieprotokolle für geriatrische Patienten entwickelt.

Bei **Übergewichtigen** sind viele physiologische Funktionen und damit auch pharmakokinetische Parameter der Arzneistoffe verändert. Dennoch werden Dosisanpassungen mittels Kalkulation der Körperoberfläche auf Basis des Idealgewichts nicht empfohlen. Insbesondere bei kurativen Therapien soll die Kalkulation der Dosierung mittels des aktuellen Körpergewichts erfolgen. Die hämatologische Toxizität ist nicht erhöht. Dosisanpassungen sollen nach den gleichen Regeln wie für normalgewichtige Patienten erfolgen. Standardisierte Dosisanpassungen bei starkem Gewichtsverlust oder Amputationen sind nicht bekannt.

Antikörper werden nach Körperoberfläche oder nach Körpergewicht dosiert oder in fixen Dosierungen verordnet. Die **Signaltransduktionshemmer** werden in fixen Dosierungen peroral appliziert.

Die **Messung pharmakokinetischer Parameter** nach Zytostatikagabe zeigt trotz der eingeführten Dosierungsregeln große interindividuelle Unterschiede in Plasmakonzentration und Gesamtclearance. Mit der Dosierung von Carboplatin nach AUC haben diese Beobachtungen Eingang in die Praxis gefunden (▸ Kap. 15.3.4).

◘ **Tab. 20.6** Kumulative Grenzdosen von Zytostatika

Zytostatikum	Grenzdosis	Toxizitätsrisiko
Bleomycin	360 mg	Pulmonale Toxizität
Daunorubicin	550 mg/m^2 ohne Bestrahlung, 450 mg/m^2 mit Bestrahlung	Kardiotoxizität
Doxorubicin	550 mg/m^2 ohne Bestrahlung, 450 mg/m^2 mit Bestrahlung	Kardiotoxizität
Epirubicin	850–1000 mg/m^2	Kardiotoxizität
Idarubicin	120 mg/m^2	Kardiotoxizität
Mitoxantron	160–200 mg/m^2	Kardiotoxizität
Mitomycin	50–60 mg/m^2	Anämie, renale Toxizität

Zur Effizienzsteigerung der zentralen Zytostatikazubereitung wird auch das **dose banding** in vordefinierten Dosierungsbereichen als vorteilhaft erachtet.

Maximaldosierungen

Für einige Zytostatika sind Maximaldosierungen zu beachten, z. B. die maximale Einzeldosis von Vincristin (2 mg). Für andere Zytostatika sind bezogen auf die Gesamttherapie maximale kumulative Dosen (Grenzdosen) definiert (◘ Tab. 20.6), bei deren Überschreiten mit einem überproportional ansteigenden Toxizitätsrisiko zu rechnen ist.

Dosierung bei eingeschränkter Nieren- und Leberfunktion

Dosismodifikationen können aufgrund von Nieren- oder Leberinsuffizienz für bestimmte Zytostatika erforderlich sein. Bei Zytostatika, die bevorzugt über eines dieser Organe eliminiert werden, muss mit einer eingeschränkten Gesamtclearance und damit einer erhöhten Arzneimittelexposition gerechnet werden. Da es sich bei den in Therapieprotokollen festgelegten Dosierungen i. d. R. um maximal tolerable Dosierungen handelt, sind besonders bei palliativem Therapieansatz Dosisreduktionen zu empfehlen, um eine übermäßige Toxizität, insbesondere irreversible Organtoxizität, zu vermeiden.

Bei **eingeschränkter Nierenfunktion** (Kreatinin-Clearance < 70 ml/min) sind Dosisreduktionen für Zytostatika erforderlich, die überwiegend renal eliminiert werden oder nephrotoxisch sind. Sie sollen sich an der Kreatinin-Clearance orientieren, die entweder aus

Tab. 20.7 Dosismodifikationen für ausgewählte Zytostatika bei Niereninsuffizienz auf Basis der Kreatinin-Clearance (ml/min) und bei Leberinsuffizienz auf Basis von Bilirubin- (mg/dl) und Aspartat-Aminotransferase (AST)-Konzentrationen (U/l) im Serum

Zytostatikum		Dosis 100 %	Dosis 75 %	Dosis 50 %	Dosis 0 % (Kontraindikation)
Bleomycin	Kreatinin-Clearance	> 50	50–20	< 20	
Carboplatin	Dosierung nach Ziel-AUC (▸Kap. 15.3.4)				
Cisplatin	Kreatinin-Clearance	> 60	60–50	50–(40)30	< (40) 30
Ifosfamid	Kreatinin-Clearance	> 70	70–40	40–10	< 10
Methotrexat	Kreatinin-Clearance	> 60		60–30	< 30
Docetaxel	Bilirubin				1,5–3,0
	AST				60–180
Doxo-, Epirubicin	Bilirubin	< 1,5		1,5–3,0	> 5,0
Methotrexat	Bilirubin		3,1–5,0		> 5,0
Vincristin	Bilirubin	< 1,5		1,5–3,0	> 5,0
	AST			60–180	> 180

der gemessenen Serumkreatininkonzentration berechnet oder experimentell bestimmt wird (▸Kap. 21.2.3). Basierend auf der Kreatinin-Clearance sind substanzspezifische Dosierungsempfehlungen zu berücksichtigen (◘ Tab. 20.7). Nur für Carboplatin existieren bisher auf der Basis prospektiver Studien valide Dosierungsrichtlinien in Abhängigkeit von der glomerulären Filtrationsrate. Über die Dosierung von Zytostatika bei Dialysepatienten und die Dialysierbarkeit von Zytostatika ist wenig bekannt.

Eine **eingeschränkte Leberfunktion** kann neben einer verminderten hepatischen Elimination auch eine verminderte Aktivierung, z. B. bei Cyclophosphamid, oder bei Hypoalbuminämie einen höheren Anteil an freiem Zytostatikum im Plasma bedeuten. Die bekannten Dosierungsrichtlinien für Leberinsuffizienz beziehen sich auf überwiegend hepatisch eliminierte Zytostatika (◘ Tab. 20.7) und orientieren sich an den Serumbilirubin- bzw. Serum-Glutamat-Oxalacetat-Transaminase-Werten. Für Vincaalkaloide und Podophyllotoxinderivate wird gelegentlich auch eine Dosisreduktion um 50 % bei erhöhter alkalischer Phosphatase empfohlen. Insbesondere wenn die Leberfunktionsstörungen tumorbedingt sind, muss für die Dosisreduktionen eine kritische Nutzen-Risiko-Abwägung vorgenommen werden. Um zwischen arzneimittelbedingten und krankheitsbedingten Leberfunktionsstörungen unterscheiden zu können, sollte die Leberfunktion generell vor Beginn der Chemotherapie überprüft werden. Bekannte Hepatotoxine unter den Zytostatika sind Asparaginase, Nitrosoharnstoffe, Methotrexat und Cytarabin.

Dosierung bei starker Myelosuppression

Bis auf wenige Ausnahmen sind alle Zytostatika knochenmarktoxisch (myelosuppressiv). Schweregrad und Dauer der Myelosuppression sind unterschiedlich. Die Myelosuppression äußert sich in einer Leukopenie, gefolgt von einer Thrombozytopenie und selten einer Anämie. Gemessen wird die Myelosuppression am **Nadir** (Tiefstwert) der Leukozyten und/oder Thrombozyten. Ausgeprägte Leukopenien (z. B. Granulozytopenien, CTCAE-Grad 3 und 4, ◘ Tab. 20.4) zwingen manchmal zur Verschiebung des nächsten Therapiezyklus oder zur Dosisreduktion. Bei kurativem Therapieansatz kann der Einsatz von **Granulozyten-Kolonie stimulierendem Faktor (G-CSF)** zur Vermeidung des Granulozytenabfalls indiziert sein, um eine Reduktion der Dosis oder Dosisintensität zu vermeiden. Bei Chemotherapien mit hohem (> 20 %) und mittlerem (10–20 %) Risiko der febrilen Neutropenie sowie zusätzlichen patientenbezogenen Risikofaktoren (z. B. Alter > 65 Jahre, febrile Neutropenie in vorangegangenen Zyklen) ist G-CSF ebenfalls indiziert.

20.1.4 Zentrale Zytostatikazubereitung

Die zentrale Zytostatikazubereitung ist eine in Apotheken etablierte klinisch-pharmazeutische Dienstleistung. Dabei werden die Zytostatika zur parenteralen Anwendung applikationsfertig in patientenindividueller Dosierung in der Apotheke hergestellt (Unit-Dose-Service). Die rezepturmäßige aseptische Herstellung von Zytostatikazubereitungen erfolgt aus handelsüblichen Fertigarzneimitteln. Sie erfordert wegen der

Gefahren im Umgang mit Zytostatika eine sorgfältige Unterweisung und die konsequente Einhaltung von Personenschutzmaßnahmen (Krämer 2010, TRGS 525, BGW 2008). Die fachgerechte Zytostatikaherstellung durch die Apotheke erhöht die:

- Sicherheit für herstellendes und applizierendes Personal durch sachgerechte Ausrüstung, Ausbildung und Durchführung nach dem aktuellen Stand der pharmazeutischen Wissenschaft und Technik,
- Sicherheit für den Patienten, z. B. Therapiesicherheit, Plausibilitätsprüfung der Verordnung, Therapiemonitoring,
- Sicherheit für das Produkt durch einwandfreie pharmazeutische Qualität: Identität, Gehalt und Reinheit sowie Deklaration nach der Apothekenbetriebsordnung,
- Sicherheit für die Umwelt: reduzierte Mengen von Zytostatika-Sonderabfall durch den Verbrauch von Großpackungen und das Aufbrauchen von Restmengen.

In Fortentwicklung der klinisch-pharmazeutischen Dienstleistung wird die Zytostatikaherstellung mit der Zielsetzung der Pharmazeutischen Betreuung (pharmaceutical care) des onkologischen Patienten erbracht. Dabei übernimmt der Apotheker Mitverantwortung für die optimale Arzneimitteltherapie des Patienten. Im Ergebnis soll eine Verbesserung der Heilungsraten oder der Lebensqualität des Patienten resultieren. Für die Zytostatikaherstellung bedeutet dies eine konsequente Plausibilitätsprüfung der Chemotherapieanforderungen. Das Erkennen von Irrtümern erfordert onkologische Fachkenntnisse des verantwortlichen Apothekers und ausreichende Informationen über den Patienten und die Therapie zum Zeitpunkt der Anforderung in der Apotheke. Eine zwingende Voraussetzung zur Therapieoptimierung ist die Bereitschaft aller beteiligten Berufsgruppen zur Kommunikation und Kooperation zum Wohle des Patienten.

Anforderung

Die Anordnung einer Zytostatikatherapie durch den Arzt hat grundsätzlich schriftlich oder elektronisch zu erfolgen und ist der Apotheke schriftlich (auch per Fax) oder elektronisch zu übermitteln. Die Anforderung sollte so konzipiert sein, dass Irrtümer bei Interpretation und Ausführung der Verordnung ausgeschlossen sind. Dazu bietet sich ein patientenbezogenes, normiertes Anforderungsformular an. Die Verwendung eines speziellen Formulars für Zytostatika-Anforderungen reduziert nachgewiesenermaßen die Verordnungsirrtümer. Die Anforderung sollte beinhalten:

- Patientennamen (Vor- und Nachnamen) und Geburtsdatum,
- Körpergewicht, Körpergröße, Körperoberfläche,
- Name des Therapieschemas,
- Applikationsdaten (und Therapietage des Protokolls),
- Zytostatika mit INN-Namen (keine Abkürzungen),
- Dosierung der Zytostatika in mg/m^2 (oder mg/kg oder sonstige Dosierung) pro Applikation,
- Dosis in mg errechnet aus Dosierung und patientenindividueller Körperoberfläche pro Applikation,
- Applikationsart (Injektion, Dauerinjektion, Kurzinfusion, Infusion, Dauerinfusion).

Ein umfassendes Therapiemonitoring erfordert zusätzliche Informationen über den Zustand des Patienten, z. B. Blutbild oder bestehende Nieren- oder Leberinsuffizienz. Die Angabe wichtiger Laborparameter des Patienten, wie z. B. Leukozytenzahl, Thrombozytenzahl, Serumkreatinin, Kreatinin-Clearance, Serumbilirubin, ist daher wünschenswert. Der Arzt sollte Dosismodifikationen inklusive Begründung in der Anforderung dokumentieren.

Ein entsprechendes Anforderungsformular ist beispielhaft in ○ Abb. 20.3 dargestellt. Als organisatorisch günstig hat sich die Anforderung für jeweils einen Therapiezyklus erwiesen, da toxizitätsbedingt eine Verlängerung der therapiefreien Intervalle erforderlich werden kann.

Um die Verordnung noch sicherer zu gestalten, kann mit vorgedruckten Anforderungsformularen für die einzelnen Chemotherapieprotokolle gearbeitet werden. Dies bedeutet einen hohen Formularaufwand und wird im Allgemeinen auf häufige Therapien und/oder unter Sicherheitsaspekten auf Hochdosisprotokolle beschränkt. Begleittherapien wie Hydratisierung, Alkalisierung und Antiemese sollten dann ebenfalls berücksichtigt werden. Die EDV-gestützte Verordnung ist sicherer und hilft Rechen- und Übertragungsfehler zu reduzieren. Dabei werden Verordnungsirrtümer durch automatisierte Verordnungen auf Basis hinterlegter Therapieprotokolle und Übertragungsfehler durch Online-Übermittlung reduziert. Integrierte Softwareprogamme zur Verordnung der Chemotherapie und Erstellung von Herstellungsanweisungen, Herstellungsprotokollen, Kennzeichnungen in der zentralen Zytostatikazubereitung sind auf dem Markt erhältlich.

Therapiemonitoring

■ **MERKE** Eine der möglichen Ursachen von Medikationsfehlern sind Verordnungsirrtümer. Ziel des Therapiemonitorings im Rahmen der Zytostatikazubereitung ist die Erkennung und Minimierung von Verordnungsirrtümern.

20

Zentrale Zytostatikazubereitung

Station: ☎

Patientenname:

Vorname:

Geburtsdatum:

oder Patienten-etikett

Körpergewicht (kg): | Körpergröße (cm) | Körperoberfläche (m^2)

WBC (/µl): | PTL (/µl): | S-Kreatinin (mg/dl): Kreatinin-Clearance (ml/min): | S-Bilirubin (mg/dl):

Diagnose/Therapieschema:

Dosismodifikation: ☐ nein ☐ ja % für: Begründung:

Applikations-datum	Therapie-tag	Arzneimittel (INN-Bezeich-nung)	Dosierung (mg/m^2/ Appl.)	Dosis (mg)	Häufigkeit/ Dauer der Infusion (z.B. 2×/d über 3 h)	Injektion (ml)	Perfusor-spritze (ml)	Infusion (ml)

Bestelldatum: gefaxt: ☐ Arztunterschrift: Datum: Hersteller:

Abb. 20.3 Beispiel eines Anforderungsformulars für die zentrale Zytostatikaherstellung. **WBC** white blood cell count, Leukozytenzahl, **PTL** platelets, Thrombozytenzahl

Bei onkologischen Patienten werden schwerwiegende Verordnungsirrtümer in einer Größenordnung von 0,5 bis 2,5 % berichtet. Alle Untersuchungen beschreiben Dosisfehler als häufigsten Fehlertyp. Häufigste Ursache sind Unachtsamkeit bei den Berechnungen und Übertragungsfehler. Tödliche Mehrfachüberdosierungen von Zytostatika ereigneten sich durch Gabe der vorgesehenen Gesamtdosis eines Zytostatikums für einen Therapiezyklus an jedem der vorgesehenen Therapietage. Die Plausibilitätsprüfung der Zytostatikaverordnung sollte bestimmte Punkte umfassen, die nachfolgend erläutert werden.

Plausibilität der Körperoberfläche. Die Angaben zu Körpergröße und -gewicht werden auf Plausibilität untereinander sowie in Bezug auf das Geburtsdatum und die Angaben bei vorhergehenden Therapien geprüft. Bei der Berechnung der Körperoberfläche gilt die Formel nach Du Bois als Referenz (▸Kap. 15.3.1). Als Toleranzgrenzen für Abweichungen können bei pädiatrischen Patienten 5 %, bei Erwachsenen 10 % angenommen werden. Das Arbeiten mit Patientenidentifikationsnummern hilft Verwechslungen auszuschließen.

Wahl des Chemotherapieprotokolls. Die Verordnung eines nicht korrekten Therapieprotokolls oder Therapieblocks kann nur erkannt werden, wenn die Diagnose und die Therapiestrategie des Arztes bekannt ist. In der Apotheke sollte eine Dokumentation sämtlicher im Krankenhaus durchgeführter Standard- und Studienprotokolle in der Herstellungssoftware angelegt werden, die ständig aktualisiert und gepflegt werden muss. Zum Ausschluss von fehlerhaften Informationen sollen möglichst zwei verschiedene Publikationen eines Protokolls vorliegen.

Konformität mit dem Chemotherapieprotokoll. Die Anforderung muss hinsichtlich der Zytostatika, Dosierungen, Applikationszeitpunkte und -häufigkeit mit dem ausgewählten Chemotherapieprotokoll übereinstimmen. Um Verwechslungen zu vermeiden, sind die Zytostatika mit INN-Namen und nicht mit Abkürzungen anzugeben (z. B. Cisplatin und nicht CDDP oder Platin). Besonders zu beachten ist, dass das Applikationsdatum dem jeweiligen Therapietag richtig zugeordnet ist und dass keine Applikation vergessen oder überzählig verordnet wird.

Plausibilität von Applikationsform und Applikationszeit. Art und Volumen der Trägerlösung und die Infusionszeit sind nicht in allen Therapieprotokollen exakt definiert, sodass eine Konformitätsprüfung nicht immer möglich ist. Zumindest kann die Plausibilität geprüft werden. Besser ist es, hausinterne Festlegungen unter Berücksichtigung der Literatur und praktischer Aspekte zu treffen. Die Definition der Reihenfolge der Applikationen sollte Inkompatibilitäten und Risiken bei der Paravasation (▸ Kap. 20.1.5) berücksichtigen. Die Art der Trägerlösung (0,9 % NaCl, 5 % Glucose) ist vom Apotheker unter dem Aspekt Inkompatibilität und Stabilität des Zytostatikums zu wählen.

Dosisberechnung. Für den Einzelfall ist nicht gezeigt, welche prozentuale Dosisabweichung bei welcher Chemotherapie von klinischer Relevanz ist. Bei der Überprüfung der Dosisberechnungen können hilfsweise Toleranzgrenzen von 5 % bei pädiatrischen Patienten und 10 % bei Erwachsenen angenommen werden. Diese Grenzen können auch für Auf- oder Abrundungen bei der Dosisberechnung genutzt werden. Sie erlauben bei Dosen über 5 mg das Runden auf ganze Zahlen nach mathematischen Regeln. Dezimalfehler sind v. a. bei niedrigen Dosierungen, wie sie in der Pädiatrie vorkommen, leicht zu übersehen und müssen mit besonderer Sorgfalt ausgeschlossen werden. Maximaldosen und kumulative Grenzdosen (▸ Kap. 20.1.3) sind zu beachten.

Dosismodifikationen. Dosismodifikationen können aufgrund des Allgemeinzustands des Patienten (Organinsuffizienz) und Toxizität (akute Toxizität, spezifische Organtoxizität, ◘ Tab. 20.8) angezeigt sein. Die Dosismodifikationen sollen, wenn immer möglich, in Übereinstimmung mit dem Originalchemotherapieprotokoll erfolgen (▸ Kap. 20.1.3). Sie sind vom verordnenden Arzt zu dokumentieren, auch um unnötige Rückfragen durch den Apotheker zu vermeiden. Zusätzlich sollte der Apotheker die Notwendigkeit von Dosismodifikationen aufgrund der mitgeteilten Laborwerte prüfen.

Günstig ist eine kontinuierliche Betreuung der Patienten. Die Verlaufsbeobachtung über alle Chemotherapiezyklen erleichtert die Plausibilitätsprüfung der patientenbezogenen Daten, eine Prüfung der Zuordnung von Chemotherapieprotokollen und Therapieblöcken sowie die Überwachung der kumulativen Grenzdosen. Für das systematische Monitoring eignet sich eine Checkliste (○ Abb. 20.4), die für jede Anforderung vom verantwortlichen Apotheker abzuarbeiten und zu dokumentieren ist.

20.1.5 Applikation von Zytostatika

Applikationsarten

Grundsätzlich sind die **systemischen** und **lokoregionalen** Applikationsarten von Zytostatika zu unterscheiden (◘ Tab. 20.9). Die Auswahl der Applikationsart orientiert sich an Kriterien des Patienten wie Lage des Tumors, Häufigkeit der Applikation und Belastbarkeit der Venen sowie Kriterien des Zytostatikums (pharmakodynamische, pharmakokinetische Eigenschaften, lokale Toxizität). Die systemische Applikation ist die übliche Applikationsform bei Hämoblastosen (Leukämien, lymphoproliferative Erkrankungen) und metastasierten Tumorerkrankungen. Die lokoregionale Applikation ist angezeigt, wenn damit im Tumor höhere Wirkstoffkonzentrationen erzielt werden können und die systemische Toxizität durch niedrigere systemische Konzentrationen geringer ist. Sie erfolgt über das Blutgefäß, das den Tumor versorgt (intraarteriell) oder in eine Körperhöhle (intrakavitär, z. B. intraperitoneal), in der sich der Tumor befindet.

Perorale Applikation. Die Gabe von Zytostatika **per os** ist nur möglich, wenn eine ausreichende Resorption gewährleistet und eine lokale Schädigung des Gastrointestinaltrakts nicht gegeben ist. Dies trifft für wenige klassische Zytostatika (z. B. Capecitabin, Chlorambucil, 6-Mercaptopurin, Procarbazin, Hydroxycarbamid, Temozolomid) zu. Die perorale Applikation der zahlreichen niedrigmolekularen Signaltransduktionshem-

Plausibilitätsprüfung der Zytostatikaverordnung

❶ Angaben zum Patienten

Körpergröße, Körpergewicht plausibel | o.A. | PC | ja | nein

KOF korrekt berechnet/plausibel | o.A. | PC | ja | nein

❷ Angaben zum Chemotherapieprotokoll

Chemotherapieprotokoll ist uns bekannt

ja / nein

Therapieschema (Name): .... PC

☐ Standardprotokoll/Studienprotokoll — Ordner

☐ plausibel/palliativ/experimentell

☐ entspricht bisheriger Therapie

Therapie entspricht dem Chemotherapieprotokoll

ja / nein

☐ falscher Arzneistoff: .... ja

☐ Anzahl der Applikationen/Behandlungszeit: ....

☐ Dosierungen: ....

☐ zeitliche Abfolge: ....

❸ Angaben zur Dosis

Dosis korrekt berechnet

Dosismodifikation erforderlich

ja

Aufgrund von: ☐ Nieren- oder Leberinsuffizienz (Laborabgleich!)

☐ Alter

☐ sonstiges: ....

❹ Angaben zur Applikation

Infusionszeiten mit dem CTP vereinbar | o.A. | ja | nein

Applikationsformen mit dem CTP vereinbar | o.A. | ja | nein

Art und Volumen der Trägerlösungen mit dem CTP vereinbar | o.A. | ja | nein

---

Rücksprache erfolgte: mit .... (Station)

durch .... (Apotheke)

wegen ☐❶ ☐❷ ☐❸ ☐❹

Erläuterung/Ergebnis/Bemerkungen:

....

....

....

....

Die Plausibilitätsprüfung wurde nach §7, Abs. 1b und §35, Abs. 6 ApBetrO durchgeführt.

Datum: .... bearbeitet von: ....

verantwortliche/r Apothekerin/er: ....

Abb. 20.4 Beispiel einer Plausibilitätsprüfung der Zytostatikaverordnung. **CTP** Chemotherapieprotokoll, **KOF** Körperoberfläche, **PC** auf PC gespeichert, **o.A.** ohne Angabe

mer (Rezeptor- und Tyrosinkinaseinhibitoren) ist einerseits vorteilhaft für den Patienten, stellt aber andererseits besonders hohe Anforderungen an seine Therapietreue und Zuverlässigkeit bei der Einnahme. Es ist eine besonders sorgfältige Information der Patienten über die Arzneimittelwirkungen und die zu erwartenden unerwünschten Wirkungen erforderlich. Beim Medikationsmanagement der peroralen Zytostatikatherapie sind auch die Interaktionen zahlreicher Signaltransduktionshemmer über CYP3A4 und P-Glykoprotein zu beachten.

Intravenöse Applikation. Das Standardverfahren der Applikation ist die intravenöse Verabreichung. Sie

Tab. 20.8 Ausgewählte spezifische Organtoxizität von Zytostatika

Typ	Zytostatika
Neurotoxizität	
ZNS	Asparaginase, Cytarabin in hoher Dosierung, Cisplatin, Ifosfamid, intrathekales Methotrexat, Vincaalkaloide
Peripheres Nervensystem	Bortezomib, Cisplatin, Docetaxel, Etoposid, Oxaliplatin, Paclitaxel, Vincaalkaloide
Autonomes Nervensystem (Obstipation, Ileus)	Vincaalkaloide
Pulmonale Toxizität	
Pneumonitis, pulmonale Fibrose	Bleomycin, Busulfan, Carmustin, Mitomycin
Kardiotoxizität	
Arrhythmien, Kardiomyopathie	Anthracycline, Hochdosis-Cyclophosphamid, Eribulin, Paclitaxel, Trastuzumab
Nephrotoxizität	
Nierenschädigung	Cisplatin, Ifosfamid, Methotrexat
Hämorrhagische Zystitis	Cyclophosphamid, Ifosfamid
Hepatotoxizität	
Leberfunktionsstörungen, Cholestase	Asparaginase, Busulfan, Ipilimumab (immunvermittelte Hepatitis), Mercaptopurin, Methotrexat
Hypersensitivitätsreaktion	
Anaphylaktische Reaktion	Asparaginase, Bleomycin, Paclitaxel (Cremophor EL in der Zubereitung), Rituximab, Trastuzumab
Gastrointestinale Toxizität	
Mucositis, Stomatitis	Cytarabin, Dactinomycin, Daunorubicin, Doxorubicin, Docetaxel, Fluorouracil, Methotrexat
Diarrhö	Afatinib, Erlotinib, Fluorouracil, Gefitinib, Irinotecan (dosislimitierend), Lapatinib, Pazopanib, Topotecan
Haut	
Akne, Exanthem, u. a.	Cetuximab, Erlotinib, Gefitinib, Lapatinib, Panitumumab, Sorafenib, Sunitinib

Tab. 20.9 Applikationsarten (und deren gängige Abkürzungen) für Zytostatika

Systemisch	Lokal, regional
▪ Peroral (p. o.), ▪ intravenös (i. v.), ▪ subkutan (s. c.), ▪ intramuskulär (i. m.)	▪ Intraarteriell (i. a.), ▪ intrathekal (i. th.), ▪ intraperitoneal, ▪ intravesikal, ▪ intrapleural

erfolgt in eine periphere Vene (periphervenös) oder zentrale Vene (zentralvenös; Abb. 20.5). Die periphervenöse Applikation darf nur erfolgen, wenn die Integrität der punktierten Vene und das Offensein durch Spülung mit mindestens 10 ml 0,9 % NaCl-Lösung dokumentiert sind. Nekrotisierende Zytostatika sollten nicht periphervenös appliziert werden. Vor allem im Bereich des Handrückens und Handgelenks hat ihre Paravasation verheerende Folgen, z. B. die Zerstörung von Nerven und Sehnen, die nicht durch Muskelgewebe geschützt sind. Bei Gabe mehrerer Zytostatika soll jeweils eine Zwischenspülung mit 0,9 % NaCl-Lösung erfolgen.

Für die sichere und effektive Applikation von Zytostatika bieten sich dauerhafte venöse Zugänge an. Die damit verbundenen Gefahren von lokalen Infektionen, Bakteriämien, Thrombosen und Okklusion des Katheters sind durch sorgfältige Benutzung, Pflege und Überwachung, u. a. regelmäßigen Verbandwechsel, Desinfektion der Einstichstelle und Spülungen mit 0,9 % NaCl-Lösung beherrschbar. Für die kontinuierliche, auch ambulante Infusion und die Therapie über lange Zeit (mehr als drei Monate) bieten sich getunnelte Katheter und Portsysteme an. Vollständig unter der Haut liegen die sogenannten Portsysteme (Infusionskammern). Ein an die Kammer angeschlossener Siliconkatheter gewährt nach der Implantation Zugang zu einer zentralen Vene (bevorzugt *V. subclavia*), zu einer Arterie oder dem Peritoneum. Dem Vorteil der geringen Infektionsgefahr und dem geringen pflegerischen Aufwand steht der Nachteil der bei jeder Applikation erforderlichen perkutanen Punktion mit einer Spezialnadel (Huber-Nadel) gegenüber. Mit dieser Nadel wird die Siliconmembran, die die Infusionskammer (0,5–3 ml) nach oben abschließt, durchstochen. Ähnlich konzipiert sind implantierbare Pumpen, bei denen aus einer Reservoirkammer (20–50 ml) kontinuierlich in einer definierten Geschwindigkeit Zytostatikalösung abgegeben wird. Mittels perkutaner Injektion wird das Reservoir befüllt. Sollen Zytostatika mit einer definierten Infusionsgeschwindigkeit appliziert werden, werden auch externe Pumpen eingesetzt. Mit der immer häufiger durchgeführten ambulanten Chemotherapie sind eine Reihe tragbarer externer Pumpen auf den

20

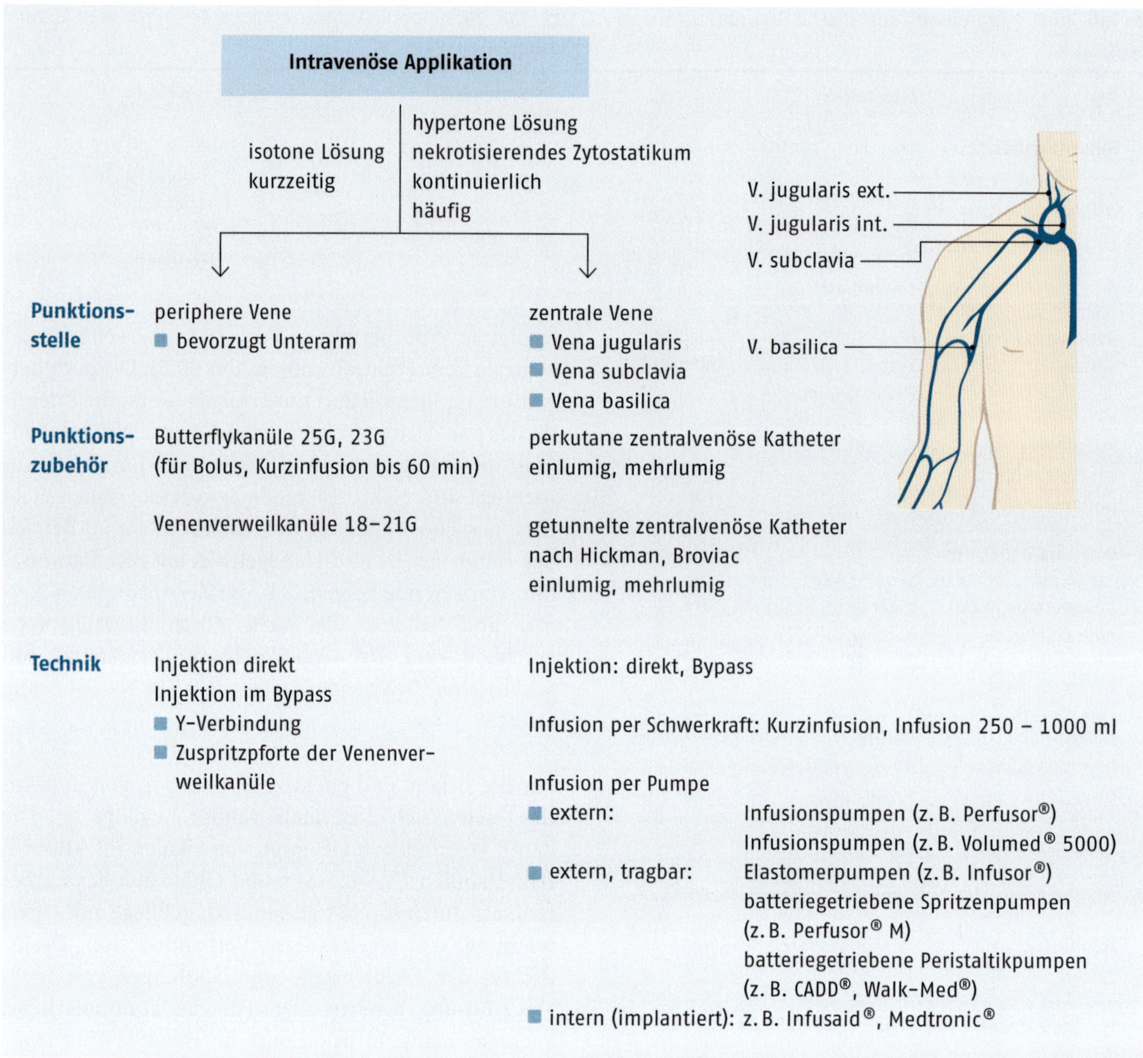

Abb. 20.5 Methodik der intravenösen Applikation. G Gauge, internationale Norm zur Charakterisierung der Kanülengröße

Markt gekommen. Limitiert wird deren Anwendung durch begrenzt applizierbare Volumina. Bei den Elastomerpumpen wird die Zytostatikalösung in einen „Ballon“ gefüllt. Die Elastizität der Ballonmembran und ein Durchflussbegrenzer bewirken eine definierte, konstante Infusionsgeschwindigkeit. Die Pumpen sind für den einmaligen Gebrauch bestimmt. Im Unterschied zu den Elastomerpumpen lassen die tragbaren Spritzenpumpen und Peristaltikpumpen die Einstellung unterschiedlicher Infusionsgeschwindigkeiten zu. Die Zytostatikalösungen befinden sich in Spritzen oder bei den Peristaltikpumpen in speziellen Arzneimittelreservoirs (Beutel, Kassette). Die Reservoirs sind Einmalartikel. Die technisch sehr aufwendigen Pumpen werden bei onkologischen Patienten auch zur ambulanten Applikation anderer Arzneimittel (z. B. Schmerzmittel, Antibiotika) eingesetzt.

Subkutane und intramuskuläre Applikation. Diese Applikationsorte sind bei Zytostatika sehr selten. Sie setzen gute lokale Verträglichkeit und geringe Applikationsvolumina voraus. Praktiziert werden die subkutane Gabe von Bortezomib, Cytarabin, Trastuzumab und die intramuskuläre Gabe von Asparaginase. Die intramuskuläre Applikation ist wegen der Blutungsneigung kontraindiziert bei Thrombozytopenien.

Intraarterielle Applikation. Damit werden bestimmte Organe, die von dieser Arterie versorgt werden, über einen perkutan platzierten Katheter oder einen Port mit hohen Konzentrationen eines Zytostatikums perfundiert. Indikationen sind das primäre Leberkarzinom, hepatische Metastasen und Weichteilsarkome im Bauch- und Beckenbereich.

Intrathekale Applikation. Die Verabreichung von Zytostatika in spezifischen Dosierungen (Methotrexat, Cytarabin, Corticoide, liposomales Cytarabin) direkt in den Liquorraum wird zur Prophylaxe und Therapie von Hirnmetastasen vorgenommen. Die intrathekale Gabe erfolgt durch Punktion des Rückenmarks zwischen Lendenwirbel 4 und 5. Herstellung und Applikation der Zytostatika müssen unter streng aseptischen Bedingungen erfolgen. Zur Minimierung der Nebenwirkungen sollten die Lösungen frei von Konservierungsmitteln, isotonisch und isohydrisch sein. Eine Verdünnung kann mit 0,9 % NaCl-Lösung, künstlichem Liquor (Elliott-B-Lösung) oder patienteneigenem Liquor erfolgen.

Intraperitoneale Applikation. Diese Applikationsform wird zur topischen Behandlung der Peritonealkarzinose, häufig bei Ovarialkarzinomen, gewählt. Über einen entsprechend platzierten Katheter oder Port wird ein großes Volumen an Zytostatikalösung (Fluorouracil, Cisplatin, Mitoxantron), das zur homogenen Verteilung erforderlich ist, in die Bauchhöhle instilliert. Nach einer Wartezeit wird die Lösung über den gleichen Katheter abgelassen.

Intravesikale Chemotherapie. Bei oberflächlichen Harnblasenkarzinomen werden Lösungen (30–60 ml) von Mitomycin, BCG-Vakzine, Doxorubicin oder Epirubicin über einen Blasenkatheter direkt in die Blase instilliert und verbleiben dort ein bis drei Stunden. Um eine gleichmäßige Exposition des Urothels zu gewährleisten, muss der Patient häufig einen Lagewechsel vornehmen.

Intrapleurale Applikation. Darunter versteht man die lokale Instillation von Zytostatika (z. B. Mitoxantron, Bleomycin) in die Pleurahöhle, die eine Pleuritis und nachfolgend eine Pleurodese (Verklebung der Pleurablätter) bewirken soll. Maligne **Pleuraergüsse** stellen eine schwer wiegende Komplikation von Tumorerkrankungen dar. Die akute Behandlung besteht aus der vollständigen Entleerung des Ergusses. Zur Vermeidung eines Rezidivergusses kann die intrapleurale Instillation von Zytostatika erfolgen, die eine Pleuritis induzieren. Dabei kommt dem sklerotisierenden Effekt größere Bedeutung zu als dem antineoplastischen Effekt. Gute Ergebnisse werden auch mit der Instillation von Tetracyclinen oder Talkumaufschwemmungen erzielt.

Behandlung von Zytostatika-Paravasaten

DEFINITION Unter **Paravasation** oder Extravasation ist die versehentliche Injektion oder das Austreten von Zytostatikalösung aus der Vene in das umliegende Gewebe während der i. v. Applikation zu verstehen.

Aus einer Paravasation können Gewebeschäden resultieren, deren Art und Umfang von den Substanzeigenschaften und der Konzentration des Zytostatikums sowie Volumen und Einwirkungszeit des Paravasats abhängig sind. Bei der Art der Schädigung wird zwischen reizenden und nekrotisierenden Zytostatika unterschieden.

- **Lokal reizende Zytostatika**, wie Carmustin, Dacarbazin, Cisplatin, Etoposid und Teniposid erzeugen Schmerzen an der Injektionsstelle, ein brennendes Gefühl und/oder eine lokale Entzündung (Phlebitis). Gewebeulzerationen kommen bei diesen Zytostatika nur als Folge einer Paravasation großer Mengen konzentrierter Lösungen vor.
- **Nekrotisierende Zytostatika** führen zu lokalem Gewebsuntergang, Nekrosen und Ulzerationen, was zutreffend ist für Anthracycline, Vincaalkaloide, Taxane, Dactinomycin, Amsacrin, Mitomycin und eventuell Oxaliplatin (es gibt auch Einstufungen als Irritans).

Unter Beachtung der Vorsichtsmaßnahmen sind bei onkologischen Patienten Paravasationen mit einer Häufigkeit von < 5 % zu erwarten. Schwere lokale Schädigungen ereignen sich in bis zu 1 % aller Applikationen. Bei Verdacht auf Paravasation (Schmerzen, Rötung, Schwellung an der Injektionsstelle) ist die Applikation sofort abzubrechen. Die Notfallmaßnahmen sind unmittelbar einzuleiten (siehe Kasten und ◻ Tab. 20.10). Bei den Antracyclinen dienen die Notfallmaßnahmen der Lokalisation (Kälte) und Neutralisation (DMSO, Dexrazoxan), während sie bei den Vincaalkaloiden und Taxanen der Verteilung (Wärme) und Resorption (Hyaluronidase) dienen.

Allgemeine Notfallmaßnahmen bei Zytostatika-Paravasation

- Injektion/Infusion sofort stoppen,
- i. v. Zugang belassen, nicht nachspülen,
- sterile Handschuhe anziehen,
- so viel wie möglich vom Paravasat aspirieren,
- i. v. Zugang entfernen,
- die betroffene Extremität hochlagern,
- das Paravasatgebiet für drei Tage viermal täglich 20 Minuten kühlen (wenn keine spezifischen Maßnahmen anderer Art empfohlen sind bzw. Kälte kontraindiziert ist, wie bei Oxaliplatin),
- das Paravasatgebiet evtl. markieren, mit sterilen Kompressen abdecken und fixieren,
- die Paravasation und die getroffenen Maßnahmen dokumentieren,
- das Paravasatgebiet sorgfältig beobachten,
- falls erforderlich, frühzeitig Chirurgen zur operativen Abtragung des Nekrosegebiets kontaktieren.

Damit die Maßnahmen tatsächlich unverzüglich eingeleitet werden können, sollte von der Apotheke für jede onkologische Station ein sogenanntes Paravasate-Set

Tab. 20.10 Spezifische Maßnahmen bei Zytostatika-Paravasation

Zytostatikum	Sofortmaßnahmen	Vorgehensweise
Daunorubicin, Doxorubicin, Epirubicin, Idarubicin	DMSO, topisch	Mithilfe eines Stieltupfers mindestens alle 6 h über 3–14 Tage unverdünnt im Paravasatgebiet auftragen
	Kälte, topisch	Mithilfe der Brech-Kältekompressen sofort das Paravasatgebiet für 20 min kühlen, mit der gekühlten Gelkompresse das Paravasatgebiet 4-mal täglich für 20 min über 3–4 Tage kühlen
	Alternativ Dexrazoxan (Savene®), parallele lokale DMSO-Anwendung ist kontraindiziert!	Tag 1 (innerhalb von 6 h nach Paravasation): 1 g/m² KOF (max. 2 g) über 1–2 h am nicht betroffenen Arm infundieren; Tag 2: 1 g/m² KOF (max. 2 g) über 1–2 h i. v., Tag 3: 0,5 g/m² KOF über 1–2 h i. v.
Amsacrin, Mitomycin	DMSO, topisch	Mithilfe eines Stieltupfers alle 6 h über 1–2 Wochen unverdünnt im Paravasatgebiet auftragen, kühlen (s. o.)
Etoposid, Teniposid	Wärme, topisch	Paravasatgebiet für 1–2 h mit milder, trockener Wärme versorgen
	150 IE Hyaluronidase, s. c. (nur in schweren Fällen)	150 IE Hyaluronidase (gelöst in 5 ml 0,9 % NaCl s. c.) sternförmig von peripher nach zentral im Paravasatgebiet applizieren
Vinblastin, Vincristin, Vindesin, Vinflunin, Vinorelbin	300 IE Hyaluronidase, s. c.	300 IE Hyaluronidase (gelöst in 5 ml 0,9 % NaCl s. c.) sternförmig von peripher nach zentral im Paravasatgebiet applizieren
	Wärme, topisch	Paravasatgebiet für 1–2 h mit milder, trockener Wärme versorgen
Dactinomycin	Kälte, topisch	Mithilfe der Brech-Kältekompressen sofort das Paravasatgebiet für 20 min kühlen, mit der gekühlten Gelkompresse das Paravasatgebiet 4-mal täglich für 20 min über 3–4 Tage kühlen
Docetaxel, Paclitaxel	Kälte, topisch	Mit gekühlten Gelkompressen das Paravasatgebiet einmalig für 3 h kühlen
Alle anderen Zytostatika[1]	Kälte, topisch	Mit der gekühlten Gelkompresse das Paravasatgebiet 4-mal täglich für 20 min über 3–4 Tage kühlen

[1] Außer Oxaliplatin wegen des Auslösens sensorischer Neuropathien, keine substanzspezifischen Maßnahmen für Oxaliplatin bekannt

zur Verfügung gestellt werden. Es soll eine aktuelle Anleitung zur Behandlung von Paravasaten und alle notwendigen Einmalartikel und Antidote enthalten. Dabei sollte man sich auf nachgewiesenermaßen wirksame Antidote beschränken. Chirurgische Maßnahmen, wie die Exzision von Läsionen und das Abtragen nekrotischen Gewebes, sind ebenfalls rechtzeitig einzuleiten. Nicht zuletzt wegen der Kontroversen um die Paravasatebehandlung ist auf die Vorbeugung wie Auswahl der Vene nach Lage und Zustand, Applikationstechnik, Beobachtung durch Anwender und Patient besonderen Wert zu legen.

20.2 Supportivtherapie

Alle Behandlungsmaßnahmen, die den Erfolg der antineoplastischen Therapie verbessern und/oder die Toxizität reduzieren, werden unter dem Begriff **Supportivtherapie** zusammengefasst. Eine Reihe von Supportivmaßnahmen sind als Begleittherapien unmittelbar zur Chemotherapie erforderlich. In Ergänzung zur zentralen Zytostatikazubereitung bieten sich die patientenbezogene Zubereitung und das Therapiemonitoring dieser Begleittherapie an.

20.2.1 Hydratation

Eine intensive **Hydratation** der Patienten vor, während und nach der Chemotherapie ist fast immer hilfreich. Sie dient dem Schutz der Nieren und ableitenden Harnwege. Einige Zytostatika, wie Cisplatin, Ifosfamid, Methotrexat, Nitrosoharnstoffe und Vincristin wirken direkt nephrotoxisch, doch kann über die Freisetzung von Harnsäure letztlich jede Chemotherapie nephrotoxisch wirken. Die direkte Schädigung betrifft substanzspezifisch verschiedene Abschnitte des Nephrons bzw. Interstitiums, tritt akut oder verzögert auf und verläuft reversibel oder irreversibel. Sie führt zu Niereninsuffizienz und/oder Störungen im Wasser-, Elektrolyt- und/oder Säure-Basen-Haushalt. Die indirekte Nephrotoxizität ist Folge des Tumorzerfalls und des vermehrten Anfalls von Harnsäure als Endprodukt des Purinstoffwechsels. Die Auskristallisation der schlecht wasserlöslichen Harnsäure kann ein akutes Nierenversagen (Uratnephropathie, ▸Kap. 20.2.3) verursachen. Ein massiver Zerfall von Tumorzellen betrifft v. a. Patienten mit großer Tumorlast und aggressiver Chemotherapie (z. B. Induktionstherapie von Leukämien, Lymphomen). Mit intensiver Hydratation wird der renale Blutfluss und damit die Filtrationsrate für die renal ausgeschiedenen Zerfallsprodukte erhöht. Der verdünnte Urin und der gleichzeitig erhöhte Urinfluss mit weniger Zeit für die Rückresorption fördern ebenfalls die Ausscheidung. Zur Hydratation werden üblicherweise zwei bis drei Liter Flüssigkeit (0,9 % NaCl oder Vollelektrolytlösungen, 5 % Glucose (G5) im Verhältnis 1:1) pro Tag intravenös appliziert. Ausschließliche 0,9 %ige NaCl-Infusionen können zu metabolischer Azidose führen. Bei Verwendung von Vollelektrolytlösungen sind mögliche Inkompatibilitäten bei Parallelinfusion zu beachten. Die Serum-Kaliumkonzentration sollte überwacht werden.

Die Nephrotoxizität ist häufig selbstverstärkend. Eine einsetzende Niereninsuffizienz und die damit reduzierte Ausscheidung toxischer Substanzen führt zu erhöhten Konzentrationen und steigendem Toxizitätspotenzial. Nephrotoxische Arzneistoffe (z. B. Cisplatin, Amphotericin B, Aminoglykoside, Ciclosporin), Arzneistoffe mit überwiegend renaler Ausscheidung und die Nierenfunktion müssen daher engmaschig überwacht werden.

Zur Senkung der außerordentlichen Nephrotoxizität von Cisplatin und Hochdosis-Methotrexat (> 1500 mg/m^2) wird eine **Hyperhydratation** und forcierte Diurese durchgeführt. Die Menge an Hydratationslösung beträgt zwei bis drei Liter pro m^2/d, wobei ein Urinfluss von mindestens 100 ml/h (bis 200 ml/h) erreicht werden soll. Es ist eine engmaschige Gewichts- und Elektrolytkontrolle sowie Diuretikagabe (z. B. Furosemid, Mannit) erforderlich. Die Hydratation beginnt bereits am Vortag der Zytostatikaapplikation (Prähydratation) und wird über die Zytostatikaapplikation hinaus fortgesetzt (Posthydratation). Als Hydratationslösungen werden 0,9 % NaCl oder Vollelektrolytlösungen, und 5 % Glucose ergänzt mit KCl eingesetzt.

Ifosfamid und in hohen Dosen Cyclophosphamid bewirken über ihre Metaboliten, insbesondere Acrolein, eine hämorrhagische Urothelschädigung, die unterschiedlicher Ausprägung sein kann. Zur Prophylaxe sind eine ausreichende Hydratation (Urinproduktion mindestens zwei Liter pro Tag) kombiniert mit Mesna-Gabe (▸Kap. 20.2.4) indiziert.

20.2.2 Alkalisierung und Elektrolyttherapie

Die Nephrotoxizität von Harnsäure und Methotrexat (Dosierung > 1500 mg/m^2) beruht auf Auskristallisation und Schädigung des Tubulussystems. Bei saurem Urin-pH-Wert im Tubulussystem besteht bei Exkretion großer Mengen dieser schwachen Säuren die Gefahr der Überschreitung der Löslichkeit. Zur Erhöhung der Löslichkeit bietet sich neben der Volumenvermehrung des Urins durch Hydratation (▸Kap. 20.2.1) eine Gleichgewichtsverschiebung zu den ionisierten Formen durch **Alkalisierung** des Urins an. Der Urin-pH-Wert wird dazu auf 7–8 eingestellt und bei jedem Urinlassen mit pH-Papier kontrolliert. Die Einstellung erfolgt durch intravenöse Gabe von Natriumhydrogencarbonat, das als Konzentrat (1 mmol/ml) der Hydratationslösung zugesetzt wird (z. B. 20–30 mmol pro 500 ml Infusionslösung). Eine mögliche Komplikation ist die metabolische Alkalose und damit assoziierte Hypokaliämie. Um eine Flüssigkeitsüberladung zu vermeiden, sind Ein- und Ausfuhr zu bilanzieren. Darüber hinaus sind Inkompatibilitäten bei der Parallelinfusion mit Zytostatika (z. B. Carmustin, Cisplatin, Doxorubicin-HCl) oder anderen Arzneimitteln (Morphinsulfat, Vancomycin-HCl) zu beachten. Die Alkalisierung durch p. o. Zufuhr von Natriumhydrogencarbonat (z. B. 3 g alle 3 h für 12 h) oder Kalium-Natriumhydrogencitrat scheitert oft an der mangelnden Akzeptanz einer p. o. Medikation (Übelkeit, Mucositis) bei diesen Patienten.

Eine **Hypomagnesiämie** ist bei Tumorpatienten häufig. Sie ist einerseits auf mangelnde Zufuhr und andererseits auf arzneistoffinduzierte renale Verluste, z. B. durch Cisplatin, Diuretika oder Aminoglykoside, zurückzuführen. Die cisplatinassoziierte Hypomagnesiämie wird durch eine Schädigung des proximalen Tubulus und gestörte Rückresorption von Magnesium verursacht. Bei jeder Cisplatintherapie wird prophylaktisch eine intravenöse Magnesiumsubstitution (z. B. 6 mval Magnesium pro 500 ml Hydratationslösung) durchgeführt. Nach Beendigung der Chemotherapie wird die Magnesiumsupplementierung mit etwa 30 mval/d für einige Tage p. o. fortgeführt. Die Serum-Magnesiumkonzentration ist regelmäßig zu kontrollieren. Bei Werten < 1,8 mval/l ist eine Substitution erforderlich. Für die p. o. Substitution wirkt sich die dosisabhängige Diarrhö begrenzend aus. Hypomagnesiämien < 1,5 mval/l sind nicht per os therapierbar.

Hypokaliämien und **Hyponatriämien** können infolge der Tumorerkrankung selbst, der Begleiterkrankungen (z. B. Erbrechen, Diarrhö), der Chemotherapie (z. B. Cyclophosphamid, Ifosfamid, Cisplatin, Vincaalkaloide) oder auch der Supportivtherapie (z. B. Hydratation) auftreten. Präventiv sind bei allen Risikopatienten die Serum-Elektrolytkonzentrationen regelmäßig zu kontrollieren und gegebenenfalls korrigierende Maßnahmen einzuleiten.

20.2.3 Prophylaxe der Uratnephropathie

Harnsäure, als Endprodukt des Purinstoffwechsels, wird bei einigen Tumoren durch den hohen Zellumsatz spontan und infolge einer antineoplastischen Chemotherapie (▸ Kap. 20.2.1) vermehrt gebildet. Die resultierende Hyperurikämie kann die Exkretionskapazität der Niere überschreiten. Eine akute Uratnephropathie entwickelt sich, wenn die Konzentration der Harnsäure die Löslichkeit im sauren distalen Tubulus bzw. im Sammelrohr übersteigt. Zur Prophylaxe sind bei Risikopatienten folgende Maßnahmen indiziert:

- Hydratation mit einem Urinfluss von > 100 ml/h und > 3 l täglich (▸ Kap. 20.2.1),
- Alkalisierung des Urins auf pH 7–8 mit etwa 100 mmol/m^2 Natriumhydrogencarbonat pro Tag (▸ Kap. 20.2.2),
- Allopurinol.

Die Allopurinol-Gabe soll 24 bis 48 Stunden vor der Chemotherapie beginnen und in einer Dosierung von 2 × 300 mg täglich p. o. gegeben werden. Bei Niereninsuffizienz ist eine Dosisreduktion erforderlich. Die auftretenden unerwünschten Wirkungen, wie Hautreaktionen, Überempfindlichkeitsreaktionen, Leberfunktionsstörungen, Übelkeit und Myelosuppression, können auch durch die Chemotherapie und sonstige Supportivtherapie verursacht und verstärkt werden. Die Allopurinol-Gabe ist daher zeitlich zu begrenzen und auf das zeitgerechte Absetzen (frühestens zwei bis drei Tage nach Ende der Chemotherapie) zu achten. Allopurinol und insbesondere der aktive Metabolit Oxypurinol können selbst auch die Bildung von Nierensteinen verursachen. Bei eingeschränkter Nierenfunktion ist die Dosis von Allopurinol zu reduzieren. Interaktionen mit Mercaptopurin, Azathioprin (Wirkungsverstärkung, Dosisreduktionen um 50–75 % erforderlich) und Phenprocoumon (Wirkungsverstärkung) sind dringend zu beachten. Arzneimittel wie Urikosurika, Thiazide, Acetylsalicylsäure, die die Harnsäurerückresorption hemmen, sind zu meiden. Sie würden erhöhte Harnsäurekonzentrationen im Tubulussystem bedingen, die wiederum die Gefahr der Auskristallisation steigern. Zur Behandlung der akuten Hyperurikämie kann Rasburicase, ein rekombinantes Uratoxidase-Enzym, das die Oxidation von Harnsäure in das gut wasserlösliche Allantoin katalysiert, als Infusion angewandt werden. Die Dauer der sehr wirksamen Behandlung orientiert sich an den gemessenen Harnsäurespiegeln.

20.2.4 Spezielle Begleittherapien

Mesna

Zur Prävention der hämorrhagischen Zystitis (▸ Kap. 20.2.1) wird die Mesna-Gabe bei der Chemotherapie mit Ifosfamid generell und bei Cyclophosphamid ab 500 bzw. 750 mg/m^2 empfohlen. Mesna wird rasch renal eliminiert und im Serum durch Autoxidation entstandenes Dimesna im Tubulussystem zu einem erheblichen Teil wieder zu Mesna reduziert. Mesna stabilisiert die urotoxischen Hydroxymetaboliten von Ifosfamid/Cyclophosphamid und reagiert mit Acrolein zu einem stabilen, untoxischen Thioether. Wegen seiner kurzen Halbwertszeit im Vergleich zu Cyclophosphamid und Ifosfamid muss Mesna wiederholt oder kontinuierlich appliziert werden. Wenn im Chemotherapieprotokoll nicht anders festgelegt, wird bei standarddosierter Ifosfamid/Cyclophosphamid-Kurzinfusion zu Beginn der Infusion sowie vier und acht Stunden danach Mesna zu je 20 % der Zytostatikadosis im Bolus appliziert. Bei der p. o. Gabe ist zu berücksichtigen, dass aufgrund der geringeren Bioverfügbarkeit die doppelte Dosis (40 % der Zytostatikadosis) zu applizieren ist. Bei Hochdosistherapien und kontinuierlicher Infusion von Ifosfamid/Cyclophosphamid gelten spezielle Protokolle für die Infusion von Mesna. Mesna kann der Cyclophosphamid- bzw. Ifosfamid-Infusionslösung zugesetzt werden, da physikalisch-chemische Stabilität nachgewiesen ist.

Folinat-Rescue

Die mittelhochdosierte (100–1500 mg/m^2) und hochdosierte (> 1500 mg/m^2) Methotrexat(MTX)-Therapie ist mit erheblicher akuter Toxizität (Myelosuppression, Mucositis, Hepatotoxizität) verbunden. Ab MTX-Dosierungen > 100 mg/m^2 muss eine Rescue-Therapie mit Folinat (5-Formyltetrahydrofolat, Citrovorumfaktor, z. B. Leucovorin®) eingeleitet und ab Dosierungen > 500 mg/m^2 muss die MTX-Serumkonzentration überwacht werden. Irreversible zytotoxische Effekte (u. a. Mucositis, Myelosuppression) sind zu erwarten, wenn die MTX-Serumkonzentration länger als 72 Stunden über 0,1 µmol/l liegt. Die Folinat-Gabe (15–30 mg p. o. oder i. v. alle 6 h) beginnt 12–24 h nach Start der MTX-Gabe und wird fortgeführt, bis die Konzentration unter 0,1 µmol/l fällt. Bei verzögerter Elimination von MTX kann die Folinatdosis auf 100 mg/m^2 erhöht werden. In kritischen Fällen der verzögerten Elimination kann Glucarpidase (Carboxypeptidase G2) appliziert werden. Das Enzym hydrolysiert und inaktiviert MTX und Folinat, weshalb letzteres 2 h vor und nach Glucarpidase pausiert werden soll.

20.2.5 Antiemetische Prophylaxe und Therapie

Übelkeit (Nausea) und Erbrechen wurden vor Einführung der 5-HT_3-Antagonisten von den meisten Patienten als unangenehmste Nebenwirkungen der antineoplastischen Chemotherapie empfunden. Übelkeit und Erbrechen können beim Tumorpatienten auch durch organische Ursachen (z. B. Ileus, Hirnmetastasen), metabolische Ursachen (z. B. Hypokaliämie, Urämie,

Tab. 20.11 Emetogenes Potenzial von Zytostatika gemäß aktueller Leitlinien. Nach Roila et al. 2010

Emetogenes Potenzial	Zytostatika
Hoch emetogen (> 90 %, high emetogenic chemotherapy, HEC)	Cisplatin, Carmustin, Cyclophosphamid > 1500 mg/m², Dacarbazin, Kombinationstherapie aus Anthracyclin und Cyclophosphamid (AC), **peroral:** Procarbazin
Mäßig emetogen (30–90 %, moderate emetogenic chemotherapy, MEC)	Alemtuzumab, Anthracycline, Azacytidin, Bendamustin, Carboplatin, Cytarabin > 1 g/m², Cyclophosphamid < 1500 mg/m², Ifosfamid, Irinotecan, Oxaliplatin, **peroral:** Cyclophosphamid, Imatinib, Temozolomid, Vinorelbin
Niedrig emetogen (10–30 %, low emetogenic chemotherapy, LEC)	Bortezomib, Cetuximab, Docetaxel, Etoposid, Gemcitabin, Liposomales Doxorubicin, Etoposid, Fluorouracil, Gemcitabin, Methotrexat, Mitomycin, Mitoxantron, Paclitaxel, Panitumumab, Pemetrexed, Temsirolimus, Teniposid, Topotecan, Trastuzumab, **peroral:** Capecitabin, Lapatinib, Lenalidomid, Sunitinib, Thalidomid
Minimal emetogen (< 10 %)	Bevacizumab, Bleomycin, Cladribin, Fludarabin, Vincaalkaloide, **peroral:** Chlorambucil, Erlotinib, Gefitinib, Hydroxyharnstoff, Methotrexat, Sorafenib

Leberinsuffizienz), durch psychische Faktoren (z. B. Depression) oder eine emetogene Strahlentherapie bedingt sein. Heute werden chemotherapieinduzierte Übelkeit und Erbrechen eingeteilt in:

- **Akut-toxische Übelkeit und Erbrechen**, die über verschiedene Rezeptoren, insbesondere **Serotonin(5-HT$_3$)-, Dopamin(D$_2$)- und Opioidrezeptoren**, peripher oder zentral innerhalb von 24 Stunden nach der Chemotherapiegabe ausgelöst werden.
- **Verzögert oder verspätet auftretende Übelkeit und Erbrechen**, die definitionsgemäß frühestens 24 Stunden nach der Chemotherapie beginnen, mehrere Tage anhalten können und deren Pathomechanismus nicht abschließend geklärt ist. Jedoch gibt die Wirksamkeit von Neurokinin-1-Rezeptor-Antagonisten beim verzögerten Erbrechen nach Cisplatin-Therapie Hinweise auf die Beteiligung von **Neurokinin-1-Rezeptoren**.
- **Antizipatorische Übelkeit und Erbrechen**, die bereits vor der Chemotherapie auftreten und wahrscheinlich auf klassischer Konditionierung beruhen und besonders dann auftreten, wenn es in vorangegangenen Therapiezyklen zu Übelkeit oder Erbrechen gekommen ist. Dies unterstreicht die Bedeutung einer adäquaten antiemetischen Therapie bereits bei der ersten Chemotherapie.

Das Auftreten von akuter Übelkeit und Erbrechen wird durch verschiedene Faktoren determiniert:

- **Chemotherapie:** emetogenes Potenzial der Zytostatika (Tab. 20.11), Kombinationspartner, Applikationsart, Applikationszeitpunkt, Applikationsgeschwindigkeit; auch Strahlentherapie löst Übelkeit und Erbrechen aus. Das **emetogene Potenzial** eines bestimmten Zytostatikums definiert sich über die Prozentzahl von Patienten, die unter Monotherapie mit diesem Zytostatikum ohne antiemetische Behandlung innerhalb von 24 Stunden ein- oder mehrmals erbrechen (Tab. 20.11).
- **Patientenspezifische Faktoren:** Alter (< 35 Jahre: verstärkte Emesis), Geschlecht (weiblich: verstärkte Emesis), vorausgegangene Chemotherapie (verstärkte Emesis), Reisekrankheit in der Anamnese (verstärkte Emesis), Alkoholabusus (verringerte Emesis).

Eine Übersicht der zur antiemetischen Prophylaxe eingesetzten Substanzen und Dosierungen gibt Tab. 20.12.

Akutes zytostatikainduziertes Erbrechen scheint hauptsächlich durch Freisetzung von Serotonin aus enterochromaffinen Zellen bedingt zu sein und lässt sich mit **5-HT$_3$-Antagonisten** (Dolasetron, Granisetron, Ondansetron, Palonosetron, Tropisetron; besitzen vergleichbare antiemetische Wirksamkeit) gut kontrollieren. Parenterale und p. o. Gabe sind von gleicher Effektivität. Die p. o. Applikation soll eine Stunde, die i. v. Applikation 30 Minuten vor der Chemotherapie erfolgen. Die einmalige Gabe vor der Chemotherapie in der niedrigsten wirksamen Dosierung ist die beste Therapie. Nebenwirkungen sind selten, lediglich die Obstipation ist bei Patienten mit gestörter Darmmotilität zu beachten. Auswahlkriterien für den 5-HT$_3$-Antagonisten sollten die Verfügbarkeit der i. v. und p. o. Form, Dosierung und Applikationshäufigkeit (reduziert bei Palonosetron wegen längerer HWZ), die Notwendigkeit der Dosismodifikation bei hepatischer oder renaler Insuffizienz sowie die Kosten beinhalten.

Synergistisch wirkende **Corticosteroide**, z. B. Dexamethason eignen sich zur antiemetischen Kombinationstherapie. Als Wirkungsmechanismen der Corticosteroide werden eine Blockade von Prostaglandinen und eine veränderte Zellwandpermeabilität diskutiert. Ent-

Tab. 20.12 Antiemetische Prophylaxe im Rahmen der Zytostatikatherapie

Emetogenitätsstufe	Maßnahme
Antiemetische Prophylaxe für das akute Erbrechen am Tag der Chemotherapie	
Minimal (Emesisrisiko < 10 %)	Keine routinemäßige antiemetische Prophylaxe erforderlich
Niedrig (Emesisrisiko 10–30 %)	Dexamethason 4–8 mg p. o. einmal täglich
Mäßig (Emesisrisiko 30–90 %)	5-HT_3-Antagonist (z. B. Granisetron 1 mg i. v. oder 2 mg p. o.) plus Dexamethason 8 mg vor der Chemotherapie
Hoch und AC[1] (Emesisrisiko > 90 %)	5-HT_3-Antagonist (z. B. Granisetron 1 mg i. v. oder 2 mg p. o.) plus Dexamethason 20 mg i. v. oder p. o. plus[2]/minus Aprepitant 125 mg p. o. oder Fosaprepitant 115 mg i. v. oder Palonosetron 0,5 mg, Netupitant 300 mg p. o. plus Dexamethason 20 mg i. v. oder p. o. Bei trotz Prophylaxe auftretendem Erbrechen zusätzlich z. B. Metoclopramid 10 mg i. v. alle 3–4 h und bei Bedarf Diphenhydramin 50 mg i. v. alle 30 min.
Antiemetische Prophylaxe für das verzögerte Erbrechen ab Tag 2 bis max. Tag 5 nach der Chemotherapie	
Minimal, niedrig	Keine antiemetische Prophylaxe erforderlich
Mäßig	Dexamethason 8 mg p. o. 1-mal tgl. oder 4 mg 2-mal tgl. für 2–3 Tage
Hoch und AC[1]	Dexamethason 8 mg p. o. 2-mal[3] täglich für 3–4 Tage plus/minus Aprepitant 80 mg p. o. an Tag 2 und 3

[1] AC Kombinationstherapie aus einem Anthracyclin und Cyclophosphamid,
[2] zusätzlich bei Cisplatin-basierter Therapie,
[3] in Kombination mit Aprepitant 1-mal täglich

hält das Chemotherapieprotokoll selbst Dexamethason, muss die Dosierung angepasst werden. Die Applikation soll zeitgleich mit dem 5-HT_3-Antagonisten erfolgen. Bei den unerwünschten Wirkungen ist die Verschlechterung einer diabetischen Stoffwechsellage zu beachten. Ansonsten ist die kurzzeitige Anwendung hochdosierter Steroide relativ sicher. Appetitsteigerung und Euphorisierung können sich auch positiv auswirken.

Ebenfalls synergistisch antiemetisch wirken **Benzodiazepine** (z. B. Lorazepam 1–4 × 1–2 mg/d p. o., Beginn 12 h vor der Chemotherapie), die sich besonders bei **antizipatorischem Erbrechen** sowie hochemetogenen Kombinationschemotherapien bewährt haben. Sie wirken sedierend und verringern Reaktionszeit und Kurzzeiterinnerung.

Das **verzögerte Erbrechen** wird besonders bei Carboplatin, Cisplatin und Cyclophosphamid beschrieben. Dabei scheinen die gestörte Darmmotilität und die emetische Wirkung von Zellzerfallsprodukten im Vordergrund zu stehen. Es lässt sich mit 5-HT_3-Antagonisten nur bedingt kontrollieren. Dexamethason (8–16 mg täglich), auch in Kombination mit dem **Neurokinin-Antagonisten** Aprepitant, gilt zurzeit als Therapie der Wahl.

Das **refraktäre oder Durchbruchserbrechen** (trotz antiemetischer Prophylaxe auftretendes Erbrechen) kann mit dem **Dopamin-Antagonisten** Metoclopramid, zur Vermeidung von unerwünschten Wirkungen und zur Wirkungsverstärkung auch mit **Antihistaminika**, z. B. Diphenhydramin, Dimenhydrinat (50 mg i. v. oder p. o. alle 4–6 h) oder Biperiden behandelt werden. Alternativ können auch **Neuroleptika** vom Phenothiazintyp (z. B. Levopromazin, Promethazin), Butyrophenontyp oder Olanzapin versucht werden.

20.2.6 Infektionsprophylaxe

Grundkrankheit, intensive antineoplastische Chemotherapie und/oder Strahlentherapie können eine verminderte Infektabwehr beim Tumorpatienten bedingen. Je nach Art der Immundefizienz (z. B. Granulozytopenie, verminderte T-Zellfunktion, verminderte B-Zellfunktion) ist die Infektion durch unterschiedliche Erregerhäufigkeit und Organmanifestation gekennzeichnet. Infolge intensiver Chemotherapie mit stark myelosuppressiven Zytostatika ist die Immundefizienz überwiegend auf eine Granulozytopenie, speziell Neutropenie, zurückzuführen. Das Infektionsrisiko korreliert mit Dauer und Schwere der Granulozytopenie. Bei einem Granulozytenabfall unter 500/µl steigt die Wahrscheinlichkeit für eine lebensbedrohliche Infektion drastisch an. In der frühen Phase der Neutropenie überwiegen bakterielle Infektionen (gramnegative Bakterien, Staphylococcus spp., Streptokokken), doch sind auch rechtzeitig Pilze (Candida spp., Aspergillen) als

Pathogene in Betracht zu ziehen. Eine verminderte T-Zell-Abwehr ist typisch bei Patienten mit Lymphomen, lymphatischer Leukämie und unter immunsuppressiver Therapie nach peripherer Blutstammzelltransplantation, insbesondere bei Behandlung der Graft-versus-Host-Erkrankung (immunologische Erkrankung durch aktivierte T-Lymphozyten aus dem Spenderknochenmark nach allogener PBSCT mit Gewebedestruktion beim Empfänger insbesondere an Haut, Darm und Leber). Häufige Infektionserreger sind hier intrazelluläre Bakterien (Listerien, Mykobakterien, Legionellen), Viren (Herpes simplex, Cytomegalievirus, Varicella zoster) und auch Protozoen (Pneumocystis carinii, Toxoplasma gondii). Prädisponierende Faktoren für infektiöse Komplikationen sind die Schädigung lokaler Barrieren (z. B. Mucositis, zentralvenöse Verweilkatheter) und ein schlechter Ernährungszustand.

Die Infektionsprophylaxe des immunkompromittierten Patienten orientiert sich an der Art der Immundefizienz, doch können vom Grundsatz her vier Ansätze unterschieden werden:

- Verbesserung der patienteneigenen Immunabwehr,
- Expositionsprophylaxe,
- Reduktion der mikrobiellen Kolonisierung (z. B. selektive Darmdekontamination),
- Schutz der normalen anatomischen Barrieren (z. B. Mucositisprophylaxe).

Nachfolgend werden die prophylaktischen Maßnahmen bei Granulozytopenie als häufigster Form der Immundefizienz erläutert.

Verbesserung der Immunabwehr

Die Inzidenz schwerer oder febriler Neutropenien kann durch Einsatz spezifischer hämatopoetischer Wachstumsfaktoren verringert werden. Nach den aktuellen Leitlinien soll der Granulozyten-Kolonie stimulierende Faktor (G-CSF; Filgrastim, Lenograstim) bei einem hohen (> 20 %) febrilen Neutropenierisiko und bei moderatem (10–20 %) febrilen Neutropenierisiko bei Vorliegen zusätzlicher Risikofaktoren (z. B. Alter > 65 Jahre, fortgeschrittene Krankheit, früher aufgetretene febrile Neutropenie, bestehende Komorbidität wie Diabetes, COPD) eingesetzt werden. G-CSF stimuliert die Proliferation und Differenzierung der Vorläuferzellen von Granulozyten und bewirkt eine Verminderung der Schwere und eine Verkürzung der Dauer der Neutropenie. Positive Effekte auf Infektionen, Antibiotikaverbrauch und Dauer des Krankenhausaufenthalts wurden in klinischen Studien mit prophylaktischer Gabe von G-CSF gezeigt. Die Prophylaxe beginnt i. d. R. 24 Stunden nach Ende der Chemotherapie und kann beendet werden, wenn an zwei aufeinander folgenden Tagen mindestens 500 neutrophile Granulozyten/µl gezählt werden und keine Infektion vorliegt. Die langwirksamen Filgrastimderivate (Pegfilgrastim, Lipegfilgrastim) werden einmalig etwa 24 h nach der letzten Chemotherapiedosis in einer Fixdosis von 6 mg s. c. appliziert.

Expositionsprophylaxe

Hände, Luft, Nahrung und Wasser sind die wichtigsten exogenen Quellen für Infektionserreger. Die Expositionsprophylaxe für Patienten mit verlängerter Neutropenie umfasst bekannte hygienische Maßnahmen, wie Personalhygiene, Flächendesinfektion, Filtern der Raumluft wegen Aspergillen sowie Filtern des Leitungswassers wegen Legionellen und *Pseudomonas aeruginosa*. Personal und Besucher sind in dieser Situation strengstens auf die Einhaltung der Händedesinfektionsmaßnahmen hinzuweisen. Die Wirksamkeit der üblicherweise bei schwerer Neutropenie (< 500/µl) praktizierten Umkehrisolation (Hygienevorschriften für Personal und Besucher zum Schutz des Patienten) ist ebenfalls von der Qualität der Händedesinfektion abhängig. Zudem sollen nicht gekochte oder geschälte Nahrungsmittel wegen der Belastung mit gramnegativen Bakterien und Candida vermieden werden.

Reduktion der mikrobiellen Kolonisierung

Die Häufigkeit von Infektionen bei andauernder Neutropenie lässt sich auch durch selektive Dekontamination der Darmflora reduzieren. Als Kolonisationsresistenz wird die Fähigkeit der anaeroben Darmflora bezeichnet, die Kolonisation mit sonstigen Erregern zu verhindern. Eine antimikrobielle Prophylaxe soll daher die Anaerobier nicht umfassen. Sie soll p. o. applizierbar und wegen möglicher Resistenzentwicklungen Patienten mit schwerer, anhaltender (> 10 Tage) Neutropenie vorbehalten sein. In der Praxis werden Cotrimoxazol (2 × 160/800 mg tgl.) oder Fluorchinolone (z. B. Ciprofloxacin) eingesetzt. Cotrimoxazol hat den Vorteil auch einer Pneumocystis-carinii-Pneumonie vorzubeugen, ist jedoch myelosuppressiv und ohne Wirksamkeit gegen *Pseudomonas aeruginosa*. Die Fluorchinolone haben dagegen keine Aktivität gegen Pneumocystis, und es wird eine erhöhte Infektionsrate mit grampositiven Erregern diskutiert. Bei länger andauernder Neutropenie ist risikoadaptiert auch eine antimykotische Prophylaxe mit Azolantimykotika (z. B. Fluconazol, Posaconazol) angezeigt.

Prophylaxe und Therapie der Mucositis

Jede Schädigung der Haut- oder Schleimhautbarrieren, z. B. durch Punktionsstellen oder Mucositis, stellt eine potenzielle Eintrittspforte für Infektionserreger dar. Invasive diagnostische (z. B. Endoskopien) und therapeutische Maßnahmen (z. B. Urinkatheter) werden daher auf das Notwendigste mit der erforderlichen hygienischen Sorgfalt reduziert.

20

Die Entzündung der Mucosa (**Mucositis**), insbesondere der Mundschleimhaut (**orale Mucositis, Stomatitis**), wird direkt und indirekt (Anorexie, Übelkeit, Erbrechen, Malnutrition) durch die Chemotherapie/Strahlentherapie verursacht. Die direkte Schädigung ist auf die kurze Generationszeit der Mucosa und die nicht selektive Wirkung der Zytostatika zurückzuführen. Zu den ersten Anzeichen der Stomatitis gehören Rötung und Mundtrockenheit. Nachfolgend entstehen Läsionen und Ulcerationen, die sehr schmerzhaft sind. Die i. d. R. zeitgleich mit der Schädigung der Mucosa auftretende Neutropenie fördert Superinfektionen der Mundschleimhaut. Die typischen Erreger weichen von der physiologischen Mundflora ab. Am häufigsten sind Pilzinfektionen durch Candida albicans (**Soorstomatitis**, Candidose). Virale Infektionen werden durch Herpes simplex und Varicella zoster Reaktivierung verursacht. Für die selteneren bakteriellen Infektionen sind i. d. R. gramnegative Erreger (*Klebsiella*, *Serratia*, *E. coli*, *Pseudomonas*) das pathogene Korrelat.

Es gibt keine Standardbehandlung mit nachgewiesener Wirksamkeit zur Prophylaxe und Therapie der Chemo- und Strahlentherapie-bedingten Stomatitis. Zur **Prävention** der oralen Mucositis gehören die Erhebung des Zahnstatus und evtl. Korrekturen (z. B. Entfernung von Plaque, Kariesbehandlung, Zahnextraktion) vor Beginn der Chemotherapie. Während der Chemotherapie ist eine korrekte und konsequente Mundhygiene (mindestens 4-mal tgl. Zahnreinigung mit weicher Zahnbürste und fluorierter Zahnpasta) wichtig. Für die ebenfalls regelmäßig erforderlichen Mundspülungen werden in der Literatur die unterschiedlichsten Spüllösungen angegeben. Mischungen verschiedener Wirkstofflösungen sollen vermieden werden, da wirksame Konzentrationen unterschritten werden und die klinische Wirksamkeit nicht nachgewiesen ist. Eine Beschränkung der Spüllösungen auf steriles Wasser, 0,84 %ige Natriumhydrogencarbonatlösung, unspezifisch entzündungshemmende Kamillenextrakte, oder Benzydaminlösung, antiseptisch wirksames Chlorhexidindigluconat (nicht nach Strahlentherapie bei Kopf-Hals-Tumoren) sowie Dexpanthenol oder übersättigte Calciumphosphatlösung scheint geboten, wobei auch für diese Empfehlungen der Evidenzgrad niedrig ist. Als effektive Stomatitisprophylaxe während einer Fluorouracil-Bolusinjektion oder Hochdosis-Melphalan-Therapie hat sich das Lutschen von Eis über 30 Minuten erwiesen. Irritationen und Mikroverletzungen der Mundschleimhaut durch scharfe, heiße oder harte Nahrungsmittel sollen möglichst vermieden werden. Mangelndem Speichelfluss kann durch Substitution mit künstlichem Speichel oder Stimulation mit zuckerfreiem Kaugummi begegnet werden.

Zur **symptomatischen Therapie** der oralen Mucositis sind intensivierte Mundspülungen mit Antiseptika, lokale Behandlung mit Lokalanästhetika auf wässriger oder gelartiger Basis, angemessene systemische Schmerztherapie (z. B. Morphin als Dauerinjektion) und Antibiotikatherapie indiziert. Als Ernährungsmöglichkeiten bieten sich hochkalorische Trinknahrung, enterale Sondenernährung oder die parenterale Ernährung an. Für die lokale Therapie der Soorstomatitis werden Amphotericin B-Lutschtabletten eingesetzt.

20.2.7 Therapie von Diarrhöen

Bei einigen Zytostatika besteht eine erhöhte bis lebensbedrohliche Diarrhögefahr:

- Fluorouracil, Capecitabin, Irinotecan und Topotecan,
- Cetuximab, Ipilimumab, Panitumumab und Pertuzumab,
- Afatinib, Erlotinib, Gefitinib, Lapatinib und Pazopanib.

Das Risiko für eine Diarrhö kann durch Nahrungsprodukte (z. B. Milchprodukte, Fruchtsäfte, stark fetthaltige Produkte), andere Arzneimittel (z. B. Antibiotika, Laxanzien, Metoclopramid) und Komorbidität (z. B. Morbus Crohn, Colitis ulcerosa) verstärkt werden.

Bei ambulanter Behandlung soll der Patient seinen behandelnden Arzt informieren und zunächst zu Hause die orale Rehydratation durchführen und Loperamid mit der Anfangsdosis von 4 mg einnehmen, gefolgt von 2 mg alle 4 h bzw. nach jedem ungeformten Stuhl, maximal 16 mg pro Tag. Loperamid ist dem Patienten prophylaktisch zu verordnen. Wird die Diarrhö damit nicht ausreichend behandelt oder handelt es sich um eine Grad-3- oder Grad-4-Diarrhö (□ Tab. 20.4), ist eine stationäre Behandlung und parenterale Flüssigkeits- und Elektrolytsubstitution erforderlich. Weitere Therapieoptionen sind Octreotid s. c. und Opiumtinktur p. o. Infektiologische Ursachen, wie Clostridium-difficile- und Norovirus-Infektionen, müssen ausgeschlossen werden.

20.2.8 Therapie der Hauttoxizität

An der Haut- und deren Anhangsgebilden können unter der Antitumortherapie folgende Reaktionen auftreten:

- Hypersensitivitätsreaktionen (Pruritus, Urticaria, Exantheme), Photosensiblisierung, Alopezie, Nagelveränderungen,
- Hand-Fuß-Syndrom unter der Therapie mit Fluorouracil als Dauerinfusion, Capecitabin, pegyliertem liposomalen Doxorubicin,
- Hautausschlag bzw. Akne unter der Therapie mit EGFR-Inhibitoren.

Beim **Hand-Fuß-Syndrom** handelt es sich um schmerzhafte, erythematöse Hautläsionen, häufig verbunden

Tab. 20.13 Management des Hautausschlags unter Therapie mit EGFR-Inhibitoren

Toxizitätsgrad	Symptome	Behandlung
Grad 1	Papeln, Pusteln < 10 % der KOF, Juckreiz	Antibiotika (Metronidazol, Erythromycin) topisch, Hydrocortison 1 % topisch
Grad 2	Papeln, Pusteln 10–30 % der KOF, Juckreiz, Beeinträchtigung im täglichen Leben	Steroide Klasse II–III topisch, plus Doxycyclin 2 × 100 mg tgl. p.o. oder Minocyclin 2 × 50 mg tgl. p.o.
Grad 3	Papeln, Pusteln > 30 % der KOF, Juckreiz, Beeinträchtigung im täglichen Leben, lokale Superinfektion	Steroide topisch oder systemisch, plus Doxycyclin p.o. oder Minocyclin p.o., evtl. Antibiotika i.v.
Grad 4	Papeln, Pusteln und extensive Superinfektion, lebensbedrohlich	

KOF Körperoberfläche

mit Druckempfindlichkeit und Parästhesien, vor allem an den Handinnenflächen und Fußsohlen. Schwere Fälle gehen mit Blasenbildung und Hautablösung einher. Bei Auftreten von ersten Symptomen sollte die Haut gekühlt werden. Zudem ist eine schonende Hautpflege mit feuchtigkeitshaltigen Lotionen und 10 %igen Harnstoffzubereitungen indiziert. Zur Schmerzlinderung kann Ibuprofen oder Paracetamol eingenommen werden. Höhergradige Toxizität kann eine Therapieunterbrechung oder Dosisreduktion erforderlich machen.

Hautausschlag/Akne ist eine typische Toxizität der EGFR-Inhibitoren, z. B. Erlotinib. Der akneartige Ausschlag tritt insbesondere an Kopf und Oberkörper auf und bedarf der Prophylaxe und rechtzeitigen Behandlung. Zur Prophylaxe werden die Vermeidung direkter Sonnenexposition, ein mildes Syndet ohne Parfüm und hypoallergene Feuchtigkeitscremes empfohlen. Die medikamentöse Behandlung ist in Tab. 20.13 zusammengefasst.

20.2.9 Schmerztherapie

Jede Schmerztherapie des Tumorpatienten muss von einer Schmerzanalyse begleitet sein, in der Schmerzursache (tumorbedingt, therapiebedingt, tumorassoziiert, tumorunabhängig), Schmerztyp (u. a. Nozizeptorschmerz, viszeraler, neuropathischer Schmerz) und Schmerzintensität festgestellt werden. Wenn eine adäquate kausale Schmerzbehandlung durch z. B. palliative Chemotherapie, Fokusbestrahlung, Behandlung von Knochenmetastasen mit Bisphosphonaten oder Denosumab nicht möglich ist, gilt es, die systemische medikamentöse Schmerztherapie nach dem Stufenschema der World Health Organization durchzuführen. Der Schmerzintensität folgend, wird intensivierend in drei Stufen therapiert (siehe Kasten). Der anhaltende Schmerz muss mit einer regelmäßigen Therapie in festen Dosierungsintervallen, entsprechend der Wirkungsdauer der Analgetika, behandelt werden, gegebenenfalls auch Applikationen in der Nacht. Der Patient sollte eine genaue schriftliche Anweisung mit den Uhrzeiten für seine regelmäßige Schmerzmedikation sowie eine Anleitung für seine analgetische Bedarfsmedikation erhalten. Zur optimalen Behandlung ist das Führen eines **Schmerztagebuchs** wichtig.

Soweit wie möglich soll die Schmerztherapie p. o. appliziert werden. Bei Vorliegen von Schluckstörungen (z. B. schwere Mucositis) oder Resorptionsstörungen kann parenteral (s. c., i. v., selten i. m.) appliziert werden. Bei Zufuhr der Nahrung über eine Ernährungssonde sollte diese auch für die Arzneimittelgabe genutzt werden. Die transdermale Applikation von Fentanyl (z. B. Durogesic® Pflaster oder Generika) stellt eine weitere Alternative dar. Den Vorteilen der seltenen Applikation (alle zwei bis drei Tage) und der geringeren Obstipation stehen Nachteile wie Trägheit des Systems (langsamer Wirkungseinheit, keine rasche Dosisanpassung), größere Gefahr der Überdosierung und praktische Probleme, wie Auswahl des zu beklebenden Hautareals, gegenüber. Die spinale Applikation von Opioiden und Lokalanästhetika ist systemisch nur unzureichend therapierbaren Schmerzzuständen vorbehalten, ebenso wie die chemische Neurolyse bestimmter Nerven mit Ethanol oder Phenol.

Bei unzureichender Analgesie oder nicht tolerierbaren Nebenwirkungen kann der Wechsel auf ein anderes Opioid erfolgreich sein. Bei Morphinintoleranz ist Hydromorphon eine geeignete Alternative. Äquivalenzdosen der verschiedenen Applikationsformen eines Opioids und die Äquivalenzdosen verschiedener Opioide können Tab. 20.14 entnommen werden. Bei Umstellung des Applikationsweges eines Opioids oder beim Wechsel auf ein anderes Opioid wird jeweils zuerst die Gesamtdosis des bisher gegebenen Opioids für die letzten 24 Stunden ermittelt. Diese Dosis wird mithilfe der Äquivalenzdosis auf die neue Applikationsform und/oder das neue Opioid umgerechnet. 50 % dieser Menge gelten als Ausgangsdosierung und werden entsprechend der mittleren Wirkdauer des jeweiligen Opioids in Einzeldosierungen umgerechnet. Bei Bedarf werden Zwischendosierungen mit etwa 50 % der regu-

20

Schmerztherapie nach WHO-Stufenplan

Stufe 1: Patienten, die ohne Analgetikatherapie mäßige bis mittelmäßige Schmerzen beklagen, werden mit einem **nichtopioiden Analgetikum ± Koanalgetikum** (z. B. Antidepressivum, Antikonvulsivum, Glucocorticoid) behandelt. Die nichtopioiden Analgetika sind bei Knochenmetastasen, Weichteilinfiltrationen und sonstigem Entzündungsgeschehen besonders gut wirksam. Es gibt wenig vergleichende Studien zur Wirksamkeit und Verträglichkeit der nichtopioiden Analgetika/Antiphlogistika bei Tumorschmerzen. Es werden hauptsächlich Diclofenac retardiert (z. B. 50–100 mg alle 8–12 h), Ibuprofen retardiert (800 mg alle 8–12 h), Metamizol (0,5–1 g alle 4–6 h), Naproxen (250–500 mg alle 6–8 h) und Paracetamol (0,5–1 g alle 4 h) eingesetzt. Die renale Toxizität und mögliche Wechselwirkungen mit anderen Arzneimitteln müssen beachtet werden. Acetylsalicylsäure wird wegen der ausgeprägten Hemmung der Thrombozytenaggregation und der hohen Inzidenz von Gastropathien selten eingesetzt.

Stufe 2: Patienten, die unter der Stufe-1-Medikation andauernde oder zunehmende Schmerzen beklagen, werden mit der Kombination eines **schwach wirksamen Opioids ± nichtopioidem Analgetikum ± Koanalgetikum** behandelt. Zu den Stufe-2-Opioiden zählen Tramadol, Codein, Dihydrocodein und Tilidin in der Kombination mit Naloxon. Bevorzugt werden Retard-Arzneimittel eingesetzt. Für Stufe-2-Opioide gibt es maximale Dosen, über die hinaus die Wirkung nicht weiter zunimmt. Nichtopioide Analgetika wirken additiv.

Stufe 3: Patienten, die unter der Stufe-2-Medikation andauernde oder zunehmende Schmerzen beklagen, werden mit der Kombination eines **stark wirksamen Opioids ± nichtopioidem Analgetikum ± Koanalgetikum** behandelt. Zu den Stufe-3-Opioiden gehören als volle Agonisten das am häufigsten eingesetzte, in vielen Applikationsformen zur Verfügung stehende Morphin sowie Hydromorphon, Oxycodon in Retardform, Fentanyl als transdermales System und Tapentadol. Die Dosierung der Stufe-3-Opioide muss individuell erfolgen. Es gibt keine optimale oder maximale Dosis, nur die UAW sind dosislimitierend. Den Schmerzen entsprechend ist die Dosis nach oben oder unten zu titrieren (Dosierungsschritte: ± 25–50 % der aktuellen Tagesdosis). Leberinsuffizienz führt zu erhöhter Bioverfügbarkeit von Morphin, Hydromorphon und Oxycodon nach p. o. Applikation. Niereninsuffizienz führt zu reduzierter Ausscheidung dieser Stufe-3-Opioide.

lären Einzeldosis in der gleichen Applikationsform gegeben. Aus dem Gesamtopioidbedarf nach 24 Stunden wird die neue Basisdosierung errechnet.

Durchbruchsschmerzen werden mit schnell wirksamen Opioiden behandelt, die peroral, buccal, sublingual oder nasal verabreicht werden. In der Regel wird 1/6 der Tagesdosis des retardierten Opioids als Rescue-Dosis empfohlen. Eine Wiederholung sollte frühestens nach 4 h erfolgen.

Eine Übersicht über **unerwünschte Wirkungen** von Opioiden bei Tumorpatienten gibt ◘ Tab. 20.15. Die Atemdepression unterliegt der raschen Tachyphylaxie und wird fast nie beobachtet. Die unerwünschten Wirkungen Übelkeit, Schwindel, Erbrechen und Müdigkeit lassen ebenfalls in ihrer Intensität nach. Die Obstipation ist zwingend therapeutisch mit Laxanzien zu behandeln. Die Laxanzien müssen regelmäßig gegeben werden. Mittel der ersten Wahl sind Macrogol-haltige osmotisch wirksame Laxanzien (1–3 Beutel tgl.) und Natriumpicosulfat (10–20 Tropfen). Lactulose gehört wegen der Flatulenz und kolikartiger Schmerzen nicht zu den Mittel der ersten Wahl. Als zusätzliche Maßnahmen können Suppositorien zur Stuhlaufweichung (Glycerol) oder Peristaltikförderung (Bisacodyl), Klysmen, Einläufe, Methylnaltrexon s. c. oder gar die manuelle Ausräumung notwendig werden.

Als **Koanalgetika** werden Arzneistoffe eingesetzt, die selbst nicht analgetisch wirken, aber das Schmerzgeschehen positiv beeinflussen. Sie können auf jeder Stufe additiv gegeben werden. Als Koanalgetika eingesetzt werden Antidepressiva (Amitryptilin, Doxepin) oder Antikonvulsiva (Gabapentin, Pregabalin). Schmerzen aufgrund von Nervenkompressionen und gesteigerter Hirndruck lassen sich mit Glucocorticoiden lindern.

Folgende Standardfehler sollen bei Tumorschmerztherapie vermieden werden:

- Verschreibung nach Bedarf und nicht als regelmäßige Gabe von Retardpräparaten nach festen Zeitschema,
- zu schwaches Analgetikum, unzureichende Dosierung,
- Unterschätzung der Schmerzintensität, unzureichende Schmerzanalyse,
- unzureichende Komedikation bzw. adjuvante Therapie assoziierter Symptome (z. B. Schlaflosigkeit, Angst),
- i. m. oder i. v. Applikation, wenn perorale oder transdermale Gabe bzw. eine Gabe über eine enterale Sonde möglich ist.

Aus unbegründeter Furcht vor Opioidabhängigkeit, Toleranzentwicklung oder den Nebenwirkungen darf jedoch keinem Tumorpatienten eine angemessene Schmerztherapie vorenthalten werden.

Tab. 20.14 Ausgewählte Opioide – Äquivalenzdosen (Näherungswerte ermittelt aus Einzeldosisgaben) und Wirkdauer

Opioid	Applikation	Äquivalenzdosis	Wirkdauer	Besonderheiten
Codein	p. o.	200 mg	3 h (–6 h)	Max. Dosis 90–120 mg alle 4 h
Dihydrocodein	p. o. retard	120 mg	8–12 h	Max. Dosis 180 mg alle 8 h
Tramadol	p. o./p. o. retard	75–100 mg	4/12 h	Max. Tagesdosis 600 mg
	i. m., s. c.	50 mg (–100 mg)		
Buprenorphin	s. l.	0,8 mg	5–6 h	Ceiling-Effekt
	i. m.	0,4 mg	4 h (–6 h)	
	transdermal	35 µg/h	(12–)72 h	
Fentanyl	buccal, s. l., nasal	0,1 mg	1–2 h	–
	transdermal	25 µg/h	> 12 h	25 µg/h des transdermalen Systems (60–90 mg Morphin p. o.) pro Tag, Wechsel alle 48–72 h
Hydromorphon	s. c.	2 mg	3–4 h	Bolus i. v. und kontinuierliche Gabe möglich
	p. o.	4 mg	4 h	
	p. o. retard	4 mg	(8–)12 h	
Morphin	p. o., rektal	30 mg	4–6 h	Kurzwirksame Arzneiformen zur Dosisfindung und bei Schmerzattacken
	p. o. retard	30 mg	8–12 h	Langwirksame Arzneiformen zur Dauertherapie bei chronischen Schmerzen
	i. m., s. c.	10 mg	3–4 h	
	i. v.	10 mg	1–2 h	Kontinuierliche i. v. Gabe dringend empfohlen
	peridural	3 mg	(8–) 12 h	
	i. th.	0,3 mg	(12–)24 h	
Oxycodon	s. c.	5 mg	4 h	Bolus i. v. und kontinuierliche Gabe möglich
	p. o.	15 mg	4 h	
	p. o. retard	15 mg	(8–)12 h	
Tapentadol	p. o. retard	20 mg	12 h	Max. Tagesdosis 500 mg

Tab. 20.15 Unerwünschte Wirkungen bei der Therapie mit stark wirksamen Opioiden

UAW	Häufigkeit	Dosisabhängigkeit	Toleranzentwicklung	Kommentar
Obstipation	100 %	Ja	Nein	Laxanzien prophylaktisch
Übelkeit	20 %	Nein	Ja (5–7 Tage)	Antiemetika prophylaktisch in den ersten Tagen, z. B. Metoclopramid, Dimenhydrinat, Haloperidol
Sedierung	Initial 20 %	Ja	Ja (3–4 Tage)	Effekt bei Langzeittherapie meist gering
Verwirrtheit	2 %	Ja	Nein	Dosis reduzieren (evtl. Arzneistoff wechseln)
Halluzination	1 %	Nein	Nein	Haloperidol in niedriger Dosierung

20

20.3 Fallbeispiele

20.3.1 Monitoring der Zytostatikatherapie

Patientin mit Osteosarkom

Die Patientin M. S., 16 Jahre alt mit einem Osteosarkom der Tibia links, wird nach dem EURAMOS1-Protokoll chemotherapiert. In der Woche 4 der Behandlung wird protokollgemäß eine Hochdosis-Methotrexattherapie verordnet. Die Patientin hat eine Körperoberfläche von 1,95 m^2. Die Verordnung lautet: Methotrexat 1200 mg/m^2/Applikation = 2300 mg in 1000 ml 5 % Glucose zur Infusion über 4 h.

Frage 1

- Enthält die Verordnung Abweichungen vom EURAMOS1-Protokoll?

Antwort zu Frage 1

Der Altersmedian für Osteosarkome liegt bei 18 Jahren. Patienten unter 40 Jahren sollen im Rahmen des EURAMOS1-Protokolls therapiert werden. Die Chemotherapie wird neoadjuvant präoperativ und adjuvant postoperativ über insgesamt mindestens 29 Wochen durchgeführt. Die Chemotherapie beginnt in Woche 1 mit einem Block Doxorubicin/Cisplatin, der gefolgt wird von zweimal Hochdosis-Methotrexat in Woche 4 und 5. Hochdosis-Methotrexat wird in einer Dosis von 12 g/m^2 über 4 h gleichmäßig infundiert. Die Therapie ist für die 4. Woche korrekt mit Hochdosis-Methotrexat zur Infusion über 4 h verordnet. Erfahrungsgemäß ist die Therapie in dem relativ großen Infusionsvolumen für die Patientin besser verträglich. Allerdings ist die Dosis mit 1200 mg/m^2 falsch angegeben. Die korrekte Dosis hätte 12 000 mg/m^2 = 12 g/m^2 lauten müssen, woraus sich eine Absolutdosis von 23 000 mg = 23 g berechnen lässt. Die 90 %ige Unterdosierung würde mit hoher Wahrscheinlichkeit den Heilungserfolg gefährden. Vor Beginn der Therapie müssen Nierenfunktion, Leberfunktion und Blutbild im Normalbereich liegen.

Frage 2

- Was ist bei der Durchführung der Hochdosis-Methotrexattherapie zu beachten?

Antwort zu Frage 2

Vor, während und 24 h nach Hochdosis-Methotrexat ist wegen der Nephrotoxizität eine strikte Urinalkalisierung erforderlich (▸ Kap. 20.2.2). Um die Nephrotoxizität zu reduzieren, muss eine Hyperhydratation und forcierte Diurese durchgeführt werden (▸ Kap. 20.2.1). Mindestens zum Zeitpunkt 24 h und 48 h nach Beginn der Methotrexat-Infusion sind die Methotrexat-Plasmakonzentrationen zu bestimmen. 24 h nach Ende der Methotrexat-Infusion beginnt die Folinat-Rescue-Therapie mit 4-mal 15 mg über 3 Tage (▸ Kap. 20.2.4). Der behandelnde Arzt sollte sich mit der spezifischen Rescue-Therapie bei verzögerter Methotrexat-Elimination im Behandlungsprotokoll bekannt machen.

Patient mit Hodenkarzinom

Der Patient F. A.-T., 32 Jahre mit malignem Keimzell-Mischtumor des rechten Hodens, wird postoperativ adjuvant mit dem 2. Zyklus PEB behandelt. Seine Körperoberfläche beträgt 1,8 m^2. Die Leukozytenzahl beträgt 4000/µl, die Kreatinin-Clearance 65 ml/min, die Serum-Bilirubinkonzentration 1,3 mg/dl. Die Chemotherapieanforderung lautet:

Therapietag 1–5: Cisplatin 20 mg/m^2 = 36 mg zur Infusion über 1 h,

Therapietag 1–5: Etoposid 100 mg/m^2 = 180 mg zur Infusion über 1 h,

Therapietag 1: Bleomycin 30 mg/m^2 = 54 mg zur Bolusinjektion.

Frage 3

- Wie reagieren Sie als Apotheker in der zentralen Zytostatikzubereitung auf diese Anforderung?

Antwort zu Frage 3

Hodentumoren gehören zu den bestbehandelbaren Tumoren des erwachsenen Patienten. Zur Wahrung der kurativen Chance soll die Therapie sofort nach der Diagnosestellung durch ein erfahrenes Zentrum erfolgen. Nach der Orchiektomie, der Definition der Histologie und Bestimmung der Tumormarker α-Fetoprotein und β-HCG wird die Therapiestrategie festgelegt. Stadiengerecht erfolgt (k)eine adjuvante Chemotherapie nach dem PEB-Schema in unterschiedlicher Zykluszahl. Wegen des kurativen Ansatzes ist die korrekte Dosierung der Chemotherapie besonders wichtig. Unterdosierungen könnten den Therapieerfolg gefährden, Überdosierungen können zu chronischer Organtoxizität führen, wie Ototoxizität und Neurotoxizität durch Cisplatin oder pulmonale Fibrose durch Bleomycin. Die Anforderung für den Patienten F. A.-T. entspricht nach der Art der Zytostatika diesem Standardschema. Die Therapietage sind richtig zugeordnet. Die Dosierungen und individuellen Dosen sind für Cisplatin und Etoposid korrekt verordnet. Die Bleomycindosis ist jedoch laut Therapieprotokoll eine Absolutdosis von 30 mg und damit hier zu 80 % überdosiert. Bei intravenöser Applikation beträgt die Regeldosierung von Bleomycin 10–20 mg/m² ein- bis zweimal wöchentlich. Das Toxizitätsprofil von Bleomycin beinhaltet Mucositis, Alopezie, allergische Reaktionen, Hautveränderungen und grippeähnliche Symptome. Bei der erhöhten Dosis ist unter Umständen mit erhöhter Toxität z. B. Mucositis zu rechnen. Die pulmonale Toxizität von Bleomycin korreliert mit der kumulativen Gesamtdosis von Bleomycin. Bleomycin wird an Tag 8 und 15 des Therapiezyklus ebenfalls als Bolus in einer Dosis von 30 mg (absolut) appliziert. Mit vier Zyklen PEB ist die kumulative Grenzdosis von 360 mg Bleomycin erreicht (▫ Tab. 20.6).

Frage 4

- Sind Dosisanpassungen erforderlich?

Antwort zu Frage 4

Cisplatin, Etoposid und Bleomycin müssen bei eingeschränkter Nierenfunktion dosisangepasst werden, um eine überproportionale Toxizität zu vermeiden. Etoposid muss bei eingeschränkter Leberfunktion dosisreduziert werden. Dosisreduktionen sind bei dem Patienten F. A.-T. in diesem Zyklus nicht erforderlich.

Frage 5

- Welche Supportivtherapie benötigt der Patient?

Antwort zu Frage 5

Als Supportivtherapie muss eine ausreichende Hydratation, Magnesiumsubstitution (▸ Kap. 20.2.1, ▸ Kap. 20.2.2) und eine konsequente antiemetische Prophylaxe (Setron plus Corticoid ggf. plus Aprepitant oder Corticoid plus Palonosetron/Netupitant-Kombipräparat p. o.) des akuten und verzögerten Erbrechens erfolgen.

Frage 6

- Welche Laborwerte sollten engmaschig kontrolliert werden?

Antwort zu Frage 6

Kreatinin, Harnstoff und Elektrolytkonzentrationen im Serum sind während der Therapie täglich zu kontrollieren. Die Tumormarker werden zur Verlaufskontrolle im Rahmen des Stagings bestimmt.

20.3.2 Supportivtherapie

Die Patientin M. B., 59 Jahre, wurde mit neu diagnostiziertem Mammakarzinom Stadium IIA ($T_2N_0M_0$) brusterhaltend operiert. Als adjuvante Chemotherapie soll sie sechs Zyklen CMF im Abstand von jeweils drei Wochen ambulant appliziert erhalten. Sie ist 168 cm groß und wiegt 53 kg; das entspricht einer KOF von 1,6 m². In der Apotheke wurde die nachfolgende Verordnung zubereitet:

- Cyclophosphamid 500 mg/m² = 800 mg in 250 ml 0,9 % NaCl als Kurzinfusion,
- Methotrexat 40 mg/m² = 64 mg als Bolusinjektion,
- Fluorouracil 600 mg/m² = 960 mg als Bolusinjektion.

Zur antiemetischen Prophylaxe wurde im ersten Zyklus 15 Minuten vor Beginn der Chemotherapie eine Ampulle Granisetron 3 mg in Form einer Kurzinfusion appliziert. Als Bedarfsmedikation wurden der Patientin drei Tabletten Granisetron 2 mg Tabletten verordnet.

Beim zweiten Zyklus bittet die Patientin um stationäre Aufnahme, da sie nach dem ersten Zyklus zu Hause sehr stark unter Übelkeit und Erbrechen gelitten habe. Die Nacht nach der Chemotherapie habe sie wegen des Erbrechens auf der Toilette verbracht. Sie habe alle drei verordneten Tabletten eingenommen.

20

Frage 1

- Wie hoch ist die Wahrscheinlichkeit, dass sich die Symptomatik von Frau B. beim zweiten Zyklus wiederholt?

Antwort zu Frage 1

Die Wahrscheinlichkeit der Wiederholung der Nausea- und Emesis-Episoden ist im Vergleich zum ersten Zyklus erhöht. Vorausgegangene Chemotherapien gehören zu den Patientenfaktoren, die eine Emesissteigerung bewirken. Bei der Patientin erhöht zudem die schlechte Erfahrung im ersten Therapiezyklus die Wahrscheinlichkeit des Auftretens von Nausea und Emesis. Es besteht die Gefahr des antizipatorischen Erbrechens. Eine fachgerechte antiemetische Prophylaxe bedarf allerdings nicht der stationären Aufnahme.

Frage 2

- Welche antiemetische Prophylaxe soll Frau B. vor dem zweiten Zyklus CMF erhalten?

Antwort zu Frage 2

Das CMF-Schema ist als mäßig emetogen einzuordnen. Zur antiemetischen Prophylaxe des akut auftretenden Erbrechens sollte Frau B. im zweiten Zyklus Granisetron in Kombination mit Dexamethason erhalten. Die Kombination wirkt synergistisch und Corticoid-Nebenwirkungen sind bei der kurzzeitigen Therapie nicht zu befürchten. Dexamethason kann in einer Mischinfusion zusammen mit Granisetron als Kurzinfusion 15–30 min vor der Chemotherapie appliziert werden. Im zeitlichen Abstand von jeweils 12 h soll Frau B. weitere 4 mg Dexamethason in Tablettenform für weitere 2–3 Tage einnehmen. Eine weitere Granisetron-Einnahme am Tag der Chemotherapie ist wegen der langen Halbwertszeit und Wirkungsdauer nicht indiziert. Wegen der besonderen Ängstlichkeit von Frau B. kann am Morgen des Therapietages die Einnahme von 1 mg Lorazepam (z. B. Tavor® 1,0) erwogen werden. In diesem Fall ist die Patientin auf das eingeschränkte Reaktionsvermögen hinzuweisen. Sie sollte bei Lorazepam-Einnahme nicht aktiv am Straßenverkehr teilnehmen.

Frage 3

- Welche antiemetische Prophylaxe soll Frau B. nach dem zweiten Zyklus CMF erhalten?

Antwort zu Frage 3

Bei ambulanter Chemotherapie werden die Patienten unmittelbar nach Applikation entlassen. Zu Hause möglicherweise auftretende Nebenwirkungen müssen eingeplant und den Patienten klare Anweisungen zur Prophylaxe und Therapie dieser Nebenwirkungen gegeben werden. In Ergänzung der mündlichen Instruktionen ist hierfür ein schriftliches Patienteninformationsblatt sehr geeignet. Cyclophosphamid induzierte Emesis setzt nach Literaturangaben 4–12 h nach Applikation ein und dauert 4–10 h an. Mit verzögert auftretendem Erbrechen muss bei der CMF Chemotherapie also gerechnet werden. Auch für das verzögert auftretende Erbrechen ist die Prophylaxe wesentlich besser als die Behandlung. Die Verordnung der Antiemetika soll daher nicht als Bedarfsmedikation, sondern als Prophylaxe zu fixen Zeitpunkten erfolgen. Die Umstellung auf Bedarfsmedikation ist frühestens nach einem Nausea und Emesis freien Intervall von 24 h zu empfehlen. Die Prophylaxe der verzögert auftretenden Emesis sollte bei Frau B. im zweiten Zyklus mit Dexamethason erfolgen (◘ Tab. 20.12). Lebensmittel, deren Geruch oder Geschmack (z. B. Kaffee, scharf Gebratenes, stark gewürzte Speisen) ein unangenehmes Empfinden hervorrufen, soll Frau B. in den Tagen nach der Chemotherapie meiden. Sie sollte kleinere Mahlzeiten bevorzugen. Bei unzureichender antiemetischer Wirkung oder störenden Nebenwirkungen können Dosis und Intervall der antiemetischen Prophylaxe im dritten Zyklus individualisiert werden (z. B. Dosiserhöhung, Intervallverkürzung, Zugabe eines Antihistaminikums oder Metoclopramid).

Literatur

Aapro MS, Bohlius J, Cameron DA et al. 2010 Update of EORTC guidelines for the use of granulocyte-colony stimulating factor to reduce the incidence of chemotherapy-induced febrile neutropenia in adult patients with lymphoproliferative disorders and solid tumours. Eur J Cancer, 47: 8–32, 2011

ADKA-Leitlinie: Aseptische Herstellung und Prüfung applikationsfertiger Parenteralia. Krankenhauspharmazie, 34: 93–106, 2013

AkdÄ, Arzneimittelkommission der deutschen Ärzteschaft. Empfehlungen zur Therapie von Tumorschmerzen. Arzneiverordnung in der Praxis, Band 34, 3. Aufl., 2007

Barth J. Zytostatikaherstellung in der Apotheke. 4. Aufl., Deutscher Apotheker Verlag, Stuttgart 2011

BGW, Berufsgenossenschaft für Gesundheitsdienst und Wohlfahrtspflege. Zytostatika im Gesundheitsdienst – Information zur sicheren Handhabung von Zytostatika. Hamburg 2008

DeVita VT, Hellman S, Rosenberg SA. Cancer: Principles & Practice of Oncology. 10. Aufl., Lippincott Williams & Wilkins, Philadelphia 2014

Engelhardt M, Berger DP, Duyster J, Mertelsmann R (Hrsg). Das Blaue Buch, Chemotherapie-Manual Hämatologie und Internistische Onkologie, 5. Aufl., Springer-Verlag, Berlin, Heidelberg 2014

Griggs JJ, Mangu PB, Anderson H et al. Appropriate chemotherapy dosing for obese adult patients with cancer: American Society of Clinical Oncology clinical practice guideline. J Clin Oncol, 30: 1553–1561, 2012

Krämer I. Zytostatikaherstellung in der Apotheke. Pharm Unserer Zeit, 39: 280–287, 2010

Lalla RV, Bowen J, Barasch A et al. MASCC/ISOO Clinical Practice Guidelines for the Management of Mucositis Secondary to Cancer Therapy. Cancer, 120: 1453–61, 2014

MASCC/ESMO. Antiemetic Guideline 2016. www.mascc.org/assets/Guidelines-Tools/mascc_antiemetic_guidelines_english_2016_v.1.2.pdf

Nagel G, Schöning T. Der onkologische Patient in der Apotheke. Fortbildung kompakt Schriftenreihe der Bayerischen Landesapothekerkammer, Band 83, Govi-Verlag, Eschborn 2011

NCI, National Cancer Institute. Common Terminology Criteria for Adverse Events (CTCAE), Version 4.03, 2010

Olver I (Hrsg). The MASCC Textbook of Cancer Supportive Care and Survivorship, Springer, Berlin, Heidelberg 2011

Peterson DE, Boers-Doets CB, Bensadoun RJ, Herrstedt J. Management of oral and gastrointestinal mucosal injury: ESMO Clinical Practice Guidelines for diagnosis, treatment, and follow-up. Ann Oncol, 26 (Suppl. 5): v139–151, 2015

Preiß J, Dornoff W, Schmieder A et al (Hrsg). Taschenbuch Onkologie: Interdisziplinäre Empfehlungen zur Therapie 2016/17. 18. Aufl., W. Zuckschwerdt Verlag, München 2016

Roila F, Malassiotis A, Herrstedt J et al. 2016 MASCC and ESMO guideline update for the prevention of chemotherapy- and radiotherapy-induced nausea and vomiting and of nausea and vomiting in advanced cancer patients. Ann Oncol, 27 (suppl 5): v119–133, 2016

Schmoll HJ, Höffken K, Possinger K (Hrsg). Kompendium Internistische Onkologie, 4. Aufl., Springer Verlag, Berlin, Heidelberg, New York 2006

Der letzte Zugriff auf die im Text genannten Websites erfolgte am 03.04.2016.

20

21 Patienten mit Organerkrankungen

Stephan Krähenbühl

Bei Patienten mit einer verminderten Funktion der Ausscheidungsorgane Leber und Niere oder einer Minderfunktion des Herzens, welche sekundär die Funktion von Nieren und Leber, aber auch Resorption und Verteilung von Arzneistoffen beeinflussen kann, muss die Dosierung vieler Arzneistoffe der jeweiligen Organfunktion angeglichen werden. Im Folgenden sollen die Pathophysiologie der Herz-, Nieren- und Leberinsuffizienz und die jeweiligen Therapiemöglichkeiten und Dosierungsrichtlinien behandelt werden.

21.1 Herzinsuffizienz

21.1.1 Ursachen und Formen der Herzinsuffizienz

Eine Herzinsuffizienz manifestiert sich, wenn die Förderleistung des Herzens zur Versorgung des Körpers mit Blut nicht mehr ausreicht und gleichzeitig die kompensatorischen Mechanismen erschöpft sind. **Ursachen einer Herzinsuffizienz** sind Erkrankungen des Herzmuskels mit verminderter Auswurfleistung, Erhöhung der Nachlast (Widerstand, gegen den das Herz das Blut auswerfen muss), Lungenkrankheiten und Krankheiten, die eine chronische Erhöhung der Auswurfleistung des Herzens bedingen (◘ Tab. 21.1). Eine häufige Ursache einer Erkrankung des Herzmuskels ist die koronare Herzkrankheit, welche akut (akuter Herzinfarkt, Rhythmusstörungen) oder chronisch (Verlust an Muskelmasse nach Herzinfarkt, Herzwandaneurysma) zu einer Herzinsuffizienz führen kann. Iatrogen kann die Funktion des Herzmuskels durch die Verabreichung von negativ inotrop wirksamen Arzneistoffen vermindert werden, z. B. durch hochdosierte Betablocker, einige Calciumkanalblocker, wie Verapamil oder Diltiazem, oder auch Antiarrhythmika der Klasse I nach Vaughan-Williams. Der für die linke Herzkammer wichtigste Grund für die Erhöhung der Nachlast ist die arterielle Hypertonie, daneben aber auch Fehler im Bereich der Aortenklappe und bestimmte Formen von Kardiomyopathie. Auch das rechte Herz kann betroffen sein (Cor pulmonale), z. B. bei Patienten mit chronischen Erkrankungen des Lungenparenchyms wie Lungenfibrose, chronisch rezidivierenden Lungenembolien oder mit chronisch obstruktiver Lungenkrankheit. Seltener sind die Störungen, bei denen die Leistung des Herzens normal bis erhöht, der Blutauswurf aber trotzdem ungenügend ist (z. B. Insuffizienz der Mitralklappe, Vorhof- oder Kammerflimmern), der Sauerstoffverbrauch in der Peripherie erhöht (Hyperthyreose) oder der Sauerstofftransport vermindert ist (Anämie).

Die **Folgen der Herzinsuffizienz** sind ein verminderter Auswurf von Blut in den systemischen Kreislauf (forward failure, Vorwärtsversagen) und ein Rückstau von Blut in der Lunge oder in das venöse System des großen Kreislaufs (backward failure, Rückwärtsversagen). Forward-Failure führt zu verminderter Durchblutung und Funktionsstörung verschiedener Organe, z. B. Herz, Niere, Leber und Gehirn. Die Verminderung der Nierendurchblutung führt neben Natriumretention zu einer Verminderung der glomerulären Filtration, was eine Abnahme der Ausscheidung renal eliminierter Arzneistoffe mit sich bringt. Die Leber kann sowohl durch Forward- wie auch Backward-Failure betroffen sein, was zu einer Beeinträchtigung des Metabolismus von hepatisch eliminierten Arzneistoffen führen kann (▸ Kap. 21.3.3).

Die Herzinsuffizienz setzt **Gegenregulationsmechanismen** in Gang, welche bei zu starker Ausprägung selbst schädlich sein können. Die Verminderung der Förderleistung führt zu der Aktivierung des Sympathikus sowie des Renin-Angiotensin-Aldosteron-Systems (RAAS). Dem schließt sich eine Hypertrophie des linken Ventrikels, welcher das Blut gegen den erhöhten peripheren Widerstand auswerfen muss, an. Bei ungenügendem Auswurf von Blut aus den Ventrikeln nimmt das nach der Systole im Ventrikel verbleibende Blut zu (Zunahme der Vorlast), was initial durch eine Zunahme der Spannung der Ventrikelwand ausgeglichen werden kann (Frank-Starling-Mechanismus). Nach längerer

Zeit kann dies zu einer Hypertrophie der Herzkammern führen.

21.1.2 Therapie der Herzinsuffizienz

Die medikamentöse Therapie der Herzinsuffizienz hat zwei Ziele: Verbesserung der Symptomatik (positive Beeinflussung der Morbidität) und Verlängerung des Überlebens (Senkung der Mortalität) der Patienten. Die Hauptpfeiler der **medikamentösen Therapie** beruhen auf dem Einsatz von Diuretika, Vasodilatatoren, wie ACE-Hemmer und Angiotensin-II-Rezeptor-Antagonisten, Betablockern, Aldosteronantagonisten und positiv inotrop wirksamen Substanzen.

Diuretika sollten nur bei Personen mit Symptomen des venösen Poolings (u. a. periphere Ödeme und Lungenstauung) eingesetzt werden. In der Regel werden Schleifendiuretika verwendet, da die Wirkung auf das Plasmavolumen und nicht auf den Blutdruck im Vordergrund steht. Die Dosierung muss individuell nach Symptomen und Nebenwirkungen unter Kontrolle des Körpergewichts angepasst werden. Das Überleben wird durch die Verwendung von Diuretika nicht verlängert.

ACE-Hemmer lindern insbesondere die Symptome des Forward-Failure, wirken aber in Kombination mit Diuretika auch dem venösen Pooling entgegen. Unerträglicher Husten, angioneurotisches Ödem, symptomatische Hypotonie oder eine Verschlechterung der Nierenfunktion können gelegentlich zum Abbruch der Therapie zwingen. Beim angioneurotischen Ödem handelt es sich um einen Klasseneffekt, weshalb bei solchen Patienten alle ACE-Hemmer kontraindiziert sind. Für ACE-Hemmer wird die Dosis individualisiert: Man beginnt mit einer niedrigen Dosis und steigert langsam bis zum erwünschten Effekt. ACE-Hemmer verbessern die Lebensqualität und verlängern das Überleben von Patienten mit Herzinsuffizienz.

Als Alternative können auch **Angiotensin-II-Rezeptor-Antagonisten** eingesetzt werden. Größere Studien für Losartan, Candesartan, Valsartan und Telmesartan zeigen, dass die Angiotensin-II-Rezeptor-Antagonisten in Bezug auf ihre Wirksamkeit den ACE-Hemmern gleichzusetzen, vom Nebenwirkungsprofil aber eher günstiger einzustufen sind (Husten tritt nicht häufiger auf als unter Placebo). Sie können auch bei Patienten eingesetzt werden, welche unter ACE-Hemmern ein angioneurotisches Ödem entwickelt haben. Der Nutzen einer Kombination mit ACE-Hemmern konnte bis jetzt nicht bewiesen werden, weshalb diese Kombination vermieden werden sollte.

Betablocker wirken zwar negativ inotrop, können aber bei vorsichtiger Dosierung sowohl Morbidität als auch Mortalität von Patienten mit Herzinsuffizienz positiv beeinflussen. Sie gehören heute zur Standardtherapie bei Herzinsuffizienz. Entsprechende Studien liegen für Bisoprolol, Carvedilol, Metoprolol und Nebivolol vor. Wie bei den ACE-Hemmern wird mit einer tiefen Dosierung begonnen und die adäquate Dosierung durch eine vorsichtige Auftitration gefunden.

Tab. 21.1 Ursachen einer Herzinsuffizienz

Symptom	Ursache

Verminderte Auswurfleistung	▪ Koronare Herzkrankheit: akuter Herzinfarkt, Verlust an Muskelmasse nach Herzinfarkt, Rhythmusstörungen,
	▪ Kardiomyopathien:
	  ▪ angeboren (Störungen im Aufbau oder Energiemetabolismus des Herzmuskels),
	  ▪ erworben (chronische Zufuhr von Toxinen, wie Alkohol, oder von Arzneimitteln, wie Doxorubicin),
	▪ Myokarditis: oft viral,
	▪ Arzneimittel: Betablocker, Verapamil, Diltiazem, Klasse-I-Antiarrhythmika

Erhöhte Nachlast	▪ Arterielle Hypertonie, ▪ Krankheiten der Aortenklappe, ▪ hypertrophe obstruktive Kardiomyopathie
Lungenerkrankungen	▪ Primäre pulmonale Hypertonie, ▪ Erkrankungen des Lungenparenchyms (z. B. Lungenfibrose), ▪ chronisch obstruktive Lungenerkrankung, ▪ rezidivierende Lungenembolien
Erhöhte Auswurfleistung	▪ Mitralinsuffizienz, ▪ Arrhythmien, ▪ Anämie, ▪ Hyperthyreose

Digoxin war vor der Einführung der Vasodilatoren und Betablocker in der Therapie der Herzinsuffizienz weit verbreitet, hat aber inzwischen an Bedeutung verloren. In zwei Studien konnte gezeigt werden, dass das Absetzen von Digoxin die Symptome der Herzinsuffizienz bei vielen Patienten verstärkt und die Häufigkeit von Hospitalisationen zunimmt. Allerdings wird durch Digoxin das Überleben nicht verlängert. Eine Indikation stellen Patienten mit tachykardem Vorhofflimmern und Herzinsuffizienz dar, um die Herzfrequenz zu senken. Die Dosierung des Digoxins wird individuell je nach Körpergewicht und Nierenfunktion angepasst und via Messung der Plasmakonzentration kontrolliert (▸Kap. 21.1.3).

In einer klinischen Studie konnte ein positiver Effekt von niedrig dosiertem **Spironolacton** (25 mg/d) auf die Mortalität bei Herzinsuffizienz belegt werden. Postuliert wird ein antifibrotischer Effekt durch Blockade der Bindung von Aldosteron an kardiale Mineralocorticoidrezeptoren. Wichtigste unerwünschte Wirkung ist die

Hyperkaliämie, welche insbesondere bei Patienten auftritt, die zusätzlich mit ACE-Hemmern oder Angiotensin-II-Rezeptor-Antagonisten behandelt werden und gleichzeitig an einer Niereninsuffizienz leiden.

Ein neuerer Hemmer der Mineralcorticoid-Rezeptoren ist das **Eplerenon**, welches bei Patienten mit eingeschränkter Funktion des linken Ventrikels (insbesondere nach Herzinfarkt) in einer Dosierung von 25–50 mg/d angewendet wird. Wirksamkeit und unerwünschte Wirkungen entsprechen dem Spironolacton.

Wegen der oben beschriebenen Salzretention sollten die Patienten angehalten werden, die **Salzzufuhr** auf täglich ca. 3 g bzw. 50 mmol NaCl zu beschränken. Obwohl nicht durch Studien belegt, sollten sich die Patienten soweit als möglich **körperlich betätigen**, da Training zu einer Steigerung der maximalen körperlichen Leistungsfähigkeit führt. Je nach zugrunde liegender Ursache der Herzinsuffizienz kann ein **Klappenersatz**, eine **Angioplastie** (Ballondilatation einer verengten Koronararterie) oder eine **Bypass-Operation** erforderlich sein. Nach Ausschöpfen dieser Therapiemöglichkeiten muss entsprechend der klinischen Situation die Durchführung einer **Herztransplantation** erwogen werden.

21.1.3 Anpassung der Arzneimitteltherapie

Gastrointestinale Resorption

Die Resorption von per os verabreichten Arzneistoffen kann bei Patienten mit Herzinsuffizienz durch eine verminderte Durchblutung des Gastrointestinaltrakts (Forward-Failure), ein Ödem der Darmwand (Backward-Failure) oder auch durch eine verminderte Motilität von Magen und Darm gestört sein. Ältere Studien haben gezeigt, dass die Resorption von per os verabreichtem Furosemid bei Patienten mit schwerer Herzinsuffizienz reduziert ist. In neueren Studien wurde demgegenüber gefunden, dass zwar die maximale Plasmakonzentration von Furosemid bei Patienten mit Rechtsherzinsuffizienz etwas später erreicht wird, Bioverfügbarkeit und Wirkung insgesamt aber nicht geringer sind.

Verteilung

Bei Patienten mit ausgeprägtem Forward-Failure kann die Verteilung von Arzneistoffen langsamer sein, was zu einem verzögerten Wirkungseintritt führt. Neben Furosemid ist dies auch für Antiarrhythmika nachgewiesen worden. Für Lidocain und Disopyramid wurden bei herzinsuffizienten Patienten kleinere Verteilungsvolumina gefunden, weshalb die üblichen Initialdosen halbiert werden sollten.

Metabolismus und Elimination

Der **hepatische Metabolismus** eines Arzneistoffs wird durch den Blutfluss durch die Leber und durch die Aktivität der beteiligten Enzyme bestimmt (▸ Kap. 21.3). Für High Extraction Drugs (z. B. Lidocain, Morphin) ist der Blutfluss, für Low Extraction Drugs (z. B. Phenytoin, Phenobarbital) die Enzymaktivität entscheidend (▸ Kap. 3.1.3). Sowohl der Blutfluss durch die Leber als auch der hepatische Metabolismus (insbesondere die Aktivität des Cytochrom-P450-Enzymsystems) sind bei Patienten mit schwerer Herzinsuffizienz i. d. R. beeinträchtigt. Entsprechend ist die Clearance für Lidocain bei Patienten mit Herzinsuffizienz deutlich vermindert. Für Lidocain muss deshalb nicht nur die Initialdosis, sondern auch die Erhaltungsdosis reduziert werden. Für Theophyllin, ein Low Extraction Drug, ist bei Patienten mit Herzinsuffizienz eine verminderte hepatische Clearance beschrieben worden (▸ Kap. 15.3.5).

Auch die **renale Ausscheidung** ist bei Patienten mit Herzinsuffizienz oft beeinträchtigt. Wegen der verminderten Perfusion der Niere kann die glomeruläre Filtrationsrate eingeschränkt sein, was bei vorwiegend renal eliminierten Arzneistoffen beachtet werden muss. Dies gilt bei Patienten mit Herzinsuffizienz insbesondere für Digoxin und ACE-Hemmer, deren Dosierung der Kreatinin-Clearance angepasst werden sollte.

Die pharmakokinetischen Veränderungen der wichtigsten bei Patienten mit Herzinsuffizienz verwendeten Arzneistoffe sind in ◘ Tab. 21.2 zusammengefasst.

21.2 Niereninsuffizienz

21.2.1 Ursachen und Pathophysiologie

Die wichtigsten **Ursachen** für eine chronische Niereninsuffizienz sind Diabetes mellitus, arterielle Hypertonie und Glomerulonephritis. Die pathophysiologischen Veränderungen hängen in ihrer Ausprägung von der Restfunktion der Niere ab und sind von der Ursache der Niereninsuffizienz weitgehend unabhängig (◘ Tab. 21.3). Die Serumphosphatkonzentration beginnt zu steigen, wenn die glomeruläre Filtration (GFR) unter 25 ml/min sinkt (**Hyperphosphatämie**), die Serumkaliumkonzentration dagegen erst unterhalb einer glomerulären Filtrationsrate von 5 ml/min (**Hyperkaliämie**). Die **Hypocalcämie** resultiert aus einer reduzierten 1,25-Dihydroxy-Vitamin-D-Synthese und führt bei diesen Patienten oft zu einem **sekundären Hyperparathyreoidismus**. Die **metabolische Azidose** ist die Folge einer verminderten renalen Ausscheidung von Protonen. Bei der Genese der **renalen Osteopathie** spielen die Hypocalcämie, reduzierte 1,25-Dihydroxy-Vitamin-D-Konzentration, Hyperparathyreoidismus und metabolische Azidose, aber wahrscheinlich auch nicht näher identifizierte, renale Toxine eine Rolle. Eine **arterielle Hypertonie** besteht häufig und bildet neben der oft bestehenden **Dyslipidämie** und dem erhöhten Wert für das Produkt

Tab. 21.2 Veränderung der Pharmakokinetik von Arzneistoffen bei Patienten mit Herzinsuffizienz

Arzneistoff	Veränderung	Maßnahmen
Antiarrhythmika		
Lidocain	Verteilungsvolumen ↓, hepatische Clearance ↓	Initial- und Erhaltungsdosis um 50 % ↓
Herzwirksame Glykoside		
Digoxin	Renale Clearance ↓	Erhaltungsdosis der Kreatinin-Clearance anpassen, TDM
Diuretika		
Furosemid	Bioverfügbarkeit, Verteilung und Clearance wenig verändert	Dosierung nach Effekt und Toxizität
Torasemid	Bioverfügbarkeit und renale Exkretion wenig verändert	Wie Furosemid
Metolazon	Clearance unverändert, Verteilungsvolumen und Halbwertszeit ↑	Wie Furosemid
Hydrochlorothiazid	Halbwertszeit ↑	Wie Furosemid
ACE-Hemmer		
Captopril	Pharmakokinetik unverändert, Pharmakodynamik umgekehrt proportional zur Reninaktivität	Dosierung nach klinischem Effekt und Toxizität
Enalapril	Unveränderte Pharmakokinetik	Wie Captopril
Lisinopril	Resorption und renale Clearance vermindert	Wie Captopril
Ramipril	Kinetik nicht verändert	Wie Captopril
Betablocker		
Hydrophile Betablocker (z. B. Atenolol, Nadolol, Sotalol)	Renale Clearance ↓	Dosisreduktion bei Nierensuffizienz, Dosierung nach Effekt und Toxizität
Lipophile Betablocker (z. B. Metoprolol, Carvedilol, Nebivolol, Propranolol)	Bioverfügbarkeit ↑, hepatische Clearance ↓	Initialdosis vorsichtig, Erhaltungsdosis nach Effekt und Toxizität
Andere		
Theophyllin	Hepatische Clearance ↓	Erhaltungsdosis ↓
Cumarinderivate	Hepatische Clearance ↓	Initialdosis halbieren, Erhaltungsdosis nach INR

$(Ca^{2+}) \cdot (PO_4^{3-})$ einen Risikofaktor für frühzeitige **Atherosklerose** und **Gewebsverkalkungen**. Die **renale Anämie** entsteht durch eine verminderte Produktion von Erythropoetin und Suppression des Knochenmarks durch renale Toxine.

21.2.2 Therapie

Die **arterielle Hypertonie** sollte aggressiv behandelt werden, um das Fortschreiten der Nephropathie zu verlangsamen. Heute werden in erster Linie ACE-Hemmer verwendet, da sie das Ausmaß einer bestehenden Proteinurie senken und das Fortschreiten der Niereninsuffizienz verlangsamen. Das Ziel ist, den Blutdruck auf Werte unter 130/80 mmHg und die Proteinurie unter 1 g/d zu senken.

Die **Dyslipidämie** wird primär durch diätetische Maßnahmen, danach durch den Einsatz von HMG-CoA-Reduktasehemmern angegangen. Das Ziel ist, die LDL-Cholesterolkonzentration im Serum auf Werte unter 2,6 mmol/l (100 mg/dl) zu senken.

Zur Therapie und Prophylaxe der **renalen Osteopathie** wird 1,25-Dihydroxycholecalciferol (Calcitriol) in

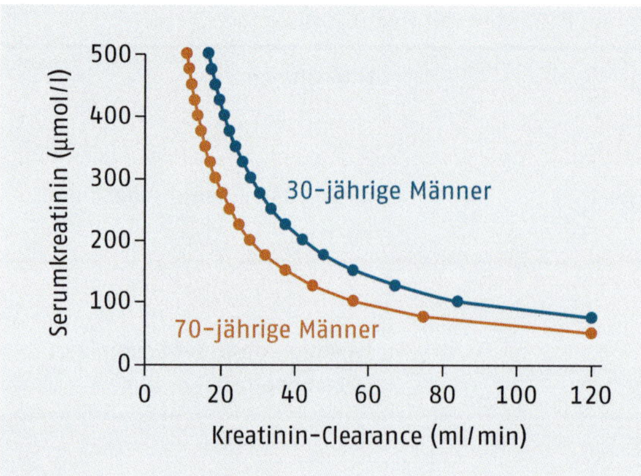

Abb. 21.1 Beziehung zwischen Kreatinin-Clearance (CL_{Cr}) und Serumkreatininkonzentration

Tab. 21.3 Pathophysiologische Veränderungen bei chronischer Niereninsuffizienz

Störung	Symptome
Flüssigkeits- und Elektrolythaushalt	▪ Hyperphosphatämie, ▪ Hypocalcämie, ▪ Hyperkaliämie, ▪ metabolische Azidose
Endokrine und metabolische	▪ Renale Osteopathie, ▪ Osteomalazie, ▪ sekundärer und tertiärer Hyperparathyreoidismus, ▪ Hypercholesterolämie, ▪ Hyperurikämie, ▪ Amenorrhö
Kardiovaskuläre und pulmonale	▪ Arterielle Hypertonie, ▪ Lungenödem, ▪ Perikarditis, ▪ Atherosklerose
Dermatologische	▪ Hyperpigmentation, ▪ Pruritus
Hämatologische	▪ Renale Anämie

einer Dosis von 1–3 µg/d eingesetzt, wobei die Serumcalciumkonzentration regelmäßig bestimmt werden sollte.

Bei **renaler Anämie** mit einer Hämoglobinkonzentration <10 g/100 ml wird Erythropoetin intravenös oder subkutan verabreicht. Die wichtigsten unerwünschten Wirkungen dieser Therapie resultieren aus einer erhöhten Blutviskosität, insbesondere arterielle Hypertonie sowie venöse und arterielle Thrombosen.

Zur Prophylaxe und Therapie der **Hyperphosphatämie** wird Calcium als Carbonat oder Acetat verabreicht, zudem wird die diätetische Zufuhr von Phosphat niedrig gehalten (<700 mg/d bei fortgeschrittener Niereninsuffizienz). Als Alternative bei zu hohem Serumcalcium können der Anionenaustauscher Sevelamer oder neu Lanthancarbonat eingesetzt werden.

Bei terminaler Niereninsuffizienz (GFR <15 ml/min) wird eine **Proteinrestriktion** empfohlen (0,6 g/kg hochwertiges Protein). In letzter Zeit sind allerdings Studien publiziert worden, die den Wert einer Proteinrestriktion, insbesondere in frühen Stadien der Niereninsuffizienz, infrage stellen.

21.2.3 Anpassung der Arzneimitteltherapie

Da Patienten mit chronischer Niereninsuffizienz meist mit einer großen Anzahl von Arzneimitteln behandelt werden, besteht ein hohes Risiko für unerwünschte Wirkungen und Interaktionen. Ob die Dosierung eines Arzneistoffs der Nierenfunktion angepasst werden muss, hängt von der Restfunktion der Niere ab sowie von den Eigenschaften des Arzneistoffs selbst, insbesondere von Metabolismus und therapeutischer Breite.

Zur **Abschätzung** der Nierenfunktion werden die Serumkreatininkonzentration sowie die Kreatinin-Clearance (CL_{Cr}) verwendet. Wie in Abb. 21.1 gezeigt, ist die Beziehung zwischen Serumkreatinin und Kreatinin-Clearance hyperbolisch. Aufgrund dieser nicht linearen Beziehung und wegen der Tatsache, dass bei verminderter Muskelmasse, z. B. im Alter (Abb. 21.2) oder bei Patienten mit Leberzirrhose, eine normale Serumkreatininkonzentration bei verminderter glomerulärer Filtrationsrate (GFR) gefunden wird, sollte der Serumkreatininwert nicht als Basis für das Angleichen von Arzneistoffdosierungen an die Nierenfunktion gebraucht werden. Es ist vorteilhafter, zu diesem Zweck die CL_{Cr} zu verwenden, die entweder gemessen oder geschätzt werden kann. Zur Bestimmung der Kreatinin-Clearance muss der Urin des Patienten gesammelt werden (Sammelurin). Bei einem Sammlungsintervall von 24 Stunden wird die CL_{Cr} wie folgt berechnet:

Gleichung 21.1

$$CL_{Cr}\,(\text{ml/min}) = \frac{U_{Cr}\,(\text{mmol/l}) \cdot Q_U\,(\text{l/24 h}) \cdot 1000}{S_{Cr}\,(\mu\text{mol/l}) \cdot 1440}$$

wobei U_{Cr} die Kreatininkonzentration im Urin, Q_U das Urinvolumen pro 24 Stunden und S_{Cr} die Kreatininkonzentration im Serum darstellen.

Liegt kein Sammelurin vor, kann CL_{Cr} alternativ über die Serumkreatininkonzentration nach der Gleichung von **Cockcroft und Gault** abgeschätzt werden. Für männliche Patienten gilt angenähert:

Gleichung 21.2

$$CL_{Cr}\,(\text{ml/min}) = \frac{(140 - \text{Alter (Jahre)}) \cdot \text{Körpergewicht (kg)}}{S_{Cr}\,(\text{mg/dl}) \cdot 72}$$

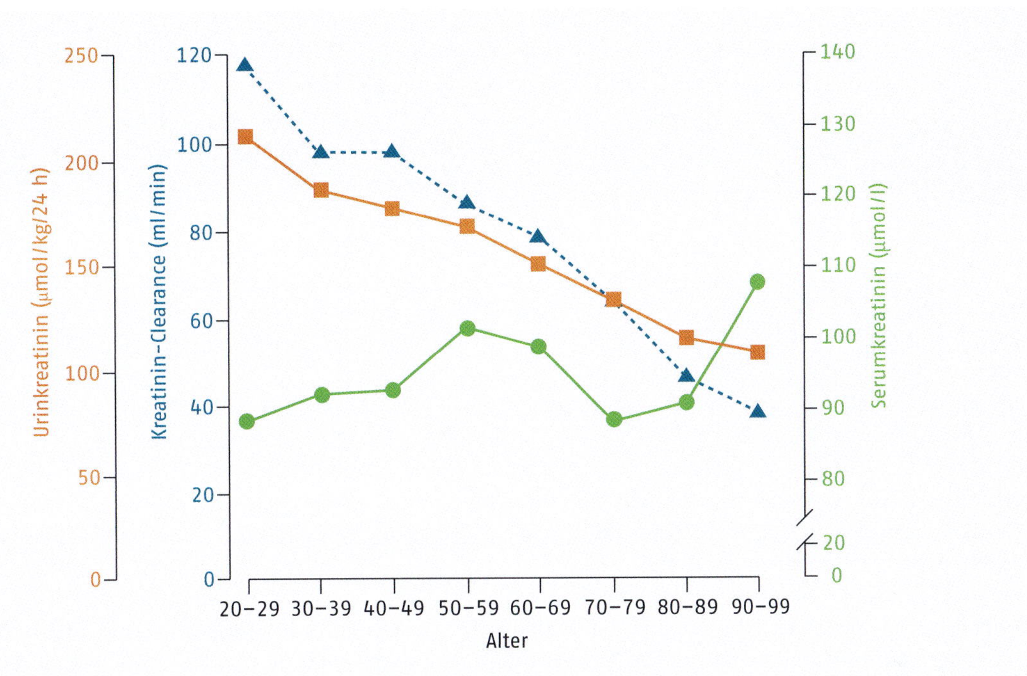

Abb. 21.2 Änderung der Kreatininurinausscheidung, der Serumkreatininkonzentration und der Kreatinin-Clearance mit dem Lebensalter. Wegen der abnehmenden Muskelmasse verringert sich die Kreatininurinausscheidung mit dem Alter, während die Serumkreatininkonzentration konstant bleibt. (Umrechnung: µmol × 0,113 = mg). Die Kreatinin-Clearance, der Quotient aus Kreatininurinausscheidung und Serumkreatininkonzentration, nimmt mit dem Alter ab.

Teilweise wird auch die folgende Modifikation der Cockcroft-Gault-Gleichung nach **Dettli** verwendet:

Gleichung 21.3

$$CL_{Cr}\,(\text{ml/min}) = \frac{(150 - \text{Alter (Jahre)}) \cdot \text{Körpergewicht (kg)}}{S_{Cr}\,(\text{mg/l})}$$

Für weibliche Patienten wird die Schätzung genauer, wenn mit dem Faktor 0,85 (Modifikation nach Dettli) multipliziert wird.

Alternativ kann auch die **MDRD-Gleichung** (modification of diet in renal disease) verwendet werden, welche anhand der Daten von 1628 ambulanten Patienten mit chronischer Niereninsuffizienz entwickelt worden ist. Es gibt mehrere Varianten der MDRD-Gleichung, am gebräuchlichsten ist folgende Kurzform:

Gleichung 21.4

$$\text{eGFR}(\text{ml/min/1,73 m}^2) = 175 \cdot S_{Cr}^{-1{,}154} \cdot \text{Alter}^{-0{,}203}$$

eGFR bedeutet „estimated glomerular filtration rate". Für weibliche Patienten wird das Ergebnis mit dem Faktor 0,742 multipliziert und für Patienten schwarzer Hautfarbe mit dem Faktor 1,21. Die MDRD-Gleichung berücksichtigt auch die tubuläre Sekretion von Kreatinin und ist bei Menschen mit moderater bis schwerer Nierenfunktionseinschränkung genauer als die Cockcroft-Gault-Gleichung.

Die oben dargestellten Schätzgleichungen sind nur für ambulante, chronisch nierenkranke Patienten mit moderater bis schwerer Nierenfunktionseinschränkung (Kreatinin-Clearance < 60 ml/min) validiert. Die Formeln sind nicht geeignet für Patienten mit akuter Niereninsuffizienz, adipösen Menschen (BMI > 30 kg/m²) sowie bei stark verminderter Muskelmasse (Amputation von Gliedmaßen, Unterernährung).

Zur Abschätzung der GFR kann neben dem Kreatinin auch **Cystatin C** herangezogen werden, dessen Serumkonzentration nicht durch Alter, Geschlecht oder Muskelmasse beeinflusst wird (▸Kap. 1.2.2). Die Berechnung der eGFR erfolgt dann mit der folgenden Gleichung:

Gleichung 21.5

$$\text{eGFR}(\text{ml/min}) = 74{,}835 \cdot \text{Cystatin-C-Konz.}\,(\text{mg/l})^{-1{,}333}$$

Ob ein Arzneistoff vorwiegend unverändert renal oder metabolisiert ausgeschieden wird, kann mit dem **Q_0-Wert** abgeschätzt werden. Der Q_0-Wert setzt sich aus den Fraktionen eines Arzneistoffs zusammen, welche unmetabolisiert nicht renal (z. B. biliär) oder metabolisiert ausgeschieden werden. Entsprechend ist $1\text{-}Q_0$ die Fraktion eines Arzneistoffs, die unverändert renal ausgeschieden wird (▸Kap. 15.3.2).

Die Dosierung von Arzneistoffen mit niedrigem Q_0 und geringer therapeutischer Breite muss bei Patienten mit Niereninsuffizienz angeglichen werden. Eine Liste solcher Arzneistoffe ist in ◘ Tab. 21.4 wiedergegeben. Die Dosisindividualisierung sollte in erster Linie aufgrund spezifischer Richtlinien (Aronoff et al. 2007) oder nach den Angaben des pharmazeutischer Unternehmers erfolgen.

Falls für einen Arzneistoff solche Richtlinien fehlen, können allgemein gültige Regeln angewendet werden, wie z. B. die **Methode nach Dettli** (▸ Kap. 15.3.2). Da bei Patienten mit Niereninsuffizienz das Verteilungsvolumen der meisten Arzneistoffe nicht oder nur wenig verändert ist, verabreicht man i. d. R. eine unveränderte Initialdosis und gleicht dann die Erhaltungsdosis oder das Dosierungsintervall an. Mit dieser Methode bleibt allerdings die Wirkung von aktiven oder toxischen Metaboliten unberücksichtigt. Dies gilt z. B. für das Morphin, dessen Hauptmetabolit (Morphin-6-Glucuronid) ebenfalls pharmakologisch aktiv ist und renal ausgeschieden wird, oder auch für das Pethidin, dessen Demethylierungsprodukt (Norpethidin) bei Patienten mit Niereninsuffizienz kumuliert und zu Krampfanfällen führen kann. Im Weiteren gibt es Gruppen von Patienten, die auf bestimmte, renal ausgeschiedene Arzneistoffe sehr empfindlich reagieren. So können Patienten mit Leberzirrhose und Aszites unter Aminoglykosiden auch bei korrekter Dosierung eine Niereninsuffizienz entwickeln. Nephrotoxische Arzneistoffe sollten bei dieser Gruppe von Patienten möglichst vermieden werden. Es kann nicht genügend betont werden, dass bei der Verabreichung von renal eliminierten Arzneistoffen an Patienten mit Niereninsuffizienz trotz Angleichen der Dosis eine sorgfältige klinische Überwachung von großer Bedeutung ist.

21.2.4 Arzneimitteltherapie bei Nierenersatzverfahren

Hämodialyse

Die Hämodialyse wird insbesondere als Nierenersatzverfahren bei Patienten mit schwerer akuter oder chronischer Niereninsuffizienz (Kreatinin-Clearance < 15 ml/min), aber auch zur Elimination dialysierbarer Substanzen nach Intoxikationen eingesetzt. Bei der Hämodialyse fließt auf der einen Seite einer semipermeablen Membran Blut und auf der anderen Seite die Dialyselösung, deren Zusammensetzung je nach Bedarf variiert werden kann. Gemäß dem Fick'schen Gesetz werden Moleküle, für die die Membran permeabel ist, entlang dem Konzentrationsgradienten diffundieren. Niedermolekulare Moleküle, also auch die meisten Arzneistoffe, können so während der Hämodialyse aus dem Blut entfernt werden.

Die **Dialysierbarkeit** und **Dialyseeffizienz** (die Fraktion einer Substanz, welche durch die Dialyse aus dem Körper entfernt wird, f) einer Substanz hängen von den Eigenschaften des Dialysesystems und der zu dialysierenden Substanz ab. Wichtige Eigenschaften des Dialysesystems sind Oberfläche, Porengröße, Dicke, Geometrie und Material der gebrauchten Membran sowie Blutflussrate, Flussrate und Flussrichtung (parallel zum Blutfluss oder dem Blutfluss entgegengesetzt) der Dialyseflüssigkeit. Je nach Material sind die gebräuchlichen Membranen für Substanzen bis zu einem Molekulargewicht von ca. 500–5000 D permeabel. Eine ausgeprägte Lipophilie, ein großes Verteilungsvolumen (> 1 l/kg) und eine hohe Proteinbindung (> 80 %) sind Substanzeigenschaften, die eine schlechte Dialysierbarkeit zur Folge haben.

Die durch die Hämodialyse erreichte Clearance (CL_D) addiert sich zur noch vorhandenen Clearance ohne Hämodialyse eines Arzneistoffs (CL):

$$CL_{+D} = CL + CL_D \qquad \text{Gleichung 21.6}$$

Die während einer Dialysesitzung mit der Dauer t_D eliminierte Fraktion (f_{HD}) einer Substanz lässt sich wie folgt berechnen:

$$f_{HD} = 1 - e^{-CL_{+D} \cdot \frac{t_D}{V}} \qquad \text{Gleichung 21.7}$$

Wobei V das Verteilungsvolumen des Arzneistoffs bedeutet. Die CL_D kann, wie in ▸ Kap. 15.3.3 beschrieben, im Dialysat ermittelt werden. Die Kenntnis von f_{HD} erlaubt die Berechnung der Arzneistoffmenge (A_D), die während einer Dialysesitzung aus dem Körper entfernt wird:

$$A_D = f_{HD} \cdot D \qquad \text{Gleichung 21.8}$$

Obige Beziehung gilt exakt nur nach Applikation einer Einzeldosis (D) kurz vor der Dialyse. Für Substanzen mit einer signifikanten Gesamtclearance muss D durch die Menge Substanz ersetzt werden, welche sich zum Zeitpunkt der Dialyse im Körper befindet. Werte für f_{HD} sind für die wichtigsten Substanzen in Tabellenform vorhanden (z. B. bei Bennett 1988) und bilden die Basis für Substitutionsempfehlungen.

In der Praxis geht man bei hämodialysierten Patienten so vor, dass eine normale Initialdosis verabreicht und die Erhaltungsdosis der noch verbliebenen Nierenfunktion angepasst wird (▸ Kap. 15.3.2). Zusätzlich werden nach jeder Dialyse die Mengen jener Arzneistoffe verabreicht, die während der Hämodialyse entfernt werden (**Substitutionsdosis**, ▸ Kap. 15.3.3). Dosierungsrichtlinien sind in Original- und Übersichtsartikeln (bei Bennett 1988), Lehrbüchern (z. B. Aronoff et al. 2007) sowie in den Angaben des Herstellers zu finden.

Tab. 21.4 Elimination und Dosierung wichtiger Arzneistoffe bei Patienten mit Niereninsuffizienz

Arzneistoff	Elimination	Maßnahmen
Opioide Analgetika		
Morphin	Q_0 = 0,9, Morphin-6-Glucuronid (Q_0 = 0,25) ist analgetisch aktiv	Bei schwerer Niereninsuffizienz (CL_{Cr} < 30 ml/min) und bei Peritonealdialyse kontraindiziert
Pethidin	Q_0 = 0,9, Norpethidin kann zu Krämpfen führen	Bei niereninsuffizienten Patienten vermeiden
Herzwirksame Glykoside		
Digoxin	Q_0 = 0,3, Die $t_{1/2}$ steigt bei Anurie von 36 h auf ca. 120 h	Erhaltungsdosis der CL_{Cr} anpassen, TDM
Antibiotika		
Aminoglykoside	Q_0 < 0,1, Elimination fast ausschließlich renal	Normale Initialdosis. Prinzipiell Einzeldosis gleich halten, Dosierungsintervall verlängern, TDM
Vancomycin	Q_0 < 0,05, Elimination fast ausschließlich renal	Dosisreduktion je nach CL_{Cr}, TDM
Penicilline, Cephalosporine	Vorwiegend renale Elimination	Dosisreduktion ab CL_{Cr} < 50 ml/min (geriatrische Patienten!), auch aus ökonomischen Gründen
Tetracycline	Vorwiegend renale Elimination	Bei schwerer Niereninsuffizienz vermeiden, da katabole Stoffwechsellage fördernd
Antimykotika		
Fluconazol	Q_0 < 0,2	Dosierung ab CL_{Cr} < 50 ml/min bei mehrmaliger Applikation anpassen
Flucytosin	Q_0 < 0,03	Wie Fluconazol
Virustatika		
Aciclovir	Q_0 < 0,07	Dosis angleichen
Ganciclovir	Q_0 < 0,05	Dosis unbedingt angleichen wegen Knochenmarktoxizität
Betablocker		
Atenolol, Nadolol, Sotalol	Q_0 < 0,15	Dosis angleichen, klinisch überwachen
H_2-Blocker		
Ranitidin	Q_0 = 0,25	Dosisanpassung insbesondere bei geriatrischen Patienten wegen zentraler Nebenwirkungen
Andere		
Lithium	Q_0 = 0,02	Dosisanpassung, TDM
ACE-Hemmer	Aktive Metaboliten werden vorwiegend renal eliminiert	Erhaltungsdosis vorsichtig einstellen, klinisch kontrollieren

Peritonealdialyse

Die Peritonealdialyse wird als Alternative zur Hämodialyse bei Patienten mit chronischer, schwerer Niereninsuffizienz gebraucht. Ein spezieller Katheter wird in die Peritonealhöhle gelegt und für das Instillieren und Entfernen der Dialyselösung verwendet. Die Wand der Blutgefäße bildet die Dialysemembran. Im Vergleich zur Hämodialyse liegen die Vorteile in der Unabhängigkeit von der Klinik und dem geringeren apparativen Aufwand. Nachteile sind die geringere Effizienz, damit verbunden der größere Zeitaufwand und die Möglichkeit schwerwiegender Komplikationen, insbesondere einer Peritonitis.

Normalerweise werden bei der Peritonealdialyse täglich vier bis fünf Flüssigkeitswechsel à zwei Liter vorgenommen, was eine Clearance von höchstens 5–7 ml/min ermöglicht. Die Effizienz, mit der Arzneistoffe aus dem Plasma entfernt werden, hängt im Wesentlichen vom Konzentrationsgradienten zwischen Blut und Dialyseflüssigkeit ab. Da nur nicht proteingebundene Stoffe die Gefäßwände passieren können, spielt auch hier die Proteinbindung eine wichtige Rolle.

In der Praxis spielt die Peritonealdialyse wegen der nur geringen Clearance für die Entfernung von Arzneistoffen aus dem Blut eine unbedeutende Rolle (Taylor et al. 1996). Patienten mit Peritonealdialyse müssen deshalb in Bezug auf die Elimination von Arzneistoffen wie solche mit einer terminalen Niereninsuffizienz betrachtet werden. Wie in ◘ Tab. 21.4. aufgeführt, muss dies z. B. für Morphin beachtet werden, das bei diesen Patienten kontraindiziert ist. Bedeutender ist der umgekehrte Vorgang, die Resorption von Arzneistoffen, die in die Bauchhöhle instilliert werden. Dies ist z. B. für das Erythropoetin der Fall, welches nach intraperitonealer Instillation gut resorbiert wird.

Hämofiltration

Im Gegensatz zur Hämodialyse ist die Hämofiltration ein kontinuierliches Verfahren, bei dem aus venösem oder arteriellem Blut in einer speziellen Filtrationseinheit ein Ultrafiltrat abgepresst wird. Wie das Ultrafiltrat der Niere enthält das abgepresste Ultrafiltrat alle löslichen Stoffe des Blutplasmas, allerdings je nach Membran nur bis zu einem Molekulargewicht von 5000 bis 20 000 D. Bei der **kontinuierlichen arteriovenösen Hämofiltration (CAVH)** stammt das Blut aus einer Arterie, fließt in die Filtrationseinheit, in der das Ultrafiltrat mittels Blutdruck abgepresst wird, und fließt dann zurück in eine Vene. Bei der **kontinuierlichen venovenösen Hämofiltration (CVVH)** stammt das Blut aus einer Vene, erreicht die Filtrationseinheit mittels einer Pumpe und fließt dann zurück in eine Vene. Falls in Serie zur Filtrationseinheit eine Dialyseeinheit geschaltet ist, spricht man von der kontinuierlichen arteriovenösen oder venovenösen Hämodialyse. Die erreichbaren Ultrafiltrationsraten (Q_{UF}) betragen ca. 10–15 ml/min für CAVH und 20–30 ml/min für CVVH. Eine in Serie geschaltete Dialyseeinheit kann 15–20 ml/min beitragen, sodass man mit der Kombination CVVH/Dialyse auf eine Filtrationsrate von 35–50 ml/min kommen kann. Das abgepresste Ultrafiltrat wird durch Elektrolytlösungen ersetzt, wodurch Elektrolyt- und Volumenhomöostase gewährleistet werden können. Hämofiltration und kontinuierliche Hämodialyse werden insbesondere auf Intensivstationen bei Patienten mit akuter Niereninsuffizienz eingesetzt.

Die **Filtrationseffizienz** einer Substanz hängt vom Filtrationskoeffizient (sieving coefficient, SC) und der Filtrationsrate des Systems ab. Der SC kann wie folgt bestimmt werden:

$$SC = \frac{2 \cdot C_{UF}}{C_{zu} + C_{ab}}$$ Gleichung 21.9

wobei C_{UF}, C_{zu}, C_{ab} die Konzentrationen im Ultrafiltrat, im zuführenden und im abführenden Schenkel der Filtrationseinheit wiedergeben. Da der Unterschied zwischen zu- und abführendem Schenkel meist gering ist, vereinfacht sich der Ausdruck zu:

$$SC = \frac{C_{UF}}{C_{ab}}$$ Gleichung 21.10

SC hängt von der Proteinbindung (nur freie Substanz kann ultrafiltriert werden) und vom Molekulargewicht (die obere Grenze beträgt ca. 20 000 D) ab. Die durch die Hämofiltration erreichte zusätzliche Clearance (CL_{HF}) beträgt:

$$CL_{HF} = SC \cdot Q_{UF}$$ Gleichung 21.11

Die Fraktion einer Substanz, welche durch Hämofiltration eliminiert werden kann (f_{HF}), gemessen an der Gesamtclearance eines Nierengesunden (CL), beträgt:

$$f_{HF} = \frac{CL_{HF}}{CL} = \frac{SC \cdot Q_{UF}}{CL}$$ Gleichung 21.12

Wegen der Additivität der Clearances lässt sich daraus ein individuelles Q′ berechnen:

$$Q' = Q_0 + \frac{CL_{HF}}{CL} = Q_0 + \frac{SC \cdot Q_{UF}}{CL} = Q_0 + f_{HF}$$ Gleichung 21.13

wobei Q_0 die extrarenal eliminierte Dosisfraktion ist (▸ Kap. 21.2.3).

Q_0, SC und f_{HF} können für die wichtigsten Arzneistoffe der Literatur entnommen werden und dienen zur Erarbeitung von Dosierungsrichtlinien (Bressolle et al. 1994). Die Initialdosen der meisten Arzneistoffe werden unverändert verabreicht und die Erhaltungsdosen werden gemäß ◘ Gleichung 21.14 abgeschätzt:

$$D_{Patient} = D_{Norm} \cdot Q' \quad \text{Gleichung 21.14}$$

D_{Norm} ist dabei die bei Nierengesunden verabreichte Erhaltungsdosis. Auch hier gilt, dass die Therapie durch die Kontrolle der Plasmakonzentration und v. a. durch sorgfältige klinische Beobachtung von erwünschten und unerwünschten Wirkungen überwacht werden muss.

21.3 Leberinsuffizienz

21.3.1 Ursachen und Pathophysiologie

Die chronische Leberinsuffizienz, in den meisten Fällen die Folge einer **Leberzirrhose**, ist funktionell gekennzeichnet durch:

- verminderte hepatische Proteinsynthese (insbesondere von Albumin und Gerinnungsfaktoren),
- reduzierte Entgiftungsfunktion (insbesondere der oxidative Metabolismus),
- Entwicklung von portosystemischen Umgehungskreisläufen (Shunts), die den Kontakt zwischen Blut und Hepatozyten einschränken.

Die wichtigsten Ursachen für das Entstehen einer Leberzirrhose sind in ◘ Tab. 21.5 aufgeführt. Bei uns sind Virushepatitiden, Alkohol und die nichtalkoholische Fettleber (NAFLD) oder die nichtalkoholische Steatohepatitis (NASH) die häufigsten Ursachen, seltener sind es Autoimmunkrankheiten, wie primär biliäre Zirrhose oder Autoimmunhepatitis sowie metabolische oder toxische Leberkrankheiten.

Die wichtigsten **Komplikationen** der Leberzirrhose sind:

- Aszites und Blutungen aus Varizen in Ösophagus und Magen als Folge der portalen Hypertonie,
- hepatische Enzephalopathie als Folge der verminderten Entgiftungsfunktion der Leber und der Entstehung von portosystemischen Shunts,
- erhöhte Anfälligkeit für Infektionen,
- Entwicklung von hepatozellulären Karzinomen, insbesondere bei Patienten mit Virushepatitis oder Hämochromatose.

21.3.2 Therapie

Für die wenigsten Ursachen einer Leberzirrhose besteht eine wirksame, spezifische medikamentöse Therapie. Die wichtigsten **spezifischen Therapiemöglichkeiten** sind in ◘ Tab. 21.5 aufgeführt.

Die **medikamentöse Therapie** der Komplikationen der Leberzirrhose beinhaltet die diuretische Therapie mit Spironolacton, eventuell in Kombination mit Furosemid oder Torasemid bei Aszites, sowie die Verabreichung von Lactulose bei hepatischer Enzephalopathie. Als primäre oder sekundäre Prophylaxe von Ösophagusvarizenblutungen bei portaler Hypertonie werden nichtselektive Betablocker, z. B. Propranolol oder Carvedilol, eingesetzt, deren Wirksamkeit in großen Studien gezeigt werden konnte.

Die **nichtmedikamentöse Therapie** der Komplikationen einer Leberzirrhose beinhaltet die Senkung des portalen Hochdrucks zur sekundären Prophylaxe von Varizenblutungen durch Einlegen eines transjugulären intrahepatischen portosystemischen Shunts (TIPS). Ein hepatozelluläres Karzinom wird primär operativ angegangen. Bei zu weit fortgeschrittener Ausdehnung werden Verfahren, wie die Injektion von Alkohol oder die Thrombosierung der zuführenden Arterien, angewendet.

Bei Patienten mit Hämochromatose, einer Erbkrankheit mit pathologisch erhöhter intestinaler Eisen-

◘ **Tab. 21.5** Ätiologie und spezifische Therapie der Leberzirrhose

Ätiologie	Therapie
Virale Hepatitis (B, C)	Hepatitis-B-Virus (HBV): Interferon-α, Lamivudin und andere Nukleotid- oder Nukleosidanaloga, Hepatitis-C-Virus (HCV): Interferon-α, Ribavirin, Proteaseinhibitoren und Inhibitoren von NS5A (z. B. Daclatasvir) oder NS5B (z. B. Sofosbuvir)
Alkohol	Abstinenz
Eisenüberladung (Hämochromatose)	Aderlässe, Desferoxamin
Kupferüberladung (Morbus Wilson)	D-Penicillamin, Trientin, Zink
α_1-Antitrypsinmangel	Keine
Primär biliäre Zirrhose	Ursodesoxycholsäure
Budd-Chiari-Syndrom	Wiederherstellung des venösen Abflusses
Rechtsherzinsuffizienz	Therapie der Herzinsuffizienz
Autoimmunerkrankung	Immunsuppression (Prednison, Budenosid, Azathioprin)
Toxine (z. B. Pyrrolizidin-alkaloide) und Arzneistoffe (Methotrexat, Amiodaron)	Abstinenz bzw. Verzicht auf Therapie
Nichtalkoholische Steatohepatitis (NASH)	Gewichtsreduktion, Diabetes-Einstellung

21

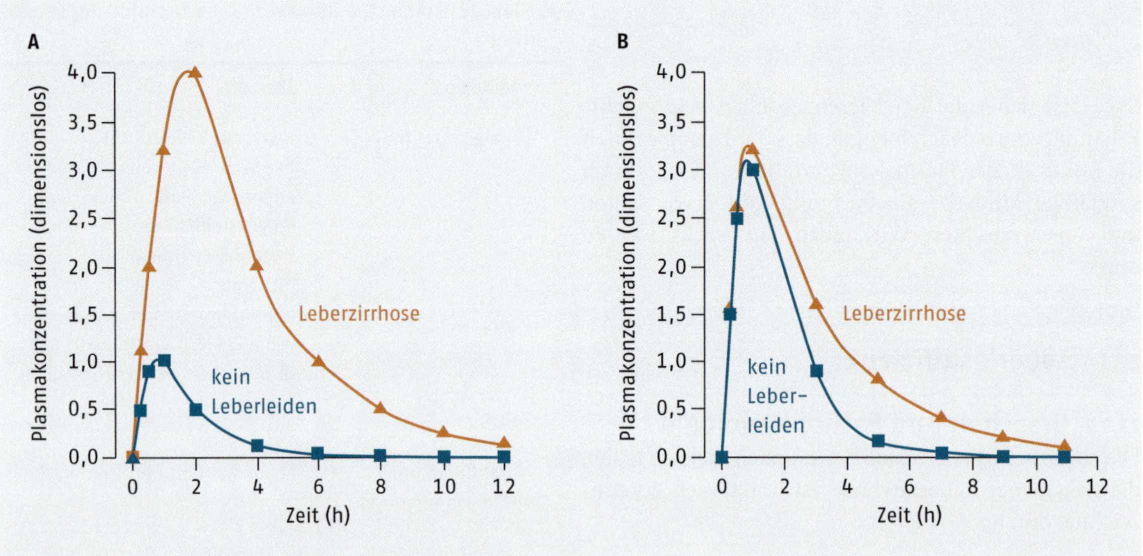

Abb. 21.3 Auswirkungen einer Leberzirrhose auf die Pharmakokinetik von **A** High und **B** Low Extraction Drugs

resorption, ist die lebenslange Durchführung von Aderlässen die etablierte Therapie.

Beim Budd-Chiari-Syndrom, hervorgerufen durch einen thrombotischen Verschluss der Lebervenen, kommt es zu einer Erhöhung des Drucks im venösen System der Leber mit Zelluntergang im Zentrum des Leberläppchens und bei chronischem Bestehen zu einem zirrhotischen Umbau. Der venöse Abfluss kann durch Lyse der Thromben mit Streptokinase, der Operation nach Senning (Konstruktion einer Verbindung von den Lebervenen in den rechten Vorhof) oder, heute üblicher, mittels Einlage eines TIPS wiederhergestellt werden.

Die Durchführung einer Lebertransplantation kommt bei den meisten Ursachen eines chronischen Leberleidens infrage, wenn keine andere Therapie zur Verfügung steht. Die Lebertransplantation ist heute ein Routineeingriff, die Überlebensrate beträgt für die meisten Indikationen 80–90 % im ersten Jahr nach Transplantation.

21.3.3 Anpassung der Arzneimitteltherapie bei Leberzirrhose

Die hepatische Clearance (CL_H) eines Arzneistoffs hängt vom Blutfluss durch die Leber (Q_H) und vom Ausmaß der Extraktion (E) bei einmaliger Leberpassage (▸ Kap. 3.1.3) ab.

Für **High Extraction Drugs** (> 60 % des Arzneistoffs wird während einer Passage durch die Leber eliminiert) wird CL_H fast nur durch Q_H bestimmt. Beispiele solcher Arzneistoffe sind in ◘ Tab. 21.6 wiedergegeben (Bass and Williams 1988 und Delcò et al. 2005). Wegen der hohen hepatischen Extraktion werden diese Arzneistoffe bei der ersten Passage durch die Leber stark metabolisiert. Sie haben deshalb eine geringe Bioverfügbarkeit nach peroraler Applikation. Beim Vorliegen einer Leberzirrhose kommt es zur spontanen Ausbildung von portosystemischen Shunts, welche das Blut um die Leber herumführen und damit einen Kontakt zu den Hepatozyten erschweren oder verhindern. Damit steigt für High Extraction Drugs bei Patienten mit Leberzirrhose die Bioverfügbarkeit, was zu Intoxikationen führen kann. Dieser Sachverhalt ist in ○ Abb. 21.3 veranschaulicht. Für die perorale Therapie mit diesen Substanzen bedeutet das, dass die Initialdosen abhängig von der hepatischen Extraktion reduziert werden müssen, je nach Arzneistoff auf die Hälfte oder weniger (◘ Tab. 21.6). Dies gilt z. B. für per os verabreichtes Propranolol, das in dieser Patientengruppe für die Prophylaxe von Varizenblutungen oft eingesetzt wird und für das Initialdosen von 5–10 mg nicht überschritten werden sollten (Taegtmeyer et al. 2014). Die Erhaltungsdosen werden unter ständiger klinischer Beobachtung vorsichtig erhöht, erwünscht ist für diese Indikation eine Senkung der Pulsfrequenz auf ca. 70 % des Ausgangswerts. Da die Durchblutung der Leber bei Patienten mit Leberzirrhose i. d. R. ebenfalls beeinträchtigt ist, ist für High Extraction Drugs auch die hepatische Clearance reduziert. Deshalb müssen für diese Arzneistoffe (siehe Kasten) neben den Initial- insbesondere auch die Erhaltungsdosen angeglichen werden, unabhängig davon, ob die Verabreichung peroral oder parenteral erfolgt.

Tab. 21.6 Pharmakokinetische Einteilung vorwiegend hepatisch eliminierter Arzneistoffe (Auswahl)

Arzneistoffgruppe	E < 0,30	E 0,30–0,60	E > 0,60
	Low Extraction Drugs	Intermediate Extraction Drugs	High Extraction Drugs
Effekt von Shunts auf Bioverfügbarkeit	Gering	Möglicherweise klinisch relevant	Klinisch relevant
Analgetika	Methadon, Paracetamol	Codein (0,52)	Morphin (0,76), Pentazocin (0,80)
Antianginosa	–	–	Isosorbiddinitrat (0,78), Nitroglycerin (ca. 1)
Antiarrhythmika	–	Amiodaron (0,54), Lidocain (0,40)	–
Antibiotika	Clarithromycin, Clindamycin, Doxycyclin, Metronidazol	Ciprofloxacin (0.4), Erythromycin (0,38)	–
Antidepressiva	Citalopram, Fluoxetin, Fluvoxamin, Maprotilin, Moclobemid, Trazodon	Amitriptylin (0,60), Clomipramin (0,5), Mirtazapin (0,43), Nortriptylin (0,34), Paroxetin (0,38)	Dibenzepin (0,75), Doxepin (0,72), Imipramin (0,61), Mianserin (0,67), Sertralin (> 0,70), Trimipramin (0,67), Venlafaxin (0,73)
Antidiabetika	Glipizid, Tolbutamid	–	–
Antiemetika	Metoclopramid	–	–
Antiepileptika	Carbamazepin, Ethosuximid, Lamotrigin, Levetiracetam, Phenobarbital, Phenytoin, Primidon, Tiagabin, Topiramat, Valproat	–	–
Antihistaminika	Diphenhydramin	–	Promethazin (0,76)
Antikoagulanzien	Phenprocoumon	–	–
Antimigränemittel	–	–	Sumatriptan (0,82)
Antimykotika	–	Itraconazol (0,4)	–
Antineoplastika und Immunsuppressiva	Chlorambucil, Cyclophosphamid, Hydroxycarbamid, Letrozol, Melphalan, Mycophenolat, Temozolomid	Azathioprin (0,4), Etoposid (0,48)	Ciclosporin (0,72), Fluorouracil (0,71), Mercaptopurin (0,80), Tacrolimus (0,75)
Antiestrogene	Tamoxifen, Toremifen	–	–
Antiparkinsonmittel	Pramipexol, Tolcapon	Entacapon (0,48)	Bromocriptin (0,60), Selegilin (> 0,70)
Antipsychotika	Risperidon, Sertindol	Amisulprid (0,52), Clozapin (0,45), Fluphenazin (0,47), Haloperidol (0,55), Olanzapin (0,40), Zuclopenthixol (0,51)	Chlorpromazin (0,68), Quetiapin (0,91), Perphenazin (0,8)
Benzodiazepine	Alprazolam, Bromazepam, Chlordiazepoxid, Clobazam, Diazepam, Flunitrazepam, Flurazepam, Lorazepam, Nitrazepam, Oxazepam, Temazepam, Triazolam	Midazolam (0,31)	–

21

Tab. 21.6 Pharmakokinetische Einteilung vorwiegend hepatisch eliminierter Arzneistoffe (Auswahl, Fortsetzung)

Arzneistoffgruppe	E <0,30	E 0,30–0,60	E >0,60
	Low Extraction Drugs	Intermediate Extraction Drugs	High Extraction Drugs
Effekt von Shunts auf Bioverfügbarkeit	Gering	Möglicherweise klinisch relevant	Klinisch relevant
Betablocker		Carvedilol (0,41)	Metoprolol (0,67), Propranolol (0,75)
Bronchodilatoren	Theophyllin	–	–
Calciumkanalblocker		Diltiazem (0,55), Felodipin (0,56), Nifedipin (0,33)	Nicardipin (0,82), Verapamil (0,70)
Corticosteroide	Methylprednison, Prednisolon, Prednison	–	–
Fibrate	Clofibrat, Gemfibrozil	–	–
Gestagene	–	Medroxyprogesterone (0,55)	–
Hypnosedativa, Anxiolytika	Methaqualon, Zolpidem, Zopiclon	–	Buspiron (0,96), Clomethiazol (0,90), Zaleplon (0,73)
Phosphodiesterasehemmer	–	–	Sildenafil (0,62)
Prolaktininhibitoren	–	Lisurid (0,53)	–
Protonenpumpenhemmer, H_2-Blocker	Lansoprazol	Omeprazol (0,35), Ranitidin (0,48)	–
Psychostimulanzien	–	Methylphenidat (0,54)	–
Statine	–	Atorvastatin (0,55), Pravastatin (0,32), Simvastatin (0,35)	Fluvastatin (0,71), Lovastatin (0,95)
Tuberkulostatika	Isoniazid, Rifampicin	–	–

E hepatischer Extraktionskoeffizient (▶Kap. 3.1.3), – keine Angabe

Dosisreduktion bei Patienten mit Leberzirrhose

Low Extraction Drugs

- Bioverfügbarkeit unverändert, Clearance vermindert,
- Initialdosis nicht anpassen,
- Erhaltungsdosis halbieren, vorsichtige Titration nach oben.

Intermediate Extraction Drugs

- Bioverfügbarkeit meist nicht signifikant verändert, Clearance vermindert,
- Initialdosis im unteren Bereich,
- Erhaltungsdosis halbieren, vorsichtige Titration nach oben.

High Extraction Drugs

- Bioverfügbarkeit erhöht, Clearance vermindert,
- bei peroraler Gabe Initialdosen und Erhaltungsdosen niedrig wählen.
- bei parenteraler Gabe Initialdosis normal, Erhaltungsdosis reduzieren.

Arzneistoffe, welche hauptsächlich hepatisch metabolisiert werden (Q_0 >0,5), deren Extraktionskoeffizient aber <0,3 beträgt, heißen **Low Extraction Drugs** (▸Kap. 3.1.3). Die hepatische Clearance wird bei diesen Arzneistoffen durch die intrinsische Clearance CL_{int} bestimmt. Wichtige Arzneistoffe aus dieser Klasse sind in ◘Tab. 21.6 aufgeführt. Die Bioverfügbarkeit dieser Arzneistoffe ist bei Patienten mit Leberzirrhose im Wesentlichen unverändert, aber ihre Clearance ist reduziert. In zirrhotischen Lebern ist insbesondere der oxidative Abbau von Arzneistoffen reduziert (Phase-I-Reaktionen), weil die Kapazität des Cytochrom-P450-Enzymsystems eingeschränkt ist. Demgegenüber zeigen die meisten Studien, dass die Konjugationsreaktionen (Phase-II-Reaktionen) besser erhalten sind. Die Initialdosis von Low Extraction Drugs kann unverändert verabreicht werden, während die Erhaltungsdosis i. d. R. reduziert werden muss. Da Phase-I-Reaktionen bei Patienten mit Leberzirrhose meist stärker eingeschränkt sind als Phase-II-Reaktionen, sollten, wenn möglich, Arzneistoffe bevorzugt werden, welche nur konjugiert werden.

Arzneistoffe mit einem Extraktionskoeffizienten zwischen 0,3 und 0,6 sind **Intermediate Extraction Drugs**. Die Clearance dieser Substanzen ist sowohl vom Blutfluss als auch der intrinsischen Clearance abhängig. Der Effekt von portosystemischen Shunts auf die Bioverfügbarkeit ist vorhanden, aber nicht ausgeprägt. Die Initialdosen dieser Arzneistoffe sollten im unteren therapeutischen Bereich gewählt und die Erhaltungsdosen nach Effekt und Toxizität herausgearbeitet werden.

Leider gibt es im Gegensatz zur Nierenfunktionseinschränkung keine verlässlichen klinischen Parameter, die eine exakte Dosisangleichung an das Ausmaß der Einschränkung der hepatischen Clearance erlauben. Zur Optimierung der Arzneimitteltherapie bei Patienten mit Leberzirrhose ist es deshalb besonders wichtig, die Eigenschaften der verabreichten Arzneistoffe genau zu kennen, die Dosierung vorsichtig zu wählen und die Patienten klinisch in Bezug auf die erwarteten Effekte der Therapie und auf Nebenwirkungen exakt zu überwachen.

21.4 Erkrankungen des Gastrointestinaltrakts

Krankheiten des Gastrointestinaltrakts können sowohl die Resorptionsgeschwindigkeit wie auch das Ausmaß der Resorption von per os verabreichten Arzneimitteln beeinflussen.

Die **Verkürzung des Dünndarms** zur Behandlung der Adipositas führt nicht nur zu einem Malabsorptionssyndrom mit Hypalbuminämie, Hypocalcämie, Vitamin-B_{12}- und Eisenmangel, sondern auch zu einer verminderten Bioverfügbarkeit verschiedener Arzneistoffe. Diverse Studien haben gezeigt, dass die Bioverfügbarkeit von Digoxin, Ciclosporin, Thiaziddiuretika, Estrogen- und Progesteronderivaten sowie von Phenytoin vermindert ist. Im Gegensatz dazu scheint die Resorption von Amitriptylin nicht beeinträchtigt zu sein. Eine **partielle Gastrektomie** (z. B. Billroth I) oder auch eine **Vagotomie** beeinträchtigen wegen des Ausfalls der Gastrinsekretion und der deshalb verminderten Magenperistaltik die Magenentleerung, was zu einer verzögerten, aber im Ausmaß unveränderten Resorption vieler Arzneistoffe führt.

Der Effekt von **entzündlichen Darmkrankheiten** (Morbus Crohn und Colitis ulcerosa) auf die Resorption von Arzneistoffen ist variabel und hängt u. a. auch vom Ausmaß der Krankheit ab. Die Bioverfügbarkeit von Prednisolon und Ciclosporin scheint bei den meisten Patienten unverändert zu sein, während die von Metronidazol abnimmt. Die Effekte auf die Bioverfügbarkeit sind aber auch im aktiven Stadium von entzündlichen Darmkrankheiten für die meisten Arzneistoffe gering, da insbesondere Kolon und Rektum befallen sind und der proximale Dünndarm nicht betroffen ist.

Bei Patienten mit **Gluten-induzierter Enteropathie** (nicht tropische Sprue), die unbehandelt zu einer Atrophie der Dünndarmzotten und damit zu einer Verminderung der resorbierenden Oberfläche führt, ist demgegenüber die Bioverfügbarkeit von Erythromycin und anderen Antibiotika verringert. Andere Arzneistoffe, wie Betablocker, besitzen eine normale oder sogar erhöhte Bioverfügbarkeit.

Patienten mit vorbestehenden Krankheiten des Gastrointestinaltrakts können demnach Veränderungen in der Pharmakokinetik gewisser Arzneistoffe aufweisen, die im Detail nicht vorausgesagt werden können. Deshalb muss bei diesen Patienten eine Arzneimitteltherapie unter sorgfältiger Kontrolle des klinischen Effekts und der toxischen Wirkungen erfolgen. Wenn möglich, sollten die Plasmakonzentrationen kontrolliert werden.

21.5 Fallbeispiele

21.5.1 Patientin mit eingeschränkter Nierenfunktion

Eine 80-jährige, 50 kg schwere Frau wird wegen einer Hüftfraktur ins Krankenhaus eingeliefert. Die Serumkreatininkonzentration war bei Einweisung mit 1,2 mg/dl (115 µmol/l) im oberen Normbereich und die Nierenfunktion wurde vom behandelnden Arzt als normal angesehen. Die Hüftfraktur wurde operativ versorgt. Postoperativ wurde ein Blasenkatheter eingesetzt.

Frage 1

- Wie beurteilen Sie die Serumkreatininkonzentration bei dieser Patientin?

Antwort zu Frage 1

Der behandelnde Arzt ließ sich durch die „normale“ Serumkreatininkonzentration irreführen. Die nach der Cockcroft-Gault-Gleichung (○ Gleichung 21.2) geschätzte Kreatinin-Clearance (CL_{Cr}) beträgt:

$$CL_{Cr} = \frac{(140 - 80) \cdot 50}{1{,}2 \cdot 72} \cdot 0{,}85 \text{ ml/min},$$

also ca. 29 ml/min, was ungefähr einem Drittel der normalen Kreatinin-Clearance entspricht.

Nach fünf Tagen entwickelte die Patientin Fieber und Schüttelfrost. In einer Urinkultur wuchsen gramnegative Stäbchen, welche als *Pseudomonas aeruginosa* identifiziert wurden. Im Antibiogramm waren sie resistent auf Ciprofloxacin und sensitiv auf Gentamicin. In der Annahme einer Urosepsis wurde eine Therapie mit Gentamicin begonnen (4.5 mg/kg pro Tag als Einzeldosis). Die Bestimmung der Minimalkonzentration nach der zweiten Dosis ergab einen Wert im toxischen Bereich.

Frage 2

- Worauf ist dies zurückzuführen?

Antwort zu Frage 2

Aminoglykoside werden praktisch vollständig unverändert renal eliminiert ($Q_0 = 0.05$). Wegen der Niereninsuffizienz ist die Halbwertszeit verlängert, was die erhöhte Minimalkonzentration erklärt. Da die Nephrotoxizität von der Minimalkonzentration abhängt, besteht die Gefahr für eine weitere Verschlechterung der Nierenfunktion.

Frage 3

Wie sollte die Dosierung von Gentamicin angepasst werden?

Antwort zu Frage 3

Bei dieser Indikation ist ein 24-stündiges Dosierungsintervall der früher üblichen 8-stündlichen Verabreichung vorzuziehen. Aminoglykoside sind konzentrationsabhängige Antibiotika: die Maximalkonzentration sollte mindestens 10-fach über der minimalen Hemmkonzentration (MHK) liegen (▸ Kap. 19.3.6). Dies kann für *Pseudomonas aeruginosa* praktisch nur mit einer 24-stündigen Applikation erreicht werden. Die gewählte Initialdosis liegt im oberen Dosierungsbereich für eine 24-stündige Applikation (3–5 mg/kg). Für die Überwachung einer 24-stündigen Applikation empfiehlt sich die Entnahme von zwei Blutproben, nämlich 1–2 und 8–10 Stunden nach Beginn der Infusion (Infusionsdauer 30 Minuten; Nezic et al. 2014). Aus den zwei Plasmakonzentrationen lassen sich C_{max}, AUC und Halbwertszeit abschätzen. Wie bereits erwähnt, sollte die C_{max} > 10-mal über der MHK liegen (meist 1 mg/l für *Pseudomonas aeruginosa*), die AUC jedoch 100 mg/l × 24 h nicht überschreiten. Falls dies für eine 24-stündige Applikation nicht erreicht werden kann, muss das Dosierungsintervall verlängert oder auf ein anderes Antibiotikum ausgewichen werden (▸ Kap. 15.3.5).

21.5.2 Patienten mit Leberzirrhose

Ein Patient mit alkoholischer Leberzirrhose wird wegen Unruhe und eines Krampfanfalls in die Notfallaufnahme gebracht. Der Arzt behandelt den Patienten stündlich mit steigenden Dosen Diazepam peroral, bis der Patient sediert ist. Die verabreichte Gesamtdosis von Diazepam beträgt 550 mg in den ersten 24 Stunden nach Aufnahme. Der Patient fällt nun in einen komaartigen Schlaf, aus dem er nur durch Verabreichung von Flumazenil geweckt werden kann. Nach fünf Tagen wird er langsam wieder ansprechbar.

Frage 1

- Wie ist der komaartige Schlaf des Patienten zu erklären?

Antwort zu Frage 1

Die Halbwertszeit von Diazepam ist bei Patienten mit Leberzirrhose länger als bei gleichaltrigen lebergesunden Personen. Zudem sprechen Patienten mit Leberzirrhose stärker auf die sedierende Wirkung von Benzodiazepinen an und können einen Zustand erreichen, welcher klinisch nicht von einer hepatischen Enzephalopathie zu unterscheiden ist. In dieser Situation kann Flumazenil verabreicht werden, um die Weckbarkeit des Patienten zu prüfen.

Frage 2

- Wie beurteilen Sie den Einsatz von Diazepam bei diesem Patienten?

Antwort zu Frage 2

Die Verabreichung von Diazepam auf Grund der klinischen Symptomatik (bis zur deutlichen Sedierung) bei Alkoholikern ist nicht falsch, führt aber wegen der genannten pharmakokinetischen und pharmakodynamischen Veränderungen oft zu lang anhaltender Sedierung mit möglichen Komplikationen (v. a. Gefahr der Aspiration). Oft werden deshalb kürzer wirksame, überwiegend durch Glucuronidierung metabolisierte Benzodiazepine (z. B. Oxazepam oder Lorazepam) verabreicht, welche bei solchen Patienten eine praktisch unveränderte Pharmakokinetik und deshalb eine kürzere Wirkdauer aufweisen.

Ein weiterer Patient mit bekannter Leberzirrhose und Aszites hat sich bei einem Sturz eine Vorderarmfraktur zugezogen und kommt in die Notaufnahme. Er hat starke Schmerzen und wird analgetisch mit Diclofenac 150 mg/d behandelt. Nach 24 Stunden entwickelt er ein anurisches Nierenversagen. Die Gabe von Diclofenac wird gestoppt und durch 3 × 50 mg Tramadol peroral pro Tag ersetzt. Die Nierenfunktion erholt sich innerhalb von einer Woche.

Frage 3

- Wie kam es bei diesem Patienten zu dem Nierenversagen?

Antwort zu Frage 3

Patienten mit Leberzirrhose weisen i. d. R. eine Dilatation der Widerstandsgefäße mit entsprechender Abnahme des Blutdrucks und erhöhtem Herzminutenvolumen (hyperdynamer Kreislauf) auf. Durch Aktivierung des Sympathikus und des Renin-Angiotension-Aldosteron-Systems wird der Blutdruck aufrechterhalten. Die Nierenarterien sind empfindlich für die blutdruckregulierenden Effekte dieser Systeme und die Nierendurchblutung muss durch die Produktion von vasodilatorischen Prostaglandinen (z. B. Prostaglandin E_2) aufrechterhalten werden. Die Verabreichung von NSAR stört dieses labile Gleichgewicht und die Nierendurchblutung bricht zusammen, weshalb es zum Nierenversagen kommt. NSAR sollten deshalb bei Patienten mit Leberzirrhose, insbesondere, wenn sie Aszites haben, nicht eingesetzt werden (Franz et al. 2013).

Frage 4

- Welche Analgetika sind in diesem Fall dem Diclofenac vorzuziehen?

Antwort zu Frage 4

Nach Absetzen der NSAR ist das Nierenversagen i. d. R. reversibel. Analgetische Alternativen sind in diesem Fall Paracetamol (v. a. bei Alkoholikern nicht mehr als 2 g/d) oder, wie in diesem Fall, vorsichtig dosierte Opioide. Auch Metamizol wäre eine Alternative, vorher sollte aber ein weißes Blutbild erhoben werden. Patienten mit Leberzirrhose haben im Rahmen eines Hypersplenismus (große Milz bei portaler Hypertonie) nicht selten eine Leukopenie. In diesem Fall ist eine Therapie mit Metamizol nicht ratsam. Während des Nierenversagens ist Morphin kontraindiziert, da es zur Kumulation von Morphin-6-Glucuronid mit möglicher Toxizität kommen würde. Neben Tramadol sind Tapentadol, Fentanyl und Buprenorphin Alternativen.

Literatur

Aldersley MA, O'Grady JG. Hepatic disorders. Features and appropriate management. Drugs, 49: 83–102, 1995

Aronoff GR, Berns JS, Brier ME et al. Drug prescribing in renal failure. 5. Aufl., American College of Physicians, Philadelphia 2007

Bass NM, Williams RL. Guide to drug dosage in hepatic disease. Clin Pharmacokinet, 15: 396–420, 1988

Bennett WM. Guide to drug dosage in renal failure. Clin Pharmacokinet, 15: 326–354, 1988

Benowitz NL, Meister W. Pharmacokinetics in patients with cardiac failure. Clin Pharmacokinet, 1: 389–405, 1976

Bressolle F, Kinowski JM, De la Coussaye JE et al. Clinical pharmacokinetics during continuous haemofiltration. Clin Pharmacokinet, 26: 457–471, 1994

Delcò F, Tchambaz L, Schlienger R et al. Dose adjustment in patients with liver disease. Drug Saf, 28: 529–545, 2005

Dettli L. Drug dosage in renal disease. Clin Pharmacokinet, 1: 126–134, 1976

Franz CC, Hildbrand C, Born C et al. Dose adjustment in patients with liver cirrhosis: impact on adverse drug reactions and hospitalizations. Eur J Clin Pharmacol, 69: 1565–1573, 2013

Galeazzi RL, Drewe J. Dosisanpassung bei Nierenfunktionsstörungen. In: Buclin T, Desmeules J, Fattinger K, Krähenbühl S, Kupferschmidt H (Hrsg). Grundlagen der Arzneimitteltherapie. 16. Aufl., Documed, 14–18, Basel 2005

Gubbins PO, Bertch KE. Drug absorption in gastrointestinal disease and surgery. Clinical pharmacokinetic and therapeutic implications. Clin Pharmacokinet, 21: 431–447, 1991

Jessup M, Brozena S. Heart failure. N Engl J Med, 348: 2007–2018, 2003

Klahr S. Chronic renal failure: Management. Lancet, 338: 423–427, 1991

Larrey D, Branch RA. Clearance by the liver: current concepts in understanding hepatic disposition of drugs. Semin Liver Dis, 3: 285–297, 1983

McMurray JJ, Pfeffer MA. Heart failure. Lancet, 365: 1877–1889, 2005

Nezic L, Derungs A, Bruggisser M et al. Therapeutic drug monitoring of once daily aminoglycoside dosing: comparison of two methods and investigation of the optimal blood sampling strategy. Eur J Clin Pharmacol, 70: 829–837, 2014

Pond SM, Tozer TN. First-pass elimination. Basic concepts and clinical consequences. Clin Pharmacokinet, 9: 1–25, 1984

Reetze-Bonorden P, Böhler J, Keller E. Drug dosage in patients during continuous renal replacement therapy. Pharmacokinetic and therapeutic considerations. Clin Pharmacokinet, 24: 362–379, 1993

Stonek B. Optimising management of patients with advanced heart failure: the importance of preventing progression. Drugs Aging, 16: 87–106, 2000

Taegtmeyer AB, Haschke M, Tchambaz L et al. A study of the relationship between serum bile acids and propranolol pharmacokinetics and pharmacodynamics in patients with liver cirrhosis and in healthy controls. PLoS One, 9: e97885, 2014

Taylor CA, Abdel-Rahman E, Zimmerman SW et al. Clinical pharmacokinetics during continuous ambulatory peritoneal dialysis. Clin Pharmacokinet, 31: 293–308, 1996

Vrhovac B, Sarapa N, Bakran I et al. Pharmacokinetic changes in patients with oedema. Clin Pharmacokinet, 28: 405–418, 1995

22 Schwangerschaft und Stillzeit

Stephan Scherneck, Christof Schaefer

22.1 Schwangerschaft

Die Arzneimitteltherapie in der Schwangerschaft stellt nicht nur für die Patientin und die behandelnden Ärztinnen und Ärzte, sondern auch für die Apothekenpraxis eine besondere Herausforderung dar. Zum einen muss auch in der Schwangerschaft eine optimale Therapie der Patientin sichergestellt sein, zum anderen müssen Embryo und Fetus vor unerwünschten Arzneimittelwirkungen geschützt werden. Apothekerinnen und Apothekern kommt hier die besondere Aufgabe zu, die oft außerhalb der Zulassung des Arzneimittels durchgeführten Verordnungen sachgerecht umzusetzen. Das beinhaltet die Förderung der Adhärenz. Die Patientinnen sind häufig durch irreführende Angaben der Packungsbeilage verunsichert, die oft an haftungsrechtlichen und ökonomischen Gesichtspunkten orientiert sind und nicht an wissenschaftlich fundierten Nutzen-Risiko-Abwägungen. Weiterhin stellt die Arzneimittelabgabe durch das pharmazeutische Personal die letzte Kontrollfunktion dar, wenn irrtümlich ein teratogenes oder fetotoxisches Arzneimittel verordnet wurde.

22.1.1 Pharmakokinetische Besonderheiten

Bei der Mutter kann es während der Schwangerschaft zu vielfältigen Veränderungen in der Pharmakokinetik kommen. Hierbei ist zu berücksichtigen, dass sowohl das mütterliche, das fetale als auch das plazentare Kompartiment den Metabolismus beeinflussen können. Während der Schwangerschaft sinkt bei der werdenden Mutter die Motilität des Darms, die Durchblutung von Haut und Lunge nimmt hingegen zu, ebenso die Menge an interstitieller Flüssigkeit. Diese Veränderungen sind jedoch selten von klinischer Relevanz.

Folgende Veränderungen können hingegen im Einzelfall relevant sein:

- Die schwangerschaftsbedingte **Abnahme der mütterlichen Plasmaproteinkonzentration** kann zu einer erhöhten Verfügbarkeit an ungebundenem Arzneistoff führen.
- Bei einzelnen Arzneistoffen wird bei fortschreitender Gestationsdauer eine deutliche **Zunahme der Clearance** beobachtet. Dies betrifft beispielsweise die Antiepileptika Lamotrigin und Levetiracetam (▸ Kap. 22.1.4). Als Ursache für Clearanceveränderungen in der Schwangerschaft scheinen veränderte Hormonkonzentrationen eine wichtige Rolle zu spielen. Hierbei ist auch zu bedenken, dass die Plazenta selbst als endokrines Organ fungiert und je nach Gestationszeitpunkt verschiedene Hormone sezerniert.

22.1.2 Ursachen angeborener Fehlbildungen

Zwei bis fünf von hundert Kindern werden mit sogenannten „großen Fehlbildungen“ geboren. Die weite Spannbreite der Häufigkeiten lässt sich durch die Schwierigkeiten erklären, eine scharfe Grenze zwischen großen und kleinen Fehlbildungen zu ziehen und durch unterschiedliche Erfassungsmethoden, die entweder auf „passiven“ Registern beruhen oder auf systematischer Untersuchung jedes Neugeborenen einer Region durch geschultes Personal einschließlich routinemäßiger Ultraschalldiagnostik. Einerseits werden große Fehlbildungen als strukturelle Defekte des Körpers bzw. der Organe definiert, die ausgeprägte medizinische, chirurgische oder kosmetische Konsequenzen haben und die Lebensfähigkeit beeinträchtigen können. Andererseits werden z. B. auch kleine, nicht korrekturpflichtige Ventrikelseptumdefekte als große Fehlbildungen gezählt. Hinzu kommen Kinder mit mentalen Entwicklungseinschränkungen und kleineren Organanomalien.

Nur ein kleiner Prozentsatz aller vorgeburtlichen Entwicklungsstörungen lässt sich ursächlich einem Umweltfaktor zuordnen (◘ Tab. 22.1). Unter dem Begriff **Umweltfaktoren** werden in diesem Zusammenhang Infektionen und metabolische Erkrankungen der Mutter, Drogenabusus wie Alkohol, Arzneistoffe, chemische und physikalische Einwirkungen am Arbeits-

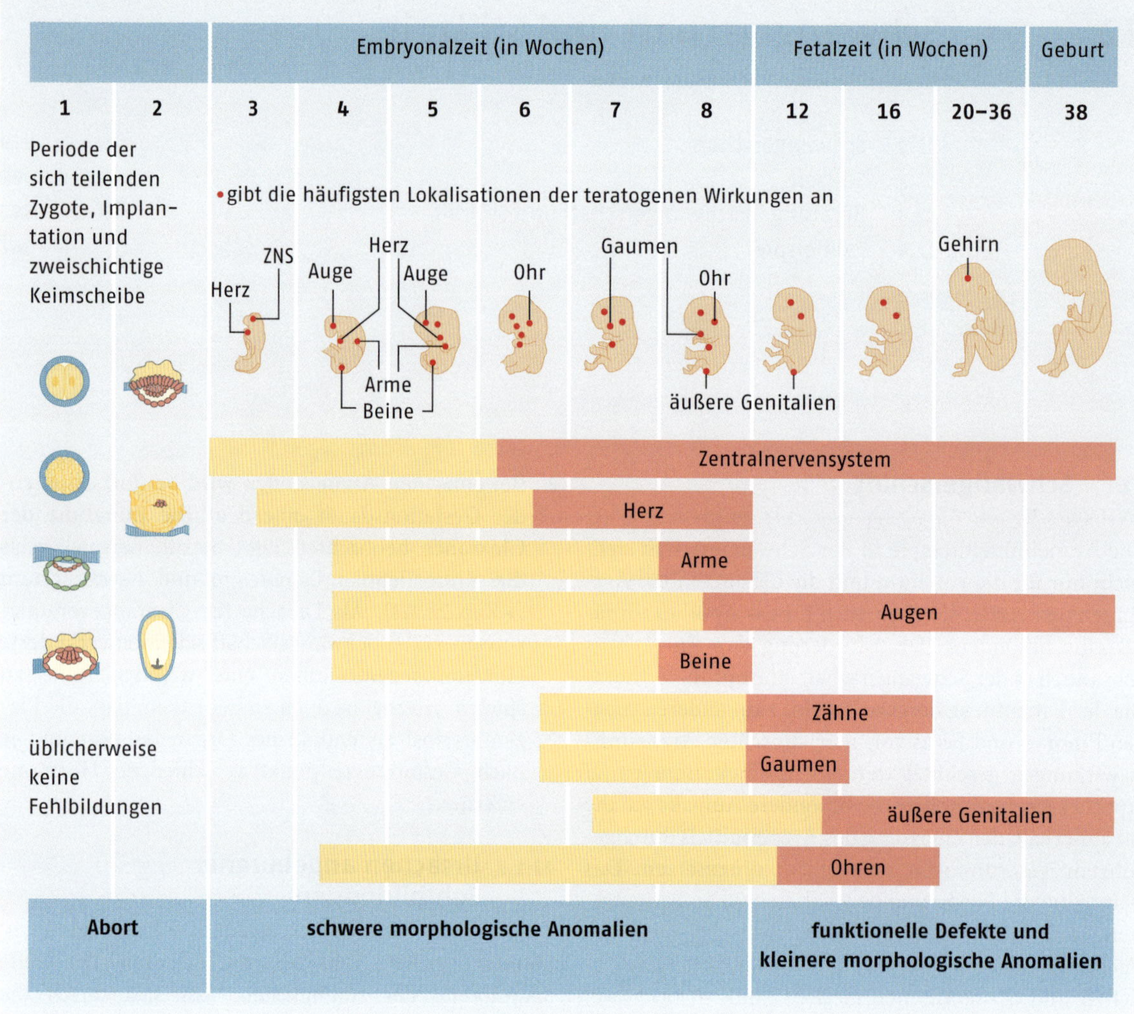

Abb. 22.1 Kritische Phasen der vorgeburtlichen Entwicklung des Menschen. Nach Schaefer et al. 2012

Tab. 22.1 Ursachen angeborener Entwicklungsstörungen beim Menschen

Ätiologie	Anteil
Monogene Erkrankungen	8–20 %
Chromosomenaberrationen	3–10 %
Umweltfaktoren (einschließlich Arzneistoffe, Drogen und mütterliche Erkrankungen)	2–8 %
Multifaktoriell	bis 49 %
Unbekannt	33–70 %

platz sowie mechanische Probleme, wie z. B. Uterusanomalien und ein Amnionband-Syndrom (Abschnürung von Körperteilen in utero), zusammengefasst. Bei Ausschluss mütterlicher Infektionen, anderer Erkrankungen und anatomischer Anomalien werden in den der Tab. 22.1 zugrunde liegenden Arbeiten maximal 2 % für chemische und physikalische Ursachen einschließlich Arzneimittel und Drogen angenommen. Das heißt, dass weniger als jedes 50. Kind mit einer angeborenen Fehlbildung eindeutig einer medikamentös-teratogenen Schädigung zugeordnet werden kann.

Die Empfindlichkeit der wichtigsten Organsysteme des Embryos gegenüber entwicklungstoxischen Einflüssen ändert sich während der vorgeburtlichen Entwicklung, wie in Abb. 22.1 dargestellt.

22.1.3 Gefährdungspotenzial einer Arzneimitteltherapie

Zur Einschätzung des Gefährdungspotenzials eines Arzneistoffs bei dessen Anwendung in der Schwangerschaft werden Klassifikationssysteme verwendet. Folgende Einteilungen sind seit Längerem etabliert:

- Australien (Australian categorisation system for prescribing medicines in pregnancy),

Tab. 22.2 Wichtige Klassifikationssysteme für Arzneimittel bei Anwendung in der Schwangerschaft. Nach Lindfors 2014

Australien	Schweden	USA	Deutschland
▪ Category A, ▪ Category B1, ▪ Category B2, ▪ Category B3, ▪ Category C, ▪ Category D, ▪ Category X	▪ Category A, ▪ Category B, ▪ Category B1, ▪ Category B2, ▪ Category B3, ▪ Category C, ▪ Category D	▪ Category A, ▪ Category B, ▪ Category C, ▪ Category D, ▪ Category X	▪ Gr 1, ▪ Gr 2, ▪ Gr 3, ▪ Gr 4, ▪ Gr 5, ▪ Gr 6, ▪ Gr 7, ▪ Gr 8, ▪ Gr 9, ▪ Gr 10, ▪ Gr 11

- Deutschland (Schwangerschafts-Chiffren der Roten Liste®),
- Schweden (Swedish catalogue for registered pharmaceutical specialties),
- USA (Food and Drug Administration).

Die Kategorien von Australien, Schweden und den USA weisen große Ähnlichkeiten auf und teilen die Arzneimittel in mit Großbuchstaben gekennzeichnete Gruppen ein, wobei „Category A" jeweils als sicherste Gruppe anzusehen ist. Die Rote Liste® in Deutschland verwendet ein System von Chiffren (Gr 1 bis Gr 11), die in der Regel den Bezeichnungen „Kontraindiziert" oder „Strenge Indikationsstellung" nachgestellt sind und auch kombiniert werden können (▫ Tab. 22.2).

Das Klassifikationssystem der Roten Liste® ermöglicht eine Zuordnung eines Arzneistoffs in verschiedene Kategorien, da diese sich nicht generell ausschließen sondern sich auch ergänzen können. Der pharmazeutische Unternehmer ist jedoch nicht verpflichtet, das Chiffren-System zu verwenden. Angaben im Klartext sind ebenso möglich wie der Verzicht einer Einschätzung bezüglich der Anwendung in der Schwangerschaft. Da die Angaben des pharmazeutischen Unternehmers in dessen Verantwortung liegen, sind Angaben verschiedener pharmazeutischer Unternehmer teilweise widersprüchlich.

Alle vier Schwangerschafts-Klassifikationssysteme können die Komplexität einer Arzneimitteltherapie in der Schwangerschaft nicht abbilden und sollten kritisch hinterfragt werden. Da die Behandlung einer schwangeren Patientin eine individuelle Therapieentscheidung darstellt, sollte in jedem Einzelfall eine Nutzen-Risiko-Abwägung erfolgen. Es besteht sowohl die Gefahr der Unterlassung einer notwendigen Therapie als auch das Risiko einer vermeidbaren Arzneistoffexposition, da die tatsächlichen Risiken durch die bestehenden Klassifikationssysteme nicht quantifizierbar sind.

Wenn Zweifel bestehen, ob ein Arzneimittel in der Schwangerschaft angewendet werden kann, sollte die Therapieentscheidung in Abstimmung mit einem teratologischen Beratungszentrum erfolgen, z. B. mit dem Pharmakovigilanzzentrum Embryonaltoxikologie (www.embryotox.de).

22.1.4 Spezielle Arzneimitteltherapie

Dieser Abschnitt kann nur einen Überblick über akzeptable und problematische Arzneimittel in der Schwangerschaft geben. In Anhang D findet sich eine Zusammenstellung von Arzneistoffen, die bevorzugt in Schwangerschaft und/oder Stillzeit eingesetzt werden können. Für zusätzliche Informationen wird ausdrücklich auf die weiterführende Literatur am Ende dieses Kapitels verwiesen.

Psychopharmaka

Nach heutigem Wissen birgt keines der klassischen Psychopharmaka ein nennenswerts teratogenes Potenzial. Allerdings ist der Erfahrungsumfang recht unterschiedlich. Bei allen Psychopharmaka muss aber mit mehr oder weniger ausgeprägten zentralnervösen, respiratorischen und gastrointestinalen Anpassungsstörungen beim Neugeborenen gerechnet werden, wenn die Mutter bis zur Geburt behandelt wird. Dies gilt in besonderem Maß für Lithium und Benzodiazepine.

Bei insgesamt über 100 000 ausgewerteten Schwangerschaften unter **selektiven Serotonin-Wiederaufnahme-Hemmstoffen (SSRI)** ließen sich teratogene Effekte nicht eindeutig nachweisen, obwohl einige Publikationen eine leichte Zunahme z. B. von Herzseptumdefekten (insbesondere bei Fluoxetin und Paroxetin) oder anderen, eher seltener Anomalien beobachteten. Bei etwa jedem dritten Kind, dessen Mutter bis zur Geburt behandelt wurde, treten vorübergehende Anpassungsstörungen auf, die sich beispielsweise in Atemstörungen, Übererregbarkeit und Trinkstörungen äußern können. Diese wurden zunächst als Entzugssymptomatik interpretiert, könnten aber auch Zeichen einer Serotonintoxizität sein. Ob als extreme Ausdrucksform dieser Toxizität der sehr seltene persistierende pulmonale Hypertonus des Neugeborenen zu zählen ist, wird noch kontrovers diskutiert. Etwa jedes 300. bis zur Geburt exponierte Kind könnte davon betroffen sein.

■ **MERKE** Bei einer Neueinstellung sollten die am besten untersuchten Mittel **Sertralin** und **Citalopram** bevorzugt werden. Eine unter Therapie mit einem anderen SS(N)RI stabile Patientin sollte diese Medikation unverändert fortsetzen, um keine für Mutter und Kind bedrohlichen Krisen zu provozieren. Eine Ausnahme stellt lediglich Fluoxetin dar, das wegen seiner schlechten Steuerbarkeit und der Diskussion um Herzfehlbildungen auch in der Schwangerschaft umgestellt werden sollte, wenn dies klinisch vertretbar ist.

Unter den heute bei der antipsychotischen Therapie bevorzugten **atypischen Neuroleptika** liegen zu Olanzapin, Quetiapin, Risperidon und Clozapin jeweils die Ergebnisse von einigen hundert ausgewerteten Schwangerschaftsverläufen vor, die bisher nicht auf eine Teratogenität hinweisen, allerdings kann es ebenso wie bei den SSRI zu postnatalen Anpassungsstörungen kommen (Habermann et al. 2013). Bei Olanzapin und Clozapin sollte weiterhin das Risiko für Stoffwechselstörungen bzw. einen Gestationsdiabetes bedacht werden.

Bei **Lithium** ist das teratogene Potenzial deutlich geringer als früher angenommen. Die in diesem Zusammenhang beobachtete Ebstein-Anomalie mit Fehlanlage der Herzklappen kommt offenbar nur bei etwa 0,1 % der im ersten Trimenon exponierten Feten vor. Wegen der engen therapeutischen Breite und der Clearancezunahme während der Schwangerschaft wird ein Therapeutisches Drug Monitoring empfohlen. Postnatal muss auf toxische Symptome beim Kind geachtet und insbesondere eine Hypothyreose ausgeschlossen werden.

Die zunehmend verbreitete Anwendung von Antiepileptika zur Phasenprophylaxe bei bipolaren Erkrankungen sollte, mit Ausnahme vom gut untersuchten Lamotrigin, sehr kritisch geprüft werden, wenn eine Schwangerschaft nicht ausgeschlossen werden kann. Dies gilt insbesondere für Valproinsäure.

Ob **Benzodiazepine**, wenn sie zwischen der 8. und 11. Schwangerschaftswoche eingenommen werden, tatsächlich Mundspaltbildungen verursachen, wird nach wie vor kontrovers diskutiert. Wenn überhaupt, ist nur jedes 1000. in diesem Zeitraum exponierte Kind betroffen, was einer Verdopplung des Basisrisikos entspricht. Benzodiazepine sollten dennoch nur kritisch eingesetzt werden, eine langfristige Therapie ist zu vermeiden. Bis zur Geburt exponierte Kinder können erhebliche Anpassungsstörungen aufweisen, die durch Atemdepression, Temperaturregulationsstörungen und Muskelschlaffheit gekennzeichnet sind (Floppy-Infant-Syndrom).

Antiepileptika

Die **klassischen Antiepileptika** Carbamazepin, Phenobarbital, Phenytoin, Primidon und Valproinsäure haben sich als teratogen erwiesen. Die bisher vorliegenden Studien zusammenfassend muss man bei einer Monotherapie durchschnittlich mit einer Verdopplung der Fehlbildungshäufigkeit rechnen, wobei Valproinsäure das höchste Risiko aufzuweisen scheint, insbesondere bei einer Kombinationstherapie. Im Vordergrund stehen dabei Fehlbildungen des Herzens, der Harnwege, des Skeletts, Mundspaltbildungen und bei Carbamazepin und Valproinsäure auch Neuralrohrdefekte. Bei Valproinsäure kommen Neuralrohrdefekte 10–20-fach häufiger vor, d. h. jedes 75. bis 100. exponierte Kind ist von einer Spina bifida betroffen. Die ebenfalls beobachtete Mittelgesichts- und Endphalangenhypoplasie fasst man unter dem Begriff des **Antiepileptika-Syndroms** zusammen. In mehreren Studien wurden kognitive Entwicklungsstörungen nach intrauteriner Exposition mit Valproinsäure erörtert. Die Epilepsie selbst sowie unkomplizierte Krampfanfälle während der Schwangerschaft scheinen entgegen früherer Ansichten keine nennenswerte teratogene Wirkung zu entfalten.

Die mit Ausnahme von Lamotrigin (mit mehreren tausend ausgewerteten Schwangerschaften) noch recht spärlich vorliegenden klinischen Verlaufsbeobachtungen zu den **neueren Antiepileptika** lassen bei Monotherapie mit Ausnahme von Mundspaltbildungen bei Topiramat bisher keine erhebliche Teratogenität erkennen. Das gilt insbesondere auch für Levetiracetam.

■ **MERKE** Bei für die entsprechende Krankheitsform ausreichender Wirksamkeit ist **Lamotrigin** als Mittel der Wahl für die Behandlung einer Epilepsie in der Schwangerschaft anzusehen. **Levetiracetam** scheint ebenfalls akzeptabel zu sein. Beide Substanzen, insbesondere Lamotrigin, unterliegen einer stark zunehmenden Clearance während der Schwangerschaft und erfordern ein regelmäßiges Therapeutisches Drug Monitoring (TDM). Eine Monotherapie und eine erweiterte Folsäureprophylaxe (800 µg/Tag) sind bereits bei Kinderwunsch anzustreben.

Antibiotika

Aminoglykoside, die während der Schwangerschaft systemisch verabreicht werden, können zu ototoxischen Schäden beim Kind führen, **Tetracycline** nach der 15.

Schwangerschaftswoche zu Zahnverfärbungen. Bei anderen Antibiotika, soweit sie bisher untersucht sind, wurden keine gravierenden embryo- oder fetotoxischen Effekte gezeigt. Dies gilt auch für **Fluorchinolone**, denen gelegentlich mit Verweis auf tierexperimentelle Ergebnisse eine teratogene Wirkung unterstellt wird. Die bei Hundewelpen beobachteten Schäden an Knorpelstrukturen traten allerdings bei postnataler Exposition auf. Beim Menschen liegen vor allem Erfahrungen zur Anwendung von Ciprofloxacin und Norfloxacin vor. Diese lassen bisher weder ein teratogenes Risiko erkennen, noch gibt es Hinweise auf Störungen der Knorpel- bzw. Skelettentwicklung nach vorgeburtlicher Exposition.

■ **MERKE** Erprobte **Penicilline**, **Cephalosporine** und gegebenenfalls **Makrolide** sind Antibiotika der Wahl für eine antiinfektive Therapie während der Schwangerschaft. Sollte das Erregerspektrum ein anderes Antibiotikum erfordern, so ist dies im Einzelfall zu entscheiden.

Antidiabetika

Das Wichtigste bei schwangeren Diabetikerinnen ist das Erreichen und die Aufrechterhaltung einer normoglykämischen Stoffwechsellage vor und während der Gravidität bis zur Geburt. Eine arzneimittelbasierte Therapie eines Diabetes mellitus wird in der Regel erst dann durchgeführt, wenn diätetische und andere Lifestyle-Interventionen, wie Erhöhung der körperlichen Aktivität, nicht zum Erfolg führen.

Die derzeit optimale Medikation für Diabetikerinnen in der Schwangerschaft, aber auch schon bei deren Planung, ist die **Insulintherapie**, die dann laufend an die wechselnden Stoffwechselveränderungen im Schwangerschaftsverlauf angepasst werden muss. Am besten untersucht ist Humaninsulin. Eine bereits vor der Schwangerschaft gut auf die kurzwirksamen Insulinanaloga Insulin lispro oder Insulin aspart eingestellte Diabetikerin muss nicht wegen ihrer Schwangerschaft umgestellt werden. Zur Anwendung von Insulin glulisin in der Schwangerschaft liegen keine ausreichenden Erfahrungen vor. Langwirksame Insulinanaloga, speziell Insulin glargin, sollten möglichst schon präkonzeptionell auf ein Neutral-Protamin-Hagedorn(NPH)-Insulin umgestellt werden. Nach den aktuellen Empfehlungen der Deutschen Diabetes Gesellschaft erscheint es akzeptabel, dass eine stabil auf das Langzeitinsulin Insulin detemir eingestellte Patientin ihre Therapie beibehält (Kleinwechter et al. 2013).

Ob **perorale Antidiabetika**, insbesondere Metformin, zur Behandlung eines Diabetes mellitus während der Schwangerschaft geeignet sind, bedarf noch weiterer Untersuchungen. Hinweise auf Teratogenität liegen zu Metformin nicht vor.

Antiemetika und Magen-Darm-Mittel

Zur Behandlung und zur Prophylaxe von Übelkeit und Erbrechen ist das Antihistaminikum **Meclozin** als Mittel der Wahl in der Schwangerschaft anzusehen. Es liegen Erfahrungen von mehreren 1000 dokumentierten Schwangerschaften vor. Da es in Deutschland seit 2007 nicht mehr erhältlich ist, muss es importiert werden. Als alternatives Antihistaminikum kommt **Doxylamin**, auch in Kombination mit Pyridoxin, infrage. Bei unzureichender Wirksamkeit kann alternativ **Metoclopramid** verwendet werden. Bei stärkerem Erbrechen können auch Arzneistoffe aus der Gruppe der Phenothiazine, z. B. Promethazin, verordnet werden. Der 5-HT_3-Rezeptor-Antagonist Ondansetron ist als Reservemittel zu betrachten und sollte nur eingesetzt werden, wenn besser erprobte Alternativen keine ausreichende Wirkung erzielen.

Antihypertensiva

ACE-Hemmer und **Sartane** sind in hohem Maße fetotoxisch und können bei Anwendung ab dem 2. Trimenon beim Feten zu einer tubulären Nierendysgenesie (Fehlentwicklung der Nieren) und infolgedessen zu einem Oligohydramnion (zu wenig Fruchtwasser) und einer dialysepflichtige Anurie des Neugeborenen führen. Weiterhin wurden Verknöcherungsstörungen der Schädelkalotte, Lungenhypoplasie, Gelenkkontrakturen und Thrombosen der Vena cava beobachtet. Etwa ein Drittel der nach der 20. Schwangerschaftswoche mit einem Sartan therapierten Frauen entwickelten ein Oligohydramnion, das erste sichtbare Zeichen einer Sartan-Embryopathie. Nach Anwendung im 1. Trimenon wurden bisher keine substanziellen Hinweise auf Teratogenität von ACE-Hemmern oder Sartanen beobachtet (Oppermann et al. 2013).

Die Therapie der arteriellen Hypertonie von schwangeren Patientinnen unterscheidet sich aufgrund dieser Befunde deutlich von der Therapie Nichtschwangerer. In der Schwangerschaft geht es darum, das Risiko für mütterliche Komplikationen zu senken und für eine ungestörte fetale Entwicklung zu sorgen. Nach wie vor gibt es keine einheitlichen Empfehlungen zur Behandlung der chronischen Hypertonie in der Schwangerschaft.

■ **MERKE** Für die Behandlung einer Hypertonie in der Schwangerschaft kommen in erster Linie **Methyldopa**, **Metoprolol** oder auch **Nifedipin** infrage. Bei den Mutter und Fetus mehr gefährdenden, durch Präeklampsie bedingten Hochdruckformen, haben sich Nifedipin p. o., Urapidil i. v. und mit Einschränkung Dihydralazin/Hydralazin i. v. bewährt. Hier können auch β-Rezeptorenblocker gegeben werden.

Antiasthmatika

Asthma bronchiale muss auch bei schwangeren Patientinnen ausreichend therapiert werden. Schweres, unzureichend therapiertes Asthma ist mit einem höheren Risiko für Frühgeburten, intrauteriner Wachstumsverzögerung und Präeklampsie assoziiert. Der Asthmatherapie-Stufenplan für Erwachsene gilt im Wesentlichen auch in der Schwangerschaft. Für leichtes Asthma und als Notfall- und Bedarfsarzneimittel aus der Gruppe der kurzwirksamen β_2-Sympathomimetika ist **Salbutamol** Mittel der Wahl. **Budesonid**, gefolgt von **Beclometason** und **Fluticason**, sind die in der Schwangerschaft am besten untersuchten inhalativen Corticosteroide. Allerdings gibt es keine Hinweise darauf, dass andere inhalierbare Glucocorticoide den Embryo oder Fetus schädigen. Die langwirksamen β_2-Sympathomimetika sollten nur in Kombination mit inhalierbaren Glucocorticoiden verordnet werden, Mittel der Wahl sind hier **Formoterol** und **Salmeterol**. **Theophyllin** kann, wenn nötig, auch in der Schwangerschaft angewendet werden. Sollte ein systemisches Glucocorticoid notwendig sein, so ist aufgrund des geringen plazentaren Übergangs **Prednis(ol)on** das Mittel der Wahl.

Retinoide

Die Retinoide Isotretinoin und Acitretin werden gegen Akne bzw. Psoriasis eingesetzt und müssen heute als **die stärksten bekannten Teratogene nach Thalidomid** angesehen werden. Obwohl auch in Deutschland ein Schwangerschaftsverhütungsprogramm mit detaillierten Informationen für Ärzte und Patientinnen etabliert ist, kommt es immer wieder zu Schwangerschaften unter dieser Therapie. Die Anwendung von Retinoiden in der Schwangerschaft erhöht das Spontanabortrisiko und führt zum charakteristischen **Retinoid-Syndrom**. Darunter versteht man eine Fehlanlage der Ohren einschließlich Stenose des Gehörgangs, Störungen der Gesichts- und Gaumenbildung, kardiovaskuläre Defekte und Entwicklungsstörungen im Bereich des Thymus und des Zentralnervensystems, die von neurologischen Schäden mit Beteiligung von Augen und Innenohr bis zum Hydrozephalus reichen. Intelligenzdefizite wurden ebenfalls beschrieben, z. T. auch bei Kindern ohne erkennbare Fehlbildungen. Wird bei Isotretinoin die vorgeschriebene Frist zur sicheren Verhütung von vier Wochen zwischen Therapieende und Konzeption deutlich unterschritten oder wird in die Frühschwangerschaft hinein behandelt, muss insbesondere im letztgenannten Fall mit einer Schädigungswahrscheinlichkeit von bis zu 30 % gerechnet werden (Schaefer et al. 2010). Bei Acitretin mit seinem Metaboliten Etretinat muss wegen der wesentlich längeren biologischen Halbwertszeit bis zu mehreren Monaten eine Frist von zwei Jahren zwischen Therapieende und Schwangerschaft eingehalten werden.

Selbstmedikation

Da die Schwangerschaft eine besondere Situation für eine Arzneimitteltherapie darstellt, sollte die Patientin die behandelnden Ärzte generell über alle Arzneistoffe informieren, die im Rahmen einer Selbstmedikation eingenommen werden. Bei einfachen Beschwerden und bei akuter Therapienotwendigkeit können Apothekerin und Apotheker die Patientin durch eine fundierte Beratung zur Selbstmedikation unterstützen.

Allergien und Heuschnupfen. Zur peroralen Therapie stehen **Loratadin** oder auch das etwas weniger erprobte **Cetirizin** zur Verfügung. Wird ein sedierender Effekt gewünscht, kann z. B. **Clemastin** eingesetzt werden. Als Mastzellstabilisator kann bei entsprechender Wirksamkeit **Cromoglicinsäure** angewendet werden. Leichte Hautreaktionen können mit der topischen Anwendung von **Hydrocortison** behandelt werden.

Fieber und Schmerzen. Hohes, anhaltendes Fieber deutlich über 39 °C muss in der Schwangerschaft gesenkt werden, da eine Hyperthermie den Embryo schädigen kann. Neben physikalischen Maßnahmen wie Wadenwickeln und ausreichender Flüssigkeitszufuhr ist **Paracetamol** in der gesamten Schwangerschaft als Mittel der Wahl anzusehen und kann ebenso zur Schmerztherapie eingesetzt werden. Wenn erforderlich, kann die Maximaldosierung so gewählt werden, wie sie bei einer nicht schwangeren Patientin zugelassen ist. Aus der Gruppe der NSAR gilt **Ibuprofen** bis zur 28. Schwangerschaftswoche als Mittel der Wahl, danach ist es wegen der Gefahr eines vorzeitigen Verschlusses des Ductus arteriosus Botalli strikt zu meiden. NSAR-haltige Zubereitungen zur lokalen Anwendung sind ebenfalls ab diesem Zeitpunkt kontraindiziert.

Leichte grippale Infekte. Neben unterstützenden Maßnahmen wie ausreichender Flüssigkeitszufuhr und Inhalation können abschwellende Nasensprays mit den Wirkstoffen **Xylometazolin** und **Oxymetazolin** wenige Tage eingesetzt werden. Bei Halsschmerzen kann **Ambroxol** hilfreich sein, welches auch als Expektorans neben **Acetylcystein** angewendet werden kann. Zur Hustenstillung können Einzeldosen von **Dextromethorphan** Anwendung finden.

Phytopharmaka und Homöopathika. Oftmals werden pflanzliche und homöopathische Arzneimittel als „harmlose" Alternativen zu etablierten Therapien in der Schwangerschaft eingesetzt. Hierbei ist jedoch zu bedenken, dass diese Zubereitungen durchaus unerwünschte Wirkungen für Mutter und Fetus haben können. Weiterhin sollte bedacht werden, dass der ernsthaft erkrankten werdenden Mutter keine notwendige Therapie vorenthalten wird. Die meisten Phytopharmaka und Homöopathika sind für die Schwangerschaft unzureichend untersucht. Letztere sind bei Potenzierungen größer als D3 oder C1 jedoch unbedenklich, da bei diesen Konzentrationen keine nennenswerten toxischen Wirkungen mehr zu erwarten sind. Generell sollten alkoholische Zubereitungen gemieden werden. Arzneitees sollten nicht exzessiv getrunken und ihre Herkunft und pharmazeutische Qualität gewissenhaft geprüft werden. Arzneidrogen und deren Zubereitungen, die Pyrrolizidinalkaloide enthalten können (z. B. Pestwurz, Beinwell, Huflattich und Borretsch), sollten gemieden werden. Die Verwendung von Phytopharmaka, die den Uterus stimulieren können (Frauenwurzel, Traubensilberkerze, Angelikawurzel und Hirtentäschel), sollte aus nachvollziehbaren Gründen ebenso unterbleiben. Mögliche Risiken werden beispielsweise auch für Mönchspfeffer (estrogenartige Wirkung), Süßholz (Erhöhung der fetalen Cortisolkonzentration) und Campher (theoretisch abortauslösend) diskutiert.

22.2 Stillzeit

Arzneimittelanwendungen in der Stillzeit führen aufgrund unzureichender Informationen nicht selten zu Irritationen. Eine Therapie erfordert aber nur sehr selten eine Stillpause oder gar Abstillen, wenn einerseits unnötige Arzneimitteleinnahmen vermieden, andererseits in der Stillzeit erprobte Präparate ausgewählt werden. Für fast jede Behandlungsindikation lässt sich eine Therapie finden, die ein Weiterstillen ermöglicht.

22.2.1 Pharmakokinetische Besonderheiten

Die meisten Arzneistoffe gehen in die Muttermilch über. Die entscheidende Frage ist, wie viel Arzneistoff oder aktiver Metabolit letztendlich beim Kind ankommt.

Zahlreiche Faktoren beeinflussen die Auswirkungen eines von der Mutter eingenommenen Arzneistoffs beim gestillten Säugling. Zunächst begrenzen die Bioverfügbarkeit der über den mütterlichen Magen-Darm-Trakt tatsächlich aufgenommenen Menge und die anschließende Verteilung und Metabolisierung den Anteil, der tatsächlich über die Blutbahn zur Brustdrüse gelangen kann. Einige Substanzen werden auch in der Brustdrüse selbst verstoffwechselt. Ähnlich wie an anderen Organgrenzen gibt es hier verschiedene Arten der Diffusion entlang eines Konzentrationsgefälles und einen aktiven Stofftransport vom Blut in die Milch. Auch umgekehrt, also zurück von der Milch in den mütterlichen Blutkreislauf, findet bei den meisten Stoffen ein Konzentrationsausgleich statt.

Begünstigt wird der **Übergang** eines **Arzneistoffs** in die **Milch** durch:

- hohe Lipophilie,
- geringe molare Masse (< 200 Da),
- basische Eigenschaften,
- geringen Ionisationsgrad,
- niedrige Proteinbindung im mütterlichen Plasma.

Nur nicht proteingebundener Arzneistoff kann in die Milch übergehen. Der Grund für den bevorzugten Übertritt basischer Substanzen liegt in der relativen Azidität der Milch (pH 6,8–7,1) gegenüber dem Plasma (pH 7,4).

Die meisten Arzneistoffe erreichen in der Muttermilch Konzentrationen, die für den Säugling weit unterhalb des therapeutischen Bereichs liegen. Extrem selten werden toxische Mengen gemessen.

Für ein Abschätzen des kindlichen Expositionsrisikos ist die **relative Dosis** geeignet, die mit der Milch übergeht, also der Anteil in Prozent an der mütterlichen Dosis pro kg Körpergewicht, den das gestillte Kind pro kg Körpergewicht mit der Milch aufnimmt.

Relative Dosis

Die relative Dosis (Dosisanteil) errechnet sich folgendermaßen:

$$\text{Relative Dosis}\,(\%) = \frac{\text{Dosis des gestillten Kindes/kg}}{\text{Dosis der Mutter/kg}} \cdot 100$$

Geringe Mengen von unter 3 % einer therapeutischen Dosis pro kg Körpergewicht machen eine toxische Wirkung beim Kind unwahrscheinlich. Präzise Angaben zur Arzneistoffbelastung des kindlichen Organismus sind letztlich nur durch Bestimmung der Konzentration im Säuglingsplasma zu erhalten. Bei Langzeittherapie der Mutter und Anwendung von Arzneistoffen mit langer Halbwertszeit findet man repräsentative Untersuchungsergebnisse im kindlichen Plasma jedoch erst nach mehreren Behandlungstagen, wenn sich ein Steady-State eingestellt hat.

22.2.2 Spezielle Arzneimitteltherapie

Es gibt wenige Situationen, in denen tatsächlich abgestillt oder eine längere Stillpause eingehalten werden muss, weil für eine zwingend erforderliche Therapie bei der Mutter keine für das Kind verträgliche Medikation zur Verfügung steht. Für die meisten Erkrankungen und Beschwerden lassen sich Arzneistoffe finden, die nach heutigem Wissen dem Säugling nicht schaden. So hat man inzwischen viele Substanzen untersucht und ihre Konzentrationen in der Muttermilch und sogar im Plasma des gestillten Kindes messen können.

Kriterien für eine Empfehlung in der Stillzeit sind:

- Es bestehen keine grundsätzlichen Bedenken gegen den Arzneistoff (siehe Kasten).

- Die mit der Muttermilch übertragene Arzneistoffmenge ist gemessen an einer therapeutischen Dosis sehr gering.
- Im Plasma gestillter Säuglinge wurde kein Arzneistoff oder nur geringe Spuren davon nachgewiesen.
- Es liegen Erfahrungen mit dem therapeutischen Einsatz des Arzneistoffs im Säuglingsalter vor, die gute Verträglichkeit erkennen lassen.
- Es handelt sich um ein Arzneimittel, das heute anerkannten Therapieempfehlungen für die zu behandelnde Erkrankung entspricht.

Problematische Arzneistoffe in der Stillzeit

- Zytostatika,
- Radionuklide,
- Kombinationstherapien mit mehreren Psychopharmaka und/oder Antiepileptika,
- iodhaltige Kontrastmittel, iodhaltige Expektoranzien und großflächige iodhaltige Desinfektion (die notwendige Iodidsubstitution ist hiervon selbstverständlich nicht betroffen).

Generell sollte für die **Arzneimitteltherapie** in der **Stillzeit** folgendes bedacht werden:

- Wo immer es möglich ist, sollte auch eine nichtmedikamentöse Behandlung erwogen werden.
- Bei Arzneimitteleinnahmen ist eine Monotherapie anzustreben.
- Homöopathika in Potenzen größer D3 oder C1 sind unbedenklich. Dies gilt nicht automatisch für alle Phytopharmaka, insbesondere bei langfristiger Anwendung (Vorsicht bei regelmäßigem Konsum obskurer Teemischungen!). Alkoholische Zubereitungen sollten, wo immer möglich, gemieden werden.
- Gängige Augen- und Nasentropfen (z. B. Xylometazolin), zumal in vorübergehender Anwendung, sind auch in der Stillzeit akzeptabel.
- Grippe- und Erkältungsmittel sind häufig Kombinationspräparate, die einer rationalen Grundlage entbehren und nicht eingenommen werden sollen. Wenn Inhalation, ausreichend Trinken, Umschläge etc. nicht ausreichen, dürfen Ibuprofen und Paracetamol eingenommen werden.
- Kleinflächige und vorübergehende äußere Behandlungen von Hauterkrankungen dürfen durchgeführt werden. Bei großflächiger und anhaltender Anwendung ist nach den Empfehlungen systemischer (peroraler) Therapie zu verfahren.
- Bei äußerlicher Behandlung der Brust ist diese vor dem Anlegen des Kindes zu reinigen.

22.3 Beratung in Schwangerschaft und Stillzeit

Arzneimittelinformationen zu Schwangerschaft und Stillzeit in der Roten Liste® oder in der Fachinformation sind häufig nicht aktuell, zu allgemein und daher irreführend. So bedeutet der Hinweis „Schwangerschaft: kontraindiziert" in einem Fall eine ernstzunehmende Warnung vor einem entwicklungstoxischen Risiko und in einem anderen Fall lediglich, dass die vorliegenden Erfahrungen als nicht ausreichend angesehen werden. Die Kenntnis und die Interpretation der zugrunde liegenden Daten sind somit von großer Bedeutung und müssen auch immer im Zusammenhang mit dem Schweregrad der mütterlichen Erkrankung betrachtet werden. Die Behandlung von schwangeren Patientinnen und stillenden Müttern stellt in der Regel eine individualisierte Therapie dar, die im Einzelfall und nach aktueller Datenlage entschieden werden muss.

22.3.1 Off-Label-Use

Auch schwangere oder stillende Patientinnen müssen behandelt und gegebenenfalls krankheitsbedingte Auswirkungen auf den Embryo oder das Kind verhindert werden. Nicht selten geht das nur mit Arzneistoffen, die für Schwangere und Stillende „kontraindiziert" sind. Dies entspricht dann einem Off-Label-Use. Nach deutscher Rechtsprechung ist ein zulassungsüberschreitender Einsatz von Arzneimitteln dann nicht rechtswidrig, wenn der Arzneistoff mit Gegenanzeige Schwangerschaft nach dem aktuellen wissenschaftlichen Erkenntnisstand hinreichend wirksam und unbedenklich ist und eine gleichwertige therapeutische Alternative nicht zur Verfügung steht. Die Unbedenklichkeit ist relativ zu verstehen, d. h. es steht kein anderer wirksamer Arzneistoff zur Verfügung, der sicherer erscheint und eine Nichtbehandlung wäre im Sinne einer Nutzen-Risiko-Abwägung riskanter. Bei der Auswahl eines akzeptablen Arzneimittels muss im Sinne einer vergleichenden Risikobewertung der Arzneistoff herausgefunden werden, zu dem nach aktueller wissenschaftlicher Datenlage die meisten Erfahrungen und keine oder vergleichsweise wenige Verdachtsmomente vorliegen.

22.3.2 Kommunikation mit Fachkreisen und Patienten

Generell müssen drei Situationen unterschieden werden, die einerseits unterschiedlich emotional belastet sind und andererseits eine spezifische Bewertung und Interpretation der Risikodaten erfordern:

- Therapieempfehlung für Schwangere bzw. Planung einer Schwangerschaft unter der Therapie einer (chronischen) Erkrankung,

- Risikoabschätzung nach bereits erfolgter Exposition in einer bestehenden Schwangerschaft,
- Kausalitätsbewertung nach Geburt eines Kindes mit Entwicklungsstörung nach Arzneistoffexposition in der Schwangerschaft.

Bei der individuellen Beratung Schwangerer in Klinik und Praxis werden nach unserer Erfahrung die zu einem Arzneistoff vorliegenden Erfahrungen zur Sicherheit in der Schwangerschaft häufig nicht adäquat zusammengefasst, weil diese der Ärztin bzw. dem Arzt nicht vollständig bekannt sind, die Wertigkeit von Studienergebnissen nicht richtig eingeschätzt wird oder weil man sich auf die oben angesprochenen kurz gefassten Risikoklassifikationen verlässt. Daraus können dann Fehlverordnungen, das Absetzen einer notwendigen Medikation durch die Ärztin bzw. den Arzt, mangelnde Adhärenz seitens der Patientin und Überreaktionen nach Einnahme vermeintlich riskanter Arzneimittel resultieren. Zu diesen Überreaktionen gehören ungerechtfertigte invasive Diagnostik (z. B. eine Amniozentese) oder sogar der Abbruch einer gewünschten Schwangerschaft.

22.3.3 Das Embryotox-Projekt

Das Pharmakovigilanzzentrum (PVZ) Embryonaltoxikologie bietet aktuelle und detaillierte Auskünfte über die Informationsdatenbank **www.embryotox.de** an sowie eine individuelle Beratung am Telefon oder über einen Online-Fragebogen. Anlässlich einer individuellen Beratung zur Arzneimitteltherapie wird verabredet, den Schwangerschaftsausgang und das Befinden des Kindes nach der Geburt zu erfragen. Darüber hinaus nimmt das PVZ auch Fallmeldungen entgegen, bei denen der Schwangerschaftsausgang bereits bekannt ist. Solcherart prospektive und retrospektive Verlaufsdokumentationen ermöglichen es, unerwünschte Arzneimittelwirkungen (UAW) zu erfassen, Signale zu entdecken und Beobachtungsstudien zur differenzierten Abschätzung der Arzneimittelsicherheit in der Schwangerschaft durchzuführen.

Die Falldatenerhebung bei **Erstkontakt** mit dem Pharmakovigilanzzentrum, z. B. während der Frühschwangerschaft anlässlich einer Arzneimittelberatung, erfolgt mittels detailliertem Fragenkatalog, der alle Expositionen einschließlich Genussmittel und Drogen, Eigen- und Familienanamnese, Ergebnisse pränataler Diagnostik sowie Beruf und Schulabschluss der Patientin umfasst.

Acht Wochen nach dem errechneten Geburtstermin werden in einer **Follow-up-Erhebung** weitere Daten erfasst. Diese schließen den Schwangerschafts- und Geburtsverlauf, das Befinden des Neugeborenen und die Ergebnisse der dritten pädiatrischen Vorsorgeuntersuchung U3 sowie ggf. anfallende Epikrisen ein.

Im Ergebnis entsteht ein Datensatz, der epidemiologischen Auswertungen zugeführt werden kann und eine Einzelfallbeurteilung erlaubt.

22.4 Fallbeispiel

22.4.1 Beschreibung

Eine Patientin in der zehnten Schwangerschaftswoche sucht wegen eines schmerzhaften Hautausschlags ihren Hausarzt auf. Dieser diagnostiziert einen Herpes zoster. Wenn keine Schwangerschaft vorläge, würde dieser normalerweise die systemische Gabe von Aciclovir und Ibuprofen sowie die lokale Anwendung einer Zinkoxidemulsion verordnen.

22.4.2 Frage und Antwort

Frage

Der behandelnde Arzt wendet sich an Sie und bittet um eine Risikoeinschätzung seines Therapievorschlags.

In der Roten Liste® 2014 finden sich zur Anwendung in der Schwangerschaft in Abhängigkeit vom Präparat folgende Angaben:

- **Aciclovir:** strenge Indikationsstellung oder Gr 2 (perorale Anwendung) oder Gr 6 (parenterale Anwendung).
- **Ibuprofen:** strenge Indikationsstellung im 1. und 2. Trimenon, kontraindiziert im 3. Trimenon. Daten aus epidemiologischen Studien weisen auf ein erhöhtes Risiko für Fehlgeburten sowie kardiale Missbildungen und Gastroschisis nach der Anwendung in der Frühschwangerschaft hin. Das Risiko scheint mit Dosis und Therapiedauer zu steigen. Während des 3. Trimenons bestehen folgende Risiken:
  - für den Fetus: kardiopulmonale Toxizität (mit vorzeitigem Verschluss des Ductus arteriosus und pulmonaler Hypertonie), Nierenfunktionsstörung (bis hin zu Nierenversagen),
  - für Mutter und Kind am Ende der Schwangerschaft: Verlängerung der Blutungszeit, thrombozytenaggregationshemmender Effekt (auch bei sehr geringen Dosen), Hemmung der Uteruskontraktionen mit der Folge eines verspäteten oder verlängerten Geburtsvorgangs.
- **Zinkoxidemulsion:** keine Angaben zur Schwangerschaft.

Welche Antwort geben Sie dem Arzt?

22

Antwort

Aciclovir: Ein embryo- oder fetotoxisches Risiko ist weder bei lokaler, peroraler noch intravenöser Anwendung von Aciclovir beschrieben. Da diesen Beobachtungen eine sehr hohe Fallzahl zugrunde liegt, darf Aciclovir bei entsprechender Indikation in der gesamten Schwangerschaft angewendet werden.

Ibuprofen: Bei kritischer Bewertung aller vorliegenden Daten ist nicht von einem erhöhten embryotoxischen Risiko bei der Anwendung im ersten Trimenon auszugehen. Zu diesem Zeitpunkt der Schwangerschaft ist Ibuprofen nichtsteroidales Antiphlogistikum (NSAR) der Wahl. Bei dem vorliegenden Fallbeispiel kann es also angewendet werden. Ab der 28. Schwangerschaftswoche ist wie bei allen NSAR von einem fetotoxischen Risiko auszugehen, das sich beispielsweise durch einen vorzeitigen Verschluss des Ductus arteriosus Botalli äußern kann. Ab diesem Zeitpunkt sind alle NSAR kontraindiziert.

Zinkoxid: Obwohl systematische Untersuchungen zur topischen Anwendung von Zinkoxid in der Schwangerschaft fehlen, ist aufgrund theoretischer Erwägungen weder von einem embryo- noch von einem fetotoxischen Risiko auszugehen. Die Patientin kann also mit der Emulsion behandelt werden.

Literatur

Habermann F, Fritzsche J, Fuhlbrück F et al. Atypical antipsychotic drugs and pregnancy outcome: a prospective, cohort study. J Clin Psychopharmacol, 33: 453–462, 2013

Hale T. Medications and Mothers' Milk. 16. Aufl., Hale Pub, Amarillo, Texas 2014

Juch H, Gauster M. Endokrinologie der humanen Plazenta. Gynäkologische Endokrinologie, 10: 161–167, 2012

Kleinwechter H, Schäfer-Graf U, Bührer C et al. Diabetes und Schwangerschaft; Praxisempfehlungen der Deutschen Diabetes Gesellschaft. In: Diabetologie und Stoffwechsel, 8 (S2): 224–230, 2013

Oppermann M, Padberg S, Kayser A et al. Angiotensin-II receptor 1 antagonist fetopathy-risk assessment, critical time period and vena cava thrombosis as a possible new feature. Br J Clin Pharmacol, 75: 822–830, 2013

Rohde A, Schaefer C. Psychopharmakotherapie in Schwangerschaft und Stillzeit. 4. Aufl., Georg Thieme Verlag, Stuttgart 2016

Schaefer C. Off-Label-Use von Medikamenten in der Schwangerschaft. Der Frauenarzt, 48: 20–25, 2007

Schaefer C, Meister R, Weber-Schoendorfer C. Isotretinoin exposure and pregnancy outcome – an observational study of the Berlin institute for clinical teratology and drug risk assessment during pregnancy. Arch Gynecol Obstet, 281: 221–227, 2010

Schaefer C, Peters PWJ, Miller RK. Drugs During Pregnancy and Lactation. 3. Aufl., Elsevier Ltd, Oxford 2015

Schaefer C, Spielmann H, Vetter K et al. Arzneimittel in der Schwangerschaft und Stillzeit. 8. Aufl., Urban & Fischer/ Elsevier, München 2012

Der letzte Zugriff auf die im Text genannten Websites erfolgte am 03.04.2016.

23 Pädiatrische Pharmazie

Alenka Pecar, Rita Wagner

Eine sichere und wirksame Arzneimitteltherapie bei Säuglingen und Kleinkindern bedarf besonderer Voraussetzungen. Primär muss ein für die Erkrankung geeigneter Arzneistoff ausgewählt werden. Je jünger das Kind und je seltener die Erkrankung, desto weniger zugelassene Arzneistoffe stehen zur Verfügung. Auch Verpackung, Aussehen und Geschmack von Arzneimitteln spielen bei Kindern eine deutlich größere Rolle als bei Erwachsenen. Viele Fertigarzneimittel eignen sich aufgrund von Dosierung oder Darreichungsform nicht für die Anwendung in dieser Altersgruppe. Einige Arzneimittel sind hinsichtlich ihrer Hilfsstoffe für den Einsatz in der Pädiatrie nicht geeignet (z. B. Benzylalkohol in Parenteralia). In einigen Fällen bleibt nur die rezepturmäßige Anfertigung geeigneter Zubereitungen in der Apotheke.

Für klinische Studien bei Kindern gelten strenge Auflagen mit der Folge, dass häufig Arzneimittel eingesetzt werden, die für diese Patientengruppe keine Zulassung haben, z. B. der Einsatz von Meropenem bei Neugeborenen oder von Indometacin i. v. zum Verschluss des Ductus arteriosus. Um diesem Missstand abzuhelfen, gibt es in den USA und in der EU patentrechtliche Vergünstigungen für die Hersteller, wenn in der klinischen Arzneimittelprüfung auch Kinder berücksichtigt werden (▸ Kap. 7.6). Gemäß aktueller Vorschriften der EU sind pharmazeutische Unternehmen verpflichtet, mehr Informationen zur Anwendung bei Kindern vorzulegen. Für viele Arzneistoffe existieren jedoch derzeit noch **keine offiziellen Dosierungsempfehlungen** für Kinder. Neue Arzneimittel werden häufig ohne ausreichende Erfahrungen verwendet. Über die Angaben der pharmazeutischen Unternehmen hinausgehende Empfehlungen sind am ehesten in angelsächsischer Fachliteratur verfügbar.

Die Information von ärztlichem und Pflegepersonal über Arzneimittelauswahl und -dosierung im Kindesalter sowie die Versorgung mit geeigneten Hilfsmitteln tragen entscheidend zu einer sicheren Arzneimitteltherapie bei. Auf einige Arzneistoffe reagieren Früh- oder Neugeborene mit Nebenwirkungen, die man bei Erwachsenen nicht oder nicht im selben Ausmaß beobachtet. Beispiele sind:

- Hämaturie nach Imipenem,
- Oligurie, Anurie nach Indometacin,
- Bilirubinanstieg nach Ceftriaxon.

Leider sind die Auskünfte der Hersteller zur Anwendung bei Früh- und Neugeborenen (Dosierung, Applikation und Kompatibilität) teilweise unbefriedigend, häufig liegen gar keine Erfahrungsberichte bzw. Anwendungsbeobachtungen vor.

23.1 Dosierung

23.1.1 Pharmakokinetische Besonderheiten

Resorption

Bei Früh- und Neugeborenen werden Arzneistoffe i. d. R. besser resorbiert, da die sogenannten **Organbarrieren** noch nicht vollständig ausgeprägt sind.

So lassen sich Antibiotika, z. B. Vancomycin, die bei Erwachsenen nicht liquorgängig sind, bei Frühgeborenen teilweise in therapeutischen Konzentrationen im Liquor nachweisen. Da das Ausmaß der Verteilung in den Liquor interindividuell sehr unterschiedlich ist, kann dies jedoch nicht grundsätzlich therapeutisch genutzt werden.

Enterale Resorption. Die Magenpassagezeit ist bei Neugeborenen verlängert, Erwachsenenwerte werden erst im Alter von sechs Monaten erreicht. Darüber hinaus wird die gastrointestinale Resorption durch die intestinale Mikroflora und durch das Ernährungsregime beeinflusst. Partikel unter 1 mm passieren die Speiseröhre von Kleinkindern ab etwa drei Monaten. Bei iodhaltigen Röntgenkontrastmitteln muss von einer Iodresorption ausgegangen werden, ebenso können lokale Antibiotika, wie Neomycin, resorbiert werden. Im Gegensatz dazu ist die gastrale Resorption von sau-

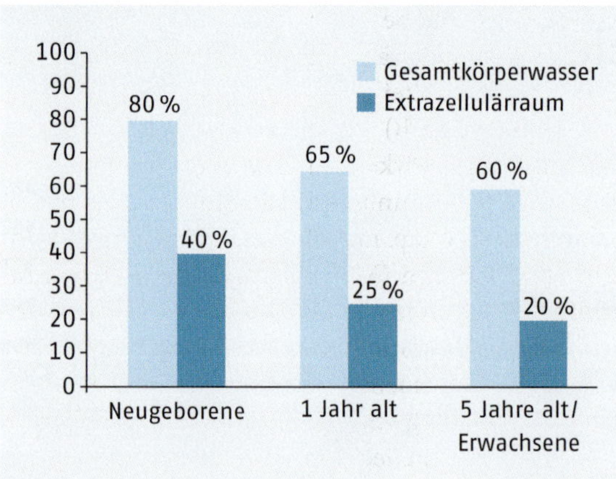

○ Abb. 23.1 Prozentualer Anteil des Gesamtkörperwassers und des Extrazellulärraums am Körpergewicht in Abhängigkeit vom Lebensalter

ren Arzneistoffen, z. B. Phenobarbital, durch den erhöhten **Magen-pH-Wert** erschwert, dies ist vermutlich nur in den ersten Lebenstagen von Bedeutung. Fettlösliche Arzneistoffe wie Itraconazol oder Vitamin E werden wegen einer unzureichenden **Produktion von Gallensäuren** in den ersten Lebenswochen schlechter intestinal resorbiert.

Perkutane Resorption. Die Epidermis bildet sich zwischen der 23. und der 33. Schwangerschaftswoche aus. Werden Frühgeborene vor der 28. Schwangerschaftswoche geboren, besteht die „Epidermisbarriere" nur aus ein bis zwei Hautschichten. Nach der Geburt setzt ein Reifungsprozess ein, sodass bei einem Frühgeborenen im Alter von zwei bis drei Wochen die **Epidermis** mit der eines reifen Neugeborenen vergleichbar ist. Je besser die Epidermis hydratisiert ist, desto höher ist der perkutan resorbierbare Anteil. Frühgeborene, die im Inkubator mit sehr hoher Luftfeuchte liegen, sind in den ersten zwei bis drei Lebenswochen am meisten gefährdet. Alle Arzneistoffe und Materialien, womit die unreife Haut in Berührung kommt, müssen deshalb kritisch beurteilt werden: Salicylsäurehaltige Dermatika sind zu vermeiden, Alkoholtupfer dürfen nicht aus der Hand gelegt werden, da ein versehentlich im Inkubator vergessener Tupfer an der Haut zu hämorrhagischen Nekrosen führen kann. Bei großflächigem Einsatz iodhaltiger Hautdesinfektionsmittel sind bereits nach fünf Tagen Schilddrüsenunterfunktionen beschrieben. Nach Anwendung steroidhaltiger Dermatika werden v. a. bei Neugeborenen mit ekzematösen Hauterkrankungen systemische Nebenwirkungen, wie Cushing-Syndrom und Suppression der Nebennierenrindenfunktion, beobachtet.

Verteilung

Arzneistoffe, die sich größtenteils im **Extrazellulärraum** verteilen (Theophyllin, Aminoglykoside), müssen bei Neugeborenen und v. a. bei Frühgeborenen pro kg Körpergewicht höher dosiert werden, da sowohl der Wasseranteil pro kg Körpergewicht (Gesamt-Körperwasser) als auch der Anteil des Extrazellulärvolumens größer als bei Kindern und Erwachsenen ist (○ Abb. 23.1). Bei Arzneistoffen, die sich v. a. im **Fettgewebe** verteilen, z. B. Diazepam, sind die Dosierungen pro kg wegen des kleineren Verteilungsvolumens (Fettkompartiment ist kleiner) niedriger.

Die **Plasmaproteinbindung** von Arzneistoffen ist geringer als bei Erwachsenen, dies führt zu einem höheren Anteil des freien Arzneistoffs. Ursachen hierfür sind geringere Plasmaproteinkonzentrationen bei Früh- und Neugeborenen und geringere Bindungskonstanten des fetalen Albumins. Arzneistoffe und endogene Substrate, wie Bilirubin, können um Albuminbindungsstellen konkurrieren. Es handelt sich dabei nicht um die gleiche Albuminbindungsstelle, vielmehr können saure Arzneistoffe mit hoher Plasmaproteinbindung (> 85 %; z. B. Indometacin, Furosemid, Diazepam, Phenytoin) über allosterische Effekte die Bindungsaffinität von Bilirubin zur Albuminbindungsstelle reduzieren. Diese Verdrängung ist insbesondere in der ersten Lebenswoche zu berücksichtigen, solange der physiologische Bilirubinpeak noch nicht überwunden ist. Eine Bindung von Arzneistoffen an Gewebestrukturen auch außerhalb des Gefäßsystems findet bei Glucocorticoiden (Lunge) und bei Digoxin (Bindung an Erythrozyten, Myokard, Skelettmuskel) statt. Digoxin wird bei Neugeborenen höher dosiert, weil die Bindungsaffinität von Digoxin im Myokard geringer ist.

Metabolisierung

Bei unreifen Neugeborenen sind die **Leber-Enzymsysteme** noch nicht vollständig ausgeprägt. Dadurch laufen viele Phase-I(Oxidations)- und Phase-II (Konjugations)-Reaktionen langsamer ab. Die direkte Folge der unreifen Enzymausstattung sind verlängerte Halbwertszeiten des Arzneistoffs oder der Metaboliten. Während sich die Halbwertszeit von Chloralhydrat bei Frühgeborenen im Vergleich zu Säuglingen nicht wesentlich unterscheidet (ca. eine Stunde), zeigt der aktive Metabolit Trichlorethanol eine Halbwertszeit von bis zu 40 Stunden im Vergleich zu 28 Stunden bei Neugeborenen oder zehn Stunden bei Kindern.

Arzneistoffe, die auch ohne Phase-I/II-Reaktionen eliminiert werden können, z. B. Cefotaxim, werden zu einem höheren Prozentsatz unverändert ausgeschieden. Arzneistoffe, die durch Glucuronidierung eliminiert werden, z. B. Morphin oder Lorazepam, zeigen eine verminderte Clearance.

Bei Früh- und Neugeborenen können auch alternative Biotransformationsreaktionen ablaufen, z. B. wird ein größerer Anteil Arzneistoff sulfatiert und methyliert, während prozentual weniger demethyliert, glucuronidiert oder durch Cytochrom P450 abgebaut wird.

Bei Erwachsenen wird Theophyllin v.a. hydroxyliert und N-demethyliert, bei Früh- und Neugeborenen überwiegt die Methylierung zum Coffein. Wegen der verminderten Glucuronidierungskapazität wird Paracetamol bei Früh- und Neugeborenen überwiegend sulfatiert, während bei Säuglingen und Kindern Paracetamol hauptsächlich als Glucuronid ausgeschieden wird.

Renale Exkretion

Bei Früh- und Neugeborenen ist die **glomeruläre Filtrationsrate** (GFR) durch eine verminderte renale Durchblutung reduziert. Außerdem ist die Tubulusfunktion noch eingeschränkt. In der ersten Lebenswoche erreicht die GFR bei sehr kleinen Frühgeborenen (< 30 Schwangerschaftswochen) ca. 10–20 ml/min/1,73 m^2, bei Neugeborenen ca. 40 ml/min/1,73 m^2; die GFR steigt jedoch nach den ersten Lebenstagen i. d. R. deutlich an. Die niedrige GFR und eine verminderte Konzentrierungsfähigkeit des Harns führen bei primär renal eliminierten Arzneistoffen zu längeren Halbwertszeiten und zu einem renalen Wasserverlust. Als Maß für die Nierenfunktion und damit für die Exkretionskapazität wird in der Klinik meist die Kreatinin-Clearance bestimmt. Kreatinin als körpereigene Substanz wird ausschließlich glomerulär filtriert, deshalb entspricht die renale Kreatinin-Clearance ungefähr der glomerulären Filtrationsrate (▸ Kap. 21.2.3).

Die Dosierung renal eliminierter Arzneistoffe muss bei Früh- und Neugeborenen an langsamere Eliminationsgeschwindigkeiten angepasst werden. Einige Diuretika müssen in die Tubulusflüssigkeit gelangen, um wirken zu können. Bei Früh- und Neugeborenen mit verminderter GFR sind deshalb teilweise höhere Diuretika-Dosierungen nötig.

23.1.2 Therapeutisches Drug Monitoring (TDM)

Plasmakonzentrationsmessungen sind sinnvoll, wenn Korrelationen zu erwünschten bzw. unerwünschten Wirkungen bestehen (▸ Kap. 15).

Da bei Früh- und Neugeborenen die Infusionsgeschwindigkeiten allgemein durch die geringen applizierten Volumina niedrig sind, ist eine **standardisierte Applikationsweise** (Infusionsdauer, Ort der Applikation im Infusionssystem) auch für die Blutentnahme und Interpretation der Plasmakonzentrationen von großer Bedeutung. Antibiotika-Kurzinfusionen sollten möglichst patientennah appliziert werden, um besser abschätzen zu können, wann der Arzneistoff im Blutkreislauf angekommen ist. Entscheidend ist eine genaue Dokumentation sowohl der Infusionszeiten als auch der Zeiten der Blutabnahme.

Ein TDM sollte bei Früh- und Neugeborenen generell bei **Aminoglykosiden** und bei **Vancomycin** erfolgen. Diese Antibiotika werden fast nie als Monotherapie eingesetzt, und bei einer Kombinationstherapie mit Arzneistoffen mit ähnlichem Nebenwirkungsprofil (Ototoxizität, z. B. bei Furosemid; Nephrotoxizität, z. B. bei Amphotericin B) erhöht sich die Inzidenz dieser unerwünschten Wirkungen. Zur individuellen Dosisanpassung von Aminoglykosiden (nicht bei einer Einmaldosierung, ▸ Kap. 15.3.5) werden üblicherweise nur zwei Blutabnahmen (Minimal- und Maximalkonzentration) vorgenommen. Bei Vancomycin ist in den meisten Fällen die Bestimmung der Minimalkonzentration ausreichend. Bei einem Blutvolumen von ca. 80 ml pro kg (bei einem 700 g schweren Frühgeborenen ca. 56 ml Blutvolumen) sollte jede weitere Blutabnahme gespart werden, um die Häufigkeit von Transfusionen zu minimieren.

Wird bei Früh- oder Neugeborenen **in der ersten Lebenswoche** ein TDM durchgeführt, sollten die Plasmakonzentrationen nach ca. drei Tagen nochmals kontrolliert werden, weil sich in der ersten Lebenswoche der **Flüssigkeitsstatus** maßgeblich verändert:

- Jedes Neugeborene verliert in den ersten Lebenstagen 10(–20) % seines Gewichts als Wasser: Extrazelluläres Wasser wird mobilisiert, da das Kind intrauterin von Wasser umgeben war und sich postpartal ein anderes Flüssigkeitsgleichgewicht mit der Umgebung einstellt.
- Durch die viel dünnere Haut und die größere **Hautoberfläche** pro kg im Vergleich zu Erwachsenen (relative Körperoberfläche bei Neugeborenen ist 2,6-mal größer) verlieren Frühgeborene perkutan viel Wasser (bei einem Frühgeborenen aus der 25. Schwangerschaftswoche bis zu 100 ml/kg/d).
- Die **Nierenfunktion** ist in den ersten drei bis vier Lebenstagen noch sehr eingeschränkt, nimmt jedoch danach i. d. R. deutlich zu.
- Ein geheizter **Inkubator** oder eine Phototherapie (bei Hyperbilirubinämie) erhöhen den Wasserverlust.

Erwartet wird deshalb in der ersten Lebenswoche, dass sich mit der Mobilisierung und dem Verlust von extrazellulärer Flüssigkeit das Verteilungsvolumen und mit dem Anstieg der glomerulären Filtrationsrate die Halbwertszeit renal eliminierter Arzneistoffe verändert.

Änderungen des Flüssigkeitsstatus können auftreten:

- perioperativ,
- bei rezidivierenden Pleuraergüssen, Pleuradrainagen,
- bei instabilem Aszites,
- unter Indometacintherapie (häufig Oligurie, Anurie als unerwünschte Wirkung),
- durch andere Begleitmedikation, z. B. Diuretika, Katecholamine.

Tab. 23.1 Unverändert renal eliminierte Fraktion (f_e) bei Betalactamen

Betalactam	f_e
Penicillin G	0,85–0,95
Ampicillin	0,60–0,80
Amoxicillin	0,60–0,80
Piperacillin	0,60–0,70
Cefuroxim	0,95
Cefotiam	0,80
Cefotaxim	0,80
Ceftriaxon	0,70
Ceftazidim	0,90
Imipenem	0,99
Meropenem	0,90

In diesen Fällen ist bei Patienten, die mit Aminoglykosiden (klassische Dosis) therapiert werden, ein TDM mit zwei Blutentnahmen nicht sinnvoll. Hier werden Einzelmessungen zur Orientierung empfohlen.

23.1.3 Dosierung bei Niereninsuffizienz

Schon die übliche Dosierung bei Früh- und Neugeborenen ist wegen der Variabilität des Körpergewichts (Verteilungsvolumen) schwierig. Das Monitoring wird umso wichtiger, je schlechter die Nierenfunktion des Patienten ist.

Für Betalactame sind Kontrollen der Plasmakonzentration wegen der größeren therapeutischen Breite bei normaler Nierenfunktion nicht nötig. Eine Dosisanpassung von Betalactamen an eine reduzierte Nierenfunktion wird bei Früh- und Neugeborenen empfohlen, da:

- ein höherer Anteil des Arzneistoffs unverändert renal eliminiert werden kann (z. B. ist die renale Clearance von Cefotaxim bei Früh- und Neugeborenen größer als bei Erwachsenen),
- häufig mehrere nephrotoxische Arzneistoffe gleichzeitig appliziert werden (Furosemid, Vancomycin, Aminoglykoside).

Die Dosisanpassung kann generell auf dreierlei Arten erfolgen:

1. Senkung der Erhaltungsdosis,
2. Verlängerung des Dosierungsintervalls,
3. Senkung der Erhaltungsdosis bei verlängertem Intervall.

Zur Dosisanpassung werden die individuelle Kreatinin-Clearance des Patienten (CL_{Cr}) und der unverändert renal eliminierte Anteil des jeweiligen Antibiotikums (f_e) berücksichtigt (Tab. 23.1).

Bei Kindern kann die Kreatinin-Clearance nicht nach Cockcroft-Gault (▸Kap. 21.2.3) berechnet werden, da die relative Muskelmasse bei Kindern nicht der von Erwachsenen entspricht. Stattdessen wird die **Kreatinin-Clearance** (CL_{Cr}) nach **Schwartz** et al. (1987) abgeschätzt, wobei k ein altersabhängiger Faktor (bei Neugeborenen und Kindern unter einem Jahr: 0,45; Alter 1–13 Jahre: 0,55; Mädchen > 13 Jahre: 0,55; Jungen > 13 Jahre: 0,70) und L die Körpergröße in cm ist:

$$CL_{Cr}\ (\text{ml/min/1,73 m}^2) = \frac{k \cdot L(\text{cm})}{\text{Serumkreatininkonzentration (mg/dl)}}$$

Gleichung 23.1

Die Initialdosis zum Erreichen der gewünschten Steady-State-Konzentration wird bei Antibiotika wie bei Nierengesunden gewählt. Die Erhaltungsdosis kann nach Gleichung 23.2 berechnet werden, wobei prozentual die Dosis oder das Intervall verändert werden können:

$$D_{Patient} = D_{Norm} \cdot \left(1 - f_e \cdot \left(1 - \frac{CL_{Cr,\ Patient}}{CL_{Cr,\ Norm}}\right)\right)$$

Gleichung 23.2

Die Anpassung der Dosierung an die Nierenfunktion kann auch nach Dettli mithilfe des Korrekturfaktors Q′ erfolgen. Dieses Berechnungsverfahren wird ausführlich in ▸Kap. 15.3.2 erläutert.

23.2 Parenterale Applikation

23.2.1 Venenzugang

Eine intravenöse Gabe erfolgt bei Kindern i. d. R. über einen peripheren oder zentralen Venenzugang (**Hickman-Katheter**). Als peripherer Zugang wird bei Säuglingen häufig die **Kopfvene** genutzt. In die kleinen Gefäße können meist nur einlumige Katheter gelegt werden, d. h. alle Infusionslösungen müssen über dasselbe Lumen appliziert werden. Die Applikation wird auch durch ein geringes Infusionsvolumen erschwert. Eine zentrale Rolle nimmt deshalb die zeitliche Anordnung und die Art und Reihenfolge der zu applizierenden Parenteralia im Tagesablauf und im Infusionssystem ein, mit dem Ziel Inkompatibilitäten zu vermeiden. Oft müssen komplex zusammengesetzte Infusionen, z. B. Ernährungsinfusionen, mit Arzneistoffen kombiniert werden, häufig sind die applizierten Arzneistofflösungen maximal konzentriert. Eine hohe Konzentration (hohe Osmolarität) der infundierten Lösungen erhöht bei peripher-venöser Applikation das Risiko von Thrombophlebitiden. Idealerweise sollte ab einer Osmolarität von 600 mosmol/l eine zentral-venöse Applikation erfolgen. Bei Ernährungsinfusionen sind v. a. Glucose, Kalium, Calcium, Natriumhydrogencarbonat und Elektrolytkonzentrate ausreichend zu verdünnen. Auch bei Arzneistoffen ist auf ausreichende Verdünnung zu achten.

23.2.2 Kompatibilität von Arzneimitteln und Infusionslösungen

Bei pädiatrischen Patienten werden häufig Infusionen ohne Berücksichtigung der Kompatibilität über das gleiche Katheterlumen kombiniert. Beispielsweise führt die hohe Calciumkonzentration in den Ernährungsinfusionen für Früh- und Neugeborene in Kombination mit Fettemulsion und Heparin innerhalb von wenigen Minuten zum **Ausflocken der Mischung im Infusionssystem**. Aufgrund der hohen Elektrolytkonzentrationen in Ernährungsinfusionen werden in der Pädiatrie keine fetthaltigen „All-in-One-Mischungen" (▸ Kap. 18.4.2) verwendet, deren Emulsionsstabilität zu gering ist.

Hier können spezielle Informationen wichtig sein (z. B. pH-Werte, Osmolarität, Verdünnungsmittel, alternative Applikationsmöglichkeiten). Diese Informationen sind meist nicht über die Gebrauchsinformation sondern nur in weiterführender Literatur verfügbar (z. B. Ege et al. 2009).

Die Herstellerangaben zur Kompatibilität mehrerer Arzneistoffe, die über denselben Zugang appliziert werden sollen, sind oft unzureichend und das Pflegepersonal ist mit dieser komplexen Problematik meistens überfordert.

Einen ersten Anhaltspunkt über eine mögliche Mischbarkeit bietet der **pH-Wert** der Arzneistofflösung (◘ Tab. 23.2). Werden miteinander inkompatible Arzneistoffe kombiniert, kann die Inkompatibilität **sichtbar** oder **unsichtbar** sein. Bekannte Inkompatibilitäten sind z. B. ein weißer Midazolam-Niederschlag bei einer Kombination von Midazolam über ein Y-Stück mit Ernährungsinfusionen (sichtbare Inkompatibilität) oder die Zersetzung von Epoprostenol nach Kombination mit Pancuronium über ein Y-Stück: Es entsteht lösliches und farbloses 6-Ketoprostaglandin-F1 (unsichtbare Inkompatibilität).

Dichteunterschiede der Flüssigkeiten sind nur bei farbigen Lösungen zu erkennen. Sie können dazu führen, dass die Lösung mit geringerer Dichte vom Patienten weg fließt. Dieser Fall tritt z. B. ein, wenn bei spezifisch leichteren Arzneistoffen bzw. Lösungen die Infusionsleitungen höher als der Patient angeordnet sind. Ein „Hochkriechen" einer weißen Fettemulsion in den Infusionsleitungen wird bemerkt, ein Absinken von Heparin oder ein Aufsteigen von Aminoglykosidlösungen dagegen nicht. Diese Trennphänomene sind umso stärker, je niedriger die Infusionsgeschwindigkeiten und je geringer die applizierten Mengen sind.

◘ **Tab. 23.2** pH-Werte ausgewählter Parenteralia (nach dem pH-Wert geordnet)

pH-Wert	Arzneistoff, Handelsname
Alkalische Arzneistofflösungen	
pH 12	▪ Enoximon (Perfan®), ▪ Epoprostenol (Epoprostenol rotexmedica®), ▪ Phenytoin (Phenhydan®)
pH 11	▪ Aciclovir (Aciclovir hospira®), ▪ Kaliumcanrenoat (Aldactone®), ▪ Trometamol (TRIS®)
pH 10	▪ Cotrimoxazol (Cotrim®), ▪ Phenobarbital (Luminal®)
pH 9	▪ Acetazolamid (Diamox®), ▪ Theophyllin (Bronchoparat®)
pH 8	▪ Furosemid (Lasix®)
Saure Arzneistofflösungen	
pH 4	▪ Pancuronium (Pancuronium®), ▪ Suxamethonium (Lysthenon®), ▪ Vecuronium (Vecuronium Inresa®)
pH 3	▪ Acetylcystein (ACC®, Fluimucil®), ▪ Midazolam (Dormicum®), ▪ Vancomycin (Vancomycin®)
pH 3–5	▪ Dobutamin (Dobutamin®), ▪ Dopamin (Dopamin®), ▪ Epinephrin (Suprarenin®, Adrenalin®), ▪ Gentamicin (Refobacin®, Gentamicin®), ▪ Morphin (Morphin®), ▪ Norepinephrin (Arterenol®)
pH 3–6,5	▪ Tobramycin (Tobramycin Braun®)

Inkompatibilitäten können verhindert werden, wenn man den **inkompatiblen Bestandteil** separat appliziert. Beispielsweise lässt sich Tobramycin nicht mit Heparin über ein Y-Stück kombinieren (Inkompatibilität Heparin/Tobramycin), jedoch kann die Heparin-Infusion (Perfusorspritze) während der Tobramycin-Kurzinfusion unterbrochen werden.

Das Risiko einer Inkompatibilität steigt bei zunehmender **Kontaktzeit** (Reaktionsdauer) der Lösungen an, deshalb sollten möglichst kurze Kontaktzeiten gewählt werden, d. h. das Zuspritzen sollte patientennah erfolgen. Die Kontaktzeit ist nicht mit der Applikationsdauer gleichzusetzen, sie gibt lediglich die Zeit der gemeinsamen Flussstrecke der, z. B. über ein Y-Stück, kombinierten Lösungen an.

23.2.3 Verunreinigungen

Parenteralia enthalten zum Teil relativ hohe Konzentrationen an **Aluminium** als Verunreinigung. Die hohen Aluminiumkonzentrationen in Humanalbuminlösungen haben bei Frühgeborenen zu stark erhöhten Aluminiumkonzentrationen in Knochen und Serum geführt. 1990 wurde deshalb vom Europäischen Arzneibuch in Humanalbuminlösungen der maximale Aluminiumgehalt auf 200 µg/l festgelegt. Frühgeborene sind besonders gefährdet, weil sie wegen ihres latenten Calciummangels Aluminium statt Calcium in die Knochen einbauen. Auf die Aluminium-Kontamination in Injektions- und Infusionslösungen aus Glasflaschen und deren Folgen, wie Neurotoxizität oder Osteomalazie, wird seit Jahren hingewiesen. Leider ist das Problem bis heute von den pharmazeutischen Unternehmern noch nicht zufriedenstellend gelöst worden. Besonders betroffen sind kleinvolumige Zusätze zur parenteralen Ernährung (Elektrolytkonzentrate). Wenn möglich, sollten Kunststoffflaschen verwendet werden.

PVC-Infusionssysteme enthalten oft **Phthalate** als Weichmacher, meist Diethylhexylphthalat (DEHP). Durch Fettemulsionen wird DEHP in erheblichen Mengen herausgewaschen. DEHP hat eine reproduktionstoxische Wirkung und stellt insbesondere für Früh- und Neugeborene ein Risiko dar. Obwohl DEHP seit 1999 in Spielzeug für Kinder unter drei Jahren in der EU verboten ist, gibt es leider noch keine verbindlichen Richtlinien, dass auf DEHP als Weichmacher verzichtet werden muss, falls Alternativen verfügbar sind. Auch existiert bisher keine Deklarationspflicht für alle Inhaltsstoffe in Infusionssystemen.

23.2.4 Partikelbelastung

Entscheidend für die Patientenbelastung sind häufig weniger die Arzneistoff- und Infusionslösungen, sondern die verwendeten Medizinprodukte, wie Infusionsleitungen bzw. Behältnisse. Eine Partikelfreiheit der Medizinprodukte ist laut Aussagen der Hersteller technisch nicht erreichbar bzw. zu kostenaufwendig. Die Verwendung von Partikelfiltern im Infusionssystem scheint sinnvoll, da auch kleine Partikel unterhalb eines Durchmessers von 2 µm für Aggregate und Thromben in der pulmonalen Endstrombahn verantwortlich gemacht werden.

23.2.5 Adsorption an Infusionssysteme

Adsorptive Prozesse an Innenflächen der Infusionssysteme (Insulin, Vitamin A, Peptide) oder an Filtermaterialien (Diazepam, Phenobarbital, Vancomycin, Insulin, Gentamicin etc.) sind beschrieben. Vor allem bei sehr geringen Dosen, wie bei Früh- und Neugeborenen, kann ein nicht unerheblicher Prozentsatz zurückgehalten werden. Zum Beispiel kann bei Früh- und Neugeborenen eine ausreichende Insulindosierung nur sichergestellt werden, wenn das Infusionssystem vor der Applikation mit Insulinlösung „gesättigt“ wird. Erst danach sollte die Infusionsleitung mit der zu infundierenden Insulinlösung befüllt werden. Bei sehr geringen Injektionsvolumina (z. B. Erythropoetin zur Behandlung der Frühgeborenenanämie) ist zu beachten, dass das in der Kanüle verbleibende Totvolumen zu Unterdosierung führen kann.

Die von dem Filter oder dem Infusionssystem zurückgehaltene Arzneistoffmenge hängt u. a. von der Standzeit und dem Material ab und kann deshalb nicht generell quantifiziert werden. Adsorptionen sind insbesondere bei Infusionssystemen aus Polyvinylchlorid beschrieben. Polyethylen oder Polypropylen scheinen weniger problematisch zu sein.

23.2.6 Komplikationen

Neben metabolischen Entgleisungen infolge einer nicht ausgeglichenen Elektrolyt- oder Nahrungszufuhr und mechanischen Komplikationen beim Legen eines Katheters ist v. a. die **Thrombophlebitis** eine häufige Komplikation bei der **peripheren** parenteralen Applikation. Das Risiko einer Thrombophlebitis steigt mit dem Kanülendurchmesser, mit sinkendem pH-Wert, mit der Osmolarität, mit dem Partikelgehalt und mit der Applikationsdauer an. Lässt man zu einer peripher applizierten Ernährungsinfusion über ein Y-Stück eine Fettemulsion mitlaufen, ist das Risiko einer Thrombophlebitis geringer. Fettemulsionen sind isoton und für periphere Venen besser verträglich als isotonische Glucoselösungen (5 % Glucose). Bei Patienten, die einen zentral venösen und einen peripher venösen Katheter haben, kann die Fettemulsion i. d. R. peripher infundiert werden.

Katheter-Infektionen treten als Folge von häufigen Manipulationen am Infusionssystem (Kontamination) oder durch Verschleppung von Hautkeimen ins Katheterlumen auf. In der Neonatologie werden komplex zusammengesetzte Ernährungsinfusionen verwendet. Deren Zubereitung erfolgt unter teilweise unzulänglichen räumlichen und hygienischen Verhältnissen auf Station. Idealerweise sollten die Ernährungsinfusionen in der Krankenhausapotheke zubereitet werden.

23.2.7 Subkutane Gabe

Bevorzugte Stellen für subkutane (s. c.) Injektionen bei Kindern sind Bauchbereich und Oberschenkel. Injektionsnadeln müssen an Alter und Körperbau des Kindes angepasst sein, sonst kann es zu versehentlichen intrakutanen oder intramuskulären Injektionen kommen.

Tab. 23.3 Primär geeignete Arzneiformen und Hilfsmittel im Kindesalter

Stadium	Alter	Besonders geeignete Arzneiformen/Hilfsmittel
Frühgeborene	Geburt vor Vollendung der 37. Schwangerschaftswoche	Parenteralia, i. d. R. i. v. Gabe, flüssige Oralia (isotone Lösungen oder Suspensionen), Gabe mit Oralspritzen
Neugeborene	0–28 Tage	Zusätzlich: Kapseln zum Öffnen, Suppositorien und Klysmen, Inhalation über Vernebler/Inhalationsgeräte mit Maske oder alternativ Inhalationshilfe mit Maske
Säuglinge und Kleinkinder	29 Tage bis 36. Lebensmonat	Zusätzlich: gutschmeckende flüssige Oralia, Gabe mit Oralspritzen oder geeigneter Dosierhilfe, leicht zerfallende Tabletten

23.3 Kindgerechte Arzneiformen

Vor allem bei Säuglingen und Kleinkindern ist die Arzneimittelverabreichung extrem schwierig. Die Patienten spucken Arzneimittel aus oder wehren Hilfsmittel ab. Darüber hinaus sind in dieser Altersgruppe Durchfallerkrankungen und Erbrechen häufig. Die Adhärenz leidet darunter erheblich. Bei langfristiger Therapiedauer ist eine Anwendungsfrequenz von maximal zweimal täglich wünschenswert. Neben Parenteralia sind Suppositorien oder flüssige Arzneiformen geeignet, notfalls auch zerkleinerte feste Oralia (Perorale Arzneimittel, Tab. 23.3). Unzerteilte feste Oralia eignen sich frühestens ab dem vierten bis fünften Lebensjahr. Technisch aufwendige Arzneiformen (z. B. Asthmasprays) können i. d. R. erst Kinder ab dem Schulalter selbstständig anwenden.

23.3.1 Perorale Arzneiformen

Perorale Arzneimittel gibt es als feste oder flüssige Darreichungsformen. Kinder dürfen Arzneimittel, wenn kompatibel, gemischt mit Konfitüre, Obstmus, Eis, Pudding, Nuss-Nougat-Creme oder ihrem Lieblingsgetränk einnehmen. Das Arzneimittel wird einer möglichst geringen Menge des Trägers zugemischt, um sicherzugehen, dass das Kind die gesamte Dosis einnimmt. Die Gesamtdosis soll idealerweise nicht mehr als einen Schluck umfassen. Zum Zumischen ungeeignet sind Flaschennahrung (durch manche Arzneimittel gerinnt die Eiweißkomponente von Babynahrung) und Grundnahrungsmittel, da das Kind eine Abneigung dagegen entwickeln könnte, sowie für Kinder unter einem Jahr Honig (kann Sporen von *Clostridium botulinum* enthalten). Von einigen schlecht schmeckenden Arzneistoffen gibt es Darreichungsformen mit geschmacksverbessernden Zusätzen oder neutralisierenden Überzügen (z. B. Klacid® Saft). Kinder mit Multimedikation schlucken Arzneimittel einzeln nacheinander, um ein Aspirieren zu vermeiden.

Flüssige Formen

Für Kinder bis etwa vier Jahre und für alle Patienten mit Erkrankungen, die mit Schluckstörungen einhergehen (z. B. allergische Reaktionen, Asthma) sind flüssige Oralia vorteilhafter als feste. Bei der peroralen Applikation von Flüssigkeiten muss insbesondere bei Frühgeborenen die **Osmolarität** mitberücksichtigt werden. Die Osmolarität im Gastrointestinaltrakt liegt bei 200–300 mosmol/l, Muttermilch ist nahezu isoton (ca. 300 mosmol/l). Bei der nekrotisierenden Enterokolitis (NEC) werden bei Frühgeborenen u. a. hyperosmolare Lösungen als Risikofaktor diskutiert. Bei Frühgeborenen mit NEC wird die perorale Zufuhr zeitweise vollständig eingestellt, um den Darm zu entlasten. Wird bei NEC der Mund mit Nystatin-Suspensionen ausgepinselt, sollen hochosmolare Handelspräparate und Nystatin-Suspension 50 000 IE/g (NRF 21.3.) nicht eingesetzt werden.

Als Alternative kann Nystatin-Reinsubstanz in Wasser suspendiert werden (unangenehmer Geschmack) oder eine Rezepturherstellung erfolgen:

- Isotonische Nystatin-Suspension 100 000 IE/ml + 500 000 IE/ml ohne Konservierung (NRF 21.4.).

Weitere Beispiele für hochosmolare Arzneimittel sind:

- flüssige Furosemid-Zubereitungen, z. B. Lasix® liquidum (ca. 4300 mosmol/l),
- flüssige Zubereitungen zur peroralen Eisen-Substitution (ca. 2500 mosmol/l),

Flüssigkeiten lassen sich während einer therapeutischen Neueinstellung oder Dosisanpassung flexibler dosieren als feste Formen. Auch alle Dosierungen geringer als eine halbe Tablette werden besser als Flüssigkeit verordnet. Falls keine flüssige Arzneiform kommerziell verfügbar ist, kommt eine Rezepturherstellung durch die Apotheke infrage. Als Darreichungsform zur Rezeptur eignen sich flüssige Zubereitungen, alternativ Hartgelatine-Steckkapseln. Sie werden zur Anwendung geöffnet und ihr Inhalt in Flüssigkeit suspendiert. Auch

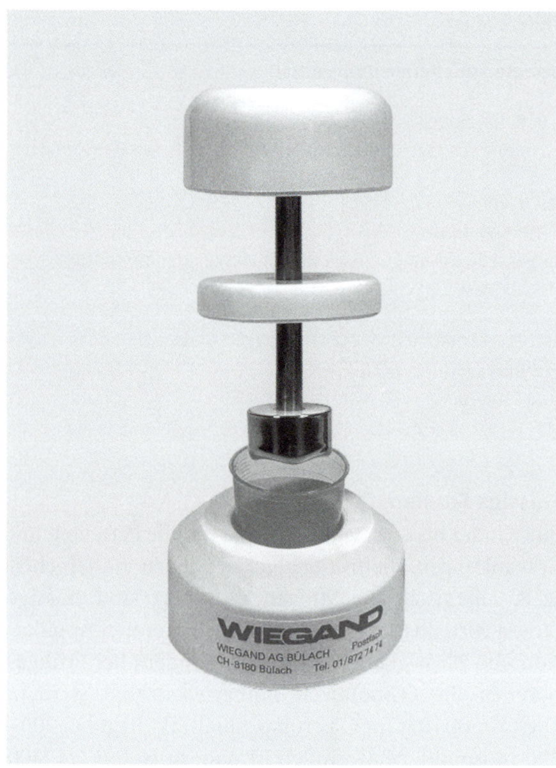

o Abb. 23.2 Tablettenzerkleinerer. Krewi Medical Produkte GmbH

parenterale Formen mancher Arzneistoffe können peroral angewendet werden (z. B. Ranitidin, Theophyllin-Ampullen). Pflegekräfte müssen über die begrenzte Haltbarkeit flüssiger Oralia nach Anbruch informiert werden. Alle Arzneistoffe mit CMR-Potenzial (zytotoxisch, mutagen, reproduktionstoxisch, z. B. Zytostatika oder Virustatika) sollten als flüssige Darreichungsform verordnet werden. Keinesfalls sollen Eltern oder Pflegekräfte feste Formen von CMR-Stoffen zerkleinern. Für die rezepturmäßige Anfertigung von CMR-Arzneimitteln sind besondere Richtlinien einzuhalten.

Zur Dosierung flüssiger Arzneiformen steht eine Reihe von Hilfsmitteln zur Verfügung. Herkömmliche Haushaltslöffel sind als Dosierhilfe ungeeignet, da sie in den Volumina stark differieren. Besser geeignet sind Messlöffel, -becher oder -pipetten. Für hochkonzentrierte Flüssigkeiten, Arzneistoffe mit geringer therapeutischer Breite und bei Säuglingen sind Oralspritzen vorteilhaft. Eine vom Hersteller angebotene Dosierhilfe sollte unbedingt verwendet werden, allerdings nur für das entsprechende Produkt. Leider fehlen Dosierhilfen teilweise auch bei Arzneistoffen mit geringer therapeutischer Breite (z. B. Epanutin® Suspension).

Feste Formen

Dosierungsgenauigkeit und Geschmacksneutralität sprechen für den Einsatz unzerteilter fester Formen. Kinder unter vier Jahren sind jedoch i. d. R. nicht in der Lage, ganze feste Formen zu schlucken. Für sie müssen feste Formen vor Anwendung zerkleinert werden – juristisch betrachtet meist keine bestimmungsgemäße Anwendung.

Unretardierte Tabletten, Filmtabletten und Dragees ohne Magensaftresistenz lassen sich i. d. R. ohne negative Folgen für deren Galenik zerteilen. Durch die Zerkleinerung verliert der Arzneistoff aber seinen Schutz vor Licht, Luftsauerstoff und -feuchtigkeit, schlecht schmeckende Arzneistoffe machen sich bemerkbar. Falls häufiger feste Arzneiformen zerkleinert werden, ist die Anschaffung eines geeigneten Tablettenzerkleinerers empfehlenswert (o Abb. 23.2).

Leicht zerfallende feste Formen oder Schmelztabletten (z. B. Tabletten zur Fluoridprophylaxe) können bereits Säuglinge nach Suspendierung in einigen Tropfen Wasser direkt vom Löffel erhalten. Auch FDDF (fast dissolving drug formulations, z. B. Zofran® Zydis) wären geeignet, bislang ist aber kein Arzneimittel für diese Altersgruppe zugelassen. Bei einer Retardierung muss im Einzelfall geprüft werden, ob und wie eine Teilung oder Zerkleinerung infrage kommt. Gut möglich ist das bei Zubereitungen aus verpressten Pellets (z. B. Beloc-ZOK®, Antra® MUPS, Tegretal retard®). Sie zerfallen in etwas Wasser zu retardierten oder magensaftresistenten Suspensionen. Auch individuell dosierbare multipartikuläre Arzneiformen sind für diese Altersgruppe geeignet (z. B. Kreon® für Kinder). Einige Arzneimittel in Hartgelatinekapseln lassen sich unter Erhalt ihrer Galenik öffnen (z. B. Orfiril long®, Capros® retard). Der Kapselinhalt – Granulate oder Pellets – eignet sich i. d. R. nicht für eine weitere Zerkleinerung und sollte vom Kind nicht zerkaut werden.

23.3.2 Rektale Arzneiformen

Arzneistoffe mit großer therapeutischer Breite können als Zäpfchen oder Miniklistier gegeben werden, häufig verwendet wird z. B. Paracetamol. Im Vergleich zur peroralen Gabe ist die rektale Resorption langsam, schwankend und unsicher. Vorteilhaft ist die rektale Applikation v. a. bei:

- Neugeborenen, die keinen intravenösen Zugang haben (z. B. Sedierung mit Diazepam-Klistier),
- Kindern, die p. o. applizierte Arzneimittel nicht tolerieren (Übelkeit, schlechter Geschmack).

Suppositorien sollen grundsätzlich nicht geteilt werden. Eine Teilung ist relativ ungenau, da bei Suspensionssuppositorien eine homogene Verteilung des Wirkstoffs in der Zäpfchengrundmasse nicht immer gewährleistet ist.

Vor dem Einführen von Zäpfchen kann der externe Analsphinkter bei Kindern unter drei Jahren mit dem kleinen Finger vorsichtig gedehnt werden. Zäpfchen können zur Anwendung auch mit Wasser oder einem wasserlöslichen Gel gleitfähig gemacht werden, nicht jedoch mit fetthaltigen Produkten. Torpedoförmige Suppositorien werden am besten mit dem stumpfen anstelle des spitzen Endes voran in den Analkanal eingeführt; ein weiteres Vorschieben ist dann i. d. R. nicht notwendig. So gleiten Zäpfchen auch deutlich seltener wieder aus dem Enddarm heraus. Miniklistiere sind nicht mit Rückschlagventilen ausgerüstet und müssen nach dem Entleeren zusammengedrückt aus dem Enddarm zurückgezogen werden. Nach der Anwendung rektaler Arzneiformen werden beide Gesäßhälften des Kindes einige Zeit leicht zusammendrückt, damit das Kind das Arzneimittel nicht wieder herauspresst.

23.3.3 Arzneiformen zur topischen Anwendung

Aus hygienischen Gründen sind topische Arzneimittel stets nur für einen Patienten bestimmt. Reste werden nach Therapieende verworfen.

Augenarzneimittel

Für Kinder ist der Vorgang des Eintropfens häufig unangenehm oder beängstigend, besonders bei kühlschrankkalten Augentropfen. Sie sollen daher in geeigneter Weise auf die Anwendung vorbereitet werden, damit das Arzneimittel nicht durch Weinen wieder ausgeschwemmt wird. Ein Tropfen aus einer Augentropfenflasche besitzt ein Volumen von etwa 20–50 µl. Je größer das eingetropfte Volumen, desto mehr fließt über den Tränen-Nasen-Kanal ab. Bei Anwendung unterschiedlicher Augentropfen empfiehlt sich eine Pause von mindestens fünf Minuten zwischen den einzelnen Arzneimitteln. Augentropfen eignen sich zur Anwendung während des Tages, Augensalben vor dem Schlafengehen.

Ohrenarzneimittel

Zur Anwendung wird das Kind mit dem betroffenen Ohr nach oben auf die Seite gelegt. Kinder unter drei Jahren haben einen knorpeligen, aber geraden Gehörgang; unmittelbar vor Anwendung wird das Ohrläppchen gleichzeitig nach unten und zurück gezogen (o Abb. 23.3). Auch Ohrenarzneimittel sollen vor Anwendung auf Körpertemperatur erwärmt werden, kalte Tropfen können zu Übelkeit und Schwindel führen.

Nasale Arzneimittel

Zum Einträufeln von Nasentropfen werden Kleinkinder auf den Arm oder ein Kissen gelegt, der Kopf des Kindes soll etwas zurückfallen. Der Tropfer wird dicht über die Nasenöffnung gehalten und das Arzneimittel direkt in die Mitte eingetropft (o Abb. 23.4). Zur Anwendung von Nasensprays soll das Kind aufrecht sitzen, stehen oder gehalten werden.

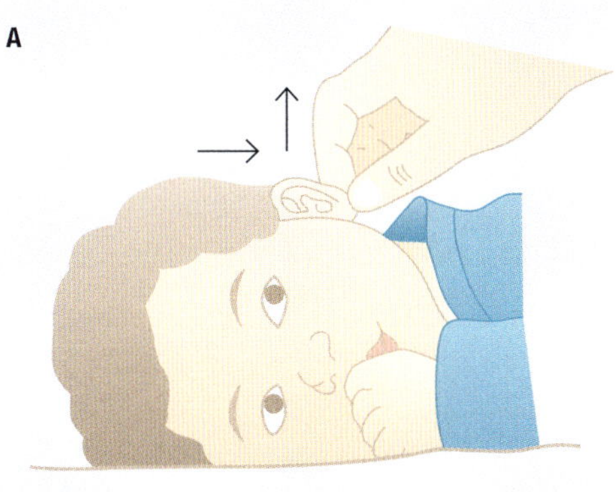

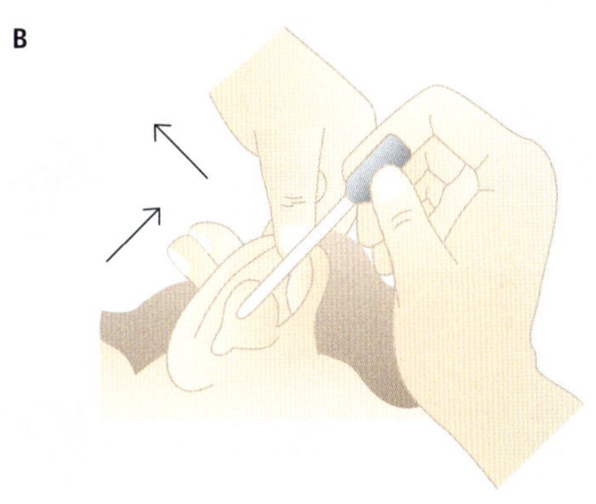

o **Abb. 23.3** Verabreichung von Ohrentropfen bei Kindern. Bruhn et al. 2006

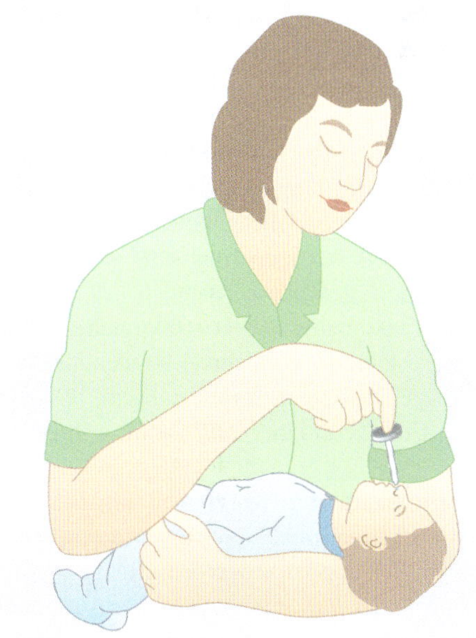

o **Abb. 23.4** Verabreichung von Nasentropfen bei Säuglingen. Bruhn et al. 2006

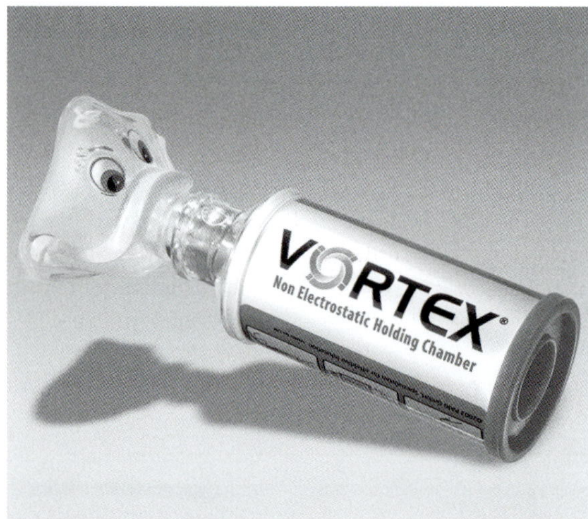

o Abb. 23.5 Universell anwendbare Inhalationshilfe Vortex® zur Inhalation verschiedener Dosieraerosole mit Maske bei Säuglingen und Kleinkindern, ohne Maske bei älteren Kindern. Pari GmbH

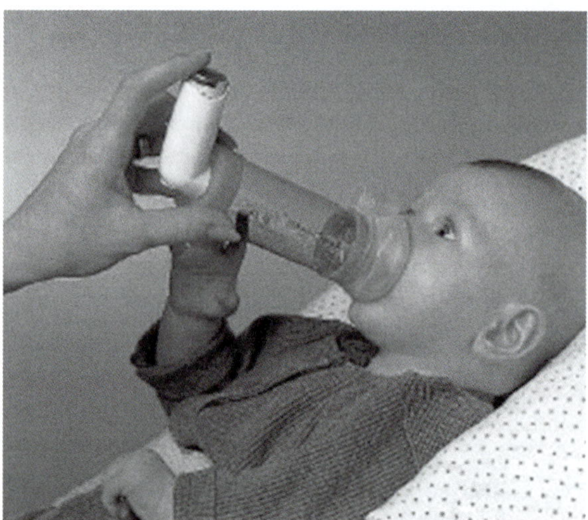

o Abb. 23.6 Inhalationshilfe Aerochamber® zur Inhalation verschiedener Dosieraerosole bei Säuglingen und Kleinkindern. Cegla GmbH & Co. KG

Arzneiformen zur Inhalation

Der Nutzen inhalativer Arzneistoffapplikation bei Frühgeborenen ist umstritten. Die Arzneistoffmengen, die an die Wirkorte Bronchien und Lunge gelangen, sind verschwindend gering. Vor allem bei **beatmeten** Patienten sind die Verluste sehr hoch, da das Aerosol während der Exspirationsphase von der Beatmungsmaschine wieder abgezogen wird. Bei nicht beatmeten Erwachsenen gelangen ca. 10 % des Inhalationsvolumens in die Lunge, bei beatmeten Erwachsenen sind es ca. 5 %. Bei beatmeten Frühgeborenen geht man von einer Lungengängigkeit von 1 % (!) aus. Dieser Unterschied liegt v. a. am kleinen Tubusdurchmesser der Frühgeborenen von 2–3 mm (Erwachsene: 7–9 mm). Wenig Einfluss auf die Lungengängigkeit haben Spitzendruck und Beatmungsfrequenz. Um eine Wirkung der inhalierten Arzneistoffe zu gewährleisten, muss die Lungengängigkeit berücksichtigt und die Dosierung ausreichend hoch gewählt werden.

Grundvoraussetzung einer erfolgreichen Inhalationstherapie ist eine ausführliche Anwenderschulung. Auch Langzeitanwender und erfahrene Pflegekräfte profitieren i. d. R. von einer Auffrischung ihrer Kenntnisse.

Bei **nicht beatmeten** Säuglingen können Arzneistoffe mittels Feuchtinhalation oder mit pädiatrischen Inhalationshilfen appliziert werden. Zur Feuchtinhalation kann z. B. der Pari Baby®-Vernebler für Säuglinge und Kleinkinder verwendet werden. Die Inhalation dauert i. d. R. ca. 15 Minuten. Nachteile von Feuchtinhalaten sind lange Inhalationsdauer, Immobilität des Patienten sowie der große technische und personelle Aufwand. Bei ungenügender Pflege bergen die Systeme Hygienerisiken (Schimmelpilzsporen). Feuchtinhalate sollten Säuglingen und Kleinkindern nur verordnet werden, wenn keine therapeutische Alternative zur Verfügung steht. Säuglinge inhalieren feucht mithilfe einer Gesichtsmaske, Kleinkinder sobald als möglich über ein Mundstück. Bei Maskeninhalation von Corticoiden muss das Gesicht des Kindes nach der Inhalation abgewaschen werden. Anticholinergikahaltige Inhalate können bei Anwendungsfehlern Nebenwirkungen am Auge auslösen.

Zur Anwendung von Dosieraerosolen stehen für Kinder eine ganze Reihe von Inhalationshilfen zur Verfügung. Mithilfe des Babyhalers® können ausgewählte Dosieraerosole bereits bei Babys und Kleinkindern sachgerecht angewandt werden. Mit den universell einsetzbaren Spacern Vortex® und Aerochamber® (o Abb. 23.5, o Abb. 23.6) stehen kindgerechte Inhalierhilfen für verschiedene Altersgruppen zur Verfügung. Pulverinhalate sind erst ab einem Alter von etwa sechs Jahren geeignet. Jüngere Patienten bringen nicht die nötige inspiratorische Kraft auf, um sie korrekt zu benutzen.

Transdermale therapeutische Systeme

Transdermale therapeutische Systeme (TTS) führen bei Früh- und Neugeborenen zu einer erhöhten Arzneistoffresorption und damit zur Überdosierung. Sie sind deshalb für diese Patientengruppe ungeeignet.

23.4 Problematische Hilfsstoffe im Kindesalter

Schwer lösliche Arzneistoffe wie Phenytoin oder Diazepam lassen sich nur mit Hilfsstoffen in Lösung halten. Beim Zuspritzen in Infusionsleitungen besteht die Gefahr, dass bedingt durch die Verdünnung des Hilfsstoffs der Arzneistoff ausfällt. Als Lösungsvermittler werden häufig **Propylenglykol** oder **Polyethylenglykol** eingesetzt, die beide zu einer Hyperosmolarität des Serums führen können. Ein Zusammenhang mit Hirnblutungen und Krampfanfällen und eine Kumulation dieser Hilfsstoffe bei Nierendysfunktion werden diskutiert.

Andere Hilfsstoffe, wie **Natriumbenzoat** oder **Benzylalkohol**, sind besonders bei Frühgeborenen gefährlich, weil sie infolge unreifer Enzymsysteme nicht wie bei Erwachsenen als Glycinkonjugat renal eliminiert werden können. Es kommt zu einer Kumulation von Benzoesäure im Blut und zu einer metabolischen Azidose. Der Einsatz **ethanolhaltiger Arzneimittel** bei Kindern wird kontrovers diskutiert.

Die **Kohlenhydrate** Saccharose, Glucose und Fructose sind kariogen (Karies verursachend). Größere Sorbitmengen können zu gastrointestinalen Beschwerden führen. Sorbit und Fructose sind kontraindiziert bei Kindern mit der seltenen hereditären Fructoseintoleranz. Die in Arzneimitteln enthaltenen Lactosemengen sind gering und werden auch von den meisten Patienten mit Lactoseintoleranz ohne größere Probleme toleriert.

23.5 Fallbeispiel

23.5.1 Beschreibung

K. ist ein frühgeborenes Mädchen der 31. Schwangerschaftswoche mit einem Geburtsgewicht von 1030 g. Die Mutter hatte drei Tage vor der Geburt einen Blasensprung. K. wird wegen klinischen Sepsiszeichen (Leukopenie, Dyspnoe, Tachykardie) bei unbekanntem Erreger ab dem ersten Lebenstag mit der Antibiotikakombination Ampicillin 150 mg/kg/d in drei Einzeldosen, Cefotaxim 100 mg/kg/d in drei Einzeldosen, Gentamicin 3,5 mg/kg alle 18 Stunden therapiert. Blut-, Urin- und Liquorkulturen sind angelegt, die Ergebnisse stehen noch aus. Die Applikation der Antibiotika erfolgt vorerst über einen einlumigen, peripheren Katheter in die Kopfvene.

K. wird beatmet, die Ernährung mit Muttermilch über eine Magensonde soll langsam in Milliliterschritten gesteigert werden. Die Hauptzufuhr der Energieträger erfolgt parenteral.

Am dritten Lebenstag werden die Gentamicin-Plasmakonzentration kontrolliert: Minimalkonzentration 2,4 µg/ml, Maximalkonzentration 6,2 µg/ml (Verteilungsvolumen von 0,9 l/kg, Halbwertszeit 13 Stunden).

23.5.2 Fragen und Antworten

Frage 1

- Das bei K. ermittelte Verteilungsvolumen ist für Neugeborene verhältnismäßig hoch. Welche Erklärung haben Sie dafür?

Antwort zu Frage 1

K. ist ein Frühgeborenes in der ersten Lebenswoche. Der Anteil des Extrazellulärraums am Körpergewicht ist bei Frühgeborenen häufig höher als bei reifen Neugeborenen. Das wirkt sich auf das Verteilungsvolumen von Arzneistoffen aus, die sich vorwiegend im Extrazellulärraum verteilen, wie z. B. Gentamicin. Die Kinder verlieren jedoch in den ersten Tagen nach der Geburt 10(–20) % ihres Gewichts in Form von Körperwasser. Es ist also zu erwarten, dass das Verteilungsvolumen von Gentamicin in den ersten Tagen nach der Geburt abnimmt.

Frage 2

- Was muss bei dieser Patientin beachtet werden und welcher weitere Verlauf der Plasmakonzentration ist zu erwarten?

Antwort zu Frage 2

Durch das in den Tagen nach der Geburt ausgeschwemmte Körperwasser und das damit verringerte Verteilungsvolumen wird die Gentamicin-Plasmakonzentration bei gleicher Dosierung höher bzw. eine geringere Dosierung ist zum Erreichen derselben Plasmakonzentration nötig.

Frage 3

- Sollen die Plasmakonzentrationen bei K. erneut kontrolliert werden?

Antwort zu Frage 3

Die Plasmakonzentrationen müssen bei K. nach zwei bis drei Tagen kontrolliert werden, um die Dosierung an den veränderten Flüssigkeitsstatus anzupassen.

Frage 4

- Was muss bei der Applikation von Gentamicin beachtet werden?

Antwort zu Frage 4

Bei den geringen Arzneistoffmengen von Gentamicin bei Frühgeborenen ist eine körpernahe Kurzinfusion (30 min) und damit eine kurze gemeinsame Infusionsstrecke mit evtl. anderen applizierten Infusionen wichtig (standardisierte Applikation). Die genauen Zeiten der Gentamicin-Applikation und der Blutabnahme müssen dokumentiert werden.

Am fünften Lebenstag werden die Plasmakonzentrationen von K. erneut kontrolliert: Minimalkonzentration 0,8 µg/ml, Maximalkonzentration 2,2 µg/ml. In der Blutkultur konnte kein Erreger nachgewiesen werden, trotzdem wird K. weiterhin wegen klinisch unverändertem Zustand und dem Verdacht auf Sepsis mit den angesetzten Antibiotika therapiert. Vancomycin wird neu angesetzt (15 mg/kg alle 18 Stunden).

Frage 5

- Welche Erklärung gibt es für die gemessenen Gentamicin-Plasmakonzentrationen?

Antwort zu Frage 5

- Eine Dosis könnte vergessen worden sein.
- Der Katheter könnte kaputt und die Infusion ins Bett gelaufen sein.
- Eventuell wurde die Kurzinfusion nicht patientennah appliziert. Die geringen Arzneistoffmengen, wie sie bei Frühgeborenen nötig sind, könnten in eine langsam laufende Infusion mit einer langen Schlauchstrecke zum Patienten hin appliziert worden sein. In solchen Fällen „verliert" sich die geringe Arzneistoffmenge im Infusionssystem.

K. entwickelt am sechsten Lebenstag einen behandlungsbedürftigen Ductus arteriosus, der mit Indometacin i.v. (drei Einzeldosen à 0,2 mg/kg alle zwölf Stunden, Indometacin wird als Kurzinfusion über 0,5–6 Stunden appliziert) therapiert werden soll. Der Urinfluss vermindert sich unter Indometacin-Therapie von 5,8 ml/kg/h auf 0,6 ml/kg/h. Neben dem peripheren Venenkatheter wird ein einlumiger, zentraler Katheter für die Ernährungsinfusion gelegt.

Frage 6

- Welche Empfehlungen geben Sie zum Gentamicin-TDM unter Oligurie?

Antwort zu Frage 6

Oligurie ist eine unerwünschte Wirkung von Indometacin bei Frühgeborenen, sie dauert i. d. R. 24–72 Stunden an. In dieser Zeit hat es keinen Sinn, Minimal- und Maximalkonzentrationen zu bestimmen, um genauere Dosierungsempfehlungen abzugeben, weil sich die Flüssigkeits- und Ausscheidungssituation dauernd ändert. Um eine Kumulation von Gentamicin (und Vancomycin) unter der Indometacin-Therapie zu vermeiden, können die Minimalkonzentrationen kontrolliert werden. Die Gabe ist auszusetzen, bis die Minimalkonzentrationen bestimmt wurden. Ist die Gentamicin-Minimalkonzentration zu hoch (≥ 2 µg/ml), so ist das Dosierungsintervall zu verlängern.

K. entwickelt am neunten Lebenstag eine Hypotonie und eine Bradykardie, sodass zusätzlich zu den Antibiotika eine Kreislaufunterstützung mit Katecholaminen (Dopamin, Dobutamin; beide als Dauerinfusion) nötig ist. Bei K. verbleiben nach der Sondierung von Muttermilch zu hohe Restmengen im Magen, sodass die parenterale Ernährung gesteigert wird (Mischinfusion; pH 5,8; enthält Glucose, Aminosäuren, Elektrolyte, Vitamine, Spurenelemente; Fettemulsion separat). Indometacin wird abgesetzt.

Frage 7

- Was ist bei der Verteilung der Arzneistoffe und der Infusionen auf die zwei Katheter zu berücksichtigen?

Antwort zu Frage 7

- Die pH-Werte der Arzneistoffe als erster Anhaltspunkt zur Kompatibilität: Dopamin und Dobutamin beide im sauren pH-Bereich, die Misch-Ernährungsinfusion ebenfalls. Für eine genaue Auskunft zur Kompatibilität in Fachliteratur und bzw. Datenbanken recherchieren. In diesem Fall ist die Applikation von Dopamin, Dobutamin und Ernährungsinfusion über ein Lumen möglich.
- Kurze Kontaktzeit der zusammenfließenden Infusionslösungen. Die gemeinsame Infusionsstrecke sollte so kurz wie möglich sein.
- Bei Dauerinfusionen stark wirksamer Arzneistoffe (Katecholamine) dürfen keine anderen Kurzinfusionen oder Arzneistoff-Boli zugespritzt werden, dies würde bei den Katecholaminen zu einer unkontrollierten Bolusgabe führen.

Frage 8

- Wie würden Sie die Arzneistoffe und die Infusionen auf die zwei Katheter verteilen (Ampicillin und Cefotaxim werden als Bolus appliziert, Vancomycin als Kurzinfusion über 60 min)?

Antwort zu Frage 8

Zentraler Katheter: Dopamin, Dobutamin und Ernährungsinfusion.
Peripherer Katheter: Fettemulsion als Dauerinfusion. Wenn die Antibiotika über diesen Katheter gegeben werden, wird der Schlauch zur Gabe der Fettemulsion körpernah abgeklemmt. Verbleibende Reste der Fettemulsion im Infusionsschlauch werden mit einer geringen Menge an 5 %iger Glucose- oder 0,9 %iger NaCl-Lösung gespült. Dann werden die Antibiotika appliziert. Anschließend werden etwaige Antibiotikareste mit einer geringen Menge der genannten Lösungen in den Patienten „gespült" und dann die Infusion der Fettemulsion fortgesetzt.

Literatur

Breitkreutz J, Kleinbudde P, Boos J. Kindgerechte Arzneiformen – Arzneimitteltherapie für alle. Pharm Ztg, 147: 3210–3218, 2002

Bruhn C, Frey OR, Wagner R. Das Kind in der Apotheke. Deutscher Apotheker Verlag, Stuttgart 2006

DAC/NRF-Kommission, ABDA – Bundesvereinigung Deutscher Apothekerverbände (Hrsg). Deutscher Arzneimittel-Codex®/Neues Rezeptur-Formularium® (DAC/NRF). Govi-Verlag Pharmazeutischer Verlag, Eschborn und Deutscher Apotheker Verlag, Stuttgart 2015

De Hoog M, Mouton JW, Van den Anker JN. New dosing strategies for antibacterial agents in the neonate. Semin Fetal Neonatal Med, 10: 185–194, 2005

Derendorf H. Pharmakokinetik kompakt. Grundlagen und Praxisrelevanz. Wissenschaftliche Verlagsgesellschaft Stuttgart, 2011

Ege I, Feldmann F, Lambert K et al. PÄD I. V. Sichere Anwendung von intravenösen Arzneimitteln bei Kindern. 3. Aufl., W. Zuckschwerdt Verlag, München, Wien, New York 2009

Hey E. Neonatal Formulary. Sixth Edition. BMJ Books Wiley-Blackwell, Hoboken, New Jersey 2011

Jew RK, Mullen RJ, Soo-Hoo W. Extemporaneous formulations. 2. Aufl., ASHP, Inc, Bethesda 2003

Kearns GL. Impact of developmental pharmacology on pediatric study design: Overcoming the challenges. J Allergy Clin Immunol, 106: 128–138, 2000

Kraus DM, Pham JT. Neonatal therapy. In: Koda-Kimble MA (Hrsg). Applied therapeutics – The clinical use of drugs. 10. Aufl., Lippincott Williams &Wilkins, Philadelphia, Baltimore 2012

Mulberg AE, Murphy D, Dunne J et al. Pediatric Drug Development: Concepts and Applications. 2. Aufl., Wiley-Blackwell, Hoboken, New Jersey 2013

Murphy JE. Clinical Pharmacokinetics. 5. Aufl., ASHP, Inc, Bethesda 2012

Nahata MC, Vinita BP. Pediatric drug formulations. 6. Aufl., Harvey Whitney Books Company, Cincinnati 2010

Nahata MC, Taketomo C. Pediatrics. In: DiPiro JT (Hrsg). Pharmacotherapy – A pathophysiologic approach. 6. Aufl., McGraw-Hill, 69–78, Maidenhead 2005

Paediatric Formulary Committee. BNF for children (BNFC) 2016–2017. Pharmaceutical Press, London 2016

Pagliaro AM, Pagliaro LA. Problems in Pediatric Drug Therapy. 4. Aufl., McGraw-Hill Professional, New York 2002

Pecar A. Mischbarkeit von Infusionslösungen und Arzneimitteln: Kompatibilität und Inkompatibilität. Monatsschr Kinderheilkd, 142: 457–466, 1994

Pecar A. Arzneimitteltherapie bei Früh- und Neugeborenen, Säuglingen und Kindern. PZ Prisma, 5: 5–16, 1998

Pfaff A. Pharmatrix. www.pharmatrix.de

Phelps SJ. Pediatric injectable drugs. 10. Aufl., ASHP, Inc, Bethesda 2013

Schwartz GJ, Brion LP, Spitzer A. The use of plasma creatinine concentration for estimating glomerular filtration rate in infants, children, and adolescents. Pediatr Clin North Am, 34: 571–590, 1987

Taketomo CK, Hodding JH, Kraus DM. Pediatric dosage handbook. 20. Aufl., Lexi-Comp, Inc, Hudson 2013

Trissel LA. Handbook on injectable drugs. 17. Aufl., ASHP, Inc, Bethesda 2013

Der letzte Zugriff auf die im Text genannten Websites erfolgte am 03.04.2016.

24 Geriatrische Pharmazie

Carina Hohmann

Die **Geriatrie** ist die medizinische Spezialdisziplin, die sich mit den körperlichen, geistigen, funktionalen und sozialen Aspekten in der Versorgung von akuten und chronischen Krankheiten, der Rehabilitation und Prävention alter Patientinnen und Patienten sowie deren spezieller Situation am Lebensende befasst (Deutsche Gesellschaft für Geriatrie).

Geriatrie ist keinesfalls eine Medizin aller über 65-jährigen Patienten, auch wenn die WHO „alt“ als über 65 Jahre (chronologisches Alter) bezeichnet. Altern ist ein biologischer und individueller Prozess. Das Alter stellt keinesfalls ein ausreichendes Merkmal für einen geriatrischen Patienten dar (siehe Kasten).

Geriatrische Patienten

Geriatrische Patienten sind definiert durch:

- geriatrietypische Multimorbidität,
- höheres Lebensalter (meist über 70 Jahre),
- geriatrietypische Multimorbidität ist hierbei vorrangig vor dem kalendarischen Alter zu sehen.

Oder:

- Alter über 80 Jahre, wegen der alterstypisch erhöhten Vulnerabilität, z. B. wegen des Auftretens von Komplikationen und Folgeerkrankungen,
- Gefahr der Chronifizierung,
- erhöhtes Risiko eines Verlusts der Autonomie mit Verschlechterung des Selbsthilfestatus.

(Definition der Deutschen Gesellschaft für Geriatrie, www.dggeriatrie.de.)

In der Pharmazie hat sich die **Geriatrische Pharmazie** als neue Teildisziplin inzwischen etabliert (siehe Kasten).

Geriatrische Pharmazie

Das Ziel der **Geriatrischen Pharmazie** ist die Optimierung des Medikationsprozesses für ältere multimorbide und zumeist pflegebedürftige Patienten. Hierzu werden Risikopotenziale in der Arzneimittelversorgung identifiziert und Empfehlungen für die Modifikation des Medikationsprozesses erarbeitet. Darüber hinaus sollen arzneimittelbezogene Probleme der geriatrischen Patienten durch ein nachhaltiges Medikationsmanagement identifiziert, gelöst und verhindert werden, um die Versorgung der Patienten zu verbessern und Folgekosten im Gesundheitswesen einzusparen.

Geriatrisch-pharmazeutisch tätige Apotheker begleiten und optimieren qualitätsgesichert den Medikationsprozess. Sie erfassen, analysieren, lösen und verhindern arzneimittelbezogene Probleme und verbessern die Arzneimittelversorgung geriatrischer Patienten hinsichtlich der Wirksamkeit, Sicherheit und Rationalität. Sie arbeiten dabei eng mit Ärzten, Pflegepersonal und Angehörigen zusammen und bieten ihre Dienstleistungen in Offizin, Krankenhaus und Alten- und Pflegeheimen an.

(Definition nach ABDA, www.abda.de).

24.1 Demografischer Wandel

Der Altersaufbau der Bevölkerung hat sich in den letzten 100 Jahren deutlich verändert und wird sich auch in den nächsten Jahren und Jahrzehnten weiter verändern. Die Altersstruktur zeigt in Deutschland erhebliche Veränderungen mit einer Zunahme älterer Menschen. Die steigende Lebenserwartung und der Rückgang der Geburtenzahlen tragen hauptsächlich zum demografischen Wandel bei. Vor allem präventive Maßnahmen wie Imp-

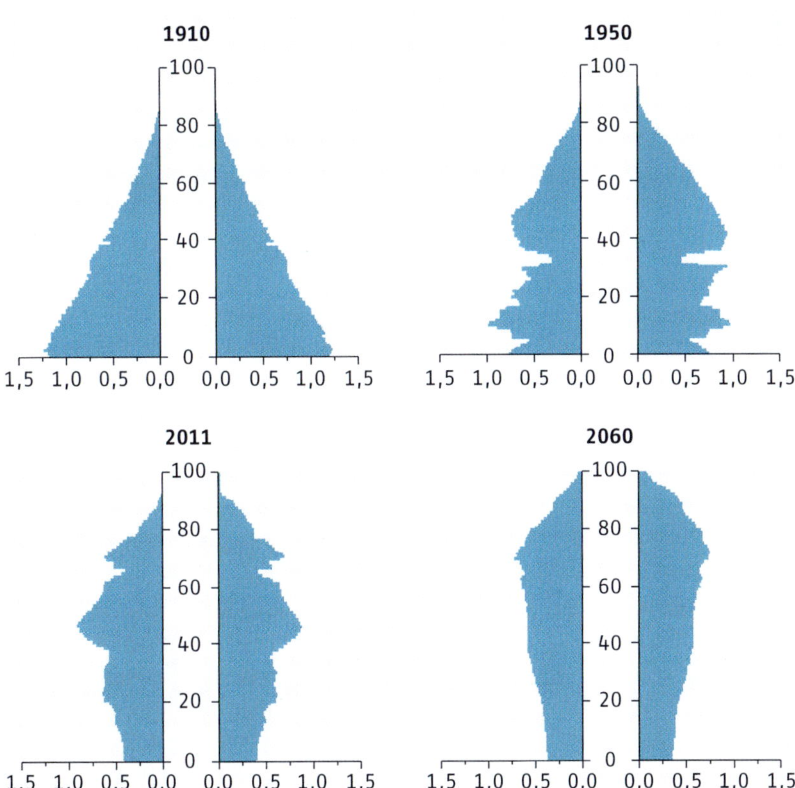

Abb. 24.1 Altersaufbau der Bevölkerung von 1910 bis 2060, in Prozent der Gesamtbevölkerung. Grünheid und Fiedler, Bundesinstitut für Bevölkerungsforschung 2013

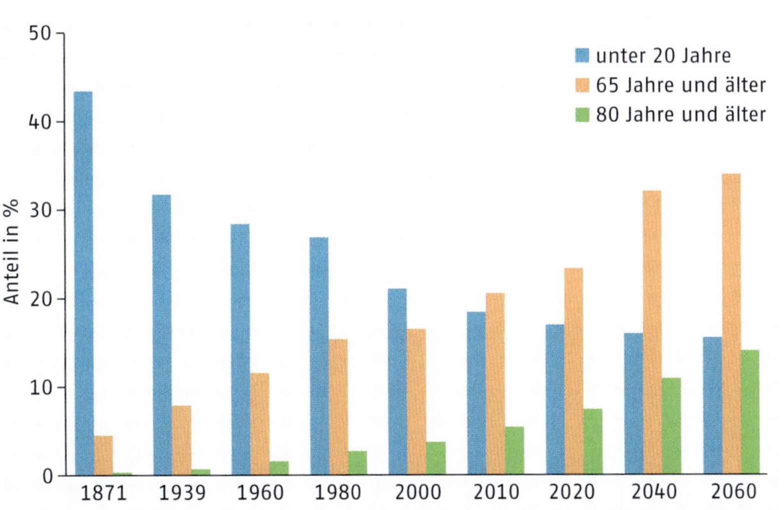

Abb. 24.2 Anteile der Altersgruppe unter 20, ab 65 und ab 80 Jahre in Deutschland, 1871 bis 2060. Grünheid und Fiedler, Bundesinstitut für Bevölkerungsforschung 2013

fungen, Antiinfektiva und Verbesserung der Hygiene sind Gründe für eine höhere Lebenserwartung.

Abb. 24.1 zeigt den Altersaufbau der Bevölkerung von 1910 bis 2060. Im Jahre 1910 entsprach die Altersstruktur noch einer typischen pyramidenförmigen Altersverteilung. Im weiteren Verlauf zeigten sich der schmaler werdende Anteil der jüngeren Jahrgänge und die Einflüsse durch Kriege und Wirtschaftskrisen.

Abb. 24.2 zeigt die Verschiebung der Altersanteile in der Bevölkerung Deutschlands zugunsten der älteren Menschen. Im Jahre 1871 lag der Anteil der unter 20-Jährigen noch bei 43 % und der Anteil der über

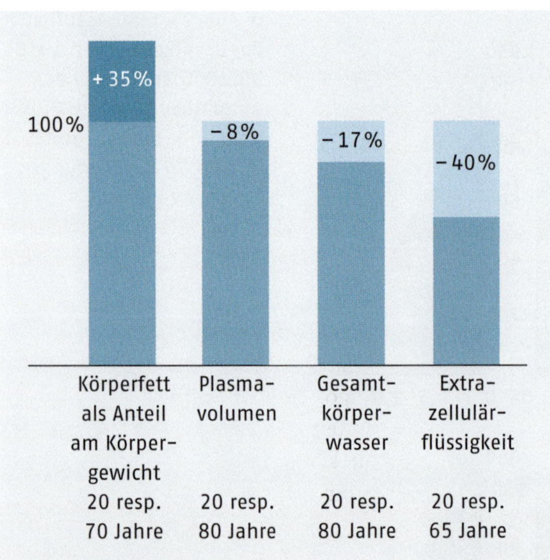

Abb. 24.3 Veränderungen wichtiger Verteilungsräume im Alter. *100 % bezogen auf eine 20-jährige Person. Nach Cooper und Schulze 1986

65-Jährigen bei nur 5 % der Bevölkerung, während heute jeder Fünfte in Deutschland über 65 Jahre alt ist. Hochrechnungen auf das Jahr 2060 zeigen, dass der Anteil der unter 20-Jährigen auf unter 16 % und der Anteil der über 65-Jährigen auf 34 % ansteigen wird. Den stärksten Anstieg wird es bei den Hochbetagten ab 80 Jahren geben, was mit neuen Anforderungen im Bereich des Gesundheitssystems und auch der Pflege verbunden sein wird.

24.2 Physiologische Veränderungen im Alter

Ältere Patienten stellen eine sehr heterogene Patientengruppe dar, vor allem weil das Altern ein sehr individueller Prozess ist und das kalendarische Alter nicht immer das funktionelle Alter des Patienten widerspiegelt. Im Alter gibt es zahlreiche physiologische Veränderungen, die häufig mit einer Abnahme der Organfunktionen einhergehen. Die veränderte Organfunktion hat unterschiedliche Auswirkungen auf die Pharmakokinetik und Pharmakodynamik der Arzneistoffe.

24.2.1 Pharmakokinetik im Alter

Pharmakokinetische Veränderungen betreffen die Resorption, Verteilung, Metabolisierung und Elimination von Arzneistoffen. Bei der **Freisetzung** des Arzneistoffs ergeben sich im Alter keine besonderen Unterschiede, da sie im Wesentlichen von der Galenik des Arzneimittels abhängig ist.

Resorption

Die Resorption des Arzneistoffs kann im Alter durch verschiedene Veränderungen im Gastrointestinaltrakt beeinflusst werden:

- die Resorptionsoberfläche nimmt ab,
- aktive Transportprozesse sind weniger effizient (z. B. verminderte Aufnahme von Calcium, Eisen),
- der pH-Wert des Magens steigt aufgrund einer verminderten Magensäuresekretion an (hinzukommen die zahlreich eingesetzten Protonenpumpeninhibitoren),
- die Sekretion der Verdauungssäfte ist vermindert, die Magenentleerung verzögert sich, die Magen-Darm-Motilität sowie die gastrointestinale Durchblutung nehmen ab.

Hierdurch kann die Bioverfügbarkeit säurelabiler Arzneistoffe ansteigen und die Bioverfügbarkeit schwacher Säuren sinken. Des Weiteren kann die Resorption von Arzneistoffen verzögert sein.

Zusätzlich kann die Resorption von Arzneistoffen durch ein zu geringes Trinkvolumen bei der Tabletteneinnahme abnehmen. Daher sind ältere Patienten zu motivieren, Tabletten immer mit ausreichend Wasser (am besten einem Glas Leitungswasser) einzunehmen, um eine sichere Auflösung der Tabletten im Gastrointestinaltrakt zu gewährleisten.

Verteilung

Im Alter verändert sich das Verhältnis zwischen Körperwasser, Körperfett und Muskelmasse, was einen wesentlichen Einfluss auf die Verteilung von Arzneistoffen darstellt. Die Veränderungen wichtiger Verteilungsräume sind in Abb. 24.3 zusammengefasst.

Mit zunehmendem Alter nimmt der Anteil des Plasmavolumens, des Gesamtkörperwassers und vor allem des Extrazellulärvolumens deutlich ab, dies geht mit einem **verminderten Verteilungsvolumen für hydrophile Arzneistoffe**, z. B. ACE-Hemmer wie Captopril, Digoxin und Lithium einher. Hier muss mit einer stärkeren Wirkung des jeweiligen Arzneistoffs gerechnet werden. Zusätzlich kann ein vermindertes Durstgefühl verbunden mit einer verminderten Flüssigkeitsaufnahme und die gleichzeitige Gabe von Diuretika, vor allem Schleifendiuretika, dieses Problem noch verstärken.

Gleichzeitig ist im Alter der Anteil des Körperfettes erhöht, was zu pharmakokinetischen Veränderungen bei lipophilen Arzneistoffen führen kann. Durch das **größere Verteilungsvolumen für lipophile Arzneistoffe** kommt es zur verzögerten Elimination mit der Gefahr der Kumulation des Arzneistoffs, z. B. bei Diazepam.

Im Alter kommt es häufig zu einer Verminderung der Serumalbuminkonzentration, oft bedingt durch eine Malnutrition. Bei stark proteingebundenen Arzneistoffen kommt es durch **Abnahme der Plasmaproteinbindung** zu einer erhöhten ungebundenen Fraktion

(z. B. bei Diazepam, Digitoxin, Levothyroxin, Phenprocoumon). Diese kann einerseits zu einer Wirkungsverstärkung führen, andererseits muss auch mit einer schnelleren Elimination des Arzneistoffs gerechnet werden. Gleichzeitig steigt im Alter die Konzentration von saurem α_1-Glykoprotein an.

Metabolisierung

Die Metabolisierung kann im Alter durch eine veränderte Leberfunktion beeinträchtigt sein. Aufgrund der Abnahme der Lebermasse, des hepatischen Blutflusses und der Aktivität vieler P450-Enzyme, nehmen mit zunehmendem Alter die hepatische Extraktion und die Clearance verschiedener Arzneistoffe ab. Die Abnahme der metabolischen Leistung ist vor allem bei Arzneistoffen mit einem ausgeprägten First-Pass-Metabolismus zu beachten, da durch den verminderten First-Pass-Metabolismus die Bioverfügbarkeit deutlich ansteigen kann (z. B. bei Betablockern wie Propranolol oder Metoprolol, Antidepressiva und Opioidanalgetika wie Morphin).

Renale Exkretion

Die reduzierte Nierenfunktion zählt zu den wichtigsten physiologischen Veränderungen im Alter. Das Gewicht der Nieren nimmt im Alter ab. Ursache für den Gewebsverlust ist eine Verringerung der Nephronenzahl um bis zu 50 %. Die glomeruläre Filtrationsrate nimmt ab dem 40. Lebensjahr um etwa 1 % pro Jahr ab, bei über 70-Jährigen ist sie somit um 30–50 % vermindert.

Den wichtigsten Parameter zur Beurteilung der Nierenfunktion im Alter stellt die glomeruläre Filtrationsrate (GFR) dar (▸Kap. 21.2.3). Aufgrund der verminderten Muskelmasse im Alter, ist das Serumkreatinin als alleiniger Marker zur Beurteilung der Nierenfunktion nicht geeignet. Da ältere Patienten eine verringerte Muskelmasse und eine reduzierte Muskelaktivität haben, weisen sie häufig eine Serumkreatininkonzentration innerhalb des Referenzbereichs auf. Um die Nierenfunktion bei geriatrischen Patienten abzuschätzen, sollte die Kreatinin-Clearance mittels 24-Stunden-Sammelurin (○ Gleichung 21.1) bestimmt oder mithilfe der Cockcroft-Gault-Formel (○ Gleichung 21.2 und ○ Gleichung 21.3) oder der MDRD-Formel (○ Gleichung 21.4) berechnet werden. Da diese Gleichungen beim älterem Patienten ungenau sind, sollte auch eine Abschätzung der GFR mittels Bestimmung von Cystatin C in Erwägung gezogen werden (○ Gleichung 21.5).

Bedingt durch die verminderte Kreatinin-Clearance und die verminderte tubuläre Sekretion kommt es vor allem bei Arzneistoffen mit hoher renaler Elimination zu einer verlängerten Halbwertszeit mit verlängerter Wirkung und Wirkungsverstärkung (z. B. Digoxin, Gabapentin, Pregabalin, verschiedene Antibiotika wie Fluorchinolone, Carbapeneme; Krähenbühl 2004, Mangoni und Jackson 2004, Turnheim 2005).

□ **Tab. 24.1** Dosierung von Gabapentin

Alter (Jahre)	50	60	70	80	90
Clearance (ml/min)	74	66	58	49	41
Dosierungsbereich Gabapentin (mg)	600 bis 1800			300 bis 900	

Für einige renal eliminierte Arzneistoffe gibt es Alternativen, die bei Niereninsuffizienz erwogen werden sollten, da die Elimination stärker nichtrenal erfolgt (z. B. Digitoxin statt Digoxin, Rivaroxaban statt Dabigatran, Bisoprolol statt Atenolol). Neben den physiologischen Veränderungen können weitere Erkrankungen die Nierenfunktion beeinträchtigen, wie:

- Exsikkose,
- Herzinsuffizienz,
- Hypotonie,
- Harnverhalt,
- diabetische Nephropathien,
- Pyelonephritis (Nierenbeckenentzündung).

Fallbeispiel: Dosierung von Gabapentin bei älteren Patienten

Eine Patientin (70 kg, 169 cm) soll aufgrund neuropathischer Schmerzen mit Gabapentin behandelt werden. Das Beispiel zeigt wie mit zunehmendem Alter trotz einer konstanten Serumkreatininkonzentration von 1,0 mg/dl die Kreatinin-Clearance (berechnet nach der Cockcroft-Gault-Formel) abnimmt und die Dosis in Abhängigkeit von der Nierenfunktion angepasst werden muss, um unerwünschte Arzneimittelwirkungen zu vermeiden (□ Tab. 24.1).

24.2.2 Pharmakodynamik im Alter

Im Alter kommt es häufig zu einer veränderten Pharmakodynamik, die mit einer erhöhten oder verminderten Arzneimittelwirkung einhergehen kann.

Ältere Patienten zeigen häufig eine gesteigerte Wirkung gegenüber zentralwirksamen Substanzen. Als Ursachen werden eine altersbedingte Verringerung der ZNS-Funktion (veränderte Neurotransmitter und/oder Rezeptoren, hormonelle Veränderungen, verminderter Glucosemetabolismus) sowie eine veränderte Sensitivität diskutiert. Der genaue Mechanismus für die erhöhte Sensitivität zentralwirksamer Substanzen ist unbekannt. Die wichtigsten Substanzen sind Benzodiazepine, Anästhetika und Opioide. Unter der Gabe von Benzodiazepinen kann es zu paradoxen Wirkungen im Sinne von Erregungszuständen anstelle einer schlafanstoßenden Wirkung kommen; dagegen kann Coffein beruhigend wirken. Ältere Patienten können teilweise sehr empfindlich auf Neuroleptika reagieren, einhergehend mit Delirium, extrapyramidal-motorischen Störungen und Arrhythmien. Psychopharmaka sollten daher im Alter nur bei eindeutiger Indikation und in geringst wirksamer Dosis eingesetzt werden.

Der bedeutendste pharmakodynamische Unterschied bei den kardiovaskulär wirksamen Substanzen liegt in der verminderten Wirksamkeit von β-adrenergen Arzneistoffen. Mit zunehmendem Alter kommt es vor allem zu einer verminderten Sensitivität von β-Rezeptoren, verbunden mit einer verminderten Wirkung von β_2-Adrenorezeptor-Agonisten (z. B. Salbutamol) als auch von β_2-Adrenorezeptor-Antagonisten (z. B. Metoprolol, Bisoprolol).

Dagegen zeigen die meisten Studien, dass es keine Veränderung in der Sensitivität der α-Rezeptoren gibt. Ebenso zeigen ACE-Hemmer und Calciumkanalblocker vom Dihydropyridin-Typ keine altersbedingten Veränderungen. Eine veränderte diuretische und natriuretische Wirkung von Diuretika ist vor allem pharmakokinetisch, weniger pharmakodynamisch zu begründen (Krähenbühl 2004, Mangoni und Jackson 2004, Bowie und Slattum 2007).

24.3 Geriatrisches Syndrom

DEFINITION Unter einem **geriatrischen Syndrom** fasst man einen altersbedingten Symptomenkomplex zusammen, der unterschiedliche Grunderkrankungen als Ursache haben kann. Es umfasst den klinischen Zustand des älteren Patienten, der Symptome zeigt, die pathogenetisch nicht einem Organsystem bzw. einer Krankheit zugeordnet werden und somit somatischer, kognitiver als auch affektiver Art sein können. Ein geriatrisches Syndrom ist in der Regel multifaktoriell bedingt.

Die klassischen geriatrischen Syndrome, auch bezeichnet als die vier Giganten der Geriatrie, vier Riesen der Geriatrie oder kurz die vier geriatrischen I's, umfasst Instabilität, Immobilität, Inkontinenz und intellektueller Abbau.

Instabilität

Im Alter können bereits kleinste Veränderungen wie körperliche oder psychosoziale Belastungssituationen oder auch Medikationsänderungen ausreichen, um ein grenzwertig kompensiertes homöostatisches Gleichgewicht zum Zusammenbruch zu bringen. Die Kompensationsmechanismen sowie die funktionellen Reserven sind sehr begrenzt, was zu einem weiteren Funktionsverlust führen kann. Aus einer Instabilität resultieren Gangunsicherheit und Stürze. Ein Sturz ist definiert als jedes unfreiwillige, plötzliche, unkontrollierte Herunterfallen/-gleiten des Körpers auf eine tiefere Ebene aus dem Stehen, Sitzen oder Liegen.

Stürze spielen eine wichtige Rolle für die Morbidität und Mortalität im Alter. Etwa 5 % der älteren Patienten erleiden bei einem Sturz eine Fraktur (v. a. Radiusfraktur oder proximale Femurfraktur), was im Verlauf oft mit einem erhöhten Pflegebedarf einhergeht. Häufig spielen verschiedene Faktoren für das Sturzereignis eine Rolle.

Risikofaktoren für Stürze

Intrinsische Faktoren

- Zunehmendes Alter,
- Arzneimittel,
- Vitamin-D-Mangel,
- neurologische Erkrankungen wie Parkinson-Syndrom,
- visuelle Einschränkungen,
- Gleichgewichts- und Gangstörungen,
- kognitive Defizite.

Extrinsische Faktoren

- Unebene Böden, Treppen, Stolperfallen,
- ungeeignetes Schuhwerk,
- schlechte Beleuchtung.

Arzneimittel sind häufig ursächlich für Stürze, sodass nach jedem Sturzereignis immer eine genaue Analyse und kritische Durchsicht der Medikation erfolgen sollte. Arzneimittel, die in Verbindung mit einem Sturzereignis stehen können, werden als **FRID** (fall risk increasing drugs = das Sturzrisiko fördernde Arzneimittel) bezeichnet. Für alle Arzneimittel gilt, die Startdosis möglichst niedrig zu halten und eine Dosissteigerung nur vorsichtig vorzunehmen.

Arzneistoffe mit erhöhtem Sturzrisiko

Die folgenden Arzneistoffe weisen ein erhöhtes Sturzrisiko (Fall risk increasing drugs, FRID) auf:

- Anxiolytika/Hypnotika/Sedativa,
- Neuroleptika (Dopamin-Antagonisten),
- Antidepressiva (trizyklische Antidepressiva, selektive Serotonin-Wiederaufnahme-Hemmer (SSRI), selektive Serotonin-Noradrenalin-Wiederaufnahme-Hemmer (SSNRI), MAO-Hemmer),
- Antihypertensiva (ACE-Hemmer, Alphablocker, Betablocker, Calciumkanalblocker, Diuretika),
- Antiarrhythmika,
- Nitrate und Vasodilatatoren,
- Digoxin,
- Opioidanalgetika,
- anticholinerge Arzneistoffe,
- Antihistaminika,
- Antivertiginosa,
- perorale Antidiabetika.

(Nach Burkhardt und Wehling 2010)

Oft entwickeln Patienten nach einem Sturz die Angst, erneut zu stürzen, das sogenannte **Post-Fall-Syndrom.** Daraus resultiert, dass sich Patienten weniger bewegen, weniger die Wohnung verlassen und viel sitzen oder liegen. Durch die verminderte körperliche Aktivität steigt das Risiko für Folgeerkrankungen wie Osteoporose, Muskelabbau, Schwächung des Kreislaufsystems und der geistigen Verfassung sowie das Sturzrisiko.

Immobilität

Immobilität ist eine der bedeutendsten Funktionseinschränkungen im Alter und geht mit einer Einschränkung der körperlichen Bewegungsfähigkeit, aber auch der kognitiven, emotionalen und sozialen Fähigkeiten einher. Die Ursachen hierfür können vielfältig sein wie neurologische, kardiovaskuläre und psychische Störungen, Erkrankungen des Bewegungsapparates, aber auch Wirkungen und/oder UAW (z. B. von sedierend wirksamen Arzneistoffen).

Inkontinenz

Die International Continence Society (ICS) definiert Inkontinenz als „jeden unfreiwilligen Harnverlust". Der Verlust der Kontinenz bedeutet für den Betroffenen eine Einschränkung der Lebensqualität, es kommt zum sozialen Rückzug und einer erhöhten Pflegebedürftigkeit. Die Prävalenz der Harninkontinenz nimmt mit steigendem Alter deutlich zu. Etwa 30 % der über 80-Jährigen leiden unter einer behandlungs- oder versorgungsbedürftigen Harninkontinenz. Die Ursachen einer Inkontinenz sind multifaktoriell und bedürfen einer fachärztlichen Abklärung. Ein Risikofaktor, der die Kontinenzfunktion des Patienten negativ beeinflussen kann, ist die Einnahme bestimmter Arzneimittel. ◘ Tab. 24.2 zeigt Arzneimittelklassen, die zu Inkontinenzproblemen führen können.

◘ **Tab. 24.2** Arzneistoffe, die zu Inkontinenzproblemen führen können. Nach DEGAM 2004

Arzneistoff	UAW
Betablocker	Dranginkontinenz
α-Blocker (z. B. Prazosin, Terazosin)	Stressinkontinenz bei Frauen
Zentral angreifende Muskelrelaxanzien (z. B. Diazepam, Methocarbamol)	Stressinkontinenz
Baclofen	Stressinkontinenz
Arzneistoffe mit anticholinergen Wirkungen (z. B. Parkinson-Mittel: Biperiden, H_1-Antihistaminika, verschiedene Spasmolytika, trizyklische Antidepressiva)	Harnretention bzw. Überlaufinkontinenz
Antiemetika (z. B. H_1-Rezeptor-Antagonisten)	Harnretention bzw. Überlaufinkontinenz
Neuroleptika vom Phenothiazin-Typ	Harnretention bzw. Überlaufinkontinenz

Intellektueller Abbau

Der vierte „Riese" der Geriatrie ist der intellektuelle Abbau des Patienten und ist im Rahmen der geriatrischen „I's" der Demenz zuzuordnen.

Weitere geriatrische Syndrome

Inzwischen sind eine Reihe weiterer wichtiger geriatrischer Syndrome hinzugekommen wie Delir, „Frailty" (Gebrechlichkeit), Isolation, Immundefekte, Impotenz und Malnutrition.

Beim **Frailty-Syndrom** handelt es sich um ein eigenständiges geriatrisches Syndrom, das sich durch eine verminderte Belastbarkeit gegenüber externen Stressoren wie Krankheiten, z. B. Diabetes mellitus, UAW und körperlicher Überlastung auszeichnet. Entsprechend stellt das Frailty-Syndrom weniger eine abgrenzbare Krankheit als vielmehr die Kombination aus physiologischen Alterungsprozessen und medizinisch fassbaren Krankheiten dar.

Zur Diagnosestellung des Frailty-Syndroms hat sich die Einteilung nach Fried etabliert. Danach gilt ein Patient als gebrechlich, wenn mindestens drei der folgenden fünf Kardinalsymptome vorliegen:

- ungewollter Gewichtsverlust > 5 kg/Jahr (Sarkopenie) bzw. Abbau der Muskulatur trotz Gewichtsstabilität,
- allgemeine Erschöpfung,
- Schwäche, d. h. Abnahme der groben Kraft (Handkraftmessung),
- langsame Gehgeschwindigkeit,
- verringerte körperliche Aktivität.

Treffen nur ein oder zwei Kriterien zu, besteht eine sog. „Prefrailty". Für die Entwicklung eines „Frailty-Syndroms" gilt körperliche Schwäche als ein wichtiger Indikator in der Frühphase. Ein hohes Risiko für ein schnelles Fortschreiten besteht, wenn Gewichtsverlust und Erschöpfung vorliegen (Fried et al. 2001). Wichtig sind hier ein konsequentes Training der Muskulatur und eine optimale Versorgung mit hochwertigen Proteinen und Vitamin D.

24.4 Geriatrisches Assessment

Unter geriatrischem Assessment versteht man einen multidimensionalen und interdisziplinären Prozess zur Erfassung der Probleme, aber auch der Feststellung

◘ Tab. 24.3 Geriatrisches Assessment. Nach AGAST 1995

Test	Erfassung
Geriatrisches Screening nach Lachs (SCR)	Risiko- und Problemerkennung
Barthel-Index (BI)	Aktivitäten des täglichen Lebens
Mini mental state examination (MMSE)	Kognitive Funktionen
Geriatrische Depressionsskala (GDS)	Depressive Störungen
Soziale Situation nach Nikolaus (SoS)	Soziale Situation (Wohnsituation, soziale Kontakte und Unterstützung, soziale Aktivitäten)
Timed Up And Go (TUG)	Alltagsmobilität, Koordination
Motilitätstest Balance & Gait (Tinetti-Test, TIN)	Stand- und Gangsicherheit
Clock Completion Test (CC)	Kognitive Funktionen
Handkraftmessung (HK)	Gesamtmuskelkraft

erhaltener Funktionen des älteren Patienten. Dabei handelt es sich um einen diagnostischen Prozess zur systematischen Erfassung medizinischer, funktioneller und psychosozialer Ressourcen und von Problemen betagter Patienten. Auf dieser Grundlage wird ein umfassender Plan zur weiteren ganzheitlichen Behandlung und Betreuung des Patienten aufgestellt. Das standardisierte geriatrische Assessment stellt die Grundlage für die Therapieplanung, Therapieüberwachung und die Kontrolle des Therapieerfolges dar.

Die Arbeitsgruppe Geriatrisches Assessment (AGAST) hat 1995 das Geriatrische Assessment definiert (◘ Tab. 24.3).

Das geriatrische Assessment dient dazu, kognitive Störungen, Depression, Alltagskompetenz, Mobilität und Sturzgefährdung zu detektieren. Die Patienten bedürfen besonderer Aufmerksamkeit und Betreuung im Rahmen ihrer Arzneimitteltherapie.

Ergänzend wird zur Erhebung der Ernährungssituation ein **mini nutritional assessment (MNA)** empfohlen, der bei Menschen über 65 Jahren primär die Unter- und Mangelernährung erfasst (www.mna-elderly.com/forms/MNA_german.pdf).

24.5 Pharmakotherapie geriatrischer Patienten

Geriatrische Patienten unterscheiden sich in ihrer Symptomatik und der daraus resultierenden Behandlung deutlich von jüngeren Patienten: sie sind biologisch älter und häufig multimorbide. Hinzu kommen körperliche Funktionseinschränkungen, kognitive Defizite oder auch psychosoziale Probleme, die im Therapiekonzept berücksichtigt und mit den besonderen Bedürfnissen abgestimmt werden müssen. Mit zunehmendem Alter nimmt die Häufigkeit vor allem chronischer Erkrankungen wie Herz-Kreislauf-Erkrankungen, Krebserkrankungen, Diabetes mellitus, Schlaganfall und neurodegenerative Erkrankungen (z. B. Demenz) zu. Die häufigste Folge der Multimorbidität ist die Polymedikation. Ein Drittel der Patienten mit chronischen Erkrankungen nehmen vier oder mehr Arzneimittel ein.

Eine einheitliche Definition von **Polymedikation** (Polypharmazie, Multimedikation) existiert derzeit nicht. Polymedikation wird häufig definiert als die gleichzeitige Anwendung von fünf oder mehr Arzneistoffen.

Laut Arzneiverordnungsreport von 2012 erhielt im Jahr 2011 jeder gesetzlich Krankenversicherte in Deutschland durchschnittlich 9,0 Arzneimittelpackungen mit 520 definierten Tagesdosen (DDD) verordnet. Berechnet man den Mittelwert der Tagesdosen in Fünfjahresschritten nach dem Lebensalter, erhalten Versicherte zwischen 80 und 84 Jahren bis zu 1575 DDD entsprechend 4,3 DDD pro Tag (Schwabe und Paffrath 2012).

Der Arzneimittelverbrauch zeigt auch geschlechtsspezifische Unterschiede: Im Alter von 60 bis 75 Jahren liegen die verordneten Tagesdosen bei Männern höher als bei Frauen. Ab dem 75. Lebensjahr erhalten Frauen hingegen mehr Arzneimittel als Männer. Zu beachten ist, dass es in den letzten Jahren zu einem Rückgang der Mehrverordnungen bei Frauen kam, insbesondere durch Ausgrenzung nicht verschreibungspflichtiger Arzneimittel aus der Erstattung der GKV, von der Frauen stärker betroffen sind als Männer. Als Grund für das höhere Verschreibungsvolumen bei Frauen im Alter ist außerdem zu diskutieren, dass Männer und Frauen zwar gleich häufig Arzneimittel verordnet bekommen, Frauen jedoch wesentlich häufiger einen Arzt aufsuchen und Vorsorgeuntersuchungen in Anspruch nehmen (Schwabe und Paffrath 2012).

Eine Polymedikation gilt insgesamt als ungünstiger prognostischer Faktor für den Patienten. Die vielen verordneten Arzneimittel, häufig von verschiedenen Ärzten bzw. Fachärzten, und die zusätzliche Einnahme der Selbstmedikation, machen die Therapie umfangreich und sehr komplex. Es kann zu UAW und klinisch-relevanten Interaktionen kommen. Hinzu kommt bei älte-

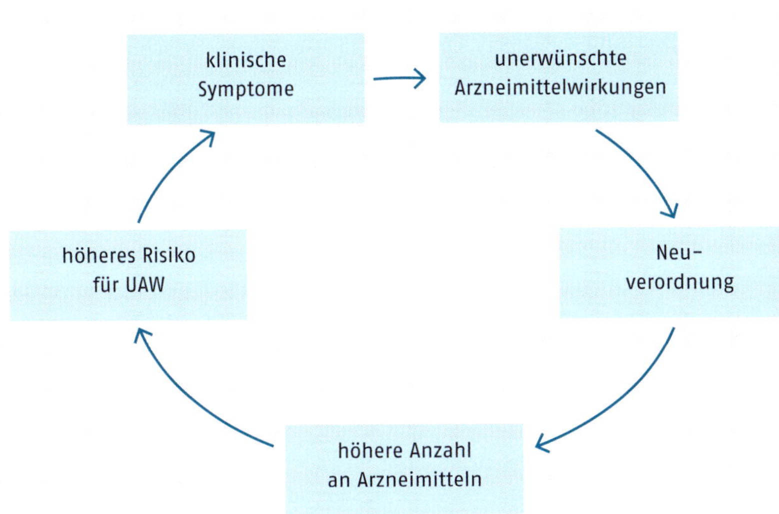

Abb. 24.4 Verschreibungskaskade. Nach Jaehde et al. 2008

ren Patienten die verminderte Kommunikationsfähigkeit, was den behandelnden Arzt häufig vor eine große Herausforderung stellt. Patienten können ihre Symptome nicht genau schildern, was zu einer ungenauen oder auch falschen Diagnose führen kann. Oft werden UAW nicht als solche erkannt, sondern als eine neue Erkrankung interpretiert und medikamentös therapiert. Das neu verordnete Arzneimittel kann wiederum zu UAW führen. Die Folge davon sind Verschreibungskaskaden, die sich zu einem Circulus vitiosus entwickeln können (Abb. 24.4).

Einige Beispiele für Verschreibungskaskaden sind im nachfolgenden Kasten zusammengestellt.

Praxisbeispiel

Verschreibungskaskaden

- Gabe von Metoclopramid → Parkinsonoid → Verordnung von Levodopa,
- Gabe von Thiazid-Diuretika → Hyperurikämie → Verordnung von Allopurinol,
- Einnahme eines ACE-Hemmers → Reizhusten → Verordnung von Codein → Obstipation → Verordnung eines Laxans,
- Gabe von NSAR → Blutdruckerhöhung → Verordnung eines Antihypertensivums.

Multimorbidität und Polymedikation begünstigen die Entstehung von Mangelernährung im Alter. Arzneimittel können zu Appetitverlust (z. B. NSAR), Übelkeit (z. B. Opioide), Erbrechen, Durchfall (z. B. Antibiotika, Laxanzien), Geschmacksveränderung (z. B. Allopurinol) und verminderter Spe ichelproduktion (z. B. Anticholinergika) führen, was wiederum zu einer verminderten und nicht ausreichenden Nährstoffzufuhr führen kann (Zadak et al. 2013).

Tab. 24.4 Risikofaktoren im Medikationsprozess geriatrischer Patienten. Nach Jaehde et al. 2008

Risikofaktor	Beispiele
Endogen	▪ Polymedikation, ▪ pharmakokinetische und pharmakodynamische Veränderungen, ▪ funktionelle Einschränkungen des Hörens und Sehens und der Kognition, ▪ Änderung des Körpergewichts, ▪ Sterbephase
Exogen	▪ Mangelndes Problembewusstsein, ▪ unzureichende Informationsqualität und -kontinuität, z. B. bei Heimeinzug, Krankenhauseinweisung und -entlassung, Ärztewechsel, ▪ mangelnde Koordination der Arzneimittelversorgung

Somit stellen Polymedikation, Multimorbidität und Mangelernährung wichtige Prädikatoren für das Auftreten von arzneimittelbezogenen Problemen dar. Arzneimittelbezogene Probleme und UAW können zur Hospitalisierung oder auch zu einer Verlängerung des Krankenhausaufenthalts führen (Al Hamid et al. 2014).

Die Risiken, klinisch relevante arzneimittelbezogenen Probleme zu entwickeln, sind beim geriatrischen Patienten besonders hoch. Dabei spielen sowohl alters- und krankheitsbedingte endogene Faktoren, als auch exogene Faktoren, die mit dem praktischen Versorgungsverlauf einhergehen, eine wichtige Rolle (Tab. 24.4).

Hinzukommt, dass im Alter einige UAW und der Nutzen vieler pharmakotherapeutischer Strategien unzureichend untersucht sind. Grund hierfür ist, dass ältere Patienten in randomisierten, placebokontrollierten Studien unterpräsentiert oder sogar ausgeschlossen werden. Daraus folgt, dass für den Einsatz vieler zugelassener Arzneimittel ab einem bestimmten Alter keine oder nur eine geringe Evidenz besteht oder eine Nutzen-Risiko-Abwägung vieler Arzneistoffe auf Erfahrungen an jüngeren Patienten mit wenigen Begleiterkrankungen beruht.

24.5.1 Potenziell inadäquate Medikation (PIM)

Für die Behandlung bei Multimorbidität gibt es derzeit nur begrenzt Daten. Die einzige, derzeit verfügbare Leitlinie aus dem deutschsprachigen Raum ist die hausärztliche Leitlinie der Deutschen Gesellschaft für Allgemeinmedizin und Familienmedizin zur Multimedikation (DEGAM 2014). Werden multimorbide Patienten entsprechend den geltenden Leitlinien für chronische Erkrankungen behandelt, resultiert dies sehr schnell in einer unangemessenen und teilweise nicht durchführbaren Polymedikation. Daher beginnt eine sichere und effektive Therapie bei betagten Patienten mit der richtigen und altersgerechten Arzneimittelauswahl und der kritischen Durchsicht und Beurteilung der Dauermedikation.

Untersuchungen zeigen, dass im Alter die Einnahme bestimmter Arzneimittel signifikant zu einer Erhöhung des Sturzrisikos, Erhöhung der Mortalität, Verschlechterung der Kognition sowie Verschlechterung der Lebensqualität führen kann. Dadurch kann es zu erhöhten direkten und indirekten Kosten im Gesundheitssystem kommen.

Wird bei älteren Patienten eine **potenziell inadäquate Medikation (PIM)** eingesetzt, kann das Risiko für eine UAW den klinischen Nutzen überwiegen, vor allem, wenn besser verträgliche Arzneistoffe im Handel sind. PIM bedeutet, dass die Auswahl des Arzneistoffs generell oder die Dosierung bzw. die Dauer der Therapie nicht empfehlenswert ist, da die potenziellen Risiken den potenziellen Nutzen überwiegen, es sicherere Alternativen gibt oder die Therapie als nicht ausreichend effektiv gilt.

In der Literatur sind Listen über potenziell inadäquate Medikation veröffentlicht, die bei älteren Patienten als unangemessen eingestuft werden. Diese Listen sollen die Aufmerksamkeit aller am Medikationsprozess Beteiligten hinsichtlich arzneimittelbezogener Probleme, Medikationsfehler und UAW erhöhen und zu einer Verbesserung der Arzneimitteltherapiesicherheit beitragen.

Beers-Liste

Am bekanntesten ist die **Beers-Liste**, die erstmals 1991 von dem amerikanischen Geriater Marc H. Beers und seiner Arbeitsgruppe publiziert wurde (Beers et al. 1991). Die Beers-Liste wurde mehrfach modifiziert und aktualisiert (AGS 2015). Die Liste wurde auch ins Deutsche übersetzt (Schwalbe et al. 2007) und besteht derzeit aus zwei Teilen:

- **Teil 1:** Liste von Arzneimitteln, die bei über 65-Jährigen generell vermieden werden sollen, weil sie vermehrt zu unerwünschten Arzneimittelwirkungen führen, unwirksam sind oder weil besser verträgliche Alternativen zur Verfügung stehen.
- **Teil 2:** Liste von Arzneimitteln, die bei älteren Patienten mit bestimmten Erkrankungen vermieden werden sollen.

Die Beers-Liste und auch andere, bereits veröffentliche internationale Listen sind allerdings nur bedingt auf Deutschland übertragbar, da verschiedene aufgeführte Arzneistoffe in Deutschland nicht auf dem Markt und potenziell kritische Arzneimittel aus Deutschland in anderen Ländern nicht verfügbar sind. Aus diesem Grund wurde die PRISCUS-Liste (priscus, lateinisch: alt, ehrwürdig) entwickelt, die im Folgenden vorgestellt wird.

PRISCUS-Liste

Nach einer umfassenden qualitativen Analyse von ausgewählten internationalen PIM-Listen für ältere Menschen und einer Literaturrecherche wurde eine vorläufige Liste erstellt und anschließend die potenziell unangemessenen Arzneistoffe in der modifizierten Delphi-Methode bewertet (Holt et al. 2010).

Die PRISCUS-Liste umfasst zurzeit 83 Arzneistoffe des deutschen Arzneimittelmarktes, die als PIM-Arzneimittel bei älteren Patienten eingestuft wurden. Die aktuelle Langfassung der PRISCUS-Liste steht als Download unter www.priscus.net zur Verfügung. Die Liste führt tabellarisch Arzneimittel auf, nennt die wesentlichen Bedenken und führt mögliche Therapiealternativen auf. Falls das PIM-Arzneimittel trotzdem eingesetzt werden soll, sind entsprechende Maßnahmen aufgeführt. Abschließend sind Begleiterkrankungen genannt, bei denen Arzneimittel nach Möglichkeit nicht angewandt werden sollten (zu vermeidende Komorbidität). 2015 wurde auch eine europäische PIM-Liste veröffentlicht (EU(7)-PIM-List), an der Experten aus sieben europäischen Ländern mitgearbeitet haben (Renom-Guiteras et al. 2015).

Das folgende Beispiel zeigt die Beurteilung einer Medikation bei einem geriatrischen Patienten anhand der PRISCUS-Liste.

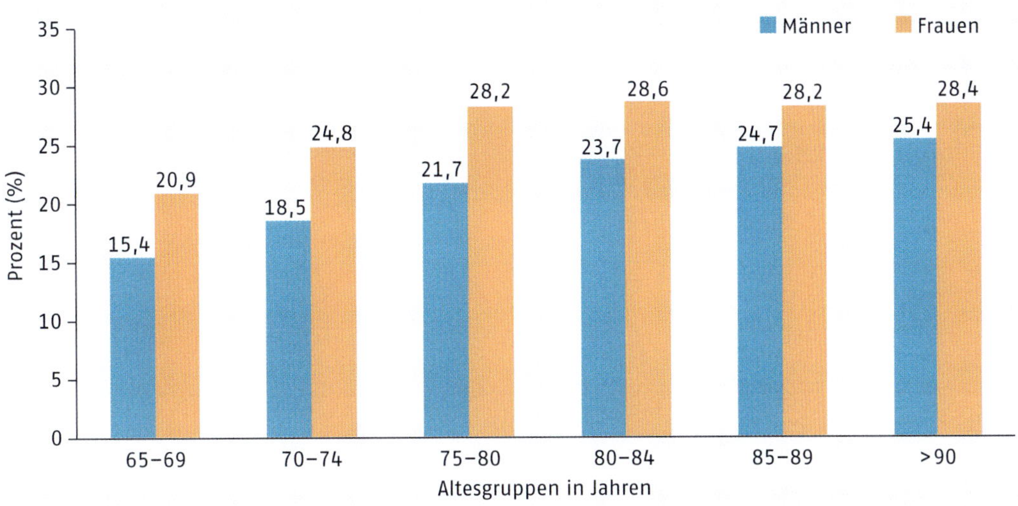

Abb. 24.5 Anteil an Patienten mit Arzneimitteln der PRISCUS-Liste in Prozent. WidO 2012

Praxisbeispiel

Beurteilung einer Medikation nach der PRISCUS-Liste

Ein 83-jähriger Mann wird aufgrund einer depressiven Episode mit Einschlafstörungen von seinem Hausarzt mit Amitriptylin 50 mg zur Nacht per os behandelt. Zur Behandlung seiner arteriellen Hypertonie erhält er Ramipril 5 mg pro Tag in Kombination mit Torasemid 10 mg pro Tag.

Amitriptylin

- Wesentliche Bedenken: erhöhtes Risiko für das Auftreten eines deliranten Syndroms, erhöhtes Risiko für Stürze und damit Hüftfrakturen, UAW, v. a. anticholinerge Wirkungen, bei Patienten über 70 Jahren besteht ein erhöhtes Risiko für venöse Thromboembolien,
- Alternativen: SSRI (z. B. Sertralin), Mirtazapin,
- Maßnahmen, falls das Arzneimittel trotzdem verwendet werden sollte: regelmäßige Blutbildkontrolle, Beachten von peripheren und anticholinergen Effekten sowie neurologischen und kognitiven Leistungen, Sturzanamnese, Kontrolle von Herz-Kreislauffunktion wie Blutdruck, EKG, Kontrolle von Nieren- und Leberfunktion,
- nicht anzuwenden bei Risikoerkrankungen hinsichtlich peripherer, anticholinerger Effekte wie Glaukom, Miktionsstörungen, kardialen Erkrankungen, Delir, Demenz, usw.

Ramipril und Torasemid

- Die beiden Arzneistoffe sind nicht in der PRISCUS-Liste aufgeführt und somit nicht als PIM-Arzneimittel einzustufen.

Empfehlung: Amitriptylin sollte abgesetzt werden. Da bei dem Patienten im Rahmen der depressiven Episode die Einschlafstörungen im Vordergrund stehen, ist eine niedrig dosierte Behandlung mit Mirtazapin aufgrund der sedierenden Wirkkomponente empfehlenswert. Die antihypertensive Medikation kann unter Kontrolle von Blutdruck, Serumkreatinin und Serumelektrolyten (Natrium und Kalium) beibehalten werden.

Die PRISCUS-Liste soll Ärzten und Apothekern eine Hilfestellung in der Beurteilung und Auswahl von Arzneimitteln bei älteren Patienten geben. Sie gibt Hinweise, um ungeeignete Arzneistoffe zu erkennen und zeigt mögliche Maßnahmen zum Monitoring und Therapiealternativen auf. Ein Vorteil der Liste ist, dass sie der deutschen Verordnungsrealität angepasst ist. Jedoch erhebt sie keinen Anspruch auf Vollständigkeit, ersetzt keine individuelle Nutzen-Risiko-Abwägung und erfasst keine klinisch-relevanten Interaktionen oder eine Unterversorgung.

Untersuchungen zeigen, dass mehr als ein Viertel der älteren Patienten Arzneimittel erhalten, die potenziell ungeeignet sind. Dabei sind Frauen stärker betroffen als Männer (Abb. 24.5).

START/STOPP-Kriterien

Die **STOPP-Kriterien** (Screening Tool of Older Persons' potentially inappropiate Prescriptions) sind nach Organsystemen geordnet und beschreiben typische Anwendungssituationen, bei denen an das Absetzen eines Arzneistoffs gedacht werden sollte, besonders bei Patienten über 65 Jahren (Gallagher et al. 2008).

◘ **Tab. 24.5** FORTA-Klassifikation. Pazan et al. 2015

Kategorie	Beispiele
A – bsolutely	
Arzneimittel schon in größeren Studien an älteren Patienten geprüft, Nutzenbewertung eindeutig positiv	Behandlung der arteriellen Hypertonie: ACE-Hemmer, Calciumkanalblocker, Sartane, kardiovaskuläre Protektion: Statine, Behandlung der Herzinsuffizienz: ACE-Hemmer, Betablocker.
B – eneficial	
Wirksamkeit bei älteren Patienten nachgewiesen, aber Einschränkungen bezüglich Sicherheit und Wirksamkeit	Behandlung der arteriellen Hypertonie: Diuretika, Betablocker
C – areful	
Ungünstige Nutzen-Risiko-Relation für ältere Patienten. Erfordern genaue Beobachtung von Wirkung und Nebenwirkungen, sind nur ausnahmsweise erfolgreich. Bei > 3 Arzneimitteln gleichzeitig als erste weglassen, Alternative suchen	Behandlung der Herzinsuffizienz: Digoxin, Behandlung von Vorhofflimmern: Amiodaron, Behandlung der Hypertonie: Spironolacton
D – on't	
Diese Arzneimittel sollten fast immer vermieden werden, Alternativen finden	Benzodiazepine, Promethazin

STOPP-Kriterien für Patienten über 65 Jahre

Beispiele aus den STOPP-Kriterien, die bei Patienten über 65 Jahre ungeeignet sind:

- Gabe eines Betablockers in Kombination mit Verapamil,
- Gabe eines Calciumkanalbockers bei chronischer Obstipation,
- Gabe eines trizyklischen Antidepressivums bei Patienten mit Demenz,
- Gabe von Theophyllin als Monotherapie bei Patienten mit COPD,
- NSAR bei Patienten mit chronischer Niereninsuffizienz (GFR < 50 ml/min),
- Gabe von SSRI bei Patienten mit klinisch relevanter Hyponatriämie.

Die **START-Kriterien** (Screening Tool to Alert Doctors to Right Treatment) zeigen dagegen für ältere Patienten typische Situationen auf, in denen oft eine indizierte Verordnung unterbleibt, was zu einer Unterversorgung mit Arzneimitteln führen kann (Gallagher et al. 2008). Gründe hierfür können sein, dass eine indizierte Therapie nicht begonnen wird, eine begonnene Therapie nicht fortgeführt wird, keine oder eine fehlerhafte Therapieanpassung erfolgt oder eine wirksame Therapie beendet wird.

FORTA-Liste

Ein weiteres Instrument zur Arzneimittelbewertung bei älteren Patienten stellt das FORTA-Konzept (Fit fOr The Aged), eine Positiv-Negativ-Liste, dar. Hier werden die Arzneimittel in vier Gruppen von A bis D eingeteilt (◘ Tab. 24.5).

Die FORTA-Liste wurde mehrstufig entwickelt und eine Konsensus-Validierung durchgeführt. Sie ist indikationsabhängig gegliedert, d. h. ein Arzneimittel kann je nach Indikation verschiedene FORTA-Bewertungen bekommen. Kontraindikationen stehen immer über der Klassifikation, z. B. dürfen auch A-Arzneimittel bei einer Allergie nicht gegeben werden. Die Klassifikation ist als schnelle Orientierungshilfe im klinischen Alltag gedacht, sie ersetzt keine individuelle Therapieentscheidung und lässt Ausnahmen zu.

Grundsätze der Arzneimitteltherapie bei geriatrischen Patienten

- Strenge Prüfung der Indikation bei neuer Arzneimittelverordnung,
- Beurteilung des Nutzen-Risiko-Profils,
- bevorzugter Einsatz von Arzneimitteln mit langjähriger Verordnungserfahrung,
- Vermeiden von Arzneimitteln mit geringer therapeutischer Breite,
- Start low, go slow,
- es ist ebenso wichtig eine Therapie zu beenden, wie sie zu beginnen!

Häufig werden Arzneimitteltherapien begonnen, jedoch nicht mehr beendet, obwohl die Indikation für das Arzneimittel nicht mehr besteht. Daher sollte die Indikation für jedes einzelne Arzneimittel regelmäßig überprüft werden. Im Folgenden sind verschiedene

Tipps aufgeführt, die beim Absetzen von Arzneimitteln zu beachten sind.

Tipps zum Absetzen von Arzneimitteln
(nach DEGAM 2014)

- Nicht mehrere Arzneimittel gleichzeitig absetzen, um mögliche Reaktionen auf das Absetzen beurteilen zu können (Ausnahme: akute Ereignisse, z. B. Urticaria kann das Absetzen von mehreren Arzneimitteln gleichzeitig erforderlich machen),
- Ausschleichen: Dosis immer langsam und schrittweise reduzieren, vor allem nach langfristiger Anwendung,
- In manchen Fällen kann das kontrollierte Absetzen zu negativen Effekten führen:
  - Benzodiazepine: Gefahr von Entzugssymptomatik wie Verwirrtheitszustände, Halluzination, Krämpfe,
  - Antihypertensiva (v. a. Betablocker): Rebound-Phänomen mit Tachykardie und Blutdruckanstieg,
  - Glucocorticoide: Gefahr der Addison-Krise,
  - Opioide: Gefahr einer Entzugssymptomatik,
  - Levodopa: Muskelsteifigkeit und Bewusstseinsstörung.

24.5.2 Adhärenz im Alter

Die Adhärenz des Patienten sinkt im Alter mit der Anzahl der Arzneimittel und der Komplexität der Einnahmevorschriften. Die Einnahme der richtigen Tabletten in der richtigen Dosierung zum richtigen Zeitpunkt kann bei geriatrischen Patienten nicht immer als selbstverständlich vorausgesetzt werden. Im Alter kommen – im Gegensatz zu jüngeren Patienten – neue Probleme hinzu, die aufgrund von kognitiven Störungen, Einschränkungen der Mobilität, Feinmotorik der Hände und des Visus die ordnungsgemäße Einnahme von Arzneimitteln erschweren oder sogar verhindern können. Im Folgenden sind verschiedene Beispiele für Anwendungsprobleme im Alter aufgeführt.

Beispiele für Anwendungsprobleme im Alter
Schwierigkeiten beim:

- Herausdrücken von Tabletten aus dem Blister,
- Teilen von Tabletten,
- Schlucken von Tabletten aufgrund von Schluckstörungen, Xerostomie,
- Öffnen von Tropfflaschen mit kindergesichertem Verschluss,
- Öffnen von mit Folie überzogenen Schraubverschlüssen,
- Abzählen von Tropfen,
- Anwenden von Augentropfen,
- Vorbereiten und Inhalieren von Sprays,
- Lesen der Packungsbeilage.

Infolgedessen können Einnahmefehler wie falscher Einnahmezeitpunkt oder Einnahme einer falschen Dosis durch komplizierte Therapieregime auftreten. Sehstörungen können zu Verwechselungen von Arzneimitteln führen. Aufgrund kognitiver Defizite kann die Arzneimitteleinnahme vergessen werden oder es kommt zu doppelten Einnahmen. Hier sind verschiedene Maßnahmen zur Förderung der Adhärenz von großer Bedeutung. Aufgabe des Apothekers ist es, den Patienten und seine Angehörigen über die aktuelle Therapie aufzuklären und zu beraten. Vor allem Dosierungshilfen können den älteren Patienten die Einnahme und Anwendung von Arzneimitteln erleichtern, z. B. Hilfsmittel zum Öffnen von Tuben und Flaschen, Tablettenteiler, Applikationshilfen für Augentropfen, Skalenlupen für Insulinspritzen oder das Portionieren von Tabletten in einer Wochendosette.

24.5.3 Aufgaben des Apothekers

Der Apotheker kann durch klinisch-pharmazeutische Dienstleistungen wie Arzneimittelanamnese, Medikationsanalyse, Medikationsmanagement, Prüfung auf klinisch-relevante Interaktionen, Erfassung von unerwünschten Arzneimittelwirkungen, Überwachung der Adhärenz, Erfassung des individuellen Risikoprofils sowie evidenzbasierten Interventionsempfehlungen zur Verbesserung der Behandlung beitragen.

Eine wichtige Aufgabe dabei ist es, die Anzahl der Arzneimittel und der Arzneistoffe möglichst gering zu halten und die vorhandene Medikation kritisch zu prüfen und zu bewerten. Hilfreich sind Leitfragen zur Bewertung der Angemessenheit der Medikation wie der **Medication Appropriateness Index (MAI)**. Ziel dabei ist es, unnötige Medikation zu erkennen, die Anwendungssicherheit zu erhöhen und die Therapiequalität zu verbessern (▸ Kap. 28.2.2). Zu beachten ist, dass der MAI keine expliziten Kriterien enthält, ob bestimmte Wirkstoffe angemessen sind bzw. Risiken für den älteren Patienten aufweisen. Hierzu sind ergänzend die oben aufgeführten Instrumente wie PRISCUS-Liste, START/STOPP-Kriterien heranzuziehen.

Ein weiteres Hilfsmittel ist der Algorithmus **Good Palliative Geriatric Practice (GPGP)**, mit dem die Arzneimitteltherapie geriatrischer Patienten verbessert und auf das Notwendigste reduziert werden kann (Garfinkel und Mangin 2010). Hiermit soll versucht werden, nicht-evidenzbasierte und unverträgliche Arzneimittel konsequent abzusetzen, ungeeignete durch besser verträgliche Arzneistoffe zu ersetzen oder die Dosis zu reduzieren (◘ Tab. 24.6).

Um die Arzneimittelversorgung besser aufeinander abzustimmen und damit sicherer und effektiver zu gestalten, sollten alle am Medikationsprozess Beteiligten (Hausarzt, Facharzt, Apotheker, Pflegekräfte, Patienten, Angehörige und Betreuer) einbezogen werden und die Zusammenarbeit und Kommunikation unter-

Tab. 24.6 Kriterien des GPGP-Algorithmus. Nach Garfinkel und Mangin 2010

Mit ja oder nein zu beantwortende Fragen	Ja	Nein
Gibt es eine Evidenz, das Arzneimittel für die gegebene Indikation in der aktuellen Dosis bei dieser Altersgruppe und bei diesem Behinderungsgrad einzusetzen und überwiegt der Nutzen alle potenziellen, bekannten Nebenwirkungen?		
Ist die Indikation für das Arzneimittel valide und relevant in der Altersgruppe und bei dem Behinderungsgrad dieses Patienten?		
Überwiegen die potenziellen, bekannten Nebenwirkungen des Arzneimittels den potenziellen Nutzen bei alten, behinderten Patienten?		
Bestehen unerwünschte Symptome, die mit dem Arzneimittel assoziiert sein können?		
Existiert ein anderes Arzneimittel, das dem zur Diskussion stehenden Arzneimittel überlegen sein könnte?		

einander verbessert und intensiviert werden. Dadurch können Auswirkungen der Arzneimitteltherapie schneller und besser erkannt werden und die Medikation entsprechend angepasst werden.

24.6 Demenz als Alterserkrankung

24.6.1 Krankheitsbild

Die Demenz gehört zu den häufigsten Krankheitssyndromen im Alter und umschreibt den Abbau des Gedächtnisses sowie kognitiver, emotionaler und sozialer Fähigkeiten.

Diagnostik, Therapie und Versorgung von ca. 1,4 Mio. Demenzerkrankten in Deutschland stellen das Gesundheits- und auch das volkswirtschaftliche System vor eine große Herausforderung, auch vor dem Hintergrund, dass aufgrund der steigenden Lebenserwartungen mit einem Anstieg der Demenzerkrankungen zu rechnen ist. Die Anzahl der Neuerkrankungen liegt bei 300 000 pro Jahr. Mit zunehmendem Alter steigt die Häufigkeit einer demenziellen Erkrankung stark an, von weniger als 2 % bei den 65- bis 69-Jährigen auf etwa 40 % bei den über 90-Jährigen. Frauen sind aufgrund höherer Lebenserwartung häufiger betroffen (über zwei Drittel aller Demenzkranken sind Frauen).

Die Diagnose „Demenz" stellt für Patienten und auch deren Angehörigen eine tiefgreifende Veränderung dar. Hier kann der Apotheker wichtige Hilfestellungen geben. Dafür sind Kenntnisse über die einzelnen Demenzformen, Diagnostik und Therapie erforderlich. Hinzu kommen Kompetenzen, um Angehörigen und Pflegenden Hilfestellungen zu geben und Selbsthilfegruppen für Angehörige zu vermitteln. Die Pharmazeutische Betreuung des Patienten bzw. der Verantwortlichen umfasst neben der Adhärenzförderung das Erkennen, Lösen und Vermeiden arzneimittelbezogener Probleme sowie die Beratung zur richtigen Einnahme der Arzneimittel, Nebenwirkungen und Wechselwirkungen. Ziel ist es, den Apotheker als Schnittstelle in der Behandlung von Demenzpatienten zwischen Arzt, Patient, Angehörigen, Betreuer und Pflege- und Alteneinrichtung einzubinden.

Der Begriff „Demenz" beschreibt ein klinisches Syndrom (siehe Kasten).

DEFINITION Die **Demenz** ist ein Syndrom als Folge einer meist chronischen oder fortschreitenden Krankheit des Gehirns mit Störung vieler höherer kortikaler Funktionen, einschließlich Gedächtnis, Denken, Orientierung, Auffassung, Rechnen, Lernfähigkeit, Sprache und Urteilsvermögen. Das Bewusstsein ist nicht getrübt. Die kognitiven Beeinträchtigungen werden gewöhnlich von Veränderungen der emotionalen Kontrolle, des Sozialverhaltens oder der Motivation begleitet, gelegentlich treten diese auch eher auf. Dieses Syndrom kommt bei der Alzheimer-Krankheit, bei zerebrovaskulären Störungen und bei anderen Zustandsbildern vor, die primär oder sekundär das Gehirn betreffen (nach ICD-10).

Für die Diagnose einer Demenz müssen die Symptome nach ICD-10 über mindestens sechs Monate bestehen.

Alle neurodegenerativen Demenzerkrankungen sind progressive Erkrankungen mit unterschiedlichen klinischen Verläufen und variabler Krankheitsdauer. Bei 90 % aller Demenzerkrankungen handelt es sich um eine primäre Demenz.

Einteilung der Demenzen

Primäre Demenz
- Alzheimer-Demenz,
- vaskuläre Demenz,
- gemischte Demenz,
- fronto-temporale Demenz (Morbus Pick),
- Demenz bei primärem Parkinson-Syndrom,
- Demenz mit Lewy-Körperchen.

Sekundäre Demenz
- Sekundäre Demenzen entstehen aufgrund verschiedener Organerkrankungen.

24.6.2 Grundlagen der Therapie

Eine erfolgreiche Behandlung des Patienten kann nur in einem interdisziplinären therapeutischen Gesamtkonzept erfolgen. Es umfasst nichtmedikamentöse Strategien wie psychosoziale Therapie, Aktivierungstraining und Angehörigenbetreuung sowie die medikamentöse Behandlung. Sie ist je nach Symptom- und Problemkonstellation individuell zu gestalten. Zur Therapie der einzelnen Demenzformen sei auf die aktuellen Leitlinien der Fachgesellschaften verwiesen. Da die medikamentöse Therapie die Erkrankung nicht heilen kann, sind alle Patienten im Verlauf auf Pflege und Hilfe angewiesen.

Neben kognitiven Störungen zeigen Demenz-Patienten eine Veränderung des Erlebens und des Verhaltens. Dazu zählen Störungen wie Depression, psychomotorische Unruhe, Angst, Aggressivität, Halluzinationen und Schlafstörungen. Die Ursachen hierfür sind multifaktoriell. Tragen nichtmedikamentöse Maßnahmen mit Veränderung des Umfelds, wie Änderung des Tagesrhythmus, Beschäftigungstherapie, körperliche Aktivität oder andere Bezugspersonen, nicht zu einer Verbesserung der Symptomatik bei, ist eine medikamentöse Therapie erforderlich.

Häufig werden Psychopharmaka zur Behandlung von Verhaltenssymptomen eingesetzt. Hier ist bei geriatrischen Patienten sowohl auf die zugelassene Indikation als auch die Kontraindikationen zu achten (siehe Kasten).

Vorsichtsmaßnahmen bei der Behandlung von Demenz-Patienten mit psychotroper Medikation
- Vermeiden von Arzneistoffen mit anticholinerger Wirkung (→ Mangel an Acetylcholin bei Demenzerkrankten, delirante Komponente, negative Effekte auf die Kognition),
- Vermeiden von sedierenden Arzneistoffen (→ negativer Einfluss auf die Kognition, Sturzgefahr),
- sorgfältige Arzneimittelauswahl und Dosierung wie bei allen älteren Patienten,
- Beachten von klinisch-relevanten Interaktionen.

Zu beachten ist, dass die Gabe von **Antipsychotika** mit einem erhöhten Risiko für Mortalität und zerebrovaskuläre Ereignisse verbunden ist. Die Behandlung sollte mit der geringstmöglichen Dosierung und über einen möglichst kurzen Zeitraum erfolgen.

Bei Patienten mit Parkinson-Demenz und Lewy-Körperchen-Demenz sind klassische und atypische Neuroleptika kontraindiziert. Möglich ist die Gabe von Clozapin und Quetiapin.

Der Einsatz von Benzodiazepinen sollte aufgrund von negativen Effekten auf die Kognition, der erhöhten Sturzgefahr, möglichen paradoxen Reaktionen und Abhängigkeitspotenzial mit Gefahr des Delirs bei plötzlichem Absetzen vermieden werden. Bei ausgewählter Indikation können Benzodiazepine zum Einsatz kommen, jedoch sollten Arzneistoffe mit kurzer Halbwertszeit (z. B. Oxazepam) bevorzugt werden.

24.6.3 Behandlung eines Delirs

Ein Delir stellt eine häufige, oft nicht erkannte Komplikation der Demenz dar. Oft sind Infekte, eine Exsikkose und/oder Arzneimittel ursächlich. Ist eine symptomatische Behandlung erforderlich, sind Risperidon, Olanzapin, ggf. auch Haloperidol, jeweils in niedriger Dosierung, geeignet.

- **DEFINITION** Ein **Delir** ist ein ätiologisch unspezifisches hirnorganisches Syndrom, das charakterisiert ist durch gleichzeitig bestehende Störungen des Bewusstseins und der Aufmerksamkeit, der Wahrnehmung, des Denkens, des Gedächtnisses, der Psychomotorik, der Emotionalität und des Schlaf-Wach-Rhythmus. Die Dauer ist sehr unterschiedlich und der Schweregrad reicht von leicht bis zu sehr schwer (nach ICD-10).

24.6.4 Behandlung affektiver Symptome

Depression

Als Antidepressiva sollten Substanzen ohne anticholinerge Wirkung, z. B. SSRI, zum Einsatz kommen. Antidepressiva mit anticholinerger Wirkung wie Amitryptilin, Doxepin, Trimipramin können die Demenz verstärken und sollen nicht eingesetzt werden.

Angst

Angstsymptome, wie innere Anspannung, Befürchtungen und Nervosität, können bei Demenzkranken auftreten. Bei Patienten mit Demenz existiert bisher keine evidenzbasierte medikamentöse Behandlung von Angstzuständen.

24.6.5 Behandlung der Hyperaktivität

Agitation und Aggressivität

Hier können Risperidon und alternativ Aripiprazol (off-label) eingesetzt werden. Haloperidol ist eine Option bei Aggression, jedoch nicht bei Agitation.

Gesteigerte Psychomotorik

Bei gesteigertem Bewegungsdrang und Wiederholen von gleichen Bewegungsabläufen, die für den Betroffenen und/oder die Pflegenden zu einer deutlichen Beeinträchtigung oder zur Gefährdung führen, kann eine pharmakologische Therapie z. B. mit Risperidon (off-label) erwogen werden.

24.7 Fallbeispiele

24.7.1 Patientin nach Sturz

Frau R. F., 84 Jahre (Körpergewicht 80 kg, Körpergröße 165 cm, BMI 29,4 kg/m²) wird am 17. Januar mit starken Schmerzen im Bereich des rechten Oberschenkels nach einem Sturz im häuslichen Umfeld in die Klinik eingeliefert. Die Patientin war am frühen Morgen auf dem Weg zur Toilette gestürzt.

Die Patientin lebt zusammen mit ihrem Mann und war bisher mobil. Ihre Tochter wohnt nur wenige Minuten zu Fuß entfernt und versorgt ihre Eltern.

An Nebendiagnosen sind bei der Patientin eine Hirnstamm-TIA (Transitorische Ischämische Attacke) vor 3 Jahren, eine arterielle Hypertonie, Herzinsuffizienz, Diabetes mellitus Typ 2, chronische Niereninsuffizienz, Parkinson-Syndrom und nächtliche Unruhezustände mit Schlafstörungen bekannt.

In der initial durchgeführten Röntgenuntersuchung der rechten Hüfte zeigt sich eine Femurfraktur rechts, die operativ versorgt werden muss.

Der Blutdruck bei Aufnahme liegt bei 140/90 mmHg, die Herzfrequenz bei 72/min. Das EKG zeigt einen Sinusrhythmus.

Labordaten

Kreatinin: 1,3 mg/dl
eGFR (MDRD): 39 ml/min
Natrium: 141 mmol/l
Kalium: 3,8 mmol/l

Medikation bei Aufnahme

ASS 100 mg	1–0–0
Candesartan 8 mg	1–0–0
Furosemid 40 mg	½–½–0
Bisoprolol 2,5 mg	1–0–0
Metformin 1000 mg	1–0–1
Bromazepam 6 mg	0–0–0–½
Quetiapin 25 mg	0–0–1–2
Levodopa/Benserazid 100/25 mg	1–1–1

Aufgabe

- Analysieren Sie den Patientenfall mithilfe des SOAP-Schemas (▸ Kap. 26.2.3).

Analyse mit dem SOAP-Schema

Subjektive Beschwerden

- Die Patientin stellt sich mit starken Schmerzen im Bereich des Oberschenkels bei Zustand nach Sturz vor.

Objektive Probleme

- Das Röntgenbild zeigt eine Femurfraktur rechts bei Zustand nach Sturz.
- Des Weiteren hatte die Patientin vor 3 Jahren eine Hirnstamm-TIA, hat eine arterielle Hypertonie, Herzinsuffizienz, Diabetes mellitus, chronische Niereninsuffizienz (eGFR 39 ml/min), Parkinson-Syndrom und nächtliche Unruhezustände mit Schlafstörungen, was jeweils medikamentös behandelt wird.

Analyse

- Der Sturz kann verschiedene Ursachen haben. Einen Risikofaktor stellt die Polymedikation mit acht verschiedenen Arzneimitteln dar. Vor allem das Benzodiazepin mit seiner langen Halbwertszeit von 15 bis 28 Stunden bedingt aufgrund der muskelrelaxierenden Wirkung und des möglichen Hang-overs ein erhöhtes Sturzrisiko. Zu beachten ist, dass im Alter aufgrund der veränderten Pharmakokinetik die Halbwertszeit verlängert sein kann. Hinzu kommt die Wirkverstärkung bei gleichzeitiger Einnahme von Neuroleptika. Auch die PRISCUS-Liste rät von der Anwendung von Benzodiazepinen bei älteren Patienten ab. Allerdings ist ein abruptes Absetzen bei längerer Anwendung zu vermeiden, da es zu Entzugssymptomen wie Unruhe, Angst, Schlafstörungen bis hin zu deliranten Zuständen kommen kann.
- Zur Behandlung der arteriellen Hypertonie und der Herzinsuffizienz werden ein Sartan, ein Schleifendiuretikum und ein kardioselektiver Betablocker eingesetzt. Zu beachten ist, dass die Patientin eine chronische Niereninsuffizienz Stadium 3b mit einer eGFR von 39 ml/min hat. Candesartan, Furosemid und Bisoprolol können bei Niereninsuffizienz verabreicht werden, es bestehen keine Kontraindikationen. Unter der Therapie sind die Serumelektrolyte Natrium und Kalium zu kontrollieren, die bei Aufnahme im Referenzbereich lagen. Die Therapie ist sowohl in der Behandlung der arteriellen Hypertonie als auch in der Herzinsuffizienz leitlinienkonform. Kritisch zu diskutieren ist die Gabe von Furosemid, das aufgrund der kurzen Halbwertszeit auf das länger wirksame Torasemid mit einer einmal täglichen Gabe umgestellt werden sollte. Dies stellt

zusätzlich eine Möglichkeit zur Vereinfachung des Therapieplans dar. Die Einnahme von ASS 100 mg ist als Sekundärprophylaxe bei aufgetretener TIA leitlinienkonform und sollte fortgeführt werden.

- Metformin ist zur Behandlung des Diabetes mellitus, vor allem bei übergewichtigen Patienten zugelassen. Jedoch ist Metformin bei einer GFR von 39 ml/min aufgrund der erhöhten Gefahr einer Lactatazidose kontraindiziert und muss abgesetzt werden.
- Quetiapin als atypisches Neuroleptikum kann zu extrapyramidal-motorischen Störungen führen. Bei Frau R. F. ist zu klären, warum sie Quetiapin erhält, seit wann die Behandlung mit Quetiapin in der höheren Dosierung besteht, ob weiterhin Schlafstörungen und Unruhezustände existieren und ob es einen zeitlichen Zusammenhang zwischen dem Einsatz von Quetiapin und dem Parkinson-Syndrom gibt. Zu hinterfragen ist, ob das Parkinson-Syndrom medikamentös induziert ist, was ggf. die Gabe von Levodopa überflüssig machen würde.

Plan

- Die Dosis von Bromazepam sollte unter engmaschiger Kontrolle vorsichtig reduziert und im Verlauf auf ein kürzer wirksames Benzodiazepin, z. B. Oxazepam oder Lormetazepam, umgestellt werden, um einen Hang-over zu vermeiden. Die Indikation sollte regelmäßig überprüft werden.
- Die Therapie der Hypertonie und Herzinsuffizienz kann unter Kontrolle der Serumelektrolyte und des Blutdrucks fortgeführt werden. Furosemid sollte gegen Torasemid ausgetauscht werden.
- Metformin sollte abgesetzt werden. Als Alternative ist hier z. B. der Einsatz eines DDP-4-Inhibitors in nierenangepasster Dosierung bzw. die Umstellung auf eine konventionelle, ggf. prandiale Insulintherapie zu diskutieren. Vor Therapieentscheidung sollte eine Bestimmung des HbA_{1c}-Wertes erfolgen.
- Quetiapin ist ausschließlich zur Behandlung der Schizophrenie und bei bipolaren Störungen indiziert, sodass es sich hier um einen Off-Label-Use handelt und die Therapie beendet werden sollte. Quetiapin steht zwar nicht in der PRISCUS-Liste, ist hier allerdings als inadäquat einzustufen. Eine alternative medikamentöse Behandlung ist je nach führender Symptomatik der Patientin auszuwählen.

24.7.2 Patientin mit Demenz

Frau T. O., 72 Jahre, leidet seit einem Jahr an einer leichten Alzheimer-Demenz (MMST 22 Punkte), die mit Galantamin 16 mg/Tag behandelt wird. Die Patientin hat seit 5 Jahren depressive Episoden, die mit Citalopram 20 mg/Tag therapiert werden. Seit ca. 20 Jahren hat sie eine arterielle Hypertonie, die mit Ramipril 5 mg/Tag in Kombination mit Hydrochlorothiazid (HCT) 25 mg/Tag behandelt wird. Der Blutdruck liegt unter medikamentöser Therapie durchschnittlich bei 130/75 mmHg mit einem Puls von 65/min.

Die Patientin ist verwitwet und wird von der Tochter versorgt, die im gleichen Haus lebt.

Die Tochter berichtet in der Apotheke, dass die Patientin zunehmend schwach ist, über Schwindel klagt, verlangsamt spricht, sehr müde und manchmal desorientiert ist.

Der beratende Apotheker verweist auf einen dringenden Arztbesuch. Die Ursachen für die berichteten Beschwerden können vielfältig sein, z. B. eine Verschlechterung der Demenz, eine erneute depressive Episode oder eine Hyponatriämie mit Hypovolämie.

Die Patientin wird zur Klärung der Symptomatik in die Klinik eingewiesen. Laborchemisch zeigt sich eine Hyponatriämie mit einer Natriumkonzentration im Serum von 120 mmol/l. Alle weiteren Laborparameter wie Kreatinin, Kalium, GOT, GPT, γ-GT, CRP und Blutbild waren unauffällig.

Aufgabe

- Analysieren Sie den Patientenfall mithilfe des SOAP-Schemas (▶ Kap. 26.2.3).

Analyse mit dem SOAP-Schema

Subjektive Beschwerden

- Die Patientin ist zunehmend schwach, klagt über Schwindel, spricht verlangsamt, ist sehr müde und manchmal desorientiert.

Objektive Probleme

- Der Serum-Natriumwert liegt bei 120 mmol/l.

Analyse

- Ursache der zur Aufnahme führenden Symptomatik könnte eine durch Citalopram und HCT verursachte Hyponatriämie sein.
- Citalopram ist ein SSRI, der zur Behandlung von Patienten mit depressiven Episoden geeignet ist. Da SSRI keine Affinität zu cholinergen Rezeptoren haben, ist die Gabe bei Patienten mit Alzheimer-Demenz möglich. Citalopram kann zu einer Hyponatriämie führen, möglicherweise verursacht durch eine inadäquate Sekretion des antidiuretischen Hormons. Auch wenn Citalopram auf der PRISCUS-Liste als geeigneter Arzneistoff ausgewiesen ist, kann es in seltenen Fällen, vor allem in Kombination mit anderen Arzneistoffen (hier Thiazide) zu klinisch-relevanten Interaktionen mit unerwünschten Arzneimittelwirkungen kommen und sich der Einsatz bei geriatrischen Patienten als ungeeignet erweisen.

Die STOPP-Kriterien bezeichnen den Einsatz von SSRI bei klinisch-relevanten Hyponatriämien als ungeeignet. Die Behandlung der Hyponatriämie hängt im Wesentlichen von der klinischen Symptomatik des Patienten ab. Häufig reicht ein Absetzen der auslösenden Arzneistoffe aus, um die Serum-Elektrolyte wieder ins Gleichgewicht zu bekommen.

- Mit einem MMST von 22 Punkten ist die Demenz als leichte Alzheimer-Demenz einzustufen. Die Behandlung mit dem Acetylcholinesterasehemmer Galantamin ist in der Dosierung mit 16 mg/Tag leitlinienkonform. Die Therapieziele wie Verbesserung der klinischen Symptomatik, Stabilisierung auf dem Niveau vor Behandlungsbeginn bzw. Verlangsamung der Krankheitsprogression sind regelmäßig zu überprüfen.
- Die Behandlung der arteriellen Hypertonie erfolgt mit einem ACE-Hemmer und einem Thiazid-Diuretikum. Die Therapie ist leitlinienkonform. Allerdings ist unter der Therapie mit dem Thiazid-Diuretikum durch Störung des Flüssigkeits- und Elektrolythaushalts eine Hyponatriämie aufgetreten, sodass die Therapie mit HCT beendet werden sollte.

Plan

- Entsprechend der führenden Symptomatik sollte überlegt werden, ob Citalopram gegen ein anderes Antidepressivum ausgetauscht werden kann.
- Zur Behandlung der Hypertonie kann neben dem ACE-Hemmer alternativ ein Schleifendiuretikum in niedriger Dosierung unter Kontrolle von Kreatinin, Natrium und Kalium gegeben werden. Alternativ kann auch ein Calciumkanalblocker vom Nifedipin-Typ oder ein kardioselektiver Betablocker unter Kontrolle von Blutdruck und Puls zum Einsatz kommen.
- Eine regelmäßige Kontrolle der Serum-Natriumkonzentration ist erforderlich.

Literatur

Al Hamid A, Ghaleb M, Aljadhey H et al. A systematic review of hospitalization resulting from medicine-related problems in adult patients. Br J Clin Pharmacol, 78: 202–217, 2014

AGS, American Geriatrics Society. American Geriatrics Society 2015 Updated Beers Criteria for Potentially Inappropriate Medication Use in Older Adults. J Am Geriatr Soc, 63: 2227–2246, 2015

AGAST, Arbeitsgruppe Geriatrisches Assessment. Geriatrisches Assessment nach AGAST. www.geriatrie-drg.de/dkger/main/agast.html, 1995

Baum S, Hempel G (Hrsg). Geriatrische Pharmazie. Govi-Verlag GmbH, Eschborn 2011

Beers MH, Ouslander JG, Rollingher I et al. Explicit criteria for determining inappropriate medication use in nursing home residents. Arch Intern Med, 151: 1825–1832, 1991

Bowie MW, Slattum PW. Pharmacodynamics in older adults. Am J Geriatr Pharmacother, 5: 263–303, 2007

Burkhardt H, Wehling M. Probleme bei der Pharmakotherapie älterer Patienten. Internist, 51: 737–748, 2010

DEGAM, Deutsche Gesellschaft für Allgemeinmedizin und Familienmedizin. Hausärztliche Leitlinie Multimedikation: Empfehlungen zum Umgang mit Multimedikation bei Erwachsenen und geriatrischen Patienten. Version 1.09. www.degam.de, 2014

Deutsche Gesellschaft für Allgemeinmedizin und Familienmedizin. Harninkontinenz. DEGAM-Leitlinie Nr. 5. www.degam.de, 2004

Fried LP, Tangen CM, Walston J, Newman AB, Hirsch C, Gottdiener J et al. Frailty in older adults: evidence for a phenotype. J Gerontol A Biol Med Sci, 56: M146-M157, 2001

Gallagher P, Ryan C, Byrne S et al. STOPP (Screening Tool of Older Person's Prescriptions) and START (Screening Tool to Alert doctors to Right Treatment). Consensus validation. Int J Clin Pharmacol Ther, 46: 72–83, 2008

Garfinkel D, Mangin D. Feasibility study of a systematic approach for discontinuation of multiple medications in older adults: Addressing polypharmacy. Arch Intern Med, 170: 1648–1654, 2010

Holt S, Schmiedl S, Thürmann PA. Potenziell inadäquate Medikation für ältere Menschen: Die PRISCUS-Liste. Dtsch Aerztebl Int, 107: 543–551, 2010

Jaehde U, Hanke F, Demgenski M. Arzneimitteltherapie im Alter – Mehr Überblick trotz Polymedikation. Pharm Ztg, 153: 2110–2120, 2008

Krähenbühl S. Pharmakokinetik und -dynamik im Alter. Praxis, 93: 1305–1310, 2004

Kuhn-Thiel A, Weiß C, Wehling M. Consensus Validation of the FORTA (Fit fOR The Aged) list: A clinical tool for increasing the appropriateness of pharmacotherapy in the elderly. Drugs Aging, 31: 131–140, 2014

Mangoni AA, Jackson SHD. Age-related changes in pharmacokinetics and pharmacodynamics: basic principles and practical applications. Br J Clin Pharmacol, 57: 6–14, 2004

Renom-Guiteras A, Meyer G, Thürmann PA. The EU(7)-PIM list: a list of potentially inappropriate medications for older people consented by experts from seven European countries. Eur J Clin Pharmacol, 71: 861–875, 2015

Schäfer C, Liekweg A, Eisert A (Hrsg). Geriatrische Pharmazie. Deutscher Apotheker Verlag, Stuttgart 2014

Schwabe U, Paffrath DH. Arzneiverordnungsreport 2012. Springer Medizin Verlag, Berlin, Heidelberg, New York 2012

Schwalbe O, Freiberg I, Kloft C. Die Beers-Liste – Ein Instrument zur Optimierung der Arzneimitteltherapie geriatrischer Patienten. Med Monatsschr Pharm, 30: 244–248, 2007

Turnheim K. Pharmacokinetic dosage guidelines for elderly subjects. Expert Opin Drug Metab Toxicol, 1: 33–48, 2005

Zadak Z, Hyspler R, Ticha A et al. Polypharmacy and malnutrition. Curr Opin Clin Nutr Metab Care, 16: 50–55, 2013

Der letzte Zugriff auf die im Text genannten Websites erfolgte am 03.04.2016.

25 Palliativpharmazie

Constanze Rémi, Annette March-Topp, Silke Lauterbach

Im Gegensatz zur kurativen Medizin mit dem Ziel der Heilung von Erkrankungen, konzentriert sich die Palliativmedizin auf die Linderung von Symptomen und die ausschließliche Verbesserung der Lebensqualität. Pallium (lat. Mantel) bedeutet die Sorge um den Patienten und sein Wohlbefinden. Palliativmedizin wird nahezu immer mit dem Lebensende eines Menschen in Verbindung gebracht, dabei ist die Dauer der für den Patienten verbleibenden Zeit nicht ausschlaggebend und kann Wochen, Monate und in manchen Fällen sogar Jahre betragen. Zudem sollte der Übergang zwischen kurativen und palliativen Behandlungsansätzen fließend sein – kurativ schließt palliativ nicht aus (Abb. 25.1). Entscheidend ist, dass die dem Patienten verbleibende Zeit mit allen Mitteln so angenehm wie möglich gestaltet wird. Palliativmedizin bezieht sich also nicht nur auf die letzten Lebenstage und -stunden.

Der Erhalt oder die Verbesserung der Lebensqualität für Patienten und Angehörige, auch über die Sterbephase hinaus, ist das Hauptziel der palliativmedizinischen Betreuung. Von dem Konzept, das Leben bis zum Ende lebenswert zu gestalten war Cicely Saunders (1918–2005) so überzeugt, dass sie 1967 in London das St. Christophers Hospice gründete, das in den folgenden Jahrzehnten zum Wegbereiter der modernen Hospiz- und Palliativbewegung werden sollte.

25.1 Palliative Care

„Palliative Care" wird im Deutschen oftmals mit Palliativmedizin gleichgesetzt. Wesentliche Grundsätze der Palliativmedizin sind:

- Behandlung von Patienten in der Umgebung seiner Wahl (ambulant, stationär, Heim etc.) mit einem „High-person-low-technology-Ansatz",
- Symptomkontrolle,
- Sterben als Lebensphase,
- Versorgung des Patienten im multiprofessionellen Team,
- Spezialisierung durch Fort- und Weiterbildung.

DEFINITION **Palliative Care** dient der Verbesserung der Lebensqualität von Patienten (Erwachsenen und Kindern) und ihren Familien, die mit Problemen konfrontiert sind, welche mit einer lebensbedrohlichen Erkrankung verbunden sind. Dies geschieht durch Vorbeugen und Linderung von Leiden mittels frühzeitiger Erkennung, genauer Beurteilung sowie Behandlung von Schmerzen und anderen physischen, psychosozialen oder spirituellen Problemen. Palliative Care respektiert die Wünsche der Patienten und hilft den Familien mit praktischen Fragen zurechtzukommen, einschließlich dem Umgang mit Verlust und Trauer während der Erkrankung und im Fall des Todes (WHO 2002 und 2013).

Wie aus der Definition der WHO (World Health Organization) hervorgeht, beschränkt sich die Palliativmedizin weder auf bestimmte Erkrankungen, noch auf eine bestimmte Erkrankungsphase. Neben Tumorerkrankungen gibt es eine Vielzahl weiterer, (potenziell) lebensbedrohlicher Erkrankungen, die insbesondere in fortgeschrittenen Erkrankungsstadien mit sehr belastenden Symptomen einhergehen können, z. B. COPD, Herzinsuffizienz, multiple Sklerose, Morbus Parkinson, amyotrophe Lateralsklerose (ALS) oder Demenz. Viele

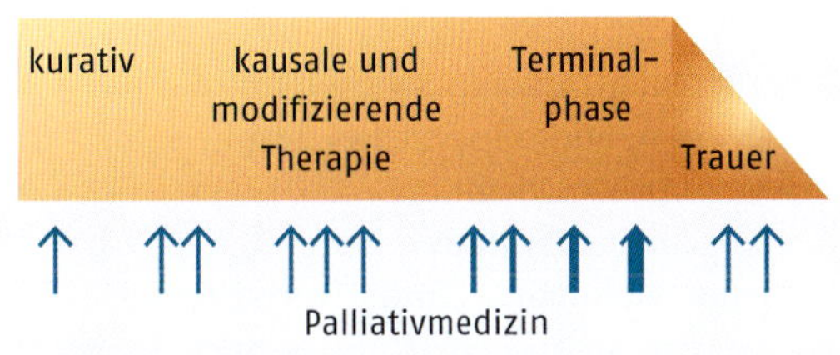

Abb. 25.1 Fließender Übergang zwischen kurativen und palliativen Behandlungsansätzen

25

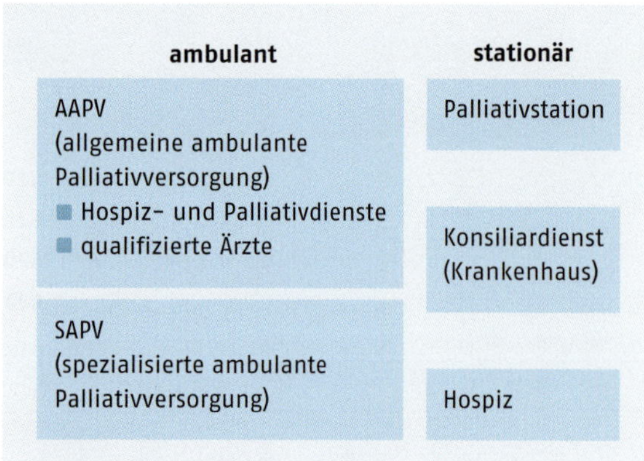

Abb. 25.2 Versorgungsstrukturen in Deutschland

dieser Patienten oder deren Angehörige suchen regelmäßig Apotheken auf – zur Belieferung von Rezepten, aber auch auf der Suche nach Ansprechpartnern, um über Probleme, Sorgen und Ängste zu reden.

25.2 Versorgungsstrukturen

In Deutschland gibt es verschiedene Strukturen und Ebenen für die Versorgung von Patienten in palliativen Situationen. Diese sind aus der bürgerlichen Hospizbewegung im ambulanten Bereich einerseits und aus der stationären Versorgung auf Palliativstationen andererseits entstanden. Die wichtigsten Strukturen werden in Abb. 25.2 gezeigt.

- **Palliativstationen** sind Teil eines Krankenhauses und versorgen in der Regel während eines zeitlich begrenzten Aufenthalts Patienten mit vornehmlich körperlichen (medizinischen) Problemen.
- **Konsiliardienste** beraten und unterstützen andere Bereiche eines Krankenhauses in der Versorgung von Palliativpatienten.
- **Stationäre Hospize** sind spezialisierte Pflegeeinrichtungen, in denen Menschen bis zu ihrem Tod bleiben. Aufnahmekriterium für ein Hospiz ist eine Lebenserwartung von nicht mehr als drei Monaten.
- 2007 ist die **spezialisierte ambulante Palliativversorgung (SAPV)** neu hinzugekommen. Hierbei handelt es sich um eine Versorgungsform, auf die Patienten der gesetzlichen Krankenkassen Anspruch haben (SGB V § 37b). Ziel der SAPV ist es, Patienten mit komplexem Symptomgeschehen mittels Versorgung durch ein multiprofessionelles Team ein Sterben zu Hause zu ermöglichen.
- Die **allgemeine Palliativversorgung** (APV bzw. **allgemeine ambulante Palliativversorgung AAPV**) richtet sich an Patienten mit weniger komplexem Symptomgeschehen. Im Gegensatz zur SAPV ist die AAPV nicht gesetzlich verankert. Zur APV können sich im Gesundheitswesen Tätige, die an der Versorgung von Palliativpatienten beteiligt sind, z. B. Apotheker, Onkologen, Geriater, deren Haupttätigkeitsfeld jedoch nicht die Palliativversorgung ist, durch spezielle Kurse weiterbilden.

Die Palliativversorgung verlangt ein fundiertes fachliches Wissen, erworben durch entsprechende Zusatzqualifikationen und praktische Erfahrungen. Gemäß den Forderungen des Europarats und der Charta zur Betreuung schwerstkranker und sterbender Menschen in Deutschland, sollte jeder im Gesundheitswesen Tätige gewisse Grundkenntnisse der Palliativmedizin inkl. der Versorgungsstrukturen haben.

Die Palliativmedizin versteht sich als multiprofessionelles Fach. Um sowohl den physischen, als auch psychischen, sozialen und spirituellen Bedürfnissen von Patient und Angehörigen gerecht zu werden, ist eine enge fachliche Zusammenarbeit der Vertreter der verschiedenen Berufsgruppen essenziell, wie Abb. 25.4 in ▸ Kap. 25.4 anhand des „Total-Pain-Modells“ verdeutlicht. Um diesen komplexen Bedürfnissen gerecht zu werden, können Ärzte, Pflegekräfte, Sozialarbeiter, Psychologen, Seelsorger und Physiotherapeuten erforderlich sein. Auch die Einbindung von ehrenamtlichen Hospizhelfern stellt einen wichtigen Bereich der Unterstützung von Patienten und ihren Angehörigen dar. Zunehmend werden auch Apotheker ins Versorgungsteam integriert.

25.3 Aufgaben des Apothekers

Durch den direkten Kontakt des Apothekers zu Patienten und Angehörigen (z. B. durch Arzneimittelversorgung und Belieferung), oder den Ärzten (z. B. durch Anfragen zu den Verordnungen, der Beschaffbarkeit von Arzneimitteln oder zu Individualrezepturen, die einer Absprache bedürfen) sowie zu den Pflegekräften (z. B. durch Belieferung, Beratung der Pflegedienste) nehmen die Apotheker eine zentrale Position in der Palliativversorgung ein. Daher wurde mit der **Palliativpharmazie** eine eigene Fachdisziplin etabliert (siehe Kasten).

DEFINITION Die **Palliativpharmazie** ist der Beitrag des Apothekers und des pharmazeutischen Fachpersonals zur Palliativversorgung. Sie umfasst alle pharmazeutischen Aspekte der Versorgung und Begleitung von Palliativpatienten und ihren Angehörigen, u. a. die Versorgung mit Arzneimitteln, Medikationsmanagement, die Pharmazeutische Betreuung und die patientenindividuelle Herstellung von Rezepturen (Sektion Pharmazie der Deutschen Gesellschaft für Palliativmedizin).

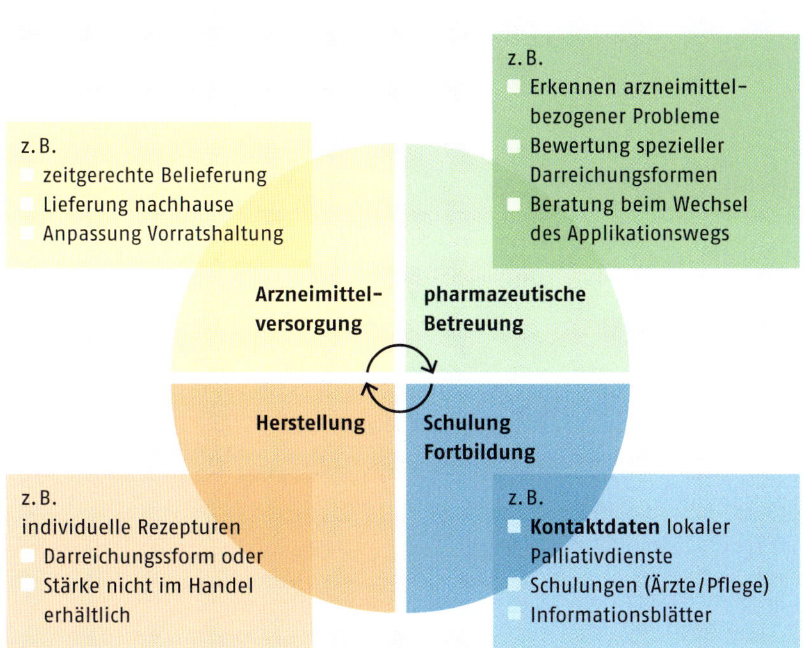

Abb. 25.3 Pharmazeutische Aufgabenfelder

Das pharmazeutische Personal kann durch den professionellen Fokus auf die Arzneimitteltherapie entscheidend dazu beitragen, die jeweils beste Arzneimitteltherapie auszuwählen. Neben der Arzneimittelversorgung ist die Apotheke für viele Patienten und Angehörige wichtiger Ansprechpartner für Probleme und Sorgen, die nicht zwangsläufig mit den Arzneimitteltherapien zusammenhängen müssen. Der Apotheker ist hier ein wichtiger Wegweiser, Vermittler und Vertrauter.

Eine schnellstmögliche Versorgung mit Arzneimitteln und auch eine Beratung über unkonventionelle Applikationswege oder Arzneimittelinteraktionen sind hier gefragt. Zahlreiche Patienten erhalten Arzneimittel über subkutane, intravenöse und seltener auch rückenmarksnahe Applikation oder über eine Ernährungssonde. Hierbei brauchen palliativversorgende Einrichtungen dringend die Mitarbeit von Apothekern.

25.3.1 Versorgung

Arzneimittel- und Hilfsmittelversorgung

Die Aufgaben des Apothekers in der Palliativmedizin beginnen mit der Versorgung von Patienten mit Arznei- und Hilfsmitteln (Abb. 25.3). Hier ist eine gute Logistik gefragt, die mitunter eine patientenindividuelle Flexibilität fordert (einschließlich Lieferung nach Hause). Durch eine zeitnahe Bereitstellung und eine angepasste Vorratshaltung werden die Patienten und die behandelnden Teams optimal unterstützt. Beim Wechsel der Medikation ist eine unverzügliche Kommunikation mit dem Apotheker erforderlich, damit eine schnelle Verfügbarkeit jederzeit gegeben ist. Lagerhaltung und Logistik sollten mit den versorgenden Ärzten besprochen werden, damit insbesondere problematische Arzneimittel wie Betäubungsmittel reibungslos beschafft werden können. Es kann immer passieren, dass am Wochenende oder nachts neue Arzneimittel gebraucht werden, z. B. bei einer akuten Verschlechterung oder Komplikationen. Hier müssen Angehörige und natürlich das behandelnde Team vorsorgen. Dazu gehört die ständige Kontrolle, ob für das Wochenende oder Feiertage ausreichend Arzneimittel vorhanden sind und die Kenntnis über die diensthabenden Apotheken. Erforderlich ist also ein **antizipatives Handeln**.

Notdepot

Trotz einer guten Vorbereitung und antizipativen Therapieplanung kann es in der Palliativversorgung immer wieder zu Notfällen kommen, in denen dann verschiedene Arzneimittel zur Verfügung stehen müssen. Diverse rechtliche Änderungen in der Regelung des Umgangs mit Betäubungsmitteln sollen dafür sorgen, dass die Versorgung in palliativen Notfallsituationen einfacher ist. So sind seit der Verabschiedung der neuen ApBetrO (Apothekenbetriebsordnung) vom 12. Juni 2012 Opioide in verschiedenen Darreichungsformen in der Apotheke vorrätig zu halten. Die Arzneistoffauswahl obliegt dem Apotheker. Neben den Opioiden kann es sinnvoll sein, weitere, in palliativmedizinischen Notfallsituationen oder in der Sterbephase häufig benötigte Arzneimittel vorrätig zu halten, um eine schnelle und lückenlose Versorgung der Patienten im ambulanten Bereich gewährleisten zu können. Ein früher Austausch mit den Palliativmedizinern ist daher von Vorteil, um sicherzustellen, dass im Notfall die passenden Arznei-

Tab. 25.1 Vorschlag zur Bestückung des Notfalldepots für Palliativpatienten

Wirkstoff	Menge	Quelle der Empfehlung
Opioide		
Morphin 10 mg	10 Amp.	Nach ApBetrO vorrätig zu halten
Morphin 20 mg/ml	Tropfen	Empfehlung der LAK Hessen und des Hessischen Apothekerverbands
Morphin p.o. 10 mg	10 Btl. à 5 ml (z. B. Oramorph® 10 mg)	Nach ApBetrO vorrätig zu halten
Morphin, p.o., retardiert 10 mg,	20 Tbl.	Nach ApBetrO vorrätig zu halten
Alternativ: Hydromorphon 4 mg	20 Retardkapseln	Nach ApBetrO vorrätig zu halten
Morphin, p.o., retardiert 30 mg	Tabletten	Empfehlung der LAK Hessen und des Hessischen Apothekerverbands
Fentanyl Pflaster 25 µg/h	5 St.	Muss nach ApBetrO kurzfristig beschaffbar sein
Fentanyl Buccaltabletten 200 µg	4 St.	Muss nach ApBetrO kurzfristig beschaffbar sein
Fentanyl 100 µg/Dosis	Nasenspray	Empfehlung der LAK Hessen und des Hessischen Apothekerverbands
Benzodiazepine		
Midazolam 5 mg	5 Amp.	Konsens zwischen Palliativmedizinern und Apothekern[1]
Diazepam 5 mg	Rektallösung	Empfehlung der LAK Hessen und des Hessischen Apothekerverbands
Lorazepam 1,0 mg Plättchen (Expidet)	50 St.	Konsens zwischen Palliativmedizinern und Apothekern[1]
Neuroleptika		
Levomepromazin 25 mg	5 Amp.	Konsens zwischen Palliativmedizinern und Apothekern[1]
Haloperidol 2 mg/ml	Tropfen	Empfehlung der LAK Hessen und des Hessischen Apothekerverbands
Corticosteroide		
Dexamethason 8 mg	5 Amp.	Konsens zwischen Palliativmedizinern und Apothekern[1]
Anticholinergika		
Butylscopolamin 20 mg	10 Amp.	Konsens zwischen Palliativmedizinern und Apothekern[1]
Antiemetika		
Dimenhydrinat 150 mg	Suppositorien	Empfehlung der LAK Hessen und des Hessischen Apothekerverbands
Dimenhydrinat 50 mg	Tabletten	Empfehlung der LAK Hessen und des Hessischen Apothekerverbands

[1] Freiwillige, zusätzliche Lagerhaltung gemäß regionaler Absprache (Rémi und Goudinoudis 2011)

stoffe und Präparate zur Verfügung stehen. Es empfiehlt sich, nicht bis zum Eintreten einer Krisensituation zu warten, sondern bereits im Vorfeld im Gespräch zwischen Palliativmedizinern und Apothekern, z. B. innerhalb eines Notdienstbezirks, zu versuchen, einen Konsens über die vorrätig zu haltenden Arzneimittel zu erzielen.

Ein Vorschlag zur Bestückung des Notfalldepots ist in ◘ Tab. 25.1 aufgeführt.

25.3.2 Herstellung

Der Apotheker ist der Fachmann für galenische Fragen und patientenindividuelle Rezepturherstellung. Nicht immer stehen für alle palliativen Situationen die passenden Arzneiformen zur Verfügung. In diesen Fällen ist pharmazeutische Kreativität gefragt. Auch jenseits von NRF(Neues Rezeptur-Formularium)-Vorschriften können individuelle Rezepturen angefertigt werden, die sehr hilfreich für den Patienten sein können. In die Plausibilitätsprüfung einbezogen werden sollte eine patientenindividuelle Nutzen-Risiko-Abwägung, die u. a. das Krankheitsstadium des Patienten berücksichtigt. Bei einer Prognose von nur wenigen Tagen können beispielsweise Stabilitätsprobleme bei längerer Lagerung hinten angestellt werden. Im folgenden Kasten ist ein Praxisbeispiel dargestellt.

Praxisbeispiel

Midazolam-Nasenspray

In einer NRF-Rezeptur wird die unverdünnte Anwendung von Midazolam 5 mg/ml (Handelspräparat) empfohlen. Da diese Konzentration jedoch nicht immer ausreichend ist, kann die patientenindividuelle Herstellung eines höher konzentrierten Nasensprays sinnvoll und hilfreich sein. ◘ Tab. 25.2 zeigt eine Herstellungsvorschrift von Midazolam Nasenspray 25 mg/ml.

Vorteile nasaler Applikation

- Kein First-Pass-Effekt,
- keine Verwendung von Nadeln (Spritzenangst, Kinder, HIV),
- kein Zeitverlust durch Legen eines venösen Zugangs,
- anwendbar durch Pflege-Hilfskräfte (z. B. Angehörige),
- bekannter, i. d. R. gut zugänglicher Applikationsweg (im Gegensatz zur rektalen Applikation),
- Bioverfügbarkeit 50–83 %, abhängig von Teilchengröße,
- Wirkungseintritt 6–7 min, annähernd so schnell wie nach i. v. Applikation, schneller als rektale Applikation bei zerebralem Krampfleiden,
- Wirkmaximum nach 12 Minuten.

Nachteile

Bitterer Geschmack beim Verschlucken und Brennen auf der Schleimhaut.

◘ **Tab. 25.2** Rezeptur eines Midazolam-Nasensprays mit einer Konzentration von 25 mg/ml. Kirchhoff et al. 2010

Ausgangstoffe	Menge
Midazolamhydrochlorid	1,4 g (1,25 g Midazolam)
Benzalkoniumchlorid-Lösung 50 %	0,01 g
Natriumedetat	0,05 g
Natriumchlorid	0,43 g
1 N HCl	q. s.
Aqua purificata	ad 50 ml
Herstellungsvorschrift	
Benzalkoniumchlorid-Lösung, Natriumedetat und Natriumchlorid werden in einem Teil Wasser gelöst. Dazu wird Midazolamhydrochlorid gegeben. Die entstandene Suspension wird unter Rühren und Kontrolle des pH-Werts so lange mit 1 N HCl angesäuert, bis eine klare Lösung vorliegt und der pH-Wert während mindestens 1 Minute stabil bei etwa 3,3 ist. Auf 50 ml mit gereinigtem Wasser auffüllen und gut mischen. Jeweils 5 ml in Primärpackmittel abfüllen, etikettieren und Nasenspray-Flaschen einzeln in Polyproylenfolie einschweißen	
Primärpackmittel	
Allround-Flakon Braunglas 10 ml, Allround-Nasenspray Zerstäuberpumpe, weiß, mit Schutzkappe für Allround-Flakon 10 ml, Hubvolumen 0,10 ml	
Fachinformation	
Im Intranet hinterlegt	
Laufzeit	
18 Monate, die Aufbrauchfrist nach Anbruch beträgt 6 Monate	
Lagerung	
Unter 25 °C bei Raumtemperatur	

Gerade am Lebensende kann eine parenterale Versorgung von Patienten notwendig werden, z. B. aufgrund von Schwäche oder fluktuierenden Bewusstseinszuständen. Eine Infusionstherapie mit Arzneimitteln und ggf. Flüssigkeit und Ernährung kann auch gut zu Hause durchgeführt werden. Die benötigten parenteral applizierbaren Arzneimittel sollten von einem Apotheker zubereitet werden. Apotheken, die ein entsprechend ausgestattetes Sterillabor haben, können zeitnah Schmerzpumpen für Patienten, die im häuslichen Umfeld versorgt werden, befüllen. Das Vorhalten eines

Sterillabors ist jedoch keine Voraussetzung für die Versorgung von Palliativpatienten.

25.3.3 Pharmazeutische Beratung und Betreuung

Die Palliativpharmazie unterstützt die Palliativmedizin in vielen Bereichen. Die Pharmazeutische Betreuung ist hierbei eine der wichtigsten Aufgaben. Apotheker erkennen unerwünschte Arzneimittelwirkungen, Kontraindikationen und Interaktionen in der Arzneimitteltherapie und besprechen dies mit den Beteiligten. Gerade in fortgeschrittenen Erkrankungsstadien ist die Unterscheidung zwischen Krankheitsprogress und Arzneimittelneben- oder wechselwirkungen schwierig. Der Apotheker kann dazu beitragen, die Arzneimittel als mögliche Ursache in den Fokus zu rücken.

Patienten und Angehörige sind oft sehr unsicher. Sie wissen nicht, wie die Arzneimittel richtig eingenommen werden müssen, welche Wirkungen sie haben oder welche Komplikationen möglich sind. Apotheker schulen Patienten und Angehörige über die richtige Dosierung und die Einnahme von Arzneimitteln. Ein Überblick über die komplette Medikation ist sinnvoll, um Doppelverordnungen und Wechselwirkungen zwischen den Arzneimitteln auszuschließen. Zur Beratung des Apothekers zählt auch die Aufklärung über die zu erwartenden Effekte der Medikation. Häufig müssen unrealistische Hoffnungen in die Therapie behutsam korrigiert werden. Eine völlige Beschwerdefreiheit ist oftmals nicht zu erreichen und dies ist dem Patienten und den Angehörigen offen zu kommunizieren. Wenn der Patient das weiß, kommt er meist besser mit seiner Therapie zurecht, als wenn er auf eine Beschwerdefreiheit wartet, die nicht eintritt.

In der Palliativpharmazie spielt auch die Kunst des Weglassens eine große Rolle. Der Nutzen jeder Medikation ist aufgrund der persönlichen Situation des Patienten und seiner Lebenserwartung genau zu prüfen. Zum Beispiel können Arzneimittel gegen Lipidstörungen, Osteoporose oder Bluthochdruck in vielen palliativen Situationen abgesetzt werden. Andere Arzneimittel können bis zum Lebensende hilfreich sein. Hier muss man sich evtl. Gedanken über andere Applikationsformen machen, wenn der Patient z. B. in der Sterbephase nicht mehr schlucken kann. Subkutane Applikation oder die Arzneimittelgabe über eine bereits liegende Sonde sind Alternativen.

Der Apotheker kann auch Lotse für Patienten und Angehörige sein. In den Köpfen vieler beschränkt sich Palliativmedizin fälschlicherweise auf die Sterbephase und Tumorpatienten. Daher ist es oftmals dem Zufall überlassen, ob ein Patient (frühzeitig) an palliativmedizinische Versorgungsstrukturen angebunden wird. Für Patienten und Angehörige oder Pflegedienste kann daher das Vorhalten von Flyern und Kontaktdaten lokaler Hospize und Palliativteams wichtig sein, um schnell und einfach Kontakt aufzunehmen.

Die Aufgaben des Apothekers sind im nachfolgenden Kasten zusammengestellt.

Aufgaben des Apothekers in der Palliativpharmazie

- Weiterleiten von Arzneimittelinformation,
- Berücksichtigung pharmakoökonomischer Aspekte,
- Arzneimittelauswahl, Erstattungsfähigkeit,
- Rezeptur versus Fertigarzneimittel,
- Generikum versus Original (Cave: Sondengängigkeit),
- Notwendigkeit der verschiedenen Arzneimittel – kann etwas abgesetzt werden?
- Überprüfung bzw. Mitgestaltung der Therapieplanung z. B. bei Dauer- und Bedarfsmedikation,
- Absprache der Überleitungsmedikation mit dem niedergelassenen zuständigen Arzt sowie dem Krankenhaus (Entlassungsmanagement),
- Medikationsanalyse bei Einweisung und Entlassung,
- Bewertung bzw. Hilfestellung bei der Umsetzbarkeit der Therapie im Umfeld des Patienten, Aufzeigen von alternativen Applikationswegen, z. B. bei Spritzenangst.

25.4 Symptombehandlung

Das frühzeitige Erkennen und Behandeln und ggf. auch Vorbeugen belastender Symptome ist das Kernelement der Palliativmedizin. Um dem Patienten und seiner Familie die richtigen Behandlungsoptionen anbieten zu können, sind alle an der Versorgung Beteiligten gefordert, anzuerkennen, dass zum Menschsein mehr als nur der Körper gehört. Die beste medikamentöse Therapie wird beispielsweise in der Behandlung von Schmerzen nur wenig Erfolg haben, wenn ein wachsender Tumor gar nicht die Ursache für die Schmerzen ist. Psychologische, soziale und spirituelle Aspekte müssen ebenso Berücksichtigung finden und stellen häufig eine größere Belastung dar, als körperliche Beschwerden und Einschränkungen (Abb. 25.4). In Abhängigkeit von der Krankheitsphase und Prognose treten Therapien, die nur einen langfristigen Nutzen haben, immer mehr in den Hintergrund. Die Therapie sollte sich an den Wünschen und Zielen, dem Befinden sowie dem zeitlichen Nutzen für den Patienten und seine Angehörigen orientieren.

Das Auftreten verschiedener körperlicher Symptome ist bei Palliativpatienten allgegenwärtig. Die häufigsten Symptome sind in Tab. 25.3 aufgeführt.

Tab. 25.3 Die häufigsten Symptome bei Aufnahme auf die Palliativstation. Aulbert et al. 2011

Symptom	Häufigkeit
Schwäche	76,5 %
Schmerzen	64,6 %
Appetitmangel	49,6 %
Übelkeit	36,8 %
Kachexie	32,9 %
Atemnot	29,4 %
Obstipation	24,2 %
Neurologische Symptome	19,6 %

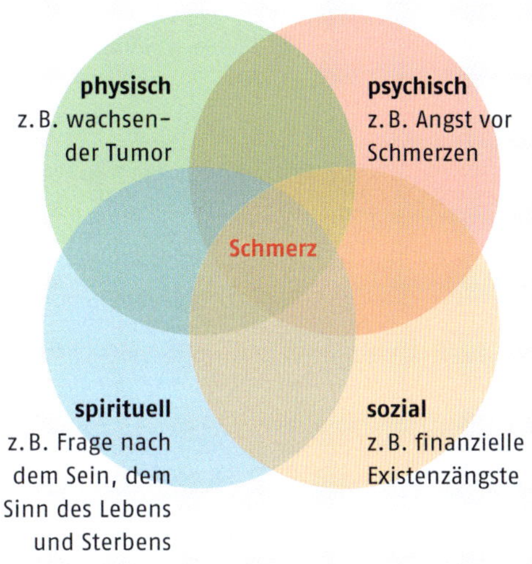

Abb. 25.4 Total-Pain-Modell

Der Leidensdruck, der durch das Vorhandensein diverser Symptome auftritt ist patientenindividuell unterschiedlich. Was der eine als unangenehm empfindet, muss für den anderen nicht unangenehm sein. Will man eine wirksame und umfassende Symptomkontrolle erreichen, so setzt dieses die Berücksichtigung einer Reihe einfacher, wichtiger Grundsätze voraus:

- Identifizierung der zugrunde liegenden Ursache(n),
- Identifizierung der möglichen Behandlungsoptionen (kausal, symptomatisch),
- Aufklärung des Patienten über Behandlungsoptionen mit Vor- und Nachteilen,
- Festlegung von Überwachungsparametern der Therapie,
- regelmäßige und zeitnahe Reevaluation der Behandlung, einschließlich kritischer Nutzen-Risiko-Abwägung.

Die dem Symptom zugrunde liegende Störung sollte gesucht und behandelt werden. Wenn mehrere Faktoren an der Entstehung des Symptoms beteiligt sind, können die einzelnen Faktoren differenziert und dann schrittweise behandelt werden. Teilweise gibt es auch die Möglichkeit einer kausalen Symptombehandlung, z. B. in Form einer palliativen Strahlen- oder Chemotherapie.

Symptome, die Patienten dauerhaft belasten, müssen „prophylaktisch" behandelt werden. Das bedeutet, dass die Einnahme der Arzneimittel regelmäßig und entsprechend der Wirkdauer erfolgen sollte. Wird ein neues Arzneimittel verordnet, sollte von Anfang an ein klares Behandlungsziel definiert und ein Zeitraum festgelegt werden, in welchem dieses Ziel erreicht werden soll. Entsprechend muss zu angemessenen Zeitpunkten über eine Dosisanpassung oder das Absetzen des Arzneimittels diskutiert werden. Alle eingesetzten Arzneimittel, ihre Dosierungen und Applikationsintervalle müssen den Bedürfnissen des Patienten angepasst werden. Insbesondere in der Palliativmedizin gilt der Grundsatz, eine möglichst wirksame Maßnahme mit möglichst geringer Belastung des Patienten zu erreichen. Symptome, die den Patienten nicht belasten, bedürfen oft keiner Therapie.

Wenn es die akute Symptombelastung erlaubt, sollten Änderungen im Arzneimittelregime schrittweise und versetzt erfolgen. Nur so ist es möglich, einzelne Effekte im zeitlichen Kontext bewerten. Wenn es sich anbietet, kann ein Arzneimittel auch zur zeitgleichen Behandlung mehrerer Symptome eingesetzt werden. Auch können Nebenwirkungen von Arzneimitteln genutzt werden. Die Antidepressiva Mirtazapin und Amitriptylin werden beispielsweise zur Behandlung von Depressionen und neuropathischen Schmerzen, aufgrund ihrer sedierende Effekte aber gleichzeitig zur Behandlung von Schlafstörungen eingesetzt. Ebenso können verschiedene invasive Verfahren, wie z. B. das Legen einer Magensonde, Aszitespunktion oder eine Anus-praeter-Anlage zur Symptomlinderung beitragen. Zusätzliche pflegerische Maßnahmen wie Mundpflege bei Mundtrockenheit und Einreibungen bei Juckreiz sind wesentliche Ergänzungen. In der Palliativmedizin darf durchaus vom gewohnten Therapieweg abgewichen werden. Wichtig ist hierbei vor allem die Einbeziehung des Patienten und seiner Angehörigen.

Im Folgenden wird am Beispiel der Atemnot und der Wundversorgung das konkrete Vorgehen erläutert. Zur Behandlung weiterer Symptome sei auf die Fachliteratur verwiesen (siehe Literatur).

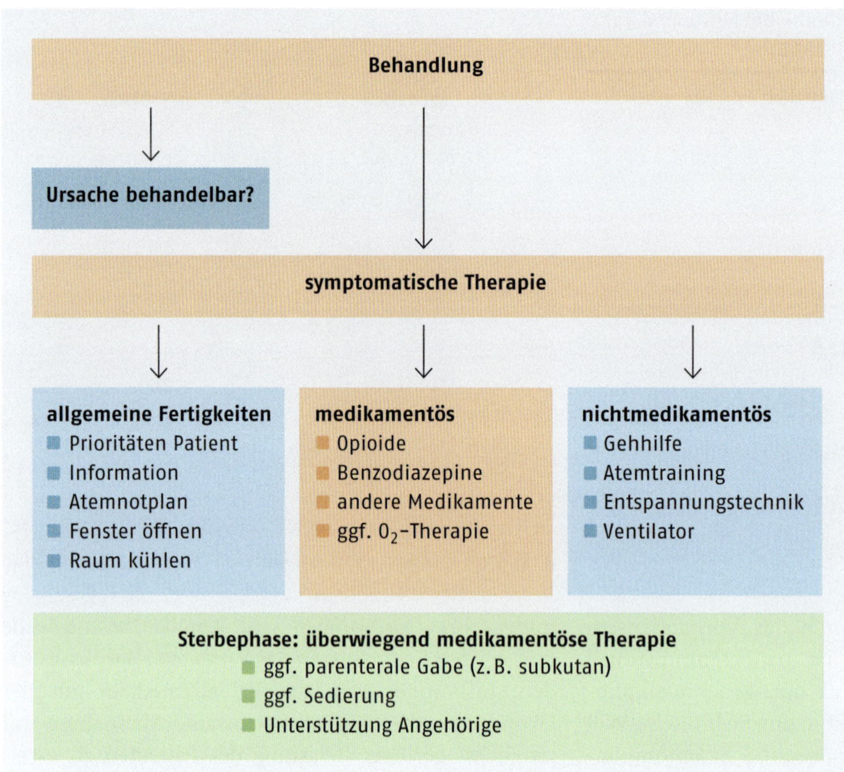

Abb. 25.5 Behandlungsalgorithmus Atemnot

25.4.1 Atemnot

Atemnot ist ein quälendes Symptom, das Patienten mit unterschiedlichsten Erkrankungen betreffen kann. Die American Thoracic Society beschreibt Atemnot als „eine subjektive Erfahrung einer unangenehmen Atmung, die in ihrer Ausprägung schwanken kann. Die Erfahrung wird von einem komplexen Zusammenspiel physischer, psychischer, sozialer und umweltbedingter Faktoren beeinflusst und kann sekundäre physiologische und verhaltensbezogene Reaktionen auslösen" (Parshall et al. 2012). Patienten, die unter Atemnot leiden, sind sehr stark belastet und in ihrem Alltagsleben stark eingeschränkt. Es besteht oftmals eine enge Verbindung zwischen Atemnot und begleitender Angst vor dem Ersticken. Betroffene können hierdurch in einen Teufelskreis geraten, den es durch ein multimodales Behandlungskonzept aus nichtmedikamentösen und medikamentösen Strategien zu durchbrechen gilt (Abb. 25.5).

Wichtig ist, die Aussage des Patienten ernst zu nehmen. Atemnot ist ein subjektives Symptom und oftmals nicht korrelierbar mit messbaren Werten wie Lungenfunktionstests oder Sauerstoffsättigung im Blut.

Atemnot kann kontinuierlich vorhanden sein oder intermittierend in Form von Attacken auftreten. Manchmal sind auslösende oder verstärkende Faktoren bekannt, wobei verschiedene Auslöser gleichzeitig vorhanden sein können. Die Ursachen sind vielfältig und können direkt die Lunge betreffen oder außerhalb der Atemwege zu finden sein. Mitunter können kausale Therapieansätze zur Verfügung stehen (Tab. 25.4), wobei sich letztendlich der Patient für oder gegen eine Therapie entscheidet. Falls sich beispielsweise ein Patient mit einer chronischen Erkrankung, die immer wieder zu Pneumonien führt, bewusst gegen eine antibiotische Behandlung entscheidet, ist es die Aufgabe der Palliativmedizin, den Patienten in der Entscheidung zu stützen und bei der nächsten Lungenentzündung eine Atemnot symptomatisch zu behandeln.

In der Therapie der Atemnot wird häufig reflexartig zum Sauerstoff gegriffen. In Studien konnte jedoch belegt werden, dass es vielfach nicht der Sauerstoff an sich ist, der Linderung verschafft, sondern der Luftzug ins Gesicht. Wenn die Atemnot also nicht eine geringe Sauerstoffsättigung im Blut als Ursache hat, kann das Öffnen des Fensters oder der Griff zu einem kleinen Handventilator vielfach die gleiche Linderung bringen, wie medizinischer Sauerstoff – allerdings viel unkomplizierter und bei Weitem kostengünstiger.

Bei der symptomatischen Arzneimitteltherapie stehen Opioide an erster Stelle. Insbesondere zum Einsatz bei Menschen mit COPD gibt es hierzu eine gute wissenschaftliche Evidenz. Der genaue Wirkungsmechanismus ist nicht geklärt. Die Angst vor einer Atemdepression ist hierbei unbegründet, wenn eine vorsichtige symptomorientierte Dosistitration – analog zur Schmerztherapie – durchführt wird.

Tab. 25.4 Atemnot. Ursachen und Therapieoptionen

Ursache	Therapie
Pneumonie	Antibiotika
Pleuraerguss	Punktion, Drainage
Lymphangiosis carcinomatosa	Corticosteroide
COPD, Asthma	Bronchodilatatoren, Corticosteroide
Lungenembolie	Antikoagulanzien
Atemwegstumor, Lungenmetastasen	Strahlentherapie, Chemotherapie
Anämie	Transfusion
Aszites	Punktion, Drainage
Linksherzinsuffizienz	Diuretika
Perikarderguss	Punktion
Angst	Benzodiazepine
Muskelschwäche, Degeneration von Neuronen	Physiotherapie

Die Ausgestaltung der Therapie hat – wie auch bei allen anderen belastenden Symptomen – patientenindividuell zu erfolgen. Die Krankheitsphase des Patienten muss ebenso einbezogen werden wie Fähigkeiten des Betroffenen und seines sozialen Umfelds.

25.4.2 Wundversorgung

Auch in der palliativen Wundversorgung ist die Verbesserung bzw. die Aufrechterhaltung der Lebensqualität ein hohes Ziel. Mit dem Auftreten von Wunden auf der Haut ist das größte Sinnesorgan des Patienten „beschädigt". Die Barrierefunktion gegen physikalische Schäden und Krankheitserreger ist zerstört. Zudem ist die Haut als Stoffwechselorgan und Energiespeicher in Mitleidenschaft gezogen. Da eine Person nicht zuletzt über ihr Erscheinungsbild von anderen Menschen definiert wird bzw. sich selbst definiert, kann das Auftreten von Wunden zwischenmenschliche Barrieren aufbauen. Daher ist es wichtig, eine gute bzw. ästhetische Wundversorgung herzustellen, die hilft, diese Barrieren zu überwinden.

Die Schwerpunkte der palliativen Wundversorgung sind im folgenden Kasten zusammengestellt.

Schwerpunkte der Wundversorgung bei Palliativpatienten

- Minimierung oder Beseitigung geruchsbelästigender Faktoren,
- Behandlung von Schmerzen,
- Exsudatmanagement,
- Hautpflege, Wiederherstellung der Schutzfunktion,
- Vermeidung starker Blutungen,
- Aufrechterhaltung der Lebensqualität.

Wundgeruch

Ursache für einen unangenehmen Wundgeruch sind meist lokale Infektionen mit anaeroben Erregern oder der Geruch von Tumornekrosen. Zur Behandlung lokaler Infektionen eignen sich antiseptische Spüllösungen. Diese sollten körperwarm, farblos und nicht schmerzhaft sein. In der Palliativmedizin ist auch der **Einsatz lokaler Antibiotika** (z. B. Metronidazol oder Clindamycin) zur Bekämpfung von Wundgerüchen weit verbreitet. Oft helfen auch **systemische Antibiotikagaben** gegen die Infektion und somit gegen den Geruch. Zusätzlich können **Wundauflagen mit Aktivkohle** Gerüche binden. Um ein Ankleben am Wundgrund zu vermeiden, sollten sogenannte Distanzgitter verwendet werden.

Tumorwunden gehen oft mit einer erhöhten Exsudation einher, was dazu führt, dass Verbände schnell erschöpft sind und häufig gewechselt werden müssen. Hier können Schaumverbände oder Superabsorber als Wundauflagen benutzt werden, die viel Exsudat aufnehmen können. Wundgerüche sind für alle Beteiligte unangenehm. Daher kann der Einsatz von ätherischen Ölen in der Umgebung des Patienten die Situation durch Verbesserung der Raumluft unterstützen.

Wundschmerzen

Prinzipiell muss eine ausreichende systemische Analgesie gewährleistet sein. Verbandwechsel und andere Maßnahmen an der Wunde sollten so selten wie möglich durchgeführt werden. Entstehen Wundschmerzen durch Verkleben des Verbands mit dem Wundgrund, kann durch Hinzufügen von Feuchtigkeit (mit physiologischer Kochsalzlösung oder mit Hydrogelen) entgegen gewirkt werden. Schmerzhaft sind häufig mechanische Wundreinigungen. Diese sind in der palliativen Versorgung nur durchzuführen, wenn sich die Gesamtsituation deutlich bessert. Vor solchen mechanischen oder chirurgischen Maßnahmen ist unbedingt eine Lokalanästhesie durchzuführen.

Blutungsneigung

Starke Blutungen bei Wunden können verschiedene Ursachen haben. Sind Verbände zu trocken oder verkleben mit der Wunde und führen beim Verbandwechsel zu Blutungen, ist die Versorgung feuchter zu gestalten. Treten durch kapillarisierte Tumoren relevante Blutungen auf, kann eine Kompression mithilfe von Druckverbänden gemacht werden oder lokal gefäßverengende Therapeutika eingesetzt werden.

Exsudatmanagement

Ist bei Tumorwunden das Lymphsystem beteiligt, kommt es häufig zu einer starken Exsudation. Zum Exsudatmanagement gehören Schaumverbände, Superabsorber oder starke Saugkompressen. Eine starke Exsudation birgt immer die Gefahr, dass der Wundrand und die Wundumgebung mazerieren. Ist die Aufnahmekapazität der Verbände erschöpft, tritt Wundflüssigkeit aus, die die intakte Umgebung der Wunde schädigen kann. Um dies zu verhindern, können sogenannte Hautschutzsprays als Mazerationsschutz eingesetzt werden.

Fazit

Wie auch die Palliativmedizin stellt die Palliativpharmazie ein Querschnittsfach dar: alle Bereiche des pharmazeutischen Arbeitens sind gefragt. Die große Herausforderung ist, dass viele Situationen in der Palliativmedizin nur begrenzt vorhersagbar und planbar sind. Wissenschaftliche Evidenz ist nur in geringem Umfang verfügbar, da Forschung in der Palliativmedizin schwierig ist. Die Folgen sind häufig Therapieansätze aufgrund positiver Erfahrungen und unkonventionelle Methoden. Auch für Palliativpatienten gilt der medizinische Grundsatz: Primum non nocere. Auch wenn eine Therapie nicht im Lehrbuch steht, kann sie nach individueller Nutzen-Risiko-Abwägung für den einzelnen Palliativpatienten sinnvoll sein.

Literatur

Aulbert E, Nauck F, Radbruch L. Lehrbuch der Palliativmedizin. 3. Aufl., Schattauer Verlag, Stuttgart 2011

Bausewein C, Booth S, Gysels M et al. Non-pharmacological interventions for breathlessness in advanced stages of malignant and non-malignant diseases. Cochrane Database Syst Rev, (2): CD005623, 2008

Bültemann A, Sellmer W, Tigges W. Wundfibel: Wunden versorgen, behandeln, heilen. 2. Aufl., Medizinisch Wissenschaftliche Verlagsgesellschaft, Berlin 2010

Gensthaler BM, Hohmann C, Sauer B. Palliativ umsorgt bis zum Tod. Pharm Ztg, 155: 2032–2033, 2010

Hoffmann-Menzel H. Gut umsorgt bis in den Tod. Pharm Ztg, 157: 2710–2717, 2012

Immel-Sehr A. Für ein würdiges Sterben zu Hause. Pharm Ztg, 154: 258–261, 2009

Parshall MB, Schwartzstein RM, Adams L et al. An official American Thoracic Society statement: update on the mechanisms, assessment, and management of dyspnea. Am J Respir Crit Care Med, 185: 435–452, 2012

Rémi C, Goudinoudis K. Versorgung von Palliativpatienten – Palliatives Apotheken-Notfalldepot. Z Palliativmed 12: 137–138, 2011

Rémi C, Hagen T. Arzneimittel in der Palliativmedizin. Govi-Verlag, Eschborn 2012

Rémi C, Bausewein C, Twycross R et al (Hrsg). Arzneimitteltherapie in der Palliativmedizin. 2. Aufl., Urban & Fischer Verlag, Elsevier, München 2015

WHO, World Health Organisation. National cancer control programmes: policies and managerial guidelines. 2. Aufl., World Health Organization, Genf 2002

WHO, World Health Organisation. Strengthening of palliative care as a component of integrated treatment throughout the life course. World Health Organization, Genf 2013

Teil E
Pharmazeutische Betreuung

26 Grundlagen der Pharmazeutischen Betreuung

Kirsten Lennecke, Nina Griese-Mammen

26.1 Entwicklung

Im Verlauf des 20. Jahrhunderts erlebte die Pharmazie weltweit einen Paradigmenwechsel. Pharmazeuten sind zwar weiterhin für Herstellung, Prüfung und Bereitstellung von Arzneimitteln verantwortlich; für den Apotheker in einer öffentlichen Apotheke oder einer Krankenhausapotheke steht jedoch nicht mehr das Arzneimittel allein im Mittelpunkt, sondern auch der Patient, der ein Arzneimittel anwendet und von seiner Arzneimitteltherapie möglichst maximal profitieren soll.

Vor diesem Hintergrund entwickelte sich das Konzept der **Pharmazeutischen Betreuung**. Der Begriff der Pharmazeutischen Betreuung (pharmaceutical care) wurde erstmals 1976 geprägt. Das Konzept basiert darauf, das Wissen und die Fähigkeiten von Apothekern in die Versorgung von Patienten mit einzubeziehen und dabei die Richtung allen Handelns auf das Wohl der Patienten zu lenken. Nach einer im Jahr 1990 veröffentlichten Definition der US-Amerikaner Charles Hepler und Linda Strand heißt es:

Pharmaceutical care is the responsible provision of drug therapy for the purpose of achieving definite outcomes that improve a patient's quality of life.

Die daraus abgeleitete deutschsprachige Definition lautet (Schaefer 2000):

■ **DEFINITION** Die **Pharmazeutische Betreuung** ist die konsequente Wahrnehmung der Mitverantwortung des Apothekers bei der Arzneimitteltherapie mit dem Ziel, bestimmte therapeutische Ergebnisse zu erreichen, die geeignet sind, die gesundheitsbezogene Lebensqualität des Patienten zu verbessern.

Therapeutische Ergebnisse in diesem Sinne sind z. B.:

- Heilung der Krankheit,
- Verlangsamung der Krankheitsprogression,
- Vermeidung unerwünschter Arzneimittelwirkungen (UAW).

Die Fédération Internationale Pharmaceutique (FIP) konkretisierte die Definition dahingehend, dass es sich bei einer Betreuung um einen kontinuierlichen Prozess der Qualitätsverbesserung handelt, für den eine Zusammenarbeit zwischen dem Patienten, dem Arzt, dem Apotheker und anderen Leistungsanbietern im Gesundheitswesen notwendig ist.

20 Jahre nach der Veröffentlichung der Definition von Hepler und Strand hat das Pharmaceutical Care Network Europe (PCNE) ein Expertenmeeting mit der Fragestellung „Was ist Pharmaceutical Care 2013" durchgeführt. Die PCNE leitete aus diesem Meeting die folgende Definition ab (Allemann et al. 2014):

■ **DEFINITION** **Pharmaceutical Care** is the pharmacist's contribution to the care of individuals in order to optimize medicines use and improve health outcomes.

Fasst man den aktuellen Diskussionsstand zusammen, dann ist die Pharmazeutische Betreuung ein Konzept für eine Arbeitsweise, die als Dienstleistung von einem Apotheker angeboten und wenn notwendig mit den beteiligten Berufsgruppen koordiniert wird. Der Begriff „Betreuung" beschreibt dabei einen kontinuierlichen Prozess, der die Bewertung der Ergebnisse der vereinbarten Maßnahmen beinhaltet (○ Abb. 26.1).

Im Rahmen einer Betreuung wird eine gezielte, persönliche und über längere Zeit bestehende Verbindung zwischen Apotheker und Patient angestrebt. Der Patient soll bei seiner Arzneimitteltherapie aktiv begleitet und kontinuierlich unterstützt werden. **Arzneimittelbezogene Probleme** sollen vermieden, erkannt und gelöst werden (▸ Kap. 26.2). Hierdurch sollen neben der Lebensqualität des Patienten auch die klinischen und wenn möglich ökonomischen Ergebnisse für den Patienten verbessert werden. Ziele können z. B. eine Verringerung oder Beseitigung krankheitsbedingter Beschwerden oder unerwünschter Arzneimittelwirkungen sowie die Befähigung des Patienten, seine Arzneimitteltherapie-

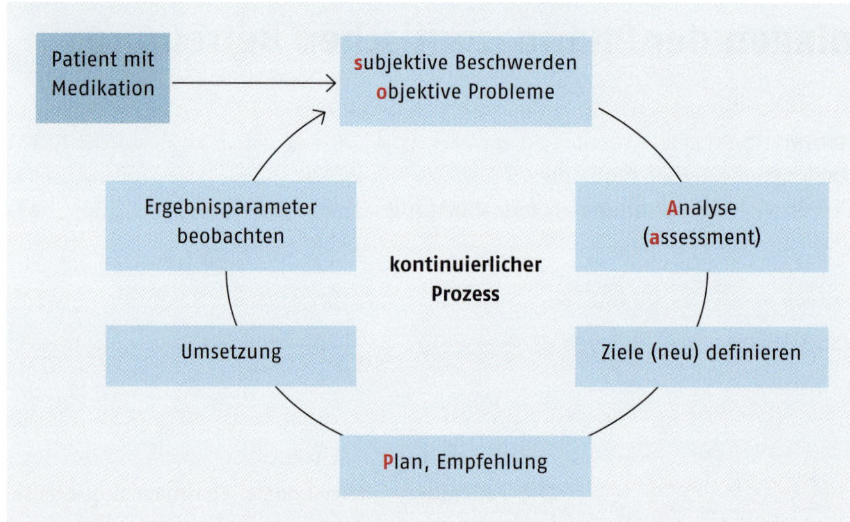

Abb. 26.1 Darstellung der Pharmazeutischen Betreuung als kontinuierlicher Prozess

pie ohne Hilfe zu managen, sein. Langfristige Ziele können die Vorbeugung von Spätschäden oder Komplikationen sein.

Die beschriebene Arbeitsweise wird in Form verschiedener pharmazeutischer **Dienstleistungen** weltweit umgesetzt (▸ Kap. 26.3).

26.2 Arzneimittelbezogene Probleme

26.2.1 Definition

Eine Reihe von Faktoren kann den Erfolg einer Arzneimitteltherapie einschränken oder verhindern. Diese Probleme werden unter der Bezeichnung **arzneimittelbezogene Probleme** oder kurz **ABP** (drug related problems, DRP) zusammengefasst. ABP können die Effektivität einer Pharmakotherapie einschränken und gesundheitliche Gefahren für den Patienten bergen. Möglicherweise führen sie zu einer Verschlechterung von Krankheitssymptomen, einer verzögerten Heilung oder auch einem insgesamt ungünstigeren Krankheitsverlauf bzw. Krankheitsprognose. Komplikationen und unerwünschte Arzneimittelwirkungen können zusätzliche Behandlungen erforderlich machen. Die Folge ist ein Anstieg der Kosten im Gesundheitswesen.

Bei allen Dienstleistungen der Pharmazeutischen Betreuung sind die Erhöhung der Effektivität der Arzneimitteltherapie und die Minimierung von Arzneimittelrisiken die primären Ziele. Diese Ziele sollen durch das Erkennen, Lösen und Vermeiden von arzneimittelbezogenen Problemen erreicht werden.

■ **DEFINITION** „Ereignisse oder Umstände, die im Rahmen einer Arzneimitteltherapie auftreten und die tatsächlich oder potenziell das Erreichen angestrebter Therapieziele verhindern, sind **arzneimittelbezogene Probleme**" (van Mil et al. 2004).

Hindernisse auf dem Weg zu einer optimalen Arzneimitteltherapie können an vielen Stellen des Medikationsprozesses auftreten, beim Arzt, in der Apotheke oder beim Patienten selbst.

Beispiele für arzneimittelbezogene Probleme

- Der Patient erhält trotz bestehender Indikation keine ärztliche Therapie: Ein Arztwechsel oder der Wechsel zwischen stationärer und ambulanter Versorgung kann die Kontinuität einer Behandlung unterbrechen, sodass ein Patient **trotz bestehender Indikation kein Arzneimittel** verordnet bekommt.
- Aufgrund einer **ungeeigneten Selbstmedikation** kann die ärztliche Diagnose und Behandlung von Krankheiten verschleppt werden. Scheinbar leichte Beschwerden werden nicht als Beginn einer Krankheit erkannt und können unbehandelt zu chronischen Erkrankungen und schweren Krankheitsbildern führen.
- Der Patient erhält **nicht die optimale Arzneimitteltherapie**: Auf Wunsch des Patienten, aus langjähriger Tradition oder aus Kostengründen verschreibt der Arzt Arzneimittel mit umstrittener Wirksamkeit, obwohl effektivere Arzneistoffe zur Verfügung stehen. Daneben gibt es eine Reihe von Arzneimitteln für dieselbe Indikation mit Unterschieden in Wirkung, Wirksamkeit und Verträglichkeit bei jedem einzelnen Patienten. Bei der Auswahl eines Arzneimittels müssen individuelle Patientenfakto-

ren berücksichtigt werden, z. B. das Vorliegen einer **Kontraindikation** oder **Allergie**.

- Der Patient erhält eine ungünstige Arzneiform: **Anwendungsprobleme** können die Wirkung eines Arzneimittels zunichtemachen. Viele Patienten sind nicht in der Lage, große Kapseln zu schlucken. Schlecht schmeckende Arzneistoffe werden ungern in flüssiger Form eingenommen. Die regelmäßige Arzneimitteleinnahme mehrmals am Tag ist schwieriger einzuhalten als die einmal tägliche Einnahme einer Retardform.
- Das Arzneimittel wird in zu hoher oder zu niedriger Dosierung angewendet: **Fehldosierungen** sind in der Praxis verbreitet. Der Arzt verordnet z. B. eine unterdosierte und/oder zu kurze Antibiotikatherapie, oder es kommt zu einer Überdosierung von Antidiabetika, weil er das Essverhalten des Patienten nicht berücksichtigt. Aus Unwissenheit nehmen die Patienten ihre Arzneimittel häufig unregelmäßig nach Gefühl ein. Im Verlauf ihrer Behandlung wandeln Patienten ihre Dosierung eigenmächtig ab (Non-Adhärenz).
- Das Arzneimittel verursacht unerwünschte Wirkungen: Manche **unerwünschten Arzneimittelwirkungen** (UAW) müssen vom Patienten toleriert werden, andere zwingen jedoch zum Abbruch der Therapie.
- Das Arzneimittel verursacht Wechselwirkungen: **Interaktionen** zwischen Arzneimitteln untereinander oder zwischen Arzneimitteln und Lebensmitteln können den Therapieerfolg einschränken bzw. zu schwerwiegenden Zwischenfällen führen (▸ Kap. 17).
- Der Patient erhält das Arzneimittel trotz ärztlicher Verordnung nicht: Schlecht lesbare Rezepte oder die fehlerhafte Übertragung der Medikation vom Krankenblatt auf das Rezeptformular oder ein **Abgabefehler** in der Apotheke können dazu führen, dass der Patient sein notwendiges Arzneimittel nicht erhält. Möglicherweise löst er sein Rezept in der Apotheke überhaupt nicht ein, weil er von der Notwendigkeit der Verordnung nicht überzeugt ist oder weil ihm die Zuzahlung zu teuer ist.
- Der Patient nimmt Arzneimittel ohne Indikation: Ein **Arzneimittelmissbrauch** kann bei vielen Arzneimitteln stattfinden (z. B. Schmerzmittel, Nasentropfen, Abführmittel, Schlaf- und Beruhigungsmittel, Antitussiva).

26.2.2 Klassifizierung

Im Rahmen von Untersuchungen zum Thema ABP war eine Klassifizierung von aufgetretenen und potenziellen arzneimittelbezogenen Problemen notwendig. Hierfür stehen eine Reihe von Klassifizierungssystemen zur Verfügung.

Beispielhaft sei an dieser Stelle das sogenannte **PI-DOC®-System** (Problem-Interventions-Dokumentation) erwähnt, das für den ambulanten Sektor entwickelt wurde (Schaefer 2002). Die Grundlagen für dieses System lieferte eine empirische Studie, in der tatsächlich aufgetretene arzneimittelbezogene Probleme in Apotheken erfasst wurden. Diese Probleme wurden benutzt, um ein hierarchisches Klassifizierungssystem mit sechs Hauptgruppen, z. B. W für Wechselwirkungen, aufzubauen (◘ Tab. 26.1), mithilfe dessen Ursachen und Interventionen eindeutig und mit geringem Zeitaufwand kodiert werden können. Das System ist in der Zwischenzeit integraler Software-Bestandteil des „Basisprogramms der Pharmazeutischen Betreuung", das von allen großen Softwarehäusern angeboten wird (Braun und Schaefer 1998). So kann die Dokumentation ohne großen Arbeitsaufwand im Hintergrund geführt werden.

26.2.3 Bewertung und Lösung

Eine Vorgehensweise zur Bewertung und Lösung von ABP ist die sogenannte **SOAP-Methode**. SOAP steht für „subjective – objective – assessment – plan". Die subjektiven Beschwerden des Patienten (**S**) werden den objektiven Problemen (**O**) gegenübergestellt. Zu den objektiven Problemen gehören hier die Medikationsdatei, objektive Informationen zu angewendeten Arzneimitteln und Messparameter. Probleme können auf diese Weise eingeordnet und analysiert werden (**A**). Aus der Analyse ergibt sich dann ein Plan (**P**), die Probleme zu lösen oder Beschwerden zu verbessern (● Abb. 26.1, ◘ Tab. 26.2). Die geplante Intervention ergibt sich aus dem analysierten Problem und kann aus einer zusätzlichen Informationsvermittlung, einem Motivationsgespräch oder einer Anwendungsschulung bestehen, aber auch aus einer Therapieumstellung, z. B. dem Wechsel des verordneten Arzneistoffs oder einer Dosisanpassung.

26.3 Pharmazeutische Betreuung als Dienstleistung

26.3.1 Abgrenzung zu Information und Beratung

In Deutschland wurde 1987 die **Informations- und Beratungspflicht** in § 20 der Apothekenbetriebsordnung (ApBetrO) verankert. Information und Beratung in diesem Sinne erfolgen meist bei der Abgabe eines Arzneimittels der Selbstmedikation oder bei der Rezeptbelieferung. Sie stellen situationsbezogene punktuelle Leistungen der öffentlichen Apotheke dar und sollten v. a. folgende Punkte beinhalten:

- korrekte Arzneimittelanwendung, -lagerung und -entsorgung,
- relevante Interaktionen und UAW,

Tab. 26.1 Haupt- und Untergruppen arzneimittelbezogener Probleme. Nach PI-DOC®, Schaefer 2002

Hauptgruppe	Untergruppen
A unzweckmäßige Wahl eines Arzneimittels	▪ A1: Arzneimittel für die Indikation ungeeignet, ▪ A2: physiologische Kontraindikation nicht berücksichtigt, ▪ A3: Kontraindikation durch Begleiterkrankung nicht berücksichtigt, ▪ A4: unbeabsichtigte Doppelverordnung des gleichen Wirkstoffs, ▪ A5: unbeabsichtigte Doppelverordnung aus der gleichen Wirkstoffgruppe, ▪ A6: fehlende Applikationshilfe, ▪ A7: falsche Stärke, ▪ A8: unzweckmäßige Darreichungsform, ▪ A9: unzweckmäßige Packungsgröße, ▪ A10: falsche Schreibweise des Handelsnamens, ▪ A11: Arzneimittel außer Handel, ▪ A12: unzweckmäßige Substitution z. B. mit Generikum
C unzweckmäßige Anwendung durch den Patienten (Non-Adhärenz)	▪ C1: mangelndes Wissen über die korrekte Applikation, ▪ C2: Handhabungsprobleme des Patienten, ▪ C3: Patient wendet Arzneimittel ohne vorliegende Indikation an, ▪ C4: Patient wendet empfohlenes Arzneimittel nicht an (primäre Non-Adhärenz), ▪ C5: selbständige Veränderung der empfohlenen Dosierung, ▪ C6: unzweckmäßige Dauer der Anwendung, ▪ C7: unzweckmäßiger Anwendungszeitpunkt, ▪ C8: kein oder unzureichendes Therapeutisches Drug Monitoring, wo erforderlich
D unzweckmäßige Dosierung	▪ D1: Patient kennt seine Dosierung nicht, ▪ D2: keine Stärke angegeben, wenn mehrere Stärken verfügbar, ▪ D3: Überdosierung, ▪ D4: Unterdosierung, ▪ D5: unzweckmäßige Dosierungsintervalle
W Interaktion	▪ W1: Hinweis auf eine Arzneimittelinteraktion durch die Literatur, ▪ W2: Symptome einer Interaktion, ▪ W3: Angst des Patienten vor einer Interaktion (Non-Adhärenz?)
U unerwünschte Arzneimittelwirkung	▪ U1: Angst des Patienten vor unerwünschten Arzneimittelwirkungen, ▪ U2: Symptome einer unerwünschten Arzneimittelwirkung, ▪ U3: Medikationsstopp auf Grund einer nicht akzeptablen Unverträglichkeit, ▪ U4: Kupierung einer UAW durch zusätzliche Medikation
S sonstige Probleme	Arztbezogen: ▪ SA1: fehlender ärztlicher Anwendungshinweis Kommunikationsbezogen: ▪ SK1: Text der Packungsbeilage ist zu schwierig, ▪ SK2: falsch verarbeitete Information von anderen Gesundheitsanbietern, ▪ SK3: sprachliche Verständigungsschwierigkeiten Patientenbezogen: ▪ SP1: begrenztes Wissen über die Art der Erkrankung, ▪ SP2: unspezifische Angst vor der Anwendung von Arzneimitteln allgemein, ▪ SP3: Unzufriedenheit mit der gegenwärtigen Behandlung, ▪ SP4: unzweckmäßiger Lebensstil des Patienten, ▪ SP5: Patient möchte sein bisheriges Arzneimittel nicht wechseln, ▪ SP6: Patient erhält trotz bestehender Indikation kein Arzneimittel Technische und logistische Probleme: ▪ ST1: Verordnung erfolgte für den falschen Patienten, ▪ ST2: Probleme mit der Krankenkasse (Kostenübernahme), ▪ ST3: unvollständig oder unleserlich ausgefülltes Rezept, ▪ ST4: Sonderbeschaffungen, ▪ ST5: schadhafte Arzneiformen bzw. defekte Geräte

Tab. 26.2 Beispiele für arzneimittelbezogene Probleme und deren Lösungsmöglichkeiten

Subjektive Beschwerden	Objektive Probleme	Assessment (Analyse)	Plan
Welche Probleme schildert der Patient?	**Durch welche Fakten werden die geschilderten Probleme belegt?**	**Beurteilung der subjektiven und objektiven Daten**	**Erarbeitung eines konkreten Plans**
Ich habe es nicht eingenommen.	Mangelndes Wissen über Therapienutzen	Adhärenzproblem	Aufklärung, Motivation
Ich habe es nicht eingenommen.	Schwierigkeiten bei der Handhabung der Packung	Anwendungsproblem	Information, Einüben, evtl. Rücksprache mit dem Arzt
Ich habe es nicht eingenommen.	Angst vor der Arzneimittelwirkung	Adhärenzproblem	Aufklärung, Information
Das Mittel hilft nicht.	Zeit nach Therapiebeginn, Wirkeintritt noch nicht erfolgt	Verzögerter Wirkungseintritt	Information, Motivation
Das Mittel hilft nicht.	Falsche Anwendung	Anwendungsproblem	Anwendungshinweise, gemeinsames Einüben
Das Mittel hilft nicht.	Eigenmächtige Dosisänderung	Unterdosierung	Rücksprache mit dem Arzt, Aufklärung des Patienten
Ich vertrage das Mittel nicht.	Beschwerden laut Fachinformation	Unerwünschte Arzneimittelwirkung	Rücksprache mit dem Arzt, Alternativvorschlag
Ich vertrage das Mittel nicht.	Hohe Dosisempfehlung des Arztes	Überdosierung	Rücksprache mit dem Arzt, Aufklärung des Patienten

- Hinterfragen der Eignung einer Selbstmedikation für den Patienten.

ApBetrO, § 20 Information und Beratung

„(2) Bei der Information und Beratung über Arzneimittel müssen insbesondere Aspekte der Arzneimittelsicherheit berücksichtigt werden. Die Beratung muss die notwendigen Informationen über die sachgerechte Anwendung des Arzneimittels umfassen, soweit erforderlich, auch über eventuelle Nebenwirkungen oder Wechselwirkungen, die sich aus den Angaben auf der Verschreibung sowie den Angaben des Patienten oder Kunden ergeben, und über die sachgerechte Aufbewahrung oder Entsorgung des Arzneimittels. [...] Im Fall der Selbstmedikation ist auch festzustellen, ob das gewünschte Arzneimittel zur Anwendung bei der vorgesehenen Person geeignet erscheint oder in welchen Fällen anzuraten ist, gegebenenfalls einen Arzt aufzusuchen."

Bestimmte Patienten, beispielsweise mit einem hohen Risiko für ABP, benötigen weiterführende Dienstleistungen und nicht selten eine kontinuierliche Pharmazeutische Betreuung. Apothekerliche Dienstleistungen, wie Medikationsanalyse und Medikationsmanagement, ergänzen die Beratung bei der Abgabe eines Arzneimittels.

26.3.2 Medikationsanalyse und Medikationsmanagement

Als punktuelle apothekerliche Dienstleistung kann eine **Medikationsanalyse** (▸Kap. 28) angeboten werden. Der Medicines Use Review (MUR) in England und der Polymedikations-Check in der Schweiz sind Beispiele für honorierte Medikationsanalysen. Ohne ein Follow-up sind diese zwar apothekerliche Dienstleistungen, aber keine Pharmazeutische Betreuung im Sinne der Definition (▸Kap. 26.1).

Anders ist es beim **Medikationsmanagement** (▸Kap. 33–35). Hier ist eine Medikationsanalyse der Ausgangspunkt der Dienstleistung; an diese schließt sich eine kontinuierliche Betreuung des Patienten an (s. Kasten). Zudem wird durch die kontinuierliche Betreuung eine systematische Prüfung auf Hinweise zur Non-Adhärenz sowie eine langfristige Förderung der Therapie- und Einnahmetreue ermöglicht.

DEFINITION „Ein **Medikationsmanagement** baut auf einer Medikationsanalyse auf, an die sich eine kontinuierliche Betreuung des Patienten durch ein multidisziplinäres Team anschließt. Mit der kontinuierlichen Betreuung werden vereinbarte Maßnahmen zu detektierten arzneimittelbezogenen Problemen und deren Ergebnis nachverfolgt sowie gegebenenfalls angepasst. Neu auftretende, manifeste und potenzielle arzneimittelbezogene Probleme werden erkannt, gelöst oder vermieden. Ziele sind die fortlaufende und nachhaltige Erhöhung der Effektivität der Arzneimitteltherapie sowie die fortlaufende und nachhaltige Minimierung von Arzneimittelrisiken." (ABDA 2014).

Ein Medikationsmanagement erfordert immer eine interprofessionelle Zusammenarbeit. Diese Dienstleistung nutzt auch Elemente der arzneimittelbezogenen Information und Beratung. Sie bindet diese jedoch in einen kontinuierlichen, systematischen und zielgerichteten Prozess der Therapieoptimierung ein.

In ▸ Kap. 28 und ▸ Kap. 33–35 werden die Dienstleistungen Medikationsanalyse und Medikationsmanagement genauer vorgestellt.

26.3.3 Zielgruppen

Die Dienstleistungen der Pharmazeutischen Betreuung richten sich insbesondere an Patienten, die ein erhöhtes Risiko für arzneimittelbezogene Probleme aufweisen. Ausgangspunkte für eine Pharmazeutische Betreuung können eine neu gestellte Diagnose und damit der Beginn einer Pharmakotherapie, oder die Umstellung einer bestehenden Therapie, z. B. nach einem Krankenhausaufenthalt, sein.

Einen besonderen **Betreuungsbedarf** zeigen:

- Patienten mit bestimmten **Indikationen**, z. B. Krankheiten, bei denen eine Früherkennung möglich und therapeutisch sinnvoll ist, bei denen eine Selbst- bzw. Fremdbeobachtung möglich ist, mit einer symptomatischen Dauertherapie, bei denen ein Wechsel zwischen ambulanter und stationärer Behandlung notwendig ist oder bei Krankheiten mit hohem Informations- und Kommunikationsbedarf,
- Patienten mit problematischen **Arzneistoffen** mit enger therapeutischer Breite, hohem Interaktionspotenzial oder hoher Rate an unerwünschten Arzneimittelwirkungen oder Arzneiformen mit einer komplizierten Anwendungstechnik,
- bestimmte **Patientengruppen**, wie z. B. multimorbide Patienten mit Polymedikation oder Patienten mit Adhärenzproblemen.

Literatur

ABDA. Grundsatzpapier zur Medikationsanalyse und zum Medikationsmanagement. www.abda.de/uploads/media/Grundsatzpapier.pdf, 2014

Allemann S, van Mil JWF, Botermann L et al. Pharmaceutical Care – the PCNE definition 2013. Int J Clin Pharm, 36: 544–555, 2014

Braun R, Schaefer M. Empfehlungen zum computergestützten Datenmanagement im Rahmen der Pharmazeutischen Betreuung. Pharm Ztg, 143: 3458–3464, 1998

FIP. Statement of Professional Standards – Pharmaceutical Care. www.fip.org, 1998

Griese-Mammen N, Müller U, Schulz M. Medikationsanalyse und -management. Grundsatzpapier definiert Begriffe. Pharm Ztg, 159: 2304–2306, 2014

Hepler CD, Grainger-Rousseau TJ. Pharmaceutical care versus traditional drug treatments. Is there any difference? Drugs, 49: 1–10, 1995

Hepler CD, Strand LM. Opportunities and responsibilities in pharmaceutical care. Am J Hosp Pharm, 47: 533–543, 1990

Keiner N, Schaefer M, Laier-Groenveld G. COPD: Was Pharmazeutische Betreuung leisten kann. Pharm Ztg, 152: 88–92, 2007

Schaefer M. Discussing basic principles for a coding system of drug-related problems: the case of PI-Doc. Pharm World Sci, 24: 120–127, 2002

van Mil JWF, Westerlund LO, Hersberger, Schaefer MA. Drug-related problem classification systems. Ann Pharmacother, 38: 859–867, 2004

Der letzte Zugriff auf die im Text genannten Websites erfolgte am 03.04.2016.

27 Prävention und Gesundheitsförderung

Helmut Schlager, Silvia Grote, Karin Schmiedel

Der Mensch möchte sein Leben gesund genießen. Schon immer interessierte er sich daher auch dafür, wie er Krankheit und Leid zuvorkommen kann. Aus diesem, dem Individuum ureigensten, Bestreben leitete sich schließlich auch der Grundbegriff **Prävention** ab. Aus dem lateinischen Wort „praevenire", zuvorkommen, wurde ein Fachausdruck.

Prävention ist immer auch im Kontext mit dem Grundbegriff **Gesundheitsförderung** zu betrachten. Eine Differenzierung ist teilweise schwierig, da beide Begriffe fließend ineinander übergehen. Die Gesundheitsförderung entstammt der Sozialwissenschaft. Sie wurde mit der Ottawa-Charta zur Gesundheitsförderung eingeführt (WHO 1986).

Ziele der Ottawa-Charta zur Gesundheitsförderung

- Voraussetzungen schaffen,
- Interessen vertreten,
- befähigen und ermöglichen,
- persönliche Kompetenzen stärken,
- vermitteln und vernetzen,
- gesundheitsfördernde Gesamtpolitik,
- gesundheitsförderliche Lebenswelten.

Obwohl schon der Arzt Galenus von Pergamon im 2. Jahrhundert nach Christus der Prävention den Vorrang vor der Kuration zusprach, hat dieselbe doch bisher noch nicht den ihr zustehenden Stellenwert im Gesundheitswesen errungen. Dass die Prävention in den letzten Jahren einen immer größeren Stellenwert einnimmt, ist letztendlich ein Verdienst der Ottawa-Charta. Sie führte zu einem Umdenken von einem rein kurativen Gesundheitssystem hin zu einem System, das auch präventive Ansätze enthält. Prävention wurde im Sozialgesetzbuch V, das beispielsweise auch die Vertragsverhältnisse zwischen Kostenträgern (Krankenkassen) und Leistungserbringern (Ärzte, Apotheker und weitere Gesundheitsberufe) regelt, verankert.

Auch das Berufsbild des Apothekers hat sich entsprechend angepasst. Die Apothekerkammern mehrerer Länder schrieben in den letzten Jahren die Aufgabe zur Mitwirkung bei präventiven Maßnahmen in ihren Berufsordnungen fest. Seit 2009 wurde Prävention und Gesundheitsförderung auch als neuer Weiterbildungsbereich in die Musterweiterbildungsordnung der Bundesapothekerkammer aufgenommen und infolge dessen in die Weiterbildungsordnungen fast aller Apothekerkammern eingeführt.

27.1 Definitionen und Grundbegriffe

Prävention ist entwicklungshistorisch der ältere Ausdruck und kam im vorletzten Jahrhundert im Zusammenhang mit Hygienemaßnahmen zur Verbesserung der Volksgesundheit auf. Ziel der **Prävention** ist es, Krankheiten zu vermeiden. Mit Prävention kann man bei gesunden Menschen Erkrankungen vorbeugen (z. B. gesunde Personen mit Bewegungsmangel) und bei gefährdeten Personen der Manifestation einer Erkrankung entgegenwirken (z. B. Prädiabetiker). In die Prävention können aber auch bereits erkrankte Personen einbezogen werden, mit dem Ziel weitere Folgeschäden zu verhindern (z. B. Diabetiker).

Gesundheitsförderung zielt auf die Verbesserung der Bedingungen für Gesundheit. Dies kann durch Stärkung persönlicher Kompetenzen und individueller gesundheitsförderlicher Verhaltensweisen (**Empowerment**) bewirkt werden. Auch die Verbesserung der Lebensverhältnisse, mit deren Hilfe eine gesunde Lebensweise erleichtert werden kann, bezeichnet man als Gesundheitsförderung (z. B. Aufklärung über

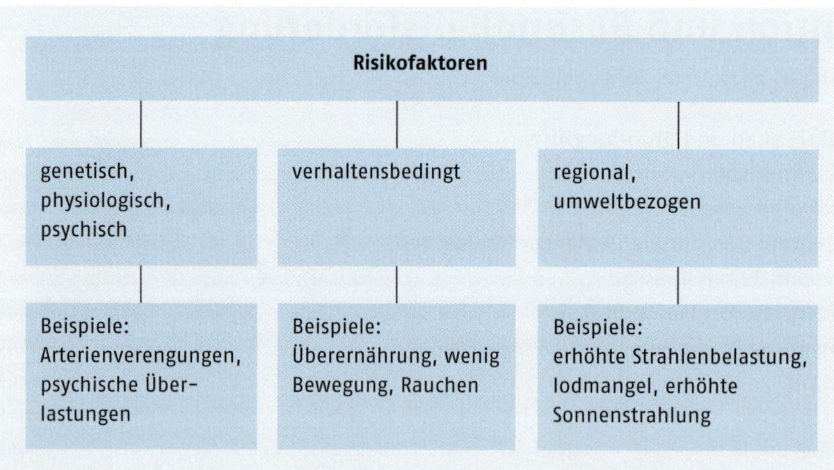

Abb. 27.1 Klassifizierung von Risikofaktoren. Hurrelmann et al. 2014

Tab. 27.1 Klassifikation von Präventionsmaßnahmen. Hurrelmann et al. 2014

	Primärprävention	Sekundärprävention	Tertiärprävention
Zeitpunkt der Intervention	Vor Eintreten der Krankheit	In Frühstadien einer Krankheit	Nach Manifestation/Akutbehandlung einer Krankheit
Ziel der Intervention	Verringerung der Inzidenz (Auftreten) von Krankheiten	Eindämmung der Progredienz (Voranschreiten) oder Chronifizierung einer Krankheit	Verhinderung von Folgeschäden oder Rückfällen
Adressaten der Intervention	Gesunde bzw. Personen ohne Symptomatik	Akutpatienten	Patienten mit chronischer Beeinträchtigung und Rehabilitanden

gesunde Ernährung in Schulen und Abschaffung von Automaten mit Süßigkeiten, um eine gesunde Ernährung in der Schulzeit zu erleichtern).

Gesundheitsförderung ist eng mit dem von Aaron Antonovsky geprägten Konzept der **Salutogenese** verknüpft. Diese beschreibt die Entstehung (lat. genese) von Gesundheit (lat. salus). Im Salutogenese-Modell wird Gesundheit als ein Prozess gesehen, der auf verschiedenen Risiko- und Schutzfaktoren sowie deren Wechselwirkungen basiert.

Prävention und Gesundheitsförderung können auch nach der Art ihrer Intervention differenziert werden. Klassifiziert man Präventionsmaßnahmen nach dem Zeitpunkt, dem Ziel und den Adressaten der Intervention, ergibt sich die Übersicht in Tab. 27.1.

Durch die Nähe zum Arzneimittel engagieren sich Apotheker häufiger in der Prävention als in der Gesundheitsförderung. Innerhalb der Apotheke liegt der Schwerpunkt dabei vorwiegend auf sekundär- und tertiärpräventiven Maßnahmen. Aktionen außerhalb der Apotheke, wie Vortragsveranstaltungen oder allgemeine Gesundheitserziehungsmaßnahmen in der Kinder- und Jugendarbeit oder in Betrieben sind der Gesundheitsförderung zuzuordnen.

Während die Gesundheitsförderung (health promotion) Faktoren betont, die sich förderlich auf die Gesundheit auswirken, konzentriert sich die Prävention (disease prevention) auf die Risikofaktoren (Abb. 27.1), die es zu vermeiden gilt. Hierzu zählen Noxen und toxische Stoffe ebenso wie schädliche Verhaltensweisen (z. B. übermäßiger Alkoholkonsum, Rauchen, ungesunde Ernährung, Konsum illegaler Drogen).

Ergänzend zur **Verhaltensprävention** sind gesunde Lebenswelten – auch Settings genannt – wie Kindergärten, Schulen, Arbeitsplätze, Wohnräume und Stadteile/Städte förderlich (**Verhältnisprävention**).

> „Eine gute Prävention, die dem Stand der Gesundheitswissenschaften entspricht, sollte Verhaltens- und Verhältnisprävention zusammenbringen, in Settings intervenieren und diese gemeinsam mit den Menschen verändern, die dort leben oder arbeiten." (Kuhn 2013)

Prävention und Gesundheitsförderung stellen somit eine gesamtgesellschaftliche Aufgabe dar. Apothekern kommt hier insbesondere die Aufgabe zu, breite Bevöl-

Tab. 27.2 Präventionskette

Zeitpunkt	Beispielhafte Maßnahmen	Klassifizierung
Vor der Empfängnis	Gesunde Ernährung, gesunde Lebensweise, Verzicht auf Suchtstoffe und Vermeidung potenziell für das ungeborene Leben toxischer Belastungen	Gesundheitsförderung/Epigenetik; Primärprävention
Vor der Empfängnis	Präventive Einnahme von Folsäure	Primärprävention zur Vorbeugung von Neuralrohrdefekten
Während der Schwangerschaft	Kontrolle des Blutbilds	Primärprävention im Fall des Ausschlusses von Vitamin- oder Mineralstoffmangelerscheinungen, Sekundärprävention in Bezug auf das Screening, Tertiärprävention in Bezug auf z. B. einen Schwangerschaftsdiabetes und damit verbundener Gefährdung des Embryos
Während der Schwangerschaft	Gesunde, der besonderen Lebenssituation angepasste Ernährung	Primärprävention, um dem Kind ein gesundes Aufwachsen zu ermöglichen
Unmittelbar nach der Geburt	Vitamin-K-Einzeldosis	Primärprävention, Prävention von Vitamin-K-Mangelblutung
Unmittelbar nach der Geburt	Neugeborenen-Screening	Sekundärprävention, um dem Kind ein gesundes Aufwachsen zu ermöglichen
Stillzeit	Gesunde, der besonderen Lebenssituation der Mutter und des Säuglings angepasste Ernährung	Primärprävention, um dem Säugling eine optimale Nährstoffzufuhr zu garantieren
Kindheit	Ernährung, Bewegung, Zahnpflege	Gesundheitsförderung/Prophylaxe
Jugend	Jugenduntersuchungen, Prävention sexuell übertragbarer Krankheiten, Suchtprävention	Sekundärprävention/Screening, Primärprävention
Erwachsene	Burnout-/Stressprävention, gesunde Ernährung und ausreichende Bewegung, Suchtprävention	Primärprävention/Sekundärprävention
Generation 50+	Darmkrebsprävention, Herzinfarktprävention	Sekundärprävention/Screening
Ältere Menschen	Prävention von Alzheimer, Prävention von Arzneimittelmissbrauch, Prävention von Schlafstörungen	Je nach Betroffenheit alle Formen der Prävention

kerungsschichten durch Gesundheitsinformation und -aufklärung zu einem besseren Gesundheitsverhalten (Verhaltensprävention) anzuleiten. Die Präventionsbetreuung aus der Apotheke stellt im Ideal eine umfassende und dauerhafte Dienstleistung dar.

Man spricht auch von der sogenannten **Präventionskette**, die bezogen auf ein Menschenleben bereits vor der Empfängnis beginnt und streng genommen erst mit dem Tod endet.

Beispielhafte Maßnahmen der Prävention im Laufe eines Menschenlebens finden sich in Tab. 27.2.

Der Apotheker als Heilberufler und Gesundheitsexperte betreut seine Kunden und Patienten sowohl in Krankheits- und Arzneimittelfragen, als auch bei Fragen zur Gesunderhaltung und zum Wohlbefinden. Die Berufsordnungen vieler Apothekerkammern schreiben explizit vor, dass Apotheker bei präventiven Maßnahmen mitwirken und den Menschen dabei helfen sollen, ihre Gesundheit zu erhalten und Erkrankungen vorzubeugen. Die Apothekenbetriebsordnung definiert **apothekenübliche Dienstleistungen** als Dienstleistungen, die der Gesundheit von Menschen oder Tieren dienen oder diese fördern: Dazu zählen demnach u. a. die Beratung in Gesundheits- und Ernährungsfragen, im Bereich Gesundheitserziehung und -aufklärung, zu Vorsorgemaßnahmen, die Durchführung von einfachen Gesundheitstests sowie die Vermittlung von gesundheitsbezogenen Informationen.

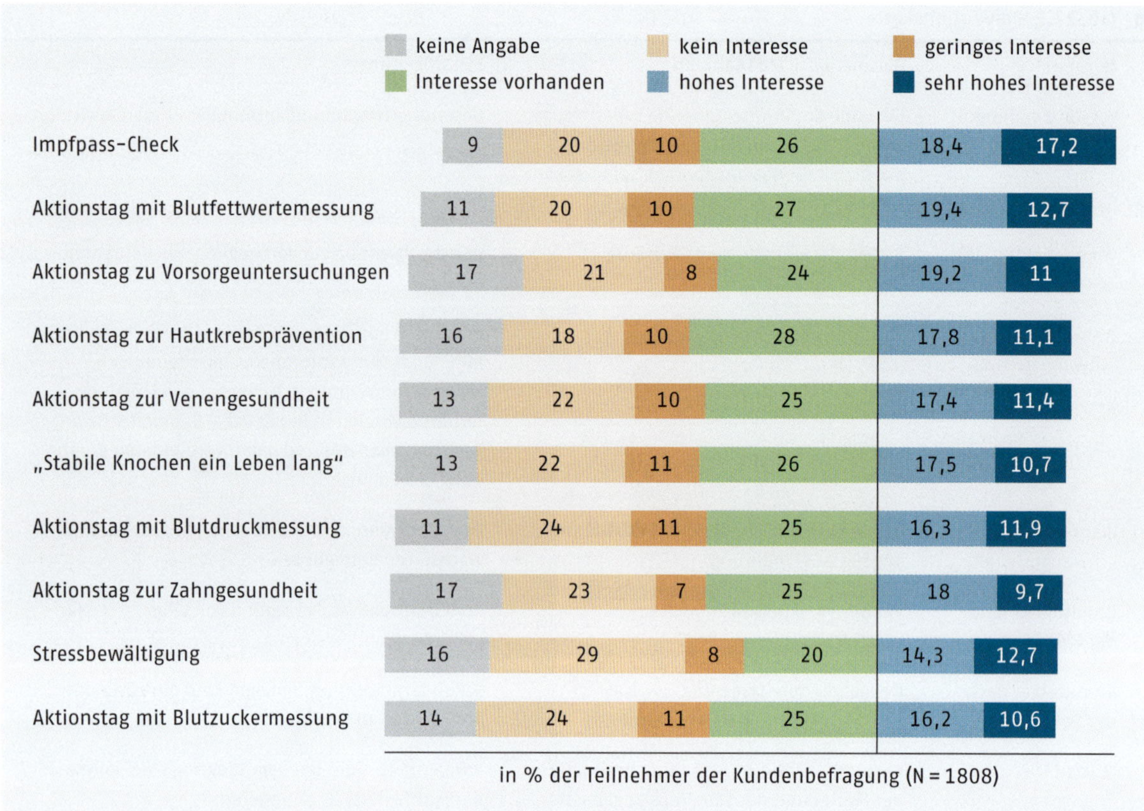

Abb. 27.2 Top 10 der beliebtesten Präventionsangebote aus Apothekenkundensicht

Tab. 27.3 Empfehlungen der Bundesapothekerkammer für Messungen in der Apotheke

Screening	Monitoring
▪ BMI, Taillenumfang, Waist-to-Hip Ratio, ▪ Blutdruck, ▪ Blutglucose, ▪ Lipidprofil, ▪ Mikroalbuminurie, ▪ β-HCG	▪ Blutdruck, ▪ Blutglucose, ▪ HbA_{1c}, ▪ International Normalized Ratio (INR), ▪ Peak flow

27.2 Präventionsbetreuung

Im Bereich der Prävention können drei wesentliche Maßnahmen unterschieden werden:

- Aufklärung der Bevölkerung,
- Früherkennung durch Screening,
- Präventionsbetreuung im Sinne einer kontinuierlichen Unterstützung bei der Verminderung von Risikofaktoren.

Die Präventionsbetreuung greift insbesondere dann, wenn Risikofaktoren vorliegen, die durch langfristige Veränderungen, beispielsweise der Ernährung, reduzierbar sind. In Therapieleitlinien findet man zum Teil auch Hinweise auf Präventionsmöglichkeiten. Spezielle Präventionsleitlinien gibt es beispielsweise zur Tabakentwöhnung oder zur Prävention von Typ-2-Diabetes.

Als Grundlage für ein Präventionsengagement kann die 2010/2011 vom Wissenschaftlichen Institut für Prävention im Gesundheitswesen (WIPIG) durchgeführte **Bestands- und Bedarfsanalyse** der Präventionsaktivitäten von Apotheken herangezogen werden. Mit ihr wurde erstmals eine umfassende Übersicht der Präventionsaktivitäten von Apotheken geschaffen. Im Rahmen der Analyse wurde zudem der Bedarf an entsprechenden Angeboten in der Bevölkerung erhoben.

An der Bedarfsanalyse haben 1808 Kunden in 49 Apotheken teilgenommen. Abb. 27.2 zeigt die zehn beliebtesten Präventionsangebote, die anhand der Kundenbefragung ermittelt wurden.

27.2.1 Physiologische Parameter und andere Messwerte

Für eine Risikoabschätzung bzw. ein Screening stehen zahlreiche Möglichkeiten zur Verfügung. Wichtig ist hierbei, dass evidenzbasierte Messmethoden und Scores herangezogen werden, um valide Ergebnisse zu erhalten. In Tab. 27.3 werden die Empfehlungen der Bundesapothekerkammer aufgezeigt, welche Messungen in der Apotheke für ein Screening (Entdeckung von

Risikopersonen) und für ein Monitoring (Begleitung Erkrankter) geeignet sind.

Für die Durchführung der **Messungen** stehen verschiedene Geräte zur Verfügung, die sich für die Anwendung in der Apotheke eignen. Genauere Informationen hierzu finden Sie in ▸Kap. 30. Zur Beurteilung der Messwerte können die Empfehlungen von Fachgesellschaften herangezogen werden, die in entsprechenden Leitlinien zusammengefasst sind (▸Kap. 12.4.1).

Für die Einschätzung eines Erkrankungsrisikos eignen sich speziell dafür entwickelte und validierte **Fragebögen bzw. Scores**. Das Diabetesrisiko lässt sich beispielsweise mit dem FINDRISK-Fragebogen oder dem DIfE – DEUTSCHER DIABETES-RISIKO-TEST® ermitteln, das Herzinfarktrisiko mit dem Framingham- oder PROCAM-Score. Dabei werden neben den Messwerten weitere Patientendaten berücksichtigt.

Abgrenzung Screening und Diagnose

Für Apotheker gilt laut Berufsordnung das Verbot der Ausübung der Heilkunde. In Bezug auf die Durchführung eines Screenings in der Apotheke bedeutet dies, dass zwar Mess- und Referenzwerte mitgeteilt werden dürfen, aber keine Diagnose gestellt werden darf. Bei Überschreitung der Referenzwerte sollte ein Arztbesuch zur Abklärung empfohlen werden. Die Diagnose ist somit vom Arzt durchzuführen und die Therapie gemeinsam mit dem Patienten festzulegen.

27.2.2 Beratungsleistungen der Apotheke

Apotheker erbringen als Präventionsanbieter zahlreiche Beratungsleistungen. Dazu können sie mehrere über das Studium hinausgehende berufsbegleitende Zusatzqualifikationen erwerben (siehe Kasten).

Qualifizierungsmöglichkeiten für Apotheker

- **Weiterbildungen:** Allgemeinpharmazie, Ernährungsberatung, Gesundheitsberatung, Prävention und Gesundheitsförderung,
- **Fortbildungen:** Zertifikat Pharmazeutische Betreuung zur Tabakentwöhnung,
- **Zusatzqualifikation:** Präventionsmanager WIPIG®.

Im Leistungskatalog der Beratungs- und Serviceangebote in Apotheken (**LeiKa**) sind qualitätsgesicherte Beratungsleistungen beschrieben, die die Arzneimittelversorgung in der Apotheke sinnvoll ergänzen:

- Ernährungsberatung (präventiv und kurativ),
- Impfberatung,
- Reiseberatung,
- Beratung zur Tabakentwöhnung,
- Beratung zur Blutzuckerselbstkontrolle,
- Qualitäts-Check der Blutzuckerselbstkontrolle,
- Beratung zur Blutdruckselbstkontrolle,
- Ermittlung des Diabetesrisikos mittels FINDRISK.

Hierfür sind insbesondere die Leitlinien der Bundesapothekerkammer zur Qualitätssicherung und Arbeitshilfen wie Standardarbeitsanweisungen (SOP, standard operating procedure) oder diverse Checklisten zu beachten (www.abda.de → Die Apotheke → Qualitätssicherung → Leitlinien). Auch die geltenden Verordnungen und Gesetze, wie z. B. die Apothekenbetriebsordnung oder Arbeitsschutz- und Hygienevorschriften, müssen eingehalten werden.

27.2.3 Motivierende Gesprächsführung

Verhaltensänderungen sind schwierig zu erreichen, weil sich Verhalten durch implizites Lernen ausprägt. Um Verhalten zu erlernen, muss es mehrfach wiederholt werden und als zweckmäßig/positiv erlebt werden. Hat sich ein bestimmtes Verhalten ausgeprägt, kann es auch unbewusst ablaufen. Das Anraten einer Verhaltensänderung führt nur in 5–10 % der Fälle zum Erfolg. Eine große Herausforderung in der Präventionsarbeit ist es daher, dem Patienten nicht nur zu erläutern, was er ändern muss, sondern vor allem auch Adhärenz und Persistenz bei ihm zu erreichen. Hilfestellung bietet die motivierende Gesprächsführung (Motivational Interviewing). Hierbei wird im Gespräch mit Empathie und nicht mit Widerspruch gearbeitet. Mit offenen Fragen werden die inneren Beweggründe und Haltungen des **Klienten** herausgearbeitet. Der Klient wird dabei unterstützt, das Für und Wider der Verhaltensänderung zu ergründen, sodass schließlich gemeinsam individuell umsetzbare Maßnahmen und Ziele festgelegt werden können.

Statt von den von Apothekern meist verwendeten Begriffen **Kunde** oder **Patient** wird von Therapeuten bewusst der Begriff **Klient** verwendet, um herauszustellen, dass es sich hierbei um einen gleichberechtigten Auftraggeber handelt und um den Dienstleistungscharakter der Tätigkeit und die Mündigkeit des Behandelten zu betonen.

27.2.4 Praktische Umsetzung in der Apotheke

Apotheker haben vielfältige Möglichkeiten, sich aktiv zum Wohle der Kunden und Patienten in der Prävention und Gesundheitsförderung einzubringen. Von der Vorbeugung eines riskanten Alkoholkonsums bis zur Unterstützung der Zahngesundheit gibt es zahlreiche

Themen: Alzheimer, Arzneimittelmissbrauch, Betriebliche Gesundheitsförderung, Bewegung, Darmkrebs, Diabetes, Hautkrebs/Sonnenschutz, Herz-Kreislauf-Erkrankungen, Impfen, Lebererkrankungen, Osteoporose, Rauchen, Schlaf, Gesundheitsförderung in Kindergarten und Schule, Schwangerschaft und Stillzeit, sexuell übertragbare Krankheiten, Suchterkrankungen, Zecken.

In der Durchführungsempfehlung der Bundesapothekerkammer zur Weiterbildung im Bereich Prävention und Gesundheitsförderung wird die Umsetzung der vermittelten Grundlagen insbesondere zu folgenden Themen vorgeschlagen: Suchtmittelkonsum, Förderung des Nichtrauchens, gesundheitsgerechter Umgang mit Genussmitteln (Alkohol), Ernährung, Einsatz physiologischer Nährstoffe in der Prävention, Asthma/COPD, Osteoporose, KHK/Blutdruck/Fettstoffwechselstörungen, Prävention des Metabolischen Syndroms, Screening-Methoden, Reisegesundheit/Impfungen, Gesund altern.

In den folgenden Kapiteln werden nun exemplarisch einige dieser Themengebiete behandelt.

27.3 Alkoholmissbrauch

27.3.1 Hintergrund

In Deutschland trinken 9,5 Mio. Menschen in riskantem Maß Alkohol. Etwa 1,8 Mio. sind alkoholabhängig. Alkoholmissbrauch führt jährlich zu 74 000 Todesfällen (Bundesministerium für Gesundheit 2015). 15 % der Jugendlichen zwischen 12 und 17 Jahren geben an, sich mindestens einmal im Monat zu betrinken (BZgA 2012). Im Straßenverkehr zählt Alkoholeinfluss in 9,4 % der Fälle zu den Ursachen tödlicher Unfälle (Statistisches Bundesamt 2014). Für die Apotheke spielen neben der Prävention von Alkoholmissbrauch auch Wechselwirkungen mit Arzneimitteln eine wichtige Rolle, um unerwünschten Arzneimittelwirkungen vorzubeugen. Regelmäßiger Alkoholkonsum führt zur Induktion des Cytochrom-Isoenzyms CYP2E1, das auch am Metabolismus einer Reihe von Arzneistoffen beteiligt ist. Dies kann z. B. bei der Einnahme von Paracetamol dazu führen, dass vermehrt das lebertoxische Abbauprodukt N-Acetylchinonimin gebildet wird.

27.3.2 Maßnahmen

Im Bereich der Primärprävention können Apotheker Aufklärungsvorträge über Alkohol vor Jugendlichen halten. Denn gerade die Teenagerzeit birgt die Gefahr, den Einstieg in regelmäßigen Alkoholkonsum zu finden.

Dem Apotheker begegnen im Rahmen der individuellen Beratung immer wieder auch Menschen mit Alkoholabhängigkeit. Für derartige Situationen gibt es Informationsmaterialien mit Ratschlägen für den Umgang mit Süchtigen in der Apotheke. Wichtig bei einem Gespräch ist, sich keine falschen Illusionen zu machen. Kein Mensch wird einen Süchtigen zu einer Therapie bewegen können, wenn dieser es nicht selbst wünscht. Durch den Hinweis auf mögliche Wechselwirkungen zwischen Alkohol und Arzneimitteln oder leberschädigende Nebenwirkungen, kann der Apotheker jedoch einen wichtigen Beitrag zur Patientensicherheit leisten. Gemäß Arzneimittel-Warnhinweisverordnung sollte bei Arzneimitteln, die mehr als 0,05 g Ethanol in der maximalen Einzeldosis enthalten, geprüft werden, ob Alternativpräparate zur Verfügung stehen. Da diese Präparate auch für Schwangere, Kinder, Leberkranke, Epileptiker und Hirngeschädigte kritisch sind, ist es sinnvoll, apothekenintern eine Liste mit Alternativpräparaten für gängige Arzneimittel zu erarbeiten.

Falls ein Betroffener Hilfe sucht, sollte ihm ein Kontakt mit seinem Arzt innerhalb von 72 h vermittelt werden. Denn nach dieser Zeitspanne sinkt die Bereitschaft Hilfe anzunehmen wieder rapide ab. Patienten sollten mit Kontaktadressen für regionale Selbsthilfegruppen und Suchtberatungsstellen unterstützt und bestärkt werden, den Kontakt auch wirklich zu suchen. Zusätzlich kann der Apotheker über Langzeitschäden aufklären und die Betroffenen bei ihrem Vorhaben unterstützen.

27.4 Prävention von Demenzerkrankungen

27.4.1 Hintergrund

Jeder dritte Mensch, der über 65 Jahre alt wird, erkrankt statistisch gesehen im Laufe seines Lebens an einer Demenz. Die Zahl der über 65-Jährigen wird auf Grund der steigenden Lebenserwartung immer weiter zunehmen, womit sich die absolute Zahl der Betroffenen von heute 1,4 Millionen auf ca. 3 Millionen Demenzkranke im Jahr 2050 mehr als verdoppeln wird. Zwar stellen jüngste Forschungsergebnisse einen weiteren Anstieg infrage. Da aber immer mehr Menschen immer älter werden, wird die absolute Zahl der Betroffenen schon aufgrund der steigenden Zahl alter Menschen weiterhin wachsen.

Die Behandlung beschränkt sich auf eine Verzögerung des Verlaufs, denn mit den heute verfügbaren Antidementiva lässt sich die Funktion des Gedächtnisses nicht wiederherstellen. Präventive Maßnahmen, Aufklärung von Betroffenen und Angehörigen und – wenn möglich – Pharmazeutische Betreuung durch den Apotheker stellen somit wichtige Säulen im Umgang mit der Krankheit dar.

27.4.2 Maßnahmen

Primärprävention

Die Heilung einer Demenzerkrankung ist bislang nicht möglich, u. a. da die kausalen Zusammenhänge für die Entstehung von Demenzerkrankungen noch nicht genau bekannt sind. Zahlreiche Schutz- und Risikofaktoren machen es jedoch möglich, die Wahrscheinlichkeit einer Demenzerkrankung zu beeinflussen. Wenn die sieben Hauptrisikofaktoren (Adipositas, Hypertonie, Diabetes, Depression, Rauchen, Bewegungsmangel und eine unzureichende Ausbildung) erfolgreich beeinflusst werden, könnte das Auftreten von Demenzen weltweit um theoretisch 54 % gesenkt werden. Beispielsweise kann das Risiko, an einer vaskulären Demenz zu erkranken, durch eine konsequente Behandlung von Bluthochdruck vermindert werden. Diese Empfehlungen zu kommunizieren und damit auch deutlich zu machen, dass man selbst etwas tun kann, ist eine wichtige Aufgabe des Apothekers. Die erforderlichen Empfehlungen sind einfach und im Sinne einer allgemeinen Gesundheitsförderung auch für weitere Krankheitsbilder nützlich. Eine gesunde Lebensweise mit ausgewogener Ernährung, viel Bewegung, geistiger Aktivität und sozialem Engagement wirkt sich auf das Demenzrisiko positiv aus. Strukturelle Veränderungen im Gehirn beginnen weit mehr als 10 Jahre vor dem Zeitpunkt der ersten demenziellen Symptome. Selbst wenn schon deutliche Veränderungen im Gehirn stattgefunden haben, können nach neuen Forschungsergebnissen durch geistige Aktivität und gesellschaftliche Teilhabe Reservekapazitäten des Gehirns aktiviert werden, sodass man Demenz und Alzheimer vielleicht gar nicht erlebt. Die Botschaft lautet also gerade auch an die jungen Kunden in der Apotheke: Eine gesunde Lebensweise im umfassenden Sinn hilft nicht nur gegen Bluthochdruck, Diabetes und Fettstoffwechselstörungen, sondern auch gegen Demenz.

Frühdiagnose und Sekundärprävention

Die frühe Diagnosestellung bedeutet vor allem, dass demenzähnliche, aber behandelbare Krankheitsbilder erkannt werden (z. B. Verwirrtheitszustände als UAW oder aufgrund von Flüssigkeitsmangel). Sie bedeutet weiterhin, dass behandelbare und im frühen Stadium umkehrbare sekundäre Demenzen erkannt werden. Etwa jeder zehnte Demenzpatient würde davon profitieren. Oder man stellt beispielsweise fest, dass der vermeintlich demente Patient an einer behandelbaren Depression leidet. Im Übrigen gilt: Je früher die Diagnose gestellt wird, desto effektiver werden sich medikamentöse und nichtmedikamentöse Maßnahmen auswirken.

Tertiärprävention

Zur Erhaltung der Lebensqualität der Erkrankten steht eine ganze Reihe von medikamentösen und nichtmedikamentösen Therapieoptionen zur Verfügung. Eine konsequente Pharmazeutische Betreuung des Demenzpatienten selbst und ein besonderes Augenmerk auf die stark belasteten pflegenden Angehörigen sind die Schwerpunkte im Rahmen der Tertiärprävention durch die Apotheke.

27.5 Arzneimittelmissbrauch

27.5.1 Hintergrund

Arzneimittelmissbrauch und -abhängigkeit sind in Deutschland weit verbreitet. Ungefähr 1,4 bis 1,9 Millionen Menschen gelten als arzneimittelabhängig. Apothekern kommt bei der Aufklärung über die Risiken des Arzneimittelmissbrauchs eine besondere Bedeutung zu. Sie kontrollieren nicht nur den Zugang zu den Arzneimitteln, sondern haben durch ihren direkten Kontakt mit den Patienten die Gelegenheit, ins Gespräch zu kommen und Hilfestellung anzubieten.

27.5.2 Maßnahmen

Apotheker können mithilfe von Patientenvorträgen aufklären. Problematisch ist hier jedoch die Erreichbarkeit der Betroffenen, da viele von ihnen ihr Problem nicht als solches erkennen und sich dieses nicht eingestehen wollen oder es sogar leugnen. In geeigneten Settings jedoch haben auch diese aufklärenden Maßnahmen ihren Wert. Vorträge in Alters- und Pflegeheimen oder Vorträge zur Aufklärung von Angehörigen helfen, die Zielgruppen besser zu erreichen.

Gemäß § 17 Abs. 8 der Apothekenbetriebsordnung, ist bei begründetem Verdacht, dass ein Arzneimittelmissbrauch vorliegt, die Abgabe eines Arzneimittels zu verweigern. Um der Entstehung einer Arzneimittelabhängigkeit entgegen zu wirken, ist eine entsprechende Aufklärung bereits bei der Abgabe eines Arzneimittels notwendig. Bei Arzneimitteln der Selbstmedikation mit Missbrauchspotenzial wie abschwellenden Nasensprays, Hypnotika (H_1-Antihistaminika) und Laxanzien ist die Dosierung und die maximale Anwendungsdauer zu erläutern (z. B. Rebound-Phänomen), um den Patienten adäquat über die Zusammenhänge aufzuklären. Auch wenn die Verordnung von abhängigkeitserzeugenden Arzneimitteln auf Privatrezept – bei ansonsten gesetzlich Versicherten – auffällt, sollte interveniert werden. Hilfestellung bietet der Leitfaden der Bundesapothekerkammer „Medikamente: Abhängigkeit und Missbrauch“ (www.abda.de → Presse → Termine → Symposium 2008).

27.6 Prävention von Typ-2-Diabetes

27.6.1 Hintergrund

Mit 7,6 Mio. Menschen, die an Diabetes mellitus erkrankt sind, ist Deutschland weltweit eines der Länder mit der höchsten Erkrankungszahl. Die Prävalenz nimmt immer weiter zu. Ein wesentlicher Teil ist durch verbesserte Diagnose, längeres Überleben nach Diagnosestellung und den Anstieg von Risikofaktoren wie Adipositas bedingt.

Das Risiko an Typ-2-Diabetes zu erkranken, ist sowohl von genetischen Faktoren, als auch von äußeren Einflüssen abhängig. Beeinflussbare Risikofaktoren sind hierbei insbesondere Fehlernährung/Übergewicht, Bewegungsmangel und Rauchen. Diabetes-Präventionsstudien belegen, dass das relative Erkrankungsrisiko durch intensive Lebensstilintervention um 29–75 % reduziert werden kann. Da es auch Hinweise gibt, dass posttraumatische Belastungsstörungen das Diabetesrisiko erhöhen, stellt chronische Stressbelastung ebenfalls eine Gefährdung dar.

27.6.2 Maßnahmen

Um Typ-2-Diabetes vorzubeugen, sind folgende wesentliche Maßnahmen zu nennen:

- Ernährungsumstellung (oftmals inkl. Gewichtsreduktion),
- Bewegungssteigerung,
- Tabakentwöhnung.

Weiterhin kann die Stressbewältigung durch das Erlernen von Entspannungstechniken zur Prävention beitragen.

Apotheken können hierfür beispielsweise die Materialien des Diabetes-Präventionskonzepts GLICEMIA nutzen (WIPIG 2013a, Schmiedel et al. 2015), welches folgende Aspekte umfasst:

- Aufklärung der Bevölkerung mit Informationsmaterial, z. B. Präventionsratgeber Diabetes,
- Früherkennung eines erhöhten Diabetesrisikos mithilfe von validierten Fragebögen, z. B. FINDRISK, DIfE – DEUTSCHER DIABETES-RISIKO-TEST®,
- Unterstützung bei Maßnahmen zur Vorbeugung.

Im Rahmen von GLICEMIA wird das Diabetesrisiko mit dem FINDRISK bestimmt (Online-Test unter www.diabetes-risiko.de). Gefährdete Personen werden zu den jeweils vorliegenden Risikofaktoren beraten, Maßnahmen und Ziele gemeinsam vereinbart und in einen Präventionspass für den Teilnehmer eingetragen. Hierbei wird individuell auf die Vorlieben und Möglichkeiten der Personen eingegangen, wobei Komorbidität und Arzneimittelinteraktionen berücksichtigt werden. In Folgeberatungen werden die Umsetzung der Maßnahmen sowie die Zielerreichung besprochen. Zusätzlich haben die Personen die Möglichkeit, an Vorträgen teilzunehmen. In diesen wird das notwendige Hintergrundwissen zur langfristigen Lebensstiländerung vermittelt. Instrumente zur Selbstreflexion wie Schrittzähler oder Bewegungstagebuch, ein vereinfachtes Ernährungsprotokoll sowie Material zur schrittweisen Lebensstiländerung sind Bestandteil des Präventionskonzepts und tragen zur Befähigung der Patienten (**Empowerment**) zur selbstständigen Umsetzung bei.

27.7 Prävention kardiovaskulärer Erkrankungen

27.7.1 Hintergrund

Kardiovaskuläre Erkrankungen sind die Haupttodesursache in Deutschland. Die Chancen, einen Herzinfarkt zu überleben, haben sich in den letzten Jahren zwar verbessert, aber die Lebensqualität der Betroffenen ist stark beeinträchtigt. Durch rechtzeitige Prävention kann ein Herzinfarkt vermieden werden. Dies ist besonders wichtig für Personen mit vorzeitiger koronarer Herzkrankheit bei Verwandten ersten Grades (vorzeitig bedeutet <60 Jahre bei Männern bzw. <70 Jahre bei Frauen).

27.7.2 Maßnahmen

Sowohl bei der Primär-, als auch bei der Sekundär- und Tertiärprävention müssen die Maßnahmen zur Vorbeugung eines (Re-)Infarkts individuell zugeschnitten sein. Voraussetzung dafür ist, dass die jeweiligen Risikofaktoren und deren Ursachen ermittelt werden. Apotheken können ein Screening anbieten, das folgende Punkte umfasst:

- Befragung zu Vorerkrankungen, Medikation und Familienvorgeschichte,
- Messung von Körpergröße, Körpergewicht, Taillenumfang, Hüftumfang und Blutdruck,
- kapilläre Blutabnahme zur Untersuchung von Cholesterol, Triglyceriden, HDL-Cholesterol, LDL-Cholesterol und Glucose/HbA_{1c}.

Im Rahmen des Apothekenkonzepts „Herzensangelegenheit 50+“ (WIPIG 2013b) wird zusätzlich eine Kapillarblutprobe an ein spezialisiertes Labor gesendet, um ein umfangreicheres Lipidprofil untersuchen zu lassen (z. B. kleine, dichte LDL, Lipoprotein (a) und die Zusammensetzung der VLDL). So ist eine exakte Diagnose durch den Laborarzt möglich. Je nach vorliegender Fettstoffwechselstörung sind unterschiedliche Ernährungsumstellungen erforderlich.

Generell spielt der Lebensstil die wichtigste Rolle bei der Prävention und Therapie kardiovaskulärer Risikofaktoren (siehe Kasten).

Empfohlener Lebensstil zur Prävention kardiovaskulärer Erkrankungen

- Auf die persönlichen Risikofaktoren (z.B. Fettstoffwechselstörungen, Gicht, Diabetes, Hypertonie) abgestimmte Ernährung,
- normales Körpergewicht (BMI < 25 kg/m²),
- regelmäßige körperliche Aktivität,
- nicht rauchen.

Die Apotheke kann hierzu eine (Ernährungs-)Beratung anbieten und Bewegungsangebote vor Ort vermitteln. Ergänzend kann eine medikamentöse Therapie erforderlich sein. Sie sollte jedoch weiterhin durch geeignete Lebensstilmaßnahmen unterstützt werden.

27.8 Impfen

27.8.1 Hintergrund

Impfen ist die effektivste und kosteneffizienteste Form der Prävention. In Deutschland spricht die STIKO (Ständige Impfkommission des Robert Koch-Instituts) Empfehlungen darüber aus, wer sich gegen welche Erkrankungen impfen lassen soll. Es herrscht keine Impfpflicht, sondern es liegt in der Verantwortung jedes Einzelnen, sich und seine Kinder impfen zu lassen. Bei einer hohen „Durchimpfungsrate" hat die Krankheit weniger Möglichkeiten sich zu verbreiten und wird schließlich ausgerottet. So werden auch Personen vor einer Erkrankung geschützt, die nicht geimpft werden können, wie zum Beispiel immungeschwächte Personen (**Herdenimmunität**).

Es ist eine wichtige Aufgabe des Apothekers, dazu beizutragen, dass die Impfraten in Deutschland verbessert werden. Insbesondere bei den Masern kommt es immer wieder zu größeren Ausbrüchen. Das Ziel, die Masern europaweit zu eliminieren, wurde für das Jahr 2000 angestrebt und musste seither kontinuierlich verschoben werden. Seit 2012 gibt es einen Nationalen Impfplan, der den Impfschutz der Bevölkerung und die Koordination der Akteure des Gesundheitswesens verbessern soll.

27.8.2 Maßnahmen

Im Rahmen der Bedarfsanalyse (▸ Kap. 27.2) haben die befragten Apothekenkunden großes Interesse an einem Impfpass-Check geäußert. Die Untersuchung „Impfschutz bei Erwachsenen in der Arbeitswelt 2003" zeigte, dass der Impfschutz in der Bevölkerung mit steigendem Alter abnimmt und die notwendigen Auffrischungsimpfungen häufig nicht wahrgenommen werden (Bader und Egler 2004). Folglich kann angenommen werden, dass nicht nur Interesse, sondern echter Bedarf an einem Impfpass-Check im Erwachsenenalter besteht.

27.9 Rauchen

27.9.1 Hintergrund

Das größte vermeidbare Gesundheitsrisiko ist das Rauchen. Jedes Jahr sterben deutschlandweit 110 000 Raucher an den Folgen des Tabakkonsums. Raucher leben durchschnittlich 10 Jahre weniger als Nichtraucher. Zahlreiche Erkrankungen können auf den Tabakkonsum zurückgeführt werden bzw. verschlechtern sich durch das Rauchen. Zu diesen sogenannten tabakassoziierten Erkrankungen zählen vor allem Gefäßerkrankungen mit den Folgen Herzinfarkt und Schlaganfall, sowie einige Krebserkrankungen wie Lungenkarzinom und Kopf-Hals-Tumoren. Durch einen Rauchstopp steigert sich die körperliche Leistungsfähigkeit, man kann wieder sportlich aktiver sein und leidet weniger schnell unter Kurzatmigkeit. Auch die Anfälligkeit für Infektionen der Atemwege reduziert sich. Und: Durch den Rauchstopp wird man wieder unabhängig!

27.9.2 Maßnahmen

Wer mit dem Rauchen aufhören möchte, aber bereits dauerhaft Arzneimittel einnimmt, sollte vor einem Rauchstopp mit seinem Arzt oder Apotheker über die momentane Arzneimitteleinnahme sprechen. Denn durch Tabakrauch wird das Cytochrom-Isoenzym CYP 1A2 induziert. Bestimmte Arzneimittel werden somit schneller oder langsamer metabolisiert als bei Nichtrauchern. Ein Rauchstopp kann also eine Dosisanpassung erforderlich machen, damit es im Zuge der Tabakentwöhnung nicht zu unerwünschten Arzneimittelwirkungen kommt, die dann als Entzugssymptome fehlgedeutet werden.

Der Apotheker kann den Patienten mit Beratung, Informationsmaterialien und Nicotinersatzpräparaten unterstützen. Diese sind als Pflaster, Kaugummis, Sublingualtabletten, Lutschtabletten, Inhalate und Sprays erhältlich. Außerdem werden die Wirkstoffe Bupropion und Vareniclin eingesetzt.

Auch Bewegung verringert das Verlangen nach Zigaretten. Eine Reduktion des Verlangens nach Zigaretten wurde sowohl bei Bewegungseinheiten von hoher und moderater Intensität als auch bei geringer Intensität festgestellt.

27.10 Fallbeispiele

27.10.1 Prävention von Typ-2-Diabetes

Herr M. S. ist 62 Jahre alt und kommt in die Apotheke, um folgendes Rezept einzulösen:

- Bisoprolol 10 mg, N3, 1 × 1,
- Simvastatin 20 mg, N3, 1 × 1,
- Allopurinol 300 mg, N3, 1 × 1.

Zusätzlich möchte er ASS 100 mg. Aufgrund seiner Medikation vermutet der Apotheker ein erhöhtes Diabetes-Rrisiko und fragt ihn, ob er Interesse hat, beim Gesundheits-Check Diabetes (FINDRISK) mitzumachen. Herr M. S. ist neugierig, was seine Apotheke Neues anbietet und willigt ein. Der Apotheker füllt mit ihm den FINDRISK aus (siehe www.diabetes-risiko.de) und bestimmt hierfür folgende Messwerte:

- Taillenumfang: 113 cm,
- Körpergewicht: 98 kg,
- Körpergröße: 1,77 cm.

Daraus errechnet sich ein BMI von 31,3 kg/m^2.

Herr M. S. ist Nichtraucher und arbeitet als selbstständiger Berater durchschnittlich 55 Stunden pro Woche. Bisher achtet er kaum auf seine Ernährung, isst selten Obst, Gemüse oder Vollkornbrot und schwört auf die gutbürgerliche Küche seiner Frau. Sport treibt er nicht und das Wochenende verbringt er gerne vor dem Fernseher und mit der Sonntagszeitung.

Folgende Messwerte werden außerdem ermittelt:

- Blutdruck: 142/84 mmHg,
- Puls: 69 min^{-1},
- Nüchtern-Blutglucose: 85 mg/dl bzw. 4,7 mmol/l.

Die FINDRISK-Gesamtpunktzahl beträgt 15 Punkte, somit hat er ein 33 %iges 10-Jahres-Diabetes-Risiko. Er erschrickt und möchte wissen, was er tun kann, damit er nicht irgendwann Insulin spritzen muss.

Frage

- Welche Empfehlungen geben Sie Herrn M. S. zur Prävention eines Typ-2-Diabetes?

Antwort

Im Laufe der Jahre haben sich bei Herrn M. S. einige ungünstige Lebensstilgewohnheiten gefestigt. Diese gilt es nun Schritt für Schritt zu ändern. Da seine Frau bei der Ernährung eine entscheidende Rolle spielt, sollten beide gemeinsam am Präventionsprogramm teilnehmen. Aufgrund seiner Vorerkrankungen und des fortgeschrittenen Alters bedarf es zunächst einer ärztlichen Abklärung, ehe er sportlich aktiv werden kann. Deshalb wird zur Steigerung der Bewegung im Alltag vereinbart, dass er das Auto bei seinen Außenterminen stets eine Straße weiter weg parkt. Zusätzlich geht er an den Tagen, an denen er erfahrungsgemäß weniger Termine hat, sowie am Wochenende, mit seiner Frau 30 Minuten spazieren. Er lässt eine sportmedizinische Untersuchung durchführen und die Apotheke recherchiert, ob es vor Ort eine Koronarsportgruppe gibt, an der er teilnehmen könnte. Um sein Bewegungspensum objektiv zu erfassen, wird ihm ein Schrittzähler empfohlen und ein Bewegungstagebuch ausgehändigt.

Zudem soll er eine Woche lang in einem einfachen Ernährungsprotokoll erfassen, was er täglich isst und trinkt. Als realistisches Zielgewicht wird vereinbart, dass er in einem halben Jahr nur noch 92 kg wiegt. Er soll pro Monat 1 kg abnehmen. Um die Ernährungsumstellung zu besprechen, kommt er zusammen mit seiner Frau in einer Woche zu einem Folgetermin.

27.10.2 Prävention kardiovaskulärer Erkrankungen

Frau F. M. ist 62 Jahre alt und lässt in der Apotheke ihre kardiovaskulären Risikofaktoren bestimmen, weil sie sich Sorgen macht, dass sie aufgrund ihres Übergewichts ein erhöhtes Herzinfarktrisiko haben könnte. Gegen ihre erhöhte Harnsäure nimmt sie bereits Allopurinol ein. Es besteht keine familiäre Vorbelastung. Das Screening ergibt:

- Körpergröße: 1,62 m,
- Körpergewicht: 88 kg,
- Taillenumfang: 108 cm,
- Hüftumfang: 124 cm,
- Blutdruck: 153/88 mmHg,
- Cholesterol: 198 mg/dl,
- Triglyceride: 345 mg/dl,
- HDL-Cholesterol: 34 mg/dl,
- LDL-Cholsterol: 98 mg/dl,
- HbA_{1c}: 34 mmol/mol,
- Harnsäure: 6,9 mg/dl.

Frage 1

- Wie beurteilen Sie das kardiovaskuläre Risiko von Frau M.?

Antwort zu Frage 1

Die Berechnung des BMI (33,5 kg/m^2) bestätigt das subjektiv wahrgenommene Übergewicht deutlich. Auch der Taillenumfang ist erhöht. Im Vergleich zum Hüftumfang befindet sich zu viel Körperfett am Bauch (Taillen-Hüftumfangsverhältnis > 0,85). Der Blutdruck, die Harnsäure und die Triglyceride sind ebenfalls erhöht, das HDL-Cholesterol ist niedrig. Somit sind schon mehr als drei Kriterien des Metabolischen Syndroms erfüllt:

- zentrales Übergewicht: Taillenumfang ≥94 cm (Männer) oder ≥80 cm (Frauen),
- Dyslipidämie: Triglyceride ≥150 mg/dl, HDL-Cholesterol <40 mg/dl (Männer) oder <50 mg/dl (Frauen),
- Bluthochdruck: ≥130 mmHg (systolisch) und/oder ≥85 mmHg (diastolisch).

Das HbA_{1c} liegt zwar noch im Referenzbereich, könnte sich jedoch verschlechtern, wenn nicht rechtzeitig interveniert wird.

Frage 2

- Welche Empfehlungen geben Sie ihr?

Antwort zu Frage 2

Frau F. M. sollte sich bezüglich des erhöhten Blutdrucks in absehbarer Zeit an ihren Arzt wenden. Es wird eine langsame Gewichtsreduktion empfohlen (maximal 0,5 kg pro Woche). Die Ernährungsumstellung zielt auf eine Verminderung der Triglyceridkonzentration im Blut ab. Dazu sollte Frau F. M. auf Alkohol verzichten und den Anteil der Kohlenhydrate in ihrer Nahrung reduzieren. Eine Normalisierung der Triglyceride wirkt sich auch positiv auf das HDL-Cholesterol und die – trotz medikamentöser Behandlung – erhöhte Harnsäure aus. Durch Steigerung der körperlichen Aktivität können die Maßnahmen unterstützt werden.

Die Apotheke bietet Frau F. M. eine individuelle Ernährungsberatung an, bei der ihr zunächst erläutert wird, welche Lebensmittel kohlenhydratreich sind. Anhand ihrer bisherigen Ernährungsgewohnheiten wird analysiert, wie sie die Zusammenstellung ihrer Mahlzeiten ändern sollte.

Für die Bewegungssteigerung wird vereinbart, dass Frau F. M. zunächst damit beginnt, fünfmal pro Woche 30 Minuten spazieren zu gehen.

Nach drei Monaten sollte Frau F. M. wieder in die Apotheke kommen, um zu berichten, was sie bisher umsetzen konnte und welche Maßnahmen ihr noch Schwierigkeiten bereiten. Gemeinsam wird dann nach Lösungen gesucht und es werden neue Zwischenziele vereinbart. Spätestens nach einem Jahr sollte kontrolliert werden, ob die Intervention zum gewünschten Erfolg geführt hat.

Literatur

Alberti KG, Eckel RH, Grundy SM et al. Harmonizing the metabolic syndrome: a joint interim statement of the International Diabetes Federation Task Force on Epidemiology and Prevention, National Heart, Lung, and Blood Institute, American Heart Association, World Heart Federation, International Atherosclerosis Society, and International Association for the Study of Obesity. Circulation, 120: 1640–1645, 2009

Bader HM, Egler P. Impfschutz bei Erwachsenen in der Arbeitswelt 2003. Bundesgesundheitsbl, 47: 1144–1150, 2004

Baker MK, Simpson K, Lloyd B et al. Behavioral strategies in diabetes prevention programs: A systematic review of randomized controlled trials. Diabetes Res Clin Pract, 91: 1–12, 2011

Barnes DE, Yaffe K. The projected effect of risk factor reduction on Alzheimer's disease prevalence. Lancet Neurol, 10: 819–828, 2011

BMG, Bundesministerium für Gesundheit. Alkohol. www.bmg.bund.de/glossarbegriffe/a/alkohol.html, 2015

Britt E, Hudson SM, Blampied NM. Motivational interviewing in health settings: a review. Patient Educ Couns, 53: 147–155, 2004

BZgA, Bundeszentrale für gesundheitliche Aufklärung. Alkoholspiegel. www.bzga.de, 2012

DAlzG, Deutsche Alzheimer Gesellschaft. Die Epidemiologie der Demenz. www.deutsche-alzheimer.de, 2012

DDG, Deutsche Diabetes-Gesellschaft und BAK, Bundesapothekerkammer. Konsensuspapier Pharmazeutische Betreuung von Menschen mit Diabetes und Gesundheitsberatung von Menschen mit Risiko für die Entwicklung eines Diabetes durch den Apotheker: Möglichkeiten und Grenzen. www.abda.de/kommission-eadv.html, 2013

Die Drogenbeauftragte der Bundesregierung, Bundesministerium für Gesundheit. Drogen und Suchtbericht. www.drogenbeauftragte.de, 2013

Dörje F, Gnadt M, Leuner K et al. Bestands- und Bedarfsanalyse – Präventionsangebote von Apotheken. Pharm Ztg, 158: 1552–1556, 2013

Heidemann C, Du Y, Schubert I et al. Prävalenz und zeitliche Entwicklung des bekannten Diabetes mellitus. Bundesgesundheitsbl, 56: 668–677, 2013

Hurrelmann K, Klotz T, Haisch J. Lehrbuch Prävention und Gesundheitsförderung. 4. Aufl., Verlag Hans Huber Hogrefe AG, Bern, Schweiz 2014

Kuhn J. Prävention in Deutschland – eine Sisyphosgeschichte. GGW, 3: 22–30, 2013

Ledochowski L, Taylor A, Haasova M et al. Unmittelbare Auswirkungen einzelner Bewegungseinheiten auf das Bedürfnis zu rauchen. Zeitschrift für Gesundheitspsychologie, 21: 122–137, 2013

Nolan CJ, Damm P, Prentki M. Type 2 diabetes across generations: from pathophysiology to prevention and management. Lancet, 378: 169–181, 2011

RKI, Robert Koch-Institut. Beiträge zur Gesundheitsberichterstattung des Bundes. Daten und Fakten. Ergebnisse der Studie Gesundheit in Deutschland aktuell, 2012. www.gbe-bund.de, 2010

Schmiedel K, Schlager H, Dörje F. Bestandserfassung von Präventionsaktivitäten durch Apotheker und eine daran gekoppelte Bedarfserfassung zur Ausarbeitung eines spezifischen Pilotprojektes aus dem Bereich Prävention und Gesundheitsförderung – Abschlussbericht. www.wipig.de, 2011

Schmiedel K, Schlager H, Dörje F. Preventive counselling for public health in pharmacies in South Germany. Int J Clin Pharm, 35: 138–144, 2013

Schmiedel K, Mayr A, Fießler C et al. Effects of the lifestyle intervention program GLICEMIA in people at risk for type 2 diabetes: a cluster-randomized controlled trial. Diabetes Care, 38: 937–939, 2015

Statistisches Bundesamt. Unfälle unter dem Einfluss von Alkohol oder anderen berauschenden Mitteln im Straßenverkehr 2013, 2014. www.destatis.de

WHO, World Health Organization. Ottawa-Charta zur Gesundheitsförderung. www.euro.who.int, 1986

WIPIG, Wissenschaftliches Institut für Prävention im Gesundheitswesen und DAlzG, Deutsche Alzheimer Gesellschaft. Die Apotheke im Netzwerk Demenz – Rolle der Apotheken, Schulungsmaterialien, Anregungen für die Praxis. www.wipig.de, 2010

WIPIG, Wissenschaftliches Institut für Prävention im Gesundheitswesen. Arzneimittelinteraktionen bei der Raucherentwöhnung. www.wipig.de, 2009

WIPIG, Wissenschaftliches Institut für Prävention im Gesundheitswesen. GLICEMIA. www.wipig.de, 2013a

WIPIG, Wissenschaftliches Institut für Prävention im Gesundheitswesen. Herzensangelegenheit 50+. www.wipig.de, 2013b

Der letzte Zugriff auf die im Text genannten Websites erfolgte am 03.04.2016.

28 Medikationsanalyse

Kurt Hersberger, Markus Messerli, Nina Griese-Mammen

Die in klinischen Studien gezeigte Wirksamkeit der Arzneimitteltherapie wird in der täglichen Praxis häufig nicht erreicht. Ein Grund hierfür sind **arzneimittelbezogene Probleme (ABP)**. Vor allem Patienten mit Multimorbidität und Polymedikation haben ein erhöhtes Risiko für ABP (▸Kap. 26). Situationen mit einem hohen Risiko für ABP sind zum Beispiel signifikante Änderungen der Arzneimitteltherapie, Veränderungen bestehender Erkrankungen, und die Entlassung aus dem Krankenhaus mit einer Umstellung der Arzneimitteltherapie.

Polymedikation

- Polymedikation ist die **gleichzeitige Anwendung** von **mehreren Arzneimitteln**.
- Es gibt keinen definierten Grenzwert für Polymedikation; gebraucht werden häufig mehr als vier oder fünf verschiedene Arzneimittel.
- Polymedikation nimmt fortlaufend zu, vor allem im Alter, und ist direkt assoziiert mit Multimorbidität.
- Polymedikation ist ein unabhängiger Risikofaktor für unerwünschte Arzneimittelwirkungen (Hajjar et al. 2007).
- Medikationsanalysen sind bei Polymedikation unverzichtbar und sollten jährlich bzw. bei wesentlichen Änderungen der Therapie oder der Patientensituation (z. B. neue Diagnose, Entlassung aus dem Krankenhaus) erfolgen.

Ein weltweiter Lösungsansatz zur Minderung der Risiken für ABP besteht in der Durchführung von Medikationsanalysen. Apothekerinnen und Apotheker können unabhängig vom Ort ihres Wirkens, ob im Krankenhaus oder in der öffentlichen Apotheke, einen wesentlichen Beitrag zur Erhöhung der Arzneimitteltherapiesicherheit leisten. Medikationsanalysen sind unverzichtbare Prozessschritte der Pharmazeutischen Betreuung. In der europäischen Definition von Pharmaceutical Care wird explizit der Apotheker als Leistungserbringer genannt (▸Kap. 26). Daher werden in diesem Kapitel die wichtigsten Modelle und Methoden beschrieben, wie Apotheker eine Medikationsanalyse ausführen.

28.1 Definitionen

Bei einer **Medikationsanalyse** wird basierend auf einer strukturierten Prüfung der aktuellen Akut-, Dauer- und Bedarfsmedikation inklusive Selbstmedikation bewertet, ob arzneimittelbezogene Probleme bestehen oder Risiken für solche vorliegen. Es wird hinterfragt, was verordnet, abgegeben und angewendet wurde. Inhaltlich handelt es sich daher um eine retrospektive, also rückblickende Analyse über einen definierten Zeitraum. Neben der Detektion manifester ABP wird angestrebt, potenzielle ABP, welche bei der Ausführung der Therapie auftreten könnten (Praxisbeispiel ▸Kap. 28.5), zu erkennen und damit Arzneimittelrisiken zu minimieren. Für relevante ABP werden mögliche Lösungen erarbeitet. Anschließend werden Maßnahmen zur Lösung dieser ABP gemeinsam mit dem Patienten und gegebenenfalls mit den behandelnden Ärzten und weiteren involvierten Betreuungspersonen vereinbart.

In Deutschland wurde für die Medikationsanalyse als apothekerliche Tätigkeit und deren Ziele nachstehende Definition erarbeitet.

Tab. 28.1 Typen der Medikationsanalyse und deren Informationsquellen nach PCNE

Typ	Medikation	Patient	Klinische Daten
Einfache Medikationsanalyse			
Basiert auf Medikationsdaten, welche entweder in einer Datenbank verfügbar sind (Apothekenbezugsdaten, Krankenakte, aktueller Medikationsplan) oder vor Ort erhoben werden	+		
Erweiterte Medikationsanalyse			
Zusätzliche Informationen, welche aus einem Patientengespräch stammen	+	+	
Zusätzliche klinische Daten aus einer Krankenakte liefern Hinweise zu Diagnosen und Therapieverlauf, z. B. im Altenheim	+		+
Umfassende Medikationsanalyse			
Nutzt Informationen aus allen drei Quellen	+	+	+

DEFINITION Eine **Medikationsanalyse** ist eine strukturierte Analyse der aktuellen Gesamtmedikation eines Patienten. Sie umfasst die vier Hauptschritte Identifikation von Datenquellen und Zusammentragen der Informationen, Evaluation und Dokumentation von manifesten und potenziellen arzneimittelbezogenen Problemen, Erarbeitung möglicher Lösungen sowie Vereinbarung von Maßnahmen gemeinsam mit dem Patienten und gegebenenfalls mit dem/den behandelnden Arzt/Ärzten. Ziele sind die Erhöhung der Effektivität der Arzneimitteltherapie und die Minimierung von Arzneimittelrisiken (ABDA 2014).

In Abhängigkeit von den Informationsquellen, die bei der Analyse berücksichtigt werden, unterscheidet man verschiedene Typen der Medikationsanalyse (Tab. 28.1).

28.2 Struktur und Prozess der Medikationsanalyse

Die Medikationsanalyse umfasst immer folgende vier Hauptschritte:

- Identifizierung von Datenquellen, Erfassen und Zusammentragen von Informationen (Subjektiv, Objektiv),
- Evaluation und Dokumentation von arzneimittelbezogenen Problemen (Assessment),
- Erarbeitung möglicher Lösungen (Assessment),
- Vereinbarung von Maßnahmen (Plan).

Die sogenannte **SOAP**-Methode (▸Kap. 26) kann als Vorgehensweise zur Bewertung der ABP und als Hilfestellung für die Dokumentation der Medikationsanalyse genutzt werden.

28.2.1 Datenquellen, Erfassung, Übersicht

Im ersten Schritt erfolgen die Identifizierung vorhandener Datenquellen und die Erfassung von Informationen. Je nach Verfügbarkeit der Quellen können subjektive und/oder objektive Informationen genutzt werden. Die erfassten Informationen sollten mithilfe eines standardisierten Formblattes dokumentiert werden, um zu erreichen, dass alle notwendigen Informationen berücksichtigt werden und die Analyse auch reproduzierbar wird. Sehr wesentlich ist, dass bei der Dokumentation stets auch die Informationsquelle vermerkt wird (z. B. Apothekenbezugsdaten oder eine schriftliche Dosierkarte bzw. ein Medikationsplan) und möglichst auch eine Kopie archiviert wird. Bei Fehlen von objektiven Daten muss bedacht werden, dass die mündlichen Informationen des Patienten möglicherweise nicht exakt die Anordnung des Arztes abbilden. Allerdings kann auch der Medikationsplan veraltet sein.

Medikationsprofil

Ein Medikationsprofil mit Reichweiten, berechnet aus Bezugsdaten, Packungsgröße und der Dosierung, ermöglicht die Detektion von Problemen mit der Therapietreue (▸Kap. 32). Insbesondere Lücken (Non-Adhärenz) und plötzlich abgebrochene Therapien (Non-Persistenz) können durch Darstellung der Versorgungsreichweite eines Arzneimittels gut erkannt werden. (Abb. 28.1).

Patientengespräch

Das Patientengespräch sollte ungestört in einem Beratungsraum ablaufen können. Sofern das Bereitstellen der Medikation durch Drittpersonen erfolgt, können auch Angehörige oder Betreuungspersonen befragt

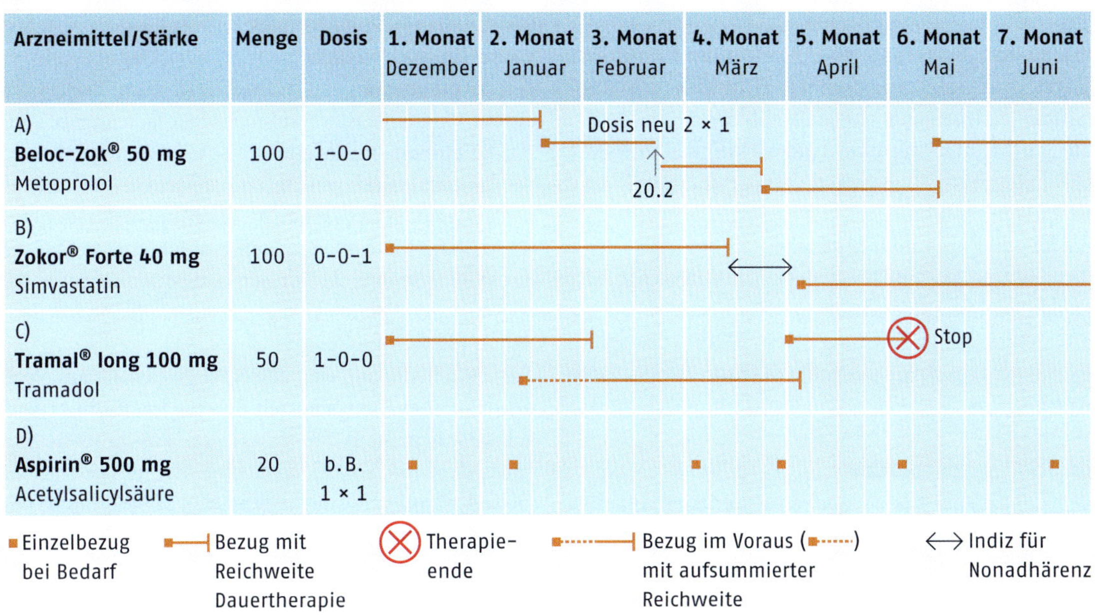

Abb. 28.1 Medikationsprofil für vier Arzneimittel über sieben Monate

werden. Ein Gesprächsleitfaden, welcher zugleich als Formblatt auch die Dokumentation ermöglicht, ist sehr hilfreich. Der Gesprächsleitfaden kann zudem auch indikationsbezogen eine Hilfestellung bieten, um spezifische Risiken und Herausforderungen in der Anwendung gezielt abfragen zu können.

Das Gespräch folgt den im Kasten gelisteten Themen und startet mit Fragen zur Indikation und zu den Beschwerden. Zu jedem Arzneimittel werden die Kommentare des Patienten, möglichst mit offenen Fragen, eingeholt. Zur Bewertung der Patientenaussagen sind aber häufig geschlossene Fragen notwendig. Diese ermöglichen eine Entscheidung, ob ein ABP vorliegt und Handlungsbedarf besteht. Die ursprünglich offen formulierte Frage endet daher häufig in einer Ja/nein-Antwort und die Dokumentation umfasst allenfalls noch Kommentare zu dieser Entscheidung.

Am Ende des Gesprächs werden die wichtigsten Ergebnisse zusammengefasst, die vereinbarten und priorisierten Maßnahmen idealerweise schriftlich im Therapieplan oder in einer Begleitnotiz für den Patienten verständlich dokumentiert, und gegebenenfalls ein Termin für das Follow-up vereinbart.

Bei der Erfassung der Gesamtmedikation ist eine sinnvolle Vorgehensweise die sogenannte **bestmögliche Arzneimittelanamnese** (BMAA). Dabei werden die Stammdaten des Patienten (Alter, Geschlecht, Lebenssituation), Name und Fachrichtung der verschreibenden Leistungserbringer und, sofern die Informationsquellen dies ermöglichen, auch eventuelle Hinweise auf Kontraindikationen, Allergien, Unverträglichkeiten erfasst.

Tipps für die Gesprächsführung

Beginne das Gespräch mit offenen Fragen

- „Wofür/wogegen verwenden Sie dieses Arzneimittel?“ anstatt „Kennen Sie die Indikation?“
- „Beschreiben Sie, wie nehmen Sie Präparat X ein?“ anstatt „Wissen Sie über die Einnahme Bescheid?“

Vermeide implizite Fragen

- „Wie schaffen Sie es, dass Sie keine Einnahme vergessen?“ anstatt „Sie nehmen wohl die Arzneimittel immer wie verordnet ein?“

Entscheidungsfindung am Ende des Gesprächs mit geschlossener Frage

- „Sind Sie einverstanden, dass wir für Sie nun wöchentlich ein Wochendosiersystem bereitstellen?“
- „Darf ich mit Ihrem Arzt Rücksprache nehmen?“

Die Arzneimittelanamnese, insbesondere im Kontext einer Polymedikation, kann auch Rückschlüsse auf Indikationen ermöglichen. Hier sollte allerdings sehr vorsichtig interpretiert werden.

Die bestmögliche Arzneimittelanamnese (BMAA) umfasst nach Kwan et al. 2013:

- die Erfassung aller (!) Arzneimittel (Präparate mit Namen und Arzneistoffen), welche der Patient aktuell oder sporadisch nimmt oder nehmen sollte. Dazu gehören sämtliche Arzneimittel, auch nicht-rezeptpflichtige Arzneimittel, komplementärmedizinische

Heilmittel, Vitamine, Nahrungsergänzungsmittel, etc.
- die exakte Erfassung von Dosierungen, Stärken, Darreichungsformen, weitere Hinweise zur Einnahme (z. B. bezogen auf Mahlzeiten),
- die Einnahmezeitpunkte und -häufigkeiten (klare Differenzierung zwischen Dauertherapie und Bedarfstherapie),
- die letzten Einnahmezeitpunkte,
- den Zeitpunkt des Therapiebeginns und ggf. des geplanten Therapieendes,
- die letzte Aktualisierung des Medikationsplans (wenn vorhanden) und/oder Datum des letzten Arztbesuchs.

Medication Reconciliation

Liegen Medikationsdaten aus verschiedenen Quellen (z. B. Krankenkasse, Apotheke, Arzt, Medikationsplan, Heim) vor, kann der Apotheker zudem auf Diskrepanzen zwischen diesen Informationsquellen prüfen. Dieser Spezialfall einer Analyse von Diskrepanzen beim sektorenübergreifenden Vergleich von Therapien, wird als **Medication Reconciliation** (Abgleich der Medikation) bezeichnet (▸ Kap. 10.6.2).

Der Abgleich der Medikation ist eine Spezialform der Medikationsanalyse, welche insbesondere beim Übertritt zwischen verschiedenen Sektoren (z. B. Einweisung ins oder Entlassung aus dem Krankenhaus) ermöglicht, Diskrepanzen zwischen Therapieplänen oder zwischen dem Therapieplan und der aktuellen Medikation aufzudecken.

Ziel ist die Identifizierung einer möglichst genauen und umfassenden Liste aller Arzneimittel, die ein Patient aktuell einnimmt bzw. künftig einnehmen sollte. Als Informationsquellen sind „bestmögliche Medikationsdaten" erforderlich, welche durch Anamnese beim Patienten und/oder durch Konsultation von Medikationsdaten (Apotheke, Arzt, Krankenkasse, Krankenhaus etc.) erhoben werden (Kwan et al. 2013).

Brown-Bag-Methode

Bei der **Brown-Bag-Methode** bittet der Apotheker den Patient, alle Arzneimittel (inkl. Selbstmedikation) in die Apotheke zum Patientengespräch mitzubringen. Die Bezeichnung Brown Bag geht zurück auf ein Projekt in den USA, bei dem die Studienteilnehmer eingeladen wurden, alle Arzneimittel in einer ihnen zugestellten braunen Tüte ins Studienzentrum zur Analyse zu bringen (Nathan et al. 1999). Die Brown-Bag-Methode ermöglicht ein sehr praktisches Vorgehen. Die Arzneimittel, welche bezüglich Handhabung und Wirkungen besprochen werden, liegen auf dem Tisch und es können auch Anwendungsschwierigkeiten vor Ort geklärt werden. Aufgedeckte Doppelmedikationen, der Apotheke unbekannte Selbstmedikation, Ärztemuster sowie Arzneimittel von Drittpersonen (v. a. Partner) vermitteln ein vollständiges Bild und einen sehr wertvollen Einblick in das Patientenselbstmanagement. Fragen zur Lagerung zu Hause bzw. zum Bedarf nach einem Wochendosiersystem sind einfach anzubringen.

Die Brown-Bag-Methode ist auch ein guter Ersatz, wenn keine objektiven Daten zur Medikation verfügbar sind, wenn also keine Medikationshistorie geführt wurde. Die Methode ist auch empfehlenswert bei Patienten, welche neu als Kunden gewonnen wurden.

Home Medicines Review

Die Durchführung des Patientengesprächs am Wohnort des Patienten vermittelt den besten Einblick in das Selbstmanagement. Studien zeigen, dass eine Medikationsanalyse mit Hausbesuch eine sehr umfassende Evaluation manifester und potenzieller ABP erlaubt. Diese Dienstleistung sollte insbesondere für Personen mit Behinderung aktiv angeboten werden. Weitere Zielgruppen sind Hochrisiko-Patienten (z. B. Diabetes), Patienten nach Entlassung aus dem Krankenhaus, Patienten mit Bedarf für die Erklärung von Hilfsmitteln (z. B. Dosieraerosolen) oder wenn beide Partner mit Polymedikation therapiert werden und ein Risiko für Verwechslungen besteht.

28.2.2 Evaluation arzneimittelbezogener Probleme

Der nächste Schritt umfasst die Evaluation der gesammelten Informationen. In diesem sog. „Patient Assessment" werden die subjektiven Beschwerden und objektiven Probleme im Hinblick auf die Lösung und Vermeidung von ABP systematisch bewertet. Die Bewertung erfolgt mithilfe des eigenen Fachwissens, durch Konsultation von Leitlinien oder durch Nutzung von Softwaretools und anderen Instrumenten zur Detektion von ABP. Die Wahl des Hilfsmittels wird geprägt durch die verfügbaren Informationsquellen bzw. durch den Typ der Medikationsanalyse (◘ Tab. 28.1). Häufig werden automatisierte Systeme genutzt (Interaktions-Software). Sehr hilfreich ist die Darstellung der Medikationshistorie als Medikationsprofil über die Zeit, z. B. 12 Monate (○ Abb. 28.1).

Eine Übersicht über die Evaluationskriterien mit entsprechenden Leitfragen gibt ◘ Tab. 28.2.

Zur vertieften Beurteilung der sog. **Appropriateness** beziehungsweise der Aspekte Indikation, Effektivität und Sicherheit können explizite oder implizite Checklisten genutzt werden.

Explizite Checklisten wurden vor allem für geriatrische Patienten entwickelt mit der Auflistung von Arzneistoffen, welche im Alter ungeeignet sind und wenn möglich vermieden werden sollten (**potenziell inadäquate Medikation, PIM**). Die Listen werden in ▸ Kap. 24.5.1 vorgestellt:

Tab. 28.2 Individualisierte Evaluation der aktuellen Therapie und Patientensituation. Nach Cipolle et al. 2012

Parameter	Leitfragen	Kommentar
Indikation	■ Werden alle Grundkrankheit(en) adäquat therapiert? ■ Gibt es unbehandelte Beschwerden?	■ Basis sind die klinischen Daten (Diagnosen, Labor). ■ Beachte eventuelle Verschreibungskaskade oder maskierte UAW.
Effektivität	■ Welche Therapieziele sind vorgegeben? ■ Wie ist die Ergebnisqualität der Therapie zu beurteilen?	■ Prospektiv geplante Therapieziele, unverzichtbar für die retrospektive Bewertung der Ergebnisqualität.
Sicherheit	■ Gibt es unerwünschte Wirkungen bzw. Toxizität? ■ Gibt es Risikofaktoren? ■ Gibt es Anwendungsprobleme?	■ Evtl. muss das Monitoring bzw. die Dosierung (z. B. gemäß Organfunktion) angepasst werden.
Adhärenz	■ Kann und will der Patient die Therapie wie geplant ausführen? ■ Gibt es Handhabungsprobleme? ■ Besteht ein Bedarf nach Hilfsmitteln? ■ Gibt es Potenzial für Therapievereinfachungen?	■ Liegt ein aktueller Medikationsplan vor? ■ Besteht Bedarf für ein Wochendosiersystem?

- Beers-Liste,
- PRISCUS-Liste,
- STOPP/START-Kriterien.

Implizite Checklisten umfassen Leitfragen, welche Schritt für Schritt auf Basis der aktuellen Medikation abgearbeitet werden und häufig Informationen erfordern, welche nur in einer Typ-3-Medikationsanalyse verfügbar sind. Bewährt hat sich dabei der **Medication Appropriateness Index (MAI)** mit 10 Fragen und einer Skala von 1 bis 3, mit dem ein Score zwischen 10 bis 30 berechnet werden kann (Hanlon et al. 1992):

1. Gibt es eine Indikation für das Arzneimittel?
2. Ist das Arzneimittel in der Indikation wirksam?
3. Stimmt die Dosierung?
4. Sind die Einnahmevorschriften korrekt? (Applikationsmodus, Einnahmefrequenz, Einnahmezeit, Relation zu den Mahlzeiten)
5. Gibt es klinisch relevante Interaktionen mit anderen Arzneimitteln?
6. Gibt es klinisch relevante Interaktionen mit anderen Krankheiten?
7. Sind die Anwendungsvorschriften praktikabel?
8. Werden unnötige Doppelverordnungen vermieden?
9. Ist die Dauer der medikamentösen Therapie adäquat?
10. Gibt es kostengünstigere Alternativen?

Beurteilungsskala: 1 = geeignet; 2 = fraglich geeignet; 3 = ungeeignet.

Die Bewertung von manifesten und potenziellen ABP ist eine anspruchsvolle Tätigkeit. Liegen klinische Daten nicht vor, ist eine abschließende Bewertung der detektierten ABP oft erst möglich, wenn diese Daten aktiv z. B. bei der Arztpraxis erfragt wurden.

28.2.3 Erarbeitung möglicher Lösungen

Die Erarbeitung von Lösungen stützt sich auf die Informationen, welche für die Analyse verfügbar waren. Bei einer erstmaligen Analyse einer Polymedikation werden meist mehrere ABP identifiziert. Die Priorisierung der Probleme und die Unterscheidung in manifeste und potenzielle ABP sind sehr wichtig.

Priorisierung arzneimittelbezogener Probleme

Bei n > 1 vorhandenen ABP in einer Medikationsanalyse muss bei der Erarbeitung möglicher Lösungen nach unterschiedlicher Dringlichkeit entschieden werden, welche Herausforderungen als erstes angegangen werden und welche Fragestellungen zurückgestellt werden dürfen.

Probleme, welche initial als weniger bedeutend betrachtet werden, können auch in einer Folgeberatung thematisiert werden.

Oft sind mehrere Lösungen denkbar. Es gilt, gemeinsam mit dem Patienten die persönlichen Ziele hinsichtlich der Aspekte Prognoseverbesserung (Mortalität), Funktionsverbesserung (Lebensqualität) oder Symptomverbesserung zu berücksichtigen. Im Gespräch mit dem Patienten sollte daher herausgefunden werden, welche Ziele angestrebt werden sollen und welche Lösungsmöglichkeiten eine Chance haben, akzeptiert zu werden.

28.2.4 Vereinbarung von Maßnahmen

Der nächste Schritt besteht darin, aus den detektierten ABP und den Lösungsvorschlägen Maßnahmen abzuleiten. Relevante potenzielle und manifeste ABP und deren Lösungsvorschläge diskutiert der Apotheker, wenn notwendig, mit dem/den behandelnden Arzt/Ärzten bzw. der Pflegekraft. Detektierte ABP sowie der Lösungsvorschlag sollten dem Arzt bzw. der Pflegekraft mithilfe eines standardisierten Formblattes zur Kenntnis gebracht werden. Die patientenbezogene Bewertung therapeutischer Lösungsvorschläge und die Entscheidung über ihre Umsetzung erfolgen durch den verantwortlichen Arzt. So liegen zum Beispiel beim MAI (▸Kap. 28.2.2) einige der Themenfelder im ärztlichen Zuständigkeitsbereich (z. B. Fragen zu Indikationen oder zur Therapiedauer), andere in der apothekerlichen Zuständigkeit (z. B. Arzneimittelanwendung) und einige sind gemeinsam zu bearbeiten (z. B. Förderung der Therapie- und Einnahmetreue). Dies erfordert eine gut abgestimmte Arzt-Apotheker-Zusammenarbeit sowie einen umfassenden Austausch der Informationen. Im Regelfall werden therapeutische Interventionen vom Arzt, pharmazeutische Interventionen sowie die Begleitung der Selbstmedikation vom Apotheker mit dem Patienten diskutiert und vereinbart. Vor der Entscheidung für oder gegen einen Lösungsvorschlag sollte, wenn möglich, die Abstimmung mit dem Patienten über seine Bedürfnisse und Vorstellungen zur Arzneimitteltherapie stehen.

Erneut ist die Priorisierung entscheidend. Im Patientengespräch gilt es, sich auf die wichtigsten Maßnahmen zu beschränken. Die gewünschte Adhärenz zur vereinbarten Maßnahme wird wesentlich durch die sogenannte **Concordance** beeinflusst, d. h. die therapeutische Allianz der Beteiligten (Horne 2006). Die Übereinstimmung in der Wahl der Maßnahmen, die Unterstützung des Selbstmanagements und die professionelle Kommunikation fördern eine erfolgreiche Umsetzung im Patientenalltag. Die Entscheidungsfreiheit des Patienten muss stets beachtet werden. Im Einzelfall können auch Maßnahmen vereinbart werden, welche nicht zwingend die bestmögliche Lösung darstellen, aber welche den Bedürfnissen des Patienten am besten entsprechen. Konsequenterweise müssen auch die angestrebten Ziele angepasst werden.

Der letzte Schritt ist die fachgerechte Dokumentation. Hierfür bieten die zahlreichen nationalen und internationalen Projekte sehr hilfreiche Beispiele für Dokumentationsbögen und weitere Hilfsmittel. Diese Dokumente sollten in der Apotheke patientenbezogen als Patientenakte abgelegt werden.

Dokumentation

Die Dokumentation einer Medikationsanalyse muss für Dritte nachvollziehbar, vollständig und prägnant den Prozess der Medikationsanalyse abbilden. Hierzu gehören die aktuelle Gesamtmedikation, die detektierten ABP, die wichtigsten Erkenntnisse aus dem Assessment und die mit dem Patienten und/oder Arzt vereinbarten Maßnahmen.

28.3 Typen der Medikationsanalysen

Von den verwendeten Informationsquellen hängt ab, welche ABP systematisch hinterfragt werden können. ◘ Tab. 28.3 zeigt, auf welche ABP bei welchem Typ der Medikationsanalyse geprüft werden kann.

Einzelne ABP (z. B. Interaktionen) können prinzipiell bei allen Typen von Medikationsanalysen analysiert werden. Eine höhere Informationsdichte ermöglicht jedoch meist konkretere Lösungsvorschläge. Bei Vorliegen von klinischen Daten (Labor, Diagnosen) kann ein potenzielles Problem, wie z. B. eine potenzielle Interaktion, als nicht relevant für den individuellen Patienten beurteilt werden, weil z. B. im Rahmen eines Monitorings die Dosis angepasst werden kann.

28.3.1 Einfache Medikationsanalysen (Typ 1)

Einfache Medikationsanalysen sind in jedem Setting (öffentliche Apotheke, Krankenhaus, Pflegeheim) möglich.

Auf der Basis der Medikationsdaten kann der Apotheker systematisch auf Interaktionen, Doppelmedikation, Kontraindikationen aufgrund von Alter und Geschlecht und auch z. B. auf Einnahme von Arzneimitteln der PRISCUS-Liste prüfen. Liegt die Dosierung vor, kann systematisch auch auf Probleme beim Dosierungsintervall und beim Einnahmezeitpunkt geprüft werden (◘ Tab. 28.3). Bei einer einfachen Medikationsanalyse sind aber eine Bewertung der Relevanz und die Erarbeitung eines Lösungsvorschlags nur zum Teil möglich. Ohne Kenntnis der Diagnosen und der Patientensituation können ungeeignete Dosierungen oder Kontraindikationen häufig nicht identifiziert werden.

28.3.2 Erweiterte Medikationsanalysen (Typ 2)

Der erweiterten Analyse liegen immer mindestens zwei Informationsquellen zugrunde. Unterschieden werden:

- erweiterte Medikationsanalyse basierend auf den Medikationsdaten und einem Patientengespräch (2a),
- erweiterte Medikationsanalyse basierend auf den Medikationsdaten und den klinischen Daten (2b).

Typ 2a (Medikationsdaten + Patientengespräch)

Durch ein Patientengespräch können die objektiven Daten aus einer einfachen Medikationsanalyse wesentlich erweitert werden. Grundlage für eine erweiterte Medikationsanalyse Typ 2a kann die „Bestmögliche Arzneimittelanamnese“ darstellen, welche mit Informationen aus dem Patientengespräch ergänzt wird:

- zur aktuellen Arzneimittelanwendung,
- zu Schwierigkeiten bei der Ausführung einer Therapie (Handhabung, Therapietreue),
- zu Wirkungen und Nebenwirkungen,

Tab. 28.3 Möglichkeiten der systematischen Prüfung auf ABP in Abhängigkeit vom Typ der Medikationsanalyse (nicht abschließende Aufzählung). ABDA 2014

Arzneimittelbezogenes Problem	Typ Medikationsanalyse			
	1	2a	2b	3
Interaktionen	x	x	x	x
Doppelmedikation (Gleicher Wirkstoff bzw. gleiche Wirkstoffklasse)	x	x	x	x
Ungeeignetes bzw. unzweckmäßiges Dosierungsintervall	x[1]	x	x	x
Ungeeigneter bzw. unzweckmäßiger Einnahmezeitpunkt	x[1]	x	x	x
Kontraindikationen aufgrund von Alter und Geschlecht	x	x	x	x
Anwendungsprobleme (Handhabung)		x		x
Non-Adhärenz (mangelnde Therapie- und Einnahmetreue)		x		x
Ungeeignete bzw. unzweckmäßige Darreichungsformen		x		x
Interaktionen mit Nahrungsmitteln		x		x
Nebenwirkungen		x		x
Ungeeignete bzw. unzweckmäßige Arzneimittelauswahl (Evidenz)			x	x
Ungeeignete Dosierung (z. B. bei eingeschränkter Organfunktion)			x	x
Arzneimittel ohne Indikation			x	x
Indikation ohne Arzneimittel			x	x
Kontraindikationen aufgrund von Erkrankungen und Allergien			x	x
Ungeeignete bzw. unzweckmäßige Therapiedauer			x	x

[1] Wenn die Dosierung vorliegt

- zu Verständnis und Kenntnissen des Patienten bezüglich Therapiezielen (Indikationen),
- zu noch unbeantworteten Fragen und Anliegen des Patienten.

In zahlreichen Ländern wird diese Dienstleistung in unterschiedlicher Ausprägung von öffentlichen Apotheken angeboten. Im Vordergrund stehen Adhärenz und Anwendungsprobleme, welche in einem genau definierten Rahmen analysiert werden und einen Anspruch auf Honorierung umfassen, z. B. der Medicines Use Review (MUR) in Großbritannien, der Polymedikations-Check (PMC) in der Schweiz und der MedsCheck in Australien.

Typ 2b (Medikationsdaten + klinische Daten)

Andererseits können für Patienten im Krankenhaus oder in Altenheimen auch ohne direkten Kontakt zum Patienten erweiterte Medikationsanalysen durchgeführt werden (Typ 2b). Dabei werden neben den Medikationsdaten die klinischen Daten (Krankenakte mit Diagnosen, Labordaten, Dokumentation von Pflegenden zum Krankheitsverlauf etc.) genutzt. Diese Informationen erlauben, die Plausibilität bezüglich der Indikation zu überprüfen, individuelle Arzneimittelrisiken zu berücksichtigen (z. B. Kontraindikationen, Komorbidität, Allergien) und individuelle Dosisanpassungen zu berechnen.

28.3.3 Umfassende Medikationsanalysen (Typ 3)

Idealerweise erfolgt diese Medikationsanalyse in enger Kooperation mit dem Arzt. Die Analyse der Medikationsdaten (Medikationsanalyse Typ 1) und die Evaluation der Informationen aus dem Patientengespräch (Medikationsanalyse Typ 2a) sind integraler Teil der umfassenden Medikationsanalyse. Zudem stehen klinische Daten (Diagnosen, Labor) zur Verfügung. Alle zehn Fragen des MAI (▸ Kap. 28.2.2) und alle weiteren relevanten Fragen können beantwortet werden. Die umfassend verfügbaren Daten ermöglichen die Evaluation, ob alle gesundheitlichen Probleme ausreichend und effektiv therapiert werden. Auch die Beantwortung der sehr relevanten und von Patienten häufig vorge-

◘ **Tab. 28.4** Beispiele für Möglichkeiten zur Vereinfachung des Therapieplans

Patientensituation	Lösungsvorschlag
Opioid-Therapie fix kombiniert mit Antiemetikum bei chronischen Schmerzen	Antiemetika nur zu Beginn einplanen und nach Bedarf absetzen
Dauertherapie mit Pantoprazol, Clopidogrel wurde abgesetzt; weiterhin ASS zur Thrombozytenaggregationshemmung	Dauertherapie mit Protonenpumpeninhibitoren nicht mehr zwingend notwendig → Abklärung, ob weitere Risikofaktoren vorliegen
Hypertoniebehandlung mit mehreren Einzelstoffen	Prüfung, ob mit Kombinationspräparaten die Therapie vereinfacht werden kann
ASS 100, Ramipril Einnahme morgens, Simvastatin korrekterweise am Abend; wegen UAW erfolgt Wechsel auf Atorvastatin	Verschiebung der bisherigen Abenddosis des Statins mit dem Ziel der Adhärenzverbesserung auf den Morgen

brachten Frage, ob eine Polymedikation vereinfacht und Arzneimittel abgesetzt werden können, ist nur durch eine umfassende Medikationsanalyse und insbesondere durch enge Kooperation mit dem Arzt möglich (◘ Tab. 28.4).

Umfassende Medikationsanalysen ermöglichen die Lösung von komplexen ABP. Beispiele sind die Applikation von Arzneimitteln über Sonden, die Dosisanpassung an Organfunktionen, Therapeutisches Drug Monitoring bei kritischen Substanzen bzw. die Anforderung und Interpretation von fehlenden Laborparametern.

28.4 Medikationsanalyse als Teil des Betreuungsprozesses

Im Verlaufe eines Lebens sind bei Patienten mit chronischen Erkrankungen unterschiedliche Betreuungsverhältnisse mit pharmazeutischer Beteiligung denkbar (○ Abb. 28.2). In der ambulanten Versorgung sorgt die Apotheke neben der Arzneimittelversorgung für adäquate Beratung und Betreuung, im Krankenhaus wird neben der individuellen Herstellung von Arzneimitteln vermehrt in interdisziplinärer Zusammenarbeit die Patientensicherheit optimiert.

■ **MERKE** Therapie-Effizienz kann durch die Apotheke gefördert werden, wenn der **Beratungsbedarf** (arzneimittelzentriert, Vermittlung produktgebundener Informationen) und das **Beratungsbedürfnis** (patientenzentriert, Vermittlung individualisierter Information, Gewährleistung der Sicherheit bei der Anwendung) abgedeckt werden.

Wenn der Apotheker ein erhöhtes Risiko für ABP erkennt, ist eine Medikationsanalyse eine sinnvolle Dienstleistung für den Patienten. Bei Patienten mit hohem Risiko für ABP sollte mindestens jährlich bzw. bei jeder wichtigen Änderung des Therapieplans eine Medikationsanalyse erfolgen.

Idealerweise ist die wiederkehrende Analyse in eine kontinuierliche Betreuung eingebettet und die Maßnahmen werden entsprechend dem systematischen Prozess der Pharmazeutischen Betreuung fortlaufend evaluiert (▸ Kap. 26). Dies ist zum Beispiel bei einer mangelnden Therapietreue sinnvoll, da nur durch eine kontinuierliche Intervention eine Erfolg versprechende Förderung der Therapie- und Einnahmetreue möglich ist. Ist die Medikationsanalyse in eine kontinuierliche Betreuung eingebettet, liegt die Dienstleistung eines **Medikationsmanagements** vor (▸ Kap. 33–35).

Die Medikationsanalyse kann somit eigenständig angeboten werden. Im Rahmen einer Pharmazeutischen Betreuung ist sie neben der Nachsorge und der Prüfung auf neue ABP bei Veränderungen ein entscheidender Prozessschritt. In ▸ Kap. 28.5 werden die Begriffe Beratung, Medikationsanalyse und Pharmazeutische Betreuung mit einem Praxisbeispiel illustriert.

28.5 Fallbeispiel

28.5.1 Beschreibung

Die Patientin E. S. (geb. 12.5.1937) ist bei ihrem Hausarzt und einem Diabetologen in Behandlung. Es bestehen die Diagnosen: Typ-2-Diabetes, Hypertonie, Dyslipidämie. Sie ist Nichtraucherin.

Frau E. S. erhält folgende Medikation, die in der Kundendatei in der Apotheke erfasst wurde:

Acetylsalicylsäure 100 mg	1–0–0–0
Atorvastatin 20 mg	0–0–0–1
Ramipril 10 mg	½–0–0–0
Metformin 1000 mg	1–0–1–0
Pantoprazol 20 mg	1–0–0–0

Außerdem nimmt sie in der Selbstmedikation ein Baldrian-Hopfen-Präparat ein.

Patientenpfad unter chronischer Medikation	**zu Hause**	**Krankenhaus**	**Alten- und Pflegeheim**
	ambulanter Bereich von vollständiger Selbständigkeit bis zur Betreuung durch Dritte Betreuung durch Haus- und Facharzt, ambulanten Pflegedienst, öffentliche Apotheke	Akutsituation mit stark eingeschränkter Autonomie, pflegebedürftig Betreuung durch Krankenhausarzt, Krankenhausapotheke mit Apotheker auf Station	langfristig eingeschränkte Autonomie, pflegebedürftig Betreuung durch Haus- oder Heimarzt, Pflegefachpersonal, öffentliche Apotheke
pharmazeutische Basisleistungen	Prüfung der Verordnung, Beratung, Erstinstruktion, Abgabe der Medikation an Patient	Belieferung der Krankenstationen mit Medikamenten	Belieferung der Pflegeinstitution mit Medikamenten
erweiterte pharmazeutische Basisleistungen	Medikationsanalysen und strukturierte pharmazeutische Betreuung vor Ort in Zusammenhang mit Patient und/oder anderen Heilberuflern		

Abb. 28.2 Pharmazeutische Leistungen in unterschiedlichen Lebenslagen eines Patienten

Aufgrund einer wiederholten Bronchitis kommt sie mit einem Rezept des Hausarztes in die Apotheke, auf dem er zwei Arzneimittel neu verordnet hat:

Azithromycin 500 mg	1-0-0-0 für 3 Tage
Budenosid/Formoterol Pulverinhalator	2 × täglich 1 Hub

28.5.2 Fragen und Antworten

Frage 1

- Wie könnte eine **gewöhnliche Beratung** gestaltet werden?

Antwort zu Frage 1

Die Beratung beschränkt sich auf das Wesentliche. Die Apotheke prüft die neue Verordnung, berät den Patienten zur korrekten Einnahme des Antibiotikums, erläutert die Anwendung des Pulverinhalators **theoretisch** und gibt hierzu eine schriftliche Information mit.

Frage 2

- Wie könnte eine **intensive Beratung** gestaltet werden?

Antwort zu Frage 2

Die Beratung wird um die umfassende Unterstützung bei der Selbstapplikation erweitert, allerdings ohne Nachsorge (Follow-up). Zusätzlich zu 1. demonstriert der Apotheker mit einem Placebo-Pulverinhalator die **praktische** Anwendung, lässt dann eine Erstapplikation vor Ort ausführen und klärt, ob die Patientin die Therapie selbstständig ausführen kann. Die Instruktion mit Erstapplikation wird dokumentiert.

Frage 3

- Wie könnte eine **Pharmazeutische Betreuung** der Patientin gestaltet werden?

Antwort zu Frage 3

Die Apotheke bietet zusätzlich zu 2. eine prospektiv geplante und ausgeführte Nachsorge und eine Medikationsanalyse Typ 2a an:

- Die Apotheke vereinbart einen Telefonanruf in den nächsten Tagen zur Sicherstellung, dass die Inhalation wie geplant ausgeführt werden konnte.
- Die Apotheke nimmt zur Kenntnis, dass die neue Therapie wie geplant ausgeführt wird und bereits subjektive Besserung eintrat. Zudem erkennt sie beim Telefonat eine Verunsicherung der Patientin bezüglich ihrer Dauermedikation. Die Apotheke

bietet ein Patientengespräch in der Apotheke an, zu dem die Patientin alle Arzneimittel mitbringen soll (Brown-Bag-Methode).

- Der Telefonanruf und das Ergebnis werden in der Patientenakte dokumentiert.
- Zwei Tage nach dem Telefonat wird eine Medikationsanalyse durchgeführt.
- Zu jedem Arzneimittel werden manifeste oder potenzielle ABP abgeklärt:
  - Die Halbierung von Ramipril ist mühsam.
  - Die drei verschiedenen Einnahmezeitpunkte können nicht immer eingehalten werden.
  - Zu allen Arzneimitteln kann die Patientin eine plausible Indikation benennen, aber der Grund für Pantoprazol und die Dauer der inhalativen Therapie sind unklar.
- Die Adhärenz-Probleme werden in der Priorisierung als vordringlich beurteilt:
  - Die Apotheke empfiehlt die Verwendung eines Wochendosiersystems (Dosett®). Die Patientin ist einverstanden.
  - Die Patientin erhält eine aktuelle Medikationsliste und die Befüllung der Dosett® wird instruiert.
- In Absprache mit der Patientin soll eine Rücksprache mit dem Arzt betreffend:
  - Vorschlag Therapievereinfachung: neu Ramipril 5 mg 1–0–0–0 und Atorvastatin 20 mg 1–0–0–0; Einnahme morgens zur gleichen Zeit,
  - Abklärung des Verordnungsgrunds für Pantoprazol (Absetzen möglich?) und der geplanten Dauer der inhalativen Therapie,
  - Information, dass das Wochendosiersystem neu durch die Patientin selbstständig genutzt wird erfolgen.
- Interne Dokumentation der Ergebnisse der Medikationsanalyse und Ablage einer Kopie des Schreibens an den Arzt.

Literatur

ABDA. Grundsatzpapier zur Medikationsanalyse und zum Medikationsmanagement. www.abda.de/uploads/media/Grundsatzpapier.pdf, 2014

Cipolle RJ, Strand L, Morley P. Pharmaceutical Care Practice – The Patient-Centered Approach to Medication Management Services. 3. Aufl., McGraw-Hill Medical, New York 2012

Griese-Mammen N, Müller U, Schulz M. Medikationsanalyse und -management. Grundsatzpapier definiert Begriffe. Pharm Ztg, 159: 2304–2306, 2014

Haefeli W, Polypharmazie. Swiss Medical Forum, 11: 847–852, 2011

Hajjar ER, Cafiero AC, Hanlon JT. Polypharmacy in elderly patients. Am J Geriatr Pharmacother, 5: 345–51, 2007

Hanlon JT, Schmader KE, Samsa GP et al. A method for assessing drug therapy appropriateness. J Clin Epidemiol, 45: 1045–1051, 1992

Horne R. Compliance, adherence, and concordance: implications for asthma treatment. Chest, 130(1 Suppl): 65S–72S, 2006

Kwan JL, Lo L, Sampson M et al. Medication reconciliation during transitions of care as a patient safety strategy: a systematic review. Ann Intern Med, 158: 397–403, 2013

Nathan A, Goodyer L, Lovejoy A et al. Brown bag medication reviews as a means of optimizing patients' use of medication and of identifying potenzial clinical problems. Fam Pract, 16: 278–282, 1999

Nicolas A, Eickhoff C, Griese N et al. Drug-related problems in prescribed medicines in Germany at the time of dispensing. Int J Clin Pharm, 35: 476–482, 2013

Der letzte Zugriff auf die im Text genannten Websites erfolgte am 03.04.2016.

29 Interaktionsmanagement

Gudrun Müller, Hanna Seidling

Für ein effektives und effizientes Interaktionsmanagement ist es unerlässlich, einen Überblick über die gesamte Medikation des Patienten zu haben. Dazu zählen nicht nur Arzneimittel, die der Patient durch eine ärztliche Verordnung erhält, sondern auch jene, die er im Rahmen der Selbstmedikation einnimmt. Gerade die vermeintlich „harmlosen" Arzneimittel, wie z. B. das häufig eingenommene Analgetikum Acetylsalicylsäure oder die pflanzlichen, freiverkäuflichen Präparate gegen depressive Verstimmungen auf Basis von Johanniskrautextrakt, bergen ein hohes Interaktionspotenzial.

Im Folgenden wird die Vorgehensweise beim Interaktionsmanagement separat für die öffentliche Apotheke ▸ Kap. 29.1 und das Krankenhaus ▸ Kap. 29.2 vorgestellt.

29.1 Interaktionsmanagement in der öffentlichen Apotheke

29.1.1 Voraussetzungen

Um eine potenzielle Arzneimittelinteraktion detektieren zu können, bedient sich das pharmazeutische Personal in der öffentlichen Apotheke unterschiedlicher Softwaretools, die zumeist auf die Interaktionsmonographien der **ABDA-Datenbank** zurückgreifen. Die verfügbaren Datenbanken weisen in der Regel eine hohe Sensitivität auf, da jede potenziell mögliche Interaktion detektiert wird. Bemängelt wird jedoch häufig eine zu geringe Spezifität (Horn et al. 2011), sodass dem pharmazeutischen Personal viele Interaktionen von geringer bis hin zu keinerlei Relevanz vermeintlich unnötig angezeigt werden. Dies kann zum Phänomen der sogenannten **Alert Fatigue** führen. Viele Interaktionsmeldungen werden aufgrund der hohen Anzahl an Warnmeldungen erst gar nicht näher bearbeitet. Das betrifft vor allem die Interaktionen von geringerem Schweregrad, die aber den größten Anteil ausmachen (Vogel 2012). Es stellt sich auch die Frage, ob überhaupt alle von der Software registrierten Warnmeldungen in einem überschaubaren zeitlichen Rahmen bearbeitet werden können. Teilweise wird von der Software auch vor Arzneimittelkombinationen gewarnt, die von der Therapieleitlinie empfohlen werden und bei denen der Nutzen das Risiko übersteigt (Mille et al. 2008). Vor diesem Hintergrund ist der pharmazeutische Sachverstand umso mehr gefragt, um relevante von nicht relevanten Interaktionsmeldungen zu unterscheiden.

Untersuchungen der ABDA haben in den vergangenen Jahren zu der Erkenntnis geführt, dass in öffentlichen Apotheken Arzneimittelinteraktionen unter den arzneimittelbezogenen Problemen am häufigsten auftreten (Hämmerlein et al. 2007). In anderen weiterführenden Untersuchungen stand die Identifizierung von Einflussfaktoren auf die Prävalenz von potenziellen Arzneimittelinteraktionen im Mittelpunkt. Dabei wurden bei Patienten mit einer **Kundenkarte** in den Apotheken zehnmal so viele Interaktionsmeldungen dokumentiert wie bei Patienten ohne Kundenkarte (Scharpf und Mayer 2012). Das Instrument der Kundenkarte stellt somit eine wichtige Voraussetzung für eine Apotheke dar, um das Interaktionsmanagement effizient durchführen zu können. Dabei ist es essenziell, dass jeder Patient seine eigene Kundenkarte besitzt und nicht – wie durchaus üblich – die Arzneimittel einer gesamten Familie auf einer Kundenkarte gespeichert werden.

29.1.2 Relevanz einer potenziellen Interaktion

Ob eine Interaktion beim Patienten tatsächlich zu einer unerwünschten Arzneimittelwirkung führen kann, wird durch viele unterschiedliche Faktoren beeinflusst. Vor allem Interaktionen mit Arzneistoffen, die eine enge therapeutische Breite aufweisen, sind häufig als relevant anzusehen. Bei diesen Arzneistoffen führt jegliche Veränderung der Konzentration zu erheblichen Wirkungsveränderungen (▸ Kap. 17). Für die Relevanz einer Interaktion ist auch entscheidend, wie häufig und in welcher Dosierung die Interaktionspartner eingenommen werden (Hansten 2003). Einige Interaktionen treten erst bei Dauertherapie beider Interaktionspartner auf, wenn z. B. NSAR und Antihypertonika mindestens über 14 Tage kombiniert werden. Andere Interaktionen sind schon bei Therapiebeginn zu befürchten, wie z. B. die Interaktion zwischen Simvastatin und dem Makrolid Erythromycin. Die Hemmung der Metabolisierung des Statins, die durch das Makrolid hervorgerufen wird, setzt mit sofortiger Wirkung ein.

Einflussfaktoren auf die Relevanz einer Interaktion

- Therapeutische Breite der Interaktionspartner,
- Häufigkeit der Einnahme der Interaktionspartner,
- Dosierung der Interaktionspartner,
- Polymedikation,
- Alter und Gesundheitszustand des Patienten, z. B. Leber- oder Niereninsuffizienz.

Neben Informationen zu den beiden Interaktionspartnern sind auch Kenntnisse über den Patienten notwendig. In Studien konnte bereits belegt werden, dass multimorbide Patientinnen und Patienten mit Polymedikation häufiger von relevanten Auswirkungen einer Interaktion betroffen sind. Polymedikation ist in der Regel mit dem Alter korreliert (▸ Kap. 24.5). Über die Hälfte der detektierten Interaktionsmeldungen einer Apotheke fallen auf Patienten im Alter von 60–79 Jahren. Je mehr Arzneimittel ein Patient gleichzeitig einnimmt, desto größer ist die Anzahl an Interaktionsmöglichkeiten. Bekommt ein Patient Arzneimittel von mehreren Ärzten verordnet und/oder löst er seine Rezepte nicht in einer Stammapotheke, sondern in verschiedenen Apotheken ein, nimmt das Risiko für eine auftretende Interaktion ebenfalls zu (Bjerrum et al. 2008). Auch der Gesundheitszustand des älteren Patienten beeinflusst die Wahrscheinlichkeit, ob eine potenzielle Interaktion zu einer unerwünschten Arzneimittelwirkung führt. Eine bestehende Leber- oder Niereninsuffizienz erhöht grundsätzlich das Risiko für ein Auftreten einer Arzneimittelinteraktion.

Einflussfaktoren auf die Prävalenz von Interaktionsmeldungen

- Patienten mit Kundenkarte in einer Stammapotheke,
- Alter des Patienten und Anzahl der gleichzeitig eingenommenen Arzneimittel,
- Anzahl der zeitgleich behandelnden Ärzte und aufgesuchten Apotheken.

Bei der Beurteilung der Relevanz einer Interaktionsmeldung wird das pharmazeutische Team durch die maßnahmenorientierte Einstufung der Meldung durch die ABDA-Datenbank unterstützt.

29.1.3 Detektion von Interaktionen

In öffentlichen Apotheken wird häufig die ABDA-Datenbank eingesetzt, um potenzielle Interaktionen bei der Arzneimittelabgabe erkennen zu können (▸ Kap. 29.1.1). Dabei kommt jedoch Software der unterschiedlichsten Anbieter zum Einsatz, die sich in der Art der Darstellung und den Möglichkeiten zur Dokumentation unterscheiden kann. Die Software meldet dem pharmazeutischen Personal bei Eingabe eines Arzneimittels in die Kundendatei sämtliche Interaktionsmöglichkeiten mit den Arzneimitteln der hinterlegten Akut- bzw. Dauermedikation (○ Abb. 29.1).

Dabei kann die Apotheke selbst bestimmen, welcher Beobachtungszeitraum dem Interaktions-Check zugrunde gelegt wird. Ebenfalls kann durch die Apotheke determiniert werden, in welcher Form die Interaktionsmeldung dargestellt wird, z. B. als auffällige Warnmeldung oder als Randnotiz im Kassenprogramm. Bei der Einstellung der Software empfiehlt es sich, den Beobachtungszeitraum mit 200 Tagen großzügig zu wählen. Diese Empfehlung resultiert dadurch, dass die Reichweite einer Dauermedikation (z. B. 100 Tabletten) durch Tablettenteilung zeitlich in die Länge gezogen werden kann. Ein Beobachtungszeitraum von 100 Tagen wäre daher zu kurz und könnte zu einem kritischen Informationsverlust im Rahmen des Interaktionsmanagements führen.

Empfehlungen zur Einstellung der Apothekensoftware

- Die Akut- und Dauermedikation der vergangenen 200 Tage sollte für den Interaktions-Check herangezogen werden.
- Die ersten sieben Interaktionsklassen der ABDA-Datenbank sollten einsehbar sein (s. u.).
- Interaktionen, die als kontraindizierte Arzneimittelkombinationen eingestuft sind, sollten als „Pop-up" eingestellt sein.

Um die Relevanz einer Interaktionsmeldung für den Patienten besser beurteilen zu können, führte die ABDA-Datenbank im Januar 2009 eine neue **Interaktionsklassifikation** ein, die Interaktionen nicht mehr anhand des Schweregrades, sondern anhand zu treffender Maßnahmen klassifiziert (Zagermann-Muncke 2009). Aus den vier Interaktionsklassen „schwerwiegend, mittelschwer, geringfügig und unbedeutend" entstanden bis 2013 acht neue Klassen (□ Tab. 29.1).

Detektiert das pharmazeutische Personal eine potenzielle Interaktion, die einer der ersten drei Interaktionsklassen zugeordnet ist und somit für den Patienten eine

Kassenprogramm, Patient: Max Mustermann, Alter: 62 Jahre				
Metoprolol-Succinat 95 mg	Ret	100 Stück	xy Pharma	(RP) 5,00 €
Diclofenac 50 mg	Tmr	100 Stück	xz Pharma	(RP) 5,00 €

→ Interaktion ermittelt

Art der Interaktion	Artikelbezeichnung 1	Artikelbezeichnung 2	Kurzeffekt
in bestimmten Fällen Überwachung/Anpassung erforderlich	Metoprolol-Succ. 95 mg	Diclofenac 50 mg	verminderte blutdrucksenkende Wirkung

* ermittelt über ABDA-Datenbank

X Abbruch | Problemdokumentation | Monographie

Abb. 29.1 Beispiel für eine in einem fiktiven Kassenprogramm auftretende Interaktionsmeldung

Tab. 29.1 Klassifikation der Interaktionen durch das Interaktionsmodul der ABDA-Datenbank. Nach Zagermann-Muncke 2009

Interaktionsklasse	Definition	Beispiel
Schwerwiegende Folgen wahrscheinlich: kontraindiziert	Bleibende Gesundheitsschäden oder lebensbedrohliche Effekte sind dokumentiert, Einnahme im gleichen Zeitraum gilt als nicht bestimmungsgemäße Anwendung, daher keine Herstellerhaftung.	Simvastatin und Erythromycin
Schwerwiegende Folgen wahrscheinlich: in bestimmten Fällen kontraindiziert	In bestimmten Fällen sind bleibende Gesundheitsschäden oder lebensbedrohliche Effekte dokumentiert. Die Einnahme im gleichen Zeitraum gilt, bei Vorliegen bestimmter Risikofaktoren, als nicht bestimmungsgemäße Anwendung, daher keine Herstellerhaftung.	Aliskiren und Enalapril
Vorsichtshalber kontraindiziert	In der Fachinformation als Kontraindikation aufgeführt, kann bei genauerer Betrachtung für den Patienten möglicherweise weniger relevant sein.	Levodopa und Metoclopramid
Gleichzeitige Anwendung nicht empfohlen	Eine zeitgleiche Einnahme ist aufgrund unkalkulierbarer unerwünschter Wirkungen und/oder fehlender Überwachungsparameter möglichst zu vermeiden.	Amiodaron und Verapamil
Überwachung bzw. Anpassung nötig	Eine zeitgleiche Einnahme ist bei Überwachung bestimmter Parameter bzw. Symptome oder Anpassung der Dosis bzw. der Einnahmemodalitäten möglich.	Bisphosphonate und polyvalente Kationen
In bestimmten Fällen Überwachung bzw. Anpassung nötig	Risikofaktoren erhöhen die Wahrscheinlichkeit für das Auftreten der Interaktion, z. B. Höhe der Dosis, Dauer der Einnahme, genetische Disposition des Patienten.	Antihypertonika und NSAR
Vorsichtshalber überwachen	Interaktion ist theoretisch möglich, schwerwiegende Auswirkungen sind nicht zu erwarten.	Hormonelle Kontrazeptiva und Antibiotika
In der Regel keine Maßnahmen erforderlich	Interaktion ist nur in Lehrbüchern oder Fachinformationen beschrieben, aber noch nicht in der Praxis aufgetreten.	

Gefährdung seiner Gesundheit darstellt, greift § 17 der Apothekenbetriebsordnung (ApBetrO). Vor der Arzneimittelabgabe muss die Apotheke den verordnenden Arzt über die potenzielle Interaktion informieren und eine Lösung des Problems herbeiführen. In Verbindung mit § 5 des Arzneimittelgesetzes (AMG) steht § 17 ApBetrO rechtlich vor der Therapiefreiheit des Arztes. Interveniert die Apotheke nicht, obwohl sie die Kontraindikation erkannt hat, haftet sie ebenfalls. Dies gilt vor allem dann, wenn die Interaktionspartner auf einem Rezept verordnet wurden, wie z. B. Simvastatin zusammen mit Erythromycin. Für die Einstellung der Software gilt die Empfehlung, Interaktionen, die zu den ersten drei Kategorien gehören, als auffällige Warnmeldung besonders kenntlich zu machen. Auf diese Weise wird eine höhere Aufmerksamkeit für das pharmazeutische Team erreicht. Da das nicht-approbierte Personal unter Aufsicht des Apothekers steht, müssen im Rahmen des Interaktionsmanagements klare Grenzen festgelegt werden. Eine Beratung des Patienten oder des behandelnden Arztes durch das nicht-approbierte Personal sollte nur nach Rücksprache mit dem Apotheker erfolgen.

Mithilfe der Einstufung der Interaktionen gibt die ABDA-Datenbank einen ersten Hinweis darauf, wie mit der Interaktionsmeldung umgegangen werden muss. Sie signalisiert, ob eine zeitgleiche Einnahme kontraindiziert ist, oder ob sie unter Überwachung bestimmter Parameter bzw. Symptome möglich ist. Somit vermittelt sie Hilfestellung bei der **Priorisierung** der Maßnahmen, wenn bei einem Patienten mehrere Interaktionsmeldungen gleichzeitig durch die Software detektiert werden. Dennoch gibt es Gründe, warum auch potenzielle Interaktionen von vermeintlich geringer Relevanz die Gesundheit des Patienten gefährden können (siehe Kasten).

■ **MERKE** Aufgrund von Organveränderungen im Alter oder hervorgerufen durch Erkrankungen, z. B. wie die Änderung der Nierenfunktionsleistung, können verstärkt unerwünschte Arzneimittelwirkungen auftreten. Interaktionen, die in eine der auf den ersten Blick weniger relevanten Interaktionsklassen der ABDA-Datenbank eingestuft sind, können aus diesem Grund an Relevanz gewinnen.

Neben der Einstufung der Interaktion liefert die ABDA-Datenbank Informationen über den Mechanismus und den potenziellen Effekt der Interaktion auf den Gesundheitszustand des Patienten. Des Weiteren bietet die Interaktionsmonographie der ABDA-Datenbank **Vorschläge für Maßnahmen** im Umgang mit der potenziellen Arzneimittelinteraktion an. Der Maßnahmentext der Interaktionsmonographie beinhaltet Informationen über Strategien zur Vermeidung der Interaktion oder Alternativen. Dabei sind die empfohlenen Maßnahmen zum Teil gut in der Patientenberatung umzusetzen, wie z. B. die Kontrolle des Blutdrucks. Andere Maßnahmen sind allerdings im Apothekenalltag in der Regel nicht umsetzbar, wie z. B. die Überwachung der Elektrolytkonzentration. Hier kann das Apothekenteam den Patienten lediglich hinsichtlich der Symptome sensibilisieren oder im begründeten Verdachtsfall den Arzt kontaktieren. Verschiedene Faktoren können das Interaktionsmanagement positiv beeinflussen:

- Die Interaktionsmeldung tritt im Rahmen einer Erstverordnung auf.
- Die Interaktionsmeldung wird durch einen Apotheker bearbeitet.
- Das pharmazeutische Teammitglied wird nicht durch überdurchschnittlich viele Interaktionsmeldungen „abgelenkt“.
- Der Patient steht selbst für das Interaktionsmanagement zur Verfügung.

29.1.4 Umgang mit Interaktionen

Es stellt sich die Frage, wie ein einheitlicher Umgang mit Interaktionsmeldungen im Apothekenteam gewährleistet werden kann. In der pharmazeutischen Praxis kommen bereits Instrumente zur Qualitätssicherung der Beratungsleistung der öffentlichen Apotheke zum Einsatz, wie die Leitlinien zur Qualitätssicherung oder ein apothekenspezifisches Qualitätsmanagementsystem. Beide Instrumente bedienen sich der **Standardisierung** von Prozessabläufen. Der hier vorgestellte Algorithmus zum praxisorientierten Umgang mit Interaktionsmeldungen dient dazu, einen einheitlich hohen Qualitätsstandard durch das gesamte pharmazeutische Team zu erreichen (○ Abb. 29.2).

Essenziell ist neben der Standardisierung des Umgangs mit Interaktionsmeldungen eine regelmäßige **Dokumentation** des Interaktionsmanagements. Die Dokumentation ist erforderlich, um eine optimale Patientenberatung auch im Rahmen der Wiederholungsverordnung zu garantieren. Hier müssen allerdings die Besonderheiten der unterschiedlichen Softwareanbieter berücksichtigt werden. Der Algorithmus beschreibt die Vorgehensweise, wie bei einem Patienten bei Abgleich der aktuellen Medikation mit der Akut- und Dauermedikation aus der Kundenkartei mit einer potenziellen Arzneimittelinteraktion umgegangen werden soll. Um die Relevanz einer Interaktionsmeldung für den Patienten beurteilen zu können, muss zunächst geprüft werden, ob beide Interaktionspartner überhaupt im gleichen Zeitraum eingenommen werden. Ist dies nicht der Fall, ist die Meldung als nicht relevant einzustufen. Diese Feststellung sollte in der Patientendatei dokumentiert werden. Das Interaktionsmanagement ist damit abgeschlossen.

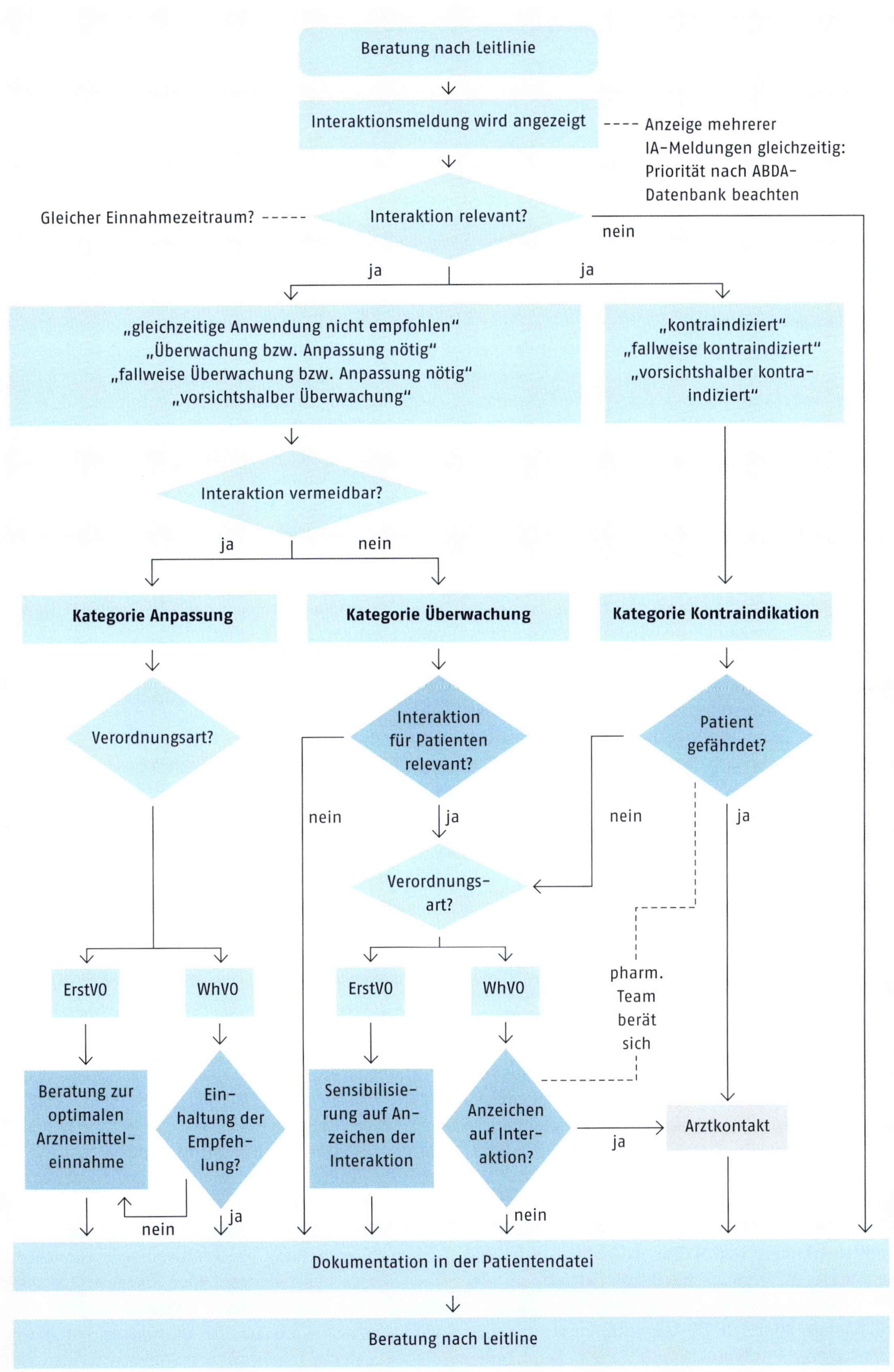

Abb. 29.2 Algorithmus zum Management von Interaktionen in der öffentlichen Apotheke. **IA** Interaktion, **ErstVO** Erstverordnung, **WhVO** Wiederholungsverordnung. Vogel 2012

Tab. 29.2 Beispiel einer Kommunikation mit dem Patienten bei Interaktionen der Kategorie „Kontraindikation"

Interaktionspartner A	Interaktionspartner B	Fragen an den Patienten
Makrolid z. B. Erythromycin	Statine z. B. Simvastatin	„Hat Ihr Arzt Ihnen empfohlen, die Einnahme des Cholesterinsenkers während der Antibiotikaeinnahme zu pausieren?"
Kaliumretinierende Diuretika	Kalium	„Wird Ihr Kaliumspiegel im Blut regelmäßig überwacht?"
Metoclopramid	Levodopa	„Beide Arzneimittel können sich gegenseitig in ihrer Wirkung abschwächen. Weiß Ihr Hausarzt von der Parkinsontherapie durch den Neurologen?"

Kategorie Kontraindikation

Findet eine Einnahme von zwei Interaktionspartnern im gleichen Zeitraum statt, erfolgt eine Differenzierung nach den Interaktionsklassen der ABDA-Datenbank. Die Interaktionen der Klassen „kontraindiziert", „in bestimmten Fällen kontraindiziert" und „vorsichtshalber kontraindiziert" werden über den Algorithmus in der **Kategorie Kontraindikation** zusammengefasst. Diese Kategorie umfasst damit alle Klassen von besonders hohem Schweregrad. Für den Fall, dass die Interaktion in die Kategorie „Kontraindikation" fällt, ist besondere Vorsicht geboten (▸Kap. 29.1.3). Eine Einnahme beider Arzneimittel im gleichen Zeitraum ist vom pharmazeutischen Unternehmer laut Fachinformation nicht vorgesehen. Rechtlich ist das Apothekenteam verpflichtet, die Abgabe zu verweigern. Es obliegt nun dem pharmazeutischen Teammitglied im Rahmen eines Beratungsgespräches herauszufinden, ob die Gesundheit des Patienten akut gefährdet ist oder ob der behandelnde Arzt bereits Maßnahmen getroffen hat, die Interaktion zu umgehen bzw. sorgfältig zu überwachen (◘ Tab. 29.2).

Ist die Gesundheit des Patienten gefährdet, so muss das pharmazeutische Personal aktiv handeln, indem es den Arzt bzw. die Ärzte unterrichtet und eine Lösung herbeiführt. Im Rahmen der Patientenberatung muss es gelingen, den Patienten auf der einen Seite gewissenhaft und konkret zu befragen, auf der anderen Seite dürfen Ängste und Verunsicherungen nicht geschürt werden.

Hat der behandelnde Arzt beispielsweise keine Therapiepause des Statins (z. B. Simvastatin) unter der Gabe eines Makrolids (z. B. Erythromycin) empfohlen, so kommt das pharmazeutische Team mithilfe der Interaktionsmonographie der ABDA-Datenbank zu dem Schluss, dass die Gesundheit des Patienten akut gefährdet sein könnte. Schwerwiegende unerwünschte Arzneimittelwirkungen der Statine, wie Myopathien und Nierenversagen, können durch die Hemmung der Metabolisierung, die durch das Makrolid verursacht wird, häufiger auftreten. Der Algorithmus sieht an dieser Stelle eine **Rücksprache mit dem behandelnden Arzt** vor. Es empfiehlt sich, dem Arzt im Rahmen der Rücksprache die Informationen der Interaktionsmonographie der ABDA-Datenbank zur Verfügung zu stellen und auf Basis dieser Informationen dem Arzt einen konkreten Vorschlag zur Umgehung der Interaktion zu unterbreiten. Zur Umgehung der Interaktion wäre in dem konkreten Beispiel von Simvastatin und Erythromycin neben der Therapiepause des Statins auch ein Wechsel des Antibiotikums denkbar. Je nach Absprache mit der jeweiligen Arztpraxis ist eine persönliche, telefonische oder eine Kontaktaufnahme via Fax oder E-Mail denkbar. Wenn möglich, sollte daher auch Zeit für die Rücksprache mit dem Arzt einkalkuliert werden und der Patient behutsam über die Problematik informiert werden (siehe Kasten).

Interaktion zwischen Simvastatin und Erythromycin

Kommunikation mit dem Patienten

„Bei der Kombination dieser Arzneimittel besteht Klärungsbedarf. Ich möchte mit Ihrem Arzt Rücksprache halten."

Kommunikation mit dem Arzt

„In unserer Apotheke werden routinemäßig alle Rezepte auf potenzielle Interaktionen überprüft. Die Interaktionsprüfung dient der Erhöhung der Arzneimitteltherapiesicherheit und ist keinesfalls als Einmischung in Ihre Therapiefreiheit zu erachten. Bei der Durchführung ist uns folgende Interaktion aufgefallen: [...]"

Kategorien Überwachung und Anpassung

Im Algorithmus werden Meldungen der Interaktionsklassen „Gleichzeitige Anwendung nicht empfohlen", „Überwachung bzw. Anpassung nötig", „in bestimmten Fällen Überwachung bzw. Anpassung", „vorsichtshalber Überwachung" in den beiden Kategorien „Überwachung" oder „Anpassung" zusammengefasst. Dabei wird unterschieden, ob die Interaktion durch einen abgabebegleitenden Hinweis vermieden werden kann, oder nicht. Kann die Interaktion vermieden werden, greift die **Kategorie Anpassung**. Unter Anpassung wird

Tab. 29.3 Beispiel einer Kommunikation mit dem Patienten bei Interaktionen der Kategorie „Anpassung"

Interaktionspartner A	Interaktionspartner B	Fragen an den Patienten
Bisphosphonate oder Levothyroxin oder Fluorchinolone oder Tetracycline	Polyvalente Kationen, wie z. B. Magnesium, Calcium oder Eisen	„Damit Ihr Arzneimittel optimal wirken kann, nehmen Sie Ihr Mineralstoffpräparat erst im Rahmen der nächsten Mahlzeit ein. Ein ausreichender Zeitabstand von mind. zwei bis vier Stunden ist dabei sehr wichtig."

beispielsweise verstanden, dass durch modifiziertes Verhalten des Patienten die Interaktion umgangen werden kann. In der Regel betrifft dies die Wahl des Einnahmezeitpunkts oder eines Einnahmeabstands zwischen zwei Arzneimitteln, wie es z. B. bei einer Resorptionshemmung eines Tetracyclin-Antibiotikums durch polyvalente Kationen der Fall ist. Maßnahmen wie die Anpassung einer Dosierung obliegen bei verschreibungspflichtigen Arzneimitteln dem Arzt. Der Algorithmus sieht v. a. im Rahmen einer Erstverordnung eine intensive Beratung zur optimalen Arzneimitteleinnahme vor (Tab. 29.3). Bei einer Wiederholungsverordnung ist i. d. R. eine weniger intensive Beratung notwendig, wenn die Einnahmeempfehlungen bereits eingehalten werden.

Kann die Interaktion durch einen abgabebegleitenden Hinweis nicht vermieden werden, erfolgt die Überwachung bestimmter Parameter oder unerwünschter Arzneimittelwirkungen. Im Algorithmus befindet man sich nun in der **Kategorie Überwachung**. Die Überwachung muss erfolgen, damit die Einnahme beider Arzneimittel im gleichen Zeitraum die Gesundheit des Patienten nicht gefährdet. In einigen Fällen, wie z. B. bei der zeitgleichen Einnahme von Metoprolol und Diclofenac, werden zusätzlich interaktionsspezifische Einflussfaktoren auf die Relevanz berücksichtigt (Abb. 29.1). Laut der Interaktionsmonographie der ABDA-Datenbank ist keine weitere Maßnahme erforderlich, wenn z. B. die Einnahme von Diclofenac weniger als zwei Wochen andauert. Bei einer längeren, parallelen Einnahme sollte der Blutdruck regelmäßig vom Patienten kontrolliert werden, da ein Anstieg des Blutdrucks in diesem Fall nicht ausgeschlossen werden kann. Bei einer Erstverordnung erfolgt eine Sensibilisierung des Patienten auf die möglichen Anzeichen der Interaktion. Dabei darf der Patient durch das Interaktionsmanagement nicht verunsichert werden.

Interaktion zwischen Metoprolol und Diclofenac

Beispiel für eine ungünstige Patientenkommunikation

Ungefilterte Weitergabe der Informationen der ABDA-Datenbank: „Ihr Blutdruck kann innerhalb von zwei Wochen um mehr als 5 mmHg ansteigen. Auf längere Sicht betrachtet steigt Ihr Herzinfarkt- und Schlaganfall-Risiko. Auf Wiedersehen!"

Beispiel für eine günstige Patientenkommunikation

Adaptierte Weitergabe der Informationen der ABDA-Datenbank: „Das Schmerzmittel könnte Ihren Blutdruck auf Dauer etwas ansteigen lassen. Bitte kontrollieren Sie ihn deshalb regelmäßig. Sie können uns gern jederzeit kontaktieren, wenn Sie noch Fragen haben sollten."

In Tab. 29.4 ist ein weiteres Beispiel für Interaktionen der Kategorie „Überwachung" dargestellt.

Nimmt der Patient die Arzneistoffkombination bereits über eine längere Zeit ein, können konkrete Nachfragen zur Verträglichkeit gestellt werden. Treten beim Patienten Symptome auf, die im Zusammenhang

Tab. 29.4 Beispiel einer Kommunikation mit dem Patienten bei Interaktionen der Kategorie „Überwachung"

Interaktionspartner A	Interaktionspartner B	Sensibilisierung auf Anzeichen der Interaktion
β_2-Sympathomimetika	β_1-selektive Betablocker	Die Herztablette könnte die Wirkung des Bronchienmittels beeinträchtigen. Bitte informieren Sie Ihren Arzt, falls Sie eine Beeinträchtigung feststellen sollten.
Kaliumretinierende Diuretika	ACE-Hemmer	Eine Kombination dieser Arzneimittel könnte den Kaliumgehalt im Körper beeinflussen. Deshalb ist es sinnvoll, dass Sie regelmäßig Ihr Blut untersuchen lassen! Ernähren Sie sich ausgewogen und informieren Sie Ihren Arzt bei starkem Flüssigkeitsverlust durch z. B. Durchfall und Erbrechen.
Antikoagulanzien	Acetylsalicylsäure 100 mg	Beide Arzneimittel beeinflussen die Blutgerinnung. Bitte seien Sie auch bei kleinen Verletzungen vorsichtig und achten Sie auf eventuelles Blut im Stuhl.

mit der Interaktion stehen, sollte der Arzt kontaktiert werden.

Um die Patientenberatung zu optimieren, sollten die Ergebnisse des Interaktionsmanagements aller drei Kategorien in der Patientendatei hinterlegt werden. Dies gilt sowohl für Änderungen der Medikation als auch für Maßnahmen, die vereinbart werden, um die Therapie zu überwachen.

29.2 Interaktionsmanagement im Krankenhaus

29.2.1 Voraussetzungen

Interaktionen treten auch bei hospitalisierten Patienten häufig auf: 15–45 % aller Patienten hatten zumindest eine klinisch relevante Arzneimittelinteraktion, wobei die Anzahl an Interaktionen bei älteren Patienten erhöht war (Espinosa-Bosch et al. 2012). Oftmals erhöht sich die Anzahl klinisch relevanter Interaktionen auch während des Krankenhausaufenthalts (Pasina et al. 2013).

Das Interaktionsmanagement im Krankenhaus unterscheidet sich insofern vom Interaktionsmanagement in der öffentlichen Apotheke, als dass der Apotheker viel häufiger direkt mit dem Arzt oder auch den Pflegekräften kommuniziert und seltener unmittelbar mit dem Patienten selbst. Darüber hinaus stehen, anders als in der öffentlichen Apotheke, regelhaft Laborwerte und klinische Parameter zur Verfügung, die zur Beurteilung der Relevanz einer Interaktion berücksichtigt werden können.

Für ein effektives und effizientes Interaktionsmanagement ist es auch im Krankenhaus unerlässlich, einen Überblick über die gesamte Medikation des Patienten zu haben, im zeitlichen Verlauf und unter Berücksichtigung von Einmal- und Mehrfachgaben. Zur Detektion einer Arzneimittelinteraktion werden Nachschlagewerke und immer häufiger auch Softwarelösungen zur automatischen Prüfung der Medikation eingesetzt. Die aus der öffentlichen Apotheke bekannten Probleme der Alert Fatigue (▸ Kap. 29.1.1) spielen auch im Krankenhaus eine Rolle, und es obliegt dem Apotheker in vielen Fällen, relevante von nicht relevanten Warnungen zu unterscheiden.

Der Apotheker hat im Krankenhaus verschiedene Möglichkeiten, Informationen zu Arzneimittelinteraktionen zu kommunizieren. Oftmals geschieht dies im Rahmen der Visitenbegleitungen oder einer spezifischen Stationsbetreuung, zum Beispiel im Rahmen der Unit-Dose-Versorgung. Sofern das Krankenhaus eine elektronische Patientenakte nutzt, über die auch die Arzneimitteltherapie gesteuert wird, kann der Krankenhausapotheker auch über diese elektronische Plattform entweder patientenindividuelle Hinweise geben oder allgemeingültige Informationen in Form von Warnmeldungen hinterlegen. Dabei ist der Apotheker häufig Vermittler zwischen Informationen zu Arzneimittelinteraktionen und Endanwender und bereitet die zur Verfügung stehende Literatur und Evidenz so auf, dass sie im klinischen Alltag einfach eingesetzt werden kann (Bertsche et al. 2010).

Im Vergleich zum niedergelassenen Bereich sind viele Behandlungssituationen im Krankenhaus akut und Therapien werden täglich geändert, sodass einige Interaktionen aufgrund der kurzen Behandlungsdauer gar nicht erst zum Tragen kommen. Auf der anderen Seite steht oftmals die Behandlung klinisch kritischer Patienten im Vordergrund, sodass möglicherweise auch potenziell schädliche Kombinationen eher akzeptiert werden, weil der zu erwartende Nutzen die potenziellen Risiken überwiegt.

29.2.2 Relevanz einer potenziellen Interaktion

Nicht alle detektierten Interaktionen sind für einen bestimmten Patienten potenziell gefährlich, daher muss auch im Krankenhaus die Relevanz für jeden einzelnen Patienten bewertet werden. Die Europäische Zulassungsbehörde (EMA) stuft in ihrer Guidance on the investigation of drug interactions eine Interaktion als relevant ein, wenn sich die Wirksamkeit eines Arzneimittels insoweit verändert, dass eine Dosisanpassung oder eine andere Intervention erfolgen muss. Während pharmakokinetische Interaktionen eine Veränderung der Arzneistoffexposition hervorrufen, führen pharmakodynamische Interaktionen zu einer Verstärkung oder Abschwächung der Wirkung des Arzneistoffs an seiner Zielstruktur (▸ Kap. 17).

Darüber hinaus gibt es Patienten, die sozusagen anfälliger für das Auftreten einer bestimmten Interaktion sind, z. B. Patienten mit Polymedikation, Leber- oder Niereninsuffizienz (▸ Kap. 29.1.2). So ist z. B. das Risiko für nicht-tödliche Schlaganfälle, renale Komplikationen, Hyperkaliämie und Hypotonie unter der Kombination von Aliskiren und Ramipril bei Patienten mit eingeschränkter Nierenfunktion und/oder Diabetes mellitus Typ 2 im Vergleich zu Patienten mit normaler Nierenfunktion so stark erhöht, dass die Kombination bei bestehender Komorbidität kontraindiziert ist.

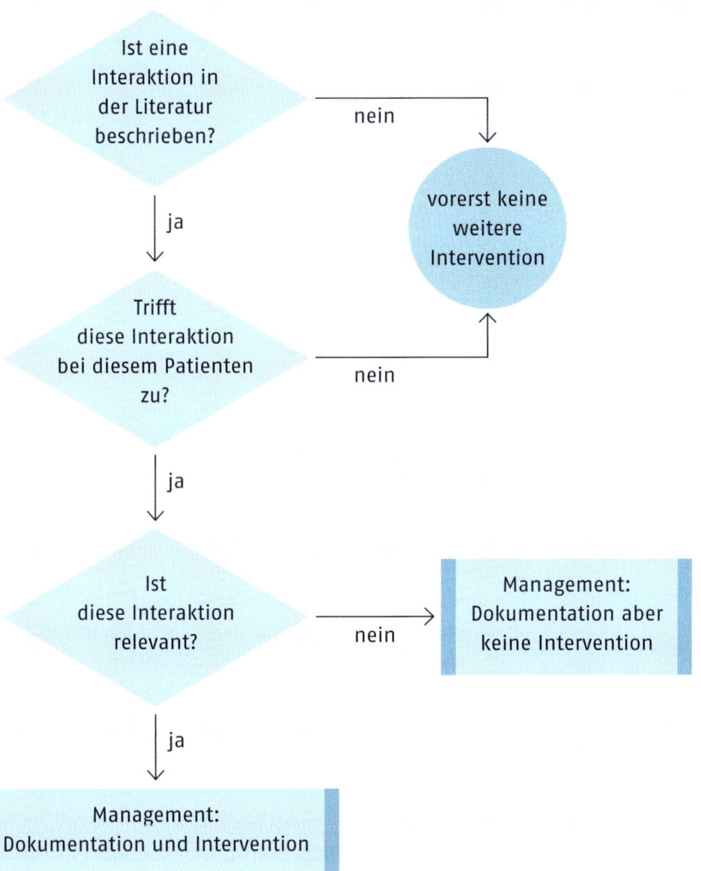

○ Abb. 29.3 Algorithmus zur Detektion von Arzneimittelinteraktionen im Krankenhaus

Beurteilung der Relevanz

In der Praxis werden häufig folgende Kriterien zur Beurteilung der Relevanz herangezogen.

Erwünschte versus unerwünschte Interaktion

Prinzipiell hängt die Relevanz einer Interaktion davon ab, ob das Ergebnis für diesen Patienten erwünscht (z. B. additive Blutdrucksenkung) oder unerwünscht (z. B. Hypotonie durch die Kombination mehrerer Antihypertonika) ist.

Schweregrad der durch die Interaktion potenziell ausgelösten unerwünschten Arzneimittelwirkung

Interaktionen können unterschiedlich schwere potenzielle unerwünschte Arzneimittelwirkungen auslösen, sodass nicht jede Interaktion als schwerwiegend einzustufen ist.

Wahrscheinlichkeit, dass eine Arzneimittelinteraktion tatsächlich zu einer unerwünschten Arzneimittelwirkung führt

Viele Interaktionen sind nicht klinisch relevant, z. B. wenn ein Arzneistoff zwar die Exposition eines anderen erhöht, dies jedoch innerhalb der Bioäquivalenzgrenzen erfolgt. Das Ausmaß der Interaktion ist somit entscheidend für die Beurteilung der Relevanz. Darüber hinaus gibt auch die therapeutische Breite eines Arzneistoffs Auskunft darüber, wie relevant z. B. eine Veränderung in der Exposition ist. Vor allem Interaktionen mit Arzneistoffen, die eine enge therapeutische Breite aufweisen, sind häufig als relevant anzusehen. Bei diesen Arzneistoffen führt jegliche Veränderung der Konzentration zu erheblichen Wirkungsveränderungen (▸Kap. 17). Weitere Faktoren, die darüber entscheiden, wie wahrscheinlich das Auftreten einer UAW ist, sind z. B. die Dosierung bzw. das Dosierungsschema, die Dauer der Einnahme oder auch patientenspezifische Faktoren.

29.2.3 Detektion von Interaktionen

Die Detektion einer Interaktion im Krankenhaus erfolgt weitestgehend analog zur öffentlichen Apotheke in drei Schritten (○ Abb. 29.3).

Ist eine Interaktion in der Literatur beschrieben?

Informationsquellen, die im Rahmen der Beurteilung von Therapieregimen zur Detektion von Interaktionen

◘ **Tab. 29.5** Häufig im Krankenhaus eingesetzte Referenzdatenbanken im Monographiestil zur Beurteilung von Interaktionen (Auswahl)

Bezeichnung	Beschreibung	Website
Stockley's drug interactions®	▪ Kostenpflichtige Datenbank, ▪ referenzierte Monographien zu Arzneimittelinteraktionen, ▪ sowohl Substanzen als auch Arzneistoffgruppen, ▪ Beschreibung der klinischen Evidenz, des Mechanismus, der Bedeutung und des Managements einer Interaktion	medicinescomplete.com
Micromedex®	▪ Kostenpflichtige Datenbank, ▪ referenzierte Monographien zu Arzneimittelinteraktionen	micromedex.com
Lexicomp®	▪ Kostenpflichtige Datenbank, ▪ referenzierte Übersicht zu Interaktionen, ▪ insbesondere Interaktionen auf Gruppenebene, daher hohe Sensitivität, ▪ Schweregradeinteilung in fünf maßnahmenorientierte Kategorien: Keine Interaktion, Keine Maßnahmen notwendig, Monitoring erforderlich, Therapiemodifikation empfohlen, Kombination vermeiden	lexi.com

◘ **Tab. 29.6** Für die Beurteilung einer Interaktion relevante Parameter

Kategorie	Variable
Medikation	▪ Vollständige Medikation, ▪ Datum von neu angesetzter und kürzlich abgesetzter Medikation, ▪ Dosierung, ▪ Applikationsweg, ▪ Applikationszeitpunkt
Patient	▪ Glomeruläre Filtrationsrate, ▪ Serumkaliumkonzentration, ▪ Plasmakonzentrationen relevanter Arzneistoffe, sofern vorhanden, ▪ Messparameter, sofern vorhanden (z. B. INR), ▪ relevante Komorbidität oder Laborwerte nach Bedarf
Setting	▪ Wie regelmäßig finden Laborwertkontrollen statt, ▪ wird der Patient beatmet, ▪ findet eine dauerhafte EKG-Kontrolle statt?

im Krankenhaus eingesetzt werden, sind in ◘ Tab. 29.5 beschrieben. Die dort aufgeführten Quellen haben das Ziel, dem Apotheker eine möglichst breite Evidenz mit differenzierten Daten zur Verfügung zu stellen. Der Apotheker bewertet die Informationen für den Patienten und leitet daraus eine klinisch prägnante Empfehlung ab.

Neben diesen lexikalischen Datenbanken gibt es auch Informationsquellen, die ausschließlich knappe, auf die klinische Handlung fokussierte Warnungen bezogen auf die komplette Medikation enthalten. Solche Datenbanken richten sich direkt an den Arzt und werden häufig automatisch in eine elektronische Patientenakte integriert, sodass die Information unmittelbar zum Zeitpunkt der Verordnung an den Arzt weitergegeben wird und dieser die Warnung bearbeitet. Der Krankenhausapotheker kann und sollte sich in die Auswahl und Weiterentwicklung solcher Datenbanken für die Entscheidungsunterstützung einbringen.

Trifft diese Interaktion bei diesem Patienten zu?

Tatsächlich stellt nur eine Minderheit der Interaktionen ein Risiko dar, welches immer und unverändert bei jedem Patienten und in jeder klinischen Situation kritisch ist. In der Realität ist das Ausmaß und der Schweregrad vieler Interaktionen abhängig von Patientencharakteristika oder dem jeweiligen Setting (Seidling et al. 2014). Um die beschriebenen Interaktionen für einen bestimmten Patienten zu individualisieren, sollten medikations-, patienten- und settingspezifische Parameter aus der Patientenakte ausgelesen werden (◘ Tab. 29.6).

Anschließend werden die individuellen Daten für die Beurteilung der theoretischen Interaktionswarnung herangezogen. So trifft zum Beispiel eine pharmakokinetische Interaktion nicht zu, wenn die Dosierung des Arzneistoffs, dessen Exposition verändert wird, so gewählt wird, dass auch nach Erhöhung oder Erniedrigung der Exposition als Folge der Interaktion noch Konzentrationen im therapeutischen Bereich erreicht werden (Seidling et al. 2009).

Ist diese Interaktion relevant?

Ob eine Interaktion relevant ist oder nicht, hängt vor allem vom Schweregrad der zu erwartenden unerwünschten Arzneimittelwirkung ab. Selbst eine erhebliche Veränderung der Exposition eines Arzneistoffs zeigt manchmal keine klinisch relevante Veränderung

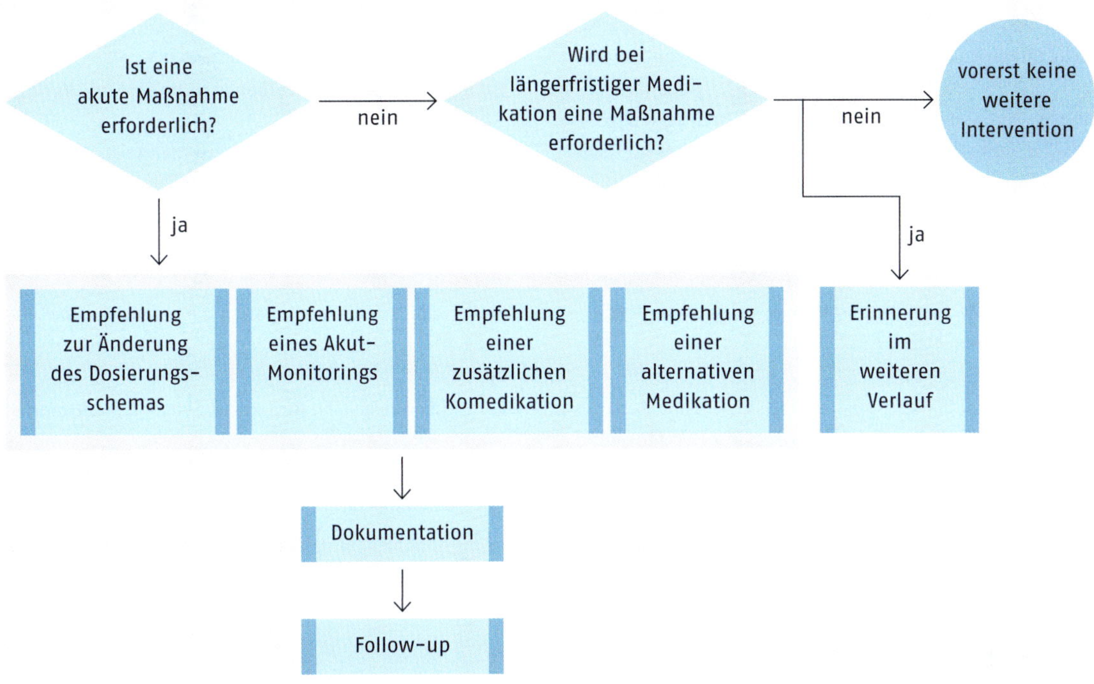

Abb. 29.4 Algorithmus zum Management von Arzneimittelinteraktionen im Krankenhaus

der Wirkung. Die klinische Relevanz entscheidet letztendlich darüber, ob eine Intervention stattfinden sollte oder nicht.

29.2.4 Umgang mit Interaktionen

Aufgrund der hohen Dichte an Informationen und der häufig kritischen klinischen Situation des Patienten unterscheidet sich das Management potenzieller Interaktionen im Krankenhaus vom niedergelassenen Bereich. Darüber hinaus muss zwischen einem Akut-Management und einem auf die Weiterbehandlung im niedergelassenen Bereich ausgerichteten Management unterschieden werden. So kann z. B. bei einem Patienten unter Spironolacton und Ramipril die gleichzeitige Gabe von Kalium indiziert sein, wenn der Patient einen zu niedrigen Kaliumwert hat. Wird der Patient jedoch entlassen, sollte im Entlassungsbrief unbedingt auf diese Kombination und eine gegebene zeitliche Begrenzung oder erforderliche Nachkontrolle hingewiesen werden.

Abb. 29.4 gibt einen Überblick über das Management von Interaktionen im Krankenhaus.

Dabei übermittelt der Krankenhausapotheker seine Empfehlung an den verordnenden Arzt und ggf. auch an die Pflegekraft, z. B. wenn es sich um die Einhaltung von Einnahmeabständen handelt. Die Entscheidung zur Umsetzung bleibt in beiden Fällen bei Arzt oder Pflege.

Bei gut beschriebenen pharmakokinetischen Interaktionen stehen Empfehlungen zur Dosisanpassung im Vordergrund. Im Krankenhaus sind solche Interventionen häufig einfacher umzusetzen als Maßnahmen bei pharmakodynamischen Interaktionen (Lea et al. 2013). Im Rahmen eines Akutmonitorings können z. B. Plasmakonzentrationsmessungen (TDM) empfohlen werden. Möglich sind auch zusätzliche Verordnungen, z. B. die Verordnung einer Ulkusprophylaxe bei gleichzeitiger Einnahme eines Glucocorticoids und eines NSAR. Sofern eine alternative Medikation empfohlen wird, gelten dieselben Prinzipien wie im niedergelassenen Bereich. Es sollte daher vornehmlich das Arzneimittel beibehalten werden, das die wichtigere Indikation besitzt oder schon länger und erfolgreich beim Patienten eingesetzt wird.

Nach erfolgter Intervention wird die Maßnahme dokumentiert und die Umsetzung durch den verordnenden Arzt weiterverfolgt. Idealerweise kann so auch der weitere klinische Verlauf des Patienten dokumentiert werden.

Literatur

Bertsche T, Pfaff J, Schiller P, Kaltschmidt J, Pruszydlo MG, Stremmel W, Walter-Sack I, Haefeli WE, Encke J. Prevention of adverse drug reactions in intensive care patients by personal intervention based on an electronic clinical decision support system. Intensive Care Med 2010, 36: 665–672

Bjerrum L, Gonzalez L, Petersen G. Risk factors for potenzial drug interactions in general practice. Eur J Gen Pract 2008, 14: 23–29

Espinosa-Bosch M, Santos-Ramos B, Gil-Navarro MV, Santos-Rubio MD, Marín-Gil R, Villacorta-Linaza P. Prevalence of drug interactions in hospital healthcare. Int J Clin Pharm 2012, 34: 807–817

Hämmerlein A, Griese N, Schulz M. Survey of drug-related problems identified by community pharmacies. Ann Pharmacother 2007, 41: 1825–1832

Hansten PD. Drug interaction management. Pharm World Sci 2003, 25: 94–97

Horn J, Hansten P, Osborn J, Wareham P, Somani S. Customizing clinical decision support to prevent excessive drug-drug interaction alerts. Am J Health Syst Pharm 2011, 68: 662–664

Isaac T, Weissman JS, Davis RB, Massagli M, Cyrulik A, Sands DZ, Weingart SN. Overrides of medication alerts in ambulatory care. Arch Intern Med 2009, 169: 305–311

Lea M, Rognan SE, Koristovic R, Wyller TB, Molden E. Severity and management of drug-drug interactions in acute geriatric patients. Drugs Aging 2013, 30: 721–727

Mille F, Schwartz C, Brion F, Fontan JE, Bourdon O, Degoulet P, Jaulent MC. Analysis of overridden alerts in a drug-drug interaction detection system. Int J Qual Health Care 2008, 20: 400–405

Pasina L, Djade CD, Nobili A, Tettamanti M, Franchi C, Salerno F, Corrao S, Marengoni A, Iorio A, Marcucci M, Mannucci P. Drug-drug interactions in a cohort of hospitalized elderly patients. Pharmacoepidemiol Drug Saf 2013, 22: 1054–1060

Scharpf F, Mayer S. Wissen, was zusammenpasst: Anwendungsbeobachtung der BLAK. Pharm Ztg 2012, 157: 642–649

Seidling HM, Klein U, Schaier M, Czock D, Theile D, Pruszydlo MG, Kaltschmidt J, Mikus G, Haefeli WE. What, if all alerts were specific – Estimating the potenzial impact on drug interaction alert burden. Int J Med Inform 2014, 83: 285–291

Seidling HM, Storch CH, Bertsche T, Senger C, Kaltschmidt J, Walter-Sack I, Haefeli WE. Successful strategy to improve the specificity of electronic statin-drug interaction alerts. Eur J Clin Pharmacol 2009, 65: 1149–1157

Zagermann-Muncke P. ABDA-Datenbank als Wegweiser im Wechselwirkungsdschungel: Neue Interaktionsklassifikation. Pharm Ztg 2009, 154: 24–29

Der letzte Zugriff auf die im Text genannten Websites erfolgte am 03.04.2016.

30 Therapiemonitoring

André Schäftlein

Therapiemonitoring ist ein Teilschritt innerhalb des gesamten Medikationsprozesses und kann vom Apotheker, von anderen Gesundheitsberuflern, teilweise vom Patienten selbst jeweils alleine oder gemeinsam durchgeführt werden. Dabei leitet sich das Wort „Monitor“ vom lateinischen Begriff „monere“ ab und bedeutet informieren, warnen oder erinnern. Dem Monitoring der Arzneimitteltherapie auf der Grundlage eines Messparameters kommt eine immer größere Bedeutung zu: zur Steigerung der Arzneimitteltherapiesicherheit, der Verbesserung der Adhärenz des Patienten und zur frühen Identifizierung von Non-Respondern.

Indikation und Intensität eines Monitorings hängen dabei neben der Bewertung des Therapieansprechens v. a. von den Folgen eines Therapieversagens und dem Schweregrad der potenziellen unerwünschten Arzneimittelwirkung (UAW) ab. So ist z. B. das Ansprechen einer antiinfektiven Therapie bei einer bakteriellen Meningitis oder ein engmaschiges Monitoring der Leukozyten nach Beginn einer Clozapintherapie in den ersten 18 Wochen aufgrund eines erhöhten Risikos einer lebensbedrohlichen Agranulozytose essenziell. Durch das Erkennen einer fehlenden Wirksamkeit oder dem Auftreten von UAW mithilfe des Monitorings ergeben sich dabei ggf. eine Revision der Ursprungsdiagnose, ein Wechsel der therapeutischen Intervention und/oder eine individuelle Dosisanpassung. Die letztendlichen Ziele eines Therapiemonitorings sind daher die Verbesserung des Gesundheitszustands des Patienten und seiner Adhärenz sowie eine Reduktion der Therapie- und Folgekosten.

30.1 Methoden

30.1.1 Klinisches Monitoring

Idealerweise werden durch das Therapiemonitoring die **patientenrelevanten Endpunkte** einer Arzneimitteltherapie wie Lebensqualität, Morbidität und Mortalität (▸Kap. 13.1) überwacht, um die erwünschten (z. B. Schmerzreduktion/-freiheit nach Gabe von Opioidanalgetika) und unerwünschten (z. B. Neutropenie unter Zytostatikatherapie) Wirkungen eines Arzneistoffs zu erkennen und ggf. darauf zu reagieren (**klinisches Monitoring**).

30.1.2 Pharmakodynamisches Monitoring

Da das Nichteintreten patientenrelevanter Endpunkte bei vielen Erkrankungen allerdings schwerwiegende Folgen für den Patienten hätte oder die Arzneimitteltherapie als präventive Maßnahme zur Verhinderung eines patientenrelevanten Endpunkts eingesetzt wird (z. B. Verhinderung von Myokardinfarkten oder Schlaganfällen), werden häufig **Surrogatendpunkte** als frühzeitig zu bestimmender Ersatz für die Wirksamkeit und damit Überwachung der Therapie eingesetzt (**pharmakodynamisches Monitoring**). Dazu gehört der Einsatz von **Biomarkern**, auf die in ▸Kap. 30.3 genauer eingegangen wird.

Surrogatendpunkte sind im besten Fall als frühzeitig messbare Parameter prädiktiv für einen patientenrelevanten Endpunkt, durch eine therapeutische Intervention beeinflussbar und unabhängig von weiteren Einflussgrößen (▸Kap. 13.2.3). Der Einsatz eines Surrogatendpunkts, der alle Kriterien erfüllt, ist selten. Grund hierfür ist v. a. der multifaktorielle Einfluss auf patientenrelevante Endpunkte und die Variabilität zwischen den Patienten, die durch die Messung eines Surrogatendpunkts nicht immer vollständig erfasst werden kann.

Ferner lassen sich Einflussfaktoren auf den Surrogatendpunkt in der Praxis nicht immer komplett ausschließen. So wird die T_3-Konzentration als ein Marker für Gewebeschäden eingesetzt, die während einer Thyroidhormontherapie zur Behandlung von Hypothyreoidismus auftreten können. Dieser Zusammenhang ist allerdings in Patienten mit gleichzeitiger Amiodarontherapie verändert und muss als Einflussfaktor auf den Surrogatendpunkt berücksichtigt werden, da die Umwandlung von T_4 zu T_3 durch Amiodaron inhibiert wird.

Darüber hinaus spielt beim pharmakodynamischen Monitoring neben dem kausalen Zusammenhang zwischen Surrogatendpunkt und Erkrankung und dem Wissen möglicher Einflussfaktoren die Bestimmung von Grenzwerten zur Interpretation der Ergebnisse eine große Rolle. So konnte z. B. für die Serumcholesterolkonzentration als Surrogatendpunkt für das Ansprechen auf Statinen gezeigt werden, dass lediglich etwa 10 % der Patienten mit Serumcholesterolkonzentrationen über dem Grenzwert (200 mg/dl) tatsächlich einen Myokardinfarkt oder einen Schlaganfall erlitten. Vor diesem Hintergrund muss jeder Surrogatendpunkt hinsichtlich seiner Prädiktivität für patientenrelevante Endpunkte vom Arzt und Apotheker korrekt eingeordnet und interpretiert werden, um ein adäquates Therapiemonitoring zu gewährleisten.

Trotz der o. g. Limitationen ist die Nutzung von Surrogatendpunkten in der Therapie allgemein akzeptiert. Dies liegt v. a. an der oftmals einfachen und kostengünstigen Methodik der Bestimmung. So ist es zum Beispiel wesentlich unkomplizierter und damit regelmäßig durchführbar, den Blutdruck eines Patienten zu messen als eine Echokardiographie zur Bestimmung der linksventrikulären Herzfunktion anzufordern. Ferner bietet das pharmakodynamische Monitoring die Möglichkeit einer frühzeitigen Überwachung der Grunderkrankung und ihres Verlaufs, die durch unzureichende therapeutische Interventionen zu „harten“ Endpunkten wie Morbidität oder Mortalität führen würde (z. B. Messung der CD4-Zellen und der Viruslast bei HIV-Patienten).

30.1.3 Pharmakokinetisches Monitoring

Neben dem klinischen und pharmakodynamischen Monitoring hat sich das **pharmakokinetische Monitoring** etabliert. Hierbei werden Arzneistoffkonzentrationen meist in Blut, Plasma oder Serum bestimmt, um Non-Adhärenz (30–80 % während einer Dauertherapie) nachzuweisen und die individuelle Pharmakokinetik z. B. mithilfe des Bayes-Theorems (▸Kap. 3.2.1) zu bestimmen. Das pharmakokinetische Monitoring ist sinnvoll, wenn kein geeigneter (klinischer) Endpunkt zur Verfügung steht, aber eine funktionale Beziehung zwischen gemessener Konzentration und Effekt existiert, die therapeutische Breite des Arzneistoffs gering und die Variabilität in der Pharmakokinetik zwischen den Patienten hoch ist. Das pharmakokinetische Monitoring wird auch **Therapeutisches Drug Monitoring (TDM)** genannt und in ▸Kap. 15.3.5 ausführlich beschrieben.

30.1.4 Nichtinvasive Methoden

Nichtinvasive und mit geringem Aufwand durchführbare Methoden in der Apotheke sind das Erstellen von Arzneimittelanwendungsprofilen, das **Pill-Counting** (Überprüfung der Anzahl an z. B. Tabletten in einer definierten Zeitperiode) oder das **Medication Event Monitoring System** (MEMS). Diese Formen des Therapiemonitorings dienen vorrangig der Adhärenz-Kontrolle und werden ausführlich in ▸Kap. 32 vorgestellt. Auch der Patient selbst kann z. B. über die **Bestimmung des individuellen Körpergewichts** über die Zeit, UAW wie die Gewichtszunahme unter Antidiabetikatherapie erkennen und diese ggf. mit Arzt oder Apotheker besprechen.

Neben den rein pharmakotherapeutischen nichtinvasiven Methoden spielen zunehmend auch **nichtinvasive bildgebende Verfahren** wie z. B. die Positronen-Emissions-Tomographie bei der Bestimmung der Tumorgröße oder die Doppler-Sonographie bei der peripheren arteriellen Verschlusskrankheit (pAVK) eine bedeutende Rolle in der Verlaufskontrolle einer Erkrankung. Diese werden durch **Scoresysteme und Fragebögen**, sowie spezifische krankheitsbezogene Untersuchungen wie z. B. der Gehstreckenlänge bei der pAVK ergänzt.

30.2 Ablauf des Therapiemonitorings

30.2.1 Planung

Um Ressourcen effektiv einzusetzen und die Arzneimitteltherapiesicherheit zu gewährleisten, bestimmen vier Kriterien die Planung eines Therapiemonitorings:

- **Festlegung eines Therapieziels.**
  Beispiel: Reduktion des glykierten Hämoglobins HbA_{1c} um 22 mmol/mol (2 %) durch Antidiabetika zur Prävention kardiovaskulärer Ereignissen.
- **Auswahl von Surrogatendpunkten.**
  Beispiel: Quantifizierung des HbA_{1c}-Werts und der Blut- bzw. Plasmaglucose bei Diabetespatienten.
- **Bestimmung des optimalen Zeitpunkts zur Quantifizierung der Messgröße.**
  Beispiel: Messung des HbA_{1c}-Werts nach 3 Monaten ununterbrochener antidiabetischer Therapie.
- **Screening von individuellen Risikofaktoren** für Therapieversagen oder bestimmte UAW, die besonders schwerwiegend sind.
  Beispiel: Alter als Risikofaktor für Polymedikation und eines daraus resultierenden erhöhten Arzneimittelinteraktionsrisikos.

30.2.2 Phasen

Die Bestimmung des optimalen Zeitpunkts zur Quantifizierung des Messparameters im Rahmen der Therapieüberwachung sind abhängig von:

- der Zeit bis zum Einsetzen der pharmakodynamischen Wirkung, die sowohl von der Erkrankung als auch der Pharmakokinetik und Pharmakodynamik

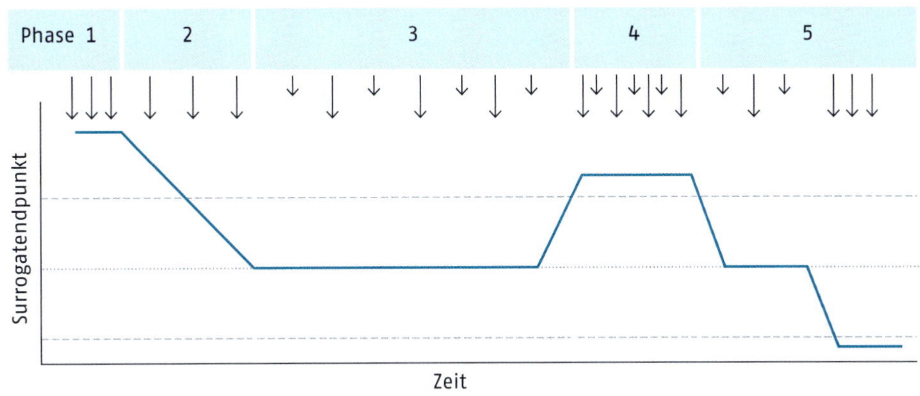

Abb. 30.1 Die fünf Phasen des Therapiemonitorings. Langer Pfeil: Messung des Surrogatendpunkts durch Arzt oder Apotheker, kurzer Pfeil: Messung des Surrogatendpunkts durch den Patienten; ········ : Zielwert des Surrogatendpunkts, --------: Surrogatendpunkt ± zwei Standardabweichungen vom Zielwert (bei Überschreiten der gestrichelten Linie wird Beobachtung und ggf. Intervention notwendig). Nach Glasziou et al. 2005

des Arzneistoffs abhängt (z. B. drei Wochen bei Gabe von ACE-Inhibitoren in der antihypertensiven Therapie, sechs Wochen bei einer Statin-Therapie der Hypercholesterolämie),
- dem Stadium der therapeutischen Intervention.

Das Therapiemonitoring kann in fünf Phasen unterteilt werden (Abb. 30.1).

Vor dem Beginn der Pharmakotherapie (**Phase 1**) muss von einem Arzt die Therapieentscheidung gefällt und – wenn möglich – ein patientenindividueller Basiswert des Surrogatendpunkts bestimmt werden. Die Festlegung sowohl der Therapieentscheidung als auch des Basiswerts erfordert dabei häufig ein engmaschiges Therapiemonitoring.

Nach Beginn der Therapie (**Phase 2**) erfolgt dann in Abhängigkeit der Halbwertszeit des Arzneistoffs und des zeitlichen Eintreten des pharmakodynamischen Effekts eine intensive Überwachung durch Arzt oder Apotheker. Diese hat v. a. zum Ziel:

- das individuelle Ansprechen auf die Pharmakotherapie zu bestimmen und ggf. Non-Responder frühzeitig zu erkennen.
- Initialdosierungen des Arzneistoffs an die gewünschte therapeutische Wirksamkeit anzupassen.
- UAW des Arzneistoffs frühzeitig zu erfassen, die v. a. zu Beginn der Therapie auftreten (z. B. Hypotonie nach Erstgabe von ACE-Inhibitoren, Auftreten von heparininduzierten Thrombozytopenien (HIT) nach ein- bis zweiwöchiger Heparintherapie).

Die Zeitintervalle für die Bestimmung des Surrogates werden nach Erreichen eines Zielwerts länger (**Phase 3**) und der Surrogatendpunkt kann nun unter bestimmten Voraussetzungen wie z. B. ausreichenden kognitiven Fähigkeiten auch vom Patienten selbst bestimmt werden. Dies stärkt die Eigenmotivation und Selbstbestimmung des Patienten (z. B. Peak-Flow-Bestimmung in der Asthmatherapie, Blutglucosebestimmung bei der intensivierten Insulintherapie) und verringert die Kosten des Monitorings. Im Verlauf dieser Therapiephase ist darüber hinaus das Messintervall kleiner als das Entscheidungsintervall. So sollte ein Hypertoniepatient jeden Tag seinen Blutdruck messen; Entscheidungen über die antihypertensive Therapie ergeben sich allerdings nur bei den (monatlichen) Konsultationen mit dem Arzt. Ziel des Monitorings in dieser Therapiephase ist vorrangig die Therapiekontrolle, d. h. die Bestimmung der Abweichung der vorliegenden Messung zum Zielwert. Dabei muss zwischen einer zufälligen und einer systematischen Abweichung des Surrogatendpunkts unterschieden werden. Um diese Unterscheidung treffen zu können, kann z. B. die statistische Kontrolltheorie angewendet werden. Diese besagt, dass eine systematische Abweichung vorliegt, wenn die Differenz einer aktuellen Messung zum Zielwert drei Standardabweichungen oder die Differenz von zwei aktuellen Messungen zum Zielwert zwei Standardabweichungen beträgt.

Sollte eine systematische Abweichung festgestellt werden, spricht man von der Reetablierungsphase (**Phase 4**) des Therapiemonitorings, die sich durch eine neue therapeutische Intervention auszeichnet und eine engmaschigere Kontrolle des Surrogatendpunkts zur Folge hat, bis der ursprüngliche Zielwert erneut erreicht wird.

Sollten im Verlauf der Behandlung entweder nicht mehr tolerierbare Grenzwerte überschritten werden (z. B. Auftreten schwerwiegender UAW) oder die Therapieindikation wegfallen (z. B. Patient gibt lediglich

◘ **Tab. 30.1** Arten von Biomarkern, die zum Therapiemonitoring genutzt werden können, mit Beispielen und den dazugehörigen patientenrelevanten Endpunkten. Nach Aronson 2005

Art	Biomarker	Patientenrelevanter Endpunkt
Physiologisch	Blutdruck	Myokardinfarkt, Schlaganfall
Pharmakologisch	Docetaxel-Clearance	Neutropenie
Biochemisch	Serum-TSH	Hypothyreodismus
Hämatologisch	INR	Blutungen
Immunologisch	Auto-Antikörper	Autoimmunerkrankung
Mikrobiologisch	Nachweis von *C. difficile*	Pseudomembranöse Colitis
Histologisch	Jejunum-Biopsie	Glutensensitive Enteropathie
Genetisch	CYP2D6-Genotyp	Nortriptylin-Dosierung
Radiografisch	Weiße Punkte im MRI	Multiple Sklerose

einen Punkt auf der Schmerzskala an), wird die Therapie häufig beendet. In dieser letzten Phase (**Phase 5**) ist das Therapiemonitoring oft genauso engmaschig wie zu Beginn der Intervention, um sicherzustellen, dass ein erneuter Therapiebeginn nicht notwendig ist bzw. die Neueinstellung des Patienten adäquat verläuft.

30.2.3 Screening von individuellen Risikofaktoren

Für die Bestimmung des individuellen Risikos für Therapieversagen und v. a. für UAW ist die Erfassung von patientenspezifischen Faktoren, der Komedikation und Komorbidität z. B. im Rahmen des Medikationsmanagments notwendig (▸Kap. 33–35). So konnte zum Beispiel gezeigt werden, dass langsame Metabolisierer des Isoenzyms CYP2C9 nach Applikation von Standarddosierungen von Warfarin ein erhöhtes Risiko hatten, einen INR-Wert > 4 zu erreichen, der mit schweren Blutungskomplikationen korreliert.

30.3 Therapiemonitoring mithilfe von Biomarkern

Eine Möglichkeit den Therapieverlauf zu kontrollieren, stellt die Nutzung von Biomarkern dar.

■ **DEFINITION** **Biomarker** sind zelluläre, biochemische oder molekulare Charakteristika, die in humanem Gewebe, Zellen und Flüssigkeiten objektiv gemessen werden können und sowohl mit physiologischen und pathophysiologischen Prozessen als auch einer therapeutischen Intervention korrelieren (Biomarkers Definitions Working Group of the National Institutes of Health 2001).

Damit spielen Biomarker eine herausragende klinische Rolle für Vorhersage, Ursache, Progression oder Regression einer Erkrankung.

Neben dem pharmakodynamischen Monitoring sind Biomarker z. B. bei der Diagnose der Erkrankung oder bei der Entwicklung neuer Arzneistoffe relevant. Für letzteres ist v. a. die Reduktion der Patientenanzahl durch Biomarker von Bedeutung. So reicht beispielsweise häufig eine Population von 100–200 Patienten in einem Untersuchungszeitraum von 1–2 Jahren aus, um den Effekt eines neuen Arzneistoffs auf den Blutdruck zu bestimmen. Im Gegensatz dazu würde eine klinische Studie zur Bestimmung einer durch die Blutdrucksenkung reduzierten Mortalität im Vergleich zur Placebogruppe eine viel höhere Fallzahl und eine längere Beobachtungszeit erfordern.

In ◘ Tab. 30.1 ist eine Auswahl verschiedener Arten von Biomarkern mit Beispielen zusammengefasst.

Neben den in ◘ Tab. 30.1 zusammengefassten Arten von Biomarkern kann darüber hinaus zwischen prognostischen und prädiktiven Biomarkern unterschieden werden.

Prognostische Biomarker sind nur für die eigentliche Diagnose der Erkrankung geeignet und haben wenig prädiktive Vorhersagekraft über den weiteren Therapieverlauf. So ist der Nachweis des Prostata-spezifischen Antigens (PSA), der einen guten diagnostischen Marker für das Prostatakarzinom darstellt, für das Monitoring der Tumorprogression nicht geeignet. Grund hierfür ist, dass das Tumorvolumen des Prostatakarzinoms nicht mit der Konzentration des Antigens korreliert.

Im Gegensatz dazu sind **prädiktive Biomarker** für ein Therapiemonitoring geeignet, besitzen aber nur eine geringe diagnostische Bedeutung (z. B. das karzinoembryogene Antigen bei Ovarialkarzinomen).

Der Einsatz von Biomarkern im Rahmen des Therapiemonitorings setzt entweder:

- die **direkte invasive Gewinnung**, Probenaufbereitung und Quantifizierung des Biomarkers aus der biologischen Matrix des Menschen oder

Tab. 30.2 Vor- und Nachteile verschiedener Punktionsstellen zur Entnahme von Kapillarblut

Ort	Vorteile	Nachteile
Ohrläppchen	▪ Schmerzärmer als an Fingerkuppe, ▪ kein Anblick des eigenen Blutes, ▪ reduzierte Infektionsgefahr im Vergleich zur Fingerkuppe	▪ Keine Selbsttestung möglich, ▪ weniger austretendes Blut als in Fingerkuppe, ▪ Verschmutzung der Oberbekleidung möglich
Fingerkuppe (Spezialfall: Ferse bei Neugeborenen)	▪ Selbsttestung durch Patienten möglich, ▪ Gewinnung größerer kapillärer Blutvolumina möglich, ▪ häufiger Wechsel der Punktionsstelle bei vergleichbaren Messbedingungen möglich	▪ Erhöhte Infektionsgefahr bei unzureichender Desinfektion im Vergleich zum Ohrläppchen, ▪ höheres Schmerzempfinden durch endständige Nervenfasern im Vergleich zum Ohrläppchen

- die **indirekte nichtinvasive Messung** unter Nutzung z. B. neuer Imaging-Technologien wie der Positronen-Emissions-Tomographie voraus.

30.3.1 Biomarkermessungen in biologischem Material

Die größte Bedeutung als Untersuchungsmatrix für die Biomarkerbestimmung besitzt das **Blut**. Dies kann venös oder arteriell, als Kapillarblut oder auch als Nabelschnurblut von Neugeborenen entnommen werden. Aus diesem Untersuchungsmaterial lässt sich eine Vielzahl von Biomarkern quantifizieren.

Kapillarblut

Der Gewinnung von **Kapillarblut** als einfache, mehrfach durchführbare, minimalinvasive Entnahme (siehe Kasten) kommt dabei sowohl in der Apotheke als auch bei der Selbsttestung des Patienten die bedeutendste Rolle zu.

Bei der Wahl einer geeigneten Punktionsstelle gilt es dabei, die Vor- und Nachteile (Tab. 30.2) abzuwägen und den Ort zu wählen, der für den individuellen Patienten am besten geeignet ist.

Venöses Blut

Im Gegensatz zur Kapillarblutentnahme wird die **periphere venöse Blutentnahme** an der Vena mediana cubiti oder der Vena cephalica des Unterarmes v. a. von Ärzten und Pflegepersonal durchgeführt. Aufgrund einer Vielzahl von Einflussfaktoren auf die Biomarker wie zirkadiane Rhythmen (z. B. Hormone) oder Essgewohnheiten wird das Blut mit unterschiedlichen Entnahmesystemen (siehe Kasten) in der Regel zwischen 7 bis 9 Uhr morgens im nüchternen Zustand und unter Ausschluss starker körperlicher Anstrengungen in den letzten drei Stunden gewonnen.

Zur störungsfreien Quantifizierung des Biomarkers aus Plasma oder Serum werden in der Regel durch Zentrifugation die zellulären Bestandteile des Blutes abgetrennt.

Entnahme von Kapillarblut

Vor Entnahme des Kapillarblutes muss der Ort der Punktion sorgfältig mit Seife und/oder warmem Wasser (fördert die Durchblutung) gereinigt und anschließend getrocknet werden. Ersteres schließt Infektionen der Punktionsstelle und falsch hohe Messergebnisse aus. Letzteres verhindert die Unterschätzung des Biomarkermesswerts.

Nach Desinfektion der betreffenden Körperstelle (Fingerkuppe, Ohrläppchen, Ferse) möglichst ohne alkoholhaltige Desinfektionsmittel (mögliche Veränderung einer enzymatischen Reaktion durch überschüssigen Alkohol auf der Haut, z. B. bei der Glucosebestimmung) sollte die Punktion mithilfe einer Stichlanzette durchgeführt werden. Dabei muss beachtet werden, dass die Stechhilfen Einmalprodukte sind, die bei erneuter Anwendung zu höherem Schmerzempfinden und größeren Verletzungen der Punktionsstelle im Vergleich zur Erstanwendung führen.

Das Blut darf nicht durch Drücken z. B. der Fingerkuppe aus der erzeugten Wunde gewonnen werden, da durch den exogenen Druck vermehrt Gewebsflüssigkeit austritt, die die Konzentration des Biomarkers reduzieren könnte. Lediglich das Massieren der Handinnenfläche und das leichte Stauen des ersten Fingergliedes sind erlaubt. Darüber hinaus wird zur Vermeidung falsch niedriger Biomarkerkonzentrationen der erste austretende Blutstropfen v. a. bei Patienten mit Herz- und Niereninsuffizienz meist verworfen.

Aus Gründen des Selbstschutzes sollten immer Handschuhe getragen werden, um direkten Blutkontakt zu vermeiden (v. a. bei Phenprocoumon-Patienten).

Venöse Entnahmesysteme
Um die Blutentnahme zu beschleunigen, wird nach Setzen der Punktionsnadel im Entnahmeröhrchen ein Unterdruck angelegt: Bei dem **Aspirationsprinzip** (klassische Spritze) entsteht der Unterdruck durch das Herausziehen eines Stempels (z. B. Monovette®). Beim **Vakuumprinzip** (z. B. Vacuette®) besteht von vorneherein ein Vakuum, das nach Kopplung mit der Punktkanüle Unterduck erzeugt und eine gleichmäßige Blutentnahme pro Zeiteinheit erlaubt.
Um die Blutgerinnung nach der Entnahme zu verhindern, werden je nach zu quantifizierendem Biomarker verschiedene Antikoagulanzien als Zusätze in den Entnahmeröhrchen verwendet. Zur besseren Unterscheidung in der Praxis sind die Deckel farbkodiert (z. B. rot oder lila für EDTA-Zusatz).

Dried-Blood-Spots

Eine neue Möglichkeit Biomarker aus dem Blut zu quantifizieren, stellt die **Dried-Blood-Spot**-Methode (DBS) dar. Hierbei wird ein geringes Probenvolumen (10–25 µl) aus Kapillar- oder venösem Blut auf ein spezielles Filterpapier appliziert und dieses bei Raumtemperatur getrocknet. Nach Transport z. B. im Briefumschlag ins Labor wird von der getrockneten sog. DBS-Karte eine standardisierte Fläche ausgestanzt und das Blut zur Analyse extrahiert. Die DBS-Methode wird bisher hauptsächlich eingesetzt:

- beim Neugeborenen-Screening (auf angeborene Hormon- oder Stoffwechselerkrankungen),
- im Rahmen des Therapeutischen Drug Monitorings,
- in toxikokinetischen und pharmakokinetischen Studien,
- bei der Dopingkontrolle,
- zur Proteinanalytik (z. B. Antikörper).

Die großen Vorteile der DBS-Methode im Vergleich zur herkömmlichen Blutanalyse sind dabei v. a. das reduzierte Blutvolumen (Neugeborene), die geringen Kosten für Lagerung bei Raumtemperatur und Transport, eine einfache Handhabung, die erhöhte Stabilität des Biomarkers, die Möglichkeit einer vollautomatisierten analytischen Aufbereitung und das reduzierte biologische Risiko (z. B. Übertragung von Infektionen).

Nachteilig ist die Notwendigkeit einer analytischen Methode, die bei niedrigem Blutvolumen valide Ergebnisse liefert (z. B. LC-MS/MS, Immunoassays), die Notwendigkeit eines internen Standards, um Matrixeffekte des Filterpapiers zu umgehen, und die Berücksichtigung des Hämatokritwerts. Letzterer stellt neben dem Volumen, das auf das Filterpapier appliziert wird, den größten Einflussfaktor auf die Ergebnisse der DBS-Methode dar. Ein erhöhter Hämatokritwert bedeutet eine erhöhte Viskosität und damit eine reduzierte Spreitung auf dem Filterpapier. Dies führt zu einem reduzierten Blutvolumen auf der DBS-Karte und damit einer höheren Konzentration des Biomarkers pro Fläche ausgestanztem Filterpapier als in Patienten mit physiologischem Hämatokritwert. Daher werden in der Praxis die DBS-Ergebnisse einiger Assays um den Hämatokritwert korrigiert, allerdings mit eingeschränkter Vergleichbarkeit zwischen Fingerkuppen-DBS-Blut und venösem DBS-Blut (nicht vergleichbare Hämatokrit-Werte in beiden Matrices). Um diesen Nachteil zu umgehen sowie mögliche Kontaminationen der nächsten Probe durch den manuellen Ausstanzungsprozess zu verhindern, setzt sich zunehmend die zeitersparende vorperforierte DBS-Karte durch.

Nichtinvasives biologisches Material

Alternativ zur Blutentnahme können u. a. auch Untersuchungen aus Urin, Speichel und Fäzes für ein Therapiemonitoring genutzt werden. Die Vor- und Nachteile sowie die Anwendung dieser häufigen Messmatrices werden in ◘ Tab. 30.3 zusammengefasst.

30.3.2 Biomarkermessungen am Zielort

Bei der Bestimmung von Biomarkern aus Blut oder nichtinvasiven Materialien wird die Konzentration am Ort der Erkrankung nur unzureichend wiedergeben, da die Verteilung des Biomarkers vom Lokalisationsort, z. B. des Tumors, in die Blutbahn einer Vielzahl von Einflussfaktoren unterliegt. Dies erschwert die Interpretation und kann zu falschen Entscheidungen für therapeutische Interventionen führen. So konnte gezeigt werden, dass z. B. durch die Bestimmung von Biomarkern mithilfe der Mikrodialysetechnik (s. u.) intra- und postoperativ Komplikationen wesentlich früher erkannt und umgangen werden konnten als mit konventionellen Blutentnahmen.

Neben der Biopsie als bekanntester Methode, um Konzentrationen außerhalb der Blutzirkulation am Zielort zu bestimmen, haben sich im Laufe der letzten Jahre die Positronen-Emissions-Tomographie (PET) als Beispiel für bildgebende Verfahren, die Skin-Blister(SB)-Methode, die Mikrodialyse und die bronchoalveoläre Lavage (BAL) etabliert.

Biopsie

Bei der Biopsie wird dem Patienten eine Gewebeprobe invasiv entfernt und der Biomarker nach Abtrennung der Gewebebestandteile, Homogenisierung und Zentrifugation aus dem Überstand quantitativ bestimmt (Gewebehomogenatüberstandsmessung).

Tab. 30.3 Vor- und Nachteile der Verwendung von nichtinvasivem biologischem Untersuchungsmaterial im Vergleich zu Blut

Vorteile	Nachteile	Anwendung
Urin		
▪ Schmerzfreie, nichtinvasive Probengewinnung, ▪ Selbsttestung möglich, ▪ Im Vergleich zu Blut: ▫ häufig längerer Nachweis des Biomarkers möglich, ▫ kostengünstiger, ▫ weniger aufwendige Probenaufbereitung → zeitnahe (semi)quantitative Ergebnisse → schnellere Entscheidung zu therapeutischer Intervention	▪ Vielzahl von Einfluss-/Störfaktoren (Ernährung, Aufbewahrung des Urins, Zeitpunkt der Urinentnahme) → Gefahr von Fehlinterpretationen, ▪ erschwerte Probengewinnung bei Patienten z. B. im Koma → meist ungeeignet für Akutfälle, ▪ niedrigere Präzision als Blutmessungen, ▪ durch Sammlung des Urins in der Harnblase repräsentieren Urin-Biomarker nicht den Zustand zum Zeitpunkt der Entnahme (Fehler auf der Zeitskala)	▪ Diagnose und Monitoring von Erkrankungen der Niere oder der ableitenden Harnwege, ▪ Bestimmung urinpflichtiger Biomarkern, ▪ Diagnose von endokrinen (z. B. Diabetes) und metabolischen (z. B. Alkalose/Azidose) Erkrankungen, ▪ Dopingkontrollen, ▪ Drogenmissbrauch
Speichel		
▪ Wiederholbare, schmerzfreie, nichtinvasive Probengewinnung, ▪ Selbsttestung möglich, ▪ Bestimmung von Biomarkern in nicht-metabolisierter Form möglich, ▪ Anwendung meist in Akutversorgung, ▪ falls Speichel/Plasma-Quotient bekannt: Extrapolation auf Plasmakonzentrationen des Biomarkers möglich	▪ Geringes Probenvolumen → niedrige Nachweisgrenzen und damit ggf. teure Analytik notwendig, ▪ Konzentrationen des Biomarkers meist abhängig vom Speichelfluss (Störung: Interaktionen mit Anticholinergika), ▪ niedrigere Präzision als bei Messungen im Blut, ▪ Störfaktor: Nahrungsmittel	▪ Hormonbestimmung (u. a. Cortisol, Testosteron), ▪ TDM in der Pädiatrie (z. B. Antiepileptika), ▪ Dopingkontrolle, ▪ Drogenmissbrauch
Fäzes		
▪ Schmerzfreie, nichtinvasive Probengewinnung, ▪ Entnahme des Biomarkers am Lokalisationsort	▪ Ekel und Scham des Patienten, ▪ okkultes Blut: ▫ geringe Spezifität und Sensitivität für Endpunkt Darmkrebs, ▫ Interaktionen mit Lebensmitteln (rotes Fleisch) und Arzneistoffen (z. B. ASS) möglich	▪ Prävention von Darmkrebs (z. B. Testung auf okkultes Blut), ▪ Erregernachweis, ▪ Calprotectinbestimmung zur Diagnose und Verlaufskontrolle von entzündlichen Darmerkrankungen

Positronen-Emissions-Tomographie

Bei der Positronen-Emissions-Tomographie (PET) wird dem Patienten ein exogener Biomarker radioaktiv markiert appliziert. Nach Anreicherung des Positronen-emittierenden Radionuklids (z. B. ^{18}Fluordesoxyglucose bei Alzheimer und in der Onkologie) im Zielgewebe werden letztlich hochenergetische Photonen im PET-Gerät vermessen. Die Anreicherung von z. B. ^{18}Fluordesoxyglucose im Tumorgewebe ermöglicht durch nichtinvasive Bildgebung einen Aufschluss über Malignität, Größe und Lage eines Tumors.

Skin-Blister-Methode

Die Skin-Blister-(SB)-Methode beruht auf der Bildung eines nicht natürlich vorkommenden Kompartiments zwischen der Epidermis und der Dermis, das durch Zerstörung der Epidermis-Dermis-Grenze mittels Unterdruck oder Applikation des Monoterpens Cantharidin auf der Haut entsteht. Die gebildete Blase enthält Gewebsflüssigkeit, die mittels Subkutannadeln entnommen und analysiert werden kann. Für die SB-Methode wird angenommen, dass die Konzentration im SB gleich der am Zielort ist.

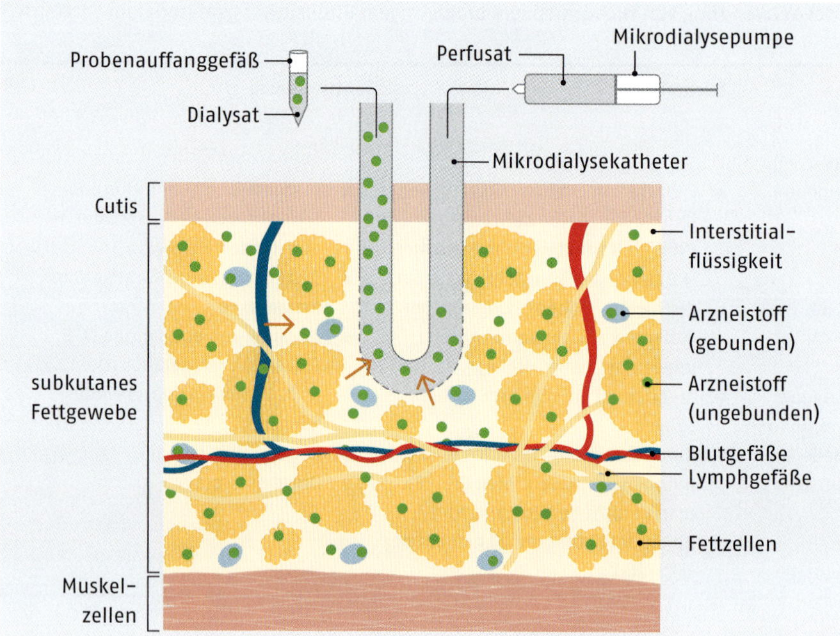

Abb. 30.2 Schematische Darstellung zur Messung ungebundener Biomarkerkonzentrationen in der Interstitialflüssigkeit des subkutanen Fettgewebes mithilfe der Mikrodialysemethode. Orange Pfeile: Transfer des Biomarkers über die semipermeable Membran.

Mikrodialyse

Eine Möglichkeit, ungebunden vorliegende Biomarker in der Interstitialflüssigkeit über einen semipermeablen Membrantransfer zu messen, stellt die Methode der Mikrodialyse dar. Das Mikrodialysesystem besteht aus drei Komponenten (Abb. 30.2):

- der **Mikrodialysepumpe**, die einen kontinuierlichen Fluss der biomarkerfreien Perfusionslösung (z. B. Kochsalzlösung, Ringerlösung) zwischen 1–10 µl/min gewährleistet.
- dem **Mikrodialysekatheter**, der in die zu untersuchende Gewebsflüssigkeit (z. B. in Muskel, Niere, Gehirn) minimalinvasiv gelegt wird und im Fall des konzentrischen Katheters an der Spitze eine semipermeable Membran enthält. Die Bestimmung des Biomarkers wird durch die Porengröße (sog. Cut-Off, meist 6–100 kDa) der Membran vorgegeben, die für niedermolekulare Substanzen wie Lactat durchlässig und für Proteine wie Antikörper meist undurchlässig ist.
- dem **Probenauffanggefäß**, das in einem definierten Sammelintervall das zu untersuchende Material auffängt. Aus der aufgefangenen Probe ist bei ausreichendem Probenvolumen (wenige Mikroliter) eine Quantifizierung möglich.

Grundlage der Mikrodialysetechnik ist ein Konzentrationsgradient des Biomarkers zwischen der Umgebung des eingebrachten Katheters (Zielort) und dem zunächst biomarkerfreien Inneren der Sonde. Basierend auf diesem Konzentrationsgradienten findet entlang der semipermeablen Membran des Mikrodialysekatheters der Transfer des Biomarkers in das Innere des Katheters statt. Durch den kontinuierlichen Fluss der Perfusionsflüssigkeit kann der Transfer zwischen Außen- und Innenseite der Sonde allerdings kein Gleichgewicht erreichen. Die Folge ist, dass lediglich ein konstanter Anteil der tatsächlichen, ungebundenen Biomarkerkonzentration in der Gewebsflüssigkeit aus dem Probenauffanggefäß gemessen und demnach eine individuelle Kalibrierung notwendig wird.

Bronchoalveoläre Lavage

Die bronchoalveoläre Lavage (BAL) dient der zytologischen und immunhistochemischen Untersuchung der Alveolarflüssigkeit der Lunge und wird im Rahmen der Bronchoskopie durchgeführt. Nach Platzierung des Bronchoskops z. B. in den Mittellappen oder der Lingula werden 15–20 ml 0,9 % NaCl-Lösung instilliert und via Bronchoskop erneut abgesaugt. Aufgrund der methodisch bedingten Verdünnung der Alveolarflüssigkeit und durch eine unvollständige Wiederfindung der applizierten NaCl-Lösung ist ähnlich wie bei der Mikrodialyse bei der Quantifizierung von Biomarkern eine Kalibrierung notwendig. Indikationen für die BAL sind Verlaufskontrollen bei Atemwegserkrankungen, ein Erregernachweis bei Atemwegsinfektionen und zur Diagnose von Erkrankungen der unteren Atemwege.

Tab. 30.4 fasst die Vor- und Nachteile der genannten Messmethoden am Zielort zusammen.

30.3.3 Anforderungen an Biomarkermessungen

Die Bedeutung von Biomarkern im Rahmen eines Therapiemonitorings nimmt stetig zu. Umso wichtiger ist daher die Zuverlässigkeit der bioanalytischen Messme-

Tab. 30.4 Vor- und Nachteile ausgewählter Messmethoden zur Bestimmung von Biomarkern am Zielort

Kriterium	Biopsie	PET	Skin Blister	Mikrodialyse	BAL
Keine Probenentnahme notwendig	–	+	–	–	–
Kontinuierliche Messung am Messort möglich	–	+	–	+	+
Kontinuierliche Messung an verschiedenen Messorten möglich	–	+	+	+	–
Messung der ungebundenen Biomarkerkonzentration	–	–	–	+	–
Vielseitige Einsatzmöglichkeiten an diversen Organen und Geweben	–	+	–	+	–
Keine Größenlimitation bei zu untersuchendem Biomarker	+	+	–	–	+
Geringe Invasivität der Methode	–	+	–	+	+/–
Keine Kalibrierung notwendig	+	+	+	–	–
Hohe analytische Präzision	+	–	+	+	+
Keine hohe Präzision der Probenentnahme bzw. des Messzeitpunkts notwendig	+	–	+	–	–

PET Positronen-Emissionstomographie, **BAL** Bronchoalveoläre Lavage. + trifft zu, – trifft nicht zu, +/– keine absolute Aussage möglich

thode, die im Rahmen der Methodenvalidierung nachgewiesen werden muss. Dabei spielen v. a. folgende Kriterien eine Rolle:

- **Richtigkeit:** Übereinstimmung des Mittelwerts einer ausreichenden Anzahl von Messungen des Biomarkers mit dem tatsächlichen Wert.
- **Präzision:** Übereinstimmung der individuellen Messungen einer ausreichenden Anzahl von Messungen des Biomarkers mit ihrem Mittelwert.
- **Selektivität:** Fähigkeit der analytischen Methode, den Biomarker aus einer Vielzahl von anderen Substanzen bzw. Komponenten der Probenmatrix richtig und präzise zu quantifizieren.
- **Festlegung der Bestimmungsgrenzen und Erstellung einer Kalibrierfunktion:** Eine Kalibrierfunktion spiegelt den funktionalen Zusammenhang zwischen Messsignal und bekannter Konzentration des Biomarkers wider. Die niedrigste (und höchste) Biomarkerkonzentration, die eine Richtigkeit von ± 80–120 % (± 85–115 %) und eine Präzision von 20 % (15 %) CV aufweist, legt die untere (bzw. obere) Bestimmungsgrenze fest.
- **Wiederfindung aus biologische Matrix:** Übereinstimmung des Messsignals einer Probe, bei der der Biomarker der biologischen Matrix zugesetzt ist, und einer reinen, matrixfreien Biomarkerprobe.
- **Stabilität des Biomarkers in der biologischen Matrix während Entnahme, Lagerung und Probenaufbereitung:** Dies schließt u. a. Untersuchungen zur Einfrier-Auftau-Stabilität, Langzeitstabilität, Stabilität bei kurzfristiger Temperaturerhöhung, Stabilität in der Stammlösung und Stabilität nach der Aufarbeitung und während des Analyseprozesses ein.

Diese Qualitätsparameter werden in den Richtlinien der European Medicines Agency (EMA, Guideline on bioanalytical method validation, 2012) und der Food and Drug Administration (FDA, Draft Guidance for Industry: Bioanalytical Method Validation, 2013) definiert und konkretisiert.

Über die allgemeine Anforderung an bioanalytische Messmethoden hinaus, muss in unabhängigen Studien die Bedeutung des Biomarkers für Diagnostik, Prognose und Risikoeinschätzung der betreffenden Erkrankung belegt und eine möglichst schnelle und einfache Durchführung der Analyse möglich sein. Nur beides zusammen ermöglicht im Rahmen des Therapiemonitorings eine evidenzbasierte und zeitnahe Entscheidung des Arztes und Apothekers.

30.4 Therapiemonitoring in der Apotheke

Für das Therapiemonitoring in der Apotheke ist v. a. die Blutglucose und die HbA_{1c}-Messung beim Diabetes-, die Blutdruckmessung beim Hypertonie-, der Peak-Flow-Wert beim Asthmapatienten und der INR-Wert zur Überwachung der Blutgerinnung (▶ Kap. 15.2) geeignet. Diese Untersuchungen, die nicht zwingend in einem Zentrallabor durchgeführt werden müssen und daher auch für die Apotheke geeignet sind, werden **Point-of-Care-Testungen (POCT)** genannt (siehe Kasten).

> **Point-of-Care-Testungen**
> Die patientennahe Labordiagnostik (Point-of-Care-Testungen, POCT) umfasst alle Messungen unmittelbar auf der Krankenhausstation, im Notfallwagen, in der Arztpraxis oder einer Apotheke und weist einige charakteristische Eigenschaften auf (nach Luppa und Schlebusch 2012):
> - Laboruntersuchungen in unmittelbarer Patientennähe (Bed-site testing),
> - wenig aufwendige Probenaufbereitung (Matrices: Urin, Speichel, Kapillarblut),
> - sofort einsatzbereite und meist langzeitstabile Reagenzien sowie biomarkerspezifische Detektionssysteme,
> - schnell verfügbare Ergebnisse mit einfach nutzbaren Testsystemen,
> - Ergebnisse führen häufig zu unmittelbaren therapeutischen Interventionen.
>
> Aufgrund des Wegfalles von Transportwegen und dem daraus resultierenden Zeitgewinn finden POCT auch Anwendung auf Intensivstationen und in der Anästhesie zur Bestimmung von Akutparametern wie Elektrolyten.

30.4.1 Therapiemonitoring bei Diabetespatienten

Die **Blutglucosekonzentration** ist eine der primären Zielgrößen für das Therapiemonitoring im Alltag des Diabetespatienten und daher auch wesentlicher Bestandteil in der Apotheke.

Neben der Bestimmung der Blutglucose im Rahmen des Basis-Bolus-Konzepts der Insulintherapie (▸ Kap. 15.2) spielt dieser Biomarker v. a. bei passageren Einstellungsproblemen eine Rolle, z. B. bei:

- Patienten in der Anfangsphase der Diabeteseinstellung,
- Patienten mit häufigen Hypoglykämien unter der Therapie mit Sulfonylharnstoffen,
- Patienten mit Akutzuständen wie Durchfall oder Fieber,
- Patienten mit niedriger Adhärenz als motivierende Maßnahme.

Nach korrekter Entnahme des Kapillarblutes (▸ Kap. 30.3.1), die das größte Fehlerpotenzial bei der Bestimmung der Glucosekonzentration darstellt, wird das Blut über eine Kapillare des Teststreifens zum nichtsichtbaren Testfeld geführt. Die enthaltene Glucose reagiert mit einem, im Teststreifen imprägnierten Enzym wie der Glucoseoxidase und erlaubt dadurch eine amperometrische Quantifizierung. Ältere Geräte basieren auf Redoxreaktionen der Glucose mit Farbstoffen, deren Veränderung oder Neubildung eine konzentrationsabhängige, photometrische Quantifizierung erlaubt. Idealerweise sollten die Blutglucosewerte nüchtern (8 h ohne Nahrungszufuhr) bzw. präprandial unter 120 mg/dl (6,7 mmol/l) und postprandial zwischen 130 bis 160 mg/l (7,2–8,9 mmol/l) liegen.

Bei der Interpretation der Ergebnisse ist es bedeutend, ob mit einem Gerät gemessen wurde, das auf Kapillarblut oder Plasma kalibriert wurde (▸ Kap. 15.2.2). Da die Messungen im Plasma wesentlich genauer sind als im Vollblut, sollten Messgeräte mit Plasmakalibrierung vorgezogen werden.

Der Anteil des glykierten Hämoglobin **HbA_{1c}** am Gesamthämoglobin (▸ Kap. 1.5.2) als Biomarker für die durchschnittliche Langzeit-Plasmaglucosekonzentration der letzten 16 Wochen hat im Vergleich zur reinen Blutglucosekonzentrationsmessung zwei große Vorteile:

- eine geringere biologische Variabilität durch Ausschluss von Einflüssen wie z. B. tageszeitlichen Schwankungen und
- eine einheitliche Bestimmung des HbA_{1c}-Werts nach IFCC-Standard.

Der HbA_{1c}-Zielkorridor zur Primärprävention von diabetesassoziierten Folgekomplikationen liegt zwischen 48–58 mmol/mol (6.5–7.5 %), wobei bei der Bestimmung des patientenindividuellen Zielwerts v. a. die Motivation des Patienten nach Aufklärung, Alter und Abwägen von Nutzen und Risiko der antidiabetischen Therapie (u. a. Hypoglykämierisiko, Gewichtszunahme) eine Rolle spielt. Trotz seiner hohen Prädiktivität gilt es in der Interpretation des HbA_{1c}-Werts einige Einflussfaktoren zu beachten (siehe Kasten). Isolierte Einmalmessungen des HbA_{1c} sollten nicht überschätzt bzw. die Messungen des HbA_{1c}-Werts mit der Plasmaglucosekonzentration verknüpft werden.

Ruhezeit vor der Messung: 5 min
zwischen mehreren Messungen: mind. 2 min
→ Erhöhung der Vergleichbarkeit der Blutdruckbestimmung

während der Messung nicht sprechen
→ Beeinflussung der Druckverhältnisse, die nicht mehr dem Ruhezustand entsprechen
kein Coffein und Nicotin 1 Std. vor der Messung
→ Vermeidung der Erhöhung des Blutdrucks durch exogene Substanzen
Messung des Blutdrucks auf Herzhöhe
→ Umgehung des Einflusses hydrostatischer Effekte auf die Blutdruckbestimmung
(über Herzlage: zu niedrige Werte, unter Herzlage: zu hohe Werte)
Oberbekleidung darf den Arm nicht einschneiden
→ Gefahr der Verfälschung des Messergebnisses
Ausrichtung des Verbindungskabels entlang der Arterie,
Abstand zwischen Manschette und Ellenbogen: 2–3 cm
→ Gefahr der Verfälschung des Messergebnisses

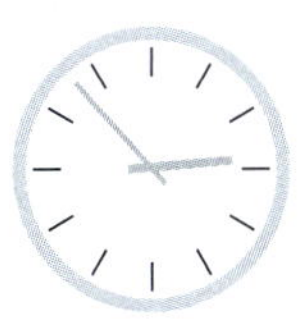

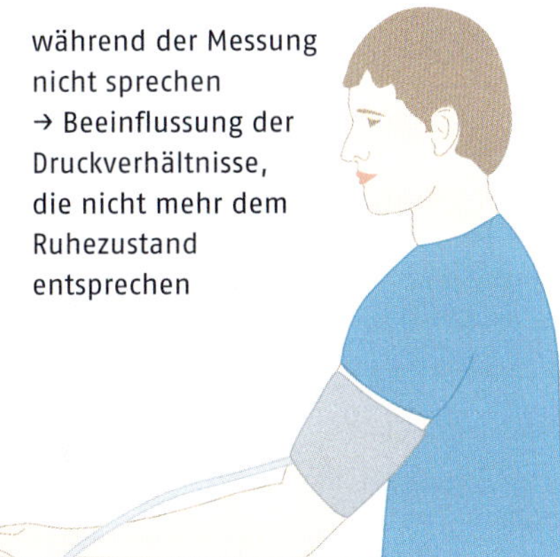

Abb. 30.3 Korrekte Vorgehensweise bei der Bestimmung des Blutdrucks in der Apotheke und im Selbsttest vom Patienten. Beim Vergleich der korrekt bestimmten Blutdruckwerte zwischen den Armen soll die höhere Messung (meistens am linken Arm) berücksichtigt werden.

Einflussfaktoren auf den HbA_{1c}-Wert

Falsch hohe HbA_{1c}-Werte

- Anämien unterschiedlicher Genese (z. B. Eisenmangel, Infektionen),
- Organtransplantationen,
- operative Entfernung der Milz (Splenektomie),
- terminale Niereninsuffizienz,
- Hämoglobinopathien,
- Arzneistoffe (hohe Dosen ASS, Immunsuppressiva, Proteaseinhibitoren).

Falsch niedrige HbA_{1c}-Werte

- Hämolytische Anämien,
- Blutverlust, Bluttransfusionen,
- Leistungssport/große Höhen,
- Ernährungsbedingt (hoher Alkohol-/Fett-Konsum),
- Folsäuremangel (Schwangerschaft),
- terminale Niereninsuffizienz mit Einfluss auf den Erythrozytenkreislauf,
- Leberzirrhose,
- Hämoglobinopathien,
- Arzneistoffe (Erythropoetin, Eisensupplementierung).

30.4.2 Blutdruckmessung

Neben der Bestimmung des Lipidprofils, das die Messung von LDL- und HDL-Cholesterol sowie Triglyceriden beinhalten sollte, spielt im Rahmen von Herz-Kreislauferkrankungen v. a. die Messung des indirekten arteriellen Blutdrucks eine große Rolle. Im Gegensatz dazu wird die genauere direkte, invasive arterielle Druckmessung mittels eines Druckfühlers in einem Blutgefäß meist in der Anästhesie verwendet und in diesem Kapitel nicht näher erläutert. Die indirekte Messung des Blutdrucks kann palpatorisch (durch Tasten), auskultatorisch (durch Hören) oder oszillometrisch (durch Bestimmung von Druckschwankungen) erfolgen.

In der Praxis hat sich in Apotheken und im Selbsttest vom Patienten bzw. in häuslicher Umgebung v. a. die **oszillometrische Messtechnik** durchgesetzt, bei der eine Blutdruckmanschette am Oberarm oder am Handgelenk über den erwarteten Blutdruck aufgepumpt und die Druckschwankungen der Pulswellen in den Arterien zur Messung genutzt werden. Diese sind vom Blutdruck abhängig, werden von den Sensoren des Blutdruckgeräts erfasst und in Blutdruckwerte umgerechnet.

Die richtige Vorgehensweise bei der Messung spielt eine essenzielle Rolle, um falsch hohe oder niedrige Ergebnisse zu vermeiden (Abb. 30.3). Die Blutdruckbestimmung erfolgt dabei entweder am freigelegten

Tab. 30.5 Einteilung der Blutdruck-Werte. WHO 1999

	Systolisch (mmHg)	Diastolisch (mmHg)
Optimal	< 120	< 80
Normal	< 130	< 85
Hochnormal	130–139	85–89
Hypertonie 1. Grades	140–159	90–99
Hypertonie 2. Grades	160–179	100–109
Hypertonie 3. Grades	≥ 180	≥ 110
Isolierte systolische Hypertonie	≥ 140	< 90

Oberarm (am genauesten), am Unterarmhandgelenk oder am Finger. Für Patienten mit Diabetes mellitus oder Arteriosklerose sind Handgelenksgeräte generell ungeeignet, da sowohl die Arteria ulnaris als auch die Arteria radialis für die Bestimmung des Blutdrucks keine pathologischen Verengungen aufweisen dürfen. Auch Herzrhythmusstörungen führen bei Handgelenksgeräten zu Messfehlern.

Bei der arteriellen Blutdruckbestimmung werden zwei Messwerte erhoben: ein maximaler Druck am Ende der Herzauswurfphase (systolisch) und ein minimaler Druck am Ende der Herzfüllungsphase (diastolisch). Beide werden beim Therapiemonitoring einer arteriellen Hypertonie berücksichtigt (Tab. 30.5), die bei Nichtbehandlung zu Arteriosklerose, Koronarer Herzkrankheit, Herzinsuffizienz, Nierenversagen, Schlaganfall und arterieller Verschlusskrankheit führen kann. Eine therapeutische Intervention im Rahmen des Therapiemonitorings ist aufgrund der hohen Schwankungsbreite des Blutdrucks (z. B. durch zirkadiane Rhythmen, Urindrang, Stresssituationen oder körperliche Belastungen) erst notwendig, wenn bei drei unabhängigen Messungen zu unterschiedlichen Tageszeiten an drei verschiedenen Tagen wiederholt erhöhte Werte festgestellt wurden.

Einfluss des Alters auf den Blutdruck

Im Vergleich zu jungen Patienten verringern sich im Alter Elastizität und Dehnbarkeit der peripheren Leitungs- und Kapazitätsgefäße, was die arterielle Pulswelle beschleunigt. Darüber hinaus wird die Pulswelle an den arteriellen Gefäßverzweigungen in älteren Menschen stärker und früher reflektiert als in jungen. Beides führt im hohen Alter zu einem höheren zentralen systolischen Blutdruck als in der Peripherie.

Konsequenz: Bei der Blutdruckmessung am Arm überschätzt man beim jungen und unterschätzt man beim alten Patienten den herznahen zentralen Blutdruck. Daher gilt es v. a. bei älteren Patienten, den Blutdruck konsequent zu überwachen und ggf. Maßnahmen zu ergreifen.

30.4.3 Peak-Flow-Messung

Die engmaschige Messung des Peak-Flow-Werts wird zum Therapiemonitoring bei Asthmapatienten genutzt, bei denen sich die Lungenfunktion innerhalb kürzester Zeit ändern kann.

DEFINITON Unter **Peak-Flow** versteht man die maximale Flussgeschwindigkeit der Atemluft während einer forcierten Exspiration.

Die tägliche Bestimmung des Peak-Flow-Werts ermöglicht das frühzeitige Erkennen einer Lungenfunktionsverschlechterung und damit eine rechtzeitige therapeutische Intervention. Beim subjektiven Gefühl von Atemnot (akuter Asthmaanfall), der Anwesenheit von Bronchialinfekten oder der Umstellung der Asthmamedikation sollte der Wert mehrfach am Tag bestimmt werden.

Bei der Durchführung der Untersuchung sollte der Patient aufrecht auf einem Stuhl sitzen oder (besser) stehen. Das zur Bestimmung verwendete **Peak-Flow-Meter** wird mit dem mitgelieferten Mundstück versehen und der Messzeiger auf Ausgangsposition gestellt. Anschließend muss der Patient so tief wie möglich einatmen, das Mundstück mit den Lippen fest umschließen und in das waagerecht gehaltene Messgerät so schnell wie möglich mit einem kurzen scharfen Atemstoß ausatmen. Dabei muss möglichst die gesamte Kraft der Brustmuskulatur eingesetzt werden. Der Messzeiger wird nun je nach Ausmaß der Flussgeschwindigkeit der Exspirationsluft auf einer Skala von 50 bis 800 l/min bewegt. Um den Einfluss zufälliger Ausreißer nach unten zu minimieren, wird der beschriebene Vorgang zweimal wiederholt und der höchste Wert zur Verlaufs-

Tab. 30.6 Interpretation der Peak-Flow-Messungen in der Apotheke oder im Selbsttest vom Patienten anhand des Ampelschemas

Ampel	Beobachtung	Schlussfolgerung
(grün)	Peak flow: 80–100 % des persönlichen Bestwerts	Keine therapeutische Intervention notwendig
(gelb)	Peak flow: 50–80 % des persönlichen Bestwerts	Dauermedikation unzureichend, Anpassung der Medikation in Rücksprache mit dem Arzt, Ziel der Intervention: Rückkehr in den grünen Bereich
(rot)	Peak flow: < 50 % des persönlichen Bestwerts	Anwendung der Notfallmedikation: ▪ wiederholte Gabe eines kurzwirksamen β_2-Sympathomimetikums, ▪ Applikation eines systemischen Glucocorticoids, ▪ ggf. Gabe von Sauerstoff bzw. Krankenhauseinweisung. Anwendung von Notfallmaßnahmen (z. B. dosierte Lippenbremse)

kontrolle in das Peak-Flow-Protokoll, z. B. in einem Asthmatagebuch, eingetragen.

Da Peak-Flow-Meter nicht geeicht sind und je nach Alter des Geräts variieren können, muss bei der Interpretation des Messergebnisses der **persönliche Bestwert (PBW)** des Patienten auf dem aktuell verwendeten Peak-Flow-Meter berücksichtigt werden. Dieser spiegelt den höchsten Peak-Flow-Wert wider, den ein Patient unter optimalen Bedingungen erreicht und dokumentiert. Für die Einordnung des aktuellen Messwerts wird ein **Ampelschema** verwendet. Dabei wird der aktuelle Peak-Flow-Messwert mit dem PBW in ein prozentuales Verhältnis gesetzt. Auf diese Weise können die richtigen Maßnahmen getroffen werden (Tab. 30.6).

Neben der Überwachung des Peak-Flow-Werts in der Apotheke gilt es, das subjektive Empfinden des Patienten gezielt zu erfragen, um ein vollständiges Bild über den Therapieerfolg zu erhalten. So konnte beispielsweise gezeigt werden, dass trotz vergleichbarer Peak-Flow-Werte das subjektive Empfinden der Atemnot von Asthmapatienten nach Beclomethasontherapie wesentlich geringer war als nach Theophyllingabe. Dieses Beispiel verdeutlicht, dass ein Therapiemonitoring mit Biomarkern nie isoliert gesehen werden darf, sondern lediglich ein sinnvoller Baustein für eine sachgerechte Durchführung eines Medikationsmanagements sein kann.

Literatur

Aronson JK. Biomarkers and surrogate endpoints. Br J Clin Pharmacol, 59: 491–494, 2005

Biomarkers Definitions Working Group of the National Institutes of Health. Biomarkers and surrogate endpoints: preferred definitions and conceptual framework. Clin Pharm Ther, 69: 89–95, 2001

EMA, European Medicines Agency. Guideline on Bioanalytical Method Validation. www.ema.europa.eu, London 2012

FDA, Food and Drug Administration. Guidance for Industry: Bioanalytical Method Validation. www.fda.gov, Rockville 2013

Glasziou P, Irwig L, Mant D. Monitoring in chronic disease: a rational approach. BMJ, 330: 644–648, 2005

Lemmer B, Brune K. Pharmakotherapie: Klinische Pharmakologie. 14. Aufl., Springer, Weinheim 2010

Luppa PB, Schlebusch H. POCT – Patientennahe Labordiagnostik. 2. Aufl., Springer, Weinheim 2012

Der letzte Zugriff auf die im Text genannten Websites erfolgte am 03.04.2016.

30

31 Management unerwünschter Arzneimittelwirkungen

Rebekka Lenssen, Katharina Schmitz, Hanna Seidling

Eine unerwünschte Arzneimittelwirkung (UAW) kann entweder auf Grund des inhärenten Risikos eines Arzneistoffs auftreten oder durch einen Medikationsfehler verursacht sein (▸Kap. 10). Verdeutlicht werden kann dieser Unterschied in der Genese durch das Beispiel einer allergischen Reaktion nach Arzneimittelanwendung: Tritt bei einem Patienten zum ersten Mal in der Historie eine allergische Reaktion auf ein spezifisches Arzneimittel auf, so ist dies als unvermeidbare, inhärente UAW zu klassifizieren. Im Gegensatz dazu wäre eine durch einen Medikationsfehler ausgelöste UAW die allergische Reaktion nach der Gabe eines Arzneimittels, auf das der Patient **bekanntermaßen** allergisch ist (Ackroyd-Stolarz et al. 2006).

Dabei bleibt die klinische Situation des Patienten Ausgangspunkt für die Erkennung und das Management einer UAW – unabhängig von der Genese (Pintor-Mármol et al. 2012).

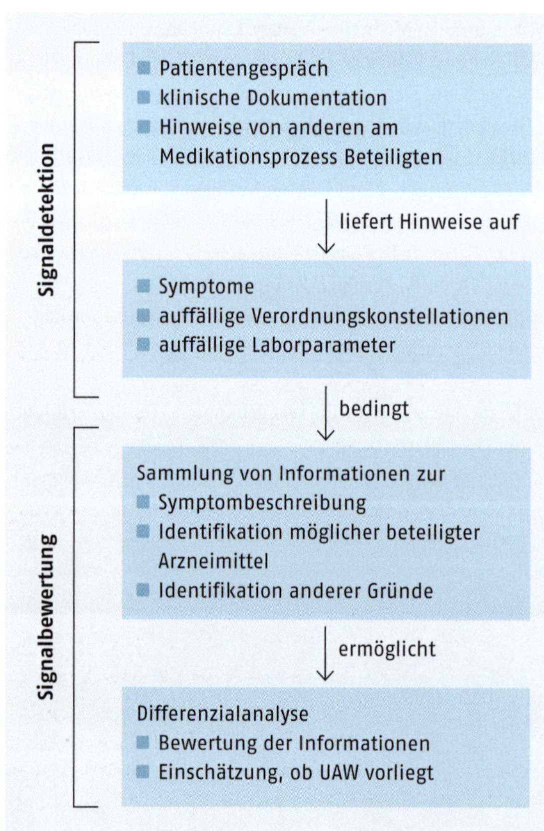

Abb. 31.1 Algorithmus zur Erkennung von unerwünschten Arzneimittelwirkungen

31.1 Erkennen von UAW

Auf einer übergeordneten Ebene dienen insbesondere durch Medikationsfehler ausgelöste UAW in Beobachtungsstudien häufig als Qualitätsindikator für die Arzneimitteltherapiesicherheit. Im konkreten Patientenfall ist das Erkennen einer UAW zumeist Ausgangspunkt für eine pharmazeutische oder ärztliche Intervention und Therapieänderung.

Die Methoden zur Erkennung von UAW unterscheiden sich dabei je nachdem, ob die Bewertung eines einzelnen Patienten oder die Analyse einer größeren Datenmenge aus einer untersuchten Population im Vordergrund steht. Während bei hohen Fallzahlen häufig retrospektive Analysenmethoden wie eine elektronische oder manuelle Analyse von Patientenakten durchgeführt wird, steht auf der individuellen Ebene der konkrete Patientenfall im Vordergrund. Jede Art der Detektion hat ihre Vor- und Nachteile, so müssen z. B. auf der übergeordneten Ebene häufig Vereinfachungen für die Datenanalyse getroffen werden und je nach Datengrundlage kann die Korrektheit bzw. Vollständigkeit der Daten für eine automatisierte Erkennung eingeschränkt sein (Forster et al. 2012). Auf der Einzelfallebene stehen potenziell beliebig viele Detailinformationen in Echtzeit zur Verfügung, sodass eine gezielte Erkennung von Signalen mit einer effektiven Bewertung oftmals schwierig ist. Im Fokus dieses Kapitels steht die UAW-Erkennung im individuellen Patientenfall.

Ein Flussdiagramm zur Erkennung von UAW im individuellen Patientenfall zeigt Abb. 31.1.

Tab. 31.1 Typische Dimensionen der Symptomerfassung

Dimension	Frage	Beispielfragen
Zeitlicher Verlauf	Wann?	▪ Wann ist das Symptom zum ersten Mal aufgetreten? ▪ Wie hat es sich im zeitlichen Verlauf verhalten? ▪ Wie oft bzw. wie lang tritt das Symptom auf?
Lokalisation	Wo?	▪ Wo am Körper tritt das Symptom auf?
Qualität, Schweregrad	Was?	▪ Welche Qualität hat das Symptom? ▪ Wie äußert es sich? ▪ Wie stark ist das Symptom (subjektive und objektive Schweregradeinstufung)?
Auslösende Faktoren	Wodurch?	▪ Was hat der Patient gemacht, als das Symptom aufgetreten ist?
Verbesserung, Verschlechterung	Wie?	▪ Wie verändert sich das Symptom bei bestimmten Maßnahmen?
Begleitsymptome	Womit?	▪ Welche Begleitsymptome berichtet der Patient?

Zu Beginn der UAW-Erkennung steht die **Signaldetektion**. Dabei kann sich eine UAW sowohl durch das Auftreten eines (zusätzlichen) unerwünschten Effekts als auch durch das Ausbleiben eines erwünschten Effekts beim Patienten äußern. Einen Hinweis auf eine UAW liefern damit potenziell alle Informationen, die auf einen solchen Missstand hinweisen. Dazu zählen:

- das klinische Bild und spezifische Symptome des Patienten,
- auffällige Verordnungskonstellationen (zur Entdeckung von Verordnungskaskaden),
- auffällige klinische Laborparameter.

Diese Informationen können aus unterschiedlichen Datenquellen abgeleitet werden. Dazu gehören die aktuelle Medikation und die Medikationshistorie, aber auch die klinische Dokumentation wie z. B. Patientenkurven, Pflegedokumentation, Arztbriefe, Laborergebnisse und Befunde.

Die wichtigste Informationsquelle für eine ausführliche Symptomerfassung ist jedoch der Patient selbst bzw. eine mit der Betreuung und Pflege betraute Person. Zur Informationsgewinnung dient dabei im Idealfall das direkte und persönliche Gespräch. Wird in einem solchen Gespräch über ein Symptom berichtet, ist es wichtig, möglichst viele Informationen über das Ereignis zu erhalten. Typische Fragen zur Beschreibung eines Symptoms finden sich in Tab. 31.1.

Nach dem Erkennen einer auffälligen Symptomatik ist die Zuordnung zu einer bestimmten Arzneimittelanwendung für den Rückschluss auf eine UAW entscheidend – nur so können anschließend geeignete Maßnahmen zum Management eingeleitet werden (**Signalbewertung**).

Zur Informationsgewinnung, ob eine bestimmte UAW prinzipiell unter Therapie mit einem bestimmten Arzneimittel auftreten kann und in welchem zeitlichen Verlauf eine solche UAW zu erwarten wäre, können verschiedene Quellen eingesetzt werden. Während oftmals ein Zusammenhang pharmakologisch plausibel hergeleitet werden kann (z. B. rasches Auftreten einer Hypoglykämie nach einer zu hohen Insulindosis), ist der gezielte Einsatz von Primär- und Sekundärliteratur bei nicht offensichtlichen Zusammenhängen (z. B. Sehnenruptur unter oder nach Gabe von Fluorchinolonen) sinnvoll. Tab. 31.2 gibt einen Überblick über häufig verwendete Informationsquellen und beschreibt Vor- und Nachteile.

Im klinischen Alltag ist eine direkte 1:1-Beziehung zwischen Symptom und verdächtigem Arzneimittel eher die Ausnahme. Im Schnitt nehmen ältere, ambulant lebende Patienten dauerhaft sechs unterschiedliche Arzneimittel ein, ein spezifisches Symptom kann daher durch mehrere Arzneimittel gleichzeitig bedingt oder verstärkt werden und gleichermaßen können in jedem Medikationsprozess ein oder mehrere Medikationsfehler auftreten, die das Auftreten einer UAW begünstigen oder gar auslösen (Bürkle et al. 2013). Die ursächliche Zuordnung eines Symptoms zu einem bestimmten Arzneimittel bzw. einem spezifischen Anwendungsprozess ist folglich nicht trivial und wird häufig umso komplexer, je mehr Daten zur Analyse und Bewertung zur Verfügung stehen oder je mehr Zeit zwischen Arzneimitteleinnahme und UAW verstrichen ist. Dieses Problem verschärft sich, wenn es sich um unspezifische Symptome wie gastrointestinale Beschwerden, Müdigkeit oder Schwindel handelt.

Prinzipiell könnte jedes Symptom oder jeder auffällige Laborparameter als Hinweis auf eine UAW verstanden werden und eine entsprechende Abklärung verlangen. Um im klinischen Alltag jedoch eine gewisse **Priorisierung** zu erreichen, können spezifische Kriterien zur Vorselektion angewendet werden. Hierzu zählen:

Tab. 31.2 Häufig verwendete Informationsquellen zur Identifizierung unerwünschter Arzneimittelwirkungen eines bestimmten Arzneistoffs oder Arzneimittels

Informationsquelle	Beschreibung	Vorteil	Nachteil
Pharmazeutischer Unternehmer	Daten zu UAW, die in Zulassungsstudien aufgetreten sind (Fachinformation) oder über Spontanberichtssysteme nach Zulassung erfasst wurden	▪ Zu jedem Arzneimittel verfügbar, ▪ behördlich abgestimmte Informationen, ▪ regelmäßige Aktualisierungen	▪ Nicht alle Angaben sind placebokontrolliert, ▪ Meldungen aus Spontanberichtssystemen häufig von zweifelhafter Kausalität
UAW-Datenbanken	Pharmakovigilanz-Datenbanken von BfArM (nebenwirkung.bfarm.de) oder EMA (www.adrreports.eu/)	▪ Aktuelle Informationen zur Signaldetektion	▪ Meldungen aus Spontanberichtssystemen häufig von zweifelhafter Kausalität, ▪ keine quantitativen Angaben möglich, ▪ anfällig gegenüber Schwankungen im Berichtswesen
Tertiärliteratur	Z. B. Aronson: Meyler's Side Effects of Drugs; Volltextdatenbanken, z. B. www.uptodate.com, www.micromedex.com	▪ Umfangreiches, mit Primärliteratur belegtes Nachschlagewerk	▪ Ggf. nicht aktuell, ▪ Arzneimittelspektrum des amerikanischen Markts
Primärliteratur	Suche über übliche Literaturdatenbanken (z. B. PubMed)	▪ Unterschiedliche Studientypen (Fallberichte versus Beobachtungsstudien)	▪ Zeitaufwendige Recherche

- papierbasierte Merklisten, z. B. Scorecards (Hackl et al. 2013),
- elektronische Systeme, die bei bestimmten Risikokonstellationen eine Warnung aussprechen (Rommers et al. 2010).

Diese Systeme verwenden meist elektronisch auswertbare Trigger, wie z. B. die Verordnung von Antidota (z. B. Vitamin K oder Naloxon) oder Arzneistoffen, die häufig in Folge einer UAW indiziert sind (z. B. Aktivkohle, Antihistaminika oder perorale/topische Glucocorticoide; Leendertse et al. 2008), aber auch Laborwerte, die auf eine manifeste UAW hinweisen (z. B. entgleiste INR-, Serumkreatinin- oder Kalium-Werte). Eine weitere Möglichkeit der Signaldetektion ist die Identifizierung sub- oder supratherapeutischer Plasmakonzentrationen bei Arzneistoffen mit enger therapeutischer Breite (▸ Kap. 15.3.5).

Unabhängig davon, ob ein oder mehrere Arzneimittel oder ein oder mehrere Medikationsfehler vermutlich bei der Entstehung einer UAW involviert waren, sollten immer weitere mögliche Gründe für das Auftreten des Ereignisses ausgeschlossen werden. Dies setzt profunde Kenntnisse in der Ätiologie spezifischer Symptome voraus. Andere Gründe können dann im Gespräch mit dem Patienten erfragt und ggf. ausgeschlossen werden.

Zur Feststellung eines Kausalzusammenhangs zwischen aufgetretenem Symptom und Arzneimitteleinnahme werden zu einer abschließenden Bewertung Dechallenge- und Rechallenge-Versuche herangezogen (▸ Kap. 9.2.4). Ob bereits in der Vergangenheit positive De- und Rechallenge-Versuche stattgefunden haben, kann im Patientengespräch erfragt werden. Ist dies nicht der Fall, stellt ein Dechallenge-Versuch häufig eine Maßnahme zum Management der UAW dar.

31.2 Häufig auftretende UAW

Bei Studien zur Häufigkeit von UAW muss berücksichtigt werden, dass die Zahlen nach Setting (ambulant vs. stationär vs. Schnittstellen), Methode der Datenerhebung (Spontanmeldungen vs. direkte Beobachtung und fallindividuelle Bewertung) und untersuchter Patientenpopulation (Kinder vs. Erwachsene vs. ältere Patienten) deutlich variieren können (Handler et al. 2007). Zudem werden die meisten Studienergebnisse nicht auf die Verordnungshäufigkeit normiert. Dies hat zur Folge, dass besonders häufig verordnete Arzneistoffgruppen scheinbar am häufigsten UAW verursachen. So wundert es nicht, dass bei Kindern am häufigsten UAW bei Antibiotika, Arzneimitteln, die am Respirationstrakt wirken, sowie Impfstoffen dokumentiert sind (Kongaew et al. 2008). Bei Erwachsenen werden im Wesentlichen sechs Arzneistoffgruppen (Antibiotika, Antidiabetika, Antikoagulanzien, Digitalisglykoside, Diuretika und NSAR) für 60–70 % der UAW im Krankenhaus verantwortlich gemacht (Wiffen et al. 2002).

◘ Tab. 31.3 Arzneistoffgruppen, die häufig für unerwünschte Arzneimittelwirkungen verantwortlich sind

Arzneistoffgruppe	Beispiele für häufige UAW
Antibiotika	Allergie, Diarrhö
Antidiabetika	Hypoglykämie, Ketoazidose
Antikoagulanzien	Generalisierte Blutungen, GI-Blutungen, Hämaturie
Arzneistoffe mit Wirkung auf das kardiovaskuläre System (Betablocker, ACE-Inhibitoren, AT_1-Antagonisten, Calciumkanalblocker)	Hypotension, Bradykardie, AV-Block, Hyperkaliämie, Nierenschädigungen, Schwindel, Ödeme
Corticosteroide	Elektrolytstörungen, Blutungen, Hyperglykämien, Frakturen, Pilzinfektionen
Digitalisglykoside	Bradykardie, Arrhythmien, Übelkeit und Erbrechen
Diuretika	Dehydratation, Störungen im Elektrolythaushalt
NSAR	Gastrointestinale Blutungen, Gastritis, Nierenschädigung
Opioid-Analgetika	Obstipation, Verwirrung, Sedierung, Atemdepression, Halluzinationen, Übelkeit
ZNS-wirksame Arzneistoffe (Benzodiazepine, Antidepressiva, Neuroleptika, Antiepileptika)	Schwindel, Übersedierung, Verwirrtheit, Synkope, QT-Zeit-Verlängerung

◘ Tab. 31.3 gibt einen Überblick über die häufigsten Arzneistoffgruppen, die sowohl ambulant als auch stationär zu einer UAW führen.

Betrachtet man den Schweregrad der häufig auftretenden UAW, führen Antikoagulanzien häufiger zu schwerwiegenden Konsequenzen wie Tod oder permanenter Behinderung als andere Substanzklassen (Hoonhout et al. 2010). Ein besonderer Risikofaktor, eine UAW zu erleiden, ist das zunehmende Alter des Patienten (Leendertse et al. 2008). Bei genderbezogener Auswertung zeigte sich in einigen Studien, dass Frauen ein größeres Risiko haben, eine UAW zu erleiden (Wiffen et al. 2002).

31.3 Klassifizierung von UAW

UAW können nach dem Schweregrad, der Vermeidbarkeit oder nach der Ursache eingeteilt werden. Im Kontext der Pharmakovigilanz werden weitere Einteilungen verwendet (▸ Kap. 9).

31.3.1 Schweregrad

Die oft einfachste Klassifizierung ist die Schweregradeinteilung in die vier Kategorien: „tödlich", „lebensbedrohlich", „schwerwiegend" und „signifikant" (Morimoto et al. 2004). Weitere, im Folgenden beschriebene Schweregradeinteilungen sind die Klassifizierung nach NCCMERP und die CTCAE-Klassifizierung.

NCCMERP

Der NCCMERP-Index (National Coordination Council for Medication Error Reporting and Prevention) ist ein Klassifikationssystem für Medikationsfehler und eignet sich daher streng genommen nur zur UAW-Einteilung, wenn ein Medikationsfehler der Entstehung zugrunde lag. In den Kategorien wird die Konsequenz eines Medikationsfehlers klassifiziert, von A: Umständen, die zu einem Fehler führen können, bis zu I: ein Fehler, der den Tod eines Patienten zur Folge hatte (Snyder et al. 2007; www.nccmerp.org).

CTCAE

Die CTCAE-Klassifikation (Common Terminology Criteria for Adverse Events) wurde ursprünglich für den onkologischen Bereich entwickelt. Es finden sich vielfältige Symptome bzw. Organfunktionen, die vor allem als UAW unter Anwendung von Tumortherapeutika auftreten, wie beispielsweise Übelkeit und Erbrechen, Blutbild- und Hautveränderungen sowie Einschränkungen der Nieren-, Leber- und Herzfunktion (NCI 2010).

Die CTCAE-Klassifikation ist für die enthaltenen Symptome und Organe in fünf Schweregrade von Grad 0 (gesund, Referenzbereich) bis Grad 5 (Tod) eingeteilt und wird meist in klinischen Studien genutzt (▸ Kap. 20.1.2).

31.3.2 Vermeidbarkeit

Die Entscheidung, ob eine UAW vermeidbar ist, hängt eng mit der Genese der UAW zusammen.

31

Tab. 31.4 Beurteilung der Vermeidbarkeit einer unerwünschten Arzneimittelwirkung. Nach Schumock und Thornton 1992

War das Arzneimittel für die klinische Situation des Patienten geeignet?	Nein = vermeidbar
War die Dosierung, Applikationsform, Häufigkeit der Applikation für den Patienten hinsichtlich Alter, Gewicht und Krankheitsstatus geeignet?	Nein = vermeidbar
Wenn anwendbar, wurden ein notwendiges Therapeutisches Drug Monitoring oder notwendige Laborwertbestimmungen durchgeführt?	Nein = vermeidbar
Gab es Allergien oder unerwünschte Wirkungen bezüglich des Arzneimittels in der Vorgeschichte?	Ja = vermeidbar
War eine Arzneimittelinteraktion an der UAW beteiligt?	Ja = vermeidbar
Wurden eine toxische Plasmakonzentration des Arzneistoffs oder Monitoring-Laborparameter dokumentiert?	Ja = vermeidbar
War eine schlechte Adhärenz an der UAW beteiligt?	Ja = vermeidbar

Schumock und Thornton (1992) haben Vermeidbarkeitskriterien definiert, die in Tab. 31.4 zusammengefasst sind.

Neben den harten Kriterien „vermeidbar“ und „nicht vermeidbar“ werden bei retrospektiven Einschätzungen oft auch Zwischengruppen angewendet wie „abschwächbar“ oder „wahrscheinlich vermeidbar“ und „wahrscheinlich unvermeidbar“ (Gurwitz et al. 2003).

Sind UAW auf einen Medikationsfehler zurückzuführen, gelten sie prinzipiell als vermeidbar. Viele Medikationsfehler, die zu einer UAW führen, werden bei der Verordnung gemacht, wie beispielsweise falsche Dosierung, Nichtbeachtung einer Arzneimittelinteraktion oder Kontraindikation oder fehlende Arzneimittel trotz bestehender Indikation. Weiterhin können falscher Gebrauch oder Non-Adhärenz beim Patienten oder ein fehlendes oder falsches Monitoring der Arzneimitteltherapie durch Patient, Apotheker oder Arzt ursächlich sein (▸ Kap. 10.3).

31.3.3 Ursache

Eine weitere Möglichkeit ist eine Einteilung der UAW nach dem potenziellen Entstehungsort im Verlauf des Medikationsprozesses bzw. der Ursache des Ereignisses – insbesondere bei UAW, die durch Medikationsfehler ausgelöst wurden. Morimoto et al. (2004) analysieren u. a. die Stufen des Medikationsprozesses (▸ Kap. 10.2) und die initial involvierte Person (Arzt, Pflegepersonal, Apotheker, Patient) beim Auftreten eines Medikationsfehlers. Im Vordergrund steht dabei eine Analyse des Prozesses oder des Systems und die Frage, welche Faktoren begünstigend beigetragen haben, dass diese UAW entstehen konnte. Zur besseren Darstellung von Zusammenhängen von Ursache und Wirkung können sogenannte Ishikawa-Diagramme eingesetzt werden (▸ Kap. 10.5.2).

31.4 Umgang mit UAW

Nachdem eine UAW erkannt wurde, muss ein geeignetes Vorgehen zum Management der UAW initiiert werden. Dabei ist eine enge Zusammenarbeit aller am Medikationsprozess beteiligten Personen unabdingbar. Nur durch einen umfassenden Informationsaustausch kann sichergestellt werden, dass ein erneutes Auftreten der UAW verhindert wird.

Ein Flussdiagramm zum Management von UAW im individuellen Patientenfall zeigt Abb. 31.2.

Zunächst ist abzuschätzen, ob eine Akutintervention erforderlich ist. Dies ist vom Typ und Schweregrad der UAW abhängig. Zudem ist zu entscheiden, in wessen Verantwortungsbereich die nötige Intervention fällt. Ist beispielsweise eine Aufklärung zur Anwendung des Arzneimittels notwendig, kann dies durch den Apotheker erfolgen. Schließt das Management eine Therapieänderung mit ein, ist eine ärztliche Intervention notwendig.

Nach Abschluss der Akutbehandlung oder initial, wenn keine Akutbehandlung notwendig ist, sollte in Abstimmung mit anderen Heilberuflern und gegebenenfalls auch dem Patienten selbst oder Betreuenden über ein weiteres Vorgehen entschieden werden. Dabei sind insbesondere die Genese und der Schweregrad der UAW sowie die Dringlichkeit der Therapie mit dem auslösenden Arzneimittel ausschlaggebende Faktoren für das weitere Vorgehen.

Zunächst sollte geprüft werden, ob ein Absetzen des Arzneimittels oder ein zeitweises Pausieren möglich ist. Wichtig ist in jedem Fall, mögliche Begleitfaktoren, z. B. durch Arzneimittelinteraktionen, zu berücksichtigen und ggf. zu verändern. Wird eine dosisabhängige Reaktion vermutet, sollte eine Dosisanpassung in Erwägung gezogen werden (Edwards und Aronson 2000).

Ist ein Patient zwingend auf eine bestimmte Arzneimitteltherapie angewiesen, da Alternativen z. B. auf-

Abschätzung des Ereignisses
- Notfallbehandlung indiziert (schwerwiegendes oder lebensbedrohliches Ereignis)?
- Ambulante Behandlung möglich?
- Behandlung durch Facharzt erforderlich?

↓

Bewertung und Diskussion der Maßnahmen mit dem Patienten und anderen am Medikationsprozess Beteiligten
- Ist ein Absetzen des vermuteten Arzneimittels möglich und sinnvoll?
- Kann der Gebrauch des Arzneimittels zukünftig vermieden werden?
- Welche Alternativen sind zur Behandlung der Erkrankung verfügbar?
- Ist eine Dosismodifikation oder zeitweises Pausieren des Arzneimittels möglich und sinnvoll?
- Sind Effekte von Begleittherapien berücksichtigt?
- Müssen Absetzphänomene beachtet werden, wenn ein sofortiges Absetzen unabdingbar ist?

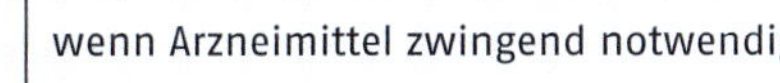

Behandlung der Symptome
- Patient über Nutzen und Risiken der Arzneimitteltherapie aufklären
- Auswahl eines geeigneten Arzneimittels um die UAW zu „behandeln"

Dokumentation der UAW in der Patientenakte
und ggf. Meldung der UAW

o Abb. 31.2 Algorithmus zum UAW-Management

grund von Kontraindikationen oder unzureichendem Nutzen nicht angewendet werden können, ist ein Umstellen oder Absetzen der Therapie keine Option. In solchen Fällen sind Möglichkeiten zur gezielten Behandlung oder Vermeidung der UAW zu finden. Ein Beispiel ist das Auftreten von Übelkeit und Erbrechen bei Behandlung eines onkologischen Patienten mit Chemotherapeutika (▸ Kap. 20). Hier sind häufig keine Therapiealternativen mit geringerem emetogenen Potenzial verfügbar, daher wird in solchen Situationen eine symptomatische Behandlung der UAW unter Fortführung der onkologischen Therapie durchgeführt.

Bei vermeidbaren UAW sollte zunächst evaluiert werden, welcher Prozessschritt für die Entstehung verantwortlich war. In ◘ Tab. 31.5 sind einige Beispiele für ein mögliches Management je nach ursächlichem Prozessschritt aufgeführt.

31.5 Dokumentation von UAW

Ist eine UAW aufgetreten, gilt es diese zukünftig zu vermeiden. Eine entscheidende Voraussetzung hierfür ist die richtige Dokumentation des Ereignisses an der richtigen Stelle. UAW, die einen Patienten direkt betreffen, wie z. B. eine Arzneimittelallergie oder Unverträglichkeit, müssen direkt in der Patientenakte dokumentiert werden. Dabei ist dafür Sorge zu tragen, dass auch jede weitere am Medikationsprozess beteiligte Person zu diesen Informationen Zugang hat (Nebeker et al. 2004). Handelt es sich hingegen um eine UAW, die durch einen Medikationsfehler ausgelöst wurde, z. B. durch ein falsches Verdünnen einer Lösung, bringt es dem Patienten keinen zusätzlichen Nutzen, dies in seiner Krankenakte zu dokumentieren. Vielmehr können die bereits gemachten Fehler zum sogenannten kollektiven Lernen des Systems genutzt werden. Zu diesem Zweck wurden spezielle Berichtssysteme entwickelt. Im Rahmen einer „No-blame culture" können Medikationsfehler oder „Beinahe-Schäden" anonym an Onlineportale gemeldet werden, z. B.:

- **„Jeder Fehler zählt"** ist ein Onlineportal des Instituts für Allgemeinmedizin der Universität Frankfurt, das für Hausarztpraxen entwickelt wurde. Es bietet prinzipiell jedem Heilberufler die Möglichkeit, mithilfe

Tab. 31.5 Beispiele für ein mögliches UAW-Management bei vermeidbaren UAW, je nach auslösendem Prozessschritt

Prozessschritt	Mögliches Management
Verordnung, Selbstmedikation	■ Alternativvorschläge zur bisherigen Medikation (z. B. Absetzen, Therapiealternativen, Dosisanpassung, Auswahl anderer Darreichungsform etc.), ■ Beratung des Patienten zur Selbstmedikation
Patienteninformation	■ Aufklärung über Krankheitsbild und notwendige Therapie, ■ Adhärenzförderung
Verteilung, Abgabe	■ Vermeidung von Störungen im Dispensierprozess, ■ Empfehlung geeigneter Hilfsmittel (z. B. Dosetten)
Applikation, Einnahme	■ Schulung des Patienten/der Angehörige/der Pflegekräfte zur richtigen Anwendung, ■ Vermeidung von Störungen beim Verabreichungsprozess, ■ Ggf. Umstellung auf andere Darreichungsform
Monitoring	■ Auswahl eines geeigneten Monitorings, ■ Intensivierung des Monitorings, ■ Unterstützung und Motivation des Patienten, ■ Abstimmung der am Medikationsprozess Beteiligten, wer für welches Monitoring verantwortlich ist

Tab. 31.6 Übersicht der Klassifikationssysteme zur Dokumentation von UAW und dadurch initiierten Interventionen

Name	Zweck	Kommentar
APS-Doc (Hohmann et al. 2008)	Klassifizierung von ABP im stationären Bereich	Vornehmlich für den stationären Bereich entwickelt
APOSTAT (Kunkel et al. 2009)	Datenbank zur Dokumentation von ABP, Interventionen und den Ergebnissen der Interventionen	Optimiert für den stationären Bereich, Ergebnis der Intervention dokumentierbar
PI-Doc® (Schaefer 2002)	Klassifizierung von ABP und den daraus resultierenden pharmazeutischen Interventionen	Für den ambulanten Bereich entwickelt (▶Kap. 26.2.2)
PCNE-System (PCNE 2010)	Klassifizierung von ABP und den daraus resultierenden pharmazeutischen Interventionen	Grund für Problem und Ergebnis der Intervention dokumentierbar, vornehmlich für den ambulanten Bereich entwickelt
DokuPIK (Kantelhardt et al. 2009, Langebrake et al. 2009)	Zentrale Online-Datenbank, die es ermöglicht, sowohl Medikationsfehler als auch die darauf folgenden pharmazeutischen Interventionen im stationären Bereich zu dokumentieren, zu klassifizieren und auszuwerten	Kann ausschließlich von registrierten ADKA-Mitgliedern unter www.adka-dokupik.de genutzt werden

ABP arzneimittelbezogene Probleme

eines Eingabeformulars ein Ereignis zu melden (www.jeder-fehler-zaehlt.de).

- „**CIRSmedical**“ ist ein Onlineberichtsportal, das von der Bundesärztekammer und der Kassenärztlichen Bundesvereinigung bereitgestellt wird. Die Organisation erfolgt durch das Ärztliche Zentrum für Qualität in der Medizin (ÄZQ). Auch hier werden alle Informationen zu einem Fall mithilfe eines Eingabeformulars eingetragen. Alle Fälle können online eingesehen und kommentiert werden (www.cirsmedical.de).

Mittlerweile gibt es auch für die Apotheke entsprechende Initiativen. Zum Beispiel haben die Apothekerkammern Nordrhein und Westfalen-Lippe zusammen mit dem ÄZQ das CIRS-Pharmazie NRW Portal initiiert, über das insbesondere Medikationsfehler in der Apotheke gemeldet werden können. Dies ist unter www.cirs-pharmazie.de verfügbar und mit CIRSmedical assoziiert.

Darüber hinaus wurden in den letzten Jahren unterschiedliche Klassifikationssysteme entwickelt, die eine systematische Dokumentation der Pharmazeutischen

Betreuung ermöglichen. Diese unterscheiden sich im Einsatzort, für den sie entwickelt wurden und bieten einen unterschiedlichen Umfang an Dokumentationsmöglichkeiten. Eine Übersicht bietet ◻ Tab. 31.6.

31.6 Fallbeispiele

31.6.1 Patient mit Obstipation

Herr T. W., ein Ihnen bekannter Stammkunde kommt in die Apotheke und fragt nach einem Mittel zum Abführen. Sein Stuhlgang sei in letzter Zeit immer sehr hart und bliebe von Zeit zu Zeit ganz aus. Auf Nachfrage erzählt er Ihnen, dass er letzte Woche zur Blutabnahme beim Hausarzt gewesen sei. Die Ergebnisse der Laborparameter sind im Referenzbereich, lediglich die γGT ist etwas erhöht. In der Kundenkartei ist folgender Einnahmeplan hinterlegt:

Ramipril 5 mg	1–0–0
Amlodipin 5 mg	½–0–0
Fentanyl Pflaster 25 µg/h	Alle 3 Tage
Glimepirid 3 mg	1–0–0, neu seit einem Monat

Frage 1

- Wenn Sie davon ausgehen, dass jedes beschriebene Symptom auch eine UAW sein könnte, wie gehen Sie bei der Signalbewertung vor?

Antwort zu Frage 1

Symptombeschreibung: Sie erfragen die Dimensionen (◻ Tab. 31.1) des aufgetretenen Symptoms und erfahren, dass der Patient einen sehr harten Stuhlgang hat, der zeitweise ganz ausbleibt. Die Beschwerden dauern seit einigen Wochen an. Auf gezielte Rückfrage, gibt er an, zeitweise unterstützend einen Lactulose-Sirup eingenommen zu haben. Da dies aber lästig sei, hat er ihn in den letzten Wochen häufiger nicht genommen.

Die im Labor gemessene γGT-Erhöhung kann ebenfalls eine mögliche UAW darstellen. Der Patient hat diesbezüglich keine subjektiven Beschwerden. Auf Rückfrage gibt der Patient an, dass der Wert erstmalig erhöht ist und er erst kürzlich ein neues Arzneimittel zur Behandlung des Diabetes mellitus verordnet bekommen habe. Weitere Arzneimittel, die nicht in der Kundendatei stehen, nimmt er nicht ein.

Abgrenzung zu anderen Ursachen: Weitere mögliche Gründe, die die Obstipation verstärken, könnten die Änderung von Lebens- und Ernährungsgewohnheiten (z. B. wenig Bewegung, ballaststoffarme Kost) oder andere Sekundärerkrankungen sein. Auf Rückfrage gibt der Patient an, dass er keine neuen Erkrankungen und auch seine Lebensgewohnheiten nicht verändert hat.

Bezüglich der γGT-Erhöhung können weitere mögliche Gründe geänderte Lebensgewohnheiten (z. B. Alkoholkonsum) oder neue Erkrankungen (z. B. Leber- oder Gallenwegserkrankung) sein (▸ Kap. 1.3.2).

Einschätzung, ob eine UAW vorliegt: Das vom Patienten berichtete Problem der Obstipation ist eine bekannte UAW unter Opioidgabe (hier: Fentanylpflaster), die häufig auftritt.

Bezüglich der γGT-Erhöhung ist eine solche Laborwertveränderung in der Literatur für Ramipril, Amlodipin und Glimepirid beschrieben.

Frage 2

- Wenn Sie davon ausgehen, dass beide Symptome eine UAW auf die bestehende Therapie sind, wie gehen Sie beim Management dieser UAW vor?

Antwort zu Frage 2

Zur Therapie der Obstipation kann dem Patienten in der Selbstmedikation ein geeignetes Laxans empfohlen werden. Zudem sollte er in der richtigen Anwendung und bezüglich der notwendigen Adhärenz geschult werden. Zusätzlich sollte eine Rücksprache mit dem Arzt erfolgen, um eine ergänzende Dauermedikation zur Opioidtherapie zu initiieren. Je nach Indikation kann auch über eine alternative Schmerztherapie diskutiert werden. Wichtig ist zudem die Aufklärung des Patienten über diese mögliche UAW und den bestimmungsgemäßen Gebrauch der unterschiedlichen Laxanzien.

Eine geringfügige γGT-Erhöhung, wie im genannten Fallbeispiel, erfordert in der Regel kein sofortiges Absetzen des Arzneimittels, wohl aber eine strikte und regelmäßige Kontrolle der Laborparameter. Wird allerdings ein weiterer γGT-Anstieg beobachtet, sollte das Arzneimittel, welches am ehesten im zeitlichen Zusammenhang mit der UAW steht (hier Glimepirid), pausiert werden, um die Kausalität zu prüfen. Hier sollte gemeinsam mit dem behandelnden Arzt eine sorgfältige Nutzen-Risiko-Abwägung getroffen werden.

Frage 3

- Welche weiteren Maßnahmen sind erforderlich?

Antwort zu Frage 3

Die aufgetretenen UAW sind mittels UAW-Berichtsbogen an die Arzneimittelkommission der Deutschen Apotheker oder das BfArM zu melden (▸ Kap. 9.2.5). Der Meldebogen sollte mindestens 5 Jahre aufbewahrt werden. Des Weiteren sollten die ggf. durchgeführten Gespräche mit dem Arzt mit Datum und Uhrzeit vom Apotheker dokumentiert werden.

31.6.2 Patient mit Husten

Herr W. B. kommt im November zu Ihnen in die öffentliche Apotheke und klagt über einen seit Wochen andauernden Husten. Er möchte einen Hustensaft. In der Kundenkartei ist folgender Medikationsplan hinterlegt:

ASS 100 mg	1–0–0
Clopidogrel 75 mg	1–0–0
Ramipril/HCT 5 mg/12,5 mg	1–0–0
Verapamil 80 mg	1–0–0
Metoprolol 95 mg ret.	1–0–0

Frage 1

- Wenn Sie davon ausgehen, dass jedes beschriebene Symptom auch eine UAW sein könnte, wie gehen Sie bei der Signalbewertung vor?

Antwort zu Frage 1

Symptombeschreibung: Sie erfragen die Dimensionen (◘ Tab. 31.1) des aufgetretenen Symptoms und erfahren, dass der Patient seit ca. 5 Wochen einen mittelschweren, trockenen Reizhusten hat, der nicht durch Kälte getriggert wird und sich in seiner Intensität nicht über die Zeit verändert hat. In dieser Zeit wurde keines der Arzneimittel neu verordnet.

Abgrenzung zu anderen Ursachen: Sie klären die sonst typischen Ursachen und Risikofaktoren für einen subakuten Husten ab und erfahren, dass der Patient im letzten halben Jahr nicht erkältet war, dass er Nichtraucher ist, kein Asthma bronchiale hat und sich auch sonst nicht schlapp fühlt. Er hat keine weiteren Symptome.

Einschätzung, ob eine UAW vorliegt: Patienten entwickeln unter ACE-Inhibitoren häufig einen Reizhusten, der zu einem beliebigen Zeitpunkt nach Therapiebeginn, häufig jedoch in der ersten Woche, meistens innerhalb der ersten sechs Monate auftritt. Der Husten wird oft von einem kratzenden Gefühl im Hals begleitet. Insgesamt erscheint Ihnen bei pharmakologischer und historischer Plausibilität, gegebenem zeitlichen Zusammenhang und unter vorsichtigem Ausschluss anderer, offensichtlicher Gründe, eine inhärente Kausalität zwischen ACE-Inhibitor und Husten plausibel.

Frage 2

- Wenn Sie davon ausgehen, dass der Husten eine UAW auf Ramipril ist, wie gehen Sie beim Management dieser UAW vor?

Antwort zu Frage 2

Sie besprechen mit dem Patienten Ihren Verdacht auf eine UAW und fragen ihn, ob er die Hustenproblematik bereits mit seinem Arzt besprochen hat bzw. ob Sie mit dem Arzt Rücksprache halten dürfen. Der Patient sollte zur Therapieumstellung zum Arzt geschickt werden, eine erste Aufklärung über Häufigkeit der UAW und potenzielle Alternativen kann – idealerweise in Absprache mit dem behandelnden Arzt – jedoch bereits in der Apotheke erfolgen, um den therapeutischen Erfolg zu unterstützen und die Zusammenarbeit zwischen Arzt und Apotheker zu unterstreichen.

Frage 3

- Welche weiteren Maßnahmen sind erforderlich?

Antwort zu Frage 3

Die aufgetretene UAW ist mittels UAW-Berichtsbogen zu melden (▸ Kap. 9.2.5). Der Meldebogen sollte mindestens 5 Jahre aufbewahrt werden. Des Weiteren sollten die Telefonate mit dem Arzt mit Datum und Uhrzeit vom Apotheker dokumentiert werden.

Literatur

Ackroyd-Stolarz S, Hartnell N, Mackinnon NJ. Demystifying medication safety: making sense of the terminology. Res Social Adm Pharm, 2: 280–289, 2015

Aronson JK (Hrsg). Meyler's side effects of drugs. 16. Aufl., Elsevier, Amsterdam, Niederlande 2006

Bürkle T, Müller F, Patapovas A et al. A new approach to identify, classify and count drug-related events. Br J Clin Pharmacol, 76 Suppl 1: 56–68, 2013

Edwards IR, Aronson JK. Adverse drug reactions: definitions, diagnosis, and management. Lancet, 356: 1255–1259, 2000

Forster AJ, Jennings A, Chow C et al. A systematic review to evaluate the accuracy of electronic adverse drug event detection. J Am Med Inform Assoc, 19: 31–38, 2012

Gurwitz JH, Field TS, Harrold LR et al. Incidence and preventability of adverse drug events among older persons in the ambulatory setting. JAMA, 289: 1107–1116, 2003

Hackl WO, Ammenwerth E, Marcilly R et al. Clinical evaluation of the ADE scorecards as a decision support tool for adverse drug event analysis and medication safety management. Br J Clin Pharmacol, 76 (Suppl 1): 78–90, 2013

Handler SM, Altman RL, Perera S et al. A Systematic Review of the Performance Characteristics of Clinical Event Monitoring Signals Used to Detect Adverse Drug events in the Hospital Setting. J Am Med Inform Assoc, 14: 451–458, 2007

Hohmann C, Radziwill R, Klotz JM et al. Entwicklung eines Dokumentationssystems für arzneimittelbezogene Probleme im stationären Bereich (APS-Doc). Krankenhauspharmazie, 29: 435–441, 2008

Hoonhout LHF, de Bruijne MC, Wagner C et al. Nature, Occurrence and Consequences of Medication-Related Adverse Events During Hospitalization. A Retrospective Chart Review in the Netherlands. Drug Saf, 33: 853–864, 2010

Kantelhardt P, Langebrake C. DokuPIK – ein Dokumentationssystem für Medikationsfehler und Intervention. Teil I: Medikationsfehler. Krankenhauspharmazie, 30: 63–68, 2009

Kongkaew C, Noyce PR, Ashcroft DM. Hospital Admission Associated with Adverse Drug Reactions: A Systematic Review of Prospective Observational Studies. Ann Pharmacother, 42: 1017–1025, 2008

Kunkel M, Ganso M, Krämer I. APOSTAT – eine elektronische Datenbank zur Dokumentation und Analyse der pharmazeutischen Betreuung. Krankenhauspharmazie, 30: 156–165, 2009

Langebrake C, Kantelhardt P. DokuPIK – ein Dokumentationssystem für Medikationsfehler und Intervention. Teil II: Intervention. Krankenhauspharmazie, 30: 149–155, 2009

Leendertse AJ, Egberts ACG, Stoker LJ et al. for the HARm Study Group. Frequency of and Risk Factors for Preventable Medication – Related Hospital Admissions in the Netherlands. Arch Intern Med, 168: 1890–1896, 2008

Morimoto T, Gandhi TK, Seger AC et al. Adverse drug events and medication errors: detection and classification methods. Qual Saf Health Care, 13: 306–314, 2004

NCI, National Cancer Institute. Common Terminology Criteria for Adverse Events (CTCAE), Version 4.03, 2010

Nebeker JR, Barach P, Samore MH. Clarifying Adverse Drug Events: A Clinician's Guide to Terminology, Documentation, and Reporting. Ann Intern Med, 140: 795–801, 2004

PCNE, Pharmaceutical Care Network Europe Foundation. Classification for drug-related problems. The PCNE Classification V 6.2. www.pcne.org, 2010

Pintor-Mármol A, Baena MI, Fajardo PC et al. Terms used in patient safety related to medication: a literature review. Pharmacoepidemiol Drug Saf, 21: 799–809, 2012

Rommers MK, Zegers MH, De Clercq PA et al. Development of a computerised alert system, ADEAS, to identify patients at risk for an adverse drug event. Qual Saf Health Care, 19:e35, 2010

Schaefer M. Discussing basic principles for a coding system of drug – related problems: the case of PI-Doc®. Pharm World Sci, 24: 120–127, 2002

Schumock CT, Thornton JP. Focusing on the preventability of adverse drug reactions. Hosp Pharm, 27: 538, 1992

Snyder RA, Abarca J, Meza JL et al. Reliability evaluation of the adapted National Coordination Council Medication Error Reporting and Prevention (NCCMERP) index. Pharmacoepid Drug Saf, 16: 1006–1013, 2007

Wiffen P, Gill M, Edwards J et al. Adverse drug reactions in hospital patients. A systematic review of the prospective and retrospective studies. Bandolier Extra. www.medicine.ox.ac.uk/bandolier/extraforbando/adrpm.pdf, 2002

Der letzte Zugriff auf die im Text genannten Websites erfolgte am 03.04.2016.

32 Adhärenzförderung

Kirsten Lennecke, Linda Krolop

Obwohl die Wirksamkeit eines zugelassenen Arzneimittels belegt ist, stellt sich der erhoffte Erfolg in der Praxis oft nicht ein. Voraussetzung für Wirksamkeit und Sicherheit einer Pharmakotherapie ist zusätzlich, dass der Patient sein Arzneimittel korrekt und regelmäßig anwendet. Für dieses Verhalten steht der Begriff **Therapietreue** oder **Adhärenz**. Fehlanwendungen, ungeeignete Anwendungszeitpunkte, falsche Dosierungen und Therapieabbrüche verhindern einen möglichen Therapieerfolg. Das Thema Adhärenz und das Problem der Non-Adhärenz müssen allen Heilberuflern und Gesundheitspolitikern bewusst sein, um:

- das Verhalten der Patienten zu kennen und positiv zu beeinflussen,
- einen maximalen Nutzen aus einer Arzneimitteltherapie zu ziehen,
- Arzneimitteltherapie möglichst sicher zu gestalten,
- zur Verfügung stehende Ressourcen effektiv einzusetzen.

32.1 Definitionen und Begriffe

Die Weltgesundheitsorganisation (WHO) versteht Therapietreue als „das Ausmaß, in dem das Verhalten eines Patienten in Bezug auf Arzneimitteleinnahme, Befolgen eines Ernährungsplans oder Anpassungen der Lebensweise mit den Empfehlungen eines Heilberuflers übereinstimmt“ (WHO 2003). In der Literatur werden unterschiedliche Begriffe zur Bezeichnung der Therapietreue verwendet. Den früher häufig verwendeten Begriff **Compliance** kann man wörtlich als „Einwilligung, Zustimmung“ übersetzen; er bildet jedoch nur einen Teil der Thematik ab. Mit diesem Begriff wird die Vorstellung einer hierarchischen Arzt-Patienten-Beziehung assoziiert und damit das Bild eines passiven Patienten, der sich den Anordnungen des Heilberuflers fügt. Dieser Begriff wird im deutschsprachigen Raum immer noch häufig verwendet.

Um die aktive Einbindung des Patienten in die Therapie herauszuheben, wurden verschiedene alternative Formulierungen vorgeschlagen. Der Begriff **Adhärenz** (adherence) kann mit „Übereinstimmung mit den vereinbarten Empfehlungen“ übersetzt werden, löst sich aber vom folgsamen, passiven Patienten und von einer hierarchischen Beziehung zwischen Patient und Heilberufler. Dieser Begriff spiegelt die gleichwertige Rolle des Patienten am besten wider und setzt sich zunehmend auch im deutschsprachigen Raum durch. Weiterhin findet man in der Literatur den Begriff **Konkordanz** (concordance, Übereinstimmung; Mullen 1997).

Vom Therapieplan abweichendes Verhalten wird als Non-Adhärenz bezeichnet. Dabei steht der Begriff **primäre Non-Adhärenz** für das Nichteinlösen eines durch den Arzt verordneten Rezepts durch den Patienten, also für eine absolute Therapieverweigerung. **Sekundäre Non-Adhärenz** hingegen stellt sich durch Abweichungen von der verordneten Therapie nach dem Einlösen des Rezepts dar.

Adhärenz selbst besteht aus zwei Phänomenen: **Ausführungsqualität** (quality of execution) und **Persistenz** (persistence; Vrijens und Urquhart 2005). Die Ausführungsqualität gibt an, wie exakt sich der Patient an das Dosierungsschema hält. Persistenz ist der Zeitraum zwischen der ersten Einnahme und dem vorzeitigen Abbruch der fortlaufenden Einnahme durch den Patienten.

So erlaubt z. B. eine Angabe einer Adhärenz-Rate von 50 %, also die Aussage, dass ein Patient in einem festgelegten Zeitraum 50 % seiner Tabletten eingenommen hat, nur sehr vage Vermutungen über seine tatsächliche Therapietreue. Der Patient könnte sein Arzneimittel genau in der Mitte des Beobachtungszeitraums zur Seite gelegt haben; er könnte aber auch über den gesamten Zeitraum nur jede zweite Tablette eingenommen haben. Im ersten Fall spricht man von Non-Persistenz, im zweiten Fall lägen trotz Persistenz Mängel in der Ausführungsqualität vor. ○ Abb. 32.1 veranschaulicht die Unterscheidung zwischen Ausführungsqualität und Persistenz.

Tab. 32.1 Direkte und indirekte Methoden zur Adhärenzmessung

Methoden	Beispiele
Direkt	Patientenbeobachtung, Messung der Plasmakonzentration (Therapeutisches Drug Monitoring), Messung der Urinkonzentration
Indirekt	Patientengespräche, Patiententagebücher, Tablettenzählen (Pill counting), Medikationsprofil, elektronische Beobachtungssysteme

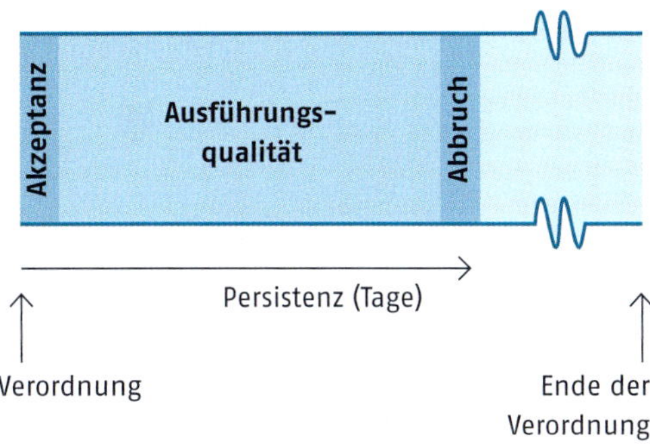

Abb. 32.1 Ausführungsqualität und Persistenz als unterschiedliche Aspekte der Adhärenz. Nach Vrijens und Urquhart 2005

Weiterhin ist es wichtig, bestimmte zeitliche Einnahmemuster zu kennen, die häufig Rückschlüsse auf mögliche individuelle Ursachen für Non-Adhärenz erlauben (Abb. 32.2).

Non-Adhärenz kann grundsätzlich in zwei Formen unterteilt werden, in die intelligente (intentional) und erratische bzw. zufällige Non-Adhärenz (unintentional):

- **Intelligente Non-Adhärenz:** Der Patient nimmt das Arzneimittel zunächst gemäß Therapieschema ein und setzt es dann, beispielsweise nach einer unerwünschten Arzneimittelwirkung, bewusst vorzeitig ab.
- **Erratische bzw. zufällige Non-Adhärenz:** Über den gesamten Einnahmezeitraum lässt der Patient zufällig ohne erkennbares Muster Einnahmen aus.

Weiterhin gibt es Einnahmemuster, die als Mischformen zwischen intelligenter und zufälliger Non-Adhärenz verstanden werden können:

- **Weißkittel-Adhärenz** (auch Zahnputzeffekt): In der Anfangsphase der Therapie nimmt der Patient das Arzneimittel unregelmäßig ein. Einige Tage vor einem Arztbesuch verhält sich der Patient dann korrekt.
- **Parkplatzeffekt** (auch Dumping): Vor einem Arztbesuch vernichtet der Patient die Arzneimittel, die er einnehmen sollte.
- **Arzneimittelferien** (Drug-Holidays): Die Einnahme erfolgt zunächst wie verordnet, wird dann aber für zwei oder mehr Tage ausgesetzt. Nach der Pause nimmt der Patient die Dosen wieder regelmäßig ein. Dies ist häufig am Wochenende oder im Urlaub zu beobachten, denn in diesen Situationen vergessen die Patienten die Einnahme oder haben die Arzneimittel gar nicht dabei. Grund für einen Auslassversuch kann auch eine intelligente Non-Adhärenz sein, wenn der Patient z. B. keine Symptome mehr verspürt und so den Therapieeffekt bewusst prüft (Heuer et al. 1999).

32.2 Messung der Adhärenz

Um Ausmaß und Ursachen einer mangelnden Therapietreue untersuchen zu können, ist es wichtig, die Adhärenz zu messen. Bei allen Messmethoden, die den Patienten aktiv mit einbeziehen, muss beachtet werden, dass bereits der Messvorgang an sich einen Einfluss auf dessen Adhärenz nehmen kann. Man unterscheidet zwischen direkten und indirekten Messmethoden (Tab. 32.1).

Ein direkter Weg zur Messung der Adhärenz ist die Beobachtung der Tabletteneinnahme. Die Voraussetzung hierfür ist eine Dauerbeobachtung des Patienten, die selbst bei stationärem Aufenthalt des Patienten selten gegeben und meist unerwünscht ist. In der ambulanten Therapie spielt diese Methode keine Rolle. Als direkte Messung der Adhärenz steht weiterhin die **Bestimmung der Plasmakonzentration** der jeweiligen Arzneistoffe, das Therapeutische Drug Monitoring, zur Verfügung. Damit kann die Einnahme eines Arzneimittels bewiesen werden. Es ist kostspielig, arbeitsintensiv und belastend für den Patienten, sodass das Drug Monitoring nicht als Standardmessverfahren infrage kommt. Zudem müssten die Messungen der Plasmakonzentration für Rückschlüsse auf die Adhärenz sehr engmaschig erfolgen. Denn die Messwerte sagen in Abhängigkeit von der Halbwertszeit nur etwas über die letzten Stunden bzw. Tage vor der Blutentnahme aus. Selten kann die Konzentration des Arzneistoffs bzw. eines Metaboliten oder Markers als Anhaltspunkt im Urin bestimmt werden.

Die indirekte Erfassung der Adhärenz über **Patientengespräche oder -tagebücher** kann der Patient leicht manipulieren; bei Anwendung dieser Methoden wird die Adhärenz regelmäßig überschätzt. Um möglichst ehrliche Antworten des Patienten zu erhalten, müssen

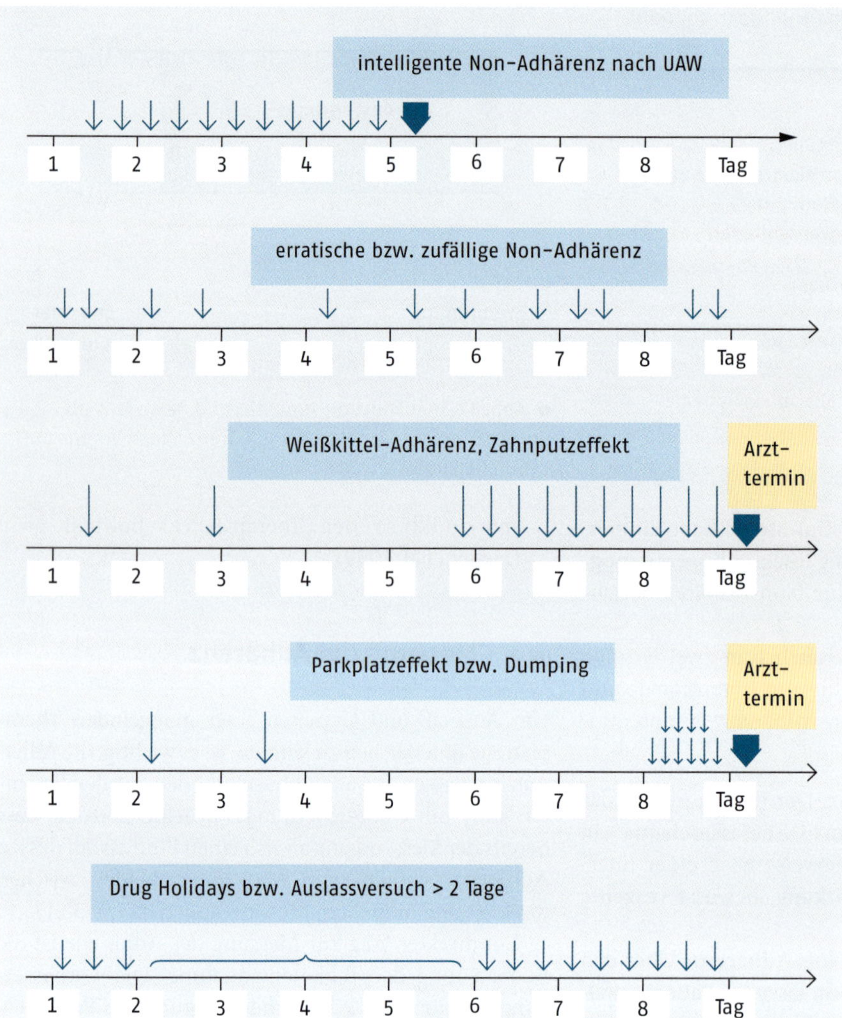

Abb. 32.2 Schematische Darstellung unterschiedlicher Adhärenzmuster nach Verordnung einer 3-mal täglichen Einnahme eines Arzneimittels und bei 50 %iger Adhärenz. Heuer et al. 1999

die Fragen des Arztes oder Apothekers so formuliert werden, dass es dem Patienten leicht fällt, seine Non-Adhärenz zuzugeben. „Nehmen Sie Ihr Arzneimittel regelmäßig ein?" wird nahezu jeder Patient mit „Ja, natürlich!" bestätigen, weil er weiß, dass der Arzt diese Antwort hören möchte. „Ich weiß, dass es sehr schwierig ist, immer an die Arzneimitteleinnahme zu denken. Wie häufig vergessen Sie die Einnahme?" – mit einer solchen offenen Frage erfährt der Patient Verständnis für seine Probleme und traut sich eher darüber zu reden (Osterberg und Blaschke 2005). Im Alltag wird diese Methode zur Adhärenz-Abschätzung häufig verwendet. Zur objektiven Messung ist sie nicht geeignet.

Zur indirekten Messung der Adhärenz wird außerdem häufig das **Tablettenzählen** (pill counting) verwendet. Dafür werden die übrig gebliebenen Tabletten nach einem definierten Zeitraum gezählt und mit dem erwarteten Wert verglichen. Mit dieser Methode kann zwar der durchschnittliche Arzneimittelverbrauch pro Zeitraum erfasst werden, jedoch nicht Einnahmezeiten oder Dosierungsintervalle. Auch hier wird die Adhärenz meist überschätzt. Das gleiche gilt für die Auswertung von Arzneimittelanwendungs- oder **Medikationsprofilen**. Hier wird dokumentiert, nach welcher Zeit ein Folgerezept eingelöst wird.

Erst seit Einführung von **elektronischen Beobachtungssystemen** wie dem „Medication Event Monitoring System" (MEMS®) lässt sich die Adhärenz verlässlicher beobachten und bestimmen (Abb. 32.3). Ein in den Deckel eines Arzneimittelbehältnisses integrierter Mikrochip speichert Datum und Zeitpunkt einer jeden Öffnung des Deckels. Mithilfe eines Lesegeräts kann man die gespeicherten Daten dann minutengenau über eine Software auf einen Computer übertragen und auswerten (Abb. 32.4).

Anhand der grafischen Darstellung einer Langzeit-Adhärenzmessung lassen sich auch Muster im Patientenverhalten erkennen und analysieren.

Auch wenn möglicherweise bereits die Verwendung eines speziellen Behältnisses die Adhärenz erhöht

(**Hawthorne-Effekt**), haben sich diese Verfahren in den vergangenen Jahrzehnten als akkurateste Methode durchgesetzt. Allerdings erlaubt nur eine Kombination verschiedener Methoden eine zuverlässige Einschätzung der Therapietreue (Osterberg und Blaschke 2005).

Eine Weiterentwicklung der elektronischen Messsysteme sind **elektronische Blister**, bei denen durch RFID (radio frequency identification) Daten mittels elektromagnetischer Wellen übertragen werden. Neben Datum und Zeitpunkt werden hier auch die Anzahl der Tabletten bzw. Kapseln registriert, die zu diesem Zeitpunkt entnommen wurden. Beispiele hierfür sind Med-ic® ECM (Electronic Compliance Monitor) oder DDSi (Discrete Dose Slider with Intelligence). Beide Systeme erfordern, dass die betroffenen Arzneimittel in einem speziellen Blister verpackt werden müssen. Beim OtCM®-System kann das Arzneimittel in seiner ursprünglichen Verpackung bleiben, der handelsübliche Standardblister wird durch Aufbringen eines selbstklebenden Etiketts zu einem elektronischen Messsystem (Jekle 2011).

DEFINITION Der **Hawthorne-Effekt** beschreibt in diesem Kontext einen fördernden Einfluss der Adhärenzmessung auf die Therapietreue der Patienten. Dieser Effekt ist für eine angestrebte Adhärenzförderung nützlich (Partridge 2002).

Adhärenz in der Bluthochdrucktherapie

Eine Gruppe von Hypertonikern hatte vor Studienbeginn trotz Behandlung einen konstant hohen Blutdruck. Die Ursache für dieses Therapieversagen sollte ermittelt und eine effektivere Therapie entwickelt werden (Waeber et al. 1999). Nach Einführung eines Kontrollsystems (MEMS®) sanken die mittleren Blutdruckwerte bereits deutlich ab: der systolische Wert fiel im Mittel von 168 auf 153 mmHg, der diastolische von 101 auf 91 mmHg, ohne dass etwas an der Therapie verändert worden war. Allein das Gefühl, beobachtet und kontrolliert zu werden, dürfte die Adhärenz der Patienten und den Therapieerfolg verbessert haben.

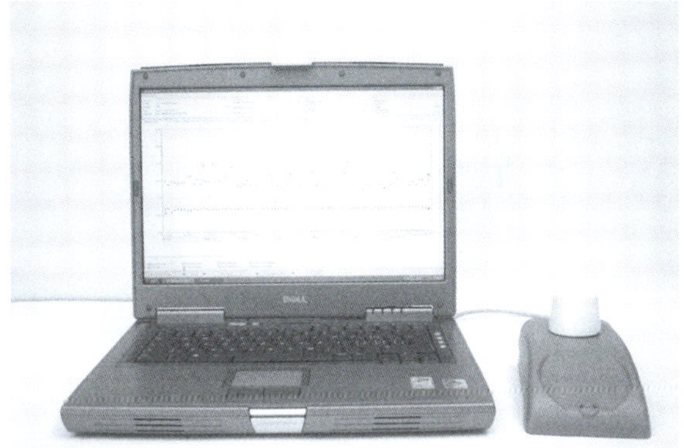

Abb. 32.3 Medication Event Monitoring System MEMS®: Über ein Lesegerät werden die im Deckel des Arzneimittelbehälters gespeicherten Daten auf einen PC übertragen. Öffnungen des Behältnisses werden als Punkte auf einer Zeitachse dargestellt. ©Aardex

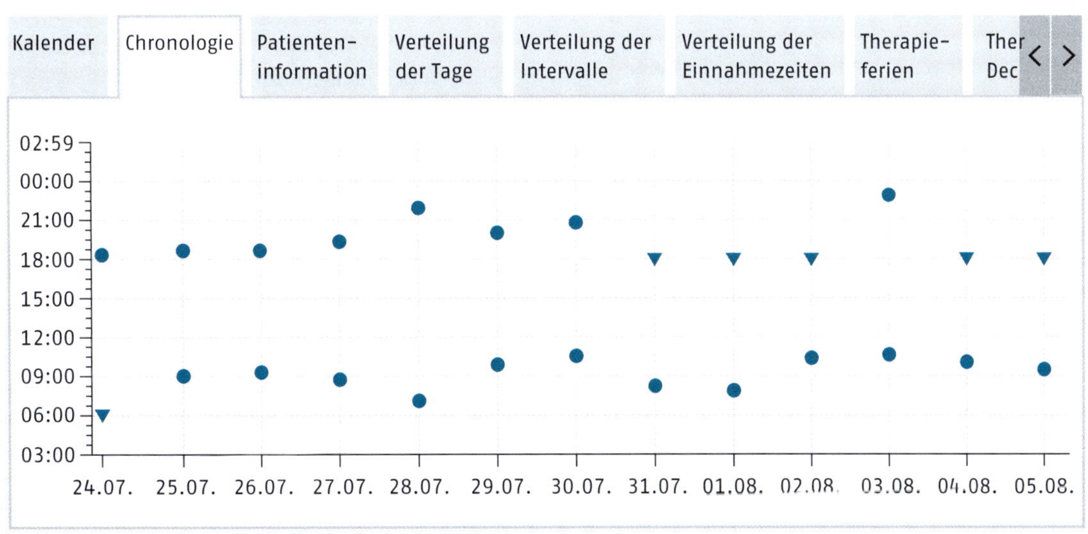

Abb. 32.4 Beispiel eines MEMS®-Medikationsprofils: Punkte symbolisieren Öffnungen des MEMS®-Behältnisses, Dreiecke das Ausbleiben einer erwarteten Öffnung

Tab. 32.2 Beispiele für Adhärenz-Raten bei verschiedenen Indikationen. Untersuchung des Einflusses der Erkrankungsart, Metaanalyse (569 Studien). Nach DiMatteo 2004

Erkrankung	Anzahl Studien	Mittlere Adhärenzrate (%)	95%-Konfidenzintervall (%)
HIV	8	88,3	78,9–95,2
Arthritis	22	81,2	71,9–89,0
Magen-Darm-Beschwerden	42	80,4	73,9–86,2
Krebs	65	79,1	75,9–84,2
Kardiovaskuläre Erkrankungen	129	76,6	73,4–79,8
Infektionen	34	74,0	67,5–80,0
Atemwegserkrankungen	41	68,8	61,1–76,2
Diabetes mellitus	23	67,5	58,5–75,8
Schlafstörungen	16	65,5	54,3–75,8

Bei der Bewertung von Veröffentlichungen ist es wichtig, Stärken und Schwächen der verwendeten Methoden in die Interpretation der Daten einzubeziehen. Beispiele für Adhärenz-Raten bei verschiedenen Indikationen finden sich in Tab. 32.2.

32.3 Auswertung von Adhärenzdaten

Abhängig vom Patientenkollektiv, Krankheitsbild, Arzneimittel und Therapieschema werden Adhärenz-Daten unterschiedlich ausgewertet. Der geläufigste und am häufigsten verwendete Parameter ist die **Gesamtadhärenz** (overall adherence oder taking adherence). Diese ergibt sich, wenn man die Zahl der tatsächlich eingenommenen Dosen durch die Zahl der verordneten Dosen über einen festgelegten Zeitraum dividiert. Dieser Parameter kann beispielsweise durch Tablettenzählen bestimmt werden. Soll der Patient 14 Tage lang zweimal täglich eine Tablette einnehmen, bedeutet eine Gesamtadhärenz von 100 %, dass er tatsächlich insgesamt 28 Tabletten eingenommen hat. Offen bleibt aber, ob er seine Tabletten regelmäßig, also zweimal pro Tag, genommen hat.

Die Berechnung der **täglichen Adhärenz** (daily adherence) ermöglicht eine differenziertere Betrachtung. Sie ergibt sich durch Division der Anzahl der Tage, an denen das Arzneimittel wie verordnet eingenommen wurde, durch die Anzahl der beobachteten Tage. Der Patient im obigen Beispiel erreicht also eine tägliche Adhärenz von 100 % nur dann, wenn er die 28 Tabletten tatsächlich 14 Tage lang zweimal täglich eingenommen hat.

Als Synonyme für den englischen Begriff „daily adherence“ findet man in der Literatur häufig auch die Begriffe „dosing adherence“ oder „timing adherence“. Hier ist jeweils auf die genaue Definition zu achten.

Bei bloßer Nennung einer prozentualen Adhärenz-Rate ist die Berechnungsgrundlage zu hinterfragen, um Rückschlüsse auf die Bedeutung für Patient und Therapie zu ermöglichen.

Neben den beiden beschriebenen Parametern bietet sich auch an, Daten im Hinblick auf die Persistenz auszuwerten. Dies ist besonders bei Langzeittherapien sinnvoll, z. B. bei Bluthochdruck. Hier werden Patienten oft bereits in jungen Jahren auf eine Medikation eingestellt, die sie dann für lange Zeit beibehalten sollen.

Generell sollte man bei der Auswertung berücksichtigen, welche (klinische) Relevanz eine hohe Adhärenz bei dem spezifischen Krankheitsbild oder Therapieschema hat. Als Beispiel: Bei der Behandlung mit Immunsuppressiva kann schon eine geringfügige Non-Adhärenz schwerwiegende Folgen für den Patienten haben. Abhängig von der klinischen Relevanz können Arzt, Apotheker und Patient gemeinsam Adhärenz-Zielbereiche definieren und an deren Umsetzung im Alltag arbeiten.

32.4 Folgen der Non-Adhärenz

> Drugs don't work in patients who don't take them.
> C. Everett Koop –
> Arzneimittel wirken nur in Patienten, die sie auch einnehmen.

Gute Adhärenz in der Arzneimitteltherapie steht in Verbindung mit verbesserten gesundheitsbezogenen Therapieergebnissen (z. B. niedrigere Mortalität). In der Literatur wird dies zum einen mit der verbesserten Wirksamkeit und zum anderen damit erklärt, dass Patienten mit einer hohen Adhärenz häufig ohnehin einen gesünderen Lebensstil haben im Vergleich zu Patienten mit schlechter Adhärenz (healthy adherer).

Die medizinischen Folgen, die sich aus der Nichteinnahme ergeben, liegen auf der Hand (siehe Kasten). Im Vergleich mit Patienten, die eine Therapie einhalten, hält sich der schlechte Gesundheitszustand von Patienten, die sich nicht adhärent verhalten, oder er verschlechtert sich. Zusätzliche ärztliche Behandlungen

Tab. 32.3 Beispiele direkter und indirekter Kosten der Non-Adhärenz. Sullivan et al. 1990

Direkte Kosten	Indirekte Kosten	Nicht fassbare Kosten
▪ Vermeidbare Krankenhauseinweisungen, ▪ zusätzliche Arztbesuche, ▪ zusätzliche Arztwechsel, ▪ zusätzliche Apothekenbesuche, ▪ Notarzt/Notfalleinweisungen, ▪ häufiger Therapiewechsel, ▪ Mehrfachdiagnostik, ▪ nicht eingenommene Arzneimittel	▪ Verlust an Produktivität, ▪ Verlust an Arbeitseinkommen, ▪ Kosten von Wartezeiten, ▪ vorzeitige Todesfälle	▪ Verlust an Lebensqualität, ▪ Verlust an Vertrauen in medizinische Behandlung

Tab. 32.4 Direkte Kosten der Non-Adhärenz in Deutschland. Nach Volmer und Kielhorn 1999

Kostenart	Kosten (Mio. Euro)
Vermeidbare Krankenhauseinweisungen	2800
Vermeidbare Pflegeleistungen	340
Zusätzliche Arztbesuche	1150
Notfalleinweisungen	480
Nicht eingenommene Arzneimittel	500
Direkte Kosten gesamt	5270

und Krankenhausaufenthalte werden erforderlich, frühzeitige Pflegebedürftigkeit oder Todesfälle treten auf.

Medizinische Folgen der Non-Adhärenz
- Nichtansprechen auf die Therapie,
- Nachlassen der Wirkung,
- Entwicklung einer Therapieresistenz,
- Exazerbation der Grunderkrankung,
- unerwünschte Arzneimittelwirkungen,
- erhöhtes Risiko für Folgeerkrankungen,
- erhöhte Mortalität.

Eine Studie zum Einsatz von Betablockern (Heart Attack Trial Studie) hat gezeigt, dass Frauen, die weniger als 75 % ihrer Medikation eingenommen haben, eine 2,5-mal so große Wahrscheinlichkeit hatten, an einem Herzinfarkt zu sterben, wie Frauen, mit einer besseren Adhärenz. In einer anderen Studie konnten von 90 Todesfällen von Asthmapatienten 61 % mit schlechter Adhärenz in Verbindung gebracht werden. Bei der Behandlung der Tuberkulose verursacht Non-Adhärenz Resistenzentwicklung und erschwert die zukünftige Behandlung (Rogers und Bullman 1995).

Über die Auswirkungen auf die Gesundheit der einzelnen Patienten hinaus verursacht Non-Adhärenz hohe Kosten. Die **pharmakoökonomischen Folgen** von Non-Adhärenz können in direkte und indirekte Kosten eingeteilt werden (Tab. 32.3). Der größte Anteil an direkten Kosten der Non-Adhärenz wird durch vermeidbare Krankenhauseinweisungen verursacht (Tab. 32.4).

Die indirekten Kosten sind nur schwer zu kalkulieren. Internationale Metaanalysen von Krankheitskostenstudien beziffern indirekte Kosten in gleicher Höhe wie direkte Kosten. Die direkten Kosten der Non-Adhärenz in Deutschland wurden für das Jahr 1999 mit gut fünf Milliarden Euro berechnet, entsprechend die Gesamtkosten mit ca. 10 Mrd. Euro pro Jahr oder umgerechnet 65 Euro pro Einwohner. Damit wären die Kosten für Non-Adhärenz vergleichbar mit denen anderer großer Volkskrankheiten wie chronischer Atemwegserkrankungen oder koronarer Herzerkrankungen (Osterberg und Blaschke 2005).

MERKE Ungenügende Adhärenz ist eine Quelle therapeutischer Variabilität und hoher Kosten.

32.5 Einflussfaktoren auf die Adhärenz

Ob ein Patient seine verordneten Arzneimittel regelmäßig und bestimmungsgemäß einnimmt bzw. anwendet, scheint auf den ersten Blick ganz allein von ihm selbst abzuhängen. Schaut man genauer hin, sind Adhärenz beeinflussende Faktoren vielschichtig und die patientenbezogenen Faktoren sind nur eine Gruppe von vielen Faktoren, die Einfluss darauf haben, ob ein Patient sein verordnetes Arzneimittel auf Dauer anwendet (WHO 2003, Osterberg und Blaschke 2005).

In der Literatur sind rund 200 Faktoren beschrieben, welche Einfluss auf die Adhärenz nehmen können. Nicht alle Faktoren haben einen zielgerichteten Einfluss und nur ein Teil kann soweit verändert werden, dass daraus eine Verbesserung der Adhärenz resultiert. Trotzdem hilft allein die Kenntnis von möglichen Einflussfaktoren, das Problem der Non-Adhärenz besser zu verstehen und möglichst zu minimieren.

Die WHO unterscheidet **fünf** Dimensionen von Einflussfaktoren (WHO 2003):

- soziale und ökonomische Faktoren,
- systembezogene Faktoren,
- krankheitsbezogene Faktoren,
- therapiebezogene Faktoren,
- patientenbezogene Faktoren.

32.5.1 Soziale und ökonomische Faktoren

Soziodemografische Faktoren haben insgesamt nur einen geringen Einfluss auf die Adhärenz eines Patienten. Trotzdem gilt: Ein niedriger sozialer und/oder ökonomischer Status kann für Patienten mit einer schlechteren Adhärenz verbunden sein. Diese Effekte zeigen sich in Entwicklungsländern deutlicher als in Industrieländern. Sie eignen sich, um ähnliche Effekte in abgeschwächter Form auch in Industrieländern zu erklären (WHO 2003).

Signifikante Effekte auf die Adhärenz zeigen z. B. Armut, ein niedriger Bildungsgrad, Analphabetismus, Arbeitslosigkeit, Mangel an sozialer Unterstützung, instabile Lebensbedingungen (Familienprobleme, Scheidungen), sich ändernde Umweltbedingungen (Kriege, Naturkatastrophen) und kulturabhängige Vorstellungen von Krankheit und Heilung.

Häufig werden **ethnische Faktoren** als Indikator für eine gute oder schlechte Adhärenz genannt. Im Hintergrund stehen hier häufig abweichende Gesundheits- bzw. Krankheitsvorstellungen, unterschiedlicher Glauben und nicht selten soziale Ungleichheiten. Zudem verursachen Sprachbarrieren erhebliche Probleme (Rogers und Bullman 1995).

Das **Alter** des Patienten hat unterschiedliche Einflüsse auf die Adhärenz, je nach untersuchtem Krankheitsbild, verwendeten Arzneimitteln und Zusammensetzung der Patientengruppe. Heranwachsende zeigen in Studien eine schlechtere Adhärenz als jüngere Kinder. Hier muss berücksichtigt werden, dass bei kleineren Kindern sehr häufig Eltern oder andere Betreuungspersonen Verantwortung für die Arzneimitteltherapie übernehmen, während größere Kinder und schließlich Heranwachsende immer weniger von Erwachsenen beaufsichtigt werden (NCPIE 1989).

Der demografische Wandel der Industrienationen wird den Anteil der alten Patienten und damit die entsprechenden Kosten weiter steigen lassen. Besonders wichtig ist also, dieser Patientengruppe zu einer optimalen Adhärenz zu verhelfen. Alte Patienten zeigen primär keine schlechtere Adhärenz als jüngere Patienten. Allerdings korreliert das Alter des Patienten mit zusätzlichen Risikofaktoren, z. B. kognitiven und funktionellen Einschränkungen, Multimorbidität und komplexen Behandlungsschemata, die die Durchführung einer verordneten Therapie erschweren und die Adhärenz verschlechtern. Altersabhängige Änderungen der Pharmakodynamik und Pharmakokinetik lassen diese Patientengruppe besonders empfindlich auf Unregelmäßigkeiten der Therapie reagieren.

32.5.2 Systembezogene Faktoren

Als Voraussetzungen für die regelmäßige Anwendung einer Therapie müssen auf der einen Seite die notwendigen Arzneimittel und auf der anderen Seite die notwendige Information verfügbar sein. Beide Aspekte erfordern ein funktionierendes System – sowohl der Arzneimitteldistribution als auch der Informationsvermittlung – und in diesem System Personen, die ihre Aufgaben in Interaktion mit dem Patienten verrichten.

Gesundheitssystem

Der Patient braucht im Gesundheitssystem leichten Zugang zu den notwendigen Behandlungs- und Betreuungseinrichtungen. Weite Wege, schlechte Verkehrsanbindung, schlechter Zugang zu Arztpraxen und Apotheken und andere Barrieren zwischen Patient und Behandlung führen zu einer schlechteren Akzeptanz und Umsetzung der verordneten Therapie.

Hohe Kosten der Behandlung, fehlende Erstattung der Arzneimittelkosten durch die Krankenkassen oder hohe Zuzahlungen beeinflussen die Adhärenz negativ.

Je besser der Behandlungsplan auf den Patienten abgestimmt ist, umso größer ist die Bereitschaft zur Therapietreue. Der Patient profitiert von regelmäßigen Arztterminen, organisierten Informations- und Schulungsveranstaltungen und entsprechenden Gesprächen zur Verlaufskontrolle (Follow-up). Fehlende Angebote zur Information und Schulung von Patienten im Umgang mit ihrer Krankheit und Therapie führen entsprechend zu einer höheren Non-Adhärenz (Osterberg und Blaschke 2005).

Arzt, Apotheker, Pflegepersonal

Wichtigster Faktor im System sind die dort wirkenden Personen. Die Arbeit der Mitarbeiter im Gesundheitssystem steht in engem Zusammenhang mit den Systembedingungen. Zeitmangel, kurze Gesprächszeiten, Hektik, Unkenntnis, mangelnde Übung und Überforderung sind meist eine Folge des bestehenden Gesundheitssystems. Die Art und Weise, wie Arzt, Pflegepersonal oder Apotheker mit ihren Patienten umgehen, ist jedoch zum großen Teil systemunabhängig und individuell zu steuern.

Der **Arzt** spielt die zentrale Rolle im Therapieprozess. Er entscheidet sich für eine Therapie. Dabei bezieht er den Patienten mehr oder weniger in die Entscheidung mit ein, er informiert den Patienten über Nutzen der Therapie, erwünschte und unerwünschte Arzneimittelwirkungen, Dosierung und Anwendung. Er kontrolliert die Therapie, führt Folgegespräche und beurteilt den Therapieverlauf. Eine schlechte Beziehung zwischen Arzt und Patient verschlechtert die Adhärenz, umgekehrt verbessert eine gute Beziehung zwischen Arzt, Pflegepersonal und **Apotheker** auf der einen Seite und dem Patienten auf der anderen die Adhärenz. Gut für die Adhärenz sind z. B. Wärme und Empathie, eine positive Ausstrahlung voller Vertrauen und Hoffnung in den Therapieerfolg und die Möglichkeit, offen über mögliche Adhärenz-Probleme zu sprechen (Dunbar and Agras 1981, Hall et al. 1988). Eine klare Diagnosestellung und Informationen zur Durchführung der Therapie verbessern die Therapietreue für kurz dauernde Therapieverläufe, sie verlängern jedoch nicht die Persistenz. Die Kontinuität der Behandlung, die regelmäßige Betreuung durch denselben Arzt, durch dasselbe, bekannte Pflegepersonal, durch dieselben Apothekenmitarbeiter korrelieren mit guter Adhärenz. Patienten, die sich selbst als Partner im Therapieprozess sehen und sich aktiv am Genesungsprozess beteiligen können, halten sich besser an ihr Therapieregime und haben entsprechend bessere Therapieergebnisse (Stewart 1995).

Der Arzt hat die Verantwortung, eine für seinen Patienten geeignete Therapie festzulegen. Komplexe Therapieregime und nicht an den Tagesablauf und den Lebensstil des Patienten angepasste Therapieformen werden vom Patienten schlecht befolgt. Arzt und Apotheker haben die Aufgabe, die Patienten vom Nutzen ihrer Arzneimittel zu überzeugen und sie über mögliche Nebenwirkungen angemessen zu informieren. Der Apotheker kann durch eine individuelle Beratung und v. a. durch eine systematische Pharmazeutische Betreuung (▸ Kap. 26) die Adhärenz seiner Patienten deutlich steigern.

Umgekehrt gibt es viele Faktoren, die einen negativen Effekt haben: Unkenntnis und mangelnde Übung in Bezug auf Management von chronischen Krankheiten, Überlastung des Personals, mangelndes Wissen zum Thema Adhärenz und Adhärenzförderung führen bei Patienten zu schlechter Therapiemitarbeit.

32.5.3 Krankheitsbezogene Faktoren

Nicht die Krankheit selbst korreliert mit der Adhärenz, sondern deren Wahrnehmung und individuelle Beurteilung durch den Patienten. Krankheiten mit akuten Symptomen erzeugen einen **Leidensdruck**, der die Patienten dazu bringt, sich möglichst eng an die Therapievorgabe zu halten (z. B. schwere Herzkrankheiten, Diabetes mellitus). Bei einer Besserung des Gesundheitszustands im Therapieverlauf sinken der Leidensdruck und damit die Adhärenz der Patienten. Bei Erkrankungen ohne spürbare Symptome, wie z. B. bei Hypertonie, verhalten sich Patienten von vornherein eher non-adhärent.

Patienten mit terminalen Erkrankungen neigen dazu, trotz starker Beschwerden die Therapie zu verweigern. Hier spielen Faktoren wie **Depression** und Hoffnungslosigkeit eine Rolle. Unabhängig von der Grunderkrankung verschlechtern psychische Faktoren die Adhärenz. Vor allem das gleichzeitige Auftreten von Depressionen hat negative Auswirkungen auf die Durchführung der Therapie (Stilley et al. 2004).

Zusätzlich können Erkrankungen des Bewegungsapparats oder des Nervensystems dazu führen, dass Patienten physisch nicht mehr in der Lage sind, eine Therapie zu befolgen. Hierzu gehören z. B. Polyarthritis, Sehbehinderungen, Morbus Parkinson oder Demenzen.

Mit zunehmender Dauer der Erkrankung sinkt häufig auch die Adhärenz. Faktoren, wie Gewöhnung an den Krankheitszustand, Nachlässigkeit oder psychische Verdrängung der Krankheit spielen eine Rolle.

32.5.4 Therapiebezogene Faktoren

32

Die Adhärenz des Patienten hängt auch von der eingesetzten Therapie ab. Bestimmende Faktoren (Heuer et al. 1999, Rogers und Bullman 1995) sind:

- spürbare Wirksamkeit, Zeitpunkt des Wirkungseintritts,
- Applikationsart bzw. Anwendungstechnik,
- Therapiedauer,
- Dosierungsintervall, Anwendungszeitpunkt,
- Komplexität des Therapieplans,
- Art und Schwere von unerwünschten Arzneimittelwirkungen,
- bisherige Misserfolge der Behandlung, häufige Therapiewechsel.

Je mehr Arzneimittel täglich angewendet werden, desto schlechter wird die Adhärenz des Patienten. Das gleiche gilt für die Dosierungshäufigkeit. Die einmal tägliche Einnahme scheint in vielen Fällen eine bessere Therapietreue zu gewährleisten als mehrmals tägliche Einnahmen (Claxton et al. 2001). Im Tagesablauf wird die mittägliche Dosis am seltensten eingenommen.

32.5.5 Patientenbezogene Faktoren

Grundvoraussetzung für Adhärenz in der ambulanten Arzneitherapie ist die Mitarbeit des Patienten.

Patienten bringen ihre individuelle Einstellung bezüglich ihrer Krankheit und der Therapie mit (**Laienhypothese**). Hier spielt eine Reihe von Aspekten eine Rolle (Rogers und Bullman 1995), z. B.:

- Einsicht in die Schwere der Erkrankung,
- Akzeptanz der Krankheit und der Diagnose,
- Ablehnung der Patientenrolle,
- Bewertung der Notwendigkeit und des Nutzens der Therapie,
- Unzufriedenheit mit der ärztlichen Betreuungs- bzw. Behandlungssituation, schlechte Arzt-Patienten-Kommunikation,

- Ängste und Vorurteile gegenüber der Therapie, v. a. Angst vor Nebenwirkungen und Arzneimittelabhängigkeit,
- allgemeine Lebensführung des Patienten (z. B. Rauchen, Alkohol),
- Modellvorstellung des Patienten über seine Erkrankung (Bestrafung, von außen eingedrungen),
- Wunsch nach Selbstbestimmung.

Die Laienhypothese ist keine Konstante, sondern sie unterliegt ständigen Veränderungen aufgrund persönlicher Erfahrungen oder Einflüssen von außen, z. B. über das soziale Umfeld und v. a. über Medien.

32.6 Strategien zur Adhärenzförderung

Je nach Ursache der Non-Adhärenz können adhärenzfördernde Maßnahmen individuell an den Patienten angepasst werden. Soziale und ökonomische Faktoren sowie krankheitsbezogene Faktoren sind im Therapiealltag nicht zu beeinflussen und deshalb als gegeben hinzunehmen. Im ambulanten Sektor lässt sich über die drei anderen Faktoren Gesundheitssystem bzw. Gesundheitsdienstleister, Patient und Therapie die Adhärenz des Patienten verbessern. Dabei ist neben dem niedergelassenen Arzt gerade der Apotheker in einer öffentlichen Apotheke in einer idealen Position, adhärenzbezogene Probleme zu ermitteln und zu lösen.

Der zentrale Punkt bei allen Maßnahmen ist, das Thema Adhärenz bzw. das Problem der Non-Adhärenz ins **Bewusstsein** der beteiligten Personen zu bringen. Nur der Arzt bzw. der Apotheker, der weiß, dass der Patient Schwierigkeiten hat, die Therapie auf Dauer beizubehalten, kann aktiv gegensteuern. Nur der Patient, der weiß, dass seine Therapie nur optimal verläuft, wenn er sich konsequent an die Verordnung hält, ist bereit, sich darauf einzulassen.

Verschiedene Gruppen von Maßnahmen werden im Folgenden vorgestellt.

32.6.1 Information und Beratung

Derartige Maßnahmen zielen darauf ab, das Wissen und die Fähigkeit jedes Patienten zu verbessern, mit seiner Erkrankung und seinen Arzneimitteln im Alltag zurechtzukommen.

Bevor Patienten adhärent sein können, müssen sie zumindest **Basisinformationen** zu ihrem Arzneimittel und zum Behandlungsplan erhalten haben.

Das Wissen der Patienten zu Erkrankung und Therapie zu erhöhen, kann dazu dienen:

- dem Patienten die Ziele der Arzneimitteltherapie nahe zu bringen,
- die Arzneimittelanwendung in den Alltag zu integrieren,
- die Motivation zu erhöhen,
- die Adhärenz zu erhöhen,
- die Zufriedenheit des Patienten mit Arzt und/oder Apotheker zu erhöhen.

Was interessiert den Patienten am meisten an seinem Arzneimittel?

- Unerwünschte Arzneimittelwirkungen: Was gibt es für Nebenwirkungen?
- Wirkung und Einsatzgebiet: Wie wirkt das Arzneimittel und wofür wird es eingesetzt?
- Besondere Hinweise: Was muss ich beachten? (Beachte, z. B. zusammen mit dem Frühstück einnehmen) Was muss ich vermeiden? (Mache nicht, z. B. Alkohol trinken, Auto fahren oder Maschinen bedienen).
- Anwendungsart: Wie wird es angewendet?

Die Information und Beratung sollte an den Patientenbedarf und die jeweilige Situation (z. B. Erstverordnung/Wiederholungsverordnung) angepasst sein.

In der **Leitlinie der Bundesapothekerkammer** (BAK 2008) werden die folgenden edukativen Elemente vorgeschlagen:

- Basisinformationen zu Dosierung, Anwendung und Anwendungsdauer,
- Erläuterungen von Wirkungen und Nutzen des Arzneimittels,
- Informationen über unerwünschte Arzneimittelwirkungen (häufige und relevante) und resultierende Handlungskonsequenzen,
- Erklärung der korrekten Anwendung und Lagerung des Arzneimittels,
- individualisierte schriftliche Patienteninformation,
- unterstützende Maßnahmen (z. B. Informationsmaterialien).

Hin und wieder wird die These geäußert, dass die Aufklärung über unerwünschte Arzneimittelwirkungen zu Non-Adhärenz führt. Studien konnten diese Sorge widerlegen (Haynes et al. 2005). Es ist besser, den Patienten über häufige und relevante unerwünschte Arzneimittelwirkungen aufzuklären, als ihn mit der Packungsbeilage alleine zu lassen. Texte in Packungsbeilagen sind für die Patienten häufig zu umfangreich und schwer verständlich, was eher zu Verwirrung und Non-Adhärenz führt. Bei einer Befragung kam heraus, dass knapp jeder Zweite nach Lesen der beschriebenen Risiken schon einmal ein Arzneimittel nicht mehr eingenommen oder sich durch die Inhalte der Packungsbeilagen verunsichert oder verängstigt gefühlt hatte. Mithilfe der seit 2005 geforderten Lesbarkeitstests durch Patienten sollten Packungsbeilagen nun besser lesbar und verständlicher werden.

Ein zentraler Punkt für den Erfolg der Beratung ist das **Verhältnis zwischen Patient und Heilberufler**. Ärzte sind als Quelle für Arzneimittelinformation eher akzeptiert als Apotheker, gerade bei verschreibungspflichtigen Arzneimitteln (Stevenson et al. 2004). In manchen Fällen wird ein durch den Apotheker initiiertes Beratungsgespräch sogar abgelehnt, da ja der Arzt bereits nach Meinung des Patienten ausreichend informiert hat. Dies kann für den Apotheker den Eindruck entstehen lassen, der Patient brauche keine weitere Beratung. In einer Studie zu Erstverordnungen von Allgemeinärzten wurde herausgefunden, dass Hinweise zur Dosierung nur in 55 % bzw. Hinweise zu unerwünschten Arzneimittelwirkungen in 35 % der Beratungen durch die Ärzte gegeben wurden (Tarn et al. 2006). Dies sollte Apotheker dazu motivieren, dem Patienten aktiv eine Beratung anzubieten, statt auf seine Nachfrage zu warten. Die hierfür geeignete Methode ist, dem Patienten offene Fragen zu stellen, um Interesse zu zeigen und mehr über den individuellen Wissensstand des Patienten zu erfahren. Ergebnisse von Pseudo-Customer-Untersuchungen aus Mecklenburg-Vorpommern zeigten, dass auch im Rahmen der Selbstmedikation zu wenige Fragen gestellt werden, um z. B. die Eigendiagnose des Patienten abzuklären (Alte et al. 2007).

Ein hilfreiches Mittel zur gezielten und schnellen Beratung sind **individualisierte schriftliche Patienteninformationen**, die von der Apotheke erstellt werden können und zur Mitgabe an die Patienten bereit liegen, z. B. zu häufig verordneten Antibiotika. Diese ersetzen die Packungsbeilage keinesfalls, sondern fassen die wichtigsten Inhalte der mündlichen Beratung für den Patienten in schriftlicher Form zusammen (o Abb. 32.5). Gerade die Kombination von mündlicher Beratung und schriftlicher Information führt zu mehr Wissen und einer besseren Adhärenz beim Patienten.

Individualisierte schriftliche Patienteninformationen

Individualisierte schriftliche Patienteninformationen sollten folgende Angaben enthalten:

- Name des Patienten,
- Datum,
- Name der Apotheke (einschließlich Telefonnummer),
- Dosierung,
- konkrete Einnahmezeitpunkte,
- wichtige Anwendungshinweise,
- besondere Verhaltensregeln,
- wichtige unerwünschte Arzneimittelwirkungen.

Patienteninformation

Sehr geehrte/r Herr/Frau ________________ ,

Sie haben die **Tabletten** ________________

mit dem Wirkstoff **Azithromycin** vom Arzt verschrieben bekommen.
Damit das Medikament richtig wirken kann, sollten Sie die folgenden Punkte beachten:

- Bitte brechen Sie die Therapie nicht vorzeitig ab, auch wenn es Ihnen besser geht.
- Nehmen Sie das Antibiotikum mit viel Flüssigkeit immer zur gleichen Tageszeit ein.
- Bei Frauen, die mit der Pille verhüten, ist der Schutz vor ungewollter Schwangerschaft nicht mehr garantiert. Deswegen benutzen Sie bitte bis zum nächsten Zyklus weitere Verhütungsmethoden (Kondome etc.).
- Als Nebenwirkung kann Durchfall auftreten. Sollte dieser länger andauern, sprechen Sie bitte noch einmal mit Ihrem Arzt.

Diese Einnahmehinweise erheben keinen Anspruch auf Vollständigkeit. Wir verweisen auf die Packungsbeilage.

Wir wünschen gute Besserung!

o **Abb. 32.5** Individualisierte schriftliche Patienteninformation zu Azithromycin. C. Schwalbe, Bonn

32.6.2 Verhaltensbeeinflussung

Verhaltensbeeinflussung umfasst alle Maßnahmen, die den Patienten an die richtige Arzneimittelanwendung erinnern und ihm helfen, seine Therapie in den Alltag einzubinden. Dazu gehören z. B.:

- (elektronische) Patiententagebücher,
- Verknüpfung der Arzneimitteleinnahme mit täglichen Routinehandlungen, z. B. Frühstück, Zähneputzen, Zubettbehen (**cue dosing**),
- Dosierungsaufkleber bzw. schriftlicher Dosierungshinweis auf der Packung,
- Erinnerungsaufkleber für den Kalender (z. B. NuvaRing®, Alendronsäure-ratiopharm 70 mg Tablette),
- Packungen mit auf der Blisterfolie aufgedruckten Kalendertagen (z. B. L-Thyroxin Henning® Kalenderpackung),
- Tages- und Wochendispenser,
- patientenindividuelle Verblisterung,
- individueller schriftlicher Dosierungsplan,
- MEMS®-Adhärenzberatung (Besprechung des MEMS®-Adhärenzberichts mit dem Patienten),
- elektronische Erinnerungshilfen, z. B. akustische Erinnerung an Arzneimitteleinnahme durch Wecker,

32

eingestellte Erinnerungen im Mobiltelefon oder Anwendungssoftwares „Apps“ von Smartphones,
- Einbeziehung von Angehörigen in die Arzneimitteltherapie.

32.6.3 Monitoring

Ein regelmäßiges Monitoring des Patientenverhaltens kann dazu beitragen, die Adhärenz zu optimieren. Dazu gehören sowohl die Kontrolle des Therapieverlaufs als auch ein regelmäßiges Monitoring der Adhärenz.

Ein sinnvolles **Monitoring des Therapieverlaufs**, das der Hypertonie-Patient selbständig durchführen kann, ist die Blutdruckmessung und Dokumentation der Ergebnisse in einem **Patiententagebuch**. Durch die erlebte Verknüpfung aus Einnahmeverhalten und Therapieergebnis wird der Patient in seiner korrekten Arzneimittelanwendung bestätigt und sein gesundheitsförderndes Verhalten gefestigt.

Zur Erfassung des Behandlungserfolgs eignen sich auch **strukturierte Fragebögen**, wie z.B. die Depressions-Monitoring-Liste (Gensichen et al. 2006). Sehr sinnvoll ist auch ein v.a. nach einer Erstverordnung durchgeführtes **Follow-up-Telefonat** durch die Apotheke (ca. drei bis sieben Tage nach dem Apothekenbesuch). Dies ist auch Bestandteil der Leitlinie der Bundesapothekerkammer (BAK 2008).

Beispiele für Fragen im Follow-up-Telefonat sind:

- Wie oft nehmen (wenden) Sie Ihr Arzneimittel ein (an)?
- Wann nehmen (wenden) Sie Ihr Arzneimittel ein (an)?
- Wie vertragen Sie Ihr Arzneimittel?
- Möchten Sie weitere Informationen zur Erkrankung/Ihren Arzneimitteln?
- Welche Fragen haben Sie noch?

Follow-up-Telefonat durch Apotheker

In einer randomisierten, kontrollierten, zweiarmigen Studie (n = 492) konnte in Großbritannien der Nutzen eines Follow-up-Telefonats durch einen Apotheker im Abstand von zwei Wochen nach Neuverordnung einer chronischen Medikation belegt werden (Elliott et al. 2008). Als primäre Zielgröße wurde Non-Adhärenz nach vier Wochen durch Selbstauskunft ermittelt. Diese war in der Interventionsgruppe signifikant niedriger (9 % gegenüber 16 %, p = 0,032). Die Kosten für das nationale Gesundheitswesen waren in den ersten zwei Monaten nach Neuverordnung in der Interventionsgruppe trotz des zusätzlichen Services signifikant geringer (187,70 £ gegenüber 282,80 £, p < 0.0001).

Neben dem Monitoring des Therapieerfolgs stellt die regelmäßige **Messung der Adhärenz**, egal mit welcher Messmethode, eine Maßnahme dar, die zu einer verbesserten Therapietreue führen kann.

Im Rahmen des sogenannten „Measurement Guided Medication Management“ (MGMM) werden **elektronische Arzneimittelverbrauchsmonitore oder Blister** ausgelesen und somit die Adhärenz ermittelt.

Auch die systematische Analyse von **Medikationsprofilen** bietet sich an. Es können z.B. Patienten mit chronischen Atemwegserkrankungen aus der Patientendatei gefiltert werden, die einen sehr hohen Verbrauch an kurzwirksamen β_2-Sympathomimetika (Reliever) haben. Diese werden dann zu einem Beratungsgespräch in die Apotheke eingeladen, um festzustellen, ob gegebenenfalls die Therapie mit einem inhalativen Glucocorticoid als Controller nicht durchgeführt wird. Eine Analyse der Patientendateien von Apotheken basierend auf verschiedenen Indikatoren wird in den Niederlanden bereits ein- bis zweimal jährlich – häufig in Kooperation mit Hausärzten – durchgeführt.

32.6.4 Therapieanpassung

Eine der erfolgreichsten Interventionen zur Optimierung der Adhärenz besteht in der Reduktion der täglich einzunehmenden Arzneimittel und der **Vereinfachung des Therapieregimes**.

Eine **Rationalisierung der Arzneimitteltherapie** kann durch eine systematische Medikationsanalyse (▸ Kap. 28) erreicht werden. Hierbei werden Doppelverordnungen aufgedeckt und Dauerverordnungen identifiziert, für die keine Indikation mehr besteht, z.B. eine Langzeittherapie mit einem Protonenpumpenhemmer.

Eine Gabe von **Arzneimitteln mit fixen Wirkstoffkombinationen** kann die Anzahl der einzunehmenden Tabletten senken, z.B. Antiparkinsonmittel mit der Wirkstoffkombination Levodopa, Carbidopa und Entacapon, Lipidsenker mit einer Kombination aus Ezetimib und Simvastatin, Antihypertonika mit einer Kombination aus zwei oder drei Wirkstoffen.

Eine Gabe von **Retard- oder Depotformulierungen** verlängert das Dosierungsintervall und reduziert dabei die Anzahl der Anwendungszeitpunkte. Depotformulierungen stellen u.a. in der Therapie der Schizophrenie ein mögliches Instrument zur Adhärenz-Optimierung dar, z.B. Haloperidol-Decanoat. Von den neueren, atypischen Neuroleptika sind z.B. Risperidon und Paliperidon als Depotformulierung verfügbar.

Geeignetes Einnahmeschema: einmal oder zweimal täglich?

Als bestes Einnahmeschema wird häufig die einmal tägliche Gabe angesehen, da die Gesamtadhärenz der Patienten dort meist höher als bei einem zweimal täglich zu verabreichenden Arzneimittel liegt. Zu beachten ist dabei aber, dass das therapeutische Äquivalent von einer vergessenen Dosis bei einmal täglicher Dosierung ca. zwei bis drei ausgelassenen Dosen bei zweimal täglicher Dosierung entspricht. Innerhalb einer Studie zur Adhärenz in der Therapie mit HIV-Protease-Inhibitoren war die Wahrscheinlichkeit der konsekutiven Auslassung von zwei bis drei Dosen bei zweimal täglicher nur halb so groß, wie bei einmal täglicher Gabe (Compté et al. 2007). Darauf basierend konnte nachgewiesen werden, dass sich in diesem Fall die zweimal tägliche gegenüber der einmal täglichen Gabe als therapeutisch überlegen zeigt.

Zur Beurteilung der Überlegenheit eines Dosierungsschemas werden Informationen zur Wirkdauer des Arzneimittels und zu den Einnahmegewohnheiten der Patienten bei verschiedenen Dosierungsintervallen benötigt.

Eine weitere Möglichkeit zur Therapieoptimierung ist die Verordnung von Arzneimitteln, die eine größere Toleranz für Non-Adhärenz aufweisen (forgiving medication, forgiving drugs). Je nachdem, um welchen Arzneistoff es sich handelt, kann sich eine schlechte Adhärenz unterschiedlich stark auswirken. Bei der **Forgiveness** handelt es sich um die Wirkdauer eines Arzneimittels über das vom Arzt verschriebene Dosierungsintervall hinaus (Urquhart 1998). Unregelmäßigkeiten in der Einnahme haben bei Arzneimitteln mit hoher „Forgiveness" weniger Einfluss auf den Therapieerfolg: Einnahmefehler bzw. Einnahmesünden werden „vergeben".

Folgende Eigenschaften von Arzneistoffen können eine hohe „Forgiveness" erklären (Boissel 2002):

- Kumulation im Körper,
- verzögerte Freisetzung,
- lange Eliminationshalbwertszeit,
- verzögerter Effekt bezogen auf die Plasmakonzentration.

Beispiele für Arzneistoffe mit einer **höheren** Forgiveness:

- In der antihypertensiven Therapie sollten bevorzugt die Arzneistoffe innerhalb einer Substanzgruppe verordnet werden, welche die längste Halbwertszeit haben, z. B. Telmisartan (Micardis®) mit einer Halbwertszeit von 24 Stunden, statt Candesartan (Atacand®, Blopress®) mit einer Halbwertszeit von sechs bis neun Stunden (Osterberg und Blaschke 2005).
- Chlortalidon weist eine Wirkdauer von mehreren Tagen auf, welche der Plasmahalbwertszeit von 48 h zuzuschreiben ist (Urquhart 1998).
- Omeprazol hat trotz einer kurzen Plasmahalbwertszeit (0,5–1 h) mit 3 bis 5 Tagen eine außerordentlich lange Wirkdauer, welche auf eine irreversible Inaktivierung der „Protonenpumpe" zurückzuführen ist (Vrijens und Urquhart 2005).
- Antiretrovirale Therapieregimes basierend auf nicht-nukleosidischen Reverse-Transkriptase-Inhibitoren und Ritonavir-geboosterten Proteaseinhibitoren eine höhere „Forgiveness" als nicht-geboosterte Proteaseinhibitoren. Als Grund wird hierfür eine verlängerte Plasmahalbwertszeit diskutiert (Shuter 2008).

Für die Praxis ist somit eine fundierte Evidenz über die „Forgiveness" von Arzneistoffen und Konsequenzen einer mangelhaften Adhärenz sehr nützlich. So können Patienten spezifisch und individuell auf den Umgang mit ihrer Therapie vorbereitet werden. Den Patienten, die vermutlich oder definitiv non-adhärent sind, könnten bevorzugt Arzneistoffe mit einer hohen „Forgiveness" verordnet werden (Boissel und Nony 2002).

Evidenz von adhärenzfördernden Maßnahmen

Beratung, schriftliche Patienteninformationen oder Telefonanrufe haben sich als geeignetes Mittel zur Förderung der Adhärenz bei Kurzzeittherapien (z. B. Antibiotikatherapie) herausgestellt. Für Dauertherapien (z. B. Therapie des Bluthochdrucks mit einem Betablocker) führten keine „einfachen" Interventionen, sondern nur komplexe, aus verschiedenen Maßnahmen bestehende Interventionen, zu einer relevanten Adhärenz-Verbesserung. Meist dauern die adhärenzfördernden Effekte nicht über das Ende der Intervention an, sodass zeitlich begrenzte adhärenzfördernde Maßnahmen weniger sinnvoll sind. Daher sollten die Maßnahmen aufrechterhalten werden, solange die Arzneimitteltherapie benötigt wird.

Pharmazeutische Betreuung ist als Beispiel für eine komplexe adhärenzfördernde Intervention anzusehen. In ihr sind meist Maßnahmen aus dem Bereich Information und Beratung, Verhaltensbeeinflussung, Monitoring und Therapieanpassung (nach Rücksprache mit dem Arzt) enthalten.

32.7 Fallbeispiel

Bei einer zufälligen Blutdruckmessung misst die Apothekerin für W. A. einen Blutdruck von 190/100 mmHg. Die Apothekerin weist ihn darauf hin, dass ein Blutdruck in dieser Höhe behandelt werden sollte. Darauf sagt der Patient, dass sein Arzt ihm vor einiger Zeit dasselbe gesagt habe. Er habe auch noch ein Rezept über Metoprolol in der Tasche; er habe es vor ein paar Wochen aber noch nicht einlösen wollen, weil er den Grund dafür nicht eingesehen habe. Die Apothekerin schickt ihn noch einmal zum Arzt, mit der Bitte, eine Kontrollmessung durchzuführen und bei Bedarf ein neues (aktuelles) Rezept auszustellen.

Bei der Rezepteinlösung nutzt die Apothekerin die Chance, den Patienten ein weiteres Mal zum Nutzen der Blutdrucktherapie, zur Wirkung seines Arzneimittels, zur richtigen Einnahme und zur Notwendigkeit der regelmäßigen Einnahme zu informieren. Der Patient ist jetzt bereit, eine Therapie zu beginnen. Gleichzeitig lässt er sich eine Kundenkarte ausstellen, damit er besser zu Wechselwirkungen beraten werden kann.

Bei Folgerezepten zeigt sich der Patient immer noch engagiert und motiviert, seine Therapie zu befolgen.

Nach einem halben Jahr stellt die Apothekerin fest, dass Lücken im Medikationsprofil auftauchen: Die Folgeverordnungen werden später eingelöst, als der Bedarf erwarten lässt. Das lässt darauf schließen, dass W. A. Metoprolol nicht so regelmäßig einnimmt, wie er vorgibt, es zu tun. Darauf angesprochen, behauptet er, das Antihypertensivum jeden Morgen einzunehmen. Ihm sei kein Einnahmefehler bewusst. Die Apothekerin schlägt vor, dass er regelmäßig Tagebuch führen und seine Tabletteneinnahmen und seine Kontrollmessungen eintragen könnte. W. A. stimmt zu.

Aus den Auswertungen ergibt sich, dass W. A. an einigen Tagen morgens und an Wochenenden, wenn er ausschlafen kann, häufiger die Einnahme vergisst. Der Patient ist selbst überrascht. Gemeinsam überlegen sie, dass er die tägliche Einnahme seiner Arzneimittel mit dem morgendlichen Kaffeekochen verbinden könnte.

W. A. entschließt sich zusätzlich, ein Blutdruckmessgerät für zu Hause anzuschaffen, um sein Tagebuch inklusive regelmäßiger Kontrollmessungen fortzuführen.

Literatur

Alte D, Weitschies W, Ritter CA. Evaluation of consultation in community pharmacies with mystery shoppers. Ann Pharmacother, 41: 1023–1030, 2007

BAK, Bundesapothekerkammer. Information und Beratung der Patienten bei der Abgabe von Arzneimitteln – Erst- und Wiederholungsverordnung im Rahmen der Pharmazeutischen Betreuung. www.abda.de, 2008

Boissel J, Nony P. Using pharmacokinetic-pharmacodynamic relationships to predict the effect of poor compliance. Clin Pharmacokinet, 41: 1–6, 2002

Claxton AJ, Cramer J, Pierce C. A systematic review of the associations between dose regimens and medication compliance. Clin Ther, 23: 1296–1310, 2001

Compté L, Vrijens B, Tousset E et al. Estimation of the comparative therapeutic superiority of QD and BID dosing regimens, based on integrated analysis of dosing history data and pharmacokinetics. J Pharmacokinet Pharmacodyn, 34: 549–558, 2007

DiMatteo MR. Variations in patients' adherence to medical recommendations: A quantitative review of 50 years of research. Med Care, 42: 200–209, 2004

Dunbar J, Agras W. Compliance with medical instructions. In: Ferguson JM, Taylor CB (Hrsg). The comprehensive handbook of behavioural medicine, 115–145, Springer Verlag, Berlin, Heidelberg, New York 1981

Elliott RA, Barber N, Clifford S et al. The cost effectiveness of a telephone-based pharmacy advisory service to improve adherence to newly prescribed medicines. Pharm World Sci, 30: 17–23, 2008

Gensichen J, Peitz M, Torge M et al. Die Depressions-Monitoring-Liste (DeMoL) mit integriertem PHQ-D – Rationale und Entwicklung eines Instruments für das hausärztliche Case Management bei Depression. Z Arztl Fortbild Qualitatssich, 100: 375–382, 2006

Hall JA, Roter DL, Katz NR. Meta-analysis of correlates of provider behavior in medical encounters. Med Care, 26: 657–675, 1988

Haynes RB, Yao X, Degani A et al. Interventions to enhance medication adherence. Cochrane Database SystRev, (4): CD 000011, 2005

Heuer HO, Heuer SH, Lennecke K. Compliance in der Arzneitherapie. Wissenschaftliche Verlagsgesellschaft Stuttgart, 1999

Jekle C. Das OtCM^{TM}-System zur elektronischen Compliance-Messung. Dissertation, Johannes-Gutenberg-Universität, Mainz 2011.

Mullen PD. Compliance becomes concordance. BMJ, 314: 691–692, 1997

NCPIE, National Council on Patient Information and Education. Children and America's other drug problem: Guidelines for improving prescription medicine use among children and teenagers. Washington, D. C. 1989

Osterberg L, Blaschke T. Adherence to medication. N Engl J Med, 353: 487–497, 2005

Partridge AH. Adherence to therapy with oral antineoplastic agents. J Natl Cancer Inst, 94: 652–661, 2002

Rogers PG, Bullman R. Prescription medicine compliance: a review of the baseline of knowledge – a report of the National Council on Patient Information and Education. In: Fincham JE (Hrsg). Advancing prescription medicine compliance: new paradigms, new practices. Haworth Press, Philadelphia 1995

Shuter J. Forgiveness of non-adherence to HIV-1 antiretroviral therapy. J Antimicrob Chemother, 61: 769–773, 2008

Simons S, Roth S, Jaehde U. Non-Compliance: Therapietreue dauerhaft verbessern. Pharm Ztg, 152: 4348–4355, 2007

Stevenson FA, Cox K, Britten N et al. A systematic review of the research on communication between patients and health care professionals about medicines: the consequences for concordance. Health Expect, 7: 235–245, 2004

Stewart MA. Effective physician-patient communication and health outcomes: A review. CMAJ, 152: 1423–1433, 1995

Stilley CS, Sereika S, Muldoon MF et al. Psychological and cognitive function: predictors of adherence with cholesterol lowering treatment. Ann Behav Med, 27: 117–124, 2004

Sullivan SD, Kreling DH, Hazlet TK. Noncompliance with medication regimens an subsequent hospitalizations: A literature analysis and cost of hospitalization estimate. J Res Pharmaceut Econ, 2: 19–33, 1990

Tarn DM, Heritage J, Paterniti DA et al. Physician communication when prescribing new medications. Arch Intern Med, 166: 1855–1862, 2006

Urquhart J. Pharmacodynamics of variable patient compliance: implications for pharmaceutical value. Adv Drug Deliv Rev, 33: 207–219, 1998

Volmer T, Kielhorn A. Kosten der Non-Compliance. Gesundh ökon Qual manag, 4: 55–61, 1999

Vrijens B, Urquhart J. Patient adherence to prescribed antimicrobial drug dosing regimens. J Antimicrob Chemother, 55: 616–627, 2005

Waeber B, Vetter W, Daroli R et al. Improved blood pressure control by monitoring compliance with antihypertensive therapy. Int J Clin Pract, 53: 37–38, 1999

WHO, World Health Organisation. Adherence to long-term therapies: Evidence for action. WHO, New York 2003

Der letzte Zugriff auf die im Text genannten Websites erfolgte am 03.04.2016.

33 Medikationsmanagement bei ambulanten Patienten

Nina Griese-Mammen, Uta Müller, Martin Schulz

Ein Medikationsmanagement ist eine kognitive (Dienst-)Leistung, die auf einer Medikationsanalyse aufbaut und sich vor allem an Patienten mit einem erhöhten Risiko für arzneimittelbezogene Probleme (ABP) richtet. Übergeordnetes Ziel ist es, die Effektivität der Arzneimitteltherapie zu erhöhen und Arzneimittelrisiken für den Patienten zu minimieren.

Seit 2012 gehört das Medikationsmanagement zu den in der Apothekenbetriebsordnung genannten pharmazeutischen Tätigkeiten (siehe Kasten).

Auszug aus der Apothekenbetriebsordnung (§1a ApBetrO 2012)

Pharmazeutische Tätigkeit im Sinne dieser Verordnung ist:

- die Entwicklung und Herstellung von Arzneimitteln,
- die Prüfung von Ausgangsstoffen oder Arzneimitteln,
- die Abgabe von Arzneimitteln,
- die Information und Beratung über Arzneimittel,
- die Überprüfung von Arzneimitteln sowie die Beobachtung, Sammlung und Auswertung von Arzneimittelrisiken und Medikationsfehlern,
- das Medikationsmanagement, mit dem die gesamte Medikation des Patienten, einschließlich der Selbstmedikation, wiederholt analysiert wird mit den Zielen, die Arzneimitteltherapiesicherheit und die Therapietreue zu verbessern, indem arzneimittelbezogene Probleme erkannt und gelöst werden.

Im ambulanten Bereich ergänzen Medikationsanalyse (▸Kap. 28) und Medikationsmanagement die Beratung in der öffentlichen Apotheke. Im Vergleich zur Beratung bei der Abgabe eines Arzneimittels ist die Datenbasis größer und das Vorgehen systematischer. Dadurch ist eine Detektion von ABP möglich, die bei der Abgabe eines Arzneimittels in der Regel nicht systematisch hinterfragt werden können.

33.1 Medikationsprozess

Die Basis der Arzneimitteltherapiesicherheit ist eine optimale Organisation des gesamten Medikationsprozesses (▸Kap. 10). Der Patient wird in seinem Medikationsprozess, von der Diagnose bis hin zu Anwendung und Monitoring, von Fachleuten wie beispielsweise Arzt und Apotheker begleitet. Im ambulanten Bereich ist er jedoch nach Verlassen der Arztpraxis oder der Apotheke, also die meiste Zeit, für die korrekte Umsetzung seiner Therapie verantwortlich (○ Abb. 33.1).

Im Prozess eines Medikationsmanagements durch Apotheker und Arzt übernimmt jeder Heilberuf einen Teil der Aufgaben. Der Prozess startet mit einer Medikationsanalyse, an die sich eine kontinuierliche Begleitung (Monitoring) anschließt.

Ein Medikationsmanagement sollte grundsätzlich standardisiert und strukturiert erfolgen, um reproduzierbare Ergebnisse zu ermöglichen. So ist beispielsweise bei Dienstleistungen, die durch eine Krankenkasse honoriert werden, der Prozess zu Patientenakquise, Datenerhebung, Analyse und Bewertung der Medikation, Interventionen, Patientenberatung, Dokumentation sowie zum interdisziplinären Austausch meist vorgegeben bzw. vertraglich geregelt. Bei einer Dienstleistung, die die Apotheke dem Patienten direkt anbietet und die der Patient selbst bezahlt, müssen die spezifischen Prozesse für die eigene Apotheke entwickelt werden.

33.2 Ablauf und Durchführung

33.2.1 Analyse der Ausgangssituation

Die einfachste Ausgangssituation ist, dass bereits ein oder mehrere Verträge mit Krankenkassen in dem jeweiligen Bundesland zu einem Medikationsmanagement abgeschlossen wurden, dem die Apotheke beitreten kann. Ein Beitritt zu einem solchen Vertrag ist immer dann sinnvoll, wenn die Leistungen entweder bereits angeboten werden oder, bei neuer Umsetzung in

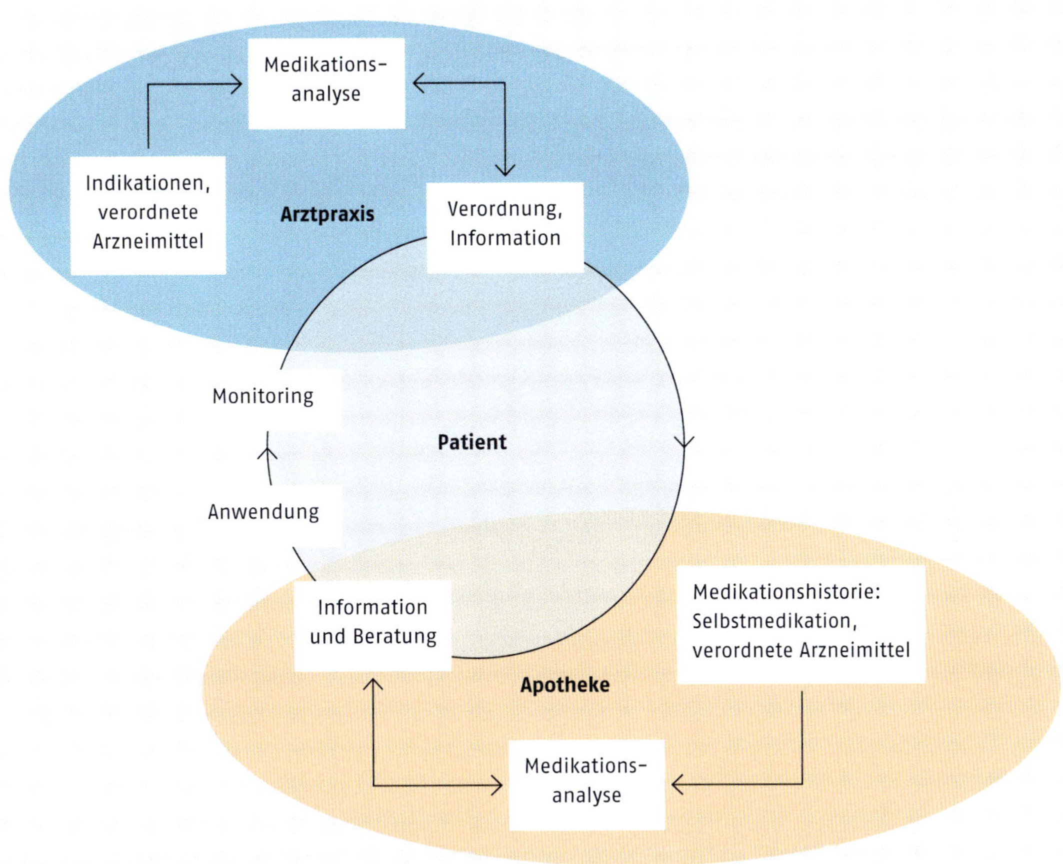

Abb. 33.1 Medikationsprozess bei ambulanten Patienten. Nach Jaehde et al. 2013

der Apotheke, wenn ausreichend viele Patienten der im Vertrag definierten Patientengruppe im Patientenstamm (Kundendatei) der Apotheke vorhanden sind. Denn nur bei regelmäßiger Erbringung einer solch komplexen Dienstleistung ist eine professionelle und effiziente Umsetzung möglich. Zusätzlich erleichtert es die Patientengewinnung erheblich, wenn die potenzielle Zielgruppe bekannt und ausreichend groß ist.

Definition der Zielgruppe

Grundsätzlich profitieren zahlreiche Patienten von einem Medikationsmanagement. Da die Erbringung sehr zeit- und ressourcenaufwendig ist, ist es im Regelfall schwer umsetzbar, der Mehrzahl der Patienten ein entsprechendes Angebot zu machen. Deshalb sollten prioritär die Patienten profitieren, die den größten Nutzen daraus ziehen können. Dies sind zum Beispiel Patienten, bei denen bereits erkennbar ABP vorliegen, die einer systematischen Prüfung und Bewertung bedürfen. Auch ein sehr hohes Risiko oder ein konkreter Verdacht auf ABP, wie ein nicht ausreichendes Ansprechen auf eine Arzneimitteltherapie, eine unerwünschte Wirkung oder eine Unverträglichkeit sind wichtige Hinweise, dass eine Medikationsanalyse oder bei längerfristigem bzw. kontinuierlichem Bedarf ein Medikationsmanagement sinnvoll wäre.

Risikofaktoren können sich sowohl auf den Patienten selbst oder auch auf spezielle Konstellationen oder Lebenssituationen beziehen. Häufige Indikatoren, die auf ein erhöhtes Risiko hinweisen – nicht selten in Kombination – sind Multimorbidität und damit verbundene Polymedikation, bestimmte chronische Erkrankungen oder die Anzahl der Erkrankungen, Verdacht auf mangelnde Therapie-/Einnahmetreue (Non-Adhärenz) und eine aktuelle Entlassung aus dem Krankenhaus (◘ Tab. 33.1).

Krankenkassenverträge

Krankenkassenverträge zur Erbringung entsprechender Dienstleistungen können alleine mit Ärzten oder Apotheken, aber auch mit beiden Partnern gemeinsam geschlossen werden (◘ Tab. 33.2).

33.2.2 Schaffung der Voraussetzungen

Planung und Vorbereitung

Die Implementierung eines Medikationsmanagements erfordert relevante Änderungen im Arbeitsablauf der Apotheke, da diese nicht im normalen Alltag „nebenher" umsetzbar sind. Deshalb müssen bestimmte Voraussetzungen vorhanden sein oder geschaffen werden.

Tab. 33.1 Mögliche Kriterien zur Patientenauswahl

Indikatoren[1]	Mit dem Indikator evtl. verbundene Risiken
Hohes Lebensalter	▪ Komplexes Therapieregime, ▪ kognitive Einschränkungen, ▪ Immobilität/Eingeschränkter Zugang, ▪ körperliche bzw. motorische Einschränkungen (sensorische Einschränkungen, Sturzgefahr etc.), ▪ erhöhtes Risiko für Organinsuffizienz
Multimorbidität	▪ Schlechter Gesundheitszustand
Polymedikation	▪ Vermehrtes Auftreten komplexer ABP, ▪ zusätzlich häufig Selbstmedikation, ▪ komplexer werdende Arzneimittelanwendungen, ▪ höhere Verwechselungsgefahr, ▪ Verständnisprobleme, ▪ mangelnde Therapietreue
Komplexe (neue) Lebenssituationen	▪ Eintritt einer Pflegesituation, ▪ Verschlechterung der Gesundheit
Mehrere Verordner	▪ Fehlende Gesamtübersicht über Arzneimitteltherapie
Komplexe Änderungen des Therapieregimes, Neuverordnungen	▪ Nach Krankenhausaufenthalt (z. B. Schlaganfall), ▪ bei progredienten Erkrankungen (z. B. Diabetes mellitus, Herzinsuffizienz), ▪ bei neuen Diagnosen (z. B. metabolisches Syndrom)

[1] Bezogen auf die Lebenssituation des Patienten

Allem voran steht die Bereitschaft zu Veränderungen. Nur wenn der Apothekenleiter und das ganze Team eingebunden, von der Sinnhaftigkeit überzeugt und auch bereit zu Veränderungen sind, kann die Umsetzung erfolgreich gelingen. Deshalb ist es wichtig, dass jeder im Team ausreichend informiert und in der Lage ist, zumindest grundlegende Fragen beantworten zu können. Die Zuständigkeiten und Rollen der einzelnen Mitarbeiter müssen klar festgelegt werden. Nach §3 Absatz 4 der Apothekenbetriebsordnung (ApBetrO) muss „die Bewertung der Analyse und die Beratung im Rahmen eines Medikationsmanagements […] durch einen Apotheker der Apotheke erfolgen." Nichtapprobierte pharmazeutische Berufe können aber Teilaufgaben übernehmen und sollten eingebunden werden (Tab. 33.3).

Entsprechend sind die Aufgaben zu verteilen und **Zuständigkeiten** zu regeln. Es ist sicherzustellen, dass die durchführenden Apotheker über fundierte **pharmakotherapeutische Kenntnisse** und **kommunikative Fähigkeiten** verfügen. Auch das eingebundene nichtapprobierte pharmazeutische Personal muss Erfahrungen in der bedarfsgerechten Patientenkommunikation aufweisen können.

Außerdem muss die gesamte Personal- und Zeitplanung auf die Vorbereitung und Durchführung dieser Leistungen abgestimmt werden. Der **Zeitbedarf** für die Durchführung variiert erheblich in Abhängigkeit von der Stufe der Medikationsanalyse (▸Kap. 28.1) und von dem Komplexitätsgrad der individuellen Situation eines Patienten. Es empfiehlt sich grundsätzlich, die Patientengespräche über Terminvergaben zu organisieren.

Die Erfassung der Gesamtmedikation und das damit verbundene Patientengespräch sollten stringent durch-

Tab. 33.2 Typen von Verträgen zu Medikationsanalyse und Medikationsmanagement mit je einem Beispiel. Stand September 2016

Vertragspartner der Krankenkasse	Beispiel für einen entsprechenden Vertrag
Ärzte	Arzneimittel-Check als Teil des Vertrags zur hausarztzentrierten Versorgung zwischen der Kassenärztlichen Vereinigung Hamburg und der AOK Rheinland/Hamburg
Apotheken	Medikationsmanagement in AMTS-qualifizierten Apotheken – Vertrag zwischen der Apothekerkammer Westfalen-Lippe und der AOK NordWest
Ärzte und Apotheken	Medikationsmanagement im Rahmen der Arzneimittelinitiative Sachsen-Thüringen (ARMIN) – Vertrag zwischen den Landesapothekerverbänden und Kassenärztlichen Vereinigungen Sachsen und Thüringen sowie der AOK PLUS (▸Kap. 33.3).

Tab. 33.3 Mögliche Aufgabenverteilung der Berufsgruppen bei der Durchführung einer Medikationsanalyse

Profession	Aufgaben
Nichtapprobiertes pharmazeutisches Personal	▪ Patienteninformation und -ansprache, ▪ Identifizierung von Datenquellen und Zusammentragen der Informationen
Apotheker(innen)	▪ Evaluation und Dokumentation von manifesten und potenziellen arzneimittelbezogenen Problemen, ▪ Erarbeitung möglicher Lösungen, ▪ Vereinbarung von Maßnahmen mit dem Patienten und gegebenenfalls mit den behandelnden Ärzten

geführt werden. Es empfiehlt sich die Orientierung an einem Leitfaden für das Patienteninterview, wie beispielsweise der **Arbeitshilfe** „Gespräch mit dem Patienten zur Erfassung der Medikation im Rahmen der Medikationsanalyse Typ 2a", die Teil der Leitlinie der Bundesapothekerkammer ist (BAK 2014). Fokussiert man bei einer Medikationsanalyse vom Typ 2a auf multimorbide Patienten mit fünf oder mehr Arzneimitteln, sollten im Durchschnitt für den gesamten Prozess inkl. Vor- und Nachbearbeitung 60 bis 90 Minuten eingeplant werden. Im Einzelfall kann aber auch mehr oder weniger Zeit erforderlich sein.

Auch sollten vorab die nahegelegenen niedergelassenen Ärzte über das Angebot informiert werden, um Konflikte zu vermeiden. Die Abläufe, Ziele und vor allem der Nutzen sowohl für den Patienten als auch den Arzt sollten dabei dargelegt werden (Tab. 33.4).

Vor allem sollte festgelegt werden, wie die Kontaktaufnahme zwischen Apotheker und Arzt optimal zu gestalten ist, um – außer bei gerechtfertigten dringenden Fragen – häufige Ad-hoc-Anfragen zu vermeiden, da diese den Routinebetrieb zu sehr beeinträchtigen. Besser geeignet ist eine schriftliche Kommunikation mit klarer Situations- oder Problembeschreibung und, soweit möglich, einem Lösungsvorschlag. Es sollte ein Standardformular, wie beispielsweise das Formblatt „Rückfrage beim Arzt zu arzneimittelbezogenen Problemen", das ebenfalls Teil der BAK-Leitlinie ist, verwendet werden (BAK 2014).

Um **Medikationsanalysen** und **Medikationsmanagement** routinemäßig in der Apotheke zu etablieren, müssen folgende **Voraussetzungen** vorliegen:
- Bereitschaft und Motivation des ganzen Teams,
- ausreichend viele (Stamm-)Patienten der Zielgruppe,
- vorhandene Personal- und Zeitressourcen,
- Planung und Vorbereitung der Umsetzung,
- vertiefte pharmakotherapeutische Kenntnisse,
- ausgeprägte Kommunikationsfähigkeiten,
- adäquate Ausstattung,
- Information der nahegelegenen Ärzte,
- ausreichende Honorierung/Finanzierung.

Tab. 33.4 Nutzen und Vorteile eines Medikationsmanagements für Patient und Arzt

Patient	Arzt
Erhöhung der Arzneimitteltherapiesicherheit (Arzneimittel-TÜV)	Aktuelle Übersicht über Gesamtmedikation des Patienten (Medikationsplan)
Überprüfung der gesamten Medikation auf Wechselwirkungen	Kenntnis über Arzneimittel der Selbstmedikation
Individuelle Beratung zur optimalen Anwendung der Arzneimittel	Kenntnis über von anderen Ärzten verordnete Arzneimittel
Optimierung der Anwendungszeitpunkte unter Berücksichtigung der Gesamtmedikation	Überprüfung der gesamten Medikation auf ABP
Beratung über geeignete Selbstmedikation in Bezug auf andere Arzneimittel und Erkrankungen	Erhöhung der Arzneimitteltherapiesicherheit
Erstellung bzw. Aktualisierung eines Medikationsplans	Erhöhung der Wirksamkeit der Therapien durch Problemerkennung und -lösung
Empfehlungen zur korrekten Lagerung der Arzneimittel	Zwei feste Ansprechpartner für den Patienten (Arbeitsteilung)

Tab. 33.5 Konsentierte Arbeitsteilung zwischen Arzt und Apotheker im Medikationsmanagement bei ARMIN

Apotheker	Arzt
▪ Ersterfassung der Arzneimittel (Brown Bag), ▪ pharmazeutische AMTS-Prüfung, ▪ Medikationsplan: Festlegung und Pflege der OTC-Arzneimittel, Ergänzen der aktuellen Handelsnamen bei verordneten Arzneimitteln	▪ Multimedikationspriorisierung, ▪ medizinische AMTS-Prüfung, ▪ Medikationsplan: Festlegung und Pflege der verordneten Arzneimittel

Hilfsmittel zur Durchführung

Bei honorierten Dienstleistungen werden die Prozesse und zu verwendende Formblätter meist vorgegeben. Bei einer Dienstleistung, die die Apotheke selbst entwickelt und anbietet, müssen die Prozesse für die eigene Apotheke etabliert werden. Eine Integration in das Qualitätsmanagementsystem der Apotheke ist sinnvoll. So sollte zum Beispiel festgelegt sein, auf welche ABP mithilfe welcher Methoden und Instrumente geprüft wird.

Hilfreich sind Leitfragen oder Checklisten, die Fragen zu verschiedenen zu prüfenden Kategorien von ABP zusammenstellen. Diese können Schritt für Schritt für jedes Arzneimittel bzw. ABP abgearbeitet werden. Auf diese Weise ist eine systematische Evaluation möglich. In der Literatur werden verschiedene Vorgehensweisen und Instrumente beschrieben, mit denen dies in einer strukturierten Form erfolgen kann. Hilfsmittel für die Bewertung der Medikation sind z. B. die ABDA-Datenbank, (andere) Interaktionsdatenbanken, Packungsbeilagen/Fachinformationen und die einschlägige Fachliteratur sowie evidenzbasierte Leitlinien (▸Kap. 28).

Patienteninformation und -ansprache

Zu Beginn der Einführung einer neuen Dienstleistung ist diese den Patienten naturgemäß erst einmal unbekannt. Auch bei Angehörigen von anderen Gesundheitsberufen, die bei Fragen, die sich aus der Dienstleistung ergeben, kontaktiert werden, ist meist keine Kenntnis über Ziel und Inhalt vorhanden. Daher wird man in der Apotheke diesen Service häufig erklären müssen, bevor ein Verständnis für die neue Dienstleistung vorhanden ist.

Es sollte daher in der Apotheke festgelegt werden, wer im Team infrage kommende Patienten über eine pharmazeutische Dienstleistung informiert. Dabei ist es hilfreich, den Nutzen und die Vorteile für den Patienten in den Vordergrund zu stellen (◘ Tab. 33.4). Die persönliche Ansprache ist am zielführendsten. Zusätzlich sollten unterstützende, kurz gefasste, laienverständliche Informationsmaterialien über das geplante Angebot zur Verfügung stehen, die der Patient in der Apotheke oder zu Hause in Ruhe lesen kann. Die Leitlinie zur Qualitätssicherung „Medikationsanalyse" der Bundesapothekerkammer beinhaltet hierfür die Arbeitshilfe „Patientenflyer" (BAK 2014).

Da wiederholte Ansprachen der Patienten zu Unmut führen können, empfiehlt sich die Dokumentation des Ergebnisses der Ansprache – beispielsweise in der Patientendatei. Möchte der Patient eine Medikationsanalyse bzw. ein Medikationsmanagement in Anspruch nehmen, muss er bzw. ggf. sein gesetzlicher Vertreter eine Einwilligungserklärung unterschreiben, damit in der Apotheke seine Stammdaten sowie arzneimittel- und gesundheitsbezogene Daten erhoben, verarbeitet und genutzt werden dürfen. Hierfür ist in der Leitlinie zur Qualitätssicherung „Medikationsanalyse" eine Arbeitshilfe „Einwilligungserklärung zur Erhebung, Verarbeitung und Nutzung arzneimittelbezogener und gesundheitsbezogener Daten des Patienten in der Apotheke" enthalten (BAK 2014).

Kooperation mit anderen Leistungserbringern

Ziel des Medikationsmanagements ist eine Optimierung der Ergebnisqualität insbesondere durch eine Optimierung des Medikationsprozesses. Medikationsanalyse und Medikationsmanagement ergänzen den Medikationsprozess durch eine strukturierte Analyse und Begleitung der Arzneimitteltherapie des Patienten durch den Apotheker in einem multiprofessionellen Team. Diesem gehören insbesondere Ärzte, Pflegende oder andere Angehörige eines Gesundheitsberufes sowie Patienten und deren Angehörige an.

Es sind abgestimmte, klar definierte Zuständigkeiten zwischen den Heilberuflern und der Pflege notwendig (◘ Tab. 33.5). Die Etablierung einer gemeinsamen, standardisierten Kommunikationsform zwischen Arztpraxis und Apotheke ist wünschenswert. Die Kommunikation kann zum Beispiel über abgestimmte Formulare erfolgen. Bei ARMIN (▸Kap. 33.3) erfolgt sie elektronisch über einen gemeinsam nutzbaren Server.

An den Schnittstellen zwischen ambulanter und stationärer Versorgung, insbesondere der Aufnahme und Entlassung des Patienten, besteht die Gefahr, dass die Arzneimittelbehandlung nicht nahtlos weitergeführt wird. Dies kann zu ABP mit gravierenden Folgen führen. Für Patienten, die im Rahmen eines Medikationsmanagements betreut werden, sollte daher ein nahtloser Übergang zwischen ambulanter und stationärer Versorgung gewährleistet werden. Hier kann vor allem ein aktueller Medikationsplan einen entscheidenden Beitrag zur AMTS (Arzneimitteltherapiesicherheit) leisten (▸Kap. 33.2.4). Ein Medikationsplan erleichtert nicht nur die Arzneimittelanamnese im Krankenhaus (und in Alten- und Pflegeheimen), sondern auch die Abstimmung stationär (neu) verordneter Arzneimittel mit der (ambulanten) Dauermedikation.

33.2.3 Durchführung, Nachbereitung und Begleitung

Die Durchführung der vier Hauptschritte der Medikationsanalyse ist in ▸ Kap. 28 ausführlich beschrieben.

In der öffentlichen Apotheke wird der Apotheker zur Erfassung der Gesamtmedikation meist einen sogenannten Brown Bag-Review durchführen (▸ Kap. 28.2.1). Um das Ergebnis zu optimieren, sollte der Patient möglichst auch schriftlich informiert werden, was er hierfür mit zum Termin in die Apotheke bringen soll.

Patienten nehmen häufig Cremes und Salben, Augentropfen, Vitamin- und Mineralstoffpräparate wie Calcium oder Magnesium sowie pflanzliche Arzneimittel, v. a. freiverkäufliche, nicht als „Medikamente" wahr. Daher sollte der Patient gebeten werden, auch diese mitzubringen. Im Kühlschrank zu lagernde Arzneimittel sollten dagegen nicht in die Apotheke mitgebracht werden. Idealerweise notiert der Patient stattdessen die entsprechende PZN oder den Namen und die Wirkstärke oder er bringt den entsprechenden Beipackzettel mit.

Patienteninformation vor der Medikationsanalyse

Informiere den Patienten, was er in die Apotheke mitbringen soll

- Arzneimittel, die er dauerhaft, vorübergehend (akut) oder bei Bedarf anwendet, unabhängig davon, ob er diese verordnet bekommen oder selbst gekauft hat (Selbstmedikation),
- ggf. vorhandene Arzneimittellisten und Anweisungen zur Dosierung und Anwendung (Medikationsplan) – auch in elektronischer Form,
- ggf. weitere vorhandene Informationsquellen, wie z. B. Entlassungsbriefe aus dem Krankenhaus oder Arztbriefe,
- auch halbfeste Zubereitungen oder Augentropfen, Vitamin- und Mineralstoffpräparate, die „Pille" sowie pflanzliche Präparate sind Arzneimittel.

Informiere den Patienten, was er nicht in die Apotheke mitbringen soll

- Im Kühlschrank zu lagernde Arzneimittel.

Das Gespräch beginnt mit der Erfassung der verordneten und selbst gekauften Arzneimittel (OTC, Over-the-Counter), die der Patient aktuell einnimmt (Akut-, Dauer- und Bedarfsmedikation), sowie ihrer Anwendung inklusive der Dosierung mit Tageszeiten (laut Patientenangabe).

Bringt der Patient zum Gesprächstermin eine größere Anzahl Arzneimittel mit, empfiehlt es sich, diese zu sortieren, damit man sich einen besseren Überblick über die Medikation verschaffen kann. In vielen Fällen bietet es sich an, den Brown Bag des Patienten nach Anwendungsgebieten zu sortieren, auch wenn andere Sortierkriterien möglich sind (siehe Kasten).

Sortierkriterien bei der Brown-Bag-Methode

- Anwendungsgebiete,
- Dauer-, Akut- und Bedarfsmedikation,
- vom Arzt verordnete Arzneimittel und in der Selbstmedikation erworbene Arzneimittel sowie Nahrungsergänzungsmittel.

Des Weiteren müssen durch strukturiertes Nachfragen gezielt ABP erfragt werden. Ein Gesprächsleitfaden, welcher auch die Dokumentation des Patientengespräches ermöglicht, ist für die Erfassung der Gesamtmedikation und von ABP sehr hilfreich. Die Leitlinie zur Qualitätssicherung „Medikationsanalyse" stellt ein solches Formblatt als Arbeitshilfe zur Verfügung (BAK 2014).

Welche Daten dokumentiert werden, hängt von den vorhandenen Daten und damit vom Typ der Medikationsanalyse ab. Die Dokumentation der Daten kann in der Patientendatei, auf den zur Verfügung gestellten Arbeitshilfen oder eigenen Dokumentationsbögen erfolgen. Neben den Patientendaten sollten Daten zur Medikation und zu detektierten ABP dokumentiert werden. Des Weiteren kann es hilfreich sein, die jeweiligen Verordner, die Anwendungsdauer der Arzneimittel und individuelle Bedürfnisse des Patienten bezüglich seiner Arzneimitteltherapie zu dokumentieren. Bei ABP sollten die Lösungsvorschläge, die Ergebnisse der Rücksprache mit dem Patienten und ggf. dem Arzt und die endgültigen Lösungen dokumentiert werden.

Dokumentation der Medikationsanalyse Typ 2a

Folgende Daten sollten bei einer Medikationsanalyse Typ 2a dokumentiert werden:

Patientendaten: Vor- und Nachname, Geschlecht, Adresse, Telefonnummer, Geburtsdatum, Krankenkasse.

Medikationsdaten:

- Handelsname des Fertigarzneimittels, Wirkstoff, Stärke, Darreichungsform (PZN),
- Dosierung, Anwendungsregime, z. B. morgens, mittags, abends; vor/nach dem Essen (falls keine Anwendungspläne des Arztes vorliegen, nach Angaben des Patienten),
- Dauer-, Bedarfs- oder Akutmedikation,
- Selbstmedikation/verordnetes Arzneimittel,
- Anwendungsgrund.

Hausarzt und ggf. andere **Ärzte:** mit Adresse, Telefonnummer.

Arzneimittelbezogene Probleme: mit Lösungsvorschlag, Ergebnis der Rücksprache mit dem Patienten und ggf. dem Arzt, endgültige Lösung.

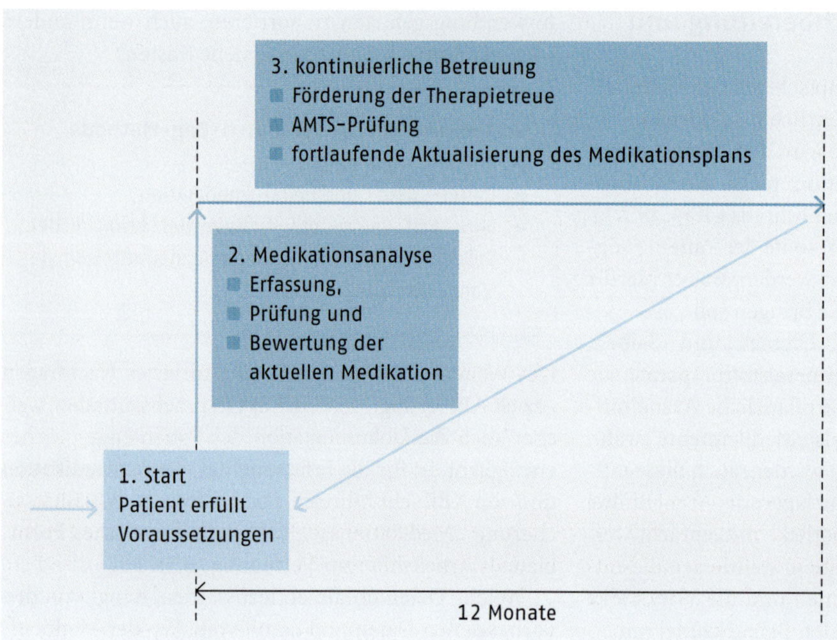

Abb. 33.2 Ablaufschema eines Medikationsmanagements. BAK 2014

Ein Medikationsmanagement baut auf einer Medikationsanalyse auf, an die sich eine kontinuierliche Betreuung des Patienten durch ein multiprofessionelles Team anschließt (▸Kap. 26, Abb. 33.2). Eine Wiederholung der Medikationsanalyse ist grundsätzlich sinnvoll. Sie ist dann unverzichtbar, wenn sich die Erkrankungen, Arzneimittel und Lebensumstände eines Patienten ändern.

Bei Patienten mit hohem Risiko für ABP sollte mindestens einmal jährlich eine Medikationsanalyse erfolgen. Welcher Typ der Medikationsanalyse Ausgangspunkt für das Medikationsmanagement ist und welcher Typ bei einer Wiederholung zum Tragen kommt, richtet sich nach den Rahmenbedingungen sowie dem Bedarf des Patienten.

33.2.4 Medikationsplan

Ein wesentlicher Bestandteil eines Medikationsmanagements ist das Erstellen und Pflegen eines patientenindividuellen Medikationsplans (MP). Der Medikationsplan dient dazu, die Gesamtmedikation eines Patienten zu erfassen und zu dokumentieren, um den Patienten über die eingesetzten Arzneimittel zu informieren und ihm Hinweise für deren richtige Anwendung und deren Indikationsgebiete zu geben (Aly 2013). Ein Medikationsplan ersetzt jedoch nicht die spezifische Beratung zu schwierig anzuwendenden Darreichungsformen, wie Insulinpens oder Asthmasprays.

DEFINITION Der **Medikationsplan** ist ein ausdruckbares Dokument für den Patienten, das ihm nach der Beratung zur Anwendung* eine korrekte Einnahme bzw. Anwendung seiner Arzneimittel einschließlich Selbstmedikation ermöglicht.
*) Gemeint ist hier die Beratung zur Anwendung/zum Gebrauch des Medikationsplans als solchen und nicht eine Beratung zur Anwendung der Arzneimittel. (Schulz et al. 2015)

Zusätzlich zur Information des Patienten, und ggf. seiner Angehörigen, informiert ein Medikationsplan auch die verschiedenen am Medikationsprozess beteiligten Akteure, insbesondere in der Arztpraxis, dem Krankenhaus, der Apotheke und in Pflegeeinrichtungen.

Eine strukturierte, schriftliche Auflistung und Unterstützung der Arzneimitteltherapie ist erforderlich, denn nur 30 % der Patienten über 65 Jahre, die bis zu acht Arzneimittel einnehmen, kennen beispielsweise die verordnete Dosis ihrer Medikation. Bei neun verordneten Arzneimitteln wissen dies nur noch 10 % der Patienten (Leal Hernández et al. 2004). Auch weicht die eingenommene Medikation bei 95 % der Patienten von der ab, die der Arzt verordnet hat (Barat et al. 2001).

Aus Gründen der Patientensicherheit muss ein MP bestimmte Qualitätsmindestanforderungen erfüllen, die einzuhalten sind (Tab. 33.6).

Der Medikationsplan muss sowohl für den Patienten und seine Angehörigen als auch für den Heilberufler in der Anwendung praktikabel sein. Für Patienten ist, zumindest momentan noch, die Papierform zu bevorzugen. Für Leistungserbringer, die im Rahmen von

Tab. 33.6 Qualitätsmindestanforderungen an einen Medikationsplan

Qualitätskriterium	Erforderliche Maßnahme zur Gewährleistung
Vollständigkeit	Zusammentragen verschiedener Informationsquellen
Aktualität	Kontinuierliche Überprüfung und Pflege
Geprüfte Arzneimitteltherapiesicherheit	Prüfen und Bewerten mit strukturierten Betreuungsprozessen und Interventionen, um keine Scheinsicherheit zu erzeugen

AMTS-Prüfungen und Aktualisierungen damit arbeiten wollen, ist eine elektronische Version mit Integration in die Arzt- oder Apothekensoftware wesentlich.

Viele Softwareprodukte, die in Apotheken, Arztpraxen oder Krankenhäusern eingesetzt werden, bieten die Möglichkeit, Medikationspläne zu erstellen. In der Vergangenheit waren jedoch sowohl technisches Format als auch Inhalte sehr unterschiedlich. Dies führte und führt teilweise nach wie vor dazu, dass Medikationspläne nicht oder nicht ohne Weiteres von verschiedenen Leistungserbringern gepflegt werden können. Zudem können variable Informationen und ein variables Aussehen die Patienten verunsichern. Die Aktionspläne zur Verbesserung der Arzneimitteltherapiesicherheit des Bundesministeriums für Gesundheit (▸Kap. 10.1, ▸Kap. 10.6.1) hatten u. a. das Ziel, einen einheitlichen Medikationsplan zu entwickeln und in einer Spezifikation die fachlichen und technischen Anforderungen zu definieren. Ziel war eine Standardisierung von Form und Inhalten. Damit wurde für die umsetzenden Softwarefirmen eine Grundlage für die Implementierung eines **Bundes-Medikationsplans (BMP)** in Arzt-, Krankenhaus- und Apothekensoftware geschaffen (Aly 2013, Abb. 33.3). Versicherte, die gleichzeitig drei verordnete Arzneimittel anwenden, haben seit Oktober 2016 nach § 31a SGB V einen Anspruch auf die Erstellung und Aushändigung des BMP durch den Hausarzt.

33.2.5 Honorierungsmodelle

Die Höhe einer angemessenen Honorierung richtet sich danach, ob eine Leistung gewinnbringend, kostendeckend oder über andere Leistungen rückfinanziert sein soll. Komplexe Dienstleistungen wie Medikationsanalyse und Medikationsmanagement, die erhebliche Zeitressourcen benötigen und in größerem Umfang in einer Apotheke erbracht werden, sollten in der Regel gewinnbringend und auf Vollkostenbasis kalkuliert werden. Dadurch kann ein solches Angebot eine eigenständige Säule des Kernbetriebes einer Apotheke werden und entsprechend gleichberechtigt zum betriebswirtschaftlichen Gesamtergebnis beitragen.

Eine Vollkostenanalyse berücksichtigt die Gesamtkosten einer Apotheke. Darunter fallen die Kosten, die direkt bei der Erbringung einer Dienstleistung entstehen (vor allem die Personalkosten), die zu den sogenannten variablen Kosten zählen. Darüber hinaus werden beim Vollkostenansatz alle weiteren anfallenden Kosten berücksichtigt. Dies sind weitere variable Kosten, hauptsächlich Personalkosten (PKA, Lieferdienst, Reinigungskraft o. ä.) und anfallende Verbrauchskosten (z. B. für Materialien). Zudem werden die sogenannten Fixkosten berücksichtigt. Dies sind alle anfallenden Grundkosten, die eine Apotheke betriebsbereit machen. Dazu gehören beispielsweise Mieten, Versicherungen oder Abschreibungen, aber auch erforderliche Anschaffungen wie eine Einrichtung oder ein Computersystem.

33.3 Modellprojekt ARMIN

Im Rahmen des GKV-Versorgungsstrukturgesetzes (GKV-VStG), das zum 1. Januar 2012 in Kraft getreten ist, wurde das **ABDA-KBV-Modell** in § 64a SGB V aufgenommen. Danach sollte ein Modellvorhaben in einer Region für einen Zeitraum von bis zu drei Jahren vereinbart werden. Den Beteiligten erschien es aber zielführender, zunächst ein Modellvorhaben mit einer oder mehreren interessierten Krankenkassen nach § 63 SGB V durchzuführen.

Die Landesapothekerverbände und die Kassenärztlichen Vereinigungen aus Sachsen und Thüringen ebenso wie die AOK PLUS waren bereit, ein solches Modellvorhaben durchzuführen. KBV (Kassenärztliche Bundesvereinigung) und ABDA (Bundesvereinigung Deutscher Apothekerverbände e. V.) begleiteten die Entwicklung und Umsetzung. Dieses Modellprojekt startete unter dem Namen **ARMIN** (**AR**znei**M**ittel**IN**itiative Sachsen-Thüringen). Es umfasst die drei Module Wirkstoffverordnung, Medikationskatalog und Medikationsmanagement, wie in Abb. 33.4 dargestellt.

ARMIN startete im April 2014 mit einem Einschreibequartal und am 1. Juli 2014 begann die Umsetzung der Wirkstoffverordnung und des Medikationskatalogs. 2016 folgte mit dem Medikationsmanagement das dritte Modul (www.arzneimittelinitiative.de):

- Die **Wirkstoffverordnung** sieht vor, dass Ärzte Wirkstoff, Stärke, Menge und Darreichungsform verordnen, statt eines Präparats eines bestimmten Herstellers. Der Apotheker wählt das zur Wirkstoff-

33

Medikationsplan Seite 1 von 1	für: **Theodor Treu** geb. am: **11.11.1963** ausgedruckt von: Beispiel-Apotheke Musterweg 1, 01662 Meißen Tel.: 03521 - 1234567 beispiel-apotheke@meissen.de ausgedruckt am: 21.04.2015

Wirkstoff	Handelsname	Stärke	Form	morgens	mittags	abends	zur Nacht	Einheit	Hinweise	Grund
Ramipril	Ramilich®	5 mg	Tabl	1	0	1	0	Stück		Bluthochdruck
Torasemid	Torasemid AL®	5 mg	Tabl	1	0	0	0	Stück		Herz-Kreislauf
L-Thyroxin	Euthyrox 75®	75 µg	Tabl	1	0	0	0	Stück	½ Stunde vor dem Frühstück	Schilddrüse
Simvastatin	Simvastatin 1A Pharma®	40 mg	Tabl	0	0	1	0	Stück	Während der Einnahme von Zacpac® pausieren	Fettstoffwechsel
Eisen(II)-glycin-sulfat	Ferro sanol® duodenal	567,7 mg	Kaps	0	0	0	1	Stück	mind. 2 h nach dem Abendessen einnehmen	Eisenmangel
Zeitlich befristete Medikation										
Kombi-Präp.	Zacpac®		Tabl	1	0	1	0	Stück	jeweils 1 gelbe, 1 weiße und 1 hellgelbe Tabl. einnehmen, bis einschl. 26.4.	Magenschleimhautentzündung
Selbstmedikation										
Kombi-Präp.	Movicol® Beutel Pulver		Pulver	bei Bedarf 1–2 Beutel				Beutel	in einem Glas Wasser auflösen	Verstopfung
Paracetamol	Paracetamol Stada®	500 mg	Tabl	bei Bedarf 1–2 Tabl				Stück		Schmerzen

Abb. 33.3 Beispielhafte Umsetzung des Bundes-Medikationsplans

verordnung passende Fertigarzneimittel unter Berücksichtigung etwaiger Rabattverträge aus und gibt es nach einer Beratung an den Patienten ab.

- Der **Medikationskatalog** unterstützt eine leitliniengerechte Versorgung, indem er auf Wirkstoffbasis Standard- und Reservewirkstoffe für versorgungsrelevante Indikationen beschreibt.
- Das **Medikationsmanagement** in ARMIN richtet sich an chronisch Kranke, die fünf oder mehr systemisch wirkende Arzneistoffe dauerhaft einnehmen. Jeweils ein Arzt und ein Apotheker übernehmen gemeinsam die Betreuung. Kernstück ist hierbei ein auf Basis einer Medikationsanalyse erstellter, vollständiger und aktueller Medikationsplan für den Patienten.

Hat ein Patient über die Unterzeichnung einer Einverständniserklärung seinen Wunsch zur Teilnahme dokumentiert, startet der Prozess mit der Ersterfassung der Gesamtmedikation in der Apotheke. Dort wird eine Brown-Bag-Analyse inklusive strukturiertem Patientengespräch durchgeführt. Die mit dem Patienten erhobenen Daten werden mit den Apothekendaten und den Arzneimittelabrechnungsdaten der Krankenkasse abgeglichen. Eine pharmazeutische Arzneimitteltherapiesicherheitsprüfung, inklusive einer individuellen Prüfung und Bewertung durch einen Apotheker, wird durchgeführt. Inhaltlich entspricht dieser Prozess einer Medikationsanalyse vom Typ 2a (▸ Kap. 28). Die Ergebnisse (Medikationsliste, Auffälligkeiten, potenzielle ABP etc.) werden elektronisch, über einen eigens entwi-

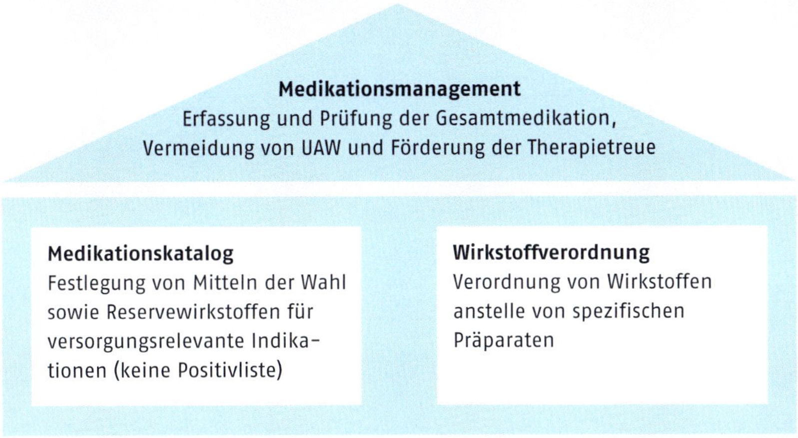

Medikationsmanagement
Erfassung und Prüfung der Gesamtmedikation, Vermeidung von UAW und Förderung der Therapietreue

Medikationskatalog
Festlegung von Mitteln der Wahl sowie Reservewirkstoffen für versorgungsrelevante Indikationen (keine Positivliste)

Wirkstoffverordnung
Verordnung von Wirkstoffen anstelle von spezifischen Präparaten

Abb. 33.4 Die drei Module in ARMIN

ckelten Medikationsplanserver, an den betreuenden Arzt kommuniziert. Der Arzt lädt die Informationen vom Server herunter und gleicht sie mit seinen Daten ab. Er führt eine medizinische Arzneimitteltherapiesicherheitsprüfung in Anlehnung an die sogenannte Multimedikationspriorisierung, wie in der „Hausärztlichen Leitlinie Multimorbidität" dargestellt, durch (Leitliniengruppe Hessen und DEGAM 2014).

Der Arzt bewertet und verändert ggf. die Therapie in Abstimmung mit dem Patienten und pflegt seine Änderungen und Ergänzungen in den Medikationsplan ein. Diese Änderungen stellt nun wiederum der Arzt elektronisch via Medikationsplanserver dem Apotheker zur Verfügung, indem er die aktualisierte Datei erneut hochlädt. Dies ist der erste zwischen Apotheker und Arzt konsolidierte Medikationsplan für diesen Patienten. Nun kann der Apotheker den Medikationsplan seinerseits herunterladen. Er ergänzt die eventuell fehlenden Handelsnamen, bevor er ihn dem Patienten erläutert und aushändigt. Dies ist die **ARMIN-Startintervention** (Abb. 33.5).

Die ARMIN-Startintervention hat zum Ziel, die aktuelle Gesamtmedikation zu erfassen, mögliche Probleme und Risiken zu erkennen und abzustellen sowie insgesamt die Arzneimitteltherapie kritisch zu beleuchten und ggf. zu verbessern. Somit fokussiert dieser erste Teil der Intervention vor allem auf Fragen der Arzneimitteltherapiesicherheit.

Die **„ARMIN-Folgeinterventionen"** schließen sich an. Dies ist der Übergang in ein kontinuierliches Medikationsmanagement (Abb. 33.6). Ziel ist es, den Medikationsplan langfristig zu pflegen sowie potenzielle Risiken durch Änderungen der Medikation frühzeitig zu erkennen und direkt abzustellen. Zusätzlich fokussiert die kontinuierliche Betreuung auch auf patientenindividuelle Aspekte wie Fragen der praktischen Arzneimittelanwendung und der Therapietreue.

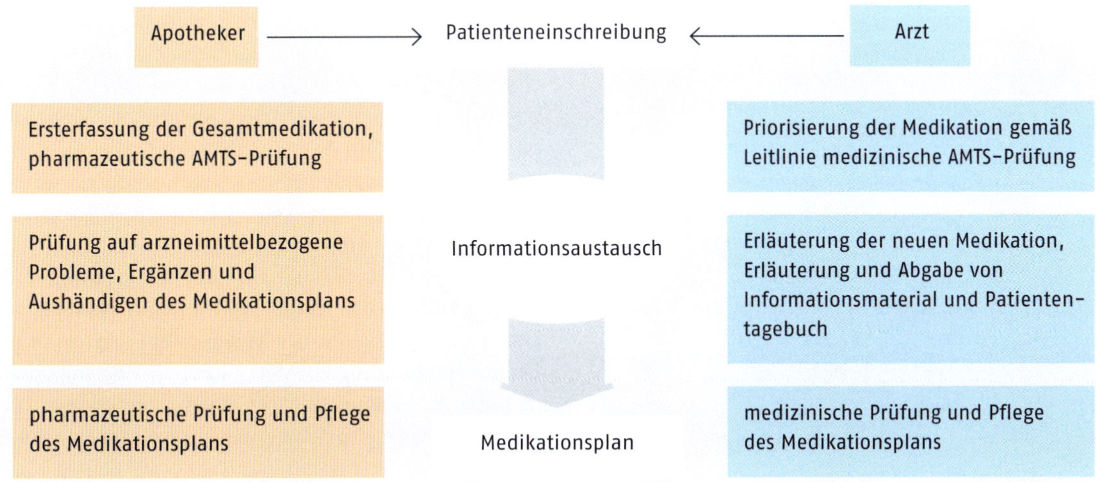

Abb. 33.5 Schematische Darstellung der ARMIN-Startintervention

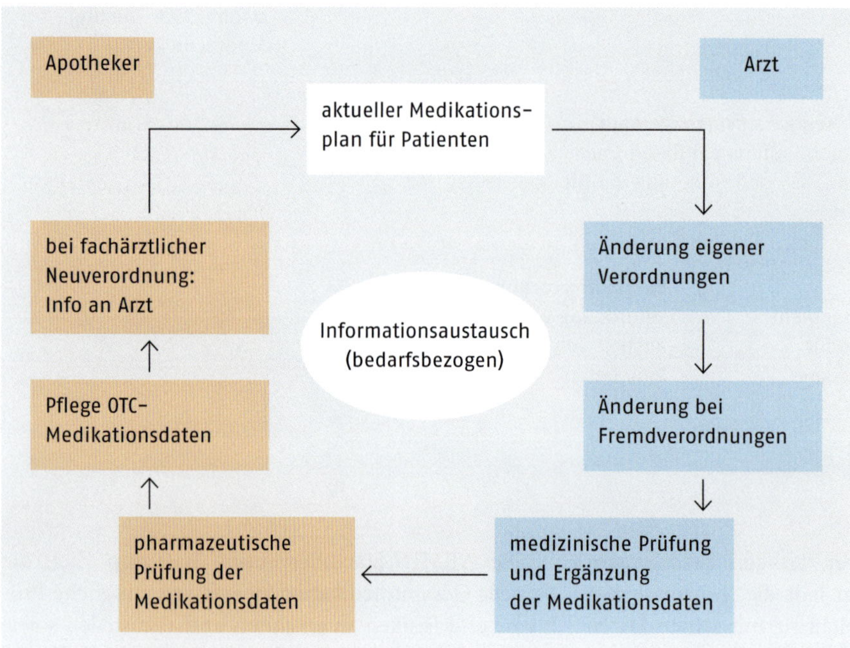

Abb. 33.6 Schematische Darstellung der ARMIN-Folgeinterventionen

Tab. 33.7 Daten der Medikationshistorie von C. B. (die letzten beiden Quartale)

Abgabedatum	Präparat	Stückzahl
17.03.	Alendronsäure 1 × wöchentlich 70 mg Tabletten	12 St.
17.03.	Calciumcarbonat/Colecalciferol 500 mg/400 IE	120 St.
17.03.	Simvastatin 40 mg Tabletten	100 St.
17.03.	Ramipril 5 mg Tabletten	100 St.
17.03.	Ramipril plus HCT 5 mg/25 mg Tabletten	100 St.
17.03.	ASS 100 mg Tabletten	100 St.
10.12.	Alendronsäure 1 × wöchentlich 70 mg Tabletten	12 St.
10.12.	Calciumcarbonat/Colecalciferol 500 mg/400 IE	120 St.
10.12.	Simvastatin 40 mg Tabletten	100 St.
10.12.	Ramipril 5 mg Tabletten	100 St.
10.12.	Ramipril plus HCT 5 mg/25 mg Tabletten	100 St.
10.12.	ASS 100 mg Tabletten	100 St.

33.4 Fallbeispiel

33.4.1 Beschreibung

Frau C. B., 75 Jahre, eine Stammpatientin mit Kundendatei, hat die Information erhalten, dass ihre Apotheke ein Medikationsmanagement zusammen mit ihrem Hausarzt anbietet, das von ihrer Krankenkasse vergütet wird. Diese von der Krankenkasse honorierte Dienstleistung sieht zu Beginn eine Medikationsanalyse durch Apotheker und Arzt und eine daran anschließende kontinuierliche Betreuung vor. Frau C. B. möchte das Angebot wahrnehmen und schreibt sich in der Apotheke für das Medikationsmanagement ein. Die Apotheke informiert die Arztpraxis (Hausarzt) und vereinbart mit der Patientin einen Termin am 2. April für ein erstes Medikationsgespräch.

Frau C. B. lebt mit ihrem Mann zusammen und kommt seit mehreren Jahren regelmäßig in die Sonnen-Apotheke. Sie hat keine offensichtlichen körperlichen oder geistigen Einschränkungen. Der Apotheker bittet sie, zu dem vereinbarten Termin alle Arzneimittel (verordnet und Selbstmedikation), die sie dauerhaft, akut und bei Bedarf anwendet, und ggf. vorhandene Medikationspläne oder schriftlichen Einnahmehinweise mitzubringen.

Vor dem Gespräch schaut sich der Apotheker die Medikationshistorie (Tab. 33.7) an und überträgt die Daten zur Medikation der letzten zwei Quartale in den Dokumentationsbogen für das Patientengespräch (Tab. 33.8). Zudem führt er einen Interaktions-Check durch. Hierbei ergibt sich nur ein Hinweis auf eine potenziell relevante Interaktion zwischen polyvalenten Kationen (Calcium) und dem Bisphosphonat Alendronsäure.

Tab. 33.8 Durch den Apotheker zusammengestellte Informationen zur Medikation

Medikation (Arzt)	Patientendatei (Apotheke)	Brown Bag (Patient)	Wirkstoff, Stärke und Darreichungsform	Dosierung lt. Patient	Anwendungsgrund lt. Patient	Anmerkungen (z. B. Hinweise zu Anwendungsproblemen, Anwendungshinweise, Akut-, Dauer-, Bedarfsmedikation, Verordner)
	X	X	Alendronsäure 1 × wöchentlich 70 mg Tabletten	1–0–0 am Sonntag	Osteoporose	Hausarzt, Einnahme zum Frühstück
	X	X	Calciumcarbonat/Colecalciferol 500 mg/400 IE	1–0–0	Knochen	Hausarzt, am Sonntag Einnahme erst am Mittag
	X	X	Simvastatin 40 mg Tabletten	0–0–1	Blutfette	Hausarzt, absetzen?
	X	X	Ramipril 5 mg Tabletten	1–0–0	Herz	Hausarzt
	X	X	Ramipril plus HCT 5 mg/25 mg Tabletten	0–0–1	Herz	Hausarzt
	X	X	ASS 100 mg Tabletten	1–0–0	Herz	Hausarzt
		X	Ibuprofen 600 mg Tabletten	1–1–1	Schulter	Orthopäde, vor 1 Woche
		X	Simvastatin plus Ezetimib 40 mg/10 mg Tabletten	0–0–1	Blutfette	Kardiologe, seit 3 Wochen

C. B. hat zu Hause keinen Medikationsplan. Neben der mitgebrachten Dauermedikation nimmt sie nichts weiter ein. Alle Arzneimittel nimmt sie immer zu einer Mahlzeit. Beschwerden, die sie mit den Arzneimitteln in Verbindung bringt, hat sie keine. Die Arzneimittel lagert sie in einem Schrank im Schlafzimmer. Sie kennt die Indikationen ihrer Arzneimittel. Hinweise auf falsche Lagerung, Nebenwirkungen oder Adhärenzprobleme ergeben sich nicht. Aufgrund ihrer erhöhten Blutdruckwerte misst sie alle 1–2 Wochen ihren Blutdruck. Dieser liegt meist um die 130/90 mmHg.

Ihr Orthopäde Dr. Kern hat vor einer Woche Ibuprofen wegen Schmerzen in der Schulter verordnet. Noch hofft sie, an einer OP vorbeizukommen. Aber wahrscheinlich ist dies bald unumgänglich, auch wenn sie regelmäßig zum Rehasport geht. Ein paar Wochen wird sie die Schmerztabletten voraussichtlich noch brauchen.

Wegen ihrer erhöhten Lipidwerte hat ihr Kardiologe Dr. Herz vor drei Wochen ein neues Medikament verordnet. Jetzt, wo der Apotheker nachfragt, glaubt sie, sich zu erinnern, dass sie das alte Simvastatin-Präparat absetzen sollte. Der Apotheker stellt die Informationen zur Medikation übersichtlich zusammen (Tab. 33.8).

33.4.2 Fragen und Antworten

Frage 1

- Gibt es arzneimittelbezogene Probleme, die der Apotheker gleich mit Frau C. B. besprechen sollte und welche Lösungsmöglichkeiten kann er der Patientin vorschlagen?

Antwort zu Frage 1

Doppelmedikation Simvastatin: Der Apotheker schlägt C. B. vor, bis zum zweiten Gespräch in vier Tagen nur das neue Präparat von Dr. Herz einzunehmen. Bis zu dem Termin wird er mit dem Hausarzt klären, ob dies zukünftig so beibehalten werden soll.

Falscher Einnahmezeitpunkt Alendronsäure: Alendronsäure-Tabletten sind optimal wirksam, wenn sie auf nüchternen Magen eingenommen werden. Sie werden als Ganzes nach dem ersten Aufstehen und vor der Aufnahme jeglicher Nahrungsmittel oder Getränke sowie vor Einnahme jeglicher anderer Arzneimittel mit einem Glas kaltem Leitungswasser in aufrechter Position eingenommen. Die Patientin soll nach dem Schlucken ihrer Tabletten mindestens 30 Minuten warten, bevor sie ihre erste Nahrung, Getränke oder andere Arzneimittel, Calcium- oder Vitaminpräparate an diesem Tag zu sich nimmt. Die Einnahme ihrer Calcium-Tabletten erst am Mittag ist sinnvoll, um eine Wirkungsabschwächung zu vermeiden.

Nach dem Gespräch führt der Apotheker anhand einer Checkliste eine Prüfung auf arzneimittelbezogene Probleme durch.

Checkliste ABP

- (Pseudo-)Doppelmedikation,
- Interaktionen,
- Dosierungsintervall, Darreichungsform oder Anwendungszeitpunkt (Mahlzeiten!) ungeeignet bzw. unzweckmäßig,
- Anwendungsprobleme,
- unerwünschte Wirkungen,
- Probleme der Therapie-/Einnahmetreue,
- Selbstmedikation:
  - Selbstmedikation ungeeignet,
  - Präparate für Indikation ungeeignet,
  - Über- oder Unterdosierungen,
  - Kontraindikationen,
- nicht sachgerechte Lagerung.

Frage 2

- Welche weiteren ABP lassen sich detektieren?

Antwort zu Frage 2

Interaktionen

Ibuprofen und ASS: Bei zeitgleicher Einnahme beider Arzneistoffe ist die Thrombozytenaggregationshemmung schwächer als unter der alleinigen ASS-Gabe. Wird ASS zur Sekundärprävention eingesetzt, könnte das Risiko für das Auftreten von Herzinfarkten und Schlaganfällen erhöht sein. Zudem ist bei gleichzeitiger Einnahme von NSAR wie Ibuprofen und ASS aufgrund der ulzerogenen Wirkung das Risiko für gastrointestinale Blutungen erhöht.

Ibuprofen und Ramipril bzw. HCT: Bei der Einnahme von Ibuprofen und Ramipril sowie HCT kann eine Verminderung der blutdrucksenkenden Wirkung und eine Verschlechterung der Nierenfunktion auftreten.

Frage 3

- Welche Lösungsmöglichkeiten gibt es für die detektierten ABP?

Antwort zu Frage 3

Interaktionen

Ibuprofen und ASS: Die beschriebene Wechselwirkung lässt sich verhindern, indem C. B. die beiden Arzneistoffe zeitlich getrennt einnimmt. Ibuprofen sollte dabei frühestens 30 Minuten nach oder spätestens acht Stunden vor ASS eingenommen werden. Allerdings sind die erforderlichen Einnahmehinweise recht kompliziert und die Einnahmetreue damit möglicherweise geringer. Es ist für die Patientin wahrscheinlich einfacher, ein nicht interagierendes NSAR einzunehmen. Diclofenac interagiert nach derzeitigem Kenntnisstand nicht mit niedrig dosiertem ASS. Diclofenac ist allerdings wie Ibuprofen bei einigen kardialen Erkrankungen, v. a. bei Herzinsuffizienz, absolut bzw. relativ kontraindiziert. Dies und das ulzerogene Risiko bespricht der Apotheker mit dem Arzt und bittet diesen ggf. um Rücksprache mit dem Orthopäden.

Ibuprofen und Ramipril bzw. HCT: Ist das Risiko für eine Verschlechterung der Nierenfunktion erhöht (verminderte Nierendurchblutung, z. B. durch Nierenfunktionsstörung, Herzinsuffizienz oder Dehydratation), dann sollten keine NSAR wie Ibuprofen gegeben werden. Ist das Risiko auf die Blutdrucksteigerung beschränkt, sollte C. B. die nächsten zwei Wochen täglich den Blutdruck kontrollieren. Dies bespricht der Apotheker mit dem Arzt.

Weiterer Verlauf

Rücksprache mit dem Hausarzt

Der vorläufige Medikationsplan und die detektierten ABP sowie die Lösungsvorschläge werden dem Hausarzt übermittelt. Der Arzt führt eine medizinische AMTS-Prüfung durch. Diese Prüfung ergibt bei Frau C. B. keine weiteren Hinweise auf ABP, z. B. auf (weitere) Kontraindikationen. Die Rücksprache zwischen Hausarzt und Facharzt bestätigt, dass die Patientin insgesamt nur 40 mg Simvastatin einnehmen soll. Einen Tag später telefonieren Apotheker und Arzt und stimmen die Interventionen für C. B. ab.

C. B. kann bei ihrem kardialen Risikoprofil NSAR einnehmen, allerdings so kurz und so niedrig dosiert wie möglich und in Kombination mit Pantoprazol. Der Apotheker soll ihr die Einnahme von Ibuprofen mindestens eine Stunde nach der Einnahme von ASS und von 20 mg Pantoprazol eine Stunde vor dem Abendessen vorschlagen. Zudem soll C. B. die nächsten zwei Wochen jeden Tag den Blutdruck messen und anschließend mit den gemessenen Werten in die Arztpraxis kommen. Der Hausarzt finalisiert den Medikationsplan bezüglich der Arzneistoffe bzw. der Dosierungen, schickt ein Rezept über Pantoprazol und der Apotheker ergänzt die aktuellen Präparatenamen.

Patientengespräch

C. B. stimmt den zwischen Apotheker und Arzt abgestimmten Interventionen zu und bekommt vom Apotheker ihren aktuellen Medikationsplan.

Kontinuierliche Betreuung

Die kontinuierliche Betreuung beinhaltet eine Förderung der Therapie-/Einnahmetreue, AMTS-Prüfungen durch Apotheker und Arzt bei Änderungen der Medikation und eine fortlaufende Aktualisierung des Medikationsplans für C. B.

Drei Monate später erhält C. B. eine Folgeverordnung über Alendronsäure. Der Apotheker nimmt dies zum Anlass, die Patientin noch einmal nach Zeitpunkt und Art der Einnahme zu fragen. Es stellt sich heraus, dass sie die Empfehlungen der letzten Beratung verstanden hat und auch entsprechend umsetzt.

Der Apotheker fragt auch noch einmal nach der Einnahme von Ibuprofen. Ja, sie bestätigt, dass sie es nach wie vor wegen ihrer Schmerzen einnehme. Und ja, sie würde nun immer eine Stunde warten, bis sie diese ganz kleinen Pillen danach nehmen würde, diese, wie hießen sie gleich „ASS"? Hier stellte sich heraus, dass die Patientin die beiden Einnahmen von Ibuprofen und ASS verwechselt hat und deshalb in falscher Reihenfolge einnimmt. Der Apotheker erklärt die richtige Reihenfolge erneut und schreibt als besonderen Hinweis in den Medikationsplan zu ASS „täglich mindestens eine Stunde VOR den Schmerztabletten (Ibuprofen) einnehmen". Der Apotheker nimmt sich vor, Frau C. B. in einigen Wochen erneut danach zu fragen und dokumentiert dies entsprechend in seiner Patientendatei.

Literatur

Aly AF. Arzneimitteltherapiesicherheit: Einheitlicher Plan für Deutschland. Pharm Ztg, 158: 1412–1413, 2013

BAK, Bundesapothekerkammer (BAK). Leitlinie der Bundesapothekerkammer zur Qualitätssicherung Medikationsanalyse. www.abda.de/themen/apotheke/qualitaetssicherung0/leitlinien/leitlinien0, 2014

Barat I, Andreasen F, Damsgaard EM. Drug therapy in the elderly: what doctors believe and patients actually do. Br J Clin Pharmacol, 51: 615–622, 2001

BMG, Bundesministerium für Gesundheit. Aktionsplan zur Verbesserung der Arzneimitteltherapiesicherheit in Deutschland. www.ap-amts.de

Botermann L, Krueger K, Eickhoff C et al. Patient's handling of a standardized medication plan: A pilot study and method development. Patient Prefer Adherence, 10: 621–630, 2016

Botermann L, Monzel K, Krueger K et al. Evaluating patient's comprehensibility of a standardized medication plan. Eur J Clin Pharmacol, 72: 1229–1237, 2016

Botermann L, Schulz M. Merkblatt. Erklärung zum Medikationsplan. Pharm Ztg, 161: 2264, 2016

Castelino RL, Bajorek BV, Chen TF. Are interventions recommended by pharmacists during Home Medicines Review evidence-based? J Eval Clin Pract, 17: 104–110, 2011

Griese N, Felberg M, Müller U et al. Optimierung der Arzneimitteltherapiesicherheit und Therapietreue: Medikationsmanagement. Pharm Unserer Zeit, 41: 350–356, 2012

Griese-Mammen N, Müller U, Schulz M. Medikationsanalyse und -management. Grundsatzpapier definiert Begriffe. Pharm Ztg, 159: 2310–2312, 2014

Krüger M, Griese N, Schulz M. Medikationsmanagement für Menschen mit Diabetes. Diabetes Stoffw Herz, 20: 219–226, 2011

Leal Hernández M, Abellan Alemán J, Casa Pina MT et al. Patients on multiple medication: do they know the right doses? Do they take their medications correctly? Aten Primaria, 33: 451–456, 2004

Leitliniengruppe Hessen, Deutsche Gesellschaft für Allgemeinmedizin und Familienmedizin (DEGAM). Hausärztliche Leitlinie Multimedikation. Empfehlungen zum Umgang mit Multimedikation bei Erwachsenen und geriatrischen Patienten. Version 1.09. www.pmvforschungsgruppe.de, 2014

Schulz M, Botermann L, Krüger K et al. Abschlussbericht. Grundlegende Voraussetzungen für die elektronische Abbildung von Medikationsdaten im Hinblick auf den Medikationsplan (Aktionsplan Arzneimitteltherapiesicherheit des Bundesministeriums für Gesundheit). www.bundesgesundheitsministerium.de, 2015

Der letzte Zugriff auf die im Text genannten Websites erfolgte am 03.04.2016.

33

34 Medikationsmanagement bei Heimbewohnern

Isabel Waltering, Georg Hempel

Bewohner von Alten- und Pflegeheimen sind häufig immobil, multimorbide und benötigen Hilfe bei Tätigkeiten des täglichen Lebens. Polypragmasie, d. h. das konzeptlose Ansetzen verschiedener Therapien, ist häufig und resultiert in einer Polymedikation. Deshalb ist ein Medikationsmanagement durch die versorgende Apotheke für die Heimbewohner besonders wichtig, auch weil bei diesen Patienten klinisch relevante Interaktionen sowie eine Über- als auch eine Unterversorgung häufig vorkommen.

Die Versorgung der Bewohner von Heimen mit Arzneimitteln ist durch das Apothekengesetz geregelt. Dort ist festgelegt, dass ein behördlich genehmigter Versorgungsvertrag zwischen Apotheke und Heimträger geschlossen wird. In dem Vertrag wird unter anderem vereinbart, dass die Apotheke das Heimpersonal zum Umgang mit Arzneimitteln schult und regelmäßig den Arzneimittelbestand im Heim überprüft.

Während der Bewohner üblicherweise bei Einzug in das Pflegeheim seinen Hausarzt behält, werden die Arzneimittel durch die **heimversorgende Apotheke** beliefert. Dennoch haben die Bewohner die freie Apothekenwahl und können sich auch durch eine andere Apotheke versorgen lassen, was aber selten vorkommt. Heimversorgende Apotheken bieten häufig das patientenindividuelle Stellen von Arzneimitteln, entweder manuell oder durch maschinelles Verblistern, als Dienstleistung für die Heime an. Wird das Stellen nicht von der Apotheke durchgeführt, stellt das Pflegepersonal die Arzneimittel für die Bewohner.

Vorteilhaft im Setting „Heim“ ist, dass die Bewohner durch das Pflegepersonal ohnehin unter einem gewissen Grad der „Therapieüberwachung“ stehen. Mit entsprechender Schulung des Pflegepersonals, festgelegten Kommunikationswegen und einem guten professionellen Verhältnis ist hier ein Medikationsmanagement ohne große Hindernisse durchzuführen. Da diese Patientengruppe besonders vulnerabel ist, können hier schon mit geringfügigen Anpassungen der Pharmakotherapie deutliche Verbesserungen für die Patienten erzielt werden.

34.1 Medikationsprozess

Der Medikationsprozess ist als ein Kreislauf mit sich wiederholenden Prozessschritten aufzufassen. Während der Patient im ambulanten Bereich für die korrekte Umsetzung der Verordnungen selbst verantwortlich ist (▸ Kap. 33.1), wird diese Aufgabe bei Bewohnern von Alten- und Pflegeheimen meistens an das Pflegepersonal delegiert. Zudem wird dieser Prozess um einige Prozessschritte, z. B. das Stellen der Arzneimittel, erweitert. Auch die Zuständigkeit innerhalb der einzelnen Prozessschritte verlagert sich. Die Entscheidungen trifft nun nicht mehr ausschließlich der Patient, sondern auch der gesetzliche Vertreter oder das Heim, in Person der verantwortlichen Pflegekraft, insbesondere bei Vorliegen einer Demenz. In ○ Abb. 34.1 ist der Medikationsprozess bei Heimbewohnern schematisch dargestellt.

Eine gute Kommunikation des Pflegepersonals mit der Apotheke ist bei der Versorgung eines Heims essenziell. Im Unterschied zum in der eigenen Wohnung versorgten Patienten ist beim Heimbewohner neben den zusätzlichen Prozessschritten auch eine erweiterte Notwendigkeit zur Dokumentation gegeben. Für diese veränderten Anforderungen sind die Kommunikation, der Informationsaustausch und die Dokumentation den Gegebenheiten anzupassen und zu optimieren. Hilfen und Vorlagen dazu finden sich in den Empfehlungen der BAK zur Heimversorgung (BAK 2014).

Speziell bei der Belieferung, dem Stellen und der Anwendung von Arzneimitteln ist eine optimale Organisation wichtig, durch die eine Reihe von arzneimittelbezogenen Problemen (ABP) und Medikationsfehlern vermieden werden können. Grundvoraussetzung dafür ist ein gutes Datenmanagement in der Apotheke. Um eine sichere Arzneimitteltherapie zu gewährleisten, ist besonders bei Heimbewohnern das Vorhandensein von Basisinformationen (z. B. Anlegen einer Magensonde) zum Bewohner eine absolute Notwendigkeit. Neben den Informationen zu Name, Geburtsdatum und Kran-

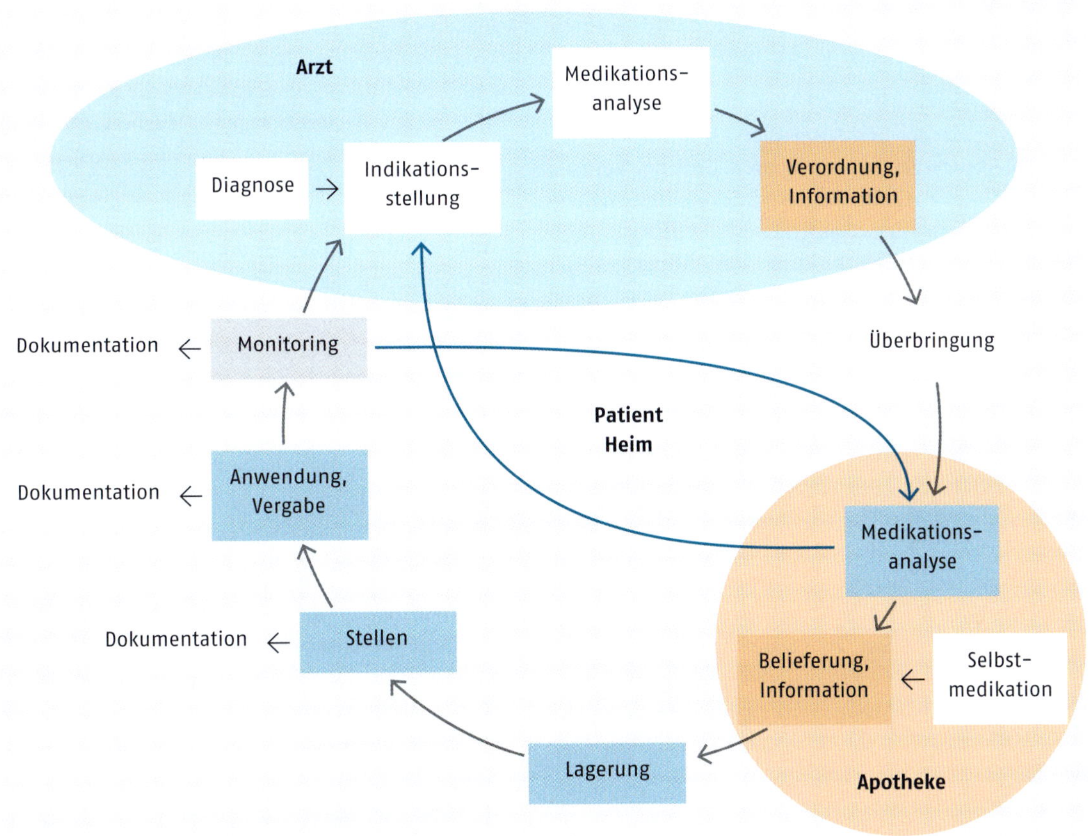

Abb. 34.1 Medikationsprozess bei Bewohnern von Alten- und Pflegeheimen

kenkassenzugehörigkeit sollten Allergien, Unverträglichkeiten und, wenn möglich, Diagnosen erfasst werden. Darüber hinaus ist die Frage wichtig, ob die Ernährung über eine Magensonde erfolgt und die dazu gehörigen Angaben wie Lage, Durchmesser der Sonde, Art der Ernährung und Schluckvermögen des Patienten sollten vorhanden sein. Was bei keinem Patienten fehlen darf, ist eine durchgängige Dokumentation der Medikation. Abweichend vom ambulanten Medikationsprozess liegt bei der Heimversorgung das Monitoring zum großen Teil beim Pflegepersonal.

34.2 Ablauf und Durchführung

Eine sichere Arzneimittelversorgung älterer, multimorbider Menschen in stationären Pflegeeinrichtungen ist, wie oben beschrieben, ein komplexer Prozess, der mit vielen Risiken behaftet ist und an dem unterschiedliche Professionen und Sektoren des Gesundheitswesens beteiligt sind. Um die Qualität aus Sicht der Heimbewohner zu optimieren, ist eine Vernetzung der Teilprozesse zwischen den einzelnen Professionen notwendig. Das Medikationsmanagement für geriatrische Patienten mit Polymedikation, mit der Medikationsanalyse als Teil dieses Prozesses, ist eine Option, um Lebens-, Arbeits- und Prozessqualität zu verbessern.

MERKE Ein Medikationsmanagement im Heim ist nur professions- und sektorenübergreifend sinnvoll. Angestrebt wird eine Verbesserung der Lebensqualität der Bewohner, sowie eine höhere Arbeits- und Prozessqualität.

Grundsätzlich sind alle Typen der Medikationsanalyse im Heim möglich (▸ Kap. 28). Typ 2a und Typ 3 sind jedoch schwierig durchzuführen, da ein Patientengespräch auf Grund der körperlichen und kognitiven Einschränkungen der Bewohner häufig nicht stattfinden kann. Typ 1 ist meist dann sinnvoll, wenn nur die Medikation des Patienten vorliegt, und kann besonders bei Einzug eines Bewohners in eine Pflegeeinrichtung eingesetzt werden. Im Unterschied zu in der eigenen Wohnung versorgten Patienten sind bei der Identifizierung der möglichen Patienten für eine Medikationsanalyse die Vorgehensweisen unterschiedlich.

34.2.1 Patientenauswahl

Es gibt verschiedene Möglichkeiten der Identifizierung von Patienten, die für eine Medikationsanalyse im Heim geeignet sind:

- Ein pragmatischer und sinnvoller Ansatz ist es, mit dem Pflegepersonal zu vereinbaren, dass bei **Veränderungen des Patienten** die Apotheke eingeschaltet wird. Dies kann ein neu auftretendes auffälliges Verhalten, eine Verschlechterung des Allgemeinzustands, der Verdacht auf eine unerwünschte Arzneimittelwirkung oder die Anordnung eines zusätzlichen Arzneistoffs sein.
- Alternativ sollte vor allem die Medikation von Patienten analysiert werden, die mit **Risikoarzneimitteln** behandelt werden. Als risikobehaftet gelten Antikoagulanzien, Antidiabetika, Immunsuppressiva, Antiarrhythmika, Betablocker, Analgetika (spez. Opioide), Psychopharmaka und Sedativa.
- Als eine weitere interessante Variante gilt die Medikationsanalyse für Patienten, die **neu in eine Pflegeeinrichtung einziehen**. Dies kann sinnvoll sein, um ABP von Beginn an zu reduzieren. Jedoch sollte bei dieser Methode bedacht werden, dass zusätzliche Informationen, wie die Pflegedokumentation, für den Patienten im Heim noch nicht vorliegen.

34.2.2 Informationsquellen

In der **Bewohnerdokumentation** in den Pflegeeinrichtungen kann häufig auf Vitalparameter wie Größe und Gewicht sowie zumeist auf Blutdruck- und Blutglucosewerte zurückgegriffen werden. Diagnosen sind im Prinzip vorhanden, doch beruhen diese meist auf Angaben des Bewohners beim Einzug in das Heim. Somit fehlt häufig eine Kontrolle der Angaben auf Vollständigkeit und Richtigkeit. Neue Diagnosen, die im Laufe des Heimaufenthalts dazu kommen, werden meist nicht in der Bewohnerdokumentation ergänzt. Zusätzlich vorhanden sind im Heim jedoch häufig Krankenhausberichte, die Informationen zu Diagnosen liefern können. Die Bewohnerdokumentation umfasst die Medikation des Patienten mit Dosierungen und Einnahmehinweisen.

Erweitert werden die Informationsquellen um die **Pflegedokumentation**, die wichtige Hinweise über das Befinden des Bewohners enthält und Rückschlüsse über den Gebrauch von Bedarfsmedikation wie Analgetika, Laxanzien oder Sedativa zulässt.

Neben dem Gespräch mit den Pflegekräften sind **Schmerz- und Sturzprotokolle** sowie **Angaben zur Flüssigkeitsbilanz** eine weitere Quelle für Informationen. Wichtig ist in diesem Zusammenhang auch, ob der Patient über eine Sonde versorgt wird (▸Kap. 34.2.3).

Individuelle Eigenheiten des Bewohners liefern weitere Optionen zur Optimierung. Dies kann zum Beispiel die Angewohnheit sein, alle Tabletten zu zerkauen, eine relativ häufige Angewohnheit, die bei retardierten Formen jedoch zu Problemen führen kann. Ebenfalls wichtig ist, ob der Patient die Einnahme verweigert oder auf eine bestimmte Farbe einer Tablette fixiert ist. Dies kann beim Austausch im Rahmen eines Rabattvertrages relevant sein.

In der Apotheke ist als Information die aktuelle Medikation des Patienten vorhanden und, wenn der Bewohner schon längere Zeit im Heim lebt, auch eine Medikationshistorie. Die **Medikationsdatei** in der Apotheke liefert die Informationen zu möglichen Arzneimittelinteraktionen. Außerdem können auf diese Weise Informationen zur Anwendungsdauer abgeleitet werden. Die Therapie von unerwünschten Arzneimittelwirkungen und Verordnungskaskaden sind mithilfe der gespeicherten Medikation in der Apotheke detektierbar.

Informationsquellen für die Medikationsanalyse in Pflegeeinrichtungen

- Gespräch mit dem Pflegepersonal,
  - aktuelle Beschwerden,
  - allgemeiner Zustand des Patienten,
  - individuelle Eigenheiten,
  - erfolgte Therapien,
- Bewohnerdokumentation,
  - Medikationsplan,
  - Dosierungen,
  - Einnahmezeitpunkte,
  - Diagnosen,
  - Vitalparameter (z. B. Größe, Gewicht, Blutzucker, Blutdruck, Schmerz),
  - Bedarfsmedikation (Einzeldosen, Tagesdosen, Indikation),
  - Besonderheiten z. B. INR,
  - Sondengabe,
- Sturzdokumentation,
- Krankenhausberichte,
- evtl. Laborparameter (z. B. Elektrolyte, Lipide, Blutbild, neue Diagnosen),
- Apothekendokumentation,
  - Arzneimittelinteraktionen,
  - Doppelmedikation,
  - Therapiedauer,
  - vorangegangene Therapieversuche,
  - Verordnungskaskaden (durch zeitl. Ablauf der Verordnungen),
  - ungeeignete Selbstmedikation/Bedarfsmedikation.

Zusätzlich zu den Problemen, die mit einer Medikationsanalyse vom Typ 2b detektiert werden, können in Pflegeeinrichtungen auch einige Handhabungsprobleme entsprechend einer Medikationsanalyse vom Typ 2a erkannt werden (▸Kap. 28.3). Dazu gehören u.a. kein ausreichender Atemzug für einen Pulverinhalator, Interaktionen mit Nahrungsmitteln wie beispielsweise die Einnahme von Melperon mit Milch, ungeeignete Darreichungsformen (z.B. Retardtabletten, die vom Patienten zerkaut werden) oder auch unerwünschte Wirkungen wie Durchfall unter Metformin. Adhärenzprobleme sind aufgrund des individuellen Stellens der Medikamente und der pflegerischen Betreuung in Heimen weniger zu erwarten.

Somit ist die Medikationsanalyse im Heim meist eine Zwischenform von Typ 2a und 2b. Alle möglichen Informationsquellen sollten in der Praxis genutzt werden.

34.2.3 Evaluation arzneimittelbezogener Probleme

Das prinzipielle Vorgehen zur Evaluation von ABP ist in ▸Kap. 28 beschrieben. Zu beachten ist jedoch, dass hier eine besonders vulnerable Patientengruppe betrachtet wird und somit auf die physiologischen Veränderungen ein besonderes Augenmerk gelegt werden muss. Diese werden in ▸Kap. 24.2 erläutert.

Auf folgende arzneimittelbezogenen Probleme ist bei Heimbewohnern besonders zu achten:

- **potenziell inadäquate Medikation** mithilfe geeigneter Instrumente, z.B. PRISCUS-Liste, EU(7)-PIM-Liste, Beers-Liste und START/STOPP-Kriterien (▸Kap. 24.5.1),
- **Dosisanpassung** an die Nierenfunktion (▸Kap. 15.3.2),
- **Arzneimittelinteraktionen** (▸Kap. 29).

MERKE Jedes Arzneimittel muss hinsichtlich seiner Eignung patientenindividuell und im Hinblick auf pharmakokinetische und pharmakodynamische Eigenschaften überprüft werden.

Sowohl beim Absetzen als auch Ansetzen von Arzneimitteln gilt: langsam anfangen – vorsichtig ändern (start low – go slow).

Die Therapiedauer und Notwendigkeit von Arzneimitteln ist bei geriatrischen Patienten immer zu hinterfragen (z.B. Analgetika, PPI, Antiemetika).

Eine besondere Situation in Altenheimen stellt die **Gabe von Arzneimitteln über eine Sonde**, d.h. eine Magensonde (Perkutane endoskopische Gastrostomie, PEG) oder eine Nasensonde, dar. Um arzneimittelbezogene Probleme zu vermeiden, sollte die Vereinbarung getroffen werden, dass bei Einzug eines Sondenpatienten und beim Legen einer Sonde sofort ein entsprechendes Formular an die Apotheke gesendet wird. Ein Vordruck für ein solches Formular findet sich in der BAK-Leitlinie zur Heimversorgung (BAK 2014). Informationen zu Sondengängigkeit von Arzneimitteln sind meist bei den pharmazeutischen Unternehmern, auf deren Internetseiten oder unter www.pharmatrix.info zu bekommen.

Da in der Regel bei Heimbewohnern zahlreiche arzneimittelbezogene Probleme identifiziert werden, empfiehlt sich eine **Priorisierung** nach primären und sekundären ABP:

- **Primäre ABP** sind Probleme, die der Arzt auf jeden Fall berücksichtigen und bei denen die Rücksprache dokumentiert werden sollte.
- **Sekundäre ABP** sind Probleme, deren Lösung für eine optimale Arzneimitteltherapie nicht zwingend erforderlich ist. Arzt, Apotheker und/oder Pflegepersonal sollten sich dieser Probleme annehmen, sobald hierzu eine Gelegenheit besteht.

Die Erarbeitung von Lösungen und die Vereinbarung von Maßnahmen, wie in ▸Kap. 28 beschrieben, gelten auch in Alten- und Pflegeheimen uneingeschränkt. Allerdings werden die Maßnahmen in erster Linie mit dem Pflegepersonal beziehungsweise mit dem behandelnden Arzt besprochen.

34.2.4 Besondere Schnittstellen

Besondere Schnittstellen bei der Betreuung von Bewohnern in Pflegeeinrichtungen sind:

- Neueinzug,
- Krankenhausentlassung,
- Kommunikation mit dem behandelnden Arzt.

Kommt ein Bewohner neu in ein Heim, so geschieht das in vielen Fällen aus einer deutlichen Verschlechterung seiner gesundheitlichen Verfassung heraus. In vielen Fällen erfolgt eine Entlassung aus dem Krankenhaus direkt in eine Pflegeeinrichtung. Die Problematik besteht hier für die beliefernde Apotheke in einer kontinuierlichen Betreuung des Patienten. Eine frühzeitige Kontaktaufnahme mit dem Krankenhaus bzw. mit dem behandelnden Arzt und den Angehörigen oder Betreuern ist eine der wichtigsten Voraussetzungen für einen möglichst nahtlosen Übergang.

Bei der Kommunikation mit dem Arzt steht in einigen Fällen eine größere räumliche Entfernung des Arztes einer guten Kommunikation im Wege. In diesem Fall, aber auch bei Ärzten vor Ort, ist es essenziell, im Vorhinein die Zuständigkeiten und die Art der Kommunikationswege zu klären.

34.2.5 Die AMTS-Merkkarte

Als ein besonders gut geeignetes Hilfsmittel für das Medikationsmanagement bei Heimbewohnern hat sich die „AMTS-Merkkarte“ bewährt, die im Rahmen des vom BMG (Bundesministerium für Gesundheit) geför-

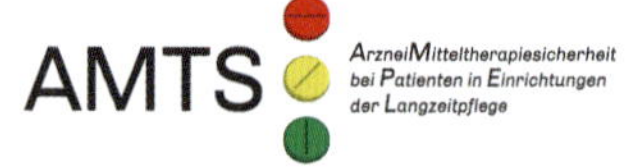

Gefördert durch:

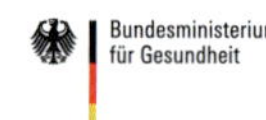

aufgrund eines Beschlusses des Deutschen Bundestages

Hinweise auf mögliche arzneimittelinduzierte Symptome

Arzneimittelinduzierte Symptome	Verdächtige Arzneimittel
- **Starke und anhaltende Sedierung** - **Sturzgefahr**	- **insbesondere langwirksame Benzodiazepine (BZD) u. a. Tranquillantien** - **Antihypertensiva** - (Trizyklische) **Antidepressiva** (z. B. Amitriptylin, Doxepin, Mirtazapin) - **NSAR**
Kognitionsstörungen: - Delir - Somnolenz - Demenz	- **Benzodiazepine** - **Trizyklische Antidepressiva (z. B. Amitriptylin, Doxepin)** - **Neuroleptika**
- **Übelkeit** - **Erbrechen** - **Magenschmerzen** - **Obstipation**	- **Antibiotika** - **NSAR** - **Herzglykoside** - **Opioide**

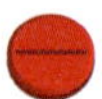

Arzneimittel mit hohem Nebenwirkungsrisiko ▶ möglichst vermeiden oder SEHR niedrig dosieren

Zu vermeidende Arzneimittel	Begründungen	Alternativen/Dosierung
Langwirksame Benzodiazepine (BZD): - **Nitrazepam** - **Diazepam** - **Flurazepam**	- **starke und anhaltende Sedierung** - Sturzgefahr	- **BZD ausschleichen** - **evtl. sedierendes Neuroleptikum niedrig dosiert (z. B. Melperon)** - **ggf. kurzwirksame BZD wie Oxazepam ≤ 30mg/d** - **Zolpidem ≤ 5mg/d**
Trizyklische Antidepressiva	- anticholinerge Wirkungen - Orthostase - Sturzgefahr	SSRI (z. B. Citalopram 10mg für Patienten ab 65 Jahren)
Metoclopramid (MCP) zur langfristigen Einnahme	extrapyramidale Symptome (EPS)	Domperidon
- Parallele Gabe von 2 und mehr Neuroleptika - Parallele Gabe von 3 und mehr Psychopharmaka	erhöhte Sturzgefahr	

Abb. 34.2 Die AMTS-Merkkarte. AMTS-AMPEL-Konsortium 2016

Besonderes Monitoring bei Verordnung von...

Arzneimittel	Begründungen	Dosierung/Monitoring
Risperidon	- EPS - Verwirrtheit - Sturzgefahr - Thromboserisiko in Kombination mit Furosemid!	- mit 0,5mg/d beginnen, max. 1mg/d - akut: Haloperidol
Mirtazapin	- Orthostase - Sedierung	Sturzprotokolle
Herzglykoside	Intoxikationsgefahr: - Übelkeit, Erbrechen - Herzrhythmusstörungen - Verwirrtheit	- nur bei Vorhofflimmern + Herzinsuffizienz - Digitoxin max. 0,001mg/kg KG - Digoxin: 0,125mg/d + nur unter Kontrolle der Nierenfunktion!
NSAR	- erhöhtes Magenblutungsrisiko - Nierenversagen	Pflegekraft fragen nach: Zeichen gastrointestinaler Unverträglichkeit
Opioide	- ZNS-Nebenwirkungen - Cave! Kombination mit Psychopharmaka - Obstipation	Pflegekraft fragen nach: Verordnung von Laxantien
Diuretika (insbesondere Schleifendiuretika)	- Exsikkose - Elektrolytstörungen - Sturzgefahr	Pflegekraft fragen nach: Zeichen der Exsikkose, Somnolenz, Stürze, Kontrolle der Elektrolyte 1 mal jährlich

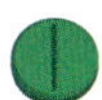

Monitoring von Laborwerten und Vitalzeichen

Serum-Kreatinin	mind. 1 mal jährlich insbesondere bei Verordnung von Diuretika, ACE-Hemmer/AT1-Blocker/Aliskiren, NSAR, Digoxin
Blutspiegel messen	mind. 1 mal jährlich und nach Dosisänderungen Digoxin, Digitoxin, Theophyllin, Amiodaron, Carbamazepin, Phenytoin, Valproinsäure
Blutdruck, Puls, Sturzprotokolle	nach Neuverordnung bzw. Dosisänderungen von Antihypertensiva
Indikationsüberprüfung	mind. 2 mal jährlich bei Antidepressiva, NSAR, PPI
	nach 6 Wochen bei Verordnungen von Neuroleptika

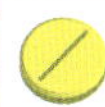 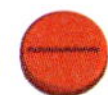 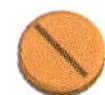 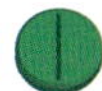

Vollständige Überprüfung der gesamten Arzneimittel 1 mal jährlich

NSAR = Nichtsteroidale Antirheumatika   SSRI = Selektive Serotonin-Wiederaufnahmehemmer   EPS = extrapyramidale Symptome   PPI = Protonenpumpen-Inhibitoren

Abb. 34.2 Die AMTS-Merkkarte. AMTS-AMPEL-Konsortium 2016 (Fortsetzung)

derten Projektes **Arzneimitteltherapiesicherheit bei Patienten in Einrichtungen der Langzeitpflege (AMTS-AMPEL-Projekt)** entwickelt wurde (Abb. 34.2).

Die AMTS-Merkkarte ist ein Dokument, das die zentralen pharmakotherapeutischen Inhalte mit Relevanz für Bewohner von Pflegeeinrichtungen zusammenfasst und allen Beteiligten zur Verfügung gestellt bzw. im Heim ausgelegt werden kann. Sie erleichtert die Kommunikation zwischen allen Beteiligten zu AMTS-relevanten Fragen.

34.3 Fallbeispiel

34.3.1 Beschreibung

Frau I. R., 83 Jahre alt, 166 cm, 83 kg, BMI 30 kg/m^2, verwitwet, lebt seit 6 Jahren in einem Pflegeheim.

In der Bewohnerdokumentation sind folgende Diagnosen vermerkt: Alzheimer-Demenz, Hämorrhoiden, Hypothyreose, Exsikkoseneigung, Radiusfraktur distal (2 Jahre zuvor), Osteoporose.

Die Patientin ist zunehmend inaktiv und sediert und beschreibt sich selbst als schlapp und zittrig. Sie hat die Lust an ihren Hobbies wie Kegeln und Stricken verloren. Außerdem hat sie in den letzten Wochen kontinuierlich an Gewicht zugenommen. Weiterhin hat sie zunehmend Probleme mit ihrer Zahnprothese und nimmt diese immer öfter heraus, was zu Kommunikationsproblemen führt. Zusätzlich leidet sie an Obstipation, obwohl sie regelmäßig Macrogol (in 50 ml, damit sie kein Wasser einlagert) einnimmt. Die Patientin klagt nicht über Schmerzen.

Vor drei Monaten wurde bei der Patientin in einem Mini-Mental-Status Test (mini mental state examination, MMSE) ein Wert von 14 Punkten festgestellt, was auf eine mittelschwere Demenz hindeutet.

Gemäß **Apothekendokumentation** erhält I. R. die folgenden Arzneimittel:

Rivastigmin 1,5 mg	1–0–0–0
Ranitidin 300 mg	0–0–1–0
Salbutamol	2 Hub–2 Hub–2 Hub
Diclofenac 50 mg	1–1–1–0
Hydrochlorothiazid/Triamteren 50/25 mg	1–0–0–0
Gabapentin 300 mg	1–0–1–0
Levothyroxin 100 mg	1–0–0–0
Liquifilm® Augentropfen	0–0–0–1
Risedronsäure 35 mg	Montags 1 am Morgen
Calcium Vitamin D3 Kautabletten	1–0–1–0

Außerdem erhält sie als **Bedarfsmedikation**:

Macrogol Beutel	1 Beutel in 50 ml Wasser
Metamizol Tropfen	20–20–20 (20 Tr. = 500 mg)

Metamizol wird jedoch so gut wie nie gegeben.

Medikationsanalyse. Der heimversorgende Apotheker führt eine Medikationsanalyse durch und identifiziert folgende arzneimittelbezogene Probleme:

- Seit 12 Monaten wird Rivastigmin gegeben. Es ist jedoch zu niedrig dosiert, vermutlich wurde die Aufdosierung vergessen.
- Salbutamol ist kurz nach Rivastigmin erstmalig verordnet worden, hat jedoch keine Indikation, und kann für das Zittern mitverantwortlich sein.
- Risedronsäure, Calcium und Levothyroxin werden gleichzeitig gegeben. Die gleichzeitige Gabe von Calcium und Levothyroxin und die dadurch bedingte reduzierte Bioverfügbarkeit von Levothyroxin könnten Gewichtszunahme, Obstipation und Inaktivität erklären.
- Macrogol wird mit zu wenig Wasser eingenommen, was dessen Wirksamkeit beeinträchtigen kann.
- Risedronsäure wird durch die gleichzeitige Gabe mit Calcium nicht ausreichend resorbiert und damit in seiner Wirksamkeit beeinträchtigt.
- Diclofenac wurde nach der Radiusfraktur verschrieben und ist mittlerweile ohne Indikation.
- Ranitidin ist aufgrund der Gefahr von Delir und Verwirrtheit als H_2-Blocker ungeeignet und als Prophylaxe von Ulcera durch NSAR ebenfalls nicht optimal.
- Liquifilm®-Augentropfen (enthalten Polyvinylalkohol) sind beim trockenen Auge mit einmal täglich zu niedrig dosiert.

34.3.2 Fragen und Antworten

Frage 1

- Nehmen Sie eine Priorisierung der arzneimittelbezogenen Probleme vor.

Antwort zu Frage 1

Primäre ABP

- Gleichzeitige Gabe von Risedronsäure, Calcium und Levothyroxin,
- Diclofenac und Ranitidin ohne Indikation,
- zu niedrige Dosis von Rivastigmin.

Sekundäre ABP

- Salbutamol ohne Indikation,

- zu wenig Flüssigkeit bei der Einnahme von Macrogol,
- zu seltene Anwendung der Liquifilm®-Augentropfen.

Frage 2

- Welche Interventionen schlagen Sie vor?

Antwort zu Frage 2

Interventionen

- Risedronsäure, Calcium und Levothyroxin sollten zeitlich getrennt eingenommen werden. Calcium sollte mit einer Maximaldosis von 500 mg am besten abends eingenommen werden.
- Diclofenac und Ranitidin können abgesetzt werden. Im Notfall stünde Metamizol zur Verfügung, es könnte aber auch Paracetamol verwendet werden.
- Rivastigmin sollte in 1,5 mg Schritten alle 14 Tage auf die maximale verträgliche Dosis auftitriert werden.
- Salbutamol kann abgesetzt werden, sofern keine Indikation vorliegt.
- Macrogol sollte mit mindestens 125 ml Wasser verdünnt und anschließend zügig getrunken werden.
- Falls noch die Notwendigkeit besteht, sollte die Anwendung der Liquifilm®-Augentropfen auf 4 × täglich erhöht werden. Ansonsten kann es abgesetzt werden.

Nach Umsetzung der oben genannten Interventionen wird der weitere Verlauf des Gesundheitszustands und der Therapie der Patientin genau überwacht.

Frage 3

- Welche Maßnahmen zum Monitoring und zur Erfolgskontrolle schlagen Sie in diesem Fall vor?

Antwort zu Frage 3

Monitoring/Erfolgskontrolle

- Nach ca. sechs Wochen Kontrolle der Schilddrüsenhormone,
- Überprüfung der Notwendigkeit von Macrogol, wenn Schilddrüsenhormone im Zielbereich,
- Erfolgskontrolle der Rivastigmin-Therapie nach sechs Monaten.

Literatur

AMTS-AMPEL-Konsortium. Arzneimitteltherapiesicherheit bei Patienten in Einrichtungen der Langzeitpflege. www.amts-ampel.de, 2016

BAK, Bundesapothekerkammer. Empfehlungen der Bundesapothekerkammer zur Qualitätssicherung: Versorgung der Bewohner von Heimen. www.abda.de/themen/apotheke/qualitaetssicherung0/leitlinien/leitlinien0, 2014

Baum S, Hempel G (Hrsg). Geriatrische Pharmazie. Govi-Verlag GmbH, Eschborn 2011

Gurwitz JH, Field TS, Judge J et al. The incidence of adverse drug events in two large academic long-term care facilities. Am J Med, 118: 251–258, 2005

Kortekamp S, Friedemann J, Meyer HJ. Medikationsmanagement in Alten- und Pflegeeinrichtungen. Prof Process, 7(10): 30–32, 2014

Leitliniengruppe Hessen, Deutsche Gesellschaft für Allgemeinmedizin und Familienmedizin (DEGAM). Hausärztliche Leitlinie Multimedikation. Empfehlungen zum Umgang mit Multimedikation bei Erwachsenen und geriatrischen Patienten. Version 1.09. www.pmvforschungsgruppe.de, 2014

Renom-Guiteras A, Meyer G, Thürmann PA. The EU(7)-PIM list: a list of potentially inappropriate medications for older people consented by experts from seven European countries. Eur J Clin Pharmacol, 71: 861–875, 2015

Schäfer C, Liekweg A, Eisert A (Hrsg). Geriatrische Pharmazie. Deutscher Apotheker Verlag, Stuttgart 2014

Thürmann P, Jaehde U. Arzneimitteltherapiesicherheit in Alten- und Pflegeheimen: Querschnittsanalyse und Machbarkeit eines multidisziplinären Ansatzes. Abschlussbericht Bundesministerium für Gesundheit (BMG). www.bundesgesundheitsministerium.de/fileadmin/dateien/Publikationen/Gesundheit, 2011

Der letzte Zugriff auf die im Text genannten Websites erfolgte am 03.04.2016.

35 Medikationsmanagement bei stationären Patienten

Thilo Bertsche, Roberto Frontini

Das Medikationsmanagement im Krankenhaus ist in der Regel ein **erweitertes Medikationsmanagement vom Typ 2b** (▸ Kap. 28.1). Dies ist darin begründet, dass neben der Medikationsdatei im Gegensatz zum ambulanten Bereich meist eine gute Zugänglichkeit auf (zunehmend elektronisch verfügbare) Daten in der Patientenakte (z. B. Laborwerte, Diagnose) besteht. Eine schnelle Kontaktaufnahme mit den behandelnden Ärzten und den Pflegekräften im Krankenhaus erleichtert darüber hinaus die Beschaffung der fehlenden Daten. Nicht immer besteht allerdings ein direkter Kontakt zum Patienten, sodass in solchen Fällen von diesem keine Informationen im Patientengespräch oder Arzneimittel mithilfe der Brown-Bag-Methode (Typ 2a) direkt erfragt werden können.

Die Beratung kann grundsätzlich im Rahmen der Visite **auf Station** oder in der Krankenhausapotheke (**Back-up Office**) erfolgen. Ein Medikationsmanagement kann als Dienstleistung im Einzelfall auf Anfrage der Station geleistet werden – sinnvoller ist jedoch die feste Etablierung im Rahmen einer regelmäßigen Dienstleistung. Das Beobachten von Prozessen auf Station durch den Klinischen Pharmazeuten liefert ein vergleichsweise umfassendes Bild verschiedenster Ursachen für **Medikationsfehler im Krankenhaus**.

Häufig werden besonders relevante Probleme nicht aktiv nachgefragt, sondern fallen erst bei der routinemäßigen Überprüfung auf. Dies bezieht sich insbesondere auf **Wissensdefizite**, die meist nicht selbst erkannt werden können. Weitere Gründe für Medikationsfehler liegen neben Wissens- und Kommunikationsdefiziten auch in **mangelnder Routine bzw. mangelnden Fähigkeiten**, wenn beispielsweise die Handhabung komplizierter Arzneiformen nicht eingeübt wurde. Weitere Ursachen können in absichtlichen **Regelverstößen** liegen, wenn beispielsweise zeitintensive Hygienevorschriften bewusst missachtet werden. **Flüchtigkeitsfehler** (bewusst oder unbewusst) bieten weitere Fehlerquellen, wenn beispielsweise Arzneimittel nicht den richtigen Patienten zugeordnet werden. Interventionsstrategien des Apothekers müssen diese unterschiedlichen Fehlerquellen berücksichtigen.

Aufgabe der Krankenhauspharmazie

Das allumfassende Ziel der pharmazeutischen Dienstleistungen im Krankenhaus ist die Optimierung der patientenbezogenen klinischen Resultate durch die Zusammenarbeit in multidisziplinären Teams, die eine verantwortungsvolle Anwendung von Arzneimitteln in allen erdenklichen Situationen gewährleistet (EAHP 2014).

35.1 Medikationsprozess

Das Medikationsmanagement durch den Krankenhausapotheker kann prinzipiell auf allen Ebenen des Medikationsprozesses dazu beitragen, die Qualität der Arzneimitteltherapiesicherheit zu optimieren. Im Krankenhaus können die einzelnen Prozessschritte vergleichsweise einfach bewertet werden:

- beginnend mit der Arzneimittel-Verordnung, Übertragung der Medikationsdaten (beispielsweise in eine elektronische Bestellplattform) und Dokumentation in der Patientenakte,
- über Zubereitung und Distribution (Arzneimittelbelieferung durch die Krankenhausapotheke auf Station, zum Beispiel patientenindividuell als Unit dose),
- bis hin zur Anwendung am Patienten (durch Arzt, Pflegedienst, Patienten selbst oder seine Angehörige).

Eine Übersicht über den Medikationsprozess nach den Statements der EAHP (2014) gibt ○ Abb. 35.1.

In Deutschland sind die Sektoren der Arzneimittelversorgung innerhalb und außerhalb des Krankenhau-

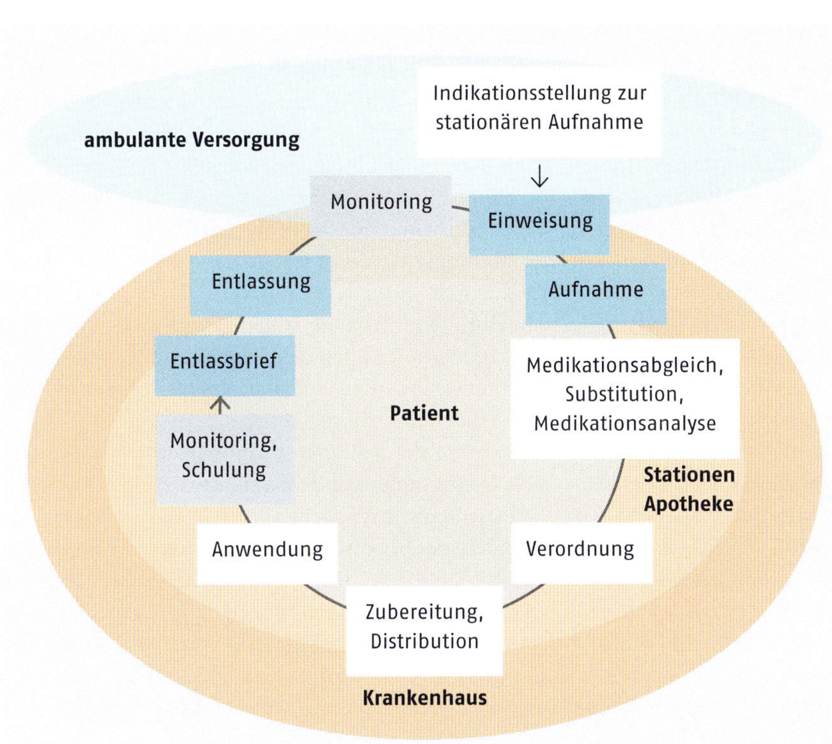

○ Abb. 35.1 Medikationsprozess im Krankenhaus

ses klar getrennt. Während außerhalb prinzipiell der vollständige Arzneimittelmarkt zur Verfügung steht, erfolgt die Verordnung im stationären Bereich basierend auf einer **Hausliste.** Diese stellt eine Auswahl von Arzneimitteln im Sinne eines krankenhausinternen **Medikationskatalogs** (Positivliste) dar, die routinemäßig in größerem Umfang (meist direkt von den pharmazeutischen Unternehmern) beschafft und im Krankenhaus ärztlich verordnet und angewendet werden. Im begründeten Einzelfall (**Sonderanforderung**) werden die Stationen auch mit allen anderen am Markt verfügbaren Arzneimitteln (meist über den Großhandel) beliefert.

Im Krankenhaus gibt es unter anderem zur Festlegung dieser Hausliste eine gesetzlich vorgeschriebene krankenhausinterne **Arzneimittelkommission**. Dieses besteht aus dem Apothekenleiter/einem ihn vertretenden Apotheker (meist Vorsitzender oder Geschäftsführer), ärztlichen Delegierten aus allen relevanten Klinikabteilungen sowie eventuell Vertretern anderer Kommissionen, der Pflegedirektion und der Verwaltung. Neben der Hausliste werden meist für spezielle Indikationen Reservemittel auf Sonderanforderung, die meist nur durch besonders qualifizierte Ärzte wie Oberärzte angefordert werden dürfen, festgelegt. Die Arzneimittelkommission oder einzelne Abteilungen legen darüber hinaus basierend auf international und bundesweit gültigen Leitlinien komplexe Therapiestandards und -algorithmen unter Berücksichtigung der lokalen Gegebenheiten (wie Resistenzsituation bei Antibiotika) fest.

Im Krankenhaus ist heute insbesondere beim Aufnahmemedikations-Management bereits ein Austausch wirkstoff- und indikationsgleicher Produkte (**Wirkstoffverordnung**) üblich, sofern dies vom behandelnden Arzt nicht ausdrücklich ausgeschlossen ist. Teil der Aufgabe der Arzneimittelkommission ist daher auch die Festlegung von Kriterien zur Substitution wirkstoff- und arzneiformidentischer Präparate.

Im Krankenhaus kommen manche Arzneimittel und galenische Formulierungen häufiger zur Anwendung als im ambulanten Bereich. Dies erstreckt sich prinzipiell auf parenterale Darreichungsformen, auf besondere Arzneistoffgruppen wie Zytostatika, Reserveantibiotika oder Studienmedikation im Rahmen klinischer Prüfungen. Außerdem erfolgt die Ersteinstellung auf eine chronisch einzunehmende und ambulant weiterzuführende Therapie häufig während eines stationären Aufenthalts.

Für Interventionsstrategien des Apothekers im Krankenhaus ist zu beachten, dass sich die stationäre Behandlung von der ambulanten dadurch unterscheidet, dass meist mehrere behandelnde jeweils diensthabende Ärzte auf unterschiedlichen hierarchischen Ebenen (Assistenzarzt, Facharzt, Oberarzt, Chefarzt) involviert sind. Weiterhin sind Patienten während ihres Krankenhausaufenthalts regelmäßig in diagnostische und therapeutische Maßnahmen eingebunden (z. B. MRT, CT). Patienten sind während des stationären Aufenthalts Beratungsterminen häufig zugänglicher als in der ambulanten Versorgung.

35.2 Ablauf und Durchführung

35.2.1 Vorbereitung und Grundsätze

Grundsätzlich muss man sich, bevor man ein Medikationsmanagement auf Station beginnt, zunächst ein Bild von den Rahmenbedingungen machen. Dabei kann je nach operativer Einheit des Krankenhauses ein **Verbrauchsprofil der Medikation** erstellt werden. Außerdem sollten die Hausliste des Krankenhauses sowie eventuell auch das Verordnungsverhalten im niedergelassen Bereich einschließlich möglicher vertraglicher Vorgaben der Krankenkassen bekannt bzw. zugänglich sein. Hierbei ist es sinnvoll, sich auch eine Übersicht über die tatsächliche **Kostenrelevanz** anhand der klinikinternen und offiziellen Arzneimittelkosten zu verschaffen (z. B. anhand der sogenannten Lauer-Taxe). Obwohl Rahmenbedingungen zwischenzeitlich verändert wurden, gibt es innerhalb und außerhalb des Krankenhaues immer noch erhebliche Unterschiede in den Arzneimittelpreisen. Die Berücksichtigung des Einflusses der Krankenhausapotheke (aber auch der leitenden Ärzte in der Arzneimittelkommission) auf die weitere Verordnung im niedergelassenen Bereich ist daher Teil des strategischen Einkaufs (**Spill-out-Effekt**). Basierend auf Verbrauchsanalysen und durch Ausnutzung der Präsenz auf Station auf Grund der Überprüfung der Arzneimittelvorräte und der apothekenpflichtigen Medizinprodukte auf den Stationen nach § 32 ApBetrO lässt sich rasch ein **patientenbezogener Arzneimittelinformationsservice** und später mit den entsprechenden personellen Kapazitäten ein **Stationsapothekerservice** mit regelmäßigem Medikationsmanagement etablieren.

Die limitierten Ressourcen verlangen ein **Priorisieren** im Sinne einer Fokussierung auf bestimmte Patientengruppen (z. B. Patienten mit Niereninsuffizienz). Möglich ist auch die Festlegung auf bestimmte Stationen mit einem hohen Risiko für arzneimittelbezogene Probleme der dort hospitalisierten Patienten. Das Statement 1.3 der EAHP betont diese Priorisierung als interdisziplinäre Aufgabe: Gesundheitssysteme haben begrenzte Ressourcen und diese sollen verantwortungsvoll [...] eingesetzt werden. Krankenhausapotheker sollen in Zusammenarbeit mit anderen Interessenvertretern Kriterien und Maßstäbe zur Priorisierung [...] entwickeln (EAHP 2014).

Es ist generell sinnvoll, konkrete Hinweise aus einem Medikationsmanagement anhand der Patientenakte und verfügbarer Labordaten vorzubereiten. Es versteht sich, dass vorab alle datenschutzrechtlichen und ethischen Aspekte mit den Verantwortlichen schriftlich zu klären sind. Dies gilt insbesondere im Rahmen von Klinischen Prüfungen.

Im Rahmen des Medikationsmanagements sollte seitens des Apothekers immer die **gesamte Medikation** einschließlich nicht verschreibungspflichtiger Arzneimittel sowie angrenzender Produkte wie Nahrungsergänzungsmittel oder „bilanzierter Diäten“ erfasst werden. Vor allem bei Anfragen ohne direkten Patientenkontakt ist darauf zu achten, dass dem bewertenden Apotheker alle wichtigen verordnungs- und patientenrelevanten Parameter bekannt sind, wie Dosierung, Wirkstärke, Galenik, relevante Laborwerte, Anamnese, Behandlungsziel. Es ist darauf zu achten, dass Dosierungen nicht nur von der Funktion der jeweils relevanten Eliminationsorgane abhängen, sondern auch je nach Indikation, Alter des Patienten oder speziellem Patientenkollektiv (wie Intensivpatienten, Frühgeborene) erheblich variieren können.

Während des stationären Aufenthalts ist es sinnvoll, nach Abstimmung mit dem verantwortlichen Arzt auch den Patienten selbst zu seiner Medikation zu beraten. Insbesondere bei praktischen Anwendungsproblemen oder zur Förderung der Adhärenz ist es geboten, den Patienten direkt einzubinden, obwohl sich Lösungsstrategien im Rahmen des Medikationsmanagements erkannter arzneimittelbezogener Problemen im Krankenhaus in erster Linie an die behandelnden Ärzte und gegebenenfalls an die applizierenden Pflegekräfte richten. Im Arztbrief sollte auch der weiterbehandelnde niedergelassene Arzt informiert werden. Insbesondere bei Kindern und älteren Patienten sollten unbedingt auch die Angehörigen und Sorgeberechtigten bzw. Betreuer einbezogen werden.

Ablauf des Medikationsmanagements im Krankenhaus

- Sichtung der individuellen Situation des Patienten: Anamnese, Einweisungsgrund, Begleiterkrankungen, Pflegebedürftigkeit, Ernährungszustand, Funktion des Eliminationsorgane, insbesondere von Niere und Leber,
- Medikationsanalyse beispielsweise auf Indikation, fehlende Medikation, Dosierung, Applikationsintervall, Interaktionen und Kontraindikationen,
- Erstellung eines Medikationsplans für die stationäre (gegebenenfalls auch später für die poststationäre) Behandlung,
- Entwicklung eines persönlichen Medikationsbehandlungsplans mit konkreten Handlungsempfehlungen,
- schriftliche Dokumentation inkl. Informationen zum klinischen Management mit konkreten Handlungsempfehlungen für die Entscheidungsfindung auf Station,
- Erörterung des Medikationsbehandlungsplans mit dem verantwortlichen Arzt,
- Dokumentation in der Patientenakte,
- Therapieüberwachung zum weiteren Verlauf der Wirksamkeit sowie Risiken und Adhärenz.

35.2.2 Ablauf

Der Ablauf des Medikationsmanagements im Krankenhaus kann die im Kasten dargestellten Elemente einschließen. Je nach den Rahmenbedingungen des Krankenhausträgers und des Krankenhauses, der Abteilung und der jeweiligen Station sind Abweichungen von diesem Ablauf möglich und sinnvoll. Besondere Aufmerksamkeit verdient das **Medikationsmanagement bei Aufnahme** in die stationäre Versorgung und das **Entlassungsmanagement**.

35.2.3 Kommunikative Aspekte im Krankenhaus

Obwohl vielerorts Stationsapotheker zu einem festen Bestandteil der multiprofessionellen Maßnahmen zur Arzneimitteltherapiesicherheit geworden sind und viele leitende Ärzte zwischenzeitlich den Stationsapotheker beispielsweise aus Auslandsaufenthalten kennen und schätzen gelernt haben, ist der Personalschlüssel für die patientenorientierte Arbeit des Apothekers in Deutschland deutlich schlechter als in fast allen anderen europäischen Ländern. Während zu Beginn der patienten- und stationsorientierten Dienstleistungen in Krankenhausapotheken häufig der Akzeptanzaufbau bei Ärzten und Pflegedienst im Vordergrund stand, ist heute der seitens der Station an die Apotheke herangetragene Wunsch nach solchen Dienstleistungen wie Visitenbegleitung, Mitarbeit bei Leitlinien oder ein Arzneimittelinformationsservice häufig die Regel. Um solche Serviceaufgaben zusätzlich zu den bestehenden Dienstaufgaben nachhaltig leisten zu können, bedarf es eines genau geplanten und gut strukturierten Vorgehens. Beispielsweise muss entschieden werden, in welchen Bereichen und in welchem zeitlichen und inhaltlichen Umfang Serviceleistungen positioniert werden können. Eine Priorisierung der Leistungen nach Kriterien, die das bestmögliche Ergebnis für die Patienten als Ziel haben, ist dabei hilfreich. Diese kann zum Beispiel in einer Konzentration auf besonders wichtige Aspekte wie die Niereninsuffizienz oder die antiinfektive Therapie, oder auf Stationen mit besonderem Risikopotenzial bei Auftreten von Medikationsfehlern wie bei Patienten auf einer Intensivstation bestehen.

In der Kommunikation ist grundsätzlich das **Arzt-Apotheker-, Pflege-Apotheker- oder Patienten-Apotheker-Gespräch** zu unterscheiden. Während fachliche Inhalte, allgemein verständliche Sprache und Fachsprache nach Bedarf an den Gesprächspartner anzupassen sind, gelten die Grundsätze einer guten Gesprächsführung prinzipiell für alle Gespräche. Entscheidend für jedes erfolgreiche Fachgespräch, ob mit Patienten oder mit anderen Heilberufen, ist ein **strukturierter Gesprächsaufbau**. Dabei sollten fünf Gesprächsphasen berücksichtigt werden (o Abb. 35.2).

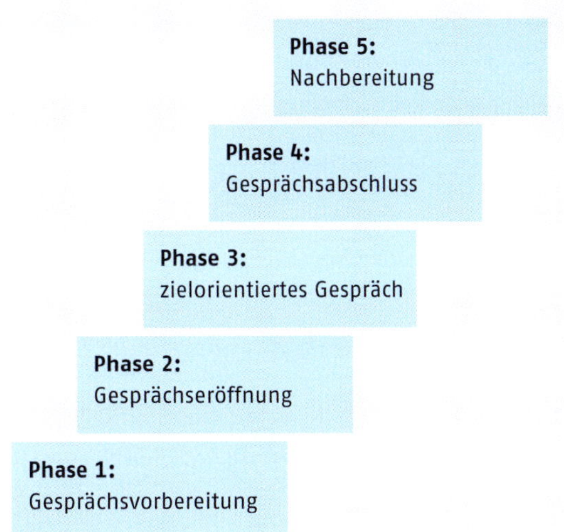

o **Abb. 35.2** Ablauf eines Fachgesprächs

Unterschiedliche Wertvorstellungen, Einstellungen, Bedürfnisse und Interessen auf Ebene der medizinischen oder pharmazeutischen Mitarbeiter einerseits und des Patienten und seiner Angehörigen andererseits können zu Konflikten führen. Dabei ist auch zu bedenken, dass die Wahrnehmung von Gesprächsinhalten stets selektiv erfolgt und neben **verbaler Kommunikation** auch **non-verbale** Inhalte von essenzieller Bedeutung sind. Wesentliche Elemente einer guten Kommunikation auch im Rahmen der Abfrage und Vermittlung von fachlichen Inhalten sind **Empathie** und **aktives Zuhören** mit auch non-verbalen Komponenten zur Bestätigung des Gesprächspartners. Für die Verständlichkeit eines Gespräches sind Einfachheit, klare Struktur und Gliederung, Prägnanz und eine beispielshafte für den Gesprächspartner verständliche Sprache wichtig. Insbesondere bei Patientengesprächen kann das Ziel einer effektiven Beratung nur erreicht werden, wenn die Inhalte nicht aus der Perspektive einer Beschreibung der Krankheit und deren Therapiemöglichkeiten sondern aus der Perspektive des Patienten und seiner Bedürfnisse (z. B. die Beschwerden zu lindern) geführt wird. Beispielsweise verlangt das Statement 4.6 der EAHP, dass „Patienten und Pflegepersonal über ihre klinischen Behandlungsoptionen und insbesondere über die Anwendung ihrer Medikamente Informationen in verständlicher Form erhalten" (EAHP 2014).

Eine gute Kommunikation mit Ärzten und Pflegedienstmitarbeitern ist bei der Einführung von Stationstätigkeiten unabdingbar. Bevor ein Medikationsmanagement auf den Stationen etabliert wird, sollte das genaue Vorgehen zunächst sorgfältig geplant und mit allen Beteiligten abgestimmt sein. Insbesondere ist zu beachten, dass dem behandelnden Arzt deutlich sein muss, dass er die Verantwortung für die von ihm ver-

◘ Tab. 35.1 Beispiele für Interventionsstrategien im Krankenhaus basierend auf einem Medikationsmanagement.

Strategie	Erläuterung
Pharmazeutische Beratung im Rahmen der Stationsvisite	Den behandelnden Ärzten werden während der Besprechung des jeweiligen Patienten (vor dem Patientenzimmer) bei der Visite die Erkenntnisse und arzneimittelbezogenen Fragestellungen aus der Medikationsanalyse mitgeteilt.
Pharmazeutische Beratung im Rahmen der Kurvenvisite	Den behandelnden Ärzten werden bei Besprechung des jeweiligen Patienten bei der Kurvenvisite die Erkenntnisse und arzneimittelbezogenen Fragestellungen aus der Medikationsanalyse mitgeteilt.
Arzneimittelkonsilschein für die Patientenakte	Empfehlungen zur Arzneimitteltherapie werden ähnlich einem klassischen Konsilschein vorbereitet und ausgefüllt. Das gilt auch bei einer Kurvenvisite durch den Pharmazeuten ohne Anwesenheit des behandelnden Arztes.
Schulungen und Training zur praktischen Arzneimittelanwendung für den Pflegedienst und/oder Ärzte	Pflegedienstmitarbeiter oder/und Ärzte werden basierend auf Erkenntnissen einer aktuellen Erhebung vor Ort zu häufigen und schwerwiegenden Medikationsfehlerquellen geschult.
Individualcoaching des Pflegedienstes	Pflegedienstmitarbeiter werden bei der Arzneimittelanwendung begleitet, mögliche Probleme bei der Entstehung von Medikationsfehlern erkannt und gemeinsam Strategien zur Prävention erarbeitet.
Mitarbeit an verordnungs- und anwendungsrelevanten Leitlinien	Apotheker wirken gemeinsam mit Ärzten des jeweiligen Fachbereichs daran mit, krankenhausinterne Behandlungsstandards unter Berücksichtigung bundesweiter und internationaler Standards zu erarbeiten und auf den Stationen zu implementieren.
Mitarbeit bei der Etablierung von Meldesystemen	Anhand von Critical Incident Reporting Systems (CIRS, ▸Kap. 10.5.1) werden (Beinahe-)Zwischenfälle von Ärzten und Pflegedienstmitarbeitern (anonym) beispielsweise durch ein elektronisches Mailingsystem berichtet. Diese werden gesammelt und anschließend ausgewertet, um darauf basierend strukturelle Prozesse zu verbessern, Präventionsmaßnahmen einzuführen und tatsächliche Schädigungen oder weitere Zwischenfälle zu verhindern. Der Apotheker kann dabei zwischen Station und Krankenhausleitung vermitteln.
Mitarbeit an Arzneimittelinformationsmedien	Pharmazeutische Inhalte in Klinikinformationssystemen und elektronischen Verordnungssystemen (CPOE – computerized physician order entry) mit klinischer Entscheidungsunterstützung (CDSS – clinical decision support system) werden von Klinischen Pharmazeuten erarbeitet und wichtige Arzneimittelinformationen aus der Krankenhausapotheke elektronisch flächendeckend im Krankenhaus(konzern) verfügbar gemacht.
Patientenschulung und -training	Patienten werden im Rahmen der Aufnahme (Aufnahmeberatung), während des stationären Aufenthalts (insbesondere bei Neueinstellung beratungsintensiver Arzneimittel) oder bei Entlassung (Entlassungsberatung) beraten. Hierdurch wird das Verständnis des Patienten für seine Erkrankung und Therapie einschließlich Selbstmanagement und Adhärenz gestärkt.

ordnete Therapie trägt. Der Apotheker unterstützt den Arzt im Sinne der Arzneimitteltherapiesicherheit. In einigen (auch europäischen) Ländern haben Apotheker unter bestimmten Voraussetzungen das **Recht zur Verordnung von Arzneimitteln (supplementary prescribing)** erhalten. Das basiert auf einer gemeinsamen Verantwortung mit den Ärzten, die eine dezidierte bilaterale Kommunikation voraussetzt. Solche Modelle werden in Zukunft durch die Komplexität der Medikation immer mehr Bedeutung haben.

35.2.4 Interventionsstrategien

Typische Interventionsstrategien basierend auf einem Medikationsmanagement im Krankenhaus sind in ◘ Tab. 35.1 zusammengefasst. Es ist sinnvoll, verschiedene Strategien zu kombinieren.

Nach der Entwicklung und Implementierung von Lösungsstrategien sollte die **Nachhaltigkeit** dieser Maßnahmen weiterverfolgt werden. Beispielsweise können ein telefonisches **Follow-up** (möglichst innerhalb von einigen Tagen) oder Hausbesuche durch einen Apotheker mit Überprüfung auch der weiterverordneten Therapie im häuslichen Umfeld (**Home Medicines**

Review) das Medikationsmanagement über das Krankenhaus hinaus unterstützen. Eine weitere Möglichkeit besteht in der Einbeziehung der öffentlichen Apotheke. Diese Nachhaltigkeitsmaßnahmen haben inzwischen auch in Deutschland ihren Nutzen unter Beweis gestellt (z. B. im „Konstanzer Modell").

Während früher ein breiter Ansatz im Rahmen einer Medikationsanalyse üblich war und allenfalls durch sehr umfassende Dokumentationssysteme abgebildet werden konnte, zeigen neuere Studien, dass es zielführender sein kann, auf wenige aber höchst relevante Aspekte beispielsweise durch Verwendung einer **Decision matrix** zu fokussieren und die Maßnahmen konsequent auf allen qualitätsrelevanten Ebenen langfristig und konsequent umzusetzen. Durch solche Decision-Matrix-Modelle können identifizierte arzneimittelbezogene Probleme und Medikationsfehler für Lösungsstrategien und Interventionsmaßnahmen (wie Schulungen) priorisiert werden, um die zur Verfügung stehenden Ressourcen möglichst effizient im Rahmen der Qualitätsverbesserung einsetzen zu können.

35.3 Besondere Patientengruppen im Krankenhaus

Patienten in **operativen Fächern** einerseits und **konservativen Abteilungen** andererseits unterscheiden sich erheblich im Hinblick auf die Erfordernisse im Medikationsmanagement durch den Apotheker. In ersteren verbringt der Arzt die meiste Zeit im OP, und ein Ansprechpartner ist auf Station allenfalls zu den Visiten direkt verfügbar. Die medikamentöse Therapie einschließlich der Schmerztherapie tritt hier nicht selten in den Hintergrund. Im Gegensatz dazu stellt die Festlegung und Optimierung der Pharmakotherapie einen Fokus der internistischen, neurologischen und psychiatrischen Tätigkeit dar. Besonderheiten liegen in Spezialfächern wie der **Augenheilkunde** oder **Hals-Nasen-Ohrenheilkunde** vor, in denen bei stationären Aufenthalten die ambulante Medikation des Hausarztes kaum verändert wird.

Ein besonders intensives Medikationsmanagement erfolgt seitens der Krankenhausapotheke in **hämatologisch-onkologischen Abteilungen**. Hier ist die Apotheke insbesondere im Bereich der Zytostatika, aber auch in der Supportivtherapie, eng in die Therapiekontrolle (nach festgelegten Protokollen) im Rahmen eines ebenso eng kontrollierten Herstellungsprozesses patientenindividueller Zubereitungen eingebunden (▸ Kap. 20).

Besonders ins Auge gefasst werden sollten auch Patienten auf Stationen mit **intensivmedizinischer Überwachung** (Intensiv- und Wachstationen, Intermediate Care). Hier gibt es interdisziplinäre Konzepte verschiedener Fachrichtungen, häufig aber auch die klassische Aufteilung bezogen auf einzelne Fachrichtungen wie insbesondere gastroenterologische, kardiologische, neurologische oder chirurgische Intensivstationen. Anästhesisten spielen in allen operativen intensiv- und notfallmedizinischen Bereichen eine zentrale Rolle und besitzen ein besonders gutes klinisches Arzneimittelwissen. In der Intensivmedizin spielen Arzneimittel wie Katecholamine, Medikamente zur Analgosedierung und Antiinfektiva eine zentrale Rolle. Eine besondere Herausforderung stellt das Interaktionsmanagement dar, da hier Patienten in der Regel acht und mehr Arzneistoffe erhalten und sogar bis zu 25 Arzneistoffe gleichzeitig keine Seltenheit sind. Daher erfordert das Medikationsmanagement in diesen Bereichen spezielle Kenntnisse des Apothekers.

Patientengruppen mit besonderem Augenmerk

Beim Medikationsmanagement im Krankenhaus sollte ein Schwerpunkt auf die folgenden Patientengruppen gelegt werden:

- ältere Patienten,
- Kinder und Jugendliche (vor allem in der Neonatologie),
- Patienten mit Polymedikation,
- Intensivpatienten,
- Patienten mit einer stationär neu diagnostizierten und medikamentös einzustellenden chronischen Erkrankung (z. B. Patienten nach Transplantation, Herzinfarkt oder Apoplex, Patienten mit Antikoagulation, Diabetes mellitus, Asthma bronchiale/COPD, Hypertonie, Herzinsuffizienz und Koronarer Herzerkrankung),
- Patienten mit eingeschränkter Funktion der Eliminationsorgane (Niere, Leber),
- Patienten mit besonderen Arzneiformen (Transdermale therapeutische Systeme) oder besonderen Applikationswegen (Sondengabe, parenterale Gabe).

35.4 Besondere Arzneimittelgruppen im Krankenhaus

Arzneimittel, die unter besonderer Beobachtung bei einem Medikationsmanagement stehen sollten, werden in ◘ Tab. 35.2 genannt.

35

Tab. 35.2 Beispiele für Arzneimittelgruppen mit besonderer Bedeutung für ein Medikationsmanagement im Krankenhaus.

	Beispiele
Arzneistoffe mit häufig auftretenden arzneimittelbezogenen Problemen	Antikoagulanzien, Diuretika, herzwirksame Glykoside (speziell in Deutschland noch relevant), ACE-Hemmer, Antibiotika (insbesondere alle Reserveantibiotika, Beachtung der lokalen Resistenzsituation), Antikonvulsiva (insbesondere Valproat, Phenytoin, Phenobarbital), nichtsteroidale Antirheumatika (NSAR), Betablocker, Neuroleptika, Sedativa (vor allem Benzodiazepine), Immunsuppressiva, Zytostatika
Arzneistoffe mit hohem Interaktionspotenzial	**Cytochrom-P450-Inhibitoren** (mit absteigender Hemmwirkung): Azol-Fungistatika (z. B. Itraconazol, Fluconazol, Voriconazol), HIV-Protease-Inhibitoren (z. B. Ritonavir, Nelfinavir, Saquinavir), Makrolide (insbesondere Erythromycin und Clarithromycin), selektive Serotonin-Wiederaufnahme-Hemmer (z. B. Sertralin, Fluoxetin), mehrwertige Kationen (Ca^{2+}, $Fe^{2+/3+}$), Ionenaustauscher (Colestyramin),
	Cytochrom-P450-Induktoren: Rifampicin und Rifabutin, selektive CYP3A4-Induktoren: Phenobarbital, Phenytoin, Carbamazepin (auch CYP2C19), Inhaltsstoffe der Johanniskrautextrakte
Problematische Arzneistoffe bei Niereninsuffizienz (Dosisreduktion oder Kontraindikation)	Metformin (kontraindiziert), nichtsteroidale Antirheumatika (NSAR), Röntgenkontrastmittel, Antibiotika (z. B. Aminoglykoside, Vancomycin, Betalactam-Antibiotika), Virustatika (z. B. Aciclovir), Immunsuppressiva (z. B. Ciclosporin), niedermolekulare Heparine, Diuretika, Methotrexat

35.5 Die ambulant-stationäre Schnittstelle: Umstellung auf die Hausliste

Arzneimittel aus dem ambulanten Sektor müssen bei stationärer Aufnahme auf die **krankenhausinterne Hausliste** umgestellt werden. Das hat nicht nur wirtschaftliche Gründe, sondern basiert auch auf der Tatsache, dass die Handhabung von den Pflegekräften und Ärzten unbekannten Arzneimitteln ein Risiko für die Arzneimitteltherapiesicherheit darstellen kann. Bei der Umstellung auf die Hausliste sind an vielen Krankenhäusern Apotheker eingebunden. Entweder wird dazu ein Service direkt auf Station angeboten, oder es werden vorab Aufnahmeprotokolle entwickelt, die dann in die Apotheke gesendet, dort um die Hauslisten-Arzneimittel ergänzt und wieder an die Station zur Freigabe durch den Arzt geschickt werden.

Dabei wird beispielsweise anhand von **standardisierten Austauschlisten** (zum Beispiel verfügbar über die ADKA – Bundesverband Deutscher Krankenhausapotheker) oder **elektronischen Switchmodulen**, in denen der Austausch nach zunehmender Komplexität stufenweise vorgeschlagen wird, ein Vorschlag für die Umstellung der ambulanten Medikation auf die Hausliste des Krankenhauses erstellt. Besondere pharmazeutische Bedeutung hat neben dem **Aut-idem**- der sogenannte **Aut-simile-Austausch**. Während bei Ersterem lediglich wirkstoff-, dosis- und möglichst auch formulierungsgleiche Arzneimittel vorgeschlagen werden, erfolgt bei Letzterem ein therapeutisch äquivalenter aber nicht zwingend wirkstoffgleicher Arzneimittelvorschlag. Sowohl pharmakokinetische/pharmakodynamische Aspekte bei der Beurteilung der therapeutischen Äquivalenz verschiedener Substanzen aus der gleichen Arzneistoffgruppe (▸Kap. 2) als auch das Detailwissen zu Ergebnissen klinischer Studien mit Endpunkten und untersuchten Patientenkollektiven (▸Kap. 8) erfordern besondere Kompetenz. Eine weitere Herausforderung stellt die Umstellung von im ambulanten Bereich häufigen Kombinationsarzneimitteln auf die Hausliste dar.

Bei Umstellungen ist die ausführliche Information der ärztlichen und pflegenden Kollegen sowie der Patienten unverzichtbar, damit nicht ungewollt arzneimittelbezogene Probleme durch falsche Dosierungen bei Unkenntnis der Äquivalenzdosen entstehen. In einigen Krankenhäusern haben die Apotheker eine **ärztliche Delegation** für diese Tätigkeit erhalten, um die Umstellung schnell und kompetent im Sinne der Patienten umsetzen zu können.

Von zunehmender Bedeutung im Krankenhaus ist die umfassende Beratung des Patienten bei Einweisung, wobei die Notwendigkeit und Korrektheit der gesamten Medikation besonders im Hinblick auf die vorgesehenen krankenausspezifischen Interventionen geprüft und abgestimmt wird (**Medication Reconciliation**, ▸ Kap. 10.6.2).

35.6 Die stationär-ambulant Schnittstelle: Entlassungsberatung

Das Sozialgesetzbuch V (SGB V) regelt in § 39 Abs. 1, dass die Krankenhausbehandlung auch ein **Entlassungsmanagement** zur Lösung von Problemen beim Übergang in die Versorgung nach der Krankenhausbehandlung umfasst. Die Weitergabe von Arzneimittelinformationen im Rahmen einer Entlassungsberatung unter Einbindung pharmazeutischer Expertise sollte daher zur Routine gehören.

Nach § 14 Abs. 7 des Apothekengesetzes (ApoG) gilt, dass an Patienten bei der **Entlassung** nach stationärer oder ambulanter Behandlung im Krankenhaus die zur **Überbrückung** benötigte Menge an Arzneimitteln für maximal 3 Tage nur abgegeben werden darf, wenn im unmittelbaren Anschluss an die Behandlung ein **Wochenende oder ein Feiertag** folgt. Für Patienten, für die eine Verordnung im Rahmen der häuslichen Krankenpflege vorliegt, gilt dies für die zur Überbrückung benötigten Arzneimittel für **längstens drei Tage**. Die Abgabe von Arzneimitteln im Rahmen einer Weiterbehandlung außerhalb des Krankenhauses unterliegt in Deutschland damit sehr engen Grenzen.

Der Apotheker sollte sich außerdem in die **Fortsetzung der Arzneimitteltherapie nach Krankenhausbehandlung** entsprechend **§ 115c SGB V** einbringen. Im Entlassungsbrief für die Anschlussverordnung nach Krankenhausbehandlung müssen dem weiterbehandelnden Vertragsarzt Wirkstoffbezeichnungen mitgeteilt werden. Falls preisgünstigere Arzneimittel mit pharmakologisch vergleichbaren Wirkstoffen oder therapeutisch vergleichbarer Wirkung verfügbar sind, ist in der Regel mindestens ein preisgünstiger Therapievorschlag anzugeben. Außerdem ist nach den dortigen gesetzlichen Bestimmungen geboten, dass das Krankenhaus bei der Entlassung möglichst Arzneimittel aufführt, die auch bei der Weiterverordnung in der vertragsärztlichen Versorgung zweckmäßig und wirtschaftlich sind. Bewährt hat sich die zusätzliche Angabe der Einweisungsmedikation im Arztbrief.

Im Krankenhaus sind grundsätzlich zwei Formen des Entlassungsbriefs üblich:

- der **Kurzarztbrief**, den der Patient direkt bei Entlassung für den weiterbehandelnden Arzt ausgehändigt erhält,
- der **endgültige Arztbrief**, der möglichst zeitnah nach der Entlassung an den ambulant weiterbehandelnden Arzt zugesandt wird. Dieser wird in der Regel vom Oberarzt und/oder Chefarzt geprüft und zusammen mit dem behandelnden Arzt unterzeichnet.

Es ist im Rahmen von Projekten durchaus üblich, dass es neben diesen Briefen einen zusätzlichen **Medikations-Entlassungsbrief** gibt, der vom Stationsapotheker in Abstimmung mit den behandelnden Ärzten erstellt wurde. Außerdem kann die Medikation auch als Textbaustein in einen elektronisch erstellten Arztbrief integriert werden.

Der Medikations-Entlassungsbrief sollte folgende Informationen beinhalten:

- Medikation bei Entlassung,
- eventuell empfohlenen Medikation für die ambulante Weiterbehandlung,
- Vorschläge zur nachstationären Therapiekontrolle,
- Gründe für das Absetzen oder Pausieren von Arzneimitteln und
- Gründe für die Verschreibung neuer Arzneimittel.

Neben der Dokumentation der Medikation bei Entlassung ist ein Vergleich mit der Einweisungsmedikation wünschenswert. Ferner ist die Darstellung von zur Verlaufskontrolle der Medikation wichtigen Laborwerten empfehlenswert.

Der Entlassungsbrief sollte – zumindest wenn ein entsprechender Bedarf identifiziert ist – um ein pharmazeutisches **Entlassungsgespräch** in Abstimmung mit den behandelnden Ärzten zur Medikation mit dem Patienten und gegebenenfalls dem Angehörigen ergänzt werden. Dabei sollten auch der weiterbehandelnde Arzt und der öffentliche Apotheker eingebunden werden, beispielsweise durch das Angebot von Rückfragen an einen Klinischen Pharmazeuten im Krankenhaus oder durch gezielte Vorabinformationen. Bei Patienten aus Alten- und Pflegeheimen sollten auch Hinweise für die Pflege, beispielsweise zu Arzneimittelanwendung und Adhärenzproblemen, enthalten sein.

Die Schnittstellen zwischen ambulantem und stationärem Bereich stellen durch die Umstellung der Arzneimittel und die medizinische Notwendigkeit von Änderungen einen kritischen Punkt des Medikationsmanagements dar. In einigen europäischen Ländern sind daher bereits gemeinsame Initiativen zwischen den Sektoren entstanden, um die Arzneimittelversorgung der Patienten sicherer zu gestalten.

35.7 Fallbeispiel

35.7.1 Beschreibung

Im Rahmen der Aufnahmevisite überprüft ein Apotheker auf einer chirurgischen Station die Medikation der neu aufgenommenen Patientin K. F., die am nächsten Tag operiert werden soll.

Es handelt sich um eine 86-jährige Frau mit Hypertonie, Koronarer Herzkrankheit, chronischer Niereninsuffizienz, vaskulärer Demenz, Herzschrittmacherimplantation und biologischem Aortenklappenersatz in der Anamnese. Die Patientin wohnt in einem Seniorenheim und wurde, nachdem sie wegen einer Synkope (Ohnmacht) gestürzt war und sich eine Schenkelhalsfraktur zugezogen hatte, zur Operation ins Krankenhaus eingeliefert.

Nach Information des Heims besteht die Medikation von K. F. aus:

Amiodaron 200 mg	1–0–0
Bisoprolol 5 mg	1–0–0
Torasemid 5 mg	1–0–0
Phenprocoumon 3 mg	1–0–0 (bei Aufnahme pausiert)

Dem Apotheker fallen der hohe INR-Wert von 6,5, der durch eine Interaktion zwischen Amiodaron mit Phenprocoumon erklärt werden kann, und ein niedriger TSH-Wert von 0,05 mU/l auf. Die Patientin ist außerdem tachykard.

35.7.2 Frage und Antwort

Frage

- Wie sollte der Apotheker vorgehen?

Antwort

Der Apotheker sollte den diensthabenden Arzt informieren und die Antagonisierung von Phenprocoumon mit Vitamin K empfehlen. Die geplante Operation von K. F. sollte verschoben werden. Außerdem sollte er den Verdacht einer Amiodaron-assoziierten Hyperthyreose äußern.

Der Arzt setzt daraufhin Amiodaron und Phenprocoumon ab und verordnet eine thyreostatische Therapie mit Thiamazol. Außerdem erhält die Patientin kurzzeitig Digitoxin, um die Herzfrequenz zu senken. Zwei Wochen später kann die Patientin nach erfolgreicher Operation der Schenkelhalsfraktur in gutem Zustand entlassen werden. Die TSH-Werte haben sich normalisiert.

Die Medikation wird folgendermaßen geändert:

- Bisoprolol 5 mg: 1–0–**1**,
- Torasemid 5 mg: 1–0–0,
- **ASS 100 mg:** 1–0–0,
- **Thiamazol 5 mg:** 1–0–0.

Literatur

ADKA, Bundesverband Deutscher Krankenhausapotheker. Zielpapier 2014. Krankenhauspharmazie, 35: 45–53, 2014

Amann S. Standortbestimmung: Statement der europäischen Krankenhausverbände. Krankenhauspharmazie, 36: 135–141, 2015

Belknap SM. A ward-based pharmacist intervention reduced emergency department visits and drug-related readmissions in elderly patients. Ann Intern Med, 151: JC3–14, 2009

Bertsche T, Pfaff J, Schiller P et al. Prevention of adverse drug reactions in intensive care patients by personal intervention based on an electronic clinical decision support system. Intensive Care Med, 36: 665–672, 2010

Bertsche T, Niemann D, Mayer Y et al. Prioritising the prevention of medication handling errors. Pharm World Sci, 30: 907–915, 2008

Chisholm-Burns MA, Graff Zivin JS et al. Economic effects of pharmacists on health outcomes in the United States: A systematic review. Am J Health Syst Pharm, 67: 1624–1634, 2010

Chisholm-Burns MA, Kim Lee J et al. US pharmacists' effect as team members on patient care: systematic review and Metaanalyses. Med Care, 48: 923–933, 2010

EAHP, European Association of Hospital Pharmacists. The European Statements of Hospital Pharmacy. Eur J Hosp Pharm, 21: 256–258, 2014

Eckhardt M, Bertsche T, Schulz M et al. Seamless Care in der Pharmazie. 1. Entwicklung und internationaler Vergleich. Med Monatsschr Pharm, 28: 150–157, 2005

Hohmann C, Radziwill R, Klotz JM et al. Entwicklung eines Dokumentationssystems für arzneimittelbezogene Probleme im stationären Bereich (APS-Doc). Krankenhauspharmazie, 29: 435–441, 2008

Langebrake C, Hilgarth H.Clinical pharmacists' interventions in a German university hospital. Pharm World Sci, 32: 194–199, 2010

Leape LL, Cullen DJ, Clapp MD et al. Pharmacist participation on physician rounds and adverse drug events in the intensive care unit. JAMA, 282: 267–270, 1999

MacLaren R, Bond CA, Martin SJ et al. Clinical and economic outcomes of involving pharmacists in the direct care of critically ill patients with infections. Crit Care Med, 36: 3184–3189, 2008

Murphy EM, Oxencis CJ, Klauck JA et al. Medication reconciliation at an academic medical center: implementation of a comprehensive program from admission to discharge. Am J Health Syst Pharm, 66: 2126–2131, 2009

Zierler-Brown S, Brown TR, Chen D et al. Clinical documentation for patient care: Models, concepts, and liability considerations for pharmacists. Am J Health-Sys Pharm, 64: 1851–1858, 2007

Der letzte Zugriff auf die im Text genannten Websites erfolgte am 03.04.2016.

Teil F
Anhang

Anhang A
Referenzbereiche klinische Labordaten (Erwachsene)

Thomas Kunze

Die Angaben in der Tabelle dienen der Orientierung und gelten für Erwachsene. Altersabhängige Referenzbereiche sind in der Literatur zu finden.

Referenzbereiche können abhängig von der jeweiligen Bestimmungsmethode stark abweichen. Daher legt jedes Labor seine eigenen Referenzbereiche fest.

Die Werte zur Enzymaktivität wurden bei 37 °C bestimmt.

Tab. Referenzbereiche klinische Labordaten

Laborparameter	Nicht-SI-Einheiten	SI-Einheiten	Umrechnung (Faktor, Gleichung)
Klinische Chemie			
Aktivierte partielle Thromboplastinzeit (aPTT)	26–36 sec (abhängig von den verwendeten Reagenzien)		
Alanin-Aminotransferase (ALT, GPT) mit Pyridoxalphosphat (PYP)	< 50 U/l (M), < 35 U/l (F)	< 850 nkat/l (M), < 600 nkat/l (F)	1 U = 16,67 nkat
Albumin	3,5–5,3 g/dl	35–53 g/l	10
Alkalische Phosphatase (AP)	Nach IFCC: 30–120 U/l, nach DGKL: 40–130 U/l (M), 35–105 U/l (F)	Nach IFCC: 500–2000 nkat/l, nach DGKL: 670–2170 nkat/l (M), 580–1750 nkat/l (F)	1 U = 16,67 nkat
Ammoniak	41–82 µg/dl	24–48 µmol/l	0,5872
Amylase	Bis 220 U/l (stark abhängig von der Bestimmungsmethode)		
Apolipoprotein B	0,66–1,44 g/l (M), 0,60–1,41 g/l (F)		
Aspartat-Aminotransferase (AST, GOT), Bestimmung mit Pyridoxalphosphat (PYP)	< 50 U/l (M), < 35 U/l (F)	< 850 nkat/l (M), < 600 nkat/l (F)	1 U = 16,67 nkat
Bilirubin, direkt	Bis 0,1 mg/dl	Bis 2 µmol/l	17,1
Bilirubin, gesamt	0,1–1,2 mg/dl	2–21 µmol/l	17,1
B-Typ-natriuretisches Peptid (BNP)	Stark abhängig vom Testhersteller		
C-reaktives Protein	< 5 mg/l		
Calcium, gesamt	8,8–10,4 mg/dl	2,2–2,6 mmol/l	0,250
Cardiales Troponin (cTnT)	< 0,1 ng/ml	< 0,1 µg/l	1
Cardiales Troponin I (cTnI)	Schwellenwert für AMI-Ausschluss < 0,5 (–1,0) ng/ml	< 0,5 (–1,0) µg/l	1
Chlorid (Plasma/Serum)	97–108 mmol/l		
Cholesterol (Gesamt)	≤ 190 mg/dl	≤ 5 mmol/l	0,026
Cholesterol (LDL-C)	≤ 115 mg/dl	≤ 3 mmol/l	0,026
Cholesterol (HDL-C)	≥ 40 mg/dl (M), ≥ 50 mg/dl (F)	≥ 1 mmol/l (M), ≥ 1,3 mmol/l (F)	0,026
Cystatin C	0,5–1,6 mg/l (methodenabhängig)		

Tab. Referenzbereiche klinische Labordaten (Fortsetzung)

Laborparameter	Nicht-SI-Einheiten	SI-Einheiten	Umrechnung (Faktor, Gleichung)
Eisen	5,8–34,5 µmol/l (methodenabhängig)		
Ferritin	10–360 µg/l (methodenabhängig)		
Fibrinogen	1,5–4,5 g/l (methodenabhängig)		
Gamma-Glutamyltransferase (GGT, γGT)	< 60 U/l (M), < 40 U/l (F)	< 1000 nkat/l (M), < 650 nkat/l (F)	1 U = 16,67 nkat
Glucose (nüchtern)	70–110 mg/dl	3,9–6,1 mmol/l	0,0555
Harnsäure	3,5–7 mg/dl (M), 2,5–5,9 mg/dl (F)	210–420 µmol/l (M), 150–350 µmol/l (F)	59,48
Harnstoff	19–55 mg/dl (M), 15–43 mg/dl (F)	3,2–7,3 mmol/l (M), 2,6–7,2 mmol/l (F)	0,16665
Harnstoff-Stickstoff	Harnstoff-N = Harnstoff (mg/dl) × 0,467		
HbA_{1c}	4,8–5,7 %	29–39 mmol/mol	% = (0,09148· mmol/mol) + 2,152
Hydrogencarbonat	21–26 mmol/l		
INR	0,85–1,15		
Kalium	3,7–5,1 mmol/l		
Kreatinin	0,6–1,3 mg/dl stark methodenabhängig	54–115 µmol/l	88,4
Kreatinkinase (CK)	≤ 190 U/l (M), ≤ 170 U/l (F)	≤ 3200 nkat/l (M), ≤ 2850 nkat/l (F)	1 U = 16,67 nkat
Kreatinkinase (CK-MB-Konzentration)	< 5–8 µg/l (abhängig vom Testhersteller)		
Lipase (DGMRE-Methode)	13–60 U/l		
Magnesium	1,7–2,6 mg/dl	0,70–1,05 mmol/l	0,41
Myoglobin	16–76 µg/l (M), 7–64 µg/l (F)		
Natrium	136–145 mmol/l		
NT-proBNP	86–486 ng/l (M), 130–738 ng/l (F)	10–57 pmol/l (M), 15–86 pmol/l (F)	0,1167
pH-Wert	7,37–7,45 (arterielles Blut), 7,35–7,43 (gemischt venöses Blut)		
pCO_2	32–50 mmHg	4,3–6,7 kPa	0,134
Phosphat	2,7–5,2 mg/dl	0,87–1,67 mmol/l	0,323
pO_2 (arterielles Blut)	71–104 mmHg	9,5–13,9 kPa	0,134
Quick	80–130 %		
Tetraiodthyronin (T_4), gesamt	56–123 µg/l	72–158 nmol/l	1,287
Tetraiodthyronin (fT_4), frei	9,9–16,2 ng/l	12,7–20,08 pmol/l	1,287
Thromboplastinzeit (TPZ)	11–16 sec		

Tab. Referenzbereiche klinische Labordaten (Fortsetzung)

Laborparameter	Nicht-SI-Einheiten	SI-Einheiten	Umrechnung (Faktor, Gleichung)
Thyreoidea-stimulierendes Hormon (TSH)	0,4–4,2 mU/l		
Transferrin-Sättigung (TfS)	16 %–45 %		
Triglyceride (nüchtern)	< 150 mg/dl	< 1,70 mmol/l	0,011
Triiodthyronin (T_3), gesamt	0,78–1,82 µg/l	1,2–2,8 nmol/l	1,54
Triiodthyronin (fT_3), frei	2,5–4,4 ng/l	3,9–6,7 pmol/l	1,54
Hämatologie			
Basophile Granulozyten	< 1 %		
Blutsenkungsgeschwindigkeit (BSG) jeweils erste Stunde	0–15 mm (M), 0–20 mm (F)		
Eosinophile Granulozyten	1–6 %		
Erythrozyten	4,4–5,9 Zellen/pl (M), 3,8–5,2 Zellen/pl (F)		
Hämatokrit (Hkt)	40–53 % (M), 36–48 % (F)		
Hämoglobin (Hb)	13,3–17,7 g/dl (M), 11,7–15,7 g/dl (F)	133–177 g/l (M), 117–157 g/l (F)	10 10
Leukozyten	4,3–10 Zellen/nl		
Lymphozyten	20–45 %		
MCH	27–34 pg		
MCHC	330–360 g/l		
MCV	80–96 fL		
Monozyten	2–8 %		
Neutrophile Granulozyten	40–75 %		
Thrombozyten	150–450 Zellen/nl		
Retikulozytenzahl	0,5–2,5 % der Erythrozyten (M), 0,5–4,1 % der Erythrozyten (F)		
Urinanalyse			
Albumin	< 20 mg/l (< 30 mg/g Kreatinin)		
Bilirubin	Nicht nachweisbar (Teststreifenanalytik)		
Erythrozyten	0–3 (5)/µl		
Gesamt-Protein	< 0,1 g/l (< 70 mg/g Kreatinin), < 150 mg/d		
Glucose	< 165 mg/l		
Hämoglobin	Nicht nachweisbar (Teststreifenanalytik)		
Ketone	Nicht nachweisbar (Teststreifenanalytik)		
Leukozyten	0–10/µl		

36

Tab. Referenzbereiche klinische Labordaten (Fortsetzung)

Laborparameter	Nicht-SI-Einheiten	SI-Einheiten	Umrechnung (Faktor, Gleichung)
Nitrit	Nicht nachweisbar (Teststreifenanalytik)		
pH-Wert	5,0–7,5		
Spezifisches Gewicht	100–1400 mosmol/kg		
Urobilinogen	Nicht nachweisbar (Teststreifenanalytik)		

M Mann, **F** =Frau,
AMI akuter Myokardinfarkt,
DGMRE Dilaurylglutarsäure-methylresorufin,
DGKL Deutsche Vereinte Gesellschaft für Klinische Chemie und Laboratoriumsmedizin e. V.,
IFCC International Federation for Clinical Chemistry

Anhang B
Therapeutische Konzentrationsbereiche

Martin Schulz

Für wichtige Arzneistoffe sind nachfolgend therapeutische und – soweit Erfahrungen bzw. Angaben vorlagen – toxische bzw. komatös-letale Plasmakonzentrationsbereiche sowie Eliminationshalbwertszeiten zusammengestellt.

Therapeutisch: Blut-/Plasma-/Serumkonzentrationen (im Allgemeinen Minimalkonzentrationen im Steady-State) nach Gabe therapeutisch effektiver Dosen, d.h. keine oder minimale unerwünschte Wirkungen.

Toxisch: Blut-/Plasma-/Serumkonzentrationen, bei denen toxische Symptome beobachtet wurden.

Komatös-letal: Gemessene Blut-Plasma-/Serumkonzentrationen (komatös) und Vollblutkonzentrationen (letal), bei denen komatöse Zustände bzw. Todesfälle berichtet wurden (meist Einzelfallberichte).

Für die toxischen und komatös-letalen Konzentrationen wurden i.d.R. die niedrigsten berichteten bzw. gemessenen Werte angegeben, um den klinischen Einzelfall nicht zu unterschätzen.

Tab. Plasmakonzentrationsbereiche und Eliminationshalbwertszeiten

Arzneistoff	Blut-/Plasmakonzentration (mg/l)			$t_{1/2}$ (h)
	Therapeutisch	Toxisch (ab)	Komatös-letal (ab)	
Acetazolamid	(4–) 10–20	25–30	k.A.	2–6 (–13)
Acetylsalicylsäure (ASS)	20–200	300–350	(400–) 500	3–20
Aciclovir	0,4–1,5	k.A.	k.A.	2–5
Amikacin	10–25	30	k.A.	2–3
Amiodaron	(0,5–) 1–2 (–2,5)	2,5–3	k.A.	30–120
Amitriptylin	0,05–0,3	0,5–0,6	1,5–2	30–50
Amlodipin	0,003–0,015	0,088	0,1–0,2	34–50
Amoxicillin	0,5–1 (5–15)	k.A.	k.A.	1–2
Amphotericin B	(0,1–) 0,2–3	(3–) 5–10	k.A.	24–48
Ampicillin	0,02–2 (2–20)	k.A.	k.A.	1
Apixaban	0,02–0,13	k.A.	k.A.	12
Atenolol	0,1–1 (–2)	2–3	27	4–14
Azithromycin	Ca. 0,04–1	k.A.	k.A.	50–60
Aztreonam	1–10 (50–250)	k.A.	k.A.	1,5–2
Benzylpenicillin	1,2–12	k.A.	k.A.	1
Bisoprolol	0,01–0,1	k.A.	k.A.	10–12
Buprenorphin	0,0005–0,005 (–0,01)	0,03–0,1	0,008–0,029	3–5 (i.v.) 18–49 (sublingual) ca. 19 (bukkal)
Bupropion (Amfebutamon)	0,01–0,02	1,2–2	4; 4,2; 7,3	(4–) 10–20
Captopril	0,05–0,5 (–1)	5–6	60	1–2
Carbamazepin	2–8 (4–12)	10	20	12–60 (7–35)
Carboplatin	Max. 10–25	k.A.	k.A.	2,5–6

Tab. Plasmakonzentrationsbereiche und Eliminationshalbwertszeiten (Fortsetzung)

Arzneistoff	Blut-/Plasmakonzentration (mg/l)			$t_{1/2}$ (h)
	Therapeutisch	Toxisch (ab)	Komatös-letal (ab)	
Cefaclor	13–35 (i. v. bis 900)	k. A.	k. A.	0,5–1 (–2)
Cefalexin	Bis 65	k. A.	k. A.	1–1,5
Cefazolin	Bis 150	k. A.	k. A.	1,5–2
Cefotaxim	0,5–2 (10–50, i. v. –225)	k. A.	k. A.	1–1,5
Ceftriaxon	15–75	k. A.	k. A.	6,5–8,5
Cefuroxim	0,5–1 (10–60; i. v. bis 180)	k. A.	k. A.	1,1–1,3
Chloroquin	0,02–0,5	1	3	Dosisabhängig (30–60) Tage
Chlortetracyclin	1–5 (–10)	30	k. A.	5–6
Ciclosporin	<0,1–0,15–0,25	0,3–0,4	k. A.	10–27
Ciprofloxacin	2,5–4	11,5	k. A.	3–6
Citalopram	0,05–0,11	0,22	5–6	etwa 33
Clarithromycin	Etwa 0,2–2	k. A.	k. A.	3–7
Clindamycin	Etwa 0,5	k. A.	k. A.	2–3
Clonidin	0,001–0,002 (–0,004)	0,025–0,05 (0,009)	0,23	5–20
Codein	0,03–0,25	0,5–1	1,8	3–4
Cyclophosphamid	10–25	k. A.	k. A.	4–8 (1,3–16)
Cytarabin	0,05–0,5	k. A.	k. A.	0,1–0,2 (1,9–2,5)
Dabigatran	(0,03–) 0,04–0,2 (–0,4)	k. A.	k. A.	12–14
Dextromethorphan	0,01–0,04	0,1	3	2–4
Diazepam	0,1–2 (–2,5)	3–5	k. A.	24–48
Diclofenac	0,5–3	50–60	k. A.	1–2
Digitoxin	0,008–0,018	(0,025–) 0,03	0,04	140–200
Digoxin	0,0005–0,0009	(0,0012–) 0,002	0,005	40–70
Diphenhydramin	0,05–0,1 (–1)	1–2 (–4)	5–10	4–10; 20–60
Doxorubicin-(Adriamycin)	0,006–0,02	k. A.	k. A.	20–48
Doxycyclin	1–5 (–10)	30	k. A.	7–20
Doxylamin	0,05–0,2	1–2	5	9–11
Edoxaban	0,02–0,1	0,15 (–0,2)	k. A.	10–14
Entacapon	0,4–1,0 (–7,0)	k. A.	k. A.	(0,5–) 1,5–3,5
Ethambutol	0,5–6,5	6–10	k. A.	2,5–3,5
Ethosuximid	30–100 (40–60)	150–200	250	30–60

Tab. Plasmakonzentrationsbereiche und Eliminationshalbwertszeiten (Fortsetzung)

Arzneistoff	Blut-/Plasmakonzentration (mg/l)			$t_{1/2}$ (h)
	Therapeutisch	Toxisch (ab)	Komatös-letal (ab)	
Etoposid	2–6 (Peak 8–14)	k. A.	k. A.	4–11
Felbamat	(30–) 50–110	150–200	k. A.	15–23
Flucloxacillin	3–30	k. A.	k. A.	1–2
Flucytosin	35–70 (20–50)	100	k. A.	3–5
Fluorouracil	0,05–0,3	0,4–0,6	k. A.	< 0,5
Gentamicin	(2–) 4–10	12	k. A.	1,5–6
Hydrochlorothiazid	Etwa 0,04–2	k. A.	k. A.	10–12
Imipenem	0,5–5 (20–75)	k. A.	k. A.	1
Isoniazid (INH)	5–10	20	(30–) 100	1–3
Ketoconazol	1–3(–6)	k. A.	k. A.	6–10
Lamotrigin	(1–5) 3–14	20–30	36; 50	23–37
Levodopa (L-Dopa)	0,3–2	5	650	1–3
Levomethadon	0,04–0,4	(0,4–) 1	0,1–0,2	10–40
Lithium	4–8	13	14	8–50
Methadon	(0,05–) 0,1–0,5 (–0,75)	0,2	0,4	23–25 (13–55)
Methotrexat	0,04–?	0,4	k. A.	5–9 (niedrige Dosis); 16–29 (hohe Dosis)
Metoprolol	0,035–0,5	12–18	k. A.	2,5–7,5
Metronidazol	3–10 (–20)	200	k. A.	6–10 (–14)
Mexiletin	0,7–2	2	35	5–26
Morphin	0,01–0,1	0,1	0,1–4	1–4
Norfloxacin	0,5–5	k. A.	k. A.	3–4
Ofloxacin	Etwa 2,5–5,5	(30–) 40	k. A.	(3–) 5–8
Paracetamol	(5–) 10–25	100–150	200–300	2–4
Phenprocoumon	0,16–3,6 (1–5)	5	k. A.	100–160
Primidon	4–12 (8–15)	20–50	65	4–12; 9–22
Propafenon	(0,04–) 0,3–2	(1,1–) 2–3	8–9	5–8, 2–32
Rifampicin	0,1–10	k. A.	k. A.	1–6
Rivaroxaban	(0,001–) 0,01–0,36	k. A.	k. A.	5–9 (Jüngere), 11–13 (Ältere)
Sirolimus	0,005–0,015	0,015 (–0,06)	k. A.	57–63
Sotalol	0,5–3 (–4)	7,5–16	40–43	5–13 (–17)

Tab. Plasmakonzentrationsbereiche und Eliminationshalbwertszeiten (Fortsetzung)

Arzneistoff	Blut-/Plasmakonzentration (mg/l)			$t_{1/2}$ (h)
	Therapeutisch	Toxisch (ab)	Komatös-letal (ab)	
Streptomycin	1–5 (15–40)	40–50	k. A.	2–4
Sulfamethoxazol	30–60	200–400	k. A.	9–12
Tacrolimus	0,005–0,015 (–0,02)	(0,015–) 0,02–0,025	k. A.	9–16
Teicoplanin	(10–) 15–20 (–40)	200	k. A.	10–15; 83–168
Tetracyclin	1–5 (5–10)	30	k. A.	6–10
Theophyllin	(5–) 8–15 (–20)	20	50	6–9
Tobramycin	4–10	12–15	k. A.	2–3
Topiramat	2–10	16	k. A.	20–30
Topotecan	Etwa 0,001–0,01	k. A.	k. A.	2–3
Trimethoprim	1,5–2,5	20	k. A.	8–11
Valproinsäure	40–100 (50–150)	150–200	556; 720	8–20
Vancomycin	≤ 5–10 (–12)	30	k. A.	2,6–11
Zidovudin	0,1–0,3 (–1)	2–3	k. A.	1–1,5

$t_{1/2}$ im Allgemeinen terminale Eliminationshalbwertszeit,
k. A. keine Angabe

Literatur

Schulz M, Iwersen-Bergmann S, Andresen H, Schmoldt A. Therapeutic and toxic blood concentrations of nearly 1000 drugs and other xenobiotics. Critical Care, 16: R136, 2012

Anhang C Pharmakokinetische Gleichungen zur Dosisindividualisierung

Ulrich Jaehde, Charlotte Kloft

Die folgenden Gleichungen eignen sich für einfache Dosierungsberechnungen. Sämtliche Gleichungen basieren auf der Annahme eines Ein-Kompartiment-Modells. Erläuterungen dazu finden sich in ▸ Kap. 3.

Tab. Wichtige pharmakokinetische Gleichungen zur Dosisindividualisierung

Parameter	Gleichung
Intravenöse Bolusinjektion (Ein-Kompartiment-Modell)	
Ausgangskonzentration	$C_0 = \frac{D}{V}$
Plasmakonzentrationen nach Einmalgabe	$C = C_0 \cdot e^{-k_e \cdot t}$
Maximalkonzentration im Steady-State	$C_{max}^{ss} = \frac{C_0}{1 - e^{-k_e \cdot \tau}}$
Minimalkonzentration im Steady-State	$C_{min}^{ss} = \frac{C_0 \cdot e^{-k_e \cdot \tau}}{1 - e^{-k_e \cdot \tau}}$
Mittlere Konzentration im Steady-State	$C_{av}^{ss} = \frac{D}{CL \cdot \tau}$
Dosierungsintervall	$\tau_{max} = \frac{\ln C_{max}^{ss} - \ln C_{min}^{ss}}{k_e}$
Initialdosis	$LD = C_{max} \cdot V$
Erhaltungsdosis	$\frac{MD}{\tau} = C_{av}^{ss} \cdot CL$
Intravenöse Kurzinfusion (Ein-Kompartiment-Modell)	
Plasmakonzentrationen während der Kurzinfusion	$C_{t<T} = \frac{D}{CL \cdot T} \cdot \left(1 - e^{-k_e \cdot t}\right)$
Maximalkonzentration nach Einmalgabe	$C_{max} = \frac{D}{CL \cdot T} \cdot \left(1 - e^{-k_e \cdot T}\right)$
Minimalkonzentration nach Einmalgabe	$C_{min} = C_{max} \cdot e^{-k_e \cdot (\tau - T)}$
Maximalkonzentration im Steady-State	$C_{max}^{ss} = \frac{D}{CL \cdot T} \cdot \frac{\left(1 - e^{-k_e \cdot T}\right)}{\left(1 - e^{-k_e \cdot \tau}\right)}$
Minimalkonzentration im Steady-State	$C_{min}^{ss} = C_{max}^{ss} \cdot e^{-k_e \cdot (\tau - T)}$

Tab. Wichtige pharmakokinetische Gleichungen zur Dosisindividualisierung (Fortsetzung)

Parameter	Gleichung
Intravenöse Kurzinfusion (Ein-Kompartiment-Modell)	
Eliminationsgeschwindigkeitskonstante	$k_e = \frac{\ln C_{max}^{ss} - \ln C_{min}^{ss}}{\tau - T}$
Verteilungsvolumen	$V = \frac{D}{k_e \cdot T} \cdot \frac{\left(1 - e^{-k_e \cdot T}\right)}{\left(C_{max}^{ss} - C_{min}^{ss} \cdot e^{-k_e \cdot T}\right)}$
Dosierungsintervall	$\tau_{max} = \frac{\ln C_{max}^{ss} - \ln C_{min}^{ss}}{k_e} + T$
Initialdosis	$LD = C_{max} \cdot k_e \cdot V \cdot T \cdot \frac{1}{\left(1 - e^{-k_e \cdot T}\right)}$
Erhaltungsdosis	$MD = C_{max}^{ss} \cdot k_e \cdot V \cdot T \cdot \frac{\left(1 - e^{-k_e \cdot \tau}\right)}{\left(1 - e^{-k_e \cdot T}\right)}$
Intravenöse Dauerinfusion (Ein-Kompartiment-Modell)	
Plasmakonzentrationen während der Infusion	$C_{t<T} = \frac{R_0}{CL} \cdot \left(1 - e^{-k_e \cdot t}\right)$
Plasmakonzentrationen im Steady-State	$C^{ss} = \frac{R_0}{CL}$
Erhaltungsdosis	$R_0 = C^{ss} \cdot CL$
Perorale Applikation (Ein-Kompartiment-Modell)	
Plasmakonzentrationen nach Einmalgabe	$C = \frac{F \cdot D \cdot k_a}{(k_a - k_e) \cdot V} \cdot \left(e^{-k_e \cdot t} - e^{-k_a \cdot t}\right)$
Mittlere Konzentration im Steady-State	$C_{av}^{ss} = \frac{F \cdot D}{CL \cdot \tau}$
Dosierungsintervall	$\tau_{max} = \frac{\ln C_{max}^{ss} - \ln C_{min}^{ss}}{k_e} + t_{max}$
Initialdosis	$LD = \frac{C_{max} \cdot V}{F}$
Erhaltungsdosis	$\frac{MD}{\tau} = \frac{C_{av}^{ss} \cdot CL}{F}$

36

Anhang D
Liste der zu bevorzugenden Arzneimittel in Schwangerschaft und Stillzeit

Stephan Scherneck, Christof Schaefer

Die folgenden Arzneistoffe können bei entsprechender Indikation in der Schwangerschaft und Stillzeit bevorzugt werden.

Kommen diese wegen unzureichender Wirksamkeit oder Unverträglichkeit nicht infrage, gibt es für fast jede Indikation therapeutische Alternativen, die in dieser Tabelle jedoch nicht vollständig aufgeführt werden können. Eine regelmäßig aktualisierte Einschätzung zu einzelnen Arzneistoffen findet sich unter der Adresse „www.embryotox.de".

Tab. Arzneistoffe, die in der Schwangerschaft und Stillzeit bevorzugt werden sollten

Indikation	Arzneistoffe	Bemerkung
Allergien	Loratadin	
	Cetirizin	
Asthma	Analog zum Asthmatherapie-Stufenplan:	
	Inhalierbare Glucocorticoide, z. B. Budenosid	
	Kurzwirksame β_2-Sympathomimetika, z. B. Salbutamol	
	Langwirksame β_2-Sympathomimetika, z. B. Formoterol	
	Theophyllin	
Bakterielle Infektionen	Penicilline, z. B. Amoxicillin, Ampicillin	
	Cephalosporine, z. B. Cefaclor, Cefuroxim	
	Makrolide, z. B. Erythromycin (kein -estolat), Azithromycin	
Blähungen	Dimeticon, Simeticon	
Chronisch-entzündliche Darmerkrankungen	Mesalazin, Sulfasalazin	
	Budesonid, Predniso(lo)n	
	Azathioprin	
Depression	Sertralin, Citalopram	Bei Behandlung bis zur Geburt auf Anpassungsstörungen beim Neugeborenen achten
	Amitriptylin	
Diabetes mellitus	Humaninsulin	
Epilepsie	Lamotrigin und Levetiracetam (wenn wirksam)	Clearancezunahme in der Schwangerschaft und Anpassungsstörungen beim Kind beachten! Einzelfallentscheidung in der Stillzeit!
Fieber	Ibuprofen	Nur bis SSW 28!
	Paracetamol	
Gastritis	Komplexe Al/Mg-Verbindungen, z. B. Magaldrat	
	Ranitidin	
	Omeprazol	

Tab. Arzneistoffe, die in der Schwangerschaft und Stillzeit bevorzugt werden sollten (Fortsetzung)

Indikation	Arzneistoffe	Bemerkung
Glaukom	Timolol	
	Brinzolamid, Dorzolamid	
Herpes-Infektion	Aciclovir (lokal und/oder systemisch)	
Husten	Mukolyse: Acetylcystein, Ambroxol	
	Hustendämpfung: Dextromethorphan, Codein	Nur Einzeldosen!
Hypertonie	α-Methyldopa	
	Metoprolol	Fetale Wachstumskontrolle
Hypothyreose	Levothyroxin	
Läusebefall	Dimeticon (Beispiel)	
Lokalanästhesie	Geburtshilfe: z. B. Bupivacain	
	Zahnheilkunde: z. B. Articain	
Mykosen	Lokal: Clotrimazol, Miconazol, Nystatin	
Obstipation	Füll- und Quellstoffe, z. B. Leinsamen	
	Lactulose, Macrogol	
Psychotische Erkrankungen	Atypische Neuroleptika, z. B. Quetiapin, Risperidon Butyrophenone, z. B. Haloperidol Phenothiazine, z. B. Fluphenazin	Bei Behandlung bis zur Geburt auf Anpassungsstörungen beim Neugeborenen achten
Refluxösophagitis	Omeprazol	
Schlafstörungen	Diphenhydramin	Zurückhaltung bei vorzeitigen Wehen, ggf. wehenfördernder Effekt
	Baldrian	
	Diazepam, Lorazepam Zolpidem	Nur Einzeldosen. Vorsicht bei Anwendung kurz vor der Geburt!
Schmerzen	Ibuprofen	Nur bis SSW 28!
	Paracetamol	
	Tramadol	Reserve, Entzugssymptomatik beachten!
Schnupfen	Xylometazolin, Oxymetazolin	
Skabies	Permethrin	
Übelkeit	Meclozin	
	Doxylamin	
	Dimenhydrinat	Zurückhaltung bei vorzeitigen Wehen, ggf. wehenfördernder Effekt
	Metoclopramid	

Tab. Arzneistoffe, die in der Schwangerschaft und Stillzeit bevorzugt werden sollten (Fortsetzung)

Indikation	Arzneistoffe	Bemerkung
Wurmerkrankungen	Mebendazol	
	Pyrviniumembonat	

SSW Schwangerschaftswoche

Nachweis der Abbildungen

Einführung

Leape LL, Cullen DJ, Clapp MD et al. Pharmacist participation on physician rounds and adverse drug events in the intensive care unit. JAMA, 282: 267–270, 1999

Kapitel 2

Klotz U.Einführung in die Pharmakokinetik. Govi-Verlag, Frankfurt/Main 1988

Mehnert W. Bioverfügbarkeit, Bioäquivalenz. In: Herzfeldt CD, Kreuter J (Hrsg). Grundlagen der Arzneiformenlehre, Galenik 2, 510–535, Springer-Verlag, Berlin 1999

Reiter MJ, Shand DG, Pritchett ELC. Comparison of intravenous and oral verapamil dosing. Clin Pharmacol Ther, 32: 711–720, 1982

Kapitel 3

Gabrielsson J, Weiner D. Pharmacokinetic and pharmacodynamic data analysis. 2. Aufl., Swedish Pharmaceutical Press, Stockholm, Schweden 1997

Koch HP, Ritschel WA. Synopsis der Biopharmazie und Pharmakokinetik. Ecomed Verlagsgesellschaft mbH, Landsberg/lech 1986

Lalonde RL. Pharmacokinetic-pharmacodynamic relationships of cardiovascular drugs. In: Derendorf H, Hochhaus G (Hrsg). Handbook of pharmacokinetic/pharmacodynamic correlation, 197–225, CRC Press LLC, Boca Raton 1995

Peck CC, D'Argenio DZ, Rodman JH. Analysis of pharmacokinetic data for individualizing drug dosage regimens. In: Evans WE, Schentag JJ, Jusko WJ (Hrsg). Applied pharmacokinetics. 3. Aufl., Applied Therapeutics, Inc, Vancouver 1992

Kapitel 4

Ingelman-Sundberg M. Genetic polymorphisms of cytochrome P450 2D6 (CYP2D6): clinical consequences, evolutionary aspects and functional diversity. Pharmacogenomics J, 5: 6–13, 2005

Nagar S, Blanchard RL. Pharmacogenetics of uridine diphosphoglucuronosyltransferase (UGT) 1A family members and its role in patient response to irinotecan drug. Drug Metab Rev, 38: 393–409, 2006

Vielnascher E, Spatzenegger M, Mayerhofer A et al. Metabolism of dextromethorphan in human liver microsomes: A rapid HPLC assay to monitor cytochrome P4502D 6 activity. Pharmazie, 51: 586–588, 1995

Kapitel 5

Ahnefeld WA, Schmitz JE, Altemeyer KH et al. Postaggressionsstoffwechsel. In: Infusionstherapie – Ernährungstherapie. Verlag Kohlhammer, Stuttgart 1986

Data Input. BIA-Messung mit freundlicher Genehmigung der Firma Data Input, Pöcking

Kondrup J, Allison SP, Elia M, Vellas B, Plauth M et al. ESPEN guidelines for nutrition screening 2002. Clin Nutr, 22: 415–421, 2003

Passmore R, Robson JS. A companion to medical studies. Vol. 3. Blackwell Scientific Publications, Oxford 1974

Pirlich M, Schütz T, Norman K et al. The German hospital malnutrition study. Clin Nutr, 25: 563–572, 2006

Schütz T, Valentini L, Plauth M. Screening auf Mangelernährung nach den ESPEN-Leitlinien 2002. Aktuel Ernaehr Med, 30: 99–103, 2005

Wretlind A. Intravenous nutrition. Opuscula Medica, Suppl. 39: 11, 1975

Kapitel 8

Glasziou PP, Del Mar CB, Sanders SL et al. Antibiotics for acute otitis media in children. Cochrane Database Syst Rev, (1): CD 000219, 2004

Grimes DA, Schulz KF. An overview of clinical research: the lay of the land. Lancet, 359: 57–61, 2002

Khan KS, Kunz R, Kleijnen J et al. Systematische Übersichtsarbeiten und Metaanalysen. Springer Verlag, Berlin 2004

Lautenschlager NT, Cox KL, Flicker L et al. Effect of physical activity on cognitive function in older adults at risk for Alzheimer disease: a randomized trial. JAMA, 300: 1027–1037, 2008

Kapitel 9

AMK, Arzneimittelkommission der Deutschen Apotheker. Bericht über unerwünschte Arzneimittelwirkungen. www.abda-amk.de

Kapitel 10

Morimoto T, Gandhi TK, Seger AC et al. Adverse drug events and medication errors: detection and classification methods. Qual Saf Health Care, 13: 306–314, 2004

Reason J. Human error: models and management. BMJ, 320: 768–770, 2000

Kapitel 13

Drummond MF, Sculpher MJ, Torrance GW et al. Methods for the economic evaluation of health care programmes. 3. Aufl., Oxford University Press, Oxford, New York 2005

Kozma CM, Reeder CE, Schulz RM. Economic, clinical and humanistic outcomes: a planning model for pharmacoeconomic research. Clin Ther, 15: 1121–1132, 1993

Pfannkuche M. Die frühe Nutzenbewertung von Arzneimitteln mit neuen Wirkstoffen. Dtsch Apoth Ztg, 151: 821–827, 2011

Kapitel 14

Dietrich ES. Grundlagen der Pharmakoepidemiologie und Pharmakoökonomie. Govi-Verlag, Eschborn 2002

Institut für Qualität und Wirtschaftlichkeit im Gesundheitswesen (IQWiG). Allgemeine Methoden. Version 4.2, www.iqwig.de, 2015

Kapitel 15

Dettli L. Drug dosage in renal failure. In: Gibaldi M, Prescrott L (Hrsg). Handbook of clinical pharmacokinetics. ADIS Press, 261–276, New York 1983

Du Bois D, Du Bois EF. A formula to estimate the approximate surface area if height and weight be known. Arch Intern Med, 17: 863–871, 1916

Egorin MJ, Van Echo DA, Tipping SJ et al. Pharmacokinetics and dosage reduction of cis-diammine(1,1-cyclobutanedicarboxylato)platinum in patients with impaired renal function. Cancer Res, 44: 5432–5438, 1984

Winter ME. Basic clinical pharmacokinetics. 3. Aufl., Applied Therapeutics, Inc, Vancouver, 1994

Kapitel 16

Crews KR, Gaedigk A, Dunnenberger HM et al. Clinical Pharmacogenetics Implementation Consortium guidelines for cytochrome P450 2D6 genotype and codeine therapy: 2014 update. Clin Pharmacol Ther, 95: 376–382, 2014

Van Schie RM, Wessels JA, le Cessie S et al. Loading and maintenance dose algorithms for phenprocoumon and acenocoumarol using patient characteristics and pharmacogenetic data. Eur Heart J, 32: 1909–1917, 2011

Kapitel 17

Brüggmann J, Ravati A. Optimale Arzneimittelberatung. 3. Aufl., Govi-Verlag, Eschborn 2010

Jaehde U, Sörgel F, Stephan U et al. Effect of an antacid containing magnesium and aluminum on absorption, metabolism, and mechanism of renal elimination of pefloxacin in humans. Antimicrob Agents Chemother, 38: 1129–1133, 1994

Kahl GF, Mutschler E. Pharmakokinetische Wechselwirkungen. In: Meier J, Rettig H, Hess H (Hrsg). Biopharmazie. Stuttgart: Georg Thieme Verlag, 343–354, 1981

Lorenz C, Brüggmann J, Eberhardt C et al. Der klinisch-pharmazeutische Fall: Arzneimittelinteraktion von Fluvoxamin mit Theophyllin. Krankenhauspharmazie, 17: 448–451, 1996

Rowland M, Tozer TN. Clinical pharmacokinetics. Williams & Wilkins, 275, Baltimore 1995

Kapitel 18

ASPEN. National Advisory Group on Standards and Practice. Guidelines for the use of parenteral and enteral nutrition in adult and pediatric patients. J Parent Enteral Nutr, 26: 1–38, 2002

Löser C. Perkutane endoskopische Gastrostomie (PEG-Sonde). Hessisches Ärzteblatt, 174–179, 2003

Mühlebach S. Practical aspects of multichamber bags for total parenteral nutrition. Curr Opin Clin Nutr Metabol Care, 8: 291–295, 2005

Weimann A, Schütz T, Lipp T et al. Supportiver Einsatz von Trinknahrung in der ambulanten Versorgung von erwachsenen Patienten – ein Algorithmus. Aktuel Ernährungsmed, 37, 282–286, 2012

Kapitel 19

Bundesamt für Verbraucherschutz und Lebensmittelsicherheit, Paul-Ehrlich-Gesellschaft für Chemotherapie e. V., Infektiologie Freiburg. GERMAP 2012 – Bericht über den Antibiotikaverbrauch und die Verbreitung von Antibiotikaresistenzen in der Human- und Veterinärmedizin in Deutschland. Antiinfectives Intelligence, Rheinbach 2014

Kapitel 20

Zeller WJ. Krebschemotherapie – Theoretische Grundlagen. In: Zeller WJ, Zur Hausen H (Hrsg). Onkologie: Grundlagen – Diagnostik – Therapie – Entwicklungen, Ecomed, 1–16, Landsberg/lech 1995

Kapitel 22

Schaefer C, Spielmann H, Vetter K et al. Arzneimittel in Schwangerschaft und Stillzeit. 8. Aufl., Urban & Fischer/Elsevier, München 2012

Kapitel 23

Bruhn C, Frey OR, Wagner R. Das Kind in der Apotheke. Deutscher Apotheker Verlag, Stuttgart 2006

Cegla GmbH & Co. KG. Aerochamber® mit freundlicher Genehmigung der Cegla GmbH & Co. KG: Abbildung 23.6

Krewi Medical Produkte. Tablettenzerkleinerer mit freundlicher Genehmigung der Fa. Krewi Medical Produkte GmbH: Abbildung 23.2

Pari GmbH. Inhalationshilfe Vortex® mit freundlicher Genehmigung der Pari GmbH: Abbildung 23.5

Kapitel 24

Cooper H, Schulze G. Arzneimittelbehandlung im Alter. In: Dölle W, Müller-Oerlinghausen B, Schwabe U (Hrsg). Grundlagen der Arzneimitteltherapie, 419–433, B. I. Wissenschaftsverlag, Mannheim 1986

Grünheid E, Fiedler C. Bundesinstitut für Bevölkerungsforschung. Bevölkerungsentwicklung – Daten, Fakten, Trends zum demografischen Wandel, 2013

Jaehde U, Hanke F, Demgenski M. Arzneimitteltherapie im Alter – Mehr Überblick trotz Polymedikation, 153: 2110–2120, Pharm Ztg 2008

WidO, Wissenschaftliches Institut der AOK. Pressemitteilung vom 23. März 2012

Kapitel 27

Hurrelmann K, Klotz T, Haisch J. Lehrbuch Prävention und Gesundheitsförderung. 4. Aufl., Verlag Hans Huber Hogrefe AG, Bern 2014

Kapitel 29

Vogel G. Management von Arzneimittelinteraktionen in der öffentlichen Apotheke. Dissertation, Universität Bonn, 2012

Kapitel 30

Glasziou P, Irwig L, Mant D. Monitoring in chronic disease: a rational approach. BMJ, 330: 644–648, 2005

Kapitel 32

Heuer HO, Heuer SH, Lennecke K. Compliance in der Arzneitherapie. Wissenschaftliche Verlagsgesellschaft Stuttgart, 1999

Schwalbe C. Mit freundlicher Genehmigung von C. Schwalbe, Bonn: Abbildung 32.5

Vrijens B, Urquhart J. Patient adherence to prescribed antimicrobial drug dosing regimens. J Antimicrob Chemother, 55: 616–627, 2005

Kapitel 33

BAK, Bundesapothekerkammer (BAK). Leitlinie der Bundesapothekerkammer zur Qualitätssicherung Medikationsanalyse, 2014. www.abda.de/themen/apotheke/qualitaetssicherung0/leitlinien/leitlinien0

Jaehde U, Kloft C, Kulick M. Arzneimitteltherapiesicherheit: Herausforderung und Zukunftssicherung. Pharm Ztg, 158: 1646–1654, 2013

Kapitel 34

AMTS-AMPEL-Konsortium. Arzneimitteltherapiesicherheit bei Patienten in Einrichtungen der Langzeitpflege; www.amts-ampel.de.

Nachweis der Tabellen

Einführung

Gaudich C. Approbationsordnung für Apotheker. Verordnungstext mit Begründung und Materialien. Deutscher Apotheker Verlag, Stuttgart 2002

Kapitel 2

BfArM, Bundesinstitut für Arzneimittel und Medizinprodukte. 9. Bekanntmachung gemäß § 26 Abs. 3 des Arzneimittelgesetzes (AMG) über die Zulassung nach § 21 AMG und die Verlängerung der Zulassung von Arzneimitteln nach § 105 AMG (Bioverfügbarkeit/Bioäquivalenz). Bundesanzeiger, 43, 1998

Kapitel 4

Siddoway LA, Thompson KA, Brendan McAllister C et al. Polymorphismus of propafenone metabolism and disposition in man: clinical and pharmacokinetic consequences. Circulation, 75: 785–791, 1987

Kapitel 5

Deutsche Adipositas-Gesellschaft e. V. Interdisziplinäre S3-Leitlinie zur Prävention und Therapie der Adipositas. Version 2.0, 2014

Sorensen J, Kondrup J, Prokopowicz J et al. EuroOOPS: An international, multicentre study to implement nutritional risk screening and evaluate clinical outcome. Clin Nutr, 27, 340–349, 2008

WHO (Hrsg). Obesity: preventing and managing the global epidemic. Report of a WHO Consultation. In: WHO Technical Report Series, 894, 2000

Kapitel 7

European Medicines Agency (EMA). ICH Topic E 8 – General considerations for clinical trials – CPMP/ICH/291/95. www.ema.europa.eu/docs/en_GB/document_library/Scientific_guideline/2009/09/WC500002877.pdf, 1998

Kapitel 8

Schulz KF, Grimes DA. Blinding in randomised trials: hiding who got what. Lancet, 359: 696–700, 2002

Kapitel 9

Naranjo CA, Busto U, Sellers EM et al. A method for estimating the probability of adverse drug reactions. Clin Pharmacol Ther, 30: 239–245, 1981

Kapitel 12

Kassenärztliche Vereinigung Bremen. Anlage 6b zum Vertrag zur Durchführung der strukturierten Behandlungsprogramme nach § 137f SGB V Asthma sowie COPD, 2013

Grimshaw J, Eccles M, Russell I. Developing clinically valid practice guidelines. J Eval Clin Pract, 1: 37–48, 1995

Kirchner H, Ollenschläger G. Implementierung von Leitlinien – Netze auf dem Weg zur evidenzbasierten Medizin. In: Tophoven C, Lieschke L (Hrsg). Integrierte Versorgung – Entwicklungsperspektiven für Praxisnetze. Deutscher Ärzte-Verlag, 63–106, 2002

Kapitel 15

Calvert AH, Newell DR, Gumbrell LA et al. Carboplatin dosage: prospective evaluation of a simple formula based on renal function. J Clin Oncol, 7: 1748–1756, 1989

Murphy JE. Clinical Pharmacokinetics Pocket Reference. American Society of Health-System Pharmacists, Bethesda 1993

Schumacher GE. Therapeutic Drug Monitoring. Appleton & Lange, East Norwalk 1995

Tozer TN, Winter ME. Phenytoin. In: Evans WE, Schentag JJ, Jusko WJ (Hrsg). Applied Pharmacokinetics. Applied Therapeutics, Inc, Vancouver 1992

Winter ME. Basic clinical pharmacokinetics. 3. Aufl., Applied Therapeutics, Inc, Vancouver 1994

Kapitel 17

Herrlinger C, Klotz U. Drug metabolism and drug interactions in the elderly. Best Pract Res Clin Gastroenterol, 15: 897–918, 2001

König J, Müller F, Fromm MF. Transporters and drug-drug interactions: important determinants of drug disposition and effects. Pharmacol Rev, 65: 944–966, 2013

Marchetti S, Mazzanti R, Beijnen JH et al. Clinical relevance of drug-drug and herb-drug interactions mediated by the ABC-transporter ABCB1 (MDR1, P-glycoprotein). Oncologist, 12: 927–941, 2007

Kapitel 18

Koletzko B, Jauch KW, Krohn K et al. Leitlinien Parenterale Ernährung der DEGM. Aktuelle Ernährungsmedizin, 32 (Suppl.1), 2007

Schneider SM. Lipids in artificial nutrition. Hosp Pharmacy Europe, 48, 2010

Kapitel 19

Dalhoff K, Abele-Horn M, Andreas S. Epidemiologie, Diagnostik und Therapie erwachsener Patienten mit nosokomialer Pneumonie. S3-Leitlinie der Deutschen Gesellschaft für Anästhesiologie und Intensivmedizin e. V., der Deutschen Gesellschaft für Infektiologie e. V., der Deutschen Gesellschaft für Hygiene und Mikrobiologie e. V., der Deutschen Gesellschaft für Pneumologie und Beatmungsmedizin e. V. und der Paul-Ehrlich-Gesellschaft für Chemotherapie e. V. Pneumologie, 66: 707–765, 2012

DAIG, Deutsche AIDS-Gesellschaft (federführend). Deutsch-österreichische Leitlinie zur antiretroviralen Therapie der

HIV-Infektion, Version 6. AWMF-Register-Nummer 055-001, 2015

Höffken G, Lorenz J, Kern W et al. Epidemiologie, Diagnostik, antimikrobielle Therapie und Management von erwachsenen Patienten mit ambulant erworbenen unteren Atemwegsinfektionen sowie ambulant erworbener Pneumonie – Update 2009. S3-Leitlinie der Paul-Ehrlich-Gesellschaft für Chemotherapie, der Deutschen Gesellschaft für Pneumologie und Beatmungsmedizin, der Deutschen Gesellschaft für Infektiologie und vom Kompetenznetzwerk CAPNETZ. Pneumologie, 63: e1–e68, 2009

Kommission für Krankenhaushygiene und Infektionsprävention beim Robert Koch-Institut. Prävention postoperativer Infektionen im Operationsgebiet. Bundesgesundheitsblatt Gesundheitsforschung Gesundheitsschutz, 50: 377–393, 2007

Kapitel 20

NCI, National Cancer Institute. Common Terminology Criteria for Adverse Events (CTCAE), Version 4.03, 2010

Roila F, Herrstedt J, Aapro M et al. Guideline update for MASCC and ESMO in the prevention of chemotherapy- and radiotherapy-induced nausea and vomiting: results of the Perugia consensus conference. Ann Oncol, 21 (suppl 5): 232–243, 2010

Kapitel 22

Lindfors M. Classifications of drug risk during pregnancy in Europe and the USA: Do they provide consistent information across products with similar content and allow comparative risk characterization between drugs for similar treatment indication? Masterarbeit. Masterstudiengang Toxikologie der Charité – Universitätsmedizin Berlin, 2014

Kapitel 24

AGAST, Arbeitsgruppe Geriatrisches Assessment. Geriatrisches Assessment nach AGAST. www.geriatrie-drg.de/dkger/main/agast.html, 1995

Burkhardt H, Wehling M. Probleme bei der Pharmakotherapie älterer Patienten. Internist, 51: 737–748, 2010

DEGAM, Deutsche Gesellschaft für Allgemeinmedizin und Familienmedizin. Harninkontinenz. DEGAM-Leitlinie Nr. 5. Stand 2004. www.degam.de

Garfinkel D, Mangin D. Feasibility study of a systematic approach for discontinuation of multiple medications in older adults: Addressing polypharmacy. Arch Intern Med, 170: 1648–1654, 2010

Pazan F, Weiß C, Wehling M. Die FORTA-Liste „Fit fOR the Aged", Expert Concensus Validation 2015, www.umm.uni-heidelberg.de/ag/forta/FORTA_Liste_2015_deutsche_Version.pdf

Kapitel 25

Aulbert E, Nauck F, Radbruch L. Lehrbuch der Palliativmedizin. 3. Aufl., Schattauer Verlag, Stuttgart 2011

Kirchhoff A, Fehr-Bigger M, Moudry R et al. Midazolam Nasenspray 25 mg/ml. Krankenhauspharmazie, 31: 336, 2010

Kapitel 26

Schaefer M. Discussing basic principles for a coding system of drug-related problems: the case of PI-Doc. Pharm World Sci, 24: 120–127, 2002

Kapitel 27

Hurrelmann K, Klotz T, Haisch J. Lehrbuch Prävention und Gesundheitsförderung. 4. Aufl., Verlag Hans Huber Hogrefe AG, Bern, Schweiz 2014

Kapitel 28

ABDA. Grundsatzpapier zur Medikationsanalyse und zum Medikationsmanagement. www.abda.de/uploads/media/Grundsatzpapier.pdf, 2014

Cipolle RJ, Strand L, Morley P. Pharmaceutical Care Practice – The Patient-Centered Approach to Medication Management Services. 3. Aufl., McGraw-Hill Medical, New York 2012

Kapitel 29

Zagermann-Muncke P. ABDA-Datenbank als Wegweiser im Wechselwirkungsdschungel: Neue Interaktionsklassifikation. Pharm Ztg, 154: 24–29, 2009

Kapitel 30

Aronson JK. Biomarkers and surrogate endpoints. Br J Clin Pharmacol, 59: 491–494, 2005

World Health Organization-International Society of Hypertension. Guidelines for the Management of Hypertension. Guidelines Subcommittee. J Hypertension, 17: 151–183, 1999

Kapitel 31

Schumock CT, Thornton JP. Focusing on the preventability of adverse drug reactions. Hosp Pharm, 27: 538, 1992

Kapitel 32

DiMatteo MR. Variations in patients' adherence to medical recommendations: A quantitive review of 50 years of research. Med Care, 42: 200–209, 2004

Sullivan SD, Kreling DH, Hazlet TK. Noncompliance with medication regimens and subsequent hospitalizations: A literature analysis and cost of hospitalization estimate. J Res Pharmaceut Econ, 2: 19–33, 1990

Volmer T, Kielhorn A. Kosten der Non-Compliance. Gesundh ökon Qual manag, 4: 55–61, 1999

Sachregister

J

K

L

M

Q

T

Z

Die Herausgeber

Prof. Dr. Ulrich Jaehde

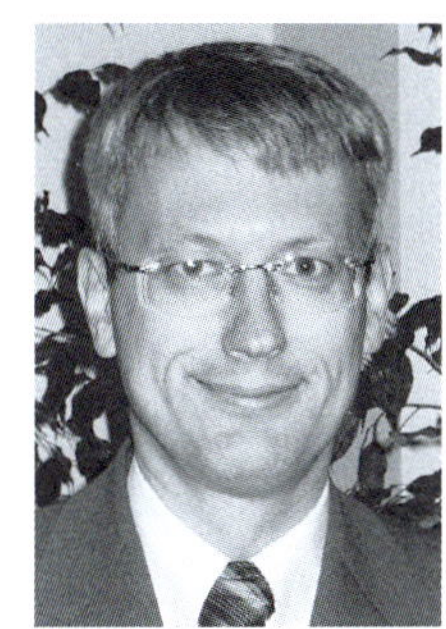

Studium der Pharmazie an der Freien Universität Berlin. 1985 Approbation als Apotheker. 1989 Promotion zum Dr. rer. nat., danach zweijähriger Postdoc-Aufenthalt in Leiden/Niederlande. 1992–1998 Wissenschaftlicher Mitarbeiter/Assistent am Institut für Pharmazie der FU Berlin und Aufbau einer klinisch-pharmazeutischen Arbeitsgruppe. 1999 Ruf an die Universität Bonn auf die erste Universitätsprofessur für Klinische Pharmazie in Deutschland. Seit 2004 Leitung des an der Universität Bonn neu gegründeten Bereichs Klinische Pharmazie.

Prof. Dr. Roland Radziwill

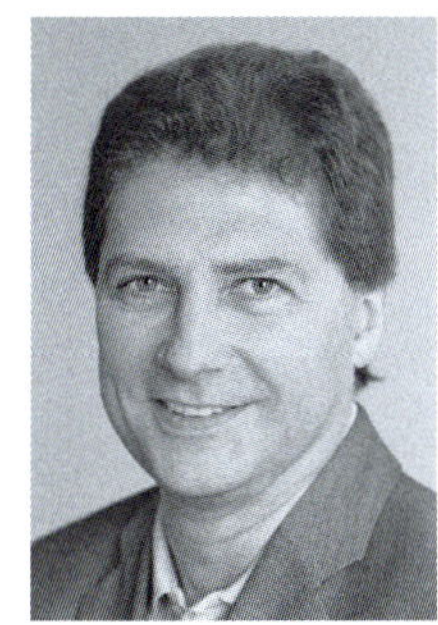

Studium der Pharmazie an der Universität Heidelberg. Approbation 1981, anschließend Promotion im Fachbereich Pharmakologie über ein Thema aus dem Gebiet der Hypertonie. 1984 Wechsel in die Apotheke des Klinikums Fulda. Leiter dieser Apotheke seit 1991. Seit 2004 zusätzlich zuständig für das Patienten-Beratungs-Zentrum des Klinikums. Im Wintersemester 1992/93 erster Lehrauftrag an der Universität Marburg. Nach der Ernennung zum Honorarprofessor Aufbau der Lehre im Gebiet Klinische Pharmazie.

Prof. Dr. Charlotte Kloft

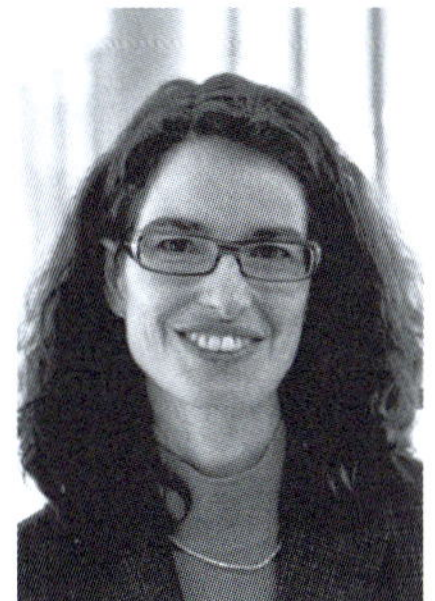

Studium der Pharmazie an der Johannes Gutenberg-Universität Mainz, Approbation als Apothekerin. 1997 Promotion zum Dr. rer. nat. am Fachbereich Pharmazie, FU Berlin. Bis 1999 Studienleiterin bei Hoechst Marion Roussel, Frankfurt/Main. 1999–2005 Wissenschaftliche Ober/Assistentin am Institut für Pharmazie, FU Berlin. 2003 Habilitation und Erteilung der Lehrbefugnis im Fach Klinische Pharmazie, FU Berlin. 2005–2011 Universitätsprofessorin und Leiterin der Abt. Klinische Pharmazie am Institut für Pharmazie der Martin-Luther-Universität Halle-Wittenberg. Seit 2011 Universitätsprofessorin und Leiterin der Abt. Klinische Pharmazie und Biochemie am Institut für Pharmazie der Freien Universität Berlin.